DICTIONNAIRE

GÉNÉRAL

DES EAUX MINÉRALES

ET

D'HYDROLOGIE MÉDICALE

TOME PREMIER.

Travaux de M. le docteur Max. Durand-Fardel.

Traité thérapeutique des eaux minérales de la France et de l'étranger, et de leur emploi dans les maladies chroniques, telles que les maladies de la peau, les affections catarrhales, la phthisie, le rhumatisme, la goutte, la dyspepsie, la gastralgie, l'entérite, les maladies du foie, les calculs biliaires, la gravelle, le catarrhe vésical, les maladies de matrice, les paralysies, la syphilis, la chlorose, les fièvres intermittentes, l'albuminurie, le diabète, etc. 1857, 1 vol. in-8 de 774 pages, avec carte coloriée. 8 fr.

Traité du ramollissement du cerveau (ouvrage couronné par l'Académie royale de médecine). 1843, 1 vol. in-8. 7 fr.

Mémoires sur les réactions acides ou alcalines présentées par l'urine des malades soumis au traitement par les eaux de Vichy. 1849, in-8. 1 fr. 50

Des eaux de Vichy, considérées sous les rapports clinique et thérapeutique, et spécialement dans les maladies des organes de la digestion, la goutte et les maladies de l'Algérie. 1851, 1 vol. in-8. 3 fr. 50

Du développement spontané de gaz dans le sang, considéré comme cause de mort subite. 1852, in-8.

De l'alcalisation de l'urine, considérée comme phénomène d'élimination chez les malades soumis au traitement thermal de Vichy. 1833, in-8.

Traité clinique et pratique des maladies des vieillards. 1854, 1 vol. in-8 de 900 pages. 9 fr.

Lettres médicales sur Vichy. 1855, 1 vol. grand in-18. 2 fr. 50

Observations relatives au décret impérial du 28 janvier 1860 sur l'organisation de l'inspection médicale et la surveillance des sources et établissements d'eaux minérales naturelles, suivies du texte du décret. Paris, 1860, in-8, 42 p. 1 fr.

Travaux de M. le docteur E. Le Bret.

Étude de clinique thermale (*Thèse inaugurale*, 1851).

Note sur les conferves qui croissent dans les bassins de l'établissement de Néris (*Comptes rendus de la Société de biologie*, t. II, p. 490).

Emploi des eaux de Balaruc dans le traitement des paralysies (*Annales de la Société d'hydrologie médicale de Paris*, t. II, 1856, p. 58 et suiv.).

Mémoire sur le scorbut de l'armée d'Orient, observé et traité à l'hôpital thermal de Balaruc (*Annales de la Société d'hydrologie médicale de Paris*. 1857, t. III, p. 194 et suiv.).

Paris. — Imprimerie de L. Martinet, rue Mignon, 2.

DICTIONNAIRE
GÉNÉRAL
DES EAUX MINÉRALES
ET
D'HYDROLOGIE MÉDICALE

COMPRENANT

LA GÉOGRAPHIE ET LES STATIONS THERMALES,
LA PATHOLOGIE THÉRAPEUTIQUE, LA CHIMIE ANALYTIQUE,
L'HISTOIRE NATURELLE, L'AMÉNAGEMENT DES SOURCES,
L'ADMINISTRATION THERMALE, ETC.

PAR MM.

M. DURAND-FARDEL
Inspecteur des sources d'Hauterive à Vichy,
Secrétaire général de la Société d'hydrologie médicale de Paris,
Chevalier de la Légion d'honneur.

Eugène LE BRET
Inspecteur des eaux minérales de Barèges,
Secrétaire des séances de la Société d'hydrologie médicale de Paris,
Vice-président de la Société de Biologie.

J. LEFORT
Pharmacien, membre de la Société d'hydrologie médicale de Paris.

Avec la collaboration de

M. JULES FRANÇOIS
Ingénieur en chef des mines,

POUR LES APPLICATIONS DE LA SCIENCE DE L'INGÉNIEUR A L'HYDROLOGIE MÉDICALE.

TOME PREMIER.
A—F

PARIS
J.-B. BAILLIÈRE ET FILS
LIBRAIRES DE L'ACADÉMIE IMPÉRIALE DE MÉDECINE
Rue Hautefeuille, 19

LONDRES
Hippolyte Baillière, 219, Regent street

NEW-YORK
Baillière brothers, 440, Broadway

MADRID, C. BAILLY-BAILLIÈRE, CALLE DEL PRINCIPE, 11

1860

PRÉFACE.

L'hydrologie médicale comprend un grand nombre de matières : chimie analytique, géologie, thérapeutique, pathologie, balnéothérapie, géographie, climatologie, art de l'ingénieur, questions administratives.

Un traité des eaux minérales, quelque étendue qu'on lui assigne et quelque forme qu'il affecte, doit laisser nécessairement de côté toute une série de sujets d'étude, impossibles dès lors à retrouver pour les besoins des recherches ou des applications spéciales.

Un dictionnaire peut seul réunir toutes les connaissances nécessaires pour que la science des eaux minérales se constitue et se vulgarise. Il ne saurait se prêter, il est vrai, à l'arrangement méthodique des faits et à l'exposition philosophique des principes : aussi ces deux sortes d'ouvrages, traités et dictionnaires, sont-ils destinés, non pas à se suppléer, mais à se compléter mutuellement, en fournissant d'un côté les doctrines, et de l'autre les faits, dont la combinaison est nécessaire pour former un ensemble scientifique.

En un mot, le traité est fait pour l'étude, et le dictionnaire pour la recherche.

Mais si la forme de dictionnaire ne se prête pas à l'exposition méthodique et dogmatique des faits, elle ne s'oppose pas à l'expression doctrinale. Ce dictionnaire n'est pas un simple assemblage de documents : nous avons cherché à revêtir l'ensemble de nos articles de l'esprit suivant lequel nous concevons l'hydrologie médicale et la pathologie des maladies chroniques ; nous nous sommes attachés à soumettre à la critique tous les faits de thérapeutique qu'il n'était pas possible d'admettre sans discussion ; et, dans l'exécution matérielle elle-même, pour remédier aux inconvénients qu'emporte avec soi l'ordre alphabétique, en divisant et en subdivisant les matières, nous avons relié entre eux par des renvois les articles que rapprochait la nature des sujets, de manière à permettre au lecteur de reconstituer l'ensemble des questions. De plus, nous avons cru devoir, pour faciliter encore une étude méthodique, présenter, dans des *index*, un tableau synoptique des différentes matières qui constituent chacune des branches de l'hydrologie.

Tel est le caractère et telle sera, suivant nous, l'utilité de ce livre. L'énumération faite plus haut des différents sujets qui y seront traités, montre combien de questions variées et inabordables pour un ouvrage dogmatique il nous a été possible d'y réunir.

Sans doute nous n'avons pas la prétention d'avoir traité complétement chacun de ces sujets. Les matériaux nécessaires n'existaient pas encore, et il ne nous était pas possible de les créer; mais nous nous sommes du moins attachés à rassembler le plus de faits possible, et surtout à apporter la plus rigoureuse exactitude dans leur constatation et leur appréciation.

Nous pensons qu'il ne sera pas sans utilité d'exposer succinctement la marche que nous avons suivie, à propos des principaux sujets traités dans notre livre.

Sources minérales ; stations thermales. — Nous avons donné place à toutes les stations et à la plupart des sources minérales dont l'existence nous a été révélée, non-seulement en Europe, mais dans les différentes parties du globe. Si, pour les plus importantes de notre pays et des contrées voisines, des documents précis sur la topographie, la constitution chimique, les applications thérapeutiques, nous ont permis d'en présenter de véritables monographies, les renseignements connus, ou les plus essentiels, sont consignés sur les moindres d'entre elles et sur les plus éloignées de nos contrées civilisées.

Une grande attention a été apportée spécialement à la reproduction des analyses chimiques, soigneusement contrôlées, et empruntées aux autorités les plus récentes et les plus recommandables. Nous avons dû en signaler un grand nombre dont l'imperfection notoire réclame de nouvelles investigations et ne permet de déterminer le classement que d'une manière incertaine et provisoire.

Toutes les analyses des eaux minérales françaises se rapportent à un litre d'eau, et les nombres sont exprimés d'après le système décimal, le seul pratiqué en France.

Quant aux eaux étrangères, nous avons conservé pour chaque

analyse le mode de représentation des nombres indiqué par les chimistes, mais nous avons placé à côté la conversion de ces nombres en poids décimaux, afin que l'on puisse établir de suite la comparaison entre la constitution des eaux étrangères et celle des eaux françaises.

Nous ferons observer, toutefois, que cette conversion ne peut être qu'approximative, car, de même qu'en France chaque province avait autrefois un système numérique particulier, de même chaque province à l'étranger adopte encore des systèmes numériques spéciaux, qui changent de temps à autre. Ici, l'analyse se rapporte à la livre médicinale de 12 onces, ailleurs à la livre de 16 onces, qui représente l'ancienne livre française. Disons enfin que les auteurs qui ont relevé les travaux des chimistes n'ont pas toujours pris le soin de signaler le volume réel du liquide sur lequel l'analyse a porté. Il règne donc sur ce point une incertitude que nos recherches spéciales n'ont pu souvent approfondir. Il est vrai d'ajouter que les différences qui résultent de la conversion de ces nombres ne comportent pas des erreurs plus grandes que celles résultant ordinairement de l'analyse chimique quantitative.

Dans l'exposé des applications thérapeutiques des sources les plus usitées, nous nous sommes attachés moins à reproduire l'énumération des trop nombreuses applications qui ont été attribuées à la plupart d'entre elles, qu'à faire ressortir la véritable spécialité d'action de chacune d'elles, c'est-à-dire ce qui peut servir à la distinguer des autres et à déterminer les indications thérapeutiques.

Hydrologie générale. — L'*hydrologie générale* est l'objet d'articles importants, articles de méthode et de doctrines, où sont exposés les principes de la science hydrologique et résumés les faits d'un ordre général qui la constituent. C'est la partie dogmatique de notre livre, que l'on trouvera dans les articles *Eaux minérales*, *Médication thermale*, *Traitement thermal*, etc.

Géographie hydrologique. — Une série d'articles particuliers est consacrée à la *géographie hydrologique* de chacune des régions où la présence d'un certain nombre d'eaux minérales a été constatée. Si nous avons dû suivre les divisions politiques dans le plus grand nombre des cas et présenter le tableau général des eaux minérales de la France, de l'Espagne, de la Suisse, de chacune des parties de l'Allemagne, etc., nous avons également étudié à part certains groupes géologiques, tels que les Alpes, les Pyrénées, les Vosges, le Caucase, le Taunus, etc. La réunion de ces tableaux, que l'on ne rencontrera nulle part ailleurs, permet de se faire dès à présent une idée de la distribution générale des eaux minérales dans les diverses parties du globe, d'autant que nous n'avons pas cru devoir nous borner aux eaux minérales propres à l'usage thérapeutique, et que nous avons donné place à un grand nombre de sources qui ne sauraient avoir pour nous qu'un intérêt purement hydrologique.

Pathologie thérapeutique. — La *pathologie thérapeutique* tient une place considérable dans le Dictionnaire. D'après la méthode introduite par l'un de nous dans l'hydrologie médicale, chacune des maladies et des conditions de l'organisme, dans lesquelles les eaux minérales ont à intervenir, est l'objet d'un article spécial, où les indications relatives aux applications des eaux minérales sont posées d'après les données de l'expérience, et où la valeur comparative des différentes sources thermales est soigneusement étudiée.

Chimie analytique. — On sait combien l'analyse chimique des eaux minérales offre de sujets de recherche et de divergence entre les savants qui s'y sont adonnés. Nous avons donné place à toutes les questions qui s'y rattachent. Chacun des corps simples ou composés dont l'existence a été reconnue dans une eau minérale quelconque, est étudié dans ses conditions d'existence, et les procédés d'analyse qui les concernent sont reproduits et critiqués avec tous les détails nécessaires à une étude aussi délicate.

Histoire naturelle et géologie. — Nous avons donné aux articles concernant l'*histoire naturelle* et la *géologie* un développement proportionné à la place qu'elles occupent dans l'hydrologie, et subordonné aux questions d'un intérêt plus pratique et plus immédiat. Nous devons à l'obligeance de M. Cazin, à qui l'hydrologie est redevable de travaux estimés sur ce sujet, un article important sur les *Matières organiques*.

Balnéothérapie, procédés et appareils. — Nous sommes entrés dans des développements assez étendus au sujet des appareils et installations balnéothérapiques qui forment une partie intégrante du traitement thermal, et jouent un grand rôle dans quelques-unes de ses applications. On trouvera dans ces articles des détails techniques et pratiques que l'on chercherait vainement ailleurs. Nous avons eu recours, pour la rédaction de l'article *Hydrothérapie*, à l'expérience très autorisée de M. le docteur Gillebert d'Hercourt, directeur de l'établissement hydrothérapique de Longchêne, près Lyon ; cet article donne, outre l'exposition raisonnée des procédés hydrothérapiques, une étude très complète de l'hydrothérapie au point de vue physiologique et pratique.

Aménagement et installation. — Les eaux minérales fournissent à l'*art de l'ingénieur* de nombreux et importants sujets d'application. Mais jamais jusqu'ici les principes qui doivent présider à cette intervention n'avaient été formulés, et les intéressantes questions qui peuvent surgir à ce propos n'ont même encore trouvé place dans aucune publication.

M. Jules François, ingénieur en chef des mines chargé du service des eaux minérales, à qui ses beaux travaux près des thermes les plus importants de l'Europe ont assigné une grande autorité sur la matière, a bien voulu prendre une part active de collaboration dans notre œuvre. Nous signalerons spécialement les articles suivants, où l'on trouvera un grand nombre de points de vue nouveaux, qui, appartenant entièrement à cet ingénieur, ouvrent une nouvelle ère à l'hydrologie médicale : *Aménagement*, *Appropriation*, *Architecture*, *Baignoire*, *Buée*, *Buvette*, *Cabinets de bains et de douches*, *Piscine*, *Pression hydrostatique*, *Pression atmosphérique*, *Captage*, *Chauffage*, *Conduite*, *Conservation*, *Distribution*, *Douches*, *Étuves*, *Gisement*, *Groupement*, *Infiltrations*, *Inhalation*, *Jaugeage*, *Matériaux*, *Mines (Eaux de)*, *Origine des eaux*, *Périmètre de protection*, *Puisement et transport*, *Pyrénées*, *Recherche*, *Réfrigération*, *Régime*, *Réservoir*, *Robinetterie*, *Serpentinage*, *Tremblement de terre*, *Vapeur*, *Ventilation*, *Volcans*, etc., etc.

Questions administratives. — Enfin le dictionnaire renferme une reproduction complète de la *législation* qui régit actuellement les eaux minérales et un examen général des principales questions *administratives* qui s'y rattachent.

Nous avons consulté tous les ouvrages généraux et les notices particulières publiés en France sur l'hydrologie générale et les stations thermales. Nous avons mis à profit en particulier, pour le relevé des analyses, l'*Annuaire des eaux de la France*, et nous nous sommes attachés à mentionner scrupuleusement l'origine de tous les emprunts que nous avons dû faire.

A l'étranger, nous nous sommes adressés aux ouvrages les plus autorisés, qui tous ont été compulsés sur les éditions originales : ainsi nous citerons, entre autres publications consultées, celles de MM. Rubio, pour les eaux minérales de l'Espagne, Bertini pour celles de l'Italie, Granville et Glover, pour celles de l'Angleterre, Osann, Simon, Helfft, Lersch et Seegen, pour celles de l'Allemagne, Lengyel, pour celles de la Hongrie. Nous devons, en outre, des remercîments particuliers à M. le professeur Bouros d'Athènes, qui a bien voulu mettre à notre disposition des documents inédits d'un grand intérêt.

Paris, 10 juin 1860.

DURAND-FARDEL, LE BRET, LEFORT.

INDEX.

SOURCES MINÉRALES; STATIONS THERMALES.

PREMIÈRE CLASSE.

Eaux sulfurées.

PREMIÈRE DIVISION.

Sulfurées sodiques.

DEUXIÈME DIVISION.

Sulfurées calciques.

DEUXIÈME CLASSE.

Eaux chlorurées.

PREMIÈRE DIVISION.

Chlorurées sodiques.

DEUXIÈME DIVISION.

Chlorurées sodiques bicarbonatées.

TROISIÈME DIVISION.

Chlorurées sodiques sulfureuses.

TROISIÈME CLASSE.

Eaux bicarbonatées.

PREMIÈRE DIVISION.

Bicarbonatées sodiques.

DEUXIÈME DIVISION.

Bicarbonatées calciques.

TROISIÈME DIVISION.

Bicarbonatées mixtes.

QUATRIÈME CLASSE.

EAUX SULFATÉES.

PREMIÈRE DIVISION.

Sulfatées sodiques.

DEUXIÈME DIVISION.

Sulfatées calciques.

TROISIÈME DIVISION.

Sulfatées magnésiques

QUATRIÈME DIVISION.

Sulfatées mixtes.

CINQUIÈME CLASSE.

EAUX FERRUGINEUSES.

PREMIÈRE DIVISION.

Ferrugineuses bicarbonatées.

DEUXIÈME DIVISION.

Ferrugineuses sulfatées.

TROISIÈME DIVISION.

Ferrugineuses manganésiennes.

Eaux minérales sans classement déterminé.

GÉOGRAPHIE HYDROLOGIQUE.

PATHOLOGIE THÉRAPEUTIQUE.

HYGIÈNE ET PHYSIOLOGIE HYDROLOGIQUE.

THÉRAPEUTIQUE THERMALE.

CHIMIE.

HISTOIRE NATURELLE. — GÉOLOGIE.

HYDROLOGIE GÉNÉRALE.

BALNÉOTHÉRAPIE, APPAREILS ET PROCÉDÉS.

AMÉNAGEMENT ET INSTALLATION.

ADMINISTRATION DES EAUX MINÉRALES.

DICTIONNAIRE
GÉNÉRAL
DES EAUX MINÉRALES
ET
D'HYDROLOGIE MÉDICALE.

A

AACHEN. Voy. AIX-LA-CHAPELLE.

AAEZ (Portugal, prov. d'Alentejo).

Sulfureuse. Temp., 25° centigr.

Cette source est encore connue sous les noms de *Gafete* et de *Tolosa.*

AARZILHE (Suisse, canton de Berne), près de Berne; à 522 mètres au-dessus du niveau de la mer.

Sulfatée sodique. Tempér., 26° centigr. Cinq sources, dont la principale est le *Sammler.*

	Eau, une livre.		*Eau, un litre.*
	Grains.		Gram.
Sulfate de soude	2,000	=	0,212
— de chaux	0,710	=	0,074
Carbonate de magnésie	0,426	=	0,042
Fer	0,111	=	0,011
Chlorure de sodium / — de calcium	traces		traces
Matière extractive	traces		traces
	3,247	=	0,339

(MORELL.)

Ces bains sont employés principalement dans les maladies de la peau. Ils étaient déjà en réputation au moyen âge; mais leur importance semble fort diminuée. Quoique l'analyse n'en fasse pas mention, il paraît que ces eaux sont sulfureuses à un certain degré.

AAS (France, Basses-Pyrénées, arrond. d'Oléron). Village auprès duquel sont situées les Eaux-Bonnes, et dont la dénomination a longtemps servi à désigner ces dernières. On attribue à son nom une origine celtique, soit *a*, eau, *asgen*, *as*, blessure, ou encore *aiach*, *asias*, *aas*, eau salutaire. Plus tard la même localité s'appelait *Fontaine des Arquebusades* [voy. ARQUEBUSADES, EAUX-BONNES].

ABACH (Bavière). Bourg sur la rive droite du Danube, à 12 kilom. de Ratisbonne.

Carbonatée calcique. Tempér. ?

	Eau : 16 onces.		*Eau : un litre*
	Grains.		Gram.
Carbonate de chaux	1,080	=	0,125
— de soude	0,720	=	0,080
— de manganèse	0,290	=	0,025
Chlorure de sodium	0,770	=	0,086
Sulfate de soude	0,330	=	0,032
Silice	0,110	=	0,012
Humus	traces		traces
	3,300	=	0,360
	Pouc. cub.		Cent. cub.
Gaz acide carbonique	1,5	=	27
Gaz hydrogène sulfuré	0,3	=	5,4

(VOGEL.)

Cette station, bien aménagée, est fréquentée depuis longtemps. On conseille ces eaux en bains et en boisson dans les affections dépendant de la PLÉTHORE ABDOMINALE (voy. ce mot). Elles sont encore indiquées, mais sans distinction motivée, contre la goutte, le rhumatisme, les maladies de la peau et celles de l'appareil utérin.

ABANO (provinces vénitiennes, district. de Padoue). Bourg au pied des monts Euganei, à 8 kilomètres de Padoue.

Chlorurée sodique (iodo-bromurée). Tempér. entre 82° et 84° cent.

	Eau : une livre métrique ?
Chlorure de sodium	3,87120
— de magnésium	0,13140
— de calcium	0,09760
Sulfate de chaux	1,15240
Iodure de magnésium	0,02250
Bromure de magnésium	0,01060
Carbonate de chaux	0,40120
— de magnésie	0,09840
Silice ou acide silicique	0,37290
Matière organique avec silicate de fer	0,42880
Perte	0,01150
	6,59850
	Cent. cub.
Gaz acide carbonique	40,00
— azote	59,50
Vapeur de naphte	00,40
Gaz oxygène	00,10
	100,00

(Prof. RAGAZZINI, 1856).

Des conferves appartenant aux genres *Protococcus*, *Anabaina*, *Oscillaria*, *Microcoleus*, *Leptomitus*, *Hygrococis*, *Lungbya*, etc., végètent dans ces eaux. Il se rencontre aussi des champignons dans leurs dépendances.

On compte plusieurs sources à Abano même; mais la source principale, dont la composition et la température viennent d'être indiquées, jaillit en abondance au pied d'une colline calcaire, le *Monte Ortone*. La majeure partie en est employée aux usages thermaux; une autre portion de ces eaux sert à mouvoir un moulin, qui tourne au milieu de vapeurs épaisses. Il ne paraît pas qu'il y ait d'établissement proprement dit : mais les baigneurs trouvent dans des installations particulières tout ce qui est nécessaire au traitement et à la vie matérielle. La réputation très ancienne de cette localité a trait surtout aux boues chaudes dont on y fait un grand emploi, tant en bains qu'en applications topiques. Ces boues (*fangi*) consistent en une terre végétale recueillie au fond des fossés qui servent de réservoirs aux sources d'Abano. Elles s'imprègnent de l'eau et de ses éléments minéralisateurs. M. Ragazzini les a reconnues comme composées ainsi qu'il suit :

	1000 *parties*.
Carbonate de chaux	239,500
— de magnésie	
— de protoxyde de fer	
Chlorure de sodium	420,000
— de calcium	
— de magnésium	
Sulfate de chaux	
Alumine	
Sable siliceux	
Matière organique	
Eau	340,000
Perte	000,500
	1000,000

On assigne à ces eaux une odeur hépatique selon Mandruzzato, d'huile de naphte d'après M. Ragazzini.

Les applications thérapeutiques des eaux et des boues d'Abano se tirent de leur minéralisation et de leur thermalité à la fois. Les affections rhumatismales, les manifestations de la diathèse scrofuleuse, certaines paralysies, certaines affections de la peau, les maladies articulaires, forment les principales attributions de cette station très fréquentée. — A l'époque romaine, elles avaient déjà une grande réputation, sous le nom d'*Aponenses aquæ*, *Patavinæ aquæ*. Martial et Claudien les ont célébrées, et Pline loue, en le remarquant, la décence qui régnait parmi leurs visiteurs. Au XVIIe siècle, on y a découvert des bassins de marbre, des restes de thermes et de piscines, une statue prétendue d'Esculape et autres vestiges d'une antique splendeur. — A une certaine distance d'Abano, sourdent beaucoup de sources plus ou moins chaudes, et dont la composition se rapproche beaucoup de celle de Monte-Ortone : ce sont les sources de *Ceneda*, *Monte Gotardo*, *Sant'Elena* ou la *Battaglia*, *San Pietro Montagnone*, *Monte Grotto*, *San Bartolomeo*, *San Daniele in Monte*, *Acqua della Virgine* et *Recoaro*. On les désigne encore sous le nom général de *Thermes Euganéens*.

ABBAYE DU VAL. Voy. ABBECOURT.

ABBECOURT (France, Seine-et-Oise, arrond. de Versailles).

Ferrugineuse bicarbonatée. Froide.

Bicarbonate de fer	0,025
Bicarbonate de chaux	0,400
Sulfate de magnésie	0,100
Muriate de magnésie	0,100

(CADET et DESLAURIER, 1816.)

Cette eau minérale, d'après Cadet et Deslaurier, se rapproche beaucoup, par ses propriétés physiques et chimiques, des eaux de Spa, Forges et Pyrmont. Mais, pour adopter cette conclusion, il faudrait auparavant qu'une nouvelle analyse fût entreprise : il est certain que cette source doit contenir d'autres principes minéraux.

La source d'Abbecourt est également connue sous le nom d'*Abbaye du Val*. Elle a été assez employée en boisson, et on lui a attribué un grand nombre d'applications. Elle est quelquefois légèrement laxative, ce qui a pu étendre un peu ses applications au delà du cercle des eaux simplement ferrugineuses.

ABBEVILLE (France, Somme, arrond. d'Abbeville).

Ferrugineuse sulfatée. Raulin dit que dans la ville d'Abbeville, il existe une source minérale ferrugineuse froide, contenant d'après Lemaire (1740) : du muriate de soude, du sulfate de chaux, du sulfate de fer, du bitume liquide. Il est probable que cette source a disparu, car aucun auteur moderne n'en fait mention.

ABCÈS SCROFULEUX. L'existence d'abcès scrofuleux ne saurait influer en rien sur le choix de l'eau minérale à employer. C'est aux circonstances desquelles dépendent les abcès eux-mêmes qu'il faudra s'attacher, suivant qu'il s'agira de simples adénites ou d'affections des os ou des articulations [voy. OS (MALADIES DES), SCROFULES]. Nous signalerons cependant ici un fait important : c'est que l'existence d'une suppuration, même abondante, ne contre-indique pas l'usage des eaux minérales.

ABDOMINALES (Maladies). On ne peut nier que les maladies chroniques de l'abdomen n'offrent une physionomie générale très particulière, et ne présentent beaucoup de points communs, sous le rapport des indications thérapeutiques. Ceci s'explique par des considérations physiologiques, et par la solidarité qui unit tous les organes abdominaux dans le grand acte de la digestion et de l'élaboration du sang. La circulation abdominale comprend un ensemble de phénomènes très particuliers, et dans l'évolution desquels il est presque impossible d'isoler un organe des organes environnants [voy. ABDOMINALE (PLÉTHORE)].

Les eaux bicarbonatées sodiques et les eaux chlorurées sodiques conviennent spécialement aux maladies abdominales. Parmi les autres groupes d'eaux minérales, nous ne trouvons d'exception à faire qu'à propos des eaux sulfatées sodiques ; mais celles-ci se rapprochent singulièrement des bicarbonatées sodiques pour leurs applications thérapeutiques.

Il faut encore remarquer que les maladies abdominales ne sont presque jamais des affections diathésiques. Non pas que des individus offrant les caractères de diathèses quelconques ne puissent être atteints d'affections abdominales qui se ressentent en quelque chose de la diathèse dont l'économie est imprégnée ; mais il est certain que les manifestations caractéristiques de toutes les diathèses connues présentent de préférence des déterminations tout autres que des déterminations abdominales. La nature rhumatismale ou goutteuse des gastro-entéralgies, les affections du foie ou de la muqueuse intestinale chez les scrofuleux, etc., ne constituent pas des exceptions à cette règle, qui trouve surtout à être prise en considération à propos de l'emploi thérapeutique des eaux minérales.

ABDOMINALE (Pléthore). Les *obstructions* tenaient en France, il n'y a pas encore très longtemps, une place considérable dans la pathologie abdominale et aussi dans les applications des eaux minérales. La *pléthore abdominale*, de son côté, joue actuellement en Allemagne un rôle parallèle, et en pathologie et en thérapeutique thermale. Que sont pour nous ces faits auxquels, à des époques diverses, ces expressions d'*obstruction* ou de *pléthore abdominale* ont fait allusion ? La plupart n'ont pris aucun rang dans la nosologie contemporaine, parce qu'il leur manquait la détermination formelle et organique qui est la base de cette nosologie. Quelques-uns nous ont été conservés sous les dénominations nosologiques d'*engorgements* divers et d'*hémorrhoïdes*.

Cependant, en dehors de ces derniers cas à déterminations manifestes, nous retrouverions sans doute, sous cette dénomination si confuse d'*obstructions*, bien des faits intéressants, et dont l'expression de *pléthore* ou de *vénosité abdominale*, malgré ce qu'elle offre encore de vague, fournit une interprétation plus significative.

Nous allons exposer quelques idées sur ce sujet, auquel se rapportent un grand nombre d'applications des eaux minérales, et qui tient une place considérable dans la littérature allemande. Nous-même en avons fait l'objet de recherches personnelles dont nous exposerons succinctement les principaux résultats.

Un des caractères les plus frappants de l'organisation anatomique de la région abdominale, est la prédominance du système veineux.

Cette prédominance est en rapport avec les fonctions dévolues aux organes renfermés dans cette région ; et dans aucune autre partie de l'économie, on ne rencontre quelque chose de semblable au développement relatif du système de la veine porte et du système des veines hémorrhoïdaires, pour ne citer que les deux centres principaux de la circulation veineuse abdominale.

L'exagération individuelle ou accidentelle de cette prédominance doit se lier à une série de phénomènes physiologiques, c'est-à-dire de troubles fonctionnels, qui nous représentent une bonne partie des faits désignés autrefois sous le nom d'obstructions, et que nous croyons être, pour la plupart au moins, les mêmes que l'on désigne aujourd'hui en Allemagne sous le nom de pléthore ou vénosité abdominale.

La circulation veineuse est essentiellement une circulation passive. La prédominance du système veineux doit résulter de circonstances et doit entraîner des conséquences en rapport avec cette idée de passivité. Les phénomènes symptomatiques liés à l'idée de pléthore veineuse abdominale seront donc essentiellement des phénomènes passifs.

Pour que les fonctions de l'appareil digestif et de ses annexes s'exercent d'une manière physiologique ou normale, il faut que la circulation sanguine, et la circulation veineuse tout spécialement, s'accomplisse avec une certaine activité. Tout ce qui viendra donc entraver ou ralentir en quelque chose l'activité de cette circulation doit nécessairement entraîner une série de troubles fonctionnels d'un caractère assez particulier. Nous avons effectivement rencontré une série de cas dont l'analyse nous a conduits à admettre la pléthore abdominale, et dont voici les circonstances les plus saillantes.

Ce sont généralement des individus de constitution ou sanguine ou bilieuse, menant une existence sédentaire et des habitudes de vie affective et intellectuelle dépressives; ils présentent les phénomènes habituels de la dyspepsie proprement dite, en rapport avec la lenteur des digestions, la torpeur de l'appareil digestif. Il n'y a point ou peu de douleurs; les digestions sont pénibles, parce qu'elles sont lentes, sans qu'elles paraissent s'exercer plus difficilement sur une classe d'aliments que sur une autre ; pas ou peu de phénomènes d'acidité gastrique ; constipation habituelle; l'abdomen est volumineux, de forme globuleuse, avec peu de pneumatose intestinale. Il y a un état pâteux de la région abdominale; la sonorité est généralement obtuse ; le palper profond donne une sensation de plénitude autre que celle fournie par l'épaisseur des parois abdominales : il semble que les replis du péritoine, épiploons et mésentère, soient épaissis ; quelquefois on trouve une véritable matité, et l'on sent des engorgements profonds, impossibles à circonscrire et à localiser dans quelque organe déterminé. Il y a quelquefois une sensation particulière de pesanteur vers l'anus, et des manifestations hémorrhoïdaires incomplètes. A cela se joint habituellement de la courbature, du malaise, de l'abattement, et une tendance plus ou moins marquée à l'hypochondrie ; chez quelques individus, des étourdissements, de la céphalalgie; chez d'autres, des palpitations, pouvant arriver à un degré assez prononcé pour fixer l'attention au détriment du reste.

Tel est l'ensemble des phénomènes symptomatiques dont l'analyse nous a fait penser qu'il ne s'agit pas de simples dyspepsies, mais bien d'un état organique définissable par la congestion chronique et passive de la région abdominale.

Quoi qu'il en soit de cette interprétation, un tel ensemble de phénomènes se montre fréquemment, à condition toutefois que l'on ait l'habitude d'explorer attentivement la région qui recèle leur véritable point de départ. En effet, tantôt il est masqué par la prédominance de tel ou tel symptôme secondaire, comme il arrive si souvent chez les hypochondriaques; tantôt il échappe, alors que l'on s'en tient à l'idée de dyspepsie ou de constipation, sans chercher à remonter au point de départ de la maladie.

Deux classes d'eaux minérales se partagent très nettement la spécialisation de cet état pathologique : ce sont les eaux *chlorurées sodiques* et *bicarbonatées sodiques*, en y ajoutant le groupe si distinct des eaux *sulfatées sodiques* fortes.

Les eaux chlorurées sodiques qui conviennent sont surtout des eaux très gazeuses, notablement minéralisées, un peu purgatives, comme *Hombourg*, *Wiesbaden*, *Niederbronn*. C'est peut-être là le seul cas où la qualité purgative de ces eaux soit utilement opposée à la constipation [voy. CONSTIPATION].

En effet, la prolongation de l'effet laxatif a l'avantage d'exercer une action déplétive sur les vaisseaux des intestins. Il faut donc employer ces eaux de manière que l'action laxative se prolonge le plus possible. Ces eaux ont encore l'avantage très grand de fluxionner d'une manière particulière la région hémorrhoïdaire, et de favoriser ou produire des écoulements hémorrhoïdaux.

Les eaux de *Hombourg* et de *Kissingen*, étant notablement ferrugineuses, seront préférées chez les individus de peu de ressort, à fibre lâche, à sang pâle. *Niederbronn* conviendra fort, lorsque les symptômes dyspeptiques domineront.

Les eaux de *Karlsbad* nous paraissent convenir davantage aux individus robustes, de constitution sèche, bilieuse, tandis que les eaux chlorurées s'accommoderaient mieux aux sujets mous et lymphatiques, circonstances constitutionnelles qui sont trop souvent négligées.

Nous ne sommes certainement pas en mesure de comparer d'une manière absolue les effets de ces eaux avec ceux des eaux bicarbonatées sodiques. Les données générales que nous venons d'exposer ressortent très bien des observations publiées au sujet de l'action des eaux chlorurées sodiques ou de celles de *Karlsbad*. Mais il ne faut pas demander aux auteurs qui nous ont transmis les résultats de leur propre expérience quelque chose de précis et de détaillé.

Cependant, s'il nous est permis d'exposer avec réserve nos opinions personnelles sur ce sujet, nous dirons que nous croyons les eaux chlorurées sodiques appropriées, supérieures en général aux bicarbonatées sodiques dans les cas de ce genre. *Hombourg* et *Kissingen* ne conviennent que fort peu aux dyspepsies proprement dites, qui trouvent dans *Vichy* leur médication spéciale [voy. DYSPEPSIE], tandis qu'elles conviennent beaucoup mieux que cette dernière dans la pléthore abdominale. Mais beaucoup de cas appartenant à la pléthore abdominale sont mentionnés sous le nom de *dyspepsie*, ce qui fait confusion pour l'application respective de ces eaux minérales fort différentes. C'est pour cela encore que ces mêmes eaux sont justement plus réputées que celles de *Vichy* pour le traitement de l'hypochondrie : l'hypochondrie en effet se lie beaucoup plus souvent à la pléthore abdominale qu'à la dyspepsie simple. Ce qui manque aux eaux de *Vichy*, c'est d'être laxatives : en outre, elles nous paraissent agir, moins que *Hombourg* et *Wiesbaden*, dans le sens de la fluxion hémorrhoïdaire. Ce n'est pas que les eaux de *Vichy* n'agissent dans un sens très favorable sur la circulation abdominale dans le traitement des engorgements abdominaux effectifs. Mais il s'agit ici de la pléthore abdominale en puissance ; et pour bien faire comprendre cette question d'indication, nous dirons que, dans la pléthore abdominale, les eaux chlorurées sodiques précitées nous paraissent indiquées d'abord pour dégager la circulation abdominale ; et *Vichy*, s'il existe quelque engorgement, pour en opérer la résolution.

Nous devons ajouter ce que nous dirons encore à propos d'autres articles tout à fait neufs comme celui-ci, que nous n'avons pas la prétention de fixer d'une manière définitive les règles des indications et des traitements, mais que nous offrons les résultats de nos observations et de nos études, au moins à titre de matériaux et de renseignements.

Le sujet de cet article mérite en particulier de fixer l'attention des observateurs : mais il serait à désirer que l'on apportât dans son étude un peu plus de clarté et de précision que nous n'en rencontrons chez les auteurs allemands, qui s'en sont à peu près seuls occupés jusqu'ici.

ABENSBERG (Bavière). Ville sur l'Abens, à 22 kilomètres de Ratisbonne.

Carbonatée mixte, Tempér.?

	Eau : 16 onces.		Eau : un litre.
	Grains.		Gram.
Carbonate de chaux...........	1,000	=	0,112
— de soude............	0,900	=	0,100
— de magnésie.........	0,250	=	0,025
Chlorure de sodium...........	0,700	=	0,080
Sulfate de soude..............	0,100	=	0,010
Acide silicique...............	0,100	=	0,010
	3,050	=	0,337
Gaz hydrogène sulfuré.........................			traces

(Vogel.)

On y a signalé encore des traces de cuivre. Ces eaux sont prescrites en bains dans le traitement de la goutte, du rhumatisme, des maladies de la peau et du catarrhe vésical.

ABERBROTHICK ou **ARBROATH** (Grande-Bretagne, Écosse). Ville maritime, à 22 kilomètres de Dundee.

Bains de mer. Aux environs, source *ferrugineuse carbonatée* froide, fréquentée par les malades atteints de scrofules.

ABERYSTWITH (Angleterre, comté de Cardigan).

Bains de mer fréquentés.

ABONDANCE (**Vallée d'**) (Savoie, environs d'Évian). Différentes sources *ferrugineuses*, et une source de pétrole ou de poix minérale, coulent dans cette vallée, qui tire son nom de la quantité de ses pâturages.

ABOUKIR (Algérie), province d'Oran, à 13 kilomètres de Mostaganem et à 79 kilomètres d'Oran.

Chlorurée sodique. Tempér.?

	Eau : un litre.
	Gram.
Chlorure de sodium.........................	1,13
— de potassium.................. } — de magnésium................. }	peu
Sulfates de soude et de chaux................	0,22
Carbonates terreux.................. } Acide silicique, alumine.................. } Oxyde de fer, peu.................. } Matière organique.................. }	0,45
	1,80

(O. Henry.)

M. O. Henry, n'ayant eu à sa disposition que le résidu d'une petite quantité d'eau obtenue à Alger, n'a pu se livrer à une analyse complète à son sujet. Les résultats précédents sont donc seulement approximatifs.

ABSAC. Voy. Availles.

ABSORPTION CUTANÉE. On sait d'une manière générale que, chez l'homme et les animaux supérieurs, et selon des circonstances déterminées, la peau est librement traversée par les substances étrangères, tant solides que liquides et gazeuses, avec lesquelles elle est mise en contact. L'épiderme lui-même ne limite cette action absorbante que dans une certaine mesure, ainsi que les expériences de Magendie sur l'imbibition nous l'ont appris. Mais si le fait physiologique, considéré dans son ensemble, ne souffre point de contradiction, il n'en est plus de même pour l'appréciation des modes du phénomène, et en particulier pour ce qui se passe dans le bain d'eau à l'état liquide, soit relativement pure, soit chargée de principes minéraux. Cette divergence d'opinions nous intéressant plus particulièrement, c'est sur elle que se portera notre attention. Et d'abord n'y a-t-il qu'une faible proportion d'eau absorbée? Currie et Seguin ont avancé que le corps subissait une diminution de poids dans le bain tiède, prolongé de trois à quatre heures. Mais les expériences de Collard de Martigny et du professeur Barthold ont contredit cette interprétation. Barthold principalement (*Annali univers. di medic.*, décembre 1839, p. 640) a trouvé que le poids du corps était, au contraire, augmenté de 12 grammes, après une immersion d'un quart d'heure, la température de l'eau étant à 35° cent., et celle de l'air à 18°, tandis que, d'après Seguin, le corps perdrait par l'expiration pulmonaire, dans le bain, 35 centigrammes par minute, ou 6 grammes par quart d'heure. Les expériences de Falconer, Alexander, Cruikshank et autres, n'offrant pas les mêmes garanties de précision que celles qui viennent d'être rapportées, on peut les négliger ; mais en présence de résultats si diamétralement opposés, et néanmoins tirés d'une rigoureuse expérimentation, il était nécessaire de reprendre la question et de chercher si quelque condition de cet important problème n'avait pas échappé aux premières observations. C'est ce qu'on a tenté d'éclaircir plus récemment. Presque à la même époque, M. Homolle et M. Kuhn (de Niederbronn) poursuivaient une série d'essais sur l'absorption des liquides par la membrane tégumentaire. Le premier s'est attaché à étudier comparativement l'aptitude absorbante de la peau et celle de la muqueuse intestinale. Comme il a agi sur des lambeaux cutanés détachés du cadavre, et par conséquent privés de toute propriété vitale, nous rappellerons seulement qu'il est arrivé à des conclusions affirmatives à l'appui des opinions de Haller et de Magendie, et nous réservons les autres points de son travail pour la suite de cet article. M. Kuhn (*Gazette méd.*, 1853) s'est demandé si la contradiction des expérimentateurs et l'incertitude de leurs idées sur le pouvoir absorbant de la peau ne tenaient pas à ce qu'ils faisaient trop peu de compte des effets de la température, laquelle, selon qu'elle a tel ou tel degré, peut activer le mécanisme de l'absorption ou l'enrayer. Avant lui, des remarques avaient été publiées à cet égard et restaient éparses dans la science. Il a le mérite d'avoir synthétisé par sa propre expérience celles de ses devanciers, et nous reproduisons la formule suivant laquelle il se résume, à savoir, que : « le bain sollicite » l'absorption de l'eau ou des parties aqueuses lorsqu'il est frais. Il pro- » voque l'exhalation lorsqu'il est chaud. L'absorption ainsi que l'exhala- » tion augmentent à mesure que la température s'écarte davantage de » l'indifférente ; et la température indifférente constitue la limite où l'ab- » sorption cesse et où l'exhalation commence. » C'est généralement, comme il est facile de le vérifier, entre 32° et 34° centigr. que se rencontre le point où le corps plongé dans l'eau ne perçoit aucune sensation de chaud ou de froid. M. Kuhn a désigné cette limite sous le nom de *degré isotherme*, ou *limite thermique*, ou enfin *température normale du bain*. Le tempérament et l'idiosyncrasie des individus, outre plusieurs autres conditions, états morbides, température du milieu ambiant, heure de la journée, etc., peuvent faire varier ce point isotherme. Mais chez le sujet en pleine santé, il est aisé de le trouver au bout de quelques minutes d'immersion, et la notion de la température de la peau chez les malades aiderait à l'établir. Nous sommes de l'avis de M. Henry fils, lorsqu'il regarde comme fort utile dans la pratique la substitution de ce zéro isotherme à celui de l'échelle thermométrique, trop absolu pour se plier aux exigences des susceptibilités organiques et individuelles. Ainsi donc, pour nous, comme pour M. Kuhn, la température est le grand modificateur de l'action des bains. Avec lui, nous concevons qu'un bain s'écartant de l'indifférente, en plus ou en moins, devra troubler l'équilibre de la température naturelle du sang, qui est en général de 38° à 39°, ou s'opposer à ce qu'il se rétablisse. M. Duriau, qui a répété les expériences précédentes et confirmé leurs résultats, observe (*Ann. de la Soc. d'hydrolog.*, t. II) que la source de chaleur inhérente au corps de l'homme déverse sans cesse une quantité nouvelle de calorique que contre-balance une déperdition égale à cette somme. On comprend que le degré d'indifférence doive correspondre précisément au point où le bain soustrait au corps immergé une quantité de calorique égale à celle qui se produit physiologiquement. Nous réserverons le corollaire imposé par M. Kuhn à ces prémisses, et qui tendrait à rendre la *réaction cutanée* solidaire de l'imbibition ; c'est un autre ordre de faits qui sera examiné ailleurs [voy. RÉACTION, POUSSÉE].

Qu'advient-il lorsque l'eau tient en dissolution des matières salines ou médicamenteuses ? Il reste encore à connaître d'une façon précise si ces sels ou ces médicaments sont entraînés avec le liquide qui les tient en dissolution, ou s'il s'est opéré une dissociation de ces diverses parties en vertu des lois de l'endosmose. Des matières colorantes ou du cyanure de potassium dissous dans un liquide servant de bain se retrouvent, il est vrai, dans les urines.

Westrumb, et plus tard Sachs, qui exerça pendant quatorze ans sur les côtes de la Baltique, ont constaté dans l'urine des baigneurs les principes du sel marin après un bain à 11° ou 12° cent., de cinq à dix minutes. MM. Dutroulau et Lefort ont vérifié le même fait à Dieppe (*Ann. de la Soc. d'hydrolog.*, t. IV). Mais loin de voir là une raison péremptoire à l'appui de l'absorption de l'eau, les physiologistes ont objecté que des sels dissous peuvent traverser une membrane animale dont les deux côtés sont en contact avec de l'eau, sans que le niveau de celle-ci change.

Krause, cité par Wagner dans son *Dictionnaire de physiologie* (t. II), affirme même que la couche épidermique de la peau ne laisse passer aucune portion de liquide, soit par ses pores visibles, soit par suite d'imbibition ou de prétendus phénomènes endosmotiques. Il n'en excepte que quelques eaux où une action chimique encore indéterminée favoriserait cette pénétration. Lehmann a été moins absolu ; il n'accorde toutefois que l'absorption d'une petite quantité d'eau dans le bain. A plus forte raison rejette-t-il celle des principes salins. Malheureusement le peu de conformité des résultats successivement annoncés est bien fait pour nous laisser dans l'incertitude.

M. Homolle (*Union méd.*, 1853) s'est soumis lui-même à des bains prolongés, soit d'eau pure, soit d'eau chargée de diverses substances, pour apprécier les effets de l'absorption ; il a examiné aussi les urines rendues, afin d'y rechercher la présence des substances dissoutes dans l'eau du bain. Sa conclusion définitive exprime bien que l'eau est absorbée par le tégument externe dans le bain ; mais il ajoute qu'au milieu d'un liquide chargé de substances minérales ou organiques, la peau semble douée d'une propriété qu'on ne saurait rapporter qu'aux phénomènes connus en chimie sous le nom de *catalyse*. Ainsi s'expliquerait cette sorte de départ qui s'opère dans l'absorption cutanée entre les molécules constituantes de certains composés chimiques, à l'exclusion des unes et pour le choix des autres. Nous ferons remarquer que dans ces expériences, M. Homolle fait dissoudre des doses assez élevées de sels dans le bain, par exemple 100 grammes de cyanure de potassium et de fer, même quantité d'iodure de potassium, etc. M. Duriau a doublé ces proportions (*Ann. de la Soc. d'hydrolog.*, t. II), et il affirme plus catégoriquement encore que les recherches les plus minutieuses ne découvrent jamais dans l'urine de traces d'iodure, de cyanure, lorsqu'on a mis dans l'eau du bain de l'iodure de potassium, du cyanoferrure potassique, etc. De cette fois, si les sels n'ont pu se séparer de l'eau qui les tenait en dissolution, du moins se sont-ils modifiés en entrant dans le torrent de la circulation, tellement qu'à l'exception des bases alcalines, leurs éléments ne sont plus saisissables, et que leur appropriation médicale devient hypothétique. Pour ne point quitter le terrain expérimental, nous remarquerons avec M. Henry fils (*Thèse inaug.*, 1855) que ces essais ont été pour la plupart tentés avec des solutions trop concentrées de substances actives, et que le défaut de tolérance de la part de l'organisme peut être un obstacle à l'absorption. Quelques expériences instituées par M. Henry sur une base contraire semblent donner de la valeur à son objection. D'ailleurs il est avéré, pour tous les hydrologues praticiens, que le bain minéral n'agit pas seulement par l'absorption de l'eau, mais encore et le plus souvent davantage, par l'action de quelques-uns des principes minéralisateurs que l'analyse permet de constater. L'usage d'une foule de sources bromurées, iodurées, sulfureuses, ferrugineuses, démontre chez beaucoup de malades, qui ne peuvent supporter ces eaux en boisson, des effets dépendant uniquement du bain, et qu'on ne saurait rattacher qu'à la composition chimique elle-même. Les exemples seraient surabondants à citer.

Que la lumière ne se fasse pas encore sur ce point capital de physiologie, la faute en est moins peut-être aux difficultés de l'expérimentation qu'au point de départ pris par les savants qui l'ont abordée. On a trop négligé, ce nous semble, la considération de l'individu animé, et loin de subordonner le phénomène vital aux lois générales de la physique et de la chimie, c'est la méthode inverse qu'il convenait d'appliquer plus spécialement. Ces notions accessoires, comme on les appelle, sont-elles utilisées elles-mêmes dans leur véritable signification ? Nous ne le pensons pas. Le double fait de la perméabilité par les liquides d'une membrane privée de pores et de canaux, et du passage de particules réputées insolubles dans la circulation, témoigne que la peau doit aux influences de la vie des propriétés particulières. Ces propriétés, la pratique médicale les révèle empiriquement. Les lumières réunies de la chimie et de la physiologie éclaireront ce qui reste d'obscur dans l'étude des actions moléculaires interstitielles. N'est-il pas déjà satisfaisant de savoir, à coup sûr, non-seulement que l'épiderme est très hygroscopique, mais encore que les fibres isolées, d'origine animale, et les substances azotées, albumine, musculine, etc., constituant nos tissus, peuvent fixer directement une certaine proportion de la base des sels métalliques qu'on leur soumet. Dans un très intéressant travail présenté à l'Institut (*C. R.*, déc. 1858), M. Verdeil a établi, à propos d'une question étrangère à notre sujet, ces points de vue très féconds en conséquences : il a fait voir de plus, à côté de l'affinité des fibres organiques pour certaines matières, la possibilité de mettre cette propriété en jeu avec une proportion très faible de base. Il paraîtrait aussi, d'après lui, qu'une trop grande concentration arrêterait l'activité catalytique, comme nous trouvions opportun de le signaler plus haut. Il est à souhaiter que ces analogies de recherches se rapprochent, et surtout que l'étude des résultats chimiques ne se sépare plus de celle des phénomènes de la vie. La détermination de l'absorption dans le traitement hydrominéral est tout particulièrement à ce prix.

Reste à envisager le rôle de la température par rapport à cette endosmose, reconnue ou non. M. Kuhn a soutenu avec insistance que la quantité de sels absorbés est toujours en raison directe de la chaleur du bain. C'est par des inductions théoriques qu'il est surtout amené à cette conclusion, à laquelle il en oppose une autre. Si les bains chauds, dit-il, déterminent l'exhalation cutanée et l'absorption des principes salins, les bains frais devront solliciter l'absorption des parties aqueuses et l'exhalation des parties salines du sang (*loc. cit.*). Nous laissons à notre savant confrère la responsabilité d'une théorie ingénieuse, à laquelle il ne manque que la sanction des faits et dont les recherches de M. Duriau sont loin de garantir l'infaillibilité. A en juger par ces dernières, l'absorption ne s'opère que dans les bains d'une température *moins élevée* que la température cutanée, et son intensité est proportionnelle à la durée du bain. C'est ce que les études des médecins des bains de mer, par exemple, s'accordent unanimement à établir, et en attendant une démonstration péremptoire des hypothèses contraires, cette opinion reste la plus recommandable à nos yeux.

L'absorption des gaz en général, de l'acide carbonique en particulier, à la surface de la peau, tient une place dans la thérapeutique des eaux minérales. On n'a encore noté que les symptômes fonctionnels qui l'accompagnent et les effets curatifs qu'on peut en obtenir. Il en sera traité ailleurs [voy. CARBONIQUE (ACIDE)]. La question physiologique mériterait de fixer l'attention des observateurs et des praticiens; elle n'a pas encore été, que nous sachions, l'objet d'aucun travail.

ACCIDENTELLES (Eaux). Sous ce nom, M. Fontan spécifie les eaux minérales à base de sulfure de calcium, qui, contrairement aux eaux à base de sulfure de sodium ou naturelles, se minéralisent par la désoxygénation du sulfate de chaux des terrains modernes ou de transition, sous l'influence des matières organiques enfouies dans les couches superficielles du globe.

M. Fontan assigne aux eaux accidentelles les propriétés physiques et chimiques suivantes. Elles sont le plus souvent froides et toujours riches en oxydes terreux (chaux et magnésie) ; elles jaillissent des terrains de transition, secondaire et tertiaire ; elles contiennent des acides carbonique et sulfhydrique libres et peu d'azote ; elles sont peu chargées de matière organique. Comme type d'eaux minérales accidentelles on classe l'eau sulfurée d'Enghien.

La dénomination assignée aux eaux sulfurées calciques par M. Fontan a été l'objet de plusieurs critiques de la part des auteurs. Ces derniers, tout en reconnaissant comme exact le mode de minéralisation des eaux à base de sulfure de calcium, ne la considèrent pas comme l'expression de la vérité, et cela parce que les eaux sulfurées sodiques se minéraliseraient de la même manière que la première ; toute la différence consisterait en ce que dans les unes c'est le sulfate de soude, et dans les autres le sulfate de chaux qui subirait l'action réductrice de la matière organique ; si réellement les choses se passent ainsi dans le sein de la terre, le nom d'*eaux accidentelles* n'a aucune raison d'être.

ACCIDENTS. Il ne s'agit pas ici des contre-indications des eaux minérales, mais des accidents qui peuvent résulter de leur usage abusif et non méthodique. Nous n'entreprendrons pas d'énumérer tous les accidents qui ont pu être observés dans de telles circonstances ; cela n'aurait qu'un médiocre intérêt, et serait fort long d'ailleurs ; car les conséquences d'abus et d'irrégularités de ce genre sont habituellement plus en rapport avec les dispositions individuelles qu'avec leur cause elle-même. Mais ce qu'il importe de savoir, c'est que l'on observe journellement près des établissements thermaux des accidents, graves ou légers, qui résultent de traitements mal dirigés ou mal exécutés ; la faute en est généralement aux malades, soit qu'en l'absence d'une police sanitaire suffisante, ils se livrent à leur propre direction, soit qu'ils aient volontairement outre-passé ou modifié les prescriptions médicales.

Ces accidents peuvent être la conséquence d'abus des eaux minérales sous toutes les formes sous lesquelles elles sont administrées. L'abus le plus ordinaire est celui de l'eau en boisson, surtout près de certaines sources agréables à boire et faciles à tolérer, comme les bicarbonatées sodiques. Les malades se livrent quelquefois, sous ce rapport, à des excès inimaginables, et souvent, il faut le dire, impunément, tandis que d'autres sont immédiatement punis du moindre écart dans leur régime thermal.

Les bains peuvent être pris plus longs et à une température plus élevée qu'il ne convient, ou encore plus concentrés en eau minérale, alors qu'ils devraient être étendus d'une certaine proportion d'eau douce. Enfin on comprend à quels abus peut donner lieu l'usage de douches, d'injections, de bains de vapeur, mal administrés ou contre-indiqués.

Les accidents qui surviennent dans ces diverses circonstances peuvent être divisés en plusieurs groupes.

Nous mentionnerons d'abord l'aggravation de la maladie que l'on a entrepris de traiter, en prenant ce mot de maladie dans le sens le plus général, affection ou symptôme. On sait qu'un des effets réguliers du traitement thermal est, quelquefois, de rappeler un certain degré d'acuité dans les phénomènes morbides. Il peut arriver encore qu'un semblable résultat se produise sans être recherché ni attendu, et en dépit d'une direction très attentive. Mais un traitement méthodique nous laisse toujours maître en pareil cas. Dans les traitements mal faits, l'aggravation de la maladie est un phénomène fréquent et acquiert parfois des proportions très graves. Non-seulement les douleurs habituelles se réveillent, les fonctions altérées se troublent davantage; mais, lorsque surtout il s'agit de lésions graves dans la poitrine ou dans l'abdomen, un coup de fouet peut être donné à la maladie, et des accidents irrémédiables en résulter.

Nous rangeons dans un second groupe les accidents intestinaux qui résultent de l'abus des eaux minérales en boisson, surtout des eaux minérales purgatives ou bicarbonatées. L'usage inopportun des eaux chez des individus bien portants peut troubler à un haut degré et pour longtemps les fonctions digestives. Des diarrhées et quelquefois des entérites graves résultent aisément des excès de boisson.

Enfin, chez les individus disposés aux fluxions actives, en particulier vers le cerveau ou la poitrine, surtout s'ils se trouvent sous l'influence d'une diathèse à manifestations mobiles, un usage immodéré des eaux peut déterminer des effets *perturbateurs*, desquels résultent les accidents les plus graves, des apoplexies, des morts subites, soit pendant le traitement thermal, soit à la suite. Il suffit que l'on n'ait pas eu égard à l'inopportunité des eaux, pour que d'aussi funestes résultats surviennent, même pendant ou après un traitement méthodiquement dirigé.

ACERRA (royaume de Naples), à 8 kilomètres de Naples.

Eau sulfurée calcique (Chevreul), d'origine volcanique, donnant lieu à des dépôts calcaires analogues au travertin.

ACÉTATE. La présence de l'acide acétique, ou mieux d'un acétate, a été signalée pour la première fois en 1825 par M. Vogel, de Munich. Il fit cette découverte en traitant le résidu de l'eau minérale de Bruckenau (Bavière) par l'acide sulfurique. Le produit de la distillation contenait de l'acide acétique. Depuis, cette recherche a été confirmée par M. Scherer avec le produit de l'évaporation de la même eau minérale, et également en traitant le dépôt par l'acide sulfurique. Comme l'acide acétique isolé par MM. Vogel et Scherer a été trouvé mélangé avec d'autres acides organiques, butyrique, propionique, formique, tout porte à croire qu'il n'arrive pas tel quel des entrailles de la terre, et qu'il est le résultat de la réaction de l'acide sulfurique employé sur la matière organique de l'eau minérale.

ACHORES. Voy. PEAU (MALADIES DE LA).

ACHSELMANNSTEIN (Allemagne). Salines près d'Ischel, dans une belle vallée des Alpes tyroliennes, à 1407 pieds au-dessus du niveau de la mer.

Chlorurée sodique. Tempér., 14° à 16° cent.

	Eau : 16 onces.		*Eau : un litre.*
	Grains.		Gram.
Chlorure de sodium..........	1723,108	=	183,025
Chlorhydrate d'ammoniaque...	0,192	=	0,039
Chlorure de magnésium.......	13,810	=	1,461
Bromure de magnésium......	0,231	=	0,023
Sulfate de soude.............	15,360	=	1,632
— de potasse............	4,700	=	0,503
— de chaux	31,987	=	3,391
Carbonate de chaux..........	0,077	=	0,007
— de magnésie........	traces		traces
Oxyde de fer, alumine........	0,061	=	0,006
Silice	0,084	=	0,007
	1789,640		190,094

(BUCHNER.)

C'est surtout au point de vue des inhalations que cette localité, pourvue d'excellentes conditions de climat, est signalée. Les malades vont respirer l'air des galeries supérieures dans les bâtiments de graduation, ou la vapeur qui s'échappe des appareils de concentration.

ACI (Sicile). Eaux *sulfurées froides*, exploitées du temps de la domination romaine, à en juger par les restes de thermes et d'aqueduc qu'on y trouve, abandonnées aujourd'hui, comme la plupart des sources minérales de la Sicile.

ACIDES (Eaux). Sous ce nom on désigne certaines eaux qui contiennent des acides sulfurique, chlorhydrique et borique non combinés avec les bases. On ne connaît qu'un très petit nombre de sources qui possèdent ce singulier caractère, et encore appartiennent-elles presque toutes à l'Amérique méridionale et à l'Amérique centrale, là où le sol est souvent bouleversé par des éruptions volcaniques : ce sont les sources thermales de Panama, de Ruiz (Nouvelle-Grenade), de Chucandino, de Guinche, de Saint-Sébastien et de plusieurs autres localités entre Valladolid et le lac de Cuzco, au Mexique.

Une autre eau qui a quelque ressemblance avec les précédentes, et que l'on cite assez souvent dans les ouvrages, est celle du rio Vinagre : mais elle appartient aux eaux courantes.

Rubio signale encore dans les mines du Rio-Tinto, province d'Helva, en Espagne, une eau minérale sulfatée ferrugineuse et cuivreuse, dans laquelle on a constaté l'existence d'une quantité très notable d'acide sulfurique et d'acide arsénieux libres [voy. RIO-TINTO].

Nous ne parlerons pas des eaux qui sont saturées d'acide borique libre; tous les auteurs savent que les lagoni de la Toscane placés dans ce cas, ne sont pas considérés comme des réservoirs d'eaux minérales proprement dites.

ACIDES dans les eaux. Dans les eaux minérales, quelles que soient leur nature et leur origine, l'analyse signale d'une manière générale l'existence des acides suivants :

1° *Acides minéraux :* arsénieux ou arsénique, azotique ou nitrique, borique, carbonique, hyposulfureux, phosphorique, silicique ou silice, sulfureux, sulfurique.

Comme les hydracides se sont unis aux bases en produisant des sels et de l'eau, on doit encore ajouter les acides : bromhydrique, chlorhydrique, fluorhydrique, iodhydrique, sulfhydrique.

2° *Acides végétaux* ou en dérivant : apocrénique, crénique, géique ou humique.

A ces derniers nous joindrons les acides acétique, butyrique, formique, propionique, dont l'existence nous semble loin d'être encore parfaitement démontrée, d'autant plus qu'ils n'ont été signalés que dans le résidu d'une seule eau minérale. A part les acides sulfurique et chlorhydrique signalés dans plusieurs sources thermales de l'Amérique, et les acides carbonique, silicique et sulfhydrique, qui se rencontrent aussi à l'état de liberté dans un grand nombre de sources, tous les autres existent en combinaison avec les bases alcalines terreuses, et avec les oxydes métalliques [voy. BASES, CLASSIFICATION, SELS DANS LES EAUX].

La proportion de ces acides est excessivement variable. Les acides carbonique, sulfurique, chlorhydrique, silicique et sulfhydrique sont ceux qui minéralisent plus particulièrement les eaux. Quant aux autres, l'analyse se contente le plus souvent de les signaler.

C'est à dessein que nous ne parlons pas de l'acide ferrique que Longchamp croyait exister à l'état de ferrate de chaux dans certains dépôts naturels des eaux; tous les chimistes reconnaissent que l'acide ferrique ne peut pas prendre naissance dans de pareilles circonstances.

ACIDULES (Eaux). L'expression d'*eaux acidules* est employée comme synonyme d'*eaux gazeuses*, c'est-à-dire dégageant du gaz acide carbonique. On en a fait également la désignation de classes ou de divisions. Les eaux acidules forment la septième classe d'Ozann, divisée en six espèces. Elles constituent la deuxième classe de M. Patissier, et se divisent en *acidules thermales* et *acidules froides*. Elles forment encore une des divisions de la classe des eaux ferrugineuses de cet auteur. On a appelé *acidules alcalines* les eaux bicarbonatées sodiques, et *acidules simples* ou *acidules gazeuses* des eaux généralement bicarbonatées, calcaires ou mixtes, dont la qualité dominante a paru le dégagement de l'acide carbonique.

Cette dénomination d'*acidules* est mauvaise, en tant que s'appliquant à la désignation de classes. La qualité d'eau gazeuse est souvent trop secondaire pour en faire dépendre le classement d'une eau minérale. Les eaux dites acidules comprennent essentiellement les eaux bicarbonatées; mais les eaux chlorurées sodiques, les sulfatées, présentent des exemples d'eaux minérales aussi gazeuses que possible; les eaux sulfurées calciques dégagent toutes de l'acide carbonique. Une qualité commune à toutes les sortes d'eaux minérales ne saurait servir à une classification méthodique.

On peut, il est vrai, réserver le mot *acidule* pour désigner la qualité des eaux qui dégagent du gaz carbonique. Mais nous préférons l'expression d'*eaux gazeuses*, terme que l'usage a consacré, et qui ne s'applique formellement qu'à l'acide carbonique. En résumé, nous pensons que le mot *acidule* doit être rayé du langage hydrologique [voy. GAZEUSES (EAUX)].

ACNÉ. Maladie des glandes sébacées de la peau, dont la dénomination a souvent varié (variété de couperose, pour Sauvages; verrues disséminées, verrues goutte rose, pour Alibert; dartre pustuleuse disséminée, pour Rayer); l'acné, ainsi que l'appelle Willan, présente des différences relatives de gravité, mais peut toujours passer pour une affection très rebelle. Quand il s'agit seulement des rougeurs de goutte rose à la face, sans congestion active vers cette région ni inflammation consécutive des follicules, le traitement par les eaux sulfurées (*Enghien*, *Luchon*), ou sulfurées et chlorurées sodiques (*Uriage*), a qualité pour les dissiper. S'il y a de longue date, au contraire, une profonde altération dans les follicules hypertrophiés, ou une modification du derme lui-même, dont le réseau capillaire a subi une turgescence considérable, on s'accorde à désespérer de l'efficacité des sources les plus renommées pour la guérison des dermatoses. C'est ce qui a été reconnu à *Ax*, à *Aix-la-Chapelle*. Cependant M. de Puisaye rapporte plusieurs observations de couperose heureusement traitée à Enghien par les bains et les douches sur le visage. A Uriage, M. V. Gerdy a obtenu d'excellents effets en insistant sur un traitement prolongé et en combinant l'eau à doses purgatives, mais sans applications locales. Chez les sujets scrofuleux, les eaux à la fois sulfurées et salines exercent une influence incontestée. M. Gaudet n'a vu les bains de mer agir que sur la constitution des individus atteints d'acné. Si l'acné se rattache à la ménopause, comme cela s'observe fréquemment, ou bien à un état dyspeptique habituel, les eaux bicarbonatées, sodiques et ferrugineuses, sont indiquées. Mais encore doit-on, lorsqu'on traite ces maladies, à *Vichy*, par exemple, se mettre en garde contre l'exaspération si facile à provoquer dans les phénomènes congestifs du côté de la face, et en vue desquels une moindre minéralisation serait sans doute préférable (*Ems*, *Schlangenbad*). — L'acné *simplex*, qui se montre si fréquemment au visage, à la poitrine et au dos chez les jeunes gens, n'est pas souvent l'objet de traitements spéciaux, ou se guérit en même temps que d'autres affections pour lesquelles on emploie les eaux minérales. Si elle est très considérable ou invétérée, elle rentre dans les conditions de la couperose au degré chronique.

AÇORES (Iles) (possession portugaise). Archipel composé de neuf îles, au milieu de l'Océan, à environ 800 milles des côtes de Portugal. On y trouve des sources chaudes et siliceuses, particulièrement dans l'île de Saint-Michel, au val de Furnas. Elles sortent de roches volcaniques, et précipitent d'immenses quantités d'une concrétion qu'on désigne sous le nom de *siliceous sinter*. Partout où cette eau a coulé, on trouve du *sinter* qui, en quelques endroits, s'élève à 20 ou 25 centimètres au-dessus du niveau ordinaire du courant. Tous les végétaux et objets environnants sont plus ou moins incrustés de silice. Ce *sinter* est souvent d'un bel éclat, demi-opalin. Une de ses variétés diffère de celui d'Islande et d'Ischia par la grande proportion d'eau qu'elle contient, ainsi que par l'absence d'alumine et de chaux. On attribue la grande quantité de silice en solution dans ces sources à leur thermalité élevée et à leur origine sous-marine. (Lyell.)

ACQUA ACIDULA (États de l'Église, délégat. de Viterbe). A 6 kilomètres nord de Viterbe, non loin des ruines de Ferentum.

Ferrugineuse bicarbonatée. Tempér., 14° cent.

Eau : un litre.

			Cent. cub.
Gaz acide carbonique			41,12
Air atmosphérique			30,48
Carbonate de chaux	0,350	=	0,032
— de magnésie	0,100	=	0,005
— de fer	3,050	=	0,160
Sulfate de soude	1,024	=	0,054
— de chaux	0,400	=	0,015
— de magnésie	1,176	=	0,066
Chlorure de sodium	0,800	=	0,030
— de calcium	1,400	=	0,065
— de magnésium	2,198	=	0,111
Silice	0,300	=	0,014
	9,798	=	0,552

(CAROSI.)

Cette source, limpide, pétillante, a reçu le nom de *Val dell' acqua rossa*, à cause du dépôt rouge, ocracé, auquel elle donne lieu. On l'appelle également *Acqua acetosa*. Les convalescents débilités par la fièvre, si commune aux environs de Rome, se trouvent fort bien de l'usage à dose modérée, pure ou mêlée au vin, de cette eau ferrugineuse et gazeuse (Armand.)

ACQUA SANTA (États de l'Église, délégat. d'Ascoli). Bourg, à 6 kilom. d'Ascoli, à 65 de Rome, sur la rive droite du Tronto, à 396 mètres au-dessus du niveau de la mer.

Chlorurée sodique, sulfureuse. Tempér., 35° cent.

	Eau : un litre.
	Cent. cub.
Acide sulfhydrique	1,25
— carbonique	1,11
Azote	0,50

	Gram.
Chlorure de sodium	3,07
— de magnésium	0,66
— de calcium	?
Iodure et bromure	traces.
Sulfate de soude	0,08
— de chaux	0,04
— de magnésie	0,02
Carbonate de chaux	0,02
— de magnésie	0,01
— de fer	traces
Silice	traces
Matières	traces

Le microscope y a démontré la présence de bacillaires et de navicules en grande abondance. Une notable quantité de conferves distingue encore cette eau et a son emploi thérapeutique sur place.

La source d'Acqua Santa jaillit à 30 mètres environ du sol et remplit une vaste piscine naturelle, où près de 200 personnes peuvent prendre leur bain en même temps et se livrer à toutes sortes d'exercices, et que surplombe une grotte d'un aspect très pittoresque. De la voûte de cette excavation pendent, sous les formes et avec les couleurs les plus variées, des stalactites formées de sulfate calcaire, soit amorphe, soit mamelonné, soit en cristaux aciculaires, de sulfate d'alumine, et de soufre abandonné par les décompositions successives que subit l'hydrogène sulfuré. Indépendamment de ce bassin commun, il y a un établissement muni de baignoires et d'appareils de douches, et de bains de vapeur, et l'industrie privée s'ingénie pour obvier aux besoins des malades et des visiteurs. — La liste des maladies traitées avec avantage par ces eaux est étendue (docteur Corsini), mais c'est surtout aux affections cutanées et aux maladies dépendant de la diathèse scrofuleuse qu'elles s'approprient le plus particulièrement. Il ne semble pas que, prises en boisson, elles exercent une action constamment purgative. On se sert beaucoup dans cette localité, en applications topiques dans les cas d'engorgements articulaires indolents, de boues ou sédiments qu'on trouve dans une dépendance de la source et qu'on suppose amplement minéralisés. Les conferves sont utilisées dans les mêmes circonstances.

ACQUA SANTA (États sardes, Piémont, prov. de Gênes). A 3 kilomètres et demi de Voltri.

Sulfurée calcique. Tempér., 20° à 25° cent.

Palmarini a donné sur cette eau une analyse que nous ne traduirons pas parce qu'elle nous semble trop incomplète. Cet auteur n'y aurait trouvé en effet que des traces à peine pondérables de sulfure de calcium, de chlorures de chaux et de magnésie. L'analyse de Deferrari et Mojon n'est guère meilleure. Ainsi ils indiquent à côté du chlorure de calcium, de la chaux, du soufre et de la magnésie.

Ces eaux, fréquentées depuis longtemps et agréablement situées, sont employées en bains. Les professeurs Deferrari et Mojon rapportent d'heureux résultats obtenus par leur emploi dans les affections herpétiques et les engorgements scrofuleux.

ACQUI (États sardes). Chef-lieu d'une province du même nom, ville épiscopale, connue du temps des Romains sous le nom d'*Aquæ Statiellæ*, sur les rives de la Bormida, à 31 kilomètres S.-O. d'Alexandrie, et 50 de Gênes.

Sulfurée calcique. Il y a plusieurs sources, les unes froides, les autres thermales. La plus chaude, désignée comme eau bouillante (*la Bollente*), jaillit au centre de la ville et marque 75° cent.

Source de *la Bollente*, 10,000 grains d'eau renferment :

	Grains.
Acide hydrosulfurique libre	00,0002,44
Sulfure de calcium	00,0012,48
Chlorure de sodium	00,0155,00
— de magnésium	00,0020,21
— de calcium	00,0024,04
Sulfate de soude	00,0033,75
— de magnésie	00,0008,00
— de chaux	00,0008,00
Matière organique	00,0007,00
Acide silicique	00,0004,50
Protoxyde de fer combiné avec la matière organique	00,0004,25
Iode	traces
Eau	09,9691,47
Perte	00,0028,86
	10,0000,00

(Cantu.)

Cette eau est très limpide et exhale une faible odeur hépatique. Sa saveur est salée et sulfureuse. A cause de sa haute température, elle sert à beaucoup d'usages domestiques, d'autant plus qu'il suffit de la couper avec moitié son volume d'eau douce pour qu'elle ne communique plus de goût désagréable aux aliments [voy. CHAUDES-AIGUES].

A 2 kilomètres de la ville, d'autres sources, également sulfureuses, font l'objet d'une exploitation à laquelle le gouvernement piémontais apporte le plus grand soin. Ces eaux, *boueuses*, présentent une température de 38 à 45° cent. à leur point d'émergence, et l'enceinte qui les reçoit contient une vase dont les éléments se combinent avec les principes minéralisateurs. Ces boues ont acquis une grande réputation. Pour leur usage, le malade se place dans une baignoire, puis on recouvre les parties affectées d'une couche épaisse de boue, la plus chaude qu'il puisse supporter. Il s'en exhale une vapeur abondante qui transforme la pièce en une véritable étuve. Chaque séance dure de trois quarts d'heure à une heure. La boue enlevée, le malade prend un bain de propreté, qu'on prépare avec l'eau minérale. Les applications topiques agissent à la fois comme révulsives et résolutives [voy. BOUES MINÉRALES]. On en signale de bons effets dans les affections articulaires indolentes, dans certaines paralysies locales avec atrophie musculaire, certaines formes atoniques de rhumatisme, et dans diverses espèces de dermatoses à type torpide.

Le séjour d'Acqui ne passe point pour agréable, malgré l'accroissement de sa fréquentation. L'établissement thermal est bien installé.

Un hôpital militaire, parfaitement organisé, y reçoit annuellement de 450 à 500 malades. Il y a un bâtiment réservé au service des indigents.

ADELHEIDSQUELLE (source d'Adélaïde; Allemagne, cercle du Necker). Dans le village d'Oberheilbrunn, à 8 kilomètres de Tölz et 64 kilomètres de Munich.

Chlorurée sodique et *bromo-iodurée*, jaillissant d'une profondeur de 150 mètres. Temp., 10° cent.

	Eau : 16 onces. Grains.		*Eau : un litre.* Gram.
Chlorure de sodium........	38,0684	=	4,7226
Bromure de sodium........	0,3678	=	0,0381
Iodure de sodium..........	0,2199	=	0,0222
Chlorure de potassium......	0,0200	=	0,0014
Sulfate de soude..........	0,0480	=	0,0050
Carbonate de soude........	6,2168	=	0,7676
— de chaux........	0,5840	=	0,0677
— de magnésie.....	0,1440	=	0,0141
— de fer..........	0,0720	=	0,0711
Alumine................	0,1424	=	0,0139
Silice..................	0,1472	=	0,0156
Phosphate de chaux........	traces		traces
Matière organique.........	0,1648	=	0,1985
	46,1953	=	5,9378

Gaz.	Cent. cub.
Acide carbonique libre	13,18
Hydrogène carboné	8,02
Hydrogène sulfuré	6,54
Oxygène	1,38
	29,12

(PETTENKOFER, 1849.)

La présence d'iodures et de bromures, à côté d'une quantité proportionnellement moindre de chlorure de sodium, et indépendamment d'une richesse remarquable en carbonates alcalins et en carbures d'hydrogène, distingue cette source de toutes les analogues.

On emploie l'eau d'Adelheidsquelle dans le traitement des scrofules, en particulier pour la résolution des tumeurs ganglionnaires, en boisson, en bains mélangés d'un tiers d'eau douce, en fomentations, lotions, etc.

Faute d'installation convenable à Oberheilbrunn, les malades se logent dans les environs.

ADELHOLZEN (Bavière). Hameau à 8 kilomètres de Traunstein.

Bicarbonatée calcaire. Tempér. ?

	Eau : 16 onces.		*Eau : un litre.*
	Grains.		Gram.
Carbonate de chaux	1,800	=	0,230
— de magnésie	0,200	=	0,020
— de soude	0,020	=	0,003
Chlorure de sodium	0,080	=	0,012
Sulfate de soude	0,010	=	0,001
Carbonate de fer	traces		traces
	2,110	=	0,266

(VOGEL.)

On y a trouvé également des traces de matière organique. Sources minérales et bains assez fréquentés. C'est contre les manifestations goutteuses qu'elles ont été conseillées principalement.

ADÉNITE. Sous la forme aiguë, l'adénite, ou inflammation des ganglions lymphatiques, n'est point du ressort des eaux minérales; mais quelquefois elle passe à l'état chronique, lequel est le plus souvent primitif. Les engorgements ganglionnaires chroniques, soit isolés, soit occupant plusieurs régions simultanément, existent d'ordinaire chez les enfants, aux approches de l'âge de puberté et se rapportent aux conditions de tempérament lymphatique et de diathèse strumeuse [voy. SCROFULES, GANGLIONNAIRES (TUMEURS)]. On en rencontre des exemples chez les adultes, chez lesquels une cause externe, plaie ou contusion plus ou moins éloignée du siége des ganglions, une marche forcée, l'attitude verticale trop prolongée, ont produit l'adénite. Quelquefois, sous des influences de constitution ou de mauvaises conditions hygiéniques, l'adénite se généralise et devient une maladie sérieuse. Les eaux chlorurées sodiques, comme résolutives, sont les plus indiquées dans ces circonstances (*Balaruc*, *Bourbonne*, *Wiesbaden*, *Soden*, *Nauheim*, *Hombourg*, *Kreuznach*, *bains de mer*). — L'adénite cervicale syphilitique, comme signe ou comme trace d'infection constitutionnelle, rentre avec une importance méritée dans le diagnostic de la syphilis [voy. SYPHILIS].

ADJUVANTS. On doit entendre ici par *adjuvants*, des moyens étrangers au traitement thermal lui-même, et propres à en compléter l'action ou à en étendre les effets. Sous ce rapport, on peut dire que certaines circonstances d'hygiène générale près d'un traitement thermal en sont un précieux adjuvant : ainsi le climat, l'altitude, le voisinage de plantations résineuses, etc. [voy. HYGIÉNIQUES (CONDITIONS)].

Il convient quelquefois de combiner certaines médications avec le traitement thermal [voy. MÉDICAMENTS ASSOCIÉS].

Enfin il est souvent utile d'associer à l'usage des eaux minérales certaines pratiques, trop négligées en général, et d'une véritable importance lorsqu'elles se trouvent bien indiquées : ainsi le MASSAGE, la GYMNASTIQUE, l'HYDROTHÉRAPIE, etc. [voy. ces mots].

Nous ne rangeons pas les inhalations des divers gaz parmi les moyens *adjuvants ;* elles appartiennent au traitement thermal lui-même. Mais la part que les Allemands ont faite à la CURE DE RAISIN et à la CURE DE PETIT-LAIT [voy. ces mots], dans les périodes consécutives au traitement thermal, autorisent à les considérer comme de véritables adjuvants des eaux minérales.

ADMINISTRATION. Le mode d'administration des établissements thermaux varie suivant la nature de la propriété qu'ils constituent. Parmi les eaux minérales en France, six appartiennent à l'État ; huit ou dix appartiennent aux départements ; vingt aux communes et deux à des institutions de bienfaisance ; le reste à des particuliers.

Le mode d'administration le plus simple est celui qui émane directement d'un propriétaire. C'est le meilleur lorsque ce propriétaire est éclairé, et possède des ressources en rapport avec une exploitation suffisante. Nous n'en saurions dire autant lorsque ce propriétaire est collectif, comme il arrive aux Pyrénées, où certains établissements sont directement administrés par un conseil représentant les *vallées* auxquelles ils appartiennent, sorte d'organisation communale exclusive à cette contrée. Mais c'est là le cas le plus rare. La plupart des établissements sont soumis au régime de la régie ou de la ferme.

Lorsque le propriétaire ne réside pas près de l'établissement thermal, comme il arrive à beaucoup de particuliers, ou qu'il ne peut administrer directement, comme l'État ou un département, il fait gérer son établissement par un régisseur. C'est le régime des administrations hospitalières appliqué à la plupart des établissements thermaux.

La régie est excellente si elle laisse entre les mains du régisseur une part active de direction, la disposition d'un budget; enfin un cercle un peu large d'initiative. Mais la régie réduite au rôle de comptable ou de surveillant, dépourvue de toute initiative, représente une administration généralement assez imparfaite. Les établissements thermaux constituent des exploitations industrielles dont le régime réclame, comme toutes les exploitations de ce genre, un esprit de recherche et d'invention, et se trouve soumis à toutes sortes d'éventualités. Une direction lointaine et de seconde main est presque toujours insuffisante.

Aussi l'État a-t-il récemment essayé d'un régime, assez nouveau dans la matière, celui de la ferme, qu'il a appliqué à Vichy et à Plombières. Le régime de la ferme a l'avantage de substituer à une administration indirecte, indifférente et compliquée, une administration immédiate, intéressée, et aussi simplifiée que possible. On a critiqué plus d'une fois la remise entre des mains purement industrielles, d'établissements qui concernent la santé publique et plusieurs questions d'intérêt général, l'assistance par exemple. Mais ceci est une affaire de prévision et de cahier des charges.

Nous sommes dépourvus de renseignements au sujet de l'administration des eaux minérales dans les différentes contrées de l'Europe. Le passage suivant, relatif à l'Allemagne, est emprunté à M. Rotureau (*Des principales eaux de l'Europe*). « Les établissements minéraux appartiennent, en Allemagne, tantôt à l'État, tantôt aux communes, tantôt à des communautés religieuses, tantôt à des particuliers, et là, comme ailleurs, l'intérêt privé est la garantie la plus sûre d'une installation bien entendue, d'une direction sage et attentive, et par suite, de la prospérité même de l'établissement. Lorsque le directeur est un fonctionnaire public ou municipal, il est rare que les embellissements, les améliorations, l'entretien, les réformes même les plus urgentes, ne laissent pas à désirer. L'État, lorsqu'il a conservé l'administration de ses établissements thermaux, en obtient difficilement un revenu en rapport avec ses dépenses, et, afin de diminuer ses sacrifices, il est, presque partout, conduit à les affermer. Les communes, dont la surveillance et l'action sont plus directes, arrivent à des résultats meilleurs, couvrent habituellement leurs dépenses, et parviennent quelquefois à réaliser certains bénéfices. Mais les ordres religieux, si nombreux et si puissants dans l'Autriche et dans la Hongrie, ou les particuliers qui ont pu donner aux établissements dont ils sont propriétaires une organisation confortable et même quelquefois luxueuse, obtiennent seuls, grâce à l'intervention permanente de leur direction intéressée et de leur contrôle, des revenus quelquefois considérables. »

ADOLFSBERG (Suède, préfect. d'Oërebro), à 1 kilom. de cette ville. *Ferrugineuse* (*bicarbonatée*). Tempér., 9° cent.

	Eau. un litre.
	Cent. cub.
Acide carbonique libre	3,5
Azote	5,9
	Gram.
Sulfate de potasse	0,0077
Chlorure de potassium	0,0077
Carbonate de potasse	0,0331
Carbonate de chaux	0,1452
Oxyde de fer	0,0296
Oxyde de manganèse	0,0049
Silice	0,0722
Matière extractive	0,0618
Perte	0,0062
	0,3684

(Berzelius.)

Cette analyse, qui date de 1806, et qui par cela même mériterait d'être mise au niveau de la science actuelle, ne fait pas mention de la soude et de la magnésie, éléments ordinaires de toutes les eaux minérales.

ADORF (Saxe, cercle de Zwickau).

Sulfatée sodique, 1 source; *chlorurée sodique*, 2 sources. Tempér.?

Eau : un litre.	I. Neubrunn.	II. Augustbrunn.	III. Augenquelle.
Sulfate de soude	3,0010	1,0100	0,7810
Sulfate de chaux	»	0,1110	0,0038
Chlorure de sodium	1,5681	2,1830	3,5270
Carbonate de soude	0,4979	0,9940	0,1640
— de lithine	0,0041	»	»
— de chaux	0,1910	0,1110	0,1243
— de manganèse	»	0,0695	0,0621
— de protoxyde de fer	0,0440	0,0400	0,0125
Oxyde de magnésie	0,0013	0,0010	0,0020
Phosphate basique de chaux	0,0041	»	»
— d'alumine	0,0015	0,0015	0,0030
Silice	0,0640	0,0230	0,3210
Acide carbonique libre ou combiné	1,4702	1,5000	1,4800
	6,8472	6,0440	6,4807

(Kersten.)

M. Kersten a encore retrouvé dans la source n° 1, des traces de brome, de fluorure de calcium, d'acide crénique, de potasse et de strontiane; dans la source n° 2, un peu de brome, de lithine, de strontiane, de fluorure de calcium, d'acide ulmique, de l'acide crénique et de la matière organique. La source n° 3 contient des traces de brome, de lithine, d'acide phosphorique, d'acide ulmique, d'acide crénique et de matière organique.

ÆDEPSE (Grèce, île d'Eubée). Aujourd'hui *Dipso*, bourg à 45 kilom. de Négrepont, sur la côte du détroit de Talanta. — Thermes renommés dans l'antiquité, sous la dédicace d'Hercule et sous le nom de *Ædepsi thermæ, Herculis lavacra*, dont la température est indiquée par les uns à 31°, et par d'autres à 62° et 75° cent. Strabon (lib. I, cap. III, *Proleg.*) les cite, et rapporte qu'à la suite d'un tremblement de terre ces sources disparurent pendant trois jours et jaillirent ensuite sur plusieurs points différents. Pendant la guerre de Mithridate, Sylla s'y baignait avec prédilection. Ces bains existent encore aujourd'hui [voy. GRÈCE].

ÆSTUARIUM. Nom latin de l'*étuve*, du *bain de vapeurs*, et autres agents propres à exciter la transpiration par la chaleur. On désignait de même les tuyaux, analogues à ceux de nos calorifères, et destinés à chauffer les étuves chez les Romains.

AFFUSION. L'affusion diffère de la douche [voy. DOUCHE] en ce que, dans celle-ci, l'eau est versée d'un lieu plus élevé. Elle figure beaucoup plutôt parmi les moyens hydrothérapiques proprement dits que dans la médication thermale. C'est en nappe, à quelques centimètres de hauteur, très rapidement, et à une température ordinairement assez peu élevée, qu'on projette l'eau en affusion sur une partie ou sur la totalité du corps. Cette pratique peut être associée avec avantage, à titre d'action soit tonique, soit sédative, dans le cours du traitement par les eaux minérales.

AFRIQUE. Le continent africain est encore trop peu connu pour fournir des données suffisantes à notre sujet. On sait seulement que, tantôt aride à l'excès, tantôt marécageux ou noyé sous les eaux, son sol offre des contrastes singuliers; et des hypothèses émises sur l'orographie de cette contrée, il résulte que la presque totalité de l'Afrique n'est qu'une succession de hautes terrasses étagées les unes sur les autres. Les cours d'eaux et les lacs y sont rares. On n'y signale aucun volcan actif, dont l'existence soit bien prouvée. Même doute sur l'existence de sources thermales, à l'exception de la région de l'Atlas, où leur nombre et leur minéralisation présentent un grand intérêt [voy. ALGÉRIE et FEZ]. Des voyageurs ont mentionné la présence d'eaux minérales au cap de Bonne-Espérance. John Barrow, particulièrement, rapporte que des flancs du Cardow, qui est une chaîne de montagnes, on voit jaillir une très abondante source d'eaux thermales ferrugineuses marquant au thermomètre de Fahrenheit une température de 108° (42° cent.), et qu'on y a formé un établissement de bains, très fréquenté par les rhumatisants. Dans une vallée de Brandt, il y a une source à 150° Fahr. (66° cent.), et l'on parle aussi de puits d'eau à odeur hépatique sur les bords de la rivière de Poisera. Quant aux îles dépendant géographiquement de l'Afrique, deux d'entre elles seulement sont citées pour leurs eaux minérales [voy. RÉUNION (île de la), et MADAGASCAR].

AGES. Voy. ENFANCE, MÉNOPAUSE, PUBERTÉ, VIEILLESSE.

AGNANO (royaume de Naples, district de Pouzzoles). Lac occupant le bassin d'un ancien cratère et dont les eaux sont sans cesse agitées par des dégagements de gaz. Sur ses bords sont situées les étuves naturelles, dites d'*Agnano* ou de *San Germano*, les *Anianæ thermæ* des Romains. Il reste quelques constructions anciennes, consistant en de petites chambres, dans lesquelles des vapeurs humides et chaudes entretiennent une température de 50° cent. Ces vapeurs sont formées d'hydrogène sulfuré qui ne tarde pas à se décomposer. On trouve sur les parois des étuves du sulfate d'alumine mêlé d'un peu de sulfate de fer.

AGNANO (Toscane). Village à 5 kilomètres de Pise, remarquable par une grotte d'où jaillissent des eaux thermales qualifiées d'*acïdules*.

AGUAS CALIENTES (Mexique, État de Jacatecas). Ville assez importante, ainsi nommée de sources nombreuses et thermales qui l'avoisinent et sont très fréquentées. Humboldt les cite, parmi celles des Cordillères, comme sortant du granit à la température de 90° cent., et formant une rivière qu'on appelle le rio de Aguas Calientes.

AGUAS DE COMANGILLAS (Mexique, État de Guanaxuato). Eaux peu minéralisées, d'une température de 96°,4 cent., sortant du basalte, près de Guanaxuato, et signalées comme éloignées du voisinage de tout volcan actif. (Humboldt.)

AHRWEILER. Voy. HEPPINGEN, HIMERSHEIM, WEDERHEIME.

AÏAS (Turquie d'Asie, Anatolie). Bourg dans une vallée, riche en mines d'argent et de cuivre, et à la partie occidentale de laquelle on trouve des sources chaudes très fréquentées.

AICH (Allemagne, cercle supérieur du Danube).

Carbonatée et calcique.

	Eau : une livre.		*Eau : un litre.*
	Grains.		Gram.
Sulfate de soude	0,100	=	0,020
Chlorure de sodium	0,100	=	0,020
Carbonate de magnésie	0,200	=	0,040
— de chaux	0,900	=	0,100
— de fer } Humus }	traces		traces
	1,300	=	0,180

(VOGEL.)

AIDOS (Turquie d'Europe). Ville à 100 kilomètres d'Andrinople, non loin de la mer Noire et à peu de distance du pied du Balkan. Dans le sol pyroxénique, bain thermal *sulfureux* (température : 48° cent.), connu de toute ancienneté, et très visité en été, quoique le bâtiment soit isolé, et sans autre habitation que des huttes qu'on érige provisoirement. (Boué.)

AIGUËS (Maladies). Les eaux minérales conviennent-elles dans les maladies aiguës? Si l'on entend parler des eaux minérales prises en boisson, près ou loin de la source, on ne peut nier qu'elles ne puissent être employées quelquefois dans le cours de maladies aiguës, par exemple, dans la bronchite, quelquefois dans l'angine ou même dans la pneumonie, dans le cours de fièvres graves; mais ce n'est guère que dans la période de décroissance ou de résolution, alors que les phénomènes fébriles ont cessé de se montrer. Les eaux sulfurées, ou bien des eaux bicarbonatées faibles, sont celles qui trouvent surtout alors leur application. Il est inutile d'insister sur les précautions à prendre dans leur emploi.

Si l'on entend parler du traitement thermal considéré dans son ensemble [voy. TRAITEMENT THERMAL], nous dirons que les eaux minérales ne conviennent pas dans les maladies aiguës, ni vis-à-vis les phénomènes d'acuité qui peuvent se montrer dans le cours des maladies chroniques. Nous savons que l'on a publié quelques faits qui semblent démentir cette proposition. Mais ces faits tout exceptionnels, et qu'il faudrait, malgré les succès obtenus, se garder de prendre pour exemples, ne sauraient infirmer la règle que nous venons de poser [voy. OPPORTUNITÉ].

AINCILLE (France, Basses-Pyrénées).

Chlorurée sodique. Froide.

On exploitait autrefois ces sources, situées dans la partie supérieure de la vallée de Cize; et, d'après Dietrich, le résultat industriel indiquait la proportion de 135 grammes de sel par litre d'eau. Une circonstance particulière, et qui confirme l'opinion que la salure de l'eau est due à la présence, dans la profondeur du sol, d'une masse de sel gemme, c'est que cette eau devient presque douce après dix jours d'épuisement, et que ce n'est qu'au bout de cinq à six semaines qu'elle a repris sa salure. (*Annuaire des eaux de la France.*)

AÏN. Ce mot, en arabe, veut dire *source*, *fontaine*, et se retrouve souvent sur les cartes d'Afrique, non-seulement dans la désignation des sources d'eau potable autour desquelles les populations se sont groupées, mais encore comme préfixe du nom des lieux où existent des eaux minérales et thermales. Ainsi, *Aïn-el-Mouza* (Arabie), *Aïn-el-Hamman*, *Aïn-Melah*, *Aïn-Merdja* (Algérie).

AÏN-EL-MOUZA (Arabie Pétrée). Source d'eau sulfureuse et thermale, qui s'échappe en jets à la surface du sol et l'arrose dans une grande étendue. Cette eau, quoique minérale, est bue avec plaisir par ceux qui voyagent dans ce climat aride. (Alibert.)

AÏN-NOUIZY (Algérie, province d'Oran, arrondissement de Mostaganem), à 16 kilomètres de cette ville et à 68 kilomètres d'Oran.

Chlorurée sodique. Tempér. ?

		Eau : 1 litre.
		Gram.
Chlorure de sodium		1,84
— de potassium }		peu.
— de magnésium }		
Sulfates de soude et de chaux }	alcalins	0,17
Sulfites non douteux et carbonate }		
Carbonate terreux }		0,13
Acide silicique et alumine }		
Oxyde de fer, *indices* }		
Matière organique }		
		2,14

(O. Henry.)

L'auteur de cette analyse ayant opéré avec le résidu d'un litre d'eau seulement, il en résulte que la composition ci-dessus ne peut être considérée que comme approximative. La petite proportion de sulfite signalée par M. O. Henry met hors de doute que la source est sulfurée. Du reste, près de la colonie d'Aïn-Nouzy, existe une autre source saline dite *sulfureuse* qui, examinée par ce chimiste, a fourni les résultats suivants :

	Eau : un litre.
	Gram.
Chlorure de sodium	15,92
— de potassium }	0,05
— de magnésium }	
Sulfates de soude et de chaux }	0,21
Vestiges de sulfites ou d'hyposulfites }	
Carbonates terreux }	0,30
Acide silicique, alumine }	
Oxyde de fer, peu }	
Matière organique }	
	16,48

M. O. Henry fait remarquer la grande quantité de chlorure de sodium que l'eau de cette source contient, quantité qui est plus de la moitié de celle dissoute dans l'eau de la mer. Il y aurait intérêt à déterminer la proportion du principe sulfuré à la source même, et à rechercher dans l'eau l'iode et le brome. Sa forte minéralisation fait supposer que ces métalloïdes y existent. Dans tous les cas, sa composition se rapproche beaucoup de celle des eaux chlorurées de l'Allemagne.

AIR dans les eaux. Les éléments essentiels de l'air, c'est-à-dire l'oxygène et l'azote, se rencontrent dans les sources minérales, tantôt ensemble, tantôt séparément, à l'état de liberté et à l'état de dissolution, mais toujours dans une proportion différente de celle de l'air ambiant.

Dans le premier cas, l'eau minérale, ne pouvant s'en charger d'une quantité plus grande que ne lui assigne la nature, abandonne ces gaz, dès que la pression intérieure ne se fait plus sentir. Assez ordinairement l'oxygène et l'azote sont accompagnés d'acide carbonique et quelquefois d'acide sulfhydrique. C'est le mélange de ces gaz qui produit les bouillonnements intermittents ou incessants que l'on observe dans un grand nombre de sources.

Dans le second cas, l'air se trouve en dissolution, et c'est seulement par l'analyse que l'on peut le déceler.

L'air des eaux reconnaît pour origine l'air ambiant qui pénètre dans les couches plus ou moins profondes du globe, suivant les interstices que la nature du terrain lui offre. Là il se dépouille en totalité ou en partie de son oxygène, tandis que son azote retourne à l'atmosphère; ainsi s'explique le dégagement de l'azote à peu près pur des sources minérales sulfurées, toujours si avides d'oxygène, comme on sait.

L'air atmosphérique est un mélange de

20,80	volumes d'oxygène.
79,20	— d'azote.
100,00	

ou de

23,10	parties en poids d'oxygène.
76,90	— d'azote.
100,00	

Mais l'analyse ne constate jamais ces proportions dans l'air dissous dans les eaux. Ce résultat n'a pas lieu de surprendre lorsqu'on sait que l'oxygène se dissout dans 27 fois son volume d'eau distillée, et l'azote dans 62 volumes de ce liquide ; aussi les eaux minérales, tant froides que thermales, sont-elles plus riches en oxygène qu'en azote comparativement à l'air ambiant.

Nous faisons connaître à l'article de l'azote le moyen de recueillir, de rechercher et de doser l'air spontané et dissous dans les eaux.

AIR des salles des piscines et des cabinets de douches. L'air que les malades respirent lorsqu'ils sont soumis à l'action de la douche, ou qu'ils sont plongés dans l'eau d'une piscine, possède-t-il une composition différente de celle de l'air ambiant ? Telle est la question que quelques auteurs se sont efforcés de résoudre dans ces derniers temps.

Air des salles des piscines. — L'évaporation spontanée de l'eau minérale thermale ou tempérée dans les salles des piscines ayant lieu seulement dans un espace confiné et à une température peu élevée, il en résulte que l'air ne peut pas généralement différer beaucoup, quant à sa constitution, de l'air extérieur. Quant aux principes minéraux et organiques, ils y ont été reconnus par plusieurs auteurs, en proportion diverse suivant la nature et la température de l'eau minérale. (Voy. Buée).

La nature de l'eau minérale influe au contraire beaucoup sur la proportion de l'acide carbonique que l'air des piscines peut renfermer. Nous en voulons pour preuve les analyses suivantes : dans les salles de Néris, des recherches ont montré à l'un de nous que l'oxygène et l'azote, avant, pendant, comme après le bain, existaient dans le même rapport que l'air extérieur. Quant à l'acide carbonique, il n'en a pas été trouvé plus de 1/4 à 1/2 pour 100. Mais il faut ajouter que les salles de cette station sont vastes, spacieuses, que l'air y circule librement, et que l'eau minérale ne dégage pas spontanément d'acide carbonique ni d'azote. Même après un bain prolongé et dans lequel étaient plongées plusieurs personnes, la quantité d'acide carbonique exhalé n'a pas été découverte en proportion extraordinaire, circonstance qu'il faut attribuer à la bonne disposition des lieux. A la station de Châteauneuf, au contraire, là où l'eau minérale dégage incessamment de l'acide carbonique, où les salles sont plus mal disposées, et surtout où l'air extérieur ne pénètre pas aussi facilement, nous avons trouvé depuis 6 jusqu'à 14 pour 100 d'acide carbonique, au point que la respiration était sensiblement gênée après quelque temps de séjour dans le bain.

L'air des piscines des eaux sulfurées diffère très notablement du précédent. L'acide sulfhydrique mélangé à l'azote, à l'oxygène et à une petite quantité de gaz carbonique, trahit tout de suite sa présence par l'odorat, et cela d'une manière d'autant plus intense, que l'eau minérale est de nature plus altérable : tel est le cas des salles de Bagnères-de-Luchon comparées à celles de Baréges. Dans les premières, l'atmosphère est plus imprégnée d'acide sulfhydrique parce que le principe minéralisateur sulfuré se détruit plus promptement que dans les secondes. M. Filhol, qui s'est occupé avec tant de soin des eaux de Bagnères-de-Luchon, a remarqué que l'air des piscines était altéré, 1° par l'acide sulfhydrique qui se dégage de l'eau minérale ; 2° par le contact de l'eau sulfureuse elle-même, dont l'un des éléments (le sulfure de sodium) absorbe continuellement de l'oxygène. D'après le calcul de ce chimiste, un homme qui séjourne une heure dans le bain n'absorbe pas plus de 3^{cc},62 d'acide sulfhydrique, et, malgré l'absorption rapide de l'oxygène, M. Filhol n'a pas constaté une différence sensible entre les principes constitutifs de l'air (oxygène, 19,50 ; azote, 80,50). S'il nous était permis de juger par analogie, nous dirions que l'acide sulfhydrique des salles de piscines en général ne peut avoir qu'une existence éphémère. On se demande, en effet, si en contact avec l'oxygène de l'air ambiant, il ne se détruit pas en soufre à l'état de division extrême et suspendu dans l'espace et en eau. C'est là, nous l'avouons, une pure hypothèse, mais qui se concilie très bien avec les propriétés que l'on connaît au gaz sulfhydrique. La décomposition qui s'opère ainsi peut être confondue jusqu'à un certain point avec celle qui a lieu dans les tuyaux de conduite de beaucoup d'eaux sulfurées, et qui produit de véritables concrétions de soufre précipité par la même cause.

Air des cabinets de douches. — Dans les cabinets servant à administrer les douches, l'eau tempérée ou thermale, projetée avec force et abondance sur les objets résistants qu'elle rencontre, se dissémine en particules ou en vésicules dans l'espace, et cède nécessairement à l'air une minime proportion des gaz et des matériaux fixes qu'elle renferme. L'ébranlement imprimé à l'eau et aux molécules salines a pour résultat de dégager une portion des gaz oxygène, azote et carbonique, tandis qu'une partie des bicarbonates alcalins, et surtout terreux et métalliques, se convertit en sesquicarbonates et en carbonates neutres. On observe en effet qu'après une douche l'eau minérale a perdu de sa limpidité.

Dans les douches alimentées par les eaux sulfurées, il y a évidemment une absorption de l'oxygène de l'air par l'eau et une altération plus ou moins profonde des principes sulfurés ; mais soit que l'équilibre de l'air intérieur avec l'air extérieur se rétablisse presque aussitôt, soit que l'excès d'azote représente une minime proportion par rapport au volume de l'air confiné dans les locaux où s'administrent les douches, toujours est-il que l'analyse ne constate pas une différence très grande entre l'air extérieur et l'air intérieur.

A Néris, l'analyse de l'air de deux cabinets de douches ne nous a pas donné plus de 0,17 à 0,41 d'acide carbonique, proportion bien faible et qui ne s'éloigne pas extraordinairement de celle que l'air ambiant renferme. Il faut dire aussi que les eaux de cette station ont déjà perdu avant d'arriver dans les réservoirs servant aux douches une grande partie de leur acide carbonique libre, et enfin qu'elles sont peu minéralisées par des bicarbonates. Si ces expériences étaient répétées avec des eaux plus riches en gaz carbonique et en bicarbonates, nul doute que l'on trouverait dans l'atmosphère des douches un volume plus grand d'acide carbonique.

M. Filhol, qui a analysé l'air des salles de douches de Bagnères-de-Luchon, a annoncé également que l'oxygène et l'azote existaient en proportion à peu près normale (oxygène, 19,20 ; azote, 80,80), et que l'acide sulfhydrique se traduisait seulement par quelques millimètres cubes par litre d'air. Ainsi un homme qui séjourne un quart d'heure dans l'une des salles de douches de cette station n'absorbe pas plus d'un centimètre cube de gaz sulfhydrique.

AIR marin. Depuis un temps immémorial, l'atmosphère des mers est considérée comme jouissant de propriétés spéciales et très actives dans le traitement de plusieurs maladies ; mais, comme pour tous les problèmes dont la solution ne repose pas sur des expériences directes, variées et dans tous les cas difficiles à réaliser, on a émis plusieurs hypothèses sur la nature du principe qui agissait ainsi.

Longtemps avant qu'on se fût rendu compte de la composition de l'air qui nous environne, le médecin anglais Mead soupçonna que l'air des mers renfermait du chlorure de sodium. Cette manière de voir, que le temps s'est chargé de confirmer, engagea les thérapeutistes à faire entreprendre des voyages maritimes dans des cas particuliers, afin de permettre aux poumons d'absorber le sel marin disséminé dans l'espace. Soit que les recherches analytiques, encore peu exactes, ne vinssent pas donner raison à la théorie de Mead, soit que le remède fût mal appliqué, soit qu'on n'eût pas reconnu au chlorure de sodium de propriétés bien tranchées, le système des voyages sur mer ne tarda pas à être abandonné.

On avança ensuite que dans l'atmosphère marine, l'air était plus riche en oxygène que celui des terres; et l'on attribua à cet excès de gaz les insuccès observés dans la phthisie compliquée d'inflammation, l'oxygène agissant à la manière d'un corps excitant. Des analyses nombreuses, et exécutées par des chimistes dont l'autorité ne saurait être mise en doute ici, ont montré dans la suite combien cette opinion était erronée. Toujours l'oxygène et l'azote de l'air marin ont été trouvés dans le même rapport qu'en opérant avec l'air qui séjourne sur les terres.

On a fait jouer ensuite à l'électricité un rôle non moins important. Ainsi, de ce que les orages sont plus fréquents à mesure que de la pleine mer on se rapproche des côtes, on a conclu que l'air de la mer avait une tension électrique moins considérable que l'air terrestre, et partant que tout le système nerveux se trouvait dans un état de quiétude plus parfait.

La dissémination d'une plus grande quantité de vapeur aqueuse dans l'atmosphère marine a été considérée comme très salutaire pour entretenir les organes dans les meilleures conditions; pour cela on eut recours aux nombreux exemples fournis par les insulaires, dont la santé est proverbiale. Tous les météorologistes s'accordent à dire que l'atmosphère marine est plus saturée de vapeur d'eau que celle des continents. D'une autre part, les courants aériens, les radiations solaires, ne rencontrant pas d'obstacles, comme sur le sol, répartissent plus uniformément cette humidité que dans l'intérieur des terres. Cette hypothèse a trouvé un appui dans Kéraudren, qui voit dans l'excès de la vapeur d'eau l'une des causes de l'étiologie du scorbut; et il s'appuie sur ce que cette affection est plus rare dans les régions polaires que dans les contrées équatoriales, là où l'atmosphère est toujours plus chargée d'humidité que vers les pôles.

Pour beaucoup d'auteurs modernes, le plus grand bénéfice que le malade retire de son séjour au bord de la mer, réside, du moins en partie, dans la pureté de l'air qu'il respire, et voici comment cette purification a lieu.

L'air des mers, comme du reste celui des terres, n'est jamais dans un repos absolu. Il s'établit dans les couches plus ou moins élevées de l'atmosphère des courants qui, en balayant l'espace, transportent au loin et disséminent à l'infini les matières fournies par l'air des terres; et, chose digne de remarque, ce renouvellement se montre à peu près périodiquement. Lorsqu'on demeure sur une plage, et si le temps est calme, on ne sent aucun mouvement dans l'air jusqu'à huit ou neuf heures du matin, parce que l'atmosphère terrestre est à la même température que l'atmosphère marine. Mais bientôt la brise s'élève et augmente d'intensité jusqu'à trois heures de l'après-midi. L'air des côtes se trouve alors complétement remplacé par celui de la mer que les vents chassent sur le continent; la brise cède ensuite à mesure que le soleil se cache à l'horizon et fait place au vent de la terre, qui disparaîtra à son tour le matin, avec le lever du soleil. Ces alternatives de brise de mer et de vent de terre, modifiées plus ou moins selon le climat, l'époque de l'année, la pression atmosphérique, et enfin selon la direction des vents, sont donc les causes essentielles du renouvellement et de la purification de l'air des contrées maritimes.

Mais, tout en reconnaissant l'influence favorable du renouvellement incessant de l'air des plages maritimes, les auteurs ont tenu généralement compte des matériaux fixes et d'origine marine que l'atmosphère pélagienne contient.

D'après des calculs qui, tout en étant approximatifs, ne s'éloignent cependant pas beaucoup de la vérité, on estime qu'un kilomètre carré de la surface de la mer fournit chaque jour à l'atmosphère 1000 mètres cubes de vapeur d'eau. Or on s'est demandé si pendant cette évaporation spontanée, qu'activent considérablement les vents, la vapeur aqueuse ne pouvait pas entraîner avec elle une portion minime de tous les principes salifères des mers. Cette question, l'une des plus intéressantes, a donné lieu à des recherches qui ont abouti seulement à faire découvrir dans ce milieu le principal agent minéralisateur de l'eau de mer, c'est-à-dire le chlorure de sodium, mais seulement à des moments donnés, comme nous le dirons tout à l'heure.

L'existence du chlorure de sodium dans l'atmosphère marine est rendue de toute évidence par les cristaux qui recouvrent parfois les végétaux placés à une distance souvent considérable des bords de la mer. Il est notoire que lorsqu'on séjourne pendant un certain temps sur une plage, et lorsque la mer est agitée, la langue perçoit sur les lèvres la saveur caractéristique du sel marin. Quant au genre de volatilisation qui s'opère ainsi, il est facile à comprendre. Certains sels fixes, et à l'état solide, résistent à une température très élevée sans qu'ils se volatilisent; au contraire, lorsqu'ils sont en dissolution dans l'eau, ils sont entraînés, du moins partiellement, par la vapeur aqueuse, et les chlorures paraissent plus que tous les autres jouir de ce privilége. Cette volatilisation est la même que celle qui s'observe auprès des Lagoni de la Toscane, où l'acide borique est volatilisé par l'intermède de la vapeur d'eau.

M. Carrière, dans un intéressant travail sur le sujet qui nous occupe, a trouvé que l'atmosphère des mers n'était pas toujours imprégnée de chlorure de sodium. Ainsi, lorsque la mer est calme et l'atmosphère tranquille, l'eau résultant de la condensation de la vapeur pélagienne consiste uniquement en principes gazeux et en eau distillée; au contraire, si la mer est agitée, si les vents sont dans la direction des terres, si les flots viennent se briser sur la rive, l'air marin porte avec lui les éléments de la mer, et principalement le chlorure de sodium. Ces expériences sont importantes, en ce qu'elles tendent à prouver que pour faire profiter les malades du bénéfice de l'air marin, c'est dans le moment où la mer est le plus agitée que l'atmosphère possède des propriétés plus actives. Cette conclusion est, il est vrai, en opposition directe avec le conseil que l'on donne généralement aux malades, aux phthisiques par exemple, de n'aller respirer l'air de la plage que lorsque les vents et les flots sont en paix.

Quoi qu'il en soit, et en cela nous pensons être d'accord avec tous ceux qui se sont livrés avec soin à l'examen de l'action des gaz et des vapeurs hydrominérales sur l'économie animale, si la présence du chlorure de sodium dans l'atmosphère maritime est un point désormais acquis à la science, rien ne prouve que d'autres agents et des circonstances particulières ne puissent avoir avec ce sel une influence salutaire. « L'influence plastifiante d'une pression atmosphérique un peu élevée, mise en relief par les recherches récentes de MM. Pravaz et Tabarié, dit M. Fonssagrives, est un bénéfice dont jouit habituellement l'homme de mer; la rareté des surcharges électriques de l'air marin, les limites étroites dans lesquelles varie son humidité, l'absence de ces miasmes infectants qui altèrent toujours l'air qu'on respire à terre, sont autant de raisons qui nous portent à considérer l'atmosphère pélagienne comme plus salubre que l'air continental. » (*Traité d'hygiène navale*, 1856, p. 338.)

Considérons maintenant l'air marin comme agent hygiénique et thérapeutique.

L'organisme peut être soumis à l'influence de l'air marin dans deux circonstances différentes : ou dans les voyages maritimes, ou sur les rivages de la mer. C'est cette dernière seule que nous étudierons ici, qu'elle se trouve recherchée isolément au moyen du séjour sur le littoral, ou qu'elle se trouve faire partie des conditions constituantes du traitement par les bains de mer.

L'air marin agit sur l'organisme par sa densité, par sa constitution chimique, et par les conditions physiques auxquelles il peut se trouver soumis.

C'est au bord de la mer que l'atmosphère présente la densité la plus considérable, ou en d'autres termes, exerce la pression la plus considérable. Il est assez remarquable, cependant, qu'une partie des effets physiologiques ressentis dans son milieu se rapprochent beaucoup de ceux que détermine le séjour dans une altitude élevée, c'est-à-dire dans des conditions diamétralement opposées [voy. ALTITUDE]. L'excitation des fonctions digestives et respiratoires, et du système nerveux, en est le caractère le plus saillant. Par le fait du seul séjour au bord de la mer, comme dans une localité très élevée, l'appétit augmente, la digestion s'opère plus régulièrement et plus rapidement, la respiration s'exerce avec plus d'activité, le système nerveux est surexcité : tels sont, du moins, les phénomènes les plus manifestes et les plus généraux qui s'observent, et qui font que l'un et l'autre séjour sont salutaires aux personnes faibles, molles, apathiques, à constitution lymphatique, et sont mal supportés si le système est facilement excitable, si la circulation sanguine s'exerce avec une grande activité, enfin si la constitution présente une disposition névropathique ou inflammatoire dominante.

Mais l'air marin ne se distingue pas seulement par sa densité. Il présente une constitution particulièrement empruntée aux qualités chimiques que lui communique la mer elle-même. Que ce soit par suite de l'évaporation spontanée ou de l'entraînement moléculaire produit par l'agitation et le renouvellement incessant de l'atmosphère, il n'en est pas moins certain que l'air marin présente un état habituel de minéralisation dont nous avons exposé plus haut les caractères, et qui doit lui imprimer certaines qualités physiologiques et thérapeutiques. Nous devons ajouter à cette considération celle de l'humidité, beaucoup plus constante que celle de l'atmosphère terrestre.

L'économie se trouve donc, au bord de la mer, plongée dans un milieu tout particulier, qui la pénètre par des voies multiples, et surtout par les voies respiratoires, sur lesquelles il doit exercer en outre une action topique très spéciale.

Si la densité de l'air marin et sa constitution chimique présentent partout des caractères identiques, ou au moins analogues, le séjour du littoral emprunte aux circonstances météorologiques ou climatiques des localités, des conditions fort différentes, et qui jouent un grand rôle dans la manière dont l'organisme peut en être influencé.

La température *saisonnière* subit au bord de la mer de moindres variations qu'au milieu des continents, tandis que la température journalière y présente des variations constantes. La chaleur de l'été y est plus tempérée, le froid y acquiert une moindre intensité l'hiver. Mais il règne habituellement sur les côtes des vents qui impriment aux influences atmosphériques une activité toute particulière, et quelquefois prédominante. Cette dernière circonstance réclame une attention d'autant plus grande, qu'elle se montre à un haut degré sur la plupart des plages où se fait en Europe le traitement marin, c'est-à-dire les rivages septentrionaux de la France, de la Hollande et de l'Allemagne : elle se fait sentir à un moindre degré sur nos côtes méridionales et sur le littoral de la Méditerranée ; mais elle y existe encore, d'une manière fort tranchée, surtout à certaines époques de l'année.

Ces qualités complexes, qui servent à caractériser l'air marin, font qu'il est très difficile d'apprécier la part qui peut revenir à chacune d'elles dans l'action physiologique qu'il exerce sur l'organisme. Cette difficulté se retrouve plus grande encore, s'il s'agit d'en apprécier l'action thérapeutique.

Cependant les effets physiologiques généraux que nous avons mentionnés plus haut sont assez habituels, nous pourrions dire assez constants, pour qu'il soit permis de les attribuer à l'ensemble de ces qualités, et en particulier aux plus constantes d'entre elles, telles que la densité et la composition chimique de l'atmosphère.

Le séjour du bord de la mer est favorable aux constitutions débiles, molles, lymphatiques. Il est moins favorable, et souvent nuisible aux constitutions excitables, avec prédominance nerveuse ou inflammatoire. Voici deux propositions qui résument une expérience très confirmée, et très tranchée dans ses résultats. Mais s'il s'agit de faire intervenir ces mêmes conditions atmosphériques dans des états formellement pathologiques, et à titre thérapeutique, la difficulté devient plus grande, et les conditions de localité acquièrent une importance nouvelle.

Si l'on veut cependant trouver un guide un peu sûr au sujet des indications ou des contre-indications du séjour marin, il faut reporter aux circonstances pathologiques les observations faites sur l'influence physiologique de ce séjour. En effet, il ne nous paraît pas que l'on puisse précisément attribuer à l'air marin des propriétés thérapeutiques ou médicamenteuses directes. Son intervention nous paraît offrir un caractère plutôt physiologique.

C'est dans l'enfance que le séjour au bord de la mer est surtout salutaire, alors que l'évolution de l'organisme se trouve ralentie ou enrayée, soit par l'insuffisance des forces, soit par une convalescence difficile, soit par l'existence de quelqu'une des diathèses familières à cet âge. Les enfants possèdent une tolérance particulière pour l'air de la mer. Cependant eux-mêmes présentent souvent, dans les premiers jours surtout, des phénomènes d'excitation qui, s'ils vont rarement jusqu'à les mettre dans l'impossibilité de le supporter, témoignent du moins de la manière dont l'organisme est influencé. Les manifestations lymphatiques et scrofuleuses se réveillent chez quelques sujets; il n'est pas rare de voir quelques accidents fébriles, passagers, ou prenant parfois un type intermittent, ou encore des éruptions anomales. On a vu des maladies aiguës, sans doute imminentes déjà, éclore tout à coup sous cette influence. (Gaudet.)

L'air de la mer est éminemment salutaire aux femmes débiles, fatiguées par une grossesse ou la lactation, ou par les veilles du monde ou du travail manuel. Cependant il est certaines idiosyncrasies qui ne peuvent s'y accommoder : parmi les femmes hystériques ou sujettes aux névralgies, il en est un certain nombre que l'air de la mer surexcite à un haut degré. A quels signes peut-on reconnaître d'avance ce défaut de tolérance ? Il nous serait impossible de les formuler : nous ne pouvons qu'insister sur les circonstances où il s'observe le plus souvent.

Une maladie chronique quelconque, offrant à un haut degré les caractères de l'asthénie, supposant un état de relâchement des tissus, peu susceptible d'être modifiée médicamenteusement, subira presque toujours une influence favorable de la part de l'air marin. Outre l'action générale exercée sur l'ensemble de l'organisme, et dont le retentissement se fait sentir sur les organes ou les tissus malades, ces derniers subissent quelquefois une modification assez directe pour revêtir un caractère plus formellement thérapeutique qu'il n'arrive dans la plupart des cas. Cela se voit dans des bronchites très asthéniques, franchement catarrhales, ou de véritables bronchorrhées. Mais il n'en est pas de même dans les bronchites sèches, avec oppression ou douleurs thoraciques, enfin avec la moindre tendance à l'excitation. Les catarrhes des vieillards se trouvent souvent très bien du séjour au bord de la mer, pourvu toutefois qu'il n'y ait point d'ailleurs d'asthme et d'emphysème. Il est certains rhumatismes aigus, tenant à une grande susceptibilité de la peau, auxquels l'air de la mer est très salutaire, en modifiant les conditions d'activité de la surface tégumentaire.

La question la plus importante que soulève l'opportunité du séjour au bord de la mer est relative à la phthisie pulmonaire ou laryngée. La tuberculisation des organes pulmonaires est considérée comme réclamant d'abord un changement de milieu. Ce principe est bon, comme il l'est à propos de tout état diathésique. Ce changement est généralement conçu dans le sens d'un climat plus chaud que le climat habituel. Le séjour au bord de la mer est souvent recommandé comme une combinaison utile avec le changement de climat. En effet, dans l'appréciation de l'action de l'air marin chez les phthisiques, il y a toujours à tenir compte de circonstances multiples : le voyage, le changement de climat, les conditions climatiques particulières à la localité marine, enfin les qualités propres à l'air marin lui-même. Lors donc que l'on recherche l'air marin pour un phthisique, on ne peut guère éviter de soumettre celui-ci à une série de conditions nouvelles, fort actives par elles-mêmes, et dont la part réciproque est assez difficile à apprécier, dans les résultats obtenus soit en bien, soit en mal.

Les phthisiques eux-mêmes peuvent se présenter dans bien des conditions diverses dépendantes de la constitution propre au malade, ou de l'époque, de la marche, de l'ancienneté de la maladie [voy. PHTHISIE]. On trouvera sans doute à faire à chaque individu l'application utile des observations que nous avons présentées touchant les effets de l'air marin sur l'organisme. Cependant il est un point de vue qui nous paraît dominer la question des indications et des contre-indications, si importante à préciser ici. La phthisie suit une marche *active*, c'est-à-dire progressive, lente ou rapide ; ou bien elle se trouve à l'état *stationnaire*. S'il était possible d'isoler l'air marin des conditions parmi lesquelles on va le chercher, nous ne répugnons pas à penser qu'il pourrait être utilement applicable aux phthisiques, dans la plupart des conditions où ils peuvent se présenter. Avec quel degré d'efficacité ? C'est ce qu'aucune expérience ne permet d'apprécier précisément. Mais les éléments minéralisateurs dont il est pénétré et son humidité peuvent donner à sa pénétration dans les bronches un caractère médicamenteux assez important : nous nous gardons de dire une action *curative*. On confond, en effet, trop souvent une action simplement salutaire, c'est-à-dire pouvant apporter un concours utile à d'autres moyens médicamenteux, ou encore à la résistance ou à la tendance réparatrice de l'organisme lui-même, avec une action directement curative. Laënnec attribuait à l'air marin une influence très bienfaisante pour les phthisiques ; il est puéril de présenter, aussi qu'on le fait si souvent, comme une contradiction avec cette pensée, l'insuccès facile à prévoir des tentatives artificielles auxquelles il s'était soumis.

Mais il ne faut pas oublier que l'on envoie généralement les phthisiques respirer l'air de la mer au milieu des influences multiples que nous avons énumérées plus haut, et dont l'ensemble est funeste à la plupart des phthisies en voie d'activité, depuis leur début jusqu'à leur dernière période. Nous ne parlons pas sans doute des rivages septentrionaux, où l'on ne peut guère envoyer de phthisiques que par mégarde ; encore faut-il se méfier à ce sujet des simples dispositions appa rentes à la phthisie, lesquelles ne sont souvent en réalité que le déb effectif de la maladie. Mais nous parlons des contrées marines vers le quelles les phthisiques sont habituellement envoyés, malgré de tr fréquentes contre-indications.

Nous n'admettons le voisinage de la mer comme salutaire, ou au moi comme innocent, que pour les phthisies très lentes, stationnaires, ch des individus phlegmatiques, avec des symptômes thoraciques peu pr noncés, et la moindre disposition possible aux bronchites ou aux hém ptysies. Même dans de telles conditions, le choix de la localité est enco d'une grande importance. Nous n'en connaissons aucune qui offre ensemble de conditions plus favorables qu'*Arcachon* [voy. ce mot], peut-être *Venise*. Mais, en résumé, et malgré quelques résultats favorabl obtenus de temps en temps, nous croyons le voisinage de la mer dang reux pour la plupart des phthisiques. Les intéressantes observatio amassées par M. Rochard, bien que s'adressant à une catégorie tou spéciale, celle des gens de mer, sont de nature à apporter de vifs éclai cissements dans cette question (*Gazette hebdomadaire de médecine de chirurgie*, t. III). M. Fonssagrives a émis une manière de voir sen blable à la nôtre : « L'air du littoral, dit-il, est, on ne saurait trop répéter, préjudiciable au phthisique, sur toutes les côtes et sous tout les latitudes, et cela se conçoit ; il y est en butte à des vicissitudes the mologiques incessantes ; toutes les saisons thermologiques se succède pour lui dans le même jour, presque dans la même heure : sa peau, in prégnée de moiteur dans une rue chauffée par le soleil, à l'abri du ver se crispe sous le froid dès qu'il subit le contact agressif de la brise large, et de là ces bronchites intercurrentes qui se succèdent sans relâch et qui, chacune, abrégent pour leur part la carrière déjà si courte pr mise aux tuberculeux... » (*Gazette hebdomadaire*, t. VI.)

AIRTHREY (Grande-Bretagne, Écosse). Sources minérales près Stirling, situées dans une belle et riche campagne.

Chlorurée mixte. Tempér.?

	Eau : une livre.		*Eau : un litre.*
	Grains.		Gram.
Chlorure de sodium..........	4,5798	=	0,605
— de calcium..........	4,5674	=	0,600
Sulfate de chaux............	0,5310	=	0,060
Chlorure de magnésium.......	0,0036	=	0,001
	9,6818	=	1,266
			(THOMSON.)

Cette station est très fréquentée, quoique manquant d'aménageme spécial. Les eaux passent pour purgatives.

AIX (France, Bouches-du-Rhône). Chef-lieu d'arrond., à 700 kilomètres de Paris, 20 de Marseille.

Bicarbonatée calcique. 2 sources : de *Sextius,* Tempér., de 34°,16, à 36°,87; de *Barret*, de 20°,6 à 21°,50. Ces sources sont solidaires les unes des autres, et l'on a vu la source de *Sextius* diminuer rapidement par suite de fouilles peu profondes, exécutées sur le territoire de Barret, proche de la ville. Le volume des sources augmente pendant les pluies, et diminue pendant les sécheresses ; la source de *Barret* peut même tarir.

	Eau de Sextius.	*Eau de Barret.*
Acide carbonique................	quant. indét.	quant. indét.
Air atmosphérique................	id.	id.
	Gram.	Gram.
Carbonate de chaux..............	0,1072	0,2416
— de magnésie...........	0,0418	0,1080
Chlorure de sodium..............	0,0073	0,0070
— de magnésium..........	0,0120	0,0286
Sulfate de soude................	0,0325	0,0880
— de magnésie..............	0,0080	0,0230
Silice et matière organique azotée...	0,0170	0,0214
Fer............................	traces	traces
	0,2258	0,5476

(Robiquet, 1837.)

Si les eaux d'Aix ne possédaient une température aussi élevée, on serait tout disposé à les considérer comme des eaux douces, d'autant plus que la proportion de leurs principes salins est très voisine de celle des eaux de rivières. Robiquet a inscrit les carbonates de chaux et de magnésie à l'état de sels neutres : tout porte à croire cependant que ces sels y existent en dissolution à la faveur de l'acide carbonique, soit à l'état de bicarbonates.

Les thermes d'Aix sont de ceux qui ont conservé le plus de vestiges d'une installation romaine. On attribue leur fondation à Marius, an 634 de Rome, ou au proconsul Caïus Sextius Calvinus, vers la même époque. La principale source porte encore le nom de *Sextius.*

Les eaux d'Aix sont, sous le rapport de la température, des mieux partagées parmi les eaux bicarbonatées calcaires : mais possèdent-elles de nombreuses et importantes applications ? Nous renverrons à ce que nous disons ailleurs de la valeur thérapeutique commune à la généralité des eaux bicarbonatées calcaires [voy. Bicarbonatées (eaux)]. Les eaux d'Aix nous paraissent devoir être considérées comme des eaux peu excitantes, sans spécialité déterminée, mais très convenables par leur excellente température (34° à 36°), si l'on veut recourir à une hydrothérapie tempérée et sédative : ainsi dans certains rhumatismes névropathiques, certaines maladies de peau où les sulfureux paraîtraient contre-indiqués, chez des convalescents excitables, etc. Elles conviennent, suivant un ancien médecin, Lauthier, contre l'*éréthisme des nerfs*. Cette expression donne une idée assez juste de leur action physiologique la plus saisissable. Les eaux d'Aix ont été employées dans les paralysies; mais nous croyons que ce n'est en cela qu'une application banale, et à laquelle on ne saurait attribuer une véritable importance. Elles semblent posséder des propriétés cicatrisantes plus réelles, à propos des ulcères des membres inférieurs.

AIX-LA-CHAPELLE (**Aachen** en allemand, *Aquæ Grani* ou *Aquis Granum* des Romains) (Prusse). Ville à 169 kilomètres de Bruxelles, par Louvain, Liége, Verviers. Chemins de fer.

Chlorurée sodique sulfureuse. Six sources. Temp.: de 45° à 55° cent.

Les différentes sources d'Aix-la-Chapelle ont été à plusieurs reprises l'objet de recherches chimiques importantes. M. Liebig, entre autres, a fait connaître en 1851 un travail étendu dont nous allons indiquer les résultats (voy. le tableau ci-contre) :

Ainsi qu'on le voit dans ce tableau, les sources principales d'Aix-la-Chapelle déversent de l'eau dont la composition chimique est à peu près la même, sauf la quantité des éléments minéralisateurs. Cependant cette différence est assez importante pour être prise en considération dans la pratique.

Les remarquables analyses de M. Liebig montrent que les eaux d'Aix-la-Chapelle sont minéralisées comme celles des Pyrénées, par du monosulfure de sodium en très minime proportion, il est vrai. Chose digne de remarque, lorsqu'on examine la source de l'*Empereur*, par exemple, on trouve le « trou situé au côté du griffon par où sort la vapeur destinée aux douches et bains de vapeur, tapissé d'une énorme quantité de soufre sublimé pulvérulent, très pur, et qui se renouvelle facilement quand on l'enlève (M. Fontan). » Ceci explique, dit encore M. Fontan, pourquoi l'eau n'en renferme qu'une minime proportion. A son avis, les eaux sulfurées d'Aix-la-Chapelle sont des eaux accidentelles peu sulfurées à la source et presque pas dans le bain.

M. Filhol ne partage pas l'avis de M. Fontan. Pour le premier de ces auteurs, la source de l'*Empereur* ne peut être distraite des eaux naturelles, parce qu'elle renferme 3gr,583 de sels sodiques, et seulement 0,209 de sels calciques sur 4gr,101 de résidu salin. Ensuite les eaux d'Aix-la-Chapelle sont minéralisées par des éléments tout à fait semblables à ceux que l'analyse constate dans les eaux des Pyrénées. Toute la différence consiste dans la quantité des principes constituants, qui est plus forte dans les premières que dans les secondes; enfin, M. Filhol fait remarquer que les sources d'Aix-la-Chapelle sont très chaudes, et M. Fontan a posé en principe que les eaux sulfurées calciques ou accidentelles naissaient le plus souvent froides.

Analyse des sources d'Aix-la-Chapelle. — Eau : 1000 parties.

	Source de l'Empereur.	Source de Cornélius.	Source des Roses.	Source de Quirinus.
Température	55°	49°,7	47°	45°,4
Densité	1,00349	1,00327	1,00316	1,00305
Chlorure de sodium	2,63940	2,46510	2,54588	2,59595
Bromure de sodium	0,00360	0,00360	0,00360	0,00360
Iodure de sodium	0,00051	0,00048	0,00049	0,00051
Sulfure de sodium	0,00950	0,00544	0,00747	0,00234
Carbonate de soude	0,65040	0,49794	0,52926	0,55267
Sulfate de soude	0,28272	0,28661	0,28225	0,29202
Sulfate de potasse	0,15445	0,15663	0,15400	0,15160
Carbonate de chaux	0,15851	0,13178	0,18394	0,17180
Carbonate de magnésie	0,05147	0,02493	0,02652	0,03346
Carbonate de protoxyde de fer	0,00955	0,00597	0,00597	0,00525
Silice	0,06611	0,05971	0,05930	0,06204
Matière organique	0,07517	0,09279	0,09151	0,09783
Carbonate de lithine	0,00029	0,00029	0,00029	0,00029
Carbonate de strontiane	0,00022	0,00019	0,00027	0,00025
Carbonate de manganèse, Phosphate d'alumine, Florure de calcium et ammoniaque	traces	traces	traces	traces
	4,10190	3,73056	3,89075	3,96961
Détermination directe	3,9242	3,7679	3,77008	3,8264
1000 volumes de gaz dégagés par l'ébullition renferment :				
Azote	9,00	7,79	9,14	6,47
Acide carbonique	89,40	92,21	90,31	93,25
Gaz des marais	0,37	traces	0,55	0,26
Hydrogène sulfuré	0,00	0,00	0,00	0,00
Oxygène	1,23	0,00	0,00	0,02
	100,00	100,00	100,00	100,00
Gaz qui se dégagent de l'eau :				
Azote	66,98	81,68	»	»
Acide carbonique	30,89	17,60	»	»
Acide sulfhydrique	0,31	0,00	»	»
Gaz des marais	1,82	0,72	»	»
Oxygène	0,00	0,00	»	»
	100,00	100,00		

(Liebig, 1851.)

M. Fontan signale encore à Aix-la-Chapelle, dans la rue du Théâtre, une source ferrugineuse dans laquelle il existe du crénate de fer, mais dont il n'a pas fait connaître la composition chimique. On la croit analogue au *Pouhon* de Spa [voy. SPA].

Toutes les sources chaudes d'Aix-la-Chapelle sortent de terrains de transition, parmi lesquels on remarque le psammite micacé appartenant au terrain houiller. Elles se distinguent par un goût salé, alcalin et hépatique. On en reconnaît quatre principales : les unes dites *hautes*, les autres *basses*. La source appelée *source de l'Empereur* est la plus chaude, et la plus minéralisée. C'est elle que l'on préfère le plus généralement pour l'usage interne, et qui fournit, à cet effet, l'eau de la fontaine *Elise*, très fréquentée par les buveurs.

Elles perdent rapidement leurs principes sulfureux. Cependant il n'est pas exact de dire, avec M. Fontan, que l'eau minérale parvenue dans les baignoires n'en contient plus aucune trace.

Plusieurs établissements spéciaux sont disposés pour l'aménagement et l'emploi des eaux à Aix-la-Chapelle. Il en est qui se distinguent par la bonne entente de leur installation, et que la mémoire de Charlemagne et de Napoléon Ier recommandent à l'attention publique. Ces maisons de bains (*badehause*) sont pourvues de réservoirs de réfrigération, de vastes baignoires de pierre, d'appareils à douches et à bains de vapeurs. La température des eaux étant ordinairement très élevée, on apprête les bains en mélangeant l'eau refroidie du réservoir avec celle qui vient de la source, ou en remplissant les baignoires quelques heures d'avance. Les douches ont une chute de 8 à 9 mètres. Leur température varie de 32° à 38° cent., selon les cas. Elles sont réputées par le soin que les gens de service apportent à les donner, en leur associant le massage et les frictions. En général, on prend d'abord un bain de courte durée; on se fait doucher ensuite ; après quoi, le patient reste encore quelque temps au bain. La durée du bain préparatoire, celle de la douche, et le temps consacré au bain après la douche, varient d'après les indications appréciées par le médecin. Les vapeurs se dégageant de la source sont employées en étuves, avec ou sans inhalation.

A Aix-la-Chapelle, contrairement à ce que feraient pressentir les données de l'analyse chimique, la boisson de l'eau minérale ne paraît pas occuper une grande place dans le traitement. C'est à la dose de 150 à 300 grammes qu'on la conseille aux malades, avec augmentation graduelle, si rien ne s'y oppose dans leur état, particulièrement au point de vue de la circulation. A l'exception d'une augmentation du côté des sueurs ou des urines, de la disparition de l'acide urique en excès dans ces dernières, il ne semble pas que l'ingestion modérée de cette eau dérange autrement le jeu des fonctions. La médication n'a donc que peu de compte à tenir de leur usage interne.

En tête des maladies qui indiquent l'emploi des thermes d'Aix-la-Chapelle, figure le rhumatisme chronique, soit dans sa forme névropathique, soit dans ses conséquences, telles que gonflements articulaires, contractures, altérations musculaires. Nous pensons qu'indépendamment des modes d'application qui, là comme ailleurs, peuvent varier au gré des nécessités thérapeutiques, la prédominance d'un état diathésique, et en particulier du lymphatisme, dans l'affection rhumatismale, recommandera la prescription des eaux d'Aix-la-Chapelle; à plus forte raison, s'il y a, ce qui est rare d'ailleurs, association du rhumatisme avec la scrofule déterminée, si le rhumatisme tend à se fixer sur une articulation, et s'il existe de l'engorgement péri-articulaire. Sans rien décider sur la nature encore obscure de l'atrophie musculaire, on ne saurait nier que, dans bien des circonstances, entre cette maladie limitée à des muscles isolés, sans apparence de lésion du système cérébro-spinal ni arrêt de la circulation, et le rhumatisme, il existe une liaison étroite. Origine, marche et terminaison, tout concourt à légitimer ce rapprochement. Le docteur Wetzlar a rapporté quatre observations fort intéressantes par les résultats obtenus à Aix-la-Chapelle sur des sujets atteints de l'infirmité dont il s'agit, à des degrés différents de développement. Les paralysies localisées, d'origine rhumatismale ou métallique, s'adressent encore à Aix. Les maladies scrofuleuses, et surtout les affections cutanées, constituent bien davantage la spécialisation de cette localité thermale. Parmi les dermatoses, c'est principalement sur les dartres humides que les eaux sulfurées salines ont une prise efficace. Restent les diverses cachexies, syphilitique ou autres, auxquelles les propriétés toniques et fortifiantes d'une pareille minéralisation conviennent d'une manière générale. Quant à la goutte signalée comme devant être guérie à Aix-la-Chapelle, qu'elle soit aiguë ou chronique, asthénique ou non, ou qu'elle se manifeste par des phénomènes irréguliers (Wetzlar), il est prudent d'en appeler à l'expérience sur une opinion sérieusement avancée, mais qui contredit les faits observés jusqu'ici près de sources du même ordre.

Nous ne croyons pas nécessaire d'insister sur les souvenirs historiques qui abondent dans l'antique cité d'Aix-la-Chapelle et ajoutent à l'attrait de sa réputation médicale.

AIX EN SAVOIE ou **AIX-LES-BAINS** (États sardes, duché de Savoie). Ville, à 17 kilomètres de Chambéry, 115 de Lyon, 581 de Paris; station du chemin de fer Victor-Emmanuel. Située à l'est de la vallée de ce nom, sur le penchant d'une riante colline. Son établissement thermal s'élève à 258 mètres au-dessus de l'Océan, 32 mètres au-dessus du lac du Bourget, qui occupe le fond de la vallée, et se dirige comme elle du nord au sud, sur une longueur d'environ 14 kilomètres. Le sol y est constitué par le terrain néocomien, dans le groupe crétacé. L'atmosphère y est douce, peu variable ; la salubrité de son climat a un renom traditionnel. Toutes les ressources de la vie matérielle se trouvent réunies dans cette localité. Des sites variés aux alentours, des promenades charmantes, un Casino célèbre, ajoutent aux attraits d'une position unique entre la France, l'Italie et la Suisse.

Ces eaux sont très remarquables par leur extrême abondance (6 800 000 litres en vingt-quatre heures), par leur température élevée (43° à 45° cent.), et par le perfectionnement de leur aménagement et de leurs modes d'administration. L'une des sources est *sulfureuse*, l'autre *bicarbonatée calcique?* Mais de récents travaux de captage, dus à la direction de M. J. François, ont effacé cette distinction admise pendant longtemps. Les deux sources sont aujourd'hui *sulfureuses*. Il paraîtrait que la sulfuration de la source dite d'*alun* au griffon est à celle de la source dite de *soufre* dans le rapport de 35 à 30. Leur composition diffère peu ; elles renferment le même agrégat minéral, ne variant que par la différence de proportion de quelques éléments. Seulement la source de *soufre*, en raison de sa proximité des lieux d'emploi, s'y présentera toujours plus sulfureuse que celle d'*alun*, qui en est relativement éloignée. Nous sommes obligés de nous en tenir à la reproduction des analyses les plus récentes, en attendant qu'un nouvel examen chimique confirme les résultats du captage.

Eau de soufre :	*Eau : un litre.*
	Gram.
Azote	0,8320
Acide carbonique libre	0,0257
— sulfhydrique libre	0,0414
Sulfate d'alumine	0,0548
— de magnésie	0,0352
— de chaux	0,0160
— de soude	0,0960
Chlorure de magnésium	0,0172
— de sodium	0,0079
Carbonate de chaux	0,1485
— de magnésie	0,0258
— de fer	0,0088
Silice	0,0050
Phosphate de chaux — d'alumine Fluorure de calcium	0,0024
Strontiane Sulfate de fer Iode	traces
Glairine	quant. indéterm.
Perte	0,0120
Résidu pour un litre	0,4296

Eau d'alun :	*Eau : un litre.*
	Gram.
Azote	0,0801
Acide carbonique	0,0133
Oxygène	0,0184
Carbonate de chaux	0,1810
— de magnésie	0,0198
— de fer	0,0093
Sulfate de soude	0,0424
— d'alumine	0,0620
— de magnésie	0,0310
— de chaux	0,0150
Chlorure de sodium	0,0140
— de magnésium	0,0220
Silice	0,0043
Strontiane } Sulfate de fer }	traces
Phosphate de chaux } Fluorure de calcium }	0,0026
Glairine	quant. indéterm.
Perte	0,0072
	0,4106

(BONJEAN, 1838.)

La classe dans laquelle on doit ranger les eaux minérales d'Aix en Savoie a donné lieu à quelques observations de la part de MM. Fontan et Filhol. Ainsi le premier de ces auteurs, s'appuyant sur ce que les sources naissent dans un terrain secondaire, dégagent par la chaleur de l'acide carbonique libre, contiennent du sulfate de chaux, et que la proportion du sulfate est en raison inverse de leur plus grande sulfuration, a conclu qu'elles devaient être classées parmi les eaux sulfurées accidentelles ou sulfurées calciques. M. Filhol n'est pas de cet avis. Ainsi, dit-il : 1° Ces eaux sont thermales : premier caractère qui manque le plus souvent aux eaux dites accidentelles. 2° On ne voit pas à côté d'elles la source saline qui leur a donné naissance. 3° La proportion du sulfate de soude y est supérieure à celle du sulfate de chaux. 4° Le poids du résidu sec que fournit un litre de l'eau de *soufre* est de 0gr,4300, c'est-à-dire qu'il est inférieur à celui de certaines eaux des Pyrénées-Orientales que M. Fontan classe parmi les eaux sulfureuses naturelles. 5° Il est hors de doute que ces eaux tiennent en dissolution une matière organique azotée.

Quant à l'acide carbonique que les eaux d'Aix dégagent par l'ébullition, M. Filhol fait observer que certaines eaux, dites naturelles, sont dans le même cas. Les premières contiennent des sels solubles de chaux et de magnésie ; mais, dit M. Filhol, les eaux de Bonnes, que M. Fontan range avec raison parmi les eaux sulfurées primitives, en renferment aussi. Pour M. Filhol, les eaux d'Aix en Savoie ne sont donc autre chose que des eaux sulfurées sodiques ou primitives.

Les eaux thermales d'Aix forment deux sources séparées, jaillissant en volume énorme sur la hauteur à l'est de la ville, près l'une de l'autre. La plus considérable est dite eau de *soufre*, et l'autre, la source d'*alun* ou de Saint-Paul, dénominations sans valeur significative par elles-mêmes, et dont la dernière est vraisemblablement due à l'impression âpre que la présence de fer et de carbonate calcaire abondants donne à la peau.

L'eau de ces sources est d'une limpidité parfaite; elle exhale une odeur d'œufs couvis qui est moins prononcée dans l'eau d'*alun*. Sa saveur est hépatique, douceâtre et un peu nauséabonde. On a noté, dans les cavités où passe la source de *soufre*, la formation spontanée d'acide sulfurique. Cette source se distingue encore de celle d'*alun* par la présence d'une assez notable quantité de sulfuraires, étudiées avec soin par M. Bonjean.

Le grand établissement, bâti en 1773 par le roi Victor-Amédée III, est devenu, depuis 1854, l'objet de travaux de reconstruction et d'agrandissement qui en feront un des thermes les plus importants et les plus complets de l'Europe. Ces développements, en voie d'achèvement, s'exécutent sur les plans et par les soins de MM. Jules François et B. Pellegrini. Dans leur ensemble, ils vont comprendre bientôt 2 vastes bassins de natation et de gymnastique balnéaire ; 2 piscines avec bain de pluie ; 70 baignoires, dont 32 avec douches locales mobiles et d'injection et 8 avec douches moyennes diverses; 8 buvettes; 32 grandes douches spéciales, complètes, dont 12 avec bouillon ; 10 douches locales révulsives ; 6 douches ascendantes diverses; 2 bains de vapeur, dits *enfer;* 2 salles d'inhalation ; 4 bains et douches de vapeur exaltée, dits *nouvelles Berthollet*.

En dehors de cette installation si importante concentrée au *Grand bain*, Aix possède ses anciennes vapeurs *Berthollet* et le bain des indigents, qui comprend deux piscines et quatre douches spéciales, et complète avec un petit hôpital les conditions d'assistance locale.

En raison de leur température élevée, du débit extraordinaire et de la chute remarquable des sources, les bains d'Aix occupent le premier rang pour les applications d'hydrothérapie thermale. L'amplitude et la diversité des douches sont sans égales. L'inhalation, le humage et les douches de vapeur minérale spontanée et exaltée y ont pris une place importante. Ajoutons-y le privilége d'un excellent service thermal. On compte jusqu'à trente-deux doucheurs et doucheuses, parmi lesquels il en est de très expérimentés dans la pratique du massage et des frictions manuelles.

C'est plus à l'extérieur qu'en boisson qu'on emploie les eaux d'Aix. Les bains sont pris, soit dans l'établissement, soit dans les maisons particulières où logent les malades, et perdent dans ce dernier cas, par le refroidissement, le peu de qualités minérales qu'on leur reconnaissait à la source. Au contraire, les bains de vapeur, et surtout les douches, variées et perfectionnées pour provoquer les sueurs et réveiller la circulation, font la base du traitement dans cette station thermale. Telle est même l'extension donnée à ces moyens d'application, que les propriétés chimiques ou médicamenteuses de l'eau minérale semblent disparaître en grande partie devant une mode tout spécial de thérapeutique.

Les principales maladies dans lesquelles les eaux d'Aix sont le plus souvent conseillées se rapportent au rhumatisme et à ses variétés, aux diverses dermatoses, aux accidents consécutifs de la syphilis, aux paralysies indépendantes d'une lésion organique des centres nerveux, aux névroses, aux affections traumatiques. On les approprie encore aux constitutions lymphatiques et scrofuleuses ; mais il est à remarquer que, dans la plupart des cas où une indication franchement diathésique domine le traitement, le maniement même très habile d'une thermalité puissante ne suffit plus. Loin d'obtenir alors des résultats qui contre-balancent le défaut de minéralisation effective, on risque de voir s'aggraver les manifestations dépendant d'un vice constitutionnel. Nous prendrons pour témoignage à cet égard ce que nous apprennent les autorités les plus recommandables sur l'inutilité et même le danger du traitement d'Aix à l'endroit de la goutte. Si des goutteux ont été soulagés par les eaux d'Aix, dit le docteur Blanc, c'est qu'ils étaient rhumatisants en même temps, et il insiste sur les précautions indispensables pour ne pas provoquer une attaque de goutte, ces eaux réveillant le principe goutteux, comme toutes les autres diathèses, mais n'ayant sur lui aucune action curative. Il y aurait à relever bien des remarques analogues sur les manifestations de la scrofule et sur les névropathies même, rattachées à quelque irrégularité fonctionnelle, et que surexcite la médication thermale proprement dite. Ces traits généraux indiqués, le champ d'action reste encore assez vaste pour des sources importantes et justement réputées, et il se confirme de plus en plus que « les eaux d'Aix sont administrées avec tant d'habileté, sous toutes les formes, qu'elles réussissent dans beaucoup de maladies qui ont déconcerté les gens de l'art, et qui paraissent n'offrir aucune chance de guérison » (Patissier). Leurs contre-indications rentrent dans les données générales [voy. CONTRE-INDICATIONS].

Il y a un hospice pour les indigents.

Par une disposition réglementaire, particulière à cette localité thermale, tous les médecins domiciliés à Aix forment une commission médicale consultative qu'ils sont tour à tour, chaque année, appelés à présider, par rang d'ancienneté.

Les eaux thermales d'Aix ne se transportent pas.

Des restes romains fort intéressants, une piscine avec son hypocauste, un arc votif, un temple ou sacrarium, des inscriptions et des fragments attestent l'ancienne splendeur des thermes d'Aix (*Aquæ Gratianæ*). Après avoir appartenu aux Allobroges, cette ville faisait déjà partie intégrante de l'empire, vers l'an 54 de notre ère. C'est au XIIIe siècle que la maison des ducs de Savoie se l'est définitivement acquise.

AJNACSKÖ (Hongrie, comitat de Gömör). Sources situées dans une prairie, entre Ajnàcskö et Halmagy, près d'Osen.

Sulfurée calcique. Tempér.? *Eau : un litre.*

	Cent. cub.
Acide carbonique	78
Hydrogène sulfuré	5,4
	Gram.
Sulfate de chaux	0,131
Carbonate de magnésie	0,488
Carbonate de chaux	0,134
Silice	0,012
	0,765

(MARIKOWSKI.)

Ces eaux sont employées en boisson et en bains dans les affections de la peau et dans quelques manifestations des diathèses goutteuse et rhumatismale.

AJUTAGE ou **AJOUTAGE**. Bec métallique qu'on adapte à l'extrémité d'un tuyau ou d'un robinet, destiné à faire varier le volume, la forme et l'intensité d'un jet d'eau. C'est principalement à la disposition des appareils de douches que les ajutages s'appliquent, tantôt simples, tantôt multiples, de forme et de calibre variés, selon les usages auxquels la douche est destinée. [Voy. DOUCHE.]

ALAMEDA DE CERVERA (Espagne, prov. de Cindad-Real).

Ferrugineuse bicarbonatée. Tempér., 15° cent. Cette source, à son griffon même, se mêle avec de l'eau douce, et de cette association résulte une boisson minérale très agréable.

ALAIS (France, départ. du Gard, arrond. d'Alais).

Ferrugineuse. Froide.

Deux sources désignées sous les noms de *la Comtesse* et de *la Marquise*, à 1 kilomètre d'Alais.

ALANGAZI (Amérique du Sud, rép. de l'Équateur). Village au pied du volcan de Cotopaxi. — Plusieurs sources chaudes. Celle de Los Belermos a une température de 36°,7 cent. Cette eau est presque pure ; elle ne renferme que des traces de chlorures de sodium, de magnésium et de calcium. Dans les environs du Cotopaxi, on place aussi plusieurs sources sulfureuses (Boussingault).

ALANGE (Espagne, province de Badajoz, juridiction de Merida). *Carbonatée mixte.* Tempér., 28° cent.

	Eau : une livre.		*Eau : 1000 gram.*
Gaz acide carbonique........	quant. indét.		
	Grains.		Gram.
Chlorure de magnésium........	0,433	=	0,041
Carbonate de magnésie........	0,400	=	0,040
— de soude...........	0,200	=	0,020
Sulfate de soude.............	0,800	=	0,080
— de chaux...............	0,130	=	0,013
Acide silicique..............	0,060	=	0,006
	2,023	=	0,194

(ALEGRE Y GALAN.)

On trouve à la surface de ces eaux un limon verdâtre, dû à la présence de matière organique et de diverses conferves. La majeure partie des malades qui fréquentent les bains d'Alange sont affectés de rhumatismes ou de névropathies. Il y a un établissement thermal. De nombreux restes romains attestent l'antiquité de cette exploitation.

ALAP (Allemagne, comté de Weissenbourg). A 4 milles de Stuhlweissenbourg; eau amère, employée dans le traitement des scrofules.

Chlorurée sodique. Tempér.?

	Eau : 16 onces.		*Eau : un litre.*
	Grains.		Gram.
Sulfate de magnésie................	24,08891	=	2,987
— de potasse................	0,23815	=	0,024
— de soude.................	43,86111	=	5,444
— de chaux.................	14,04188	=	1,739
Chlorure de magnésium............	7,23568	=	0,897
— de lithium.............	0,38045	=	0,045
— de sodium..............	32,15043	=	3,992
Iodure de magnésium.............	0,02210	=	0,002
Carbonate de magnésie...........	1,15711	=	0,138
— de chaux.............	0,72221	=	0,088
— de fer................	0,16297	=	0,019
— de manganèse..........	0,01696	=	0,007
Phosphates, aluminates............	0,22221	=	0,026
Silicates.........................	0,33323	=	0,019
Substance terreuse et matière extractive.	2,45760	=	0,308
Bromure de magnésium............	traces		traces
	127,14300	=	15,735

(MOLNAR, 1853.)

ALBANO (États de l'Église, campagne de Rome). La petite ville d'Albano possède des sources *salines* et *ferrugineuses* d'une température de 30° cent., qu'on administre le plus ordinairement sous la forme de bains de boues, et qui s'emploient contre les rhumatismes, et en général contre toutes les lésions d'origine traumatique. Cette localité, située auprès d'un lac de même nom, était très fréquentée par les anciens Romains et ceux du moyen âge. On a signalé la présence, dans les sources chaudes d'Albano, d'un poisson du genre Cyclostome, le *Cyclostomum thermale* [voy. ANIMAUX VIVANT DANS LES EAUX THERMALES].

ALBENS (États Sardes, Savoie). Sur la route d'Aix-les-Bains à Annecy. Source *ferrugineuse* et *gazeuse*. Ces eaux sont recherchées par les matrones du pays comme emménagogues, et par les calculeux comme lithontriptiques et diurétiques.

ALBULES (Eaux). *Albulæ aquæ, Albuneæ aquæ, Albunea fons.* Source *sulfurée* froide, qu'on reconnaît être celle de Tivoli, aux environs de Rome, et que les médecins les plus illustres de l'antiquité romaine, Musa, Andromachus, Aétius, Paul d'Égine, Galien, ont célébrée pour ses vertus thérapeutiques dans une foule de maladies. Au XVIe siècle, au rapport de Baccius, elle portait le même nom et était conseillée en bains dans les lésions traumatiques, plus particulièrement en boisson dans les maladies des voies urinaires. [Voy. TIVOLI.]

ALBUMINURIE. Nous voulons parler de l'albuminurie liée à la maladie de Bright, c'est-à-dire à une série d'altérations des reins décrite sous le nom d'état granuleux de ces organes. Sans doute, la dégénération granuleuse du rein une fois constituée comme état anatomique, et passée à l'état chronique, entraîne presque toujours la mort dans une période de temps assez limitée, et sans que l'on puisse faire autre chose que ralentir un peu le cours de la maladie. Cependant il n'est pas sans exemple de voir des accidents, même très graves, faire place au retour, sinon à une santé parfaite, du moins à une santé relative, et compatible avec les habitudes de la vie. Nous avons observé des cas de ce genre (deux très formels), où l'intervention des eaux de *Vichy* a pris incontestablement une part considérable à la marche heureuse de la maladie. Ces faits ne se sont pas assez multipliés, et le pronostic de l'albuminurie est encore trop obscur, pour que nous puissions préciser les circonstances qui indiquent le plus sûrement l'opportunité de ces dernières. Cependant nous pouvons inférer des cas où nous avons vu obtenir des résultats favorables, et de ceux plus nombreux où nous avons vu tous les efforts échouer, que les eaux minérales ne doivent pas être employées lorsque les phénomènes d'hydropisie existent à un degré un peu prononcé ; circonstance qui ne dépend pas seulement de l'époque ou du degré de la maladie, mais aussi de sa forme et de sa marche particulière.

Il nous a semblé encore que l'existence des douleurs rénales, ou si l'on veut, la prédominance de signes de néphrite, constituait une condition plus favorable que leur absence : c'est peut-être dans ce dernier cas que l'on voit le plus souvent dominer les phénomènes d'hydropisie générale.

Le traitement thermal, que nous employons sous forme interne et externe, quand il n'existe qu'un très léger degré d'anasarque, ne nous a jamais paru modifier sensiblement la proportion d'albumine ou de sang renfermée dans l'urine. Il n'en est pas de l'albuminurie comme du diabète, où l'apparition du sucre est en général très rapidement modifiée. L'effet du traitement se fait sentir sur l'état général, sur les forces, sur les fonctions digestives ; les douleurs rénales diminuent sensiblement. Mais ce n'est guère que plusieurs semaines après le traitement qu'il est possible d'en apprécier les effets.

Nous n'avons pu parler ici que d'après des faits observés à *Vichy*. Nous ne connaissons pas d'observations recueillies près d'autres stations thermales. Helfft croit que les eaux ferrugineuses peuvent être employées quand le malade présente un état de cachexie anémique. C'est, en effet, les sources ferrugineuses de Vichy qui nous ont paru convenir le mieux. Il est probable que les eaux minérales analogues, comme *Vals*, *Andabre*, pourraient être employées en pareil cas. Mais nous ne saurions trop insister sur la contre-indication qui résulte d'une anasarque considérable. Nous ajouterons que, dans deux cas où nous avons eu à employer les eaux de Vichy dans la première période de la maladie, c'est-à-dire lorsque les premiers accidents apparents étaient d'une date récente, une issue funeste et rapide n'a pu être conjurée. Ces différentes remarques ne sont présentées ici qu'à titre de renseignements.

ALCAFUCHE (Portugal, province de Beïra). Village à 16 kilomètres de Vizen.

Sulfureuse. Tempér., 46° cent.

ALCALINES (Eaux). Les eaux alcalines forment la troisième classe d'Ozann. On entend généralement par *eaux alcalines*, les bicarbonatées sodiques. On appelle encore celles-ci *eaux acidules alcalines*, pour désigner leur qualité gazeuse [voy. ACIDULES].

Cette expression d'*eaux alcalines*, appliquée à une désignation de classe ou de division, est mauvaise, car la plupart des eaux minérales sont alcalines. La base prédominante est la soude, et après celle-ci on n'y rencontre guère que la chaux ou la magnésie [voy. BASES]. Nous pensons donc que ce mot *alcalines* ne doit être employé que pour exprimer une qualité des eaux minérales, qualité commune à la plupart, mais plus prononcée chez quelques-unes. Les eaux bicarbonatées sodiques sont le type des eaux alcalines, quoique la présence de l'acide carbonique libre empêche souvent de bleuir, et même rougisse quelquefois le papier de tournesol ; puis les sulfurées sodiques, où Longchamps croyait la soude à l'état caustique, les chlorurées sodiques, etc.

Cette désignation, ainsi appliquée à une classe, a encore l'inconvénient d'entraîner dans un ordre d'idées peu exact en thérapeutique, en subordonnant trop exclusivement l'action physiologique et thérapeutique des eaux ainsi désignées à leur qualité chimique prédominante. Tout en tenant compte de cette dernière, il faut savoir que les eaux dites alcalines agissent, dans la plupart des cas, tout autrement qu'à titre de médicament alcalin, quelquefois même dans un sens véritablement opposé.

ALCALISATION. Voy. SATURATION, URINES.

ALCAMA (royaume de Naples, Sicile). Ville à 38 kilom. de Palerme. *Sulfurée*. Tempér., 74° cent.

	Eau : un kilogr.
	Cent. cub.
Gaz hydrogène sulfuré	0,217
Gaz acide carbonique	54
	Gram.
Soufre	0,0021
Carbonate de chaux	0,0013
— de magnésie	0,0006
Chlorure de sodium	0,0010
	0,0050

(ALFIO FERRARIA.)

ALCANTUD (Espagne, prov. de Cuenca, district de Priego). Source minérale *ferrugineuse bicarbonatée*, à 4 kilom. de la petite ville du même nom, sur les bords de la rivière Guadiela. Tempér., 20° cent. On en use en boisson et en bains. Ces eaux jouissent d'une réputation locale pour le traitement des paralysies et des rhumatismes.

ALCARAS (Espagne, prov. d'Albacete). Ville au pied de la chaîne de montagnes du même nom, à peu de distance de laquelle on trouve une source *chlorurée sodique froide*, appelée source *del Baitre* (du Vautour). — On y prend des bains dans une large piscine.

ALCEDA. Voy. ONTANEDA.

ALCETO. Voy. MONTE ALCETO.

ALDENEU (Suisse, canton des Grisons). Village dans la vallée de Davas, à 18 kilom. de Coire. A 3 kilom. de là, sur la rive droite de l'Albala, bains fréquentés. — Eau *sulfurée sodique*, froide, dont aucune analyse récente n'a été donnée. — Elle jaillit en grande abondance, dégageant une odeur fortement hépatique et laissant déposer une grande quantité de soufre au contact de l'air. — Il y a un établissement de bains, où l'on chauffe l'eau selon les besoins. Elle se prend également en boisson. — Ses propriétés n'ont rien qui les distingue de celles des eaux minérales du même ordre.

ALÉOUTIENNES (îles). Archipel de l'Amérique russe, dans lequel on trouve plusieurs volcans en activité. Du sol glacé des îles Oumanak, Kanagli et Ounalaschka, jaillissent des sources bouillantes qui servent aux usages domestiques des naturels.

ALET ou **ALETH** (France, départ. de l'Aude, arrond. de Limoux).
Bicarbonatée calcique : 3 sources thermales dont la plus chaude a 28°; une froide et *ferrugineuse.* Il y a un établissement thermal.

1° Source *des bains*, 28° cent.

	Eau : un litre.
Acide carbonique	indéterminé
	Gram.
Bicarbonate de chaux — de magnésie	0,287
Sulfate de chaux — de soude — de magnésie	0,068
Chlorure de sodium Sel de potasse	0,052
Phosphate insoluble — soluble	0,080
Silice, alumine Matière organique, fer et perte	0,040
	0,527

2° Source *chaude*, 20° cent.

Acide carbonique	indéterminé
Bicarbonate de chaux — de magnésie	0,087
Sulfate de chaux — de soude — de magnésie	0,070
Chlorure alcalin Phosphate, dominant Acide silicique, alumine Indices de fer Matière organique	0,130
	0,287

3° Source *ferrugineuse*, 10° à 11° cent.

Acide carbonique	sensible
Bicarbonate de chaux — de magnésie	0,225
Sulfate de chaux — de soude — de magnésie Chlorure de sodium Sel de potasse	0,090
Sesquioxyde de fer	0,024
Carbonate ou phosphate de fer Silice, alumine Manganèse, indices Phosphate très sensible Matière organique	0,050
	0,210

(O. Henry.)

Ces eaux mériteraient d'être soumises à un nouvel examen, afin qu'on pût se rendre un compte aussi exact que possible de la proportion de chacune des substances salines et autres inscrites pour un même nombre dans l'analyse de M. Henry.

Les sources des *bains* et *chaude* alimentent les bains et les piscines et fournissent environ 21 000 litres d'eau par vingt-quatre heures. La source ferrugineuse désignée encore sous le nom d'*eau rouge* est employée uniquement en boisson.

M. Ed. Fournier assigne aux eaux d'Alet : 1° une action élective sur la muqueuse gastro-intestinale ; 2° une action éminemment sédative sur le système nerveux. Il les a employées avec succès : 1° dans la convalescence des maladies aiguës ; 2° dans les dyspepsies ; 3° dans la migraine ; 4° dans la chlorose, 5° dans l'état nerveux.

ALEXANDERBAD (Bavière, cercle du Haut-Mein), près de Wunsiedel. *Bicarbonatée calcique.* Tempér., 11° cent.

	Eau : 16 onces.		*Eau : un litre.*
	Grains.		Gram.
Carbonate de chaux...........	1,120	=	0,142
— de magnésie.......	0,250	=	0,030
— de soude...........	0,300	=	0,032
— de fer...............	0,280	=	0,031
Chlorure de sodium..........	0,200	=	0,021
Sulfate de soude.............	0,100	=	0,011
	2,250	=	0,267
	Pouc. cub.		Cent. cub.
Gaz acide carbonique.........	28,02	=	1008

(VOGEL.)

ALEXANDERSBAD (Russie d'Asie, Circassie). Petit village à l'est de Constantinogorsk. Eaux thermales, dont l'analyse nous est inconnue, très fréquentées et devant leur nom à l'empereur Alexandre qui les visita.

ALEXANDRIE (province des États sardes, Piémont). On compte cinq sources d'eau minérale dans cette province : l'une chargée en principes calcaires, dans la vallée d'Andusia ; une autre, sulfurée et saline dans le district de Camagna ; deux autres, d'une saveur hépatique, dans la vallée de Saus, et la dernière, sulfureuse, dans la vallée de Firata.

ALEXISBAD (Allemagne, duché d'Anhalt-Bernburg). Sources froides et bains situés dans la belle vallée de la Selke, au pied du Harz, près de Harzgerode.

1° Source *Selkenbrunnen.*

	Eau : une livre.		*Eau : un litre.*
	Grains.		Gram.
Sulfate de soude.............	0,299	=	0,036
— de magnésie...........	0,375	=	0,040
— de chaux	0,600	=	0,871
Chlorure de magnésium.......	0,145	=	0,015
Silice	0,109	=	0,012
	1,528	=	0,174

(TROMMSDORFF.)

2° Source *Alexisbrunnen.*

	Pouc. cub.		Cent. cub.
Acide carbonique	8		144
	Grains.		Gram.
Sulfate de soude	0,675	=	0,079
— de magnésie	0,784	=	0,094
— de chaux	0,844	=	0,104
Chlorure de magnésium	0,066	=	0,006
Carbonate de chaux	0,320	=	0,038
— de fer	0,403	=	0,046
— de manganèse	0,175	=	0,010
Silice	0,178	=	0,010
	3,445	=	0,387

(Trommsdorff.)

3° Source *Ernabrunnen.*

Sulfate de soude	0,103	=	0,011
— de magnésie	0,056	=	0,005
— de chaux	0,015	=	0,001
Chlorure de sodium	0,145	=	0,014
— de magnésium	0,233	=	0,023
— de calcium	0,049	=	0,004
Carbonate de soude	0,013	=	0,001
— de magnésie	0,071	=	0,007
— de chaux	0,189	=	0,017
— de fer	0,395	=	0,037
Silice	0,075	=	0,007
Matière extractive	0,025	=	0,002
	1,369	=	0,131

(Bley.)

Les analyses démontrent que la première de ces eaux est *sulfatée simple*, la seconde *sulfatée ferrugineuse*, et la troisième *chlorurée ferrugineuse*, en supposant toutefois que les dosages soient méthodiques et exacts. Tempér. ? — Cette variété de composition permet d'en multiplier l'application thérapeutique, qui se résume d'ailleurs en des effets toniques et reconstituants. Une installation dont le comfort ne laisse rien à désirer, au milieu de sites pittoresques, justifie la renommée des bains d'Alexisbad, établis en 1769.

ALGÉRIE. L'Algérie renferme un nombre considérable de sources minérales qui permettront à notre colonie, lorsqu'elles seront généralement exploitées et installées, de trouver dans son propre sein la plupart des ressources thermales dont la métropole peut à bon droit s'enorgueillir.

Les Romains n'avaient eu garde, alors qu'ils avaient apporté dans l'Afrique du nord la conquête et la civilisation, de négliger ces précieux accessoires, hygiéniques et thérapeutiques, de toute installation sociale. Les eaux minérales de l'Algérie présentent encore de nombreux vestiges de l'importance qu'ils y attachaient. A Hammam-Berda, entre Bône et Constantine, près d'un bois de vieux oliviers, qu'une ancienne tradition appelle encore du nom de *Bois sacré*, de vastes constructions de forme circulaire, allongées d'une demi-lune excentrique, enserrent, dans un bassin qui n'a pas moins de 12 mètres de longueur sur 16 de largeur, les eaux de sources thermales fort nombreuses et abondantes, issues dans son aire ainsi qu'à son pourtour. Les ruines éparses et la piscine bien conservée d'*Aquæ calidæ*, au sud des restes de *Julia Cæsarea*, aujourd'hui Cherchell, ont pu être employées à la moderne réédification d'Hammam-Rir'a, sur la route d'Alger à Milianah et non loin de cette dernière ville.

La plupart de ces bains, ou *hammam* (les Arabes appellent ainsi toutes les eaux minérales indistinctement), sont encore en grand crédit parmi les douars, et principalement chez les habitants des villes. Les Juifs et les Maures d'Alger se rendent journellement, durant la belle saison, aux sources d'Hammam-Mélouane, au milieu des gorges de l'Atlas, dans le lit torrentueux de l'Harrach ; les populations des cercles de Bone et de Guelma vont à Hammam-Meskhoutine ; les indigènes de Constantine au Hamma et à Salah-Bey ; les nomades des environs de Sétif au Hammam-bou-Sellam, près de Bou-Taleb. Ils y dressent leur tente, s'y installent à leur convenance, et malgré la brièveté d'un séjour généralement insuffisant, perpétuent néanmoins l'ancienne renommée de ces stations salutaires. (Bertherand.)

Voici quelle serait, suivant les Arabes, l'origine commune des eaux minérales.

Le sage sultan Soliman, *soulthan Sliman* (on croit qu'il s'agit du roi Salomon), se baignait très fréquemment. Dans cette habitude, longtemps pratiquée, il lui sembla qu'en ajoutant aux bains que l'on chauffait pour lui certaines substances minérales, du fer, du soufre, etc., ces bains acquerraient de précieuses propriétés curatives. Jaloux de faire partager aux hommes les bienfaits de cette observation, le sultan, doué d'autant de volonté que de sagesse, se mit à l'œuvre immédiatement : sous ses mains puissantes, les divers éléments dont l'efficacité lui avait été révélée, triturés, mélangés, combinés, composèrent une grande variété d'eaux pour la guérison de toutes les maladies. Il eut soin, par une heureuse prévoyance, de les disséminer sur une infinité de points de la terre, et éleva auprès d'elles des zaouïa, des *goulba* (chapelles). Comme il se défiait souverainement de Satan, il préposa à la garde de chaque source des génies (*djenounes*), qu'il rendit sourds, aveugles et muets, afin qu'ils ne pussent entendre, voir ni répéter ce qui se faisait et se disait dans les bains. Ces mêmes esprits devaient, toujours par ses ordres, chauffer incessamment les eaux pour les tenir, à toute heure et à température également chaude, à la disposition de ceux qui en avaient besoin. Sidi Sliman mourut à un âge fort avancé, couvert de gloire et chargé de bénédictions universelles : depuis, ses ministres, gardiens des sources, auxquels personne n'a pu faire comprendre la disparition de leur maître, continuent avec le même zèle et la même ponctualité la mission qu'il leur avait confiée. C'est ainsi que les eaux conservent la température chaude préférée et prescrite par le sultan vénéré.

Bien que notre installation date de près de trente ans, nous n'avons pas su faire encore grand'chose des sources minérales de l'Algérie. Mais l'exploitation d'une source minérale est une affaire autant industrielle que scientifique, et nous atteignons à peine une époque où de semblables industries puissent vivre, sinon prospérer, dans la nouvelle colonie. L'Algérie ne possède pas seulement des sources importantes par elles-mêmes, et qui n'ont pas exactement leurs analogues en Europe; mais l'Algérie possède un climat qui peut ajouter une valeur singulière aux traitements que l'on irait faire auprès d'elles (Millon, *Notice sur le Frais vallon*). C'est là sans doute ce qui créera un jour la spécialité la plus formelle des eaux minérales de l'Algérie.

Ce qui domine en Algérie, ce sont les eaux chlorurées, fortes et faibles, froides et chaudes; les eaux ferrugineuses aussi. Jusqu'ici nous n'y connaissons guère de sources sulfureuses. Hammam-Meskhoutine dégage bien de l'hydrogène sulfuré, mais en faible proportion, et d'une manière trop superficielle pour qu'il soit possible de ranger cette source parmi les sulfurées. Il en est de même d'une eau très saline, dite *sulfureuse*, près d'Aïn-Nouisy, où l'on n'a rencontré, dans le laboratoire de l'Académie de médecine, auprès d'une très forte proportion de chlorure de sodium, que quelques vestiges de sulfites ou d'hyposulfites.

Certaines de ces sources minérales présentent quelques commencements d'installation, quelquefois grossière et imparfaite, et due à la piété de quelque riche Arabe, d'autres fois bien incomplète encore, mais annonçant la prise de possession de la civilisation intelligente, et laissant prévoir la création d'une station thermale faite pour rivaliser avec les plus importantes stations de la métropole. L'administration de la guerre a créé à Hammam-Meskhoutine et à Hammam-Rir'a, une installation assez considérable, consacrée à peu près exclusivement au service de l'armée, et qui deviendra peut-être prochainement le point de départ d'une installation plus complète.

Nous donnerons, dans les articles qui les concernent, l'indication de quelques autres essais d'installation faits près d'un petit nombre de sources de l'Algérie.

La plupart des eaux minérales connues, ou du moins étudiées jusqu'à présent, sont situées dans la province d'Alger. Nous ne connaissons d'exception qu'à propos d'*Hammam-Meskhoutine* et de *Salah-Bey*, dans la province de Constantine, des *bains de la Reine* dans la province d'Oran, et de *Ben-Haroun* dans la Kabylie.

Nous devons cependant à l'obligeance de M. le docteur Grellois, médecin principal, une note, que nous reproduisons textuellement, relative à quelques sources thermales à peine connues de la province de Constantine.

La province de Constantine est, de nos possessions algériennes, la plus riche en sources thermales. Celles d'Hammam-Meskhoutine (bains enchantés) jouissent d'une célébrité qui remonte aux beaux temps de l'occupation romaine. Mais, comme elles sont exploitées depuis 1844 pour les besoins de l'armée, elles méritent d'être étudiées à part.

Les eaux de cette province qui paraissent le plus s'en rapprocher par l'importance et la composition chimique se trouvent chez les *N'bail Naddour*, à 40 kilomètres environ à l'est de Ghelma. Elles coulent dans un délicieux vallon dont le penchant est partagé en deux gradins, sur chacun desquels s'étend une nappe blanche qui indique la présence de sources incrustantes.

La *source supérieure* sort obliquement du sol, au milieu d'un terrain argilo-calcaire, ne forme pas de dépôts à son point d'émersion, mais après 3 ou 4 mètres de trajet, elle s'étend en nappe et laisse déposer un travertin blanc qui se moule sur les inégalités du sol. Cette eau se partage bientôt en deux filets : l'un s'engage dans un aqueduc à ciel ouvert, et se perd dans le sol ; l'autre va se réunir aux eaux de la source inférieure.

Sous une température extérieure de 27°, la source a donné, à son griffon, 49° cent. Son abondance, jugée à vue, peut être évaluée à 200 ou 250 litres par minute.

La source inférieure, qui paraît en partie alimentée par l'eau que l'on vient de voir se perdre dans le sol, sort directement du rocher par deux ouvertures principales. Toutes ces eaux réunies forment une belle nappe blanche et vont se jeter dans le ruisseau qui parcourt le thalweg de la vallée, en formant plusieurs cascades. La température de la source inférieure ne s'élève qu'à 30°, et son abondance paraît un peu moindre que celle de la source inférieure.

A une faible distance de là, on rencontre une autre source, peu incrustante, qui sort d'une grotte naturelle, et que les Arabes paraissent avoir en grande vénération. La température paraît être peu éloignée de 35°. Des ruines romaines d'une certaine importance existent encore près de cette source; elle a donc été exploitée.

Au nord et à 16 kilomètres environ de Ghelma, chez les *Ouled Ali*, on trouve de belles sources thermales, au milieu d'une campagne riante;

boisée et bien cultivée. Ces sources sont nombreuses, et sourdent dans une certaine étendue sur la rive gauche d'un ruisseau dans lequel elles versent leurs eaux, et dont elles élèvent la température jusqu'à 45° ou 50°. L'une d'elles s'échappe au fond d'une jolie grotte, à travers les fissures du rocher.

Sous une température extérieure de 28°, le 15 juillet 1845, cette eau a marqué 49°,5. On peut évaluer son abondance à plus de 200 litres par minute.

A cent pas environ, en descendant le cours du ruisseau, on trouve encore deux sources voisines l'une de l'autre, qui sourdent directement du sol, en laissant dégager quelques bulles de gaz. La température de ces eaux, auxquelles il faut rattacher plusieurs autres sources moins importantes, varie entre 65° et 70° cent. L'une de ces sources est assez abondante pour faire tourner la roue d'un moulin arabe.

Le bord et le fond de ces sources sont tapissés par une déjection boueuse noirâtre ; mais à une plus grande distance de leur point d'origine, leur lit est couvert d'une couche épaisse d'un travertin jaunâtre de faible densité et susceptible de se réduire facilement en poudre. Toutes ces eaux sont incolores, insipides, inodores.

On trouve, au voisinage de ces sources, des traces de l'occupation romaine.

Au nord-ouest des *Ouled Ali*, on rencontre encore, chez les *Djendel* (cercle de l'Edough) une source thermale qu'on avait proposé d'exploiter, mais qui paraît bien moins importante que celle qui vient d'être indiquée.

A 3 kilomètres de Ghelma, sur la route de Bône, on voit le beau bassin romain, du fond duquel sourdent les eaux tièdes *Hamman-Berda* (29°, 3), qui ont été analysées par M. Tripier (0gr,388 de matières solubles par litre). [Voy. HAMMAM-BERDA, HAMMAM-MESKHOUTINE.]

ALGUES. Voy. CONFERVES.

AL-GYÖGY (États autrichiens, Transylvanie). On y trouve trois sources, dont la principale porte le nom d'*Apa-Bad.*

Bicarbonatée sodique. Tempér., 31° cent.

	Eau : un kilogramme.
	Cent. cub.
Acide carbonique	759
	Gram.
Chlorure de sodium	0,082
Carbonate de soude	0,749
— de magnésie	0,343
— de chaux	0,295
Silice	0,073
	1,542

(PATAKY.)

Ces sources, pourvues d'une installation convenable, déjà connues du temps des Romains, et jadis florissantes, sont délaissées aujourd'hui.

ALHAMA. Plusieurs sources minérales d'Espagne ont gardé ce nom qui, en arabe, signifie *bain*.

ALHAMA DE ARAGON (Espagne, province de Saragosse, district de Ateca). Sur la route royale de Madrid à la capitale de l'Aragon.

Sulfatée magnésique. Tempér., 35° cent.

Une livre d'eau contient :			*Eau : 1000 gram.*
	Pouc. cub.		Cent. cub.
Air atmosphérique..........	1,325	=	46,8
Gaz acide carbonique........	0,492	=	17,7
	Grains.		Gram.
Chlorure de sodium.........	4,946	=	0,550
Sulfate de chaux...........	2,052	=	0,217
Sulfate de magnésie.........	6,500	=	0,690
Carbonate de magnésie......	3,232	=	0,339
— de chaux.........	0,987	=	0,099
Matière organique..........	0,337	=	0,032
Acide silicique.............	0,075	=	0,007
	18,129	=	1,934

(MANUEL BOGUERIN.)

Les affections calculeuses et rhumatismales forment la spécialité de ces eaux, qu'on administre en boisson et en bains. Deux édifices composent l'établissement, dans un site très pittoresque, et au milieu des souvenirs de la domination des Maures.

ALHAMA DE GRANADA (Espagne, province de Grenade, district de Alhama).

Sulfatée magnésique. Tempér., 45° cent.

Une livre d'eau contient :

Gaz azote................	quantité indéterminée.		
Gaz acide carbonique.........			
	Grains.		Gram.
Chlorure de magnésium........	0,7	=	0,073
— de calcium...........	0,3	=	0,030
Sulfate de magnésie..........	1,0	=	0,106
— de chaux.............	0,8	=	0,083
Carbonate de chaux..........	0,8	=	0,083
Acide silicique.............	0,2	=	0,020
Perte	0,4	=	0,040
	4,2	=	0,435

(DAUVENY.)

Ces bains, dont l'importance remonte à une très haute antiquité et semble un peu déchue aujourd'hui, sont fréquentés par des rhumatisants. Leur situation à proximité de Grenade et de Malaga, la bonne tenue de l'établissement qui les renferme, méritent l'attention. Une inscription témoigne qu'à la suite du tremblement de terre de 1755, le volume de la source a doublé.

ALHAMA DE MURCIA (Espagne, province de Murcie, district de Totana). Trois sources principales.

Sulfatée calcique. Tempér., 33° à 45° cent.

1000 parties d'eau contiennent :

	Cent. cub.
Acide carbonique	43,3
Oxygène	1,3
Azote	12,6

Les sels dissous ont été trouvés composés de :

	Par gramme.	*Pour 100.*
Acide chlorhydrique	0,158	15,8
— sulfurique	0,252	25,2
— carbonique	0,116	11,6
— silicique	0,003	0,3
Chaux	0,192	19,2
Magnésie	0,078	7,8
Potasse	0,182	18,2
Soude	0,003	0,3
Fer et alumine	0,002	0,2
Perte	0,014	1,4
	1,000	100

Il est à regretter que cette analyse, exécutée dans le laboratoire de M. Dumas, en France, par M. de Cela, ne fasse pas connaître la composition hypothétique des sels. Nous ne pouvons nous empêcher de faire remarquer la proportion inusitée de potasse que renfermerait cette eau minérale, et qui y existe probablement à l'état de chlorure de potassium.

Cette eau minérale s'applique particulièrement au traitement des rhumatismes et des fièvres intermittentes.

Ces thermes avaient été exploités par les Romains.

ALI (Sicile). Bourg à 23 kilomètres de Messine.

Sulfurée calcique. Tempér.?

	Eau : un kilogr. Cent. cub.
Gaz acide carbonique	81
Gaz hydrogène sulfuré	108
	Gram.
Carbonate de chaux	0,0531
Sulfate de chaux	0,1327
Chlorures de sodium et de calcium	0,0796
Fer	traces
	0,2654

(ALFIO FERRARA.)

On attribue la présence des chlorures de sodium et de calcium dans cette eau, située sur une plage, à son mélange avec l'eau de mer. Elle a quelque analogie avec les eaux sulfurées calciques de la France, et peut-être tout l'acide sulfhydrique n'est-il pas à l'état de liberté, ainsi que l'indique le chimiste qui l'a analysée.

ALIMENTAIRE (Régime). Existe-t-il des conditions particulières de régime qui soient commandées par l'usage d'un traitement thermal ? voici ce que nous avons à considérer dans cet article. Il règne effectivement près de la plupart des établissements thermaux en France, et surtout en Allemagne, certaines doctrines tendant à faire considérer les acides de toute espèce, acides végétaux et acides minéraux, comme contraires à l'action des eaux minérales, et par suite, comme devant être absolument proscrits pendant l'administration d'un traitement thermal. Cette règle de diététique, qui s'applique spécialement à l'usage des fruits, règne d'une façon assez tyrannique sur le public qui fréquente les établissements thermaux, et sur la plupart des médecins qui dirigent ces derniers; mais elle présente beaucoup plus les caractères d'un usage traditionnel que d'une déduction scientifique. Rarement formulée, voici sur quelles raisons nous l'avons vue s'appuyer dans quelques écrits.

Les eaux minérales étant en général alcalines, et en particulier à base sodique, l'usage des acides doit les décomposer, les dénaturer, et par suite, changer le mode d'action qui leur appartient. Cette proscription des acides s'étend ici au vin, dans une autre localité au lait; ailleurs elle prend des allures vraiment superstitieuses, et poursuit impitoyablement la présence d'un peu de vinaigre, ou de citron, dans un assaisonnement, dans une glace.....

Il paraît difficile d'attribuer un caractère un peu scientifique à une question diététique posée dans de pareils termes.

Que les eaux minérales soient la plupart alcalines, et qu'il importe de conserver aussi intactes que possible les qualités chimiques sous lesquelles elles pénètrent dans l'économie, nous n'avons aucune raison de le contester. Mais ce dont il est permis de douter, c'est l'influence que tel régime alimentaire pourrait exercer sur les qualités que nous venons d'énoncer.

Il est vrai que l'usage de la plupart des eaux minérales alcalines, à des degrés divers, détermine les urines à l'état neutre et quelquefois alcalin [voy. Urine]. Il ne faut pas voir là un phénomène de saturation alcaline de l'économie [voy. Saturation], mais un simple phénomène d'Élimination [voy. ce mot], sans négliger l'action des bains journaliers et d'une boisson aqueuse abondante, lesquels suffisent parfaitement pour rendre l'urine neutre.

Mais entre la pénétration d'une boisson alcaline dans l'économie ou par l'absorption cutanée, et l'apparition d'urines neutres ou alcalines, nous ignorons parfaitement ce qui se passe, et sous quelles conditions se comportent les principes chimiques introduits dans l'économie. Représenter sous une forme quelconque la poursuite et la destruction de ces principes par les acides introduits avec les aliments, les boissons ou autrement, ne peut être qu'une pure hypothèse. Mais cette hypothèse elle-même paraît pécher par la base.

Wœhler, Berzelius, Millon, nous ont appris que les sels neutres produits par la combinaison des acides végétaux avec la potasse et la soude subissent, une fois introduits dans l'économie, une décomposition dont le résultat est que l'alcali s'échappe par l'urine à l'état de carbonate, de sorte qu'après un abondant usage de ces sels, l'urine devient assez alcaline pour faire effervescence avec les acides. Voilà pourquoi, suivant Berzelius, il arrive très fréquemment que l'urine devient fortement alcaline après qu'on a mangé beaucoup de certains fruits, tels que pommes, cerises, fraises, groseilles, etc., parce que ces fruits contiennent des citrates, des malates potassiques, que la vie décompose. Cette circonstance explique un fait constaté par l'expérience, c'est que l'usage prolongé de ces fruits fournit un moyen efficace contre les calculs et les graviers d'acide urique (*Traité de chimie*). Quant au vin, lorsqu'on le mêle avec une eau bicarbonatée sodique, celle de Vichy, par exemple, il arrive ce qui suit : la matière colorante du vin verdit sous l'influence des sels alcalins; la matière astringente se combine avec le fer de l'eau minérale, et une portion de l'acide carbonique de cette dernière cède la place aux acides du vin, tartrique, malique, et citrique, et fait des tartrates, des malates, des acétates. Nous parlons ici du mélange du vin avec une eau bicarbonatée sodique. Mais ce n'est généralement pas aux repas que ces eaux sont prises, au moins près des stations thermales elles-mêmes.

Nous avons dû nous arrêter un peu longuement sur cette question des acides, à cause de la place qu'on lui a faite dans la diététique thermale. Abordons maintenant les véritables principes qu'il convient d'assigner à celle-ci. Une simple formule les renfermera tous. C'est que le régime doit être accommodé à la constitution et à l'état morbide de ceux qui prennent les eaux minérales; en d'autres termes, c'est que le traitement thermal n'apporte pas de changement essentiel au régime qui se trouvait précédemment indiqué. Nous n'avons à ajouter à cela que quelques courtes observations.

Un des effets habituels des eaux minérales est d'augmenter l'appétit. Il va sans dire que le régime doit être simple, habituellement substantiel : aussi celui des tables d'hôte chargées de mets multipliés et composés, souvent peu réparateur, est-il généralement détestable. L'obligation de s'y soumettre, à laquelle se trouvent astreints la plupart des malades, est certainement une circonstance fâcheuse, et qui peut nuire dans une certaine mesure aux effets du traitement. Près des eaux qui agissent comme excitantes, telles que les eaux sulfurées et les bicarbonatées sodiques fortes, qui ne purgent point et constipent quelquefois, un régime rafraîchissant, les fruits rouges en particulier, conviennent dans le plus grand nombre des cas. Près des eaux purgatives, ou dont la première action est dépressive, comme la plupart des eaux chlorurées sodiques ou sulfatées sodiques de l'Allemagne (Hombourg, Wiesbaden, Kissingen, Karlsbad, etc.), il faut s'abstenir, au contraire, des fruits, et suivre une alimentation sèche et réparatrice sévèrement dirigée. Ceci donne la raison de la prescription systématique des fruits près des thermes allemands : mais c'est à cause de l'action physiologique de ces eaux, et non à cause de leur constitution chimique, et c'est à tort que l'on a généralisé ces règles en France, où les eaux purgatives sont en fort petit nombre.

ALLEGREZZA (Toscane, comm. del Montagno).

Carbonatée mixte. Tempér., 15° cent.

	Eau : 16 onces.		*Eau : un litre.*
	Grains.		Gram.
Carbonate de chaux..........	0,266	=	0,025
— de soude...........	0,533	=	0,050
Chlorure de sodium..........	0,266	=	0,025
	Pouces cubes.		Cent. cubes.
Acide carbonique...........	1,966		50,7

(GIULY.)

Cette source exhale une odeur hépatique qui la fait considérer comme sulfureuse froide, d'où il résulte que son analyse laisse beaucoup à désirer sous tous les rapports.

ALLEMAGNE. L'Allemagne est amplement douée au point de vue des eaux minérales de toute nature. La plupart des contrées où elles jaillissent en tirent une grande prospérité, due à leur renom médical et aussi à la remarquable entente de leur exploitation. Présenter ici un tableau ne comprenant même que les plus importantes de ces sources, ce serait s'engager dans une entreprise rendue presque impraticable par le manque de documents précis et concordants sur la topographie, et principalement sur la composition chimique de beaucoup d'entre elles. Il nous semble plus avantageux de réunir dans des articles distincts ce qui concerne chacune des divisions de la Confédération germanique à ce sujet, indépendamment des développements consacrés aux stations thermales les plus importantes [voy. AUTRICHE, BAVIÈRE, NASSAU (duché de), PRUSSE, SAXE, WURTEMBERG].

ALLERHEILIGEN (Suisse, canton de Soleure). A 8 kilomètres de Soleure; à 1360 pieds au-dessus du niveau de la mer. Bains nommés aussi de *Tous-les-Saints* et *Bachtelé*.

Carbonatée et *sulfatée calcaire* (Pfluger). Temp., 13° cent.

Il y a un établissement assez fréquenté. Ces eaux conviennent aux états névropathiques. D'après un ancien document, elles étaient renommées du temps de Jules César.

ALLEVARD (France, dép. de l'Isère, arr. de Grenoble). A 18 kilom. de cette ville, à 665 de Paris, situé dans une vallée étroite, mais dans une contrée éminemment pittoresque.

Sulfurée calcique. Tempér., 24°,3; altitude, 475 mètres.

Il n'y a qu'une source, située à une certaine distance de l'établissement thermal. L'eau sulfureuse rencontre dans le puits, au fond duquel elle jaillit, un système de pompes aspirantes et foulantes qui l'élèveut et la conduisent à l'établissement. Les grilles des extrémités inférieures des pompes sont placées sur l'orifice du trou par lequel s'échappe l'eau minérale, qui s'élève d'elle-même dans les tubes de plomb des pompes; par ce moyen l'eau sulfureuse qui arrive à l'établissement thermal ne se trouve en aucune façon en contact avec l'air, et ne subit ainsi aucune décomposition (Niepce).

Le débit de la source est de 2736 hectolitres par vingt-quatre heures.

	Eau : un litre.
	Cent. cub.
Acide sulfhydrique libre	24,75
Acide carbonique libre et des bicarbonates	97,00
Azote	41

	Sels anhydres.	*Sels cristallisés.*
	Gram.	Gram.
Carbonate de chaux	0,305	0,305
— de magnésie	0,010	0,015
— de fer	traces	traces
Sulfate de soude	0,535	1,211
Sulfate de magnésie	0,523	1,065
— de chaux	0,298	0,374
— d'alumine	traces	traces
Chlorure de sodium	0,503	0,503
— de magnésium	0,061	0,061
— d'alumine	traces	traces.
Acide silicique	0,005	0,005
Matière bitumineuse	traces	traces
Glairine	quantité indéterminée	
	2,240	3,139

(Dupasquier, 1839.)

Les applications thérapeutiques des eaux d'Allevard sont les applications communes des eaux sulfureuses: maladies de la peau, catarrhe pulmonaire, état lymphatique; tel est le cercle dans lequel se concentre la pratique générale de ces eaux. M. Niepce assure qu'elles produisent plus facilement que la plupart des autres eaux sulfureuses, et sans qu'il soit nécessaire d'en élever la température, de ces éruptions cutanées que l'on désigne du nom de *poussée*. Si cette observation est exacte, il faudra éviter les eaux d'Allevard dans toute une série d'affections eczémateuses et prurigineuses, où à la médication sulfureuse spéciale il ne faut ajouter qu'une médication topique plutôt sédative qu'excitante. Cependant, nous devons ajouter qu'on a introduit à Allevard le traitement par les bains de *petit-lait*, et que la combinaison de ces bains avec la médication sulfureuse peut rendre la médication d'Allevard parfaitement applicable à ces sortes de cas.

Mais c'est surtout le traitement des affections de l'appareil respiratoire qui a été dans cette station l'objet d'une attention toute particulière. Voici comment M. Niepce expose l'action des eaux d'Allevard dans les affections catarrhales. « L'eau sulfureuse d'Allevard, dit-il, presque identique avec celle de Bonnes, a les mêmes propriétés que cette dernière. Prise en boisson et à petites doses, elle fait cesser les hémoptysies, tandis qu'à hautes doses elle donne lieu à des phénomènes d'hypérémie. Prise sous forme d'inhalation, elle facilite l'hypersécrétion muqueuse, l'active d'abord, puis la fait diminuer et tarir. Après que les sueurs, l'expectoration abondante, la poussée, ont purgé l'économie, les muqueuses reviennent à l'état normal. Ne doit-on pas considérer comme spécifique cette petite fièvre qui arrive à Allevard après quelques jours de traitement, fièvre qui semble ramener l'affection catarrhale à un léger état aigu, lequel paraît destiné à faire mûrir promptement le catarrhe ou à favoriser l'expectoration ? Ces phénomènes si remarquables ne sont-ils pas semblables à ceux que déterminent les Eaux-Bonnes et qu'avait si bien signalés Bordeu?... » M. Niepce croit avoir obtenu de grands succès dans le traitement de la phthisie, surtout au moyen des aspirations de vapeurs sulfureuses et iodées, c'est-à-dire des vapeurs de l'eau minérale. L'inspecteur des eaux d'Allevard s'est fait, au sujet des qualités iodées de l'atmosphère des salles d'inhalation à Allevard, des illusions qui ont été relevées à la *Société d'hydrologie médicale de Paris* (t. IV). « C'est dans le premier degré de la phthisie, dit-il, que les aspirations sulfureuses conviennent essentiellement, et c'est là le triomphe des salles d'inhalations. » M. Niepce a publié des remarques et des observations intéressantes sur ce sujet ; cependant on ne peut accepter que sous toutes réserves l'ensemble de ses résultats, lesquels nous paraissent un peu exagérés. La plupart des observations de ce genre, publiées à Allevard comme ailleurs, laissent à désirer sous deux rapports : des éléments de diagnostic suffisamment explicites, et des renseignements assez étendus sur la santé ultérieure.

Le traitement par les inhalations a reçu à Allevard un développement intéressant, et qui mérite une mention particulière. Il y a deux salles d'inhalations : dans l'une, l'atmosphère est saturée de vapeurs sulfureuses, tièdes ou chaudes ; dans l'autre, l'atmosphère est froide et purement gazeuse. « Ces deux espèces de salles d'inhalations, dit M. Niepce, ont des applications différentes, suivant les affections morbides. Les salles d'aspiration de vapeurs sulfureuses sont indiquées dans les cas de catarrhes bronchiques sans expectoration, accompagnés de toux sèche et pénible, dans la phthisie au premier degré, dans l'asthme sec, dans les laryngites et les angines chroniques ; tandis que la salle d'inhalation gazeuse froide est employée dans les catarrhes avec expectoration abondante. » La salle d'aspiration gazeuse froide d'Allevard consiste en une vaste pièce carrée entourée de banquettes. Au milieu, se trouve une vasque surmontée de vasques superposées et de plus en plus petites à mesure qu'elles s'élèvent. De la dernière se dégagent deux jets d'eau qui retombent sous forme de pluie dans la première vasque, de celle-ci dans l'inférieure, et ainsi de suite jusqu'à la dernière, où elle se déverse, et au moyen de deux conduits elle est entraînée hors de la salle.

L'intérêt d'Allevard nous paraît surtout dépendre de la situation géographique de cette station, loin du centre des eaux sulfureuses, les Pyrénées, et nous pourrons ajouter, de l'excellente appropriation qu'elles présentent aux affections de l'appareil pulmonaire.

ALLEZANI (France, Corse), arrondissement de Corte.

Ferrugineuse bicarbonatée. Tempér., 13° cent.

Deux sources, dont la plus abondante fournit 4320 litres par vingt-quatre heures.

Eau : un litre.	1re SOURCE.	2e SOURCE.
Acide carbonique libre	2/3 du volume.	2/3 du volume.
	Gram.	Gram.
Bicarbonates de chaux et de magnésie	0,240	0,270
— de soude	0,150	0,157
— de protoxyde de fer	0,109	0,109
Chlorure de sodium, Sulfate de chaux, — de soude	0,120	0,130
Matière organique contenant un peu de crénate de fer	»	»
	0,619	0,666

(O. HENRY.)

ALMAS (Hongrie). Village à 24 kilomètres de Komorn, sur la rive droite du Danube.

Eaux signalées comme fortement *sulfureuses*. Il y a de nombreux vestiges romains.

ALMERIA ou **SIERRA ALHAMILLA** (Espagne, juridiction de Pechina, à 3 kilomètres du chef-lieu).

Sulfatée magnésique. Tempér., 52°,5 cent.

	Eau : une livre.		*Eau : 1000 grammes.*
	Grains.		Gram.
Gaz acide carbonique	4,02	=	0,212
Gaz oxygène	1,56	=	0,164
Gaz azote	3,41	=	0,358
Carbonate de magnésie	2,30	=	0,242
— de chaux	1,05	=	0,111
Chlorure de calcium	0,95	=	0,098
— de sodium	0,95	=	0,098
— de magnésium	1,15	=	0,121
Sulfate de magnésie	3,13	=	0,328
— de chaux	1,21	=	0,126
Acide silicique	0,29	=	0,025
	20,02	=	1,883

(GONZALEZ Y CRESPO.)

Cette source, très abondante, sort d'une roche calcaire, mêlée de filons ferrugineux et de quartz, et jaillit avec force, en laissant dégager de nombreuses bulles de gaz. On l'emploie en boissons, bains et étuves, dans les affections rhumatismales et paralytiques.

ALPES (les). Les Alpes forment un groupe de chaînes de montagnes dont le noyau est en Suisse, et qui comprend, en outre, dans son massif une grande partie des hauteurs de la France, de l'Italie, de la Turquie, de la Hongrie et de l'Allemagne. Leurs divisions prennent différents noms, selon les contrées auxquelles elles appartiennent. D'une manière générale, on regarde les Alpes comme constituées par des schistes et des calcaires noirs, jurassiques et crétacés, et par des protubérances de terrain primitif. Des vallées plus ou moins larges et plus ou moins profondes séparent les chaînes parallèles entre elles. Les sources minérales dépendant du système alpin sont très nombreuses. On les rencontre tantôt dans des prairies marécageuses, tantôt dans des gorges, tantôt sur des croupes nues, dans des sites plus ou moins élevés, jusqu'au pied des glaciers. Les deux types sulfureux et chloruré sodique dominent parmi elles. Leur thermalité peut atteindre 77° cent., ce qui est loin de représenter la chaleur supérieure de certaines sources minérales des Cordillères, des montagnes de l'Asie ou même du massif de l'Auvergne.

Les Alpes de France, de Savoie et du Valais renferment des eaux minérales d'une haute importance, parmi lesquelles les chlorurées de la Motte, d'Uriage; les sulfureuses de Gréoulx, d'Allevard, de Challes, d'Aix-les-Bains, de Marlioz, de Moutiers, etc.; les magnésiennes de Montmiral-Vacqueiras, de l'Échaillon; les bicarbonatées de Condillac, Bondonneau, etc.

Sous le rapport du gisement, les eaux carbonatées de la Drôme paraissent se relier au groupe plutonique de l'Ardèche dont elles formeraient une pointe avancée vers l'est, à la limite du terrain néocomien et du diluvium alpin qui y composent la berge gauche de la vallée du Rhône. Quant aux sulfureuses et aux chlorurées, qui courent suivant de grandes lignes de fractions marquant N.-N.-O et N.-S., depuis la Méditerranée jusqu'à l'Isère, puis N.-N.-E., depuis l'Isère jusqu'à la haute vallée du Rhône, on les rencontre surtout, soit vers la limite inférieure du néocomien, soit à la limite séparative du néocomien et de l'oolite supérieure, comme aussi, surtout dans la partie nord du groupe (Isère, Savoie et Valais), à la limite des formations secondaires et des terrains cristallins (schistes micacés, granit du Mont-Blanc). C'est notamment à cette dernière limite que l'on doit rapporter la série d'eaux minérales qui s'étend suivant N.-N.-E. et N.-E. d'Uriage et la Motte à Lavey, Saxon et Loèche. Dans cette série dominent les sulfureuses, les sulfatées et chlorurées magnésiennes, avec iodures et bromures alcalins.

On a plusieurs fois signalé la teneur remarquable en chlorures, en bromures, iodures et en sels magnésiens, des eaux du groupe des Alpes. Cette circonstance ne dériverait-elle pas du fait de voisinage des gisements du gypse et des roches magnésiennes qui, de la Drôme au Valais, s'observent vers les limites des terrains cristallins et des formations secondaires ? Cette question, du plus haut intérêt pour la géologie et le gisement des eaux minérales, est l'objet de recherches de notre collaborateur, M. l'ingénieur J. François.

ALSO-SEBES (Hongrie), à 1 kilomètre d'Eperies, au pied des monts Carpathes.

Sulfatée et *chlorurée sodique*. Froide.

On y compte quatre sources, dont une seule était connue anciennement, la découverte des trois dernières datant d'une époque récente.

Eau : un litre.	AMALIA-B.	FRANZ-B.	LÉLESZ-B.	FERDINAND-B.
	Gram.	Gram.	Gram.	Gram.
Sulfate de soude........	1,749	4,469	11,664	3,499
Chlorure de sodium......	2,333	4,469	3,499	11,655
Carbonate de magnésie...	0,321	0,903	0,628	0,622
— de chaux......	0,318	0,122	0,240	0,143
Sulfate de prot. de fer ...	0,114	0,021	0,002	0,001
Soufre (?)..............	traces	»	»	0,001 ?
Iode...................	traces	»	»	»
	4,835	9,984	16,033	15,921
	Cent. cub.	Cent. cub.	Cent. cub.	Cent. cub.
Gaz acide carbonique.....	86,4	»	»	»
Hydrogène sulfuré.......	»	18,5	2,96	2,16

(PANTOCZEK, 1840).

Ces eaux, offrant des proportions diverses de principes minéralisateurs, selon leurs différentes sources, s'appliquent au traitement des scrofules, et en général, des affections lymphatiques. On a nommé cette station l'*Ischl* de la Hongrie, mais à tort, parce qu'il n'y a point de ressemblance entre la composition des eaux d'Alsò-Sebes et celle des eaux d'Ischl [voy. Ischl]. Le docteur Seegen (*Compend. der allgem. und speciell. Heilquelle*) exprime même des doutes sur la valeur des analyses que nous venons de transcrire, et qu'il serait utile de répéter, les bains d'Also-Sebès étant, par leur situation agréable et leur bonne organisation, appelés à une grande faveur.

ALSO-VACZA (États Autrichiens, Transylvanie). Village du pays des Hongrois.

Sulfurée. Tempér., 32° cent.

	Eau : 16 onces.		*Eau : un litre.*
	Grains.		Gram.
Carbonate de chaux	2,13	=	0,309
Chlorure de sodium	3,19	=	0,463
— de magnésium	3,03	=	0,437
	8,35	=	1,209
	Pouc. cub.		Cent. cub.
Gaz hydrogène sulfuré	14	=	504

(Belteky.)

L'analyse qui précède est loin d'être exacte.

Plusieurs sources jaillissent au pied d'une montagne riche en minéraux de fer et de cuivre, au fond d'une vallée pittoresque. Très bien emménagées, elles ont perdu néanmoins leur vogue, déjà ancienne.

ALTÉRÉES (Eaux). Voy. Dégénérées (Eaux).

ALTITUDE. L'altitude des stations thermales est une circonstance qu'il importe de ne pas négliger, d'autant qu'un grand nombre d'eaux minérales appartenant à des régions montagneuses se trouvent situées à une élévation considérable.

Les plus élevées de l'Europe sont celles de Saint-Moritz et de Loèche, en Suisse, à 1726 mètres, et 1412; en France, Baréges, à 1270 mètres; le Mont-Dore, à 1052 mètres, Cauterets, à 992; la Bourboule, à 857 mètres.

L'altitude absolue n'est pas seulement à considérer, mais encore l'altitude relative : ainsi Paris, n'étant qu'à 30 mètres au-dessus du niveau de la mer, se trouve fort au-dessous de stations qui n'appartiennent pourtant pas à des pays de montagnes, comme Néris à 240 mètres, Vichy à 245 mètres, Bourbonne à 280 mètres. Plombières à 421 mètres, Allevard à 475 mètres, offrent des exemples d'altitudes moyennes.

Ce qui caractérise surtout l'action physiologique d'une altitude considérable, c'est l'excitation qu'elle apporte dans les fonctions de la digestion et de la circulation, ainsi que dans le système nerveux ; d'où résulte un redoublement d'activité dans les phénomènes qui en dépendent, sécrétions, fonctions de la peau, etc.

Or, si l'on considère que la plupart des malades auxquels conviennent les eaux minérales présentent, par suite de conditions hygiéniques mauvaises, ou de l'affaiblissement entraîné par une longue maladie, un état général de langueur et d'atonie des grandes fonctions de l'économie, digestives, cutanées, circulatoires, on peut dire d'une manière générale que l'altitude de certaines stations est une circonstance qui vient concourir dans un sens favorable à l'action du traitement thermal. Ainsi les dyspeptiques, les scrofuleux, les anémiques, qui affluent en si grand nombre dans les établissements thermaux, trouvent certainement, s'ils viennent de régions rapprochées du niveau de la mer, une condition très salutaire et presque thérapeutique par elle-même, dans le séjour d'une localité très élevée.

Mais il est un grand nombre de circonstances où il faut se tenir en garde contre l'action excitante de l'air des montagnes. M. Lombard distingue avec soin l'influence de l'altitude au-dessus (A. alpine) et au-dessous (A. alpestre) de 1000 mètres. Mais comme cette distinction est nécessairement tout artificielle, il est évident que les inconvénients comme les avantages de l'altitude supérieure doivent se faire sentir d'autant plus que l'on se rapproche davantage de 1000 mètres d'élévation.

Si le séjour dans une localité très élevée a pour effet de surexciter les fonctions digestives, circulatoires et nerveuses, et si de telles propriétés sont éminemment salutaires aux individus lymphatiques, affaiblis, cachectiques, elles ne seront pas moins nuisibles à ceux qui sont disposés aux inflammations ou aux congestions actives, ou à l'exaltation du système nerveux. Il y a donc là une série de contre-indications sur lesquelles nous ne saurions trop appeler l'attention, car on n'en tient pas en général un compte suffisant. Il ne faut pas seulement considérer la disposition générale des individus, mais les dispositions locales qui peuvent naître de tel ou tel état organique. Ceci s'applique surtout à la phthisie pulmonaire qui rencontre dans une altitude élevée la plupart des stations spécialement consacrées à son traitement.

Chez les phthisiques disposés aux congestions pulmonaires et partant à l'hémorrhagie, ou bien au retour d'accidents aigus et fébriles, une altitude élevée est une condition nuisible, qui peut compliquer d'une manière fâcheuse l'administration d'un traitement déjà difficile par lui-même.

Sous ce rapport, le Mont-Dore (1052 mètres), Cauterets (992 mètres), Weissembourg (896 mètres), nous paraissent dans des conditions qui devront souvent leur faire préférer Allevard (475 mètres), Ems (91 mètres), même les Eaux-Bonnes (638 mètres). Nous en dirons autant des asthmes secs, avec emphysème, et surtout lésions organiques du cœur ou des gros vaisseaux, en supposant que ces dernières circonstances ne fournissent pas par elles-mêmes une contre-indication formelle à l'emploi des eaux minérales. Ces exemples suffisent pour faire comprendre l'importance que l'on doit attacher à la considération de l'altitude dans le choix d'une station thermale.

ALT-ŒTTING. Voy. NEUOETTING.

ALT-SOHL (Hongrie, comitat de Sohl).

Bicarbonatée mixte. Tempér., 11° cent.

	Eau : 16 onces.		*Eau : 1000 grammes.*
	Grains.		Gram.
Sulfate de soude	1,025	=	0,107
Sulfate de chaux	0,450	=	0,045
Chlorure de sodium	0,075	=	0,006
— de magnésium	0,160	=	0,015
— de calcium	0,050	=	0,005
Carbonate de soude	7,000	=	0,743
— de magnésie	4,600	=	0,488
— de chaux	1,500	=	0,159
— de fer	0,700	=	0,073
Silice	0,500	=	0,053
	16,000	=	1,694
	Pouc. cub.		Cent. cub.
Acide carbonique	22,80	=	820,8

(Prof. KITAIBEL.)

On trouve dans le ressort de cette ville plusieurs sources minérales. La plus importante et la seule usitée est la *Czerwena woda*, autrement dite l'*Eau rouge*, ainsi nommée à cause du dépôt ferrugineux qu'elle produit en sortant d'une roche porphyrique.

ALTWASSER (Prusse, basse Silésie). Village à 4 kilomètres de Salzbrunn, dans une vallée élevée.

Bicarbonatée calcique. Cinq sources. Tempér. 21°,5 à 35° cent.

	Eau : 16 onces.		*Eau : 1000 gram.*
	Grains.		Gram.
Carbonate de soude	1,21	=	0,126
Chlorure de sodium et de potassium	0,09	=	0,006
Sulfate de soude	0,89	=	0,093
Carbonate de magnésie	0,72	=	0,073
— de chaux	2,88	=	0,301
— de protoxyde de fer	0,37	=	0,035
Silice	0,08	=	0,006
	6,24	=	0,637

100 volumes de cette eau ont donné 106 volumes d'acide carbonique.

(FISCHER.)

Le *Georgenbrunnen* (fontaine de Georges) s'emploie plus particulièrement à l'intérieur, et les autres sources sont réservées pour l'usage des bains. Le site passe pour agréable et l'installation pour satisfaisante. La proximité de Salzbrunn permet de compléter les deux cures l'une par l'autre [voy. SALZBRUNN].

ALUMINE. Les auteurs anciens, alors que l'analyse chimique ne reposait que sur des suppositions plus ou moins vraisemblables, avaient admis dans certaines eaux minérales l'existence de l'alun : aussi en avaient-ils formé dans leurs classifications une division spéciale sous le nom d'*eaux alumineuses*. Mais cette dénomination ne pouvait être acceptée par les hydrologistes de la fin du siècle dernier et surtout par ceux de notre époque. Les progrès de la chimie hydrologique ont montré, en effet, que l'alun, ou mieux l'alumine, ne se trouvait dans les eaux minérales en général qu'en proportion très minime. Et comment en serait-il autrement, lorsqu'on sait que l'alumine par elle-même est à peu près insoluble dans l'eau, et que les sels de cette base sont toujours décomposés par l'acide carbonique et les bicarbonates alcalins? Or on connaît peu d'eaux minérales dans lesquelles cet acide et ces derniers sels fassent complétement défaut.

La petite quantité d'alumine contenue dans les eaux minérales tire son origine des silicates doubles, ou roches désagrégées d'abord, décomposées ensuite par l'eau elle-même, la vapeur aqueuse, et enfin par les gaz souterrains.

Dans un grand nombre d'analyses qui remontent à plusieurs années, on voit figurer l'alumine tantôt unie à l'acide silicique et à l'acide phosphorique, tantôt à l'état de liberté, tantôt enfin à l'état de chlorure d'aluminium, et cela pour une proportion déterminée.

Pendant très longtemps, on s'est servi de l'ammoniaque caustique que l'on supposait un réactif sûr pour précipiter l'alumine de ses dissolutions; mais des expériences récentes ont montré que cette base terreuse était très notablement soluble dans l'eau ammoniacale. Actuellement le moyen le plus exact pour la détermination pondérale de l'alumine consiste à neutraliser exactement par l'ammoniaque ou la potasse caustique le produit de l'évaporation de plusieurs litres d'eau, puis de verser dans la liqueur un léger excès de sulfhydrate d'ammoniaque. Cet agent précipite, en même temps que des sulfures de fer et de manganèse, toute l'alumine à l'état de gelée. Le dépôt recueilli est traité par l'acide nitrique bouillant qui le dissout facilement. La solution acide contenant les nitrates de fer, de manganèse et d'alumine est sursaturée par de la potasse caustique reconnue à l'avance exempte d'alumine, et l'on fait digérer le tout au bain de sable. Toute l'alumine se dissout dans l'excès de potasse caustique, tandis que les oxydes de fer et de manganèse se séparent.

La solution alcaline, filtrée et saturée par l'acide nitrique ou l'acide chlorhydrique, est additionnée de carbonate d'ammoniaque qui précipite l'alumine. Celle-ci est lavée avec soin, séchée, calcinée, et enfin pesée.

ALUN. Dans beaucoup d'analyses exécutées pendant le siècle dernier, on voit l'alun figurer parmi les principes minéralisateurs des eaux minérales. Il est vrai de dire que ce sel avait été plutôt admis par la voie hypothétique que par la voie expérimentale.

Les aluns sont, on le sait, des combinaisons de sulfate d'alumine avec du sulfate de potasse, de soude ou d'ammoniaque; il en résulte que c'est principalement dans les eaux sulfatées que ces sels ont été admis, comme dans les eaux minérales de Passy et d'Auteuil. Du reste, les analyses constatent une proportion d'alumine plus forte dans les eaux de cette classe que dans toutes les autres.

L'alun se rencontre-t-il dans ces eaux à l'état d'alun de soude, de potasse ou d'ammoniaque, c'est là que commence l'incertitude, le premier de ces alcalis étant toujours en quantité plus grande que les deux autres. Il y a lieu de croire que le sulfate d'alumine a formé avec le sulfate de soude le sel double en question. Ajoutons enfin que l'on ne peut conclure à la présence de l'alun dans une eau minérale que par la quantité de l'alumine et de l'acide sulfurique [voy. ALUMINE et SULFURIQUE (ACIDE)].

ALYPTÆ, appelés encore *unctuarii*, *reunctores*. Esclaves chargés d'oindre les gens qui venaient se baigner dans les thermes publics, chez les Romains.

AMALFI (royaume de Naples, principauté Citérieure). Ville sur la Méditerranée, à 14 kilomètres de Salerne et 30 kilomètres de Naples. *Bains de mer*.

AMAUROSE. Désignée aussi sous le nom de *goutte sereine*, l'amaurose est souvent la suite d'un état de pléthore et de congestion sanguine dans le cerveau ou dans l'œil, le plus ordinairement vers l'époque moyenne de la vie. Dans d'autres cas, ce trouble fonctionnel de la vision reconnaît pour cause un état d'affaiblissement ou d'épuisement, soit du système nerveux en particulier, soit de toute l'économie. L'emploi des eaux minérales ne saurait s'appliquer avec avantage qu'à l'une ou à l'autre de ces circonstances. On conçoit que l'amaurose, soit congénitale, soit héréditaire, soit résultant d'une altération du nerf optique ou de la portion du cerveau chargée de recevoir les perceptions lumineuses, n'ait rien à attendre de la médication thermale. Beaucoup d'amauroses sont encore regardées comme sympathiques, c'est-à-dire dépendant de lésions d'organes étrangers à l'appareil visuel, ou mieux encore de diathèses déterminées. Il n'est pas bien certain que l'amaurose soit la suite d'une suppression de la transpiration, de la gale ou des affections cutanées diverses, d'écoulement purulent ou catarrhal ancien, de la sécrétion du lait, ni qu'on puisse y reconnaître parfois la rétrocession de la goutte, du rhumatisme, ou de quelque vice constitutionnel. Néanmoins aucun élément d'étiologie n'est à négliger en présence des menaces ou de la confirmation d'une cécité amaurotique. Le degré et la date de l'amaurose, les résultats des traitements antérieurs, et tous les renseignements que l'examen du sujet peuvent fournir dirigeront nécessairement dans le choix de la pratique.

Les eaux purgatives, soit chlorurées sodiques, de *Niederbronn*, de *Hombourg*, *Kissingen*, soit sulfatées sodiques, de *Karlsbad*, *Marienbad*, conviennent, surtout prises à l'intérieur, toutes les fois qu'il faut exercer une action dérivative. Les lotions et les douches avec les eaux sulfureuses et ferrugineuses ont été prescrites dans un but d'excitation locale, mais ce n'est qu'à titre d'agents reconstituants, de révulsifs généraux, ou de modificateurs d'une diathèse quelconque, que les eaux de ces deux classes se recommanderaient [voy. SULFURÉES (EAUX) et FERRUGINEUSES (EAUX)]. Enfin, concurremment avec la boisson des eaux de *Franzensbad*, *Cudorva*, *Kronthal*, *Meinberg*, *Pyrmont*, on soumet, en Allemagne, les amaurotiques aux bains et à la douche d'acide carbonique [voy. CARBONIQUE (ACIDE)]. Ces sortes de douches locales réclament beaucoup de prudence dans leur administration. La cuisson ou la sensation de brûlure que le jet de gaz produit sur l'œil est très vive, et l'on peut à peine la supporter pendant quelques secondes. Les observations de M. Boussingault nous ont d'ailleurs appris que les ouvriers employés dans les mines des Cordillères, et exposés aux émanations du gaz carbonique, finissent par éprouver un affaiblissement de la vue, qui, chez quelques-uns, va jusqu'à la cécité.

AMBERT (France, Puy-de-Dôme, arrond. d'Ambert).

Quatre sources *froides* et *gazeuses* existent sur la commune d'Ambert. Une d'elles (hameau de Rodde) a de 11° à 12°. Une autre est *ferrugineuse*.

AMBLETEUSE (France, Pas-de-Calais, arrond. de Boulogne), à 8 kilomètres de cette ville.

Bains de mer. L'une des plus belles plages du Pas-de-Calais. Joli établissement de bains.

AMBLYOPIE. Voy. AMAUROSE.

AMÉLIE ou **ARLES** (France, Pyrénées-Orient., arrond. de Céret). 38 kilomètres de Perpignan, altitude 278 mètres.

Sulfurée sodique. Tempér., 20° à 61°.

Il y a trois établissements à Amélie, deux appartenant à des particuliers, et un troisième construit par l'État sur une grande échelle, il y a peu d'années, pour le traitement des militaires.

Le nombre des sources dépasse une vingtaine ; voici l'indication des principales, empruntée à M. Genyès (*Étude sur Amélie-les-Bains*, 1855).

	Tempér.	Débit par 24 heures.	Sulfure de sodium. Gr.
Grand Escaldadou (alimentant l'hôpital militaire)..	61°	576 000 lit.	»
Fontaine *Manjolet* (buvette).........	43	»	0,013
Fontaine sur la place.........	55	»	»
Source qui alimente l'établissement *Lamerbessière*.	61	»	0,0160
Source *Arago* (douches).........	60	»	0,0160
Petite source *ascensionnelle* (douches).........	58	»	»
Source *Anglada* (piscine).........	36	»	»
Source de *la Rigole* (douches) .... 31°, 46,	59	»	»
Source *Amélie* (bains sédatifs).........	47	»	0,0088
Source *Hygie*, ou pectorale. } usage interne	32	»	»
Source de *la Galerie*...... } usage interne	20	»	»
Source *Bouis*........... } usage interne	36	»	»

EAU DU PETIT ESCALDADOU.	Gram.
Sulfure de sodium........	0,011
Chlorure de sodium.......	0,045
Carbonate de soude et de potasse..............	0,087
Sulfate de soude..........	0,060
Silicate de soude.........	0,119
Alumine et oxyde de fer....	0,004
Chaux et magnésie........	traces
Glairine................	0,010
	0,336

EAU DU GRAND ESCALDADOU.	Gram.
Sulfure de sodium........	0,012
Chlorure de sodium.......	0,044
Carbonate de soude........	0,071
Carbonate de potasse......	0,010
Sulfate de soude..........	0,049
Silicate de soude..........	0,118
Alumine et oxyde de fer....	0,004
Chaux et magnésie.........	traces
Glairine................	0,009
	0,317

(M. POGGIALE, 1858.)

La grande analogie de composition qui existe entre ces deux sources donne tout lieu de croire qu'elles ont une origine commune. Mais il est difficile d'admettre que la chaux et la magnésie se rencontrent dans ces eaux sans être combinées, ainsi que le ferait croire l'analyse systématique de M. Poggiale. Il est donc plus probable que le silicate de soude est uni avec la chaux et la magnésie pour former un de ces silicates naturels dont le règne minéral nous offre tant d'exemples.

On a résolu à Amélie un problème intéressant au sujet de la conduite des eaux sulfurées. L'hôpital militaire avait été construit à 600 mètres de distance des sources, sans considération pour l'altération que l'eau sulfurée devait subir par suite d'une telle distance à parcourir : aussi l'eau arrivait-elle à l'établissement complétement désulfurée ou à peu près. Il y avait en outre un autre problème à remplir, c'est celui du refroidissement de l'eau minérale. Les tuyaux de conduite ont 600 mètres de développement, sur 19 mètres de pression. Les uns amènent l'eau minérale à sa température native (sans perte très sensible), les autres l'eau refroidie. Les premiers sont de bois de sapin, offrant un diamètre intérieur de 10 centimètres ; leur surface interne a été écouvillonnée avec une solution saturée de muriate de zinc, puis du ciment de Vassy liquide. Les tuyaux de refroidissement sont de plomb, et suivent pendant 300 mètres des cours d'eau douce, froide, et avec lesquels ils s'équilibrent absolument de température. L'eau minérale arrive à l'établissement, chaude ou froide, dans une intégrité entière de sulfuration, moyennant qu'elle coule à tuyaux pleins.

Les eaux d'Amélie occupent une place importante dans la classe des eaux sulfurées, et dans le groupe des Pyrénées orientales [voy. SULFURÉES (EAUX)]. Au point de vue de leur constitution, il faut envisager leur température très élevée, atteignant 40° et 60°, leur sulfuration moyenne, la désulfuration inévitable des bains à cause de leur haute température. Il résulte de là qu'elles appartiennent à la série des sulfurées douces ; moins directement sédatives que Saint-Sauveur, et que les eaux blanchies de Luchon, mais moins excitantes que les sources fortes de Luchon, de Cauterets, et Baréges surtout. M. Genyès insiste cependant sur l'action excitante des eaux d'Amélie, excitation spéciale dans laquelle il suppose que se trouve le principe médicateur. Lorsque nous parlons ici de l'action sédative de ces eaux, c'est en les comparant aux autres eaux sulfureuses.

Telle est, suivant nous, la véritable place d'Amélie parmi tant de sources analogues. Il est plus difficile de faire la part spéciale d'Amélie parmi le groupe des eaux des Pyrénées orientales. Celles-ci n'ont pas encore été suffisamment étudiées. Le parallélisme que l'on a coutume d'établir entre Amélie et le Vernet est-il exact ? Il semble que les différences qui peuvent exister entre ces deux stations thermales doivent tenir plutôt à des questions de localité et d'installation qu'à leurs propres éléments.

Amélie se prête largement à la généralité des applications des eaux sulfurées, dans les *dermatoses*, dans les *catarrhes*, et dans les *rhumatismes* auxquels sa température élevée l'approprie très bien. Mais elle conviendrait moins que d'autres (Luchon, Cauterets, Baréges, Schinznach, etc.), alors que l'on recherchera une action sulfureuse énergique, un appel considérable vers la peau. Sous ce rapport, à part leur température élevée qui les en distingue, les eaux d'Amélie nous paraissent se rapprocher davantage des eaux sulfurées calciques, que des sulfurées sodiques énergiques.

Les eaux d'Amélie ont pris une place importante dans le traitement de la *phthisie*. Cela doit sans doute être spécialement attribue au développement qu'on y a donné à l'emploi des inhalations et aux traitements d'hiver qui y ont été institués. [Voy. CATARRHE, DYSENTERIE, PEAU (MALADIES DE LA), PHTHISIE, SCROFULES.]

Les conditions climatériques favorables d'Amélie-les-Bains ont déterminé la formation d'un établissement d'hiver, qui se trouve suivi par d'assez nombreux malades. Ce sont à peu près exclusivement des phthisiques.

AMÉNAGEMENT des eaux minérales. Pris dans le sens le plus général, l'aménagement d'une source ou d'un groupe de sources minérales est le résultat de l'ensemble des mesures et travaux propres à en assurer l'intégrité, la conservation et l'usage rationnel depuis l'émergence jusqu'aux lieux d'emploi. (Lomet et Moisset, *Mémoires sur Baréges*, 1794).

A l'égard des mesures et travaux à pratiquer à l'émergence pour garantir l'intégrité de l'eau, son débit maximum et sa température normale, voyez CAPTAGE, RECHERCHE. Pour ceux à exécuter de l'émergence aux réservoirs et jusqu'aux lieux d'emploi, pour en assurer la conservation, voyez CONSERVATION, CONDUITE, RÉSERVOIR. Enfin pour ceux à opérer sur les lieux d'emploi, pour y réaliser toutes les applications hydrothérapiques que comportent la nature des eaux et leur valeur médicale constatée par l'observation, voyez APPROPRIATION, ARCHITECTURE THERMALE, DISTRIBUTION, INSTALLATION.

L'aménagement des eaux sur l'émergence, c'est-à-dire la recherche et le captage, tend à devenir du ressort de l'ingénieur assisté des indications de la médecine et de la chimie, en vue de l'application sur les lieux d'emploi. Il en est de même des travaux de conservation et de conduite aux réservoirs, ou aux lieux d'emploi. Quant aux mesures à prendre à l'égard de l'installation des réservoirs et de l'appropriation des lieux d'emploi, l'aménagement réclame, toujours d'après l'indication médicale, le concert de l'ingénieur et de l'architecte.

AMÉNORRHÉE. Qu'il y ait absence de menstruation, ou bien suppression anormale, soit complète, soit incomplète, des règles, on s'accorde en pathologie à reconnaître une aménorrhée. Ces deux états ne sont cependant pas identiques, et tous les auteurs ont insisté sur les différences notables qu'ils présentent au point de vue de l'étiologie, du pronostic et du traitement. L'application thérapeutique des eaux minérales à la rétention ou à la suppression du flux menstruel prendra pour base les causes spéciales ou générales qui les ont produites. Nous écartons tout d'abord, non-seulement les dispositions vicieuses des voies génitales que le sang des règles doit parcourir, mais encore les résultats de circonstances physiologiques données, telles que la lenteur de la puberté sous certaines latitudes, les conditions de ménopause, de grossesse, d'allaitement, y compris des particularités ou anomalies individuelles. L'aménorrhée véritablement pathologique se rattache le plus souvent, chez les jeunes filles, à une délicatesse de constitution, à une faiblesse originaire ou acquise de santé. Il n'est pas rare de rencontrer dans ce même cadre le tempérament lymphatique et même les signes d'affection scrofuleuse prononcée. Enfin la chlorose complète le tableau chez presque toutes, et avec elle s'ajoutent les troubles nerveux qu'elle entraîne à sa suite. Le simple fait du déplacement et du changement de genre de vie que comporte le séjour près d'une station thermale, surtout si celle-ci offre des conditions favorables de topographie et d'altitude, suffit pour modifier la situation de jeunes sujets et favoriser les manifestations d'une fonction tardive. Les qualités stimulantes de beaucoup d'eaux minérales, l'impulsion qu'elles donnent aux propriétés de l'appareil digestif par l'usage interne, l'activité qu'elles déterminent du côté de la peau par les procédés externes, répondent à autant d'indications de l'aménorrhée dont il est question. Ce qui se dira à propos de l'ANÉMIE, de la CHLOROSE et des EAUX FERRUGINEUSES [voy. ces mots] s'entend de même ici. C'est bien en dehors de la classe des sources ferrugineuses proprement dites qu'il faut chercher les moyens de combattre l'influence du tempérament lymphatique ou de relever une constitution affaiblie. Seront préférées, à ces titres, les eaux sulfurées (*Bagnères-de-Luchon, Eaux-Chaudes, Cauterets, Saint-Sauveur, Enghien*); chlorurées sulfureuses (*Uriage, Aix-la-Chapelle*); chlorurées sodiques, particulièrement celles qui contiennent du fer et aussi de l'acide carbonique libre (*Bourbon-l'Archambault, Luxeuil, Baden-Baden, Wiesbaden, Nauheim, Kissingen, Kreuznach*). Les *bains de mer* et l'emploi des *eaux-mères* iodo-bromurées des salines ont encore leur application spéciale en pareil cas [voy. ces mots], pourvu qu'on s'adresse à un organisme capable de fournir une réaction suffisante. Quant aux eaux bicarbonatées sodiques, celles d'entre-elles qui peuvent passer pour ferrugineuses se rangeraient à côté des précédentes (*Cusset, Bourbon-l'Archambault, Soultzbach, Schwalbach*). Il est d'ailleurs un grand nombre de stations thermales où accessoirement on met à profit quelque source minéralisée par des carbonates ou des crénates de fer. Tantôt les bains, le plus souvent tièdes ou frais, courts ou combinés avec la natation dans les piscines, tantôt les douches, surtout celles dites *écossaises* [voy. BAINS, DOUCHES], sont combinés avec l'eau en boisson. S'agit-il d'un défaut de menstruation dû à un état évidemment pléthorique, il sera nécessaire de recourir aux eaux les moins excitantes (*Saint-Sauveur, Néris, Plombières, Gastein, Wildbad*) et d'unir au régime, aux moyens balnéaires, une médication appropriée. Un état d'irritabilité exagérée réclamera la même méthode sédative. Lorsqu'on a lieu de penser, au contraire, que l'aménorrhée est essentielle, c'est-à-dire qu'on ne peut la rattacher qu'à l'absence d'une activité vitale suffisante dans les organes génitaux, et en particulier dans l'utérus, indépendamment des ressources de la mer, des salines, la pratique de l'Allemagne nous fournit les bains et les douches d'acide carbonique [voy. CARBONIQUE (ACIDE), DOUCHES], tels qu'on les administre à *Meinberg*, à *Cudowa*, à *Karlsbad*, etc. On comprend que, sous l'influence excitante de ce gaz, un appel ait lieu dans les systèmes veineux et capillaire, et que, par conséquent, l'atonie de l'organe utérin puisse être efficacement combattue. A plus forte raison, toute la série d'agents que nous venons d'énumérer s'appliquerait-elle au traitement d'aménorrhées provoquées instantanément par une circonstance quelconque, une émotion morale, un refroidissement, ou dépendant d'une altération diathésique ou autre de la santé générale.

AMÈRES (Eaux) (*Bitterwässer*). Expression usitée en Allemagne pour désigner des eaux particulièrement minéralisées par le sulfate de magnésie ou le sulfate de soude, et douées de propriétés purgatives. Au point de vue de la composition, ces eaux présentent des différences dans les proportions de leurs éléments. On les a néanmoins confondues en un même titre, eu égard à leur saveur et à l'action qu'elles exercent plus ou moins, étant bues, sur la muqueuse intestinale. C'est en Bohême que se groupent les principales d'entre elles [voy. BOHÊME, PULNA, SEIDSCHUTZ, SEDLITZ]. On rencontre encore en Suisse celle de BIRMENSTORF, en Hongrie celle de OFEN, la source de FRIEDRICHSHALL, dans le duché de Saxe-Meiningen, etc. Les analyses chimiques de ces diverses eaux et l'appréciation de leurs qualités figurent à chacun des articles qui les concernent.

AMÉRIQUE. En comprenant sous ce nom les deux grandes péninsules unies par l'isthme de Panama, et qui sont distinguées en *Amérique septentrionale* et *Amérique méridionale*, nous constatons que l'une et l'autre partie du nouveau monde abondent en eaux minérales. Les régions équatoriales ont été plus spécialement explorées par d'éminents observateurs et nous offrent, à ce point de vue, des rapprochements très intéressants, en particulier sur la liaison des sources chaudes avec les phénomènes volcaniques [voy. ANDES, ANTISANA, BRÉSIL, etc.]. Les renseignements sont moins complets en ce qui regarde la géognosie et l'hydrologie médicale des *Etats-Unis*. Nous ne connaissons pas d'ouvrage spécial sur cette matière. Alibert (*Précis histor. sur les eaux minérales les plus usitées*) a éprouvé la même incertitude que nous. Il ne semble pas que depuis la publication des détails sommaires qu'il empruntait au consul Warden et au docteur Chervin, les sources minérales de l'Amérique du Nord soient mieux connues, ni surtout aient été l'objet d'analyses chimiques plus parfaites.

D'une manière générale, la distribution des terrains de l'Amérique présente, à peu de chose près, les mêmes caractères que dans l'ancien continent. La base des principaux systèmes de montagnes se compose de granit. Les formations secondaires, avec ou sans accompagnement de houille, se rencontrent seulement à de très remarquables hauteurs. M. de Humboldt a reconnu des couches argilo-calcaires ou argilo-siliceuses dans le grand bassin de l'Amérique septentrionale. Quant aux sources chaudes ou minéralisées, on les trouve dans les sillons intermédiaires des chaînes du système Alleghanien et des montagnes Rocheuses. On en cite à température très élevée : telles sont celles de *Washita*, qui prennent naissance au pied du mont Osark dans l'Arkansas [voy. ARKANSAS] et ont de 56° à 82° cent. Dans l'État de *Virginie*, Volney (*Tableau du sol et du climat des Etats-Unis*) en a signalé un grand nombre célèbres par leurs qualités diverses et désignées sous les noms de *Warm-Spring* (source chaude tempérée), de *Hot-Spring* (source très chaude, de *Red-Spring* (source rouge, etc.). Il est à remarquer que le *Warm-Spring*, par exemple, jaillit au fond d'un profond vallon en forme d'entonnoir, que tout indique avoir été le cratère d'un volcan éteint. Dans le même État, au comté d'*Augusta*, il en est une très thermale et si abondante, qu'elle est employée à mouvoir un moulin. Presque toutes ces sources sont données comme sulfureuses, sans autre indication. La dénomination de *White-Sulphur* qu'elles portent dans le comté de Greenbrier implique leur qualité apparente. On en trouve beaucoup encore dans les autres États de l'Union, *Connecticut*, *Caroline*, *Georgie*, *Kentucky*, *Missouri*, *Pensylvanie*, qui contiennent, à ce qu'on assure, une très grande proportion de gaz hydrogène sulfuré. Quelques-unes même sont bitumineuses. M. le docteur Chervin visita aussi le *Nouveau-Jersey* et, à un kilomètre du village d'*Orange*, nota une station d'eaux ferrugineuses, légèrement sulfatées magnésiennes, très usitées en boisson par les habitants de New-York. Mais les sources les plus renommées, les seules peut-être auxquelles la vogue se soit attachée avec quelque insistance, sont celles de *Ballstown* et de *Saratoga*, qui, froides (9° cent.), minéralisées par le chlorure de sodium et des carbonates terreux et ferriques, ont reçu des appropriations de luxe et d'élégance, et attirent dans la belle saison un très grand concours de monde [voy. BALLSTOWN, SARATOGA]. Les données thérapeutiques nous manquent à peu près sur ces diverses eaux.

AMMONIAQUE. L'ammoniaque forme dans un grand nombre de cas l'une des parties constituantes des eaux minérales. Tout fait supposer qu'elle est le produit secondaire de la décomposition des matières organiques azotées enfouies dans les couches plus ou moins profondes du sol :

aussi ne la rencontre-t-on pas dans les eaux qui sourdent des terrains primitifs. M. Bouis a fait connaître à cet égard le résultat d'expériences qu'il est important de signaler ici :

1° Les eaux thermales sulfureuses ne contiennent pas la moindre trace d'ammoniaque lorsqu'elles sortent directement des terrains granitiques (Olette, Amélie-les-Bains, la Preste, le Vernet, Baréges, etc.).

2° Les eaux sulfureuses, même dites naturelles, mais dont la sortie hors du sol n'a pas lieu directement du granite, et qui contiennent une proportion de chlorure et de sulfate de chaux plus forte que les eaux de la première série, en renferment des proportions diverses (Eaux-Bonnes, Labassère).

3° Les autres eaux sulfureuses sortant des terrains bien moins anciens, et dont l'origine doit être attribuée à la décomposition des sulfates par certaines matières organiques, fournissent des proportions notables d'ammoniaque (Enghien, Belleville, Thernes, etc.).

Il est à croire que ce qui a lieu pour les eaux sulfureuses a lieu également pour les eaux minérales bicarbonatées, sulfatées et chlorurées, et que si quelques chimistes ont indiqué la présence de l'ammoniaque dans des eaux froides émergeant des terrains primitifs, cela provenait du mode opératoire qu'ils ont suivi, comme nous le dirons tout à l'heure.

Quant à celles qui jaillissent des terrains volcaniques, il n'est pas étonnant qu'elles en soient imprégnées, la température élevée à laquelle sont soumises les matières organiques azotées ayant pu par un échange des éléments de ces dernières donner naissance à cette base.

L'ammoniaque se trouve inscrite dans les analyses à l'état de bicarbonate, de sulfate et de chlorhydrate, voire même de crénate et d'apocrénate. Nous sommes d'avis que dans les eaux qui renferment de l'acide phosphorique, cette base peut exister, vu sa minime proportion à l'état de phosphate ammoniaco-magnésien et soluble.

L'ammoniaque se décèle suivant les auteurs, en distillant l'eau minérale avec une petite quantité de potasse ou de soude caustique. Le premier produit distillé contient tout l'alcali, que l'on reconnaît en ce qu'il possède une odeur caractéristique, qu'il ramène au bleu le papier rouge de tournesol, et qu'il colore en bleu céleste les sels de cuivre.

Ce mode opératoire laisse évidemment à désirer. En effet, si la potasse et la soude déplacent très bien l'ammoniaque de ses combinaisons salines, elles réagissent aussi sur les matières organiques azotées naturelles au point de produire de l'ammoniaque. A ces alcalis fixes nous préférons la chaux délitée délayée dans de l'eau, et que nous versons dans l'eau minérale soumise à la distillation. On recueille dans un mélange réfrigérant les 30 ou 40 grammes du liquide qui distille, et l'on y verse du chlorure de platine. La solution est évaporée à une douce chaleur jusqu'à siccité et le résidu est broyé et mis en digestion avec de l'alcool éthéré. On obtient du chlorure double d'ammoniaque et de platine qui, recueilli, lavé, est ensuite calciné. Le poids du platine métallique qui en résulte sert à calculer la quantité d'ammoniaque. Cette méthode pratiquée avec soin ne laisse rien à désirer.

AMPHION (États sardes). Savoie, village à 5 kilomètres de Chablais, à proximité d'Évian.

Ferrugineuse bicarbonatée. Froide.

La seule analyse que l'on connaisse de cette eau a été faite par Tingry en 1786, encore est-elle qualitative. Tingry dit que l'élément prédominant est le fer, puis une quantité notable d'acide carbonique libre, des carbonates de chaux, de soude, de magnésie, du chlorure de calcium, de l'alumine et de la silice, total : 0,70 centigr. par litre d'eau.

L'eau d'Amphion ne s'emploie qu'en boisson, et elle n'est pas également tolérée par tous les malades. Ses propriétés générales sont celles des eaux ferrugineuses (voy. ce mot) fortement gazeuses. La courte distance qui existe entre les sources d'Évian et d'Amphion permet d'associer utilement leurs qualités différentes dans certaines circonstances [voy. ÉVIAN].

AMSTERDAM (Ile d'), nommée aussi île *Saint-Pierre*, faisant partie d'un petit groupe d'îles volcaniques de l'Australie occidentale, et signalée par le voyageur John Barrow comme remarquable par ses sources thermales nombreuses. Dans plusieurs de ces eaux, dont quelques-unes sont fangeuses et où les principes sulfureux et ferrugineux semblent réunis, le thermomètre de Fahrenheit s'élève à 96° (35° cent.), même jusqu'à 104° (40° cent.), et dans d'autres jusqu'à 112° (45° cent.).

ANABAINES. Conferve de la tribu des nostocinées, de la famille des phycées, qui se développent dans certaines eaux minérales sous la forme de filaments simples d'un vert plus ou moins foncé, muqueux, moniliformes, formés d'articles plus ou moins globuleux, mais pouvant affecter des formes secondaires suivant le milieu dans lequel on les rencontre. Comme les Anabaines ne renferment pas moins de quinze à vingt espèces différentes, quelques micrographes ont donné des noms particuliers à quelques-unes d'entre elles. [Voy. ORGANIQUES (MATIÈRES).]

ANALYSE. Aussi loin qu'on remonte dans l'histoire de l'hydrologie, on voit les auteurs se préoccuper de la nature des substances minérales et autres, contenues dans les eaux qui jaillissent du sol : pour cela on eut recours à l'analyse chimique.

Cette partie de la science, longtemps bornée à des suppositions des plus étranges et basée sur des réactions dont les résultats étaient entachés d'erreurs graves, a subi depuis bientôt vingt ans une transformation complète.

Avant cette époque, les chimistes, persévérant dans la routine qui leur avait été léguée par les analystes du siècle dernier, concluaient à l'existence des sels dissous dans les eaux de la manière suivante.

Après avoir déterminé par quelques réactifs spéciaux la nature des gaz et des sels, on procédait à l'analyse quantitative.

L'eau était concentrée à siccité, et le résidu était repris par l'eau distillée froide ou chaude, l'alcool et les acides faibles. Les solutions en provenant étaient à leur tour filtrées et évaporées jusqu'à cristallisation. On obtenait alors des cristaux que l'on reconnaissait au moyen du microscope, et même à l'œil nu, lorsque la proportion en était considérable. Les sels les plus ordinaires que l'on découvrait ainsi étaient le sulfate ou le carbonate de soude, et les chlorures de sodium et de magnésium. Quant à la partie insoluble, produite pendant la concentration de l'eau, on l'inscrivait sous les noms de carbonate de chaux ou de magnésie et de sulfate de chaux, suivant que les acides faibles en dégageaient de l'acide carbonique, et qu'ils les dissolvaient en partie ou en totalité. L'acide sulfhydrique était reconnu au moyen des métaux et de leurs sels (argent, mercure, plomb) et l'acide carbonique par l'eau de chaux.

Si l'on compulse les écrits des auteurs de tout le siècle dernier et même d'une grande partie du siècle actuel, on trouve que tous les éléments minéralisateurs, sauf la quantité, sont représentés à peu près de la même manière, sans qu'on ait tenu compte et de l'eau et des gaz libres dissous par les eaux, ou entraînés avec elles par leur mouvement ascensionnel.

On comprend tout de suite ce qu'une pareille méthode offrait de défectueux. En effet, outre que la proportion exacte des sels séparés par la cristallisation était difficile à effectuer, puisque quelques-uns d'entre eux pouvaient produire des comibnaisons doubles, elle ne pouvait servir à faire connaître la manière dont les acides et les bases sont combinés primitivement dans l'eau. Les nombreuses observations de Murray, Berzelius, Gay-Lussac et H. Rose ont mis hors de doute que l'action de la chaleur sur une dissolution de plusieurs sels, et partant sur les eaux minérales, avait pour effet d'intervertir l'ordre de combinaison des divers acides et des oxydes. Telle eau minérale, par exemple, qui renferme dans l'origine du sulfate de magnésie et du chlorure de sodium, peut donner, par suite de la volatilisation partielle ou complète du véhicule qui les contient, du sulfate de soude et du chlorure de magnésium.

Les nombreux perfectionnements apportés depuis à l'analyse chimique, en général, ne devaient pas tarder à se faire sentir sur l'analyse des eaux.

L'insolubilité de certains sels dans l'eau et de certains acides (silice) a permis de séparer très nettement les principes constitutifs les uns des autres, et des substances importantes au point de vue de la thérapeutique sont venues prendre un rang assuré parmi les éléments minéralisateurs des eaux. A la méthode des concentrations et des dissolvants a succédé celle du dosage des acides et des oxydes par des agents d'une sûreté éprouvée ; de ce nombre sont :

La baryte unie à l'ammoniaque pour l'acide carbonique libre et combiné ; le chlorure de baryum pour l'acide sulfurique ; le nitrate acide d'argent pour le chlore; l'oxalate d'ammoniaque pour la chaux ; le phosphate de soude ammoniacal pour la magnésie ; le nitrate d'argent ammoniacal et la solution titrée d'iode pour le soufre et l'acide sulfhydrique; l'ammoniaque caustique pour le fer ; le succinate d'ammoniaque pour le manganèse; le sulfhydrate d'ammoniaque pour l'alumine; le chlorure de platine pour la potasse ; le phosphore et les acides gallique et pyrogallique pour séparer l'oxygène de l'azote ; l'amidon, l'eau de chlore et l'éther employés ensemble pour découvrir et au besoin doser l'iode et le brome.

D'une autre part, l'appareil de Marsh et celui de Priestley, et la lame de cristal de roche, ont été mis à profit et avec un succès constant pour reconnaître l'arsenic, l'air atmosphérique et l'acide fluorhydrique.

Toute analyse d'eau se compose de trois parties distinctes :

1° De l'analyse qualitative ; 2° de l'analyse quantitative ; 3° de l'analyse systématique ou hypothétique.

Et d'abord disons qu'une analyse ne peut être complète et exacte que lorsque le chimiste auquel incombe cette tâche s'est rendu sur le lieu où la source jaillit. C'est seulement ainsi qu'il peut apprécier la nature du sol, la température de l'eau au moment où elle arrive à la surface du sol, sa pureté, par suite de travaux de captage; qu'il peut observer les gaz spontanés, et au besoin en recueillir pour les examiner ensuite. Il ramasse les dépôts spontanés, premier indice de la nature de l'eau qu'il a à étudier dans le laboratoire.

L'analyse qualitative, qui se pratique toujours à la source, a pour but de connaître les propriétés physiques de l'eau, c'est-à-dire sa couleur, son odeur, sa saveur, et sa limpidité ; après quoi on fait réagir les papiers colorés. Les eaux sulfurées sont analysées par le sulfhydromètre, et l'on reconnaît au moyen de certains réactifs privilégiés la proportion approximative des principes constitutifs, détail important en ce qu'il sert de guide pour l'analyse quantitative.

Cette seconde partie a pour but de connaître la quantité exacte de chacun des principes constitutifs, et cela en en formant des combinaisons insolubles qui permettent de les peser. On en excepte toutefois la silice, qui se dose toujours à l'état de liberté. Dans l'analyse quantitative, on peut comprendre la détermination de la densité par le moyen que nous indiquerons ailleurs [voy. DENSITÉ].

Lorsqu'on a apprécié la somme et la nature des acides, des oxydes et des corps simples séparés comme nous venons de le dire, on procède à l'analyse systématique.

Comme la chimie ne possède pas de données assez certaines pour reconnaître d'une manière exacte l'état sous lequel sont engagés tous les acides, les oxydes et les corps simples contenus primitivement dans une eau minérale, on a imaginé de les convertir par le calcul en combinaisons salines solubles, d'après leurs nombres proportionnels et les propriétés physiques de l'eau.

Cette question, si intéressante au point de vue de l'application thérapeutique des eaux minérales, a donné lieu de la part de plusieurs chimistes à des mémoires très importants qui ont abouti seulement à faire admettre certaines hypothèses comme assez vraisemblables. En effet, si la manière d'interpréter les résultats obtenus par l'analyse quantitative, et en cours maintenant parmi les chimistes hydrologistes, n'est pas à l'abri de toute objection en ce qui concerne quelques-unes des combinaisons salines, elle ne s'éloigne pas autant qu'on le croit de la vérité pour plusieurs autres, et les plus essentielles. Dans les eaux bicarbonatées sodiques, calciques et magnésiennes, dans les eaux chlorurées et sulfurées sodiques, la proportion de l'acide carbonique, de la soude, de la chaux, de la magnésie, du chlore et du soufre est telle qu'on ne peut s'empêcher d'admettre l'existence des bicarbonates de soude, de chaux et de magnésie, ou d'un chlorure ou d'un sulfure. Mais en est-il de même de tous les autres principes minéralisateurs contenus en plus petite quantité dans les eaux? Voilà où commence l'incertitude. Dans ce cas, tout ce que l'analyse peut faire, c'est de classer les acides et les bases d'après les vues les plus probables sur les combinaisons auxquelles ils peuvent donner lieu en s'unissant ensemble, et surtout en tenant compte de la solubilité de ces dernières. C'est ainsi qu'on doit d'abord calculer les bases terreuses comme la chaux, la magnésie, la strontiane, ensuite les oxydes de fer et de manganèse pour terminer par les bases alcalines, potasse et soude.

Un travail analytique d'eau minérale doit toujours indiquer avant l'analyse systématique la somme de chacun des principes constitutifs obtenus dans l'analyse quantitative et pour un litre d'eau. C'est là le seul moyen de reconnaître si celle-ci a subi quelques variations dans sa constitution soit par suite du temps, soit par suite des travaux de captage ou des infiltrations d'eaux douces avoisinantes.

Au point de vue thérapeutique et chimique, il est également important que, dans l'analyse hypothétique, la somme de chacun des principes minéralisateurs soit inscrite isolément. En groupant sous un seul chiffre, deux, trois et quatre sels différents, on ne rend aucun compte de la proportion relative de chacun d'eux, et l'on ne permet pas de vérifier si l'analyse a été faite régulièrement. Cette méthode a été introduite depuis un petit nombre d'années seulement, et la chimie comme la médecine ont le plus grand intérêt à la voir disparaître.

ANAPHI (Archipel grec). Ile, à l'est de Thera, paraissant avoir été produite par un tremblement de terre. — Source thermale nommée par les habitants *Brômonère*, à cause de son odeur hépatique et de sa teinte noirâtre, vraisemblablement due à des principes sulfureux. On la fréquente surtout pour la cure des maladies de la peau. La boue qu'elle dépose, mêlée à quelque corps gras, est fort employée aux usages vétérinaires. (Landerer.)

ANASARQUE. Nous n'avons pas à envisager ici l'anasarque au point de vue de l'hydropisie générale dont elle fait le plus souvent partie, mais l'anasarque des membres inférieurs, dépendant de quelque cause locale, telle qu'un empêchement mécanique à la circulation abdominale, ou bien une altération quelconque de la circulation dans les membres inférieurs eux-mêmes.

L'anasarque dépendant d'une cause générale d'hydropisie doit être considérée comme une contre-indication à tout traitement thermal [voy. HYDROPISIE]. Mais si la cause de laquelle elle dépend est elle-même susceptible de résolution par suite de l'usage des eaux minérales, alors celles-ci peuvent être employées. Il en est ainsi de certains engorgements du foie qui paraissent déterminer de l'anasarque, non pas en vertu de leur nature, mais par suite de leur volume même, et peut-être de la direction suivant laquelle ils se sont développés. Nous en dirons autant de certaines tumeurs de l'abdomen ou du bassin, susceptibles de résolution. On peut voir alors l'anasarque disparaître par l'usage des eaux appropriées, *Vichy* ou *Karlsbad*, par exemple. Les bains ne conviennent généralement pas alors : cependant leur proscription ne saurait être absolue. Les douches produisent communément de mauvais effets. La coexistence d'une ascite avec l'anasarque commandera beaucoup de réserve dans le pronostic et dans l'application des moyens thermaux.

L'anasarque suite de grossesse ou de *phlegmatia alba dolens* [voy. ce mot] est très bien traitée par les eaux résolutives. Cez les femmes lymphatiques, on recourra aux eaux chlorurées sodiques (*Bourbonne*, *Lamotte*, etc.). Dans le cas de constitution moyenne, *Vichy* réussit bien. Il semble que des antécédents rhumatismaux ou dartreux doivent faire préférer les eaux sulfurées chaudes.

ANCIENS (Bains et eaux minérales chez les). Voy. BAINS.

ANDABRE (France, Aveyron, arrond. Saint-Affrique), à 58 kilomètres de Lodève, 92 d'Albi.

Ferrugineuse bicarbonatée. Froide.

Les eaux d'Andabre sont désignées dans l'*Annuaire des eaux minérales de la France* sous le nom de *Camarès*, par erreur : Camarès est une ville située à 4 kilomètres d'Andabre. Les eaux de *Prugnes*, qui étaient réunies par les anciens auteurs à celles d'Andabre sous le nom d'*eaux froides de Camarès*, doivent être distinguées de celles d'Andabre, dont elles sont éloignées de 1 kilom. 1/2.

Il y a à Andabre deux sources principales : celle de la *buvette* ou de la *fontaine*, et celle des *bains*.

Source de la Fontaine (1000 grammes). — Tempér., 10°,5.

	Lit.
Gaz acide carbonique libre	1,1388
	Gram.
Bicarbonate de soude	1,8288
— de chaux	0,2850
— de magnésie	0,2345
— de protoxyde de fer	0,0652
Silice, alumine	0,0005
Chlorure de sodium	0,0790
— magnésium	0,0150
— calcium	0,0150
Sulfate de soude	0,6998
Matière organique et perte	0,0200
Eau pure	996,7572
	1000,0000
En sels	3,2428

(M. LIMOUSIN-LAMOTHE, 1852.)

Les eaux d'Andabre ont été comparées à celles de Vichy : elles présentent en effet beaucoup de points de ressemblance avec celles-ci, sauf une moindre minéralisation, mais une proportion de fer beaucoup plus grande même que dans les sources les plus ferrugineuses de Vichy. Aussi rangeons-nous les eaux d'Andabre parmi les eaux ferrugineuses.

Ces eaux peuvent être employées dans beaucoup d'états morbides variés, troubles fonctionnels de l'appareil digestif, engorgements abdominaux, gravelle, goutte, catarrhe vésical. Mais la détermination de leur emploi sera surtout relative à leur qualité ferrugineuse. M. Girbal nous paraît avoir fait trop abstraction de cette dernière, à propos de l'opportunité des eaux d'Andabre chez les goutteux. Nous ne saurions admettre que, dans la goutte et dans la gravelle, la présence du fer dans les eaux d'Andabre puisse être négligée comme indifférente. Le même auteur fait effectivement remarquer que tout état d'irritabilité nerveuse ou inflammatoire contre-indique les eaux d'Andabre : ceci doit s'appliquer aux dispositions constitutionnelles, névralgiques ou inflammatoires, ou congestives, comme il en existe chez beaucoup de goutteux. M. Girbal assure que les eaux d'Andabre sont parfaitement bien applicables « dans une foule d'hydropisies passives, asthéniques, dans celles surtout qui dépendent de quelque engorgement abdominal. » Cette assertion nous paraît exagérée, cependant il faut en tenir compte. On ne saurait assurément en dire autant des eaux de Vichy. Peut-être les eaux d'Andabre conviennent-elles mieux dans les cas de ce genre, précisément en vertu de leur minéralisation moindre et de leur qualité ferrugineuse.

ANDELYS (les) (France, Eure, arrond. des Andelys).

Source *ferrugineuse* froide (Patissier).

ANDERSDORF (États autrichiens, Moravie). Cercle d'Ollmütz, village à 15 kilomètres de Neustadt.

Bicarbonatée calcique. Tempér., 12° cent.

	Eau : 16 onces.		*Eau : un litre.*
	Grains.		Gram.
Carbonate de chaux	1,270	=	0,161
— de magnésie.......	0,960	=	0,130
— de soude.........	0,100	=	0,010
— de fer............	0,230	=	0,026
Sulfate de chaux............	0,250	=	0,027
Acide silicique..............	0,300	=	0,030
	3,110	=	0,384
	Pouc. cub.		Cent. cub.
Gaz acide carbonique.........	22,50		810

C'est de préférence dans les affections catarrhales des organes respiratoires que ces eaux sont conseillées.

ANDES (les). La Cordillère des Andes est cette immense chaîne de montagnes de l'Amérique du Sud, qui s'étend du S. au N. le long de la côte occidentale de l'Amérique méridionale. Il y a une très grande diversité dans leurs traits généraux, comme dans leur aspect. Le granit constitue la base sur laquelle reposent les formations moins anciennes. Mais ce qui caractérise cette importante région du nouveau continent, c'est depuis le sud du Chili jusqu'au nord de Quito, une alternance de districts de volcans brûlants et de volcans éteints, ou qui du moins peuvent être regardés comme momentanément assoupis. Sur la même étendue, les sources minérales et thermales sont fort nombreuses, et partout elles semblent avoir un rapport intime avec les phénomènes volcaniques. Tantôt elles tiennent en dissolution les gaz qui se rencontrent dans le cratère des volcans, ou elles sont minéralisées par les réactions qui s'opèrent entre les matières ignées. Tantôt, comme cela a été observé par M. Boussingault sur les eaux chaudes qui sourdent du granit de la Cordillère du littoral, elles sont presque pures. Elles ne renferment qu'une petite quantité de silice en dissolution et du gaz hydrogène sulfuré, mêlé d'un peu d'azote. Leur composition est alors identique avec celle qui résulterait de l'action de l'eau sur le sulfure de silicium. M. de Humboldt avait fait la même remarque de cette coïncidence d'une grande pureté avec la thermalité élevée de l'eau de certaines sources américaines, ce qu'il avait déjà vu également dans le cratère du pic de Ténériffe. Il en conclut que la minéralisation des eaux jaillissant à la surface du globe ne tient pas seulement à la nature de la roche d'où nous les voyons sortir, mais beaucoup plus à la route invisible qu'elles parcourent. Du reste, dans la chaîne du littoral de Venezuela, au rapport de M. Boussingault (*Ann. de chim. et de phys.*, 1832), la température des eaux thermales paraît être d'autant moindre que leur hauteur absolue est plus considérable. On cite l'eau chaude de *las Trincheras*, près *Puerto-Caballo*, laquelle se rencontre presque au niveau de la mer, avec une température de 97° cent. La source de *Mariana*, déjà élevée de 476 mètres, a également une température de 64° cent. Enfin, la source d'*Onoto*, placée à 702 mètres d'élévation, n'est plus qu'à 44°,5 cent. Cette régularité dans la température des eaux thermales des Andes ne s'observe plus au voisinage des volcans, dans le terrain trachytique. M. Boussingault (*loc. cit.*) rattache cette circonstance à la proximité des foyers volcaniques et à l'influence que les phénomènes du même ordre doivent exercer sur l'origine des sources thermales, parmi lesquelles on en compte, comme celles de *Guanaxuato* au Mexique, qui sortent du basalte et marquent 96°,4 cent. M. de Humboldt exprime que la chaleur des sources les plus chaudes (95° à 97°) paraît être moins constante que celle des sources comprises entre 50° et 74°. Il est bien vrai qu'à vingt-trois ans d'intervalle, une observation thermométrique qu'il avait faite a été répétée par M. Boussingault sur les thermes de *las Trincheras*, et a donné une variation en plus de 7° environ. Mais de 1800 à 1823, un tremblement de terre avait détruit la ville de Caracas et toutes celles situées dans la Cordillère orientale. Cette perturbation donne une raison suffisante de la variabilité des résultats. La composition chimique des sources principales de l'Amérique du Sud a été fournie par les mêmes savants voyageurs [voy. ANTISANA, AQUAS DE COMANGILLAS, CHIMBORAZO, COCONUCO, CUMBAL]. Aucune d'elles ne semble jouir, parmi les populations actuelles de ces contrées, de la vogue qu'elles avaient avant la conquête, à en juger par les restes de constructions qu'on trouve autour d'elles, au Mexique et au Pérou, par exemple.

ANÉMIE. Les indications des eaux minérales dans l'anémie doivent se déduire des causes accidentelles ou pathologiques de l'anémie elle-même. Si l'anémie est très simple, comme celle qui résulte d'une hémorrhagie accidentelle, d'une épistaxis, d'une métrorrhagie sans lésion organique, etc., les eaux ferrugineuses sont indiquées, et l'on peut dire que toutes le sont également, en tenant compte toutefois de leurs qualités intrinsèques comme eaux ferrugineuses, puisque toutes ne sont pas également minéralisées, toutes ne se prennent pas en bains, etc. [voy. FERRUGINEUSES (EAUX)]. Mais lorsque l'anémie est la conséquence d'un état pathologique particulier, fièvre paludéenne, syphilis, dysenterie, etc., alors il ne faut plus accorder à la présence du fer dans les eaux minérales une importance exclusive, et il faut chercher des stations où le fer se trouve associé aux conditions de constitution réclamées par la FIÈVRE, la SYPHILIS, la DYSENTERIE, etc. [voy. ces mots]. Le fer est en effet un médicament fort insuffisant contre la plupart des états anémiques. Lorsqu'il existe de la dyspepsie ou de la gastralgie, ce médicament n'est pas toujours supporté. Lorsque la peau fonctionne d'une manière très incomplète, l'usage interne du fer ne remplit qu'une partie des indications ; et l'on sait qu'il est très peu de stations ferrugineuses qui puissent fournir à un traitement balnéaire convenable. C'est dans les cas de ce genre que les bains de mer, que les eaux sulfurées combattent très bien l'anémie. Seulement, il faut s'assurer, avant de prescrire les bains de mer, que la réaction puisse facilement s'établir ; dans le cas contraire, les bains sulfureux devraient être préférés.

ANESTHÉSIE. Il s'agit ici de la privation ou de l'affaiblissement, soit de la sensibilité cutanée en général, soit de cette sensibilité limitée à une partie du tronc, de la face ou des membres, survenus sous l'influence d'une maladie. Ce n'est, en général, que comme symptôme ou comme caractère isolé de paralysie que l'anesthésie s'adresse au traitement thermal. [Voy. PARALYSIE.]

ANGERS (France, dép. de Maine-et-Loire, arrond. d'Angers). Puits *ferrugineux*, situé dans la rue des *Carmes*.

	Eau : un litre.
Acide carbonique	indéterminés
Azote	indéterminés
	Gram.
Carbonate de manganèse	0,150
Bicarbonate de chaux	0,233
— de magnésie	0,167
— de fer	0,042
Sulfate de chaux	0,058
— de manganèse	0,317
— de fer	0,017
— d'alumine	0,250
Chlorure de magnésium	0,133
Acide silicique	0,067
Matière organique azotée	0,017
	1,551

ANGINE. Sous la forme chronique, c'est ordinairement à une diathèse que se rapporte l'angine, ou affection inflammatoire de la partie supérieure des voies digestives et des voies aériennes. Relativement à celle qui affecte la membrane muqueuse du larynx ou de la trachée-artère, voyez LARYNGITE, LARYNGÉE (PHTHISIE). Si nous considérons l'angine gutturale proprement dite, c'est-à-dire celle qui a pour siége l'isthme du gosier, le voile du palais et ses piliers, la luette, les amygdales, le pharynx, il en est une variété distinguée comme espèce nosologique par Chomel, et sur laquelle nous possédons des études importantes au point de vue de l'herpétisme et de la thérapeutique thermale, et qui mérite une appréciation particulière [voy. GLANDULEUSE (ANGINE)]. D'une manière générale, nous devons mentionner cette prédisposition à contracter des angines inflammatoires sous l'influence des variations de température, et qui, chez certains sujets, passe en habitude morbide qu'on ne saurait trop combattre. Dans l'enfance, et surtout à l'approche de la puberté, les amygdales se congestionnent très facilement. L'angine *tonsillaire*, ainsi qu'elle est dénommée, amène à sa suite divers accidents. Elle a surtout une tendance marquée à se répéter, et la tuméfaction qu'elle entretient peut finir par être assez considérable pour donner lieu à une gêne permanente de la déglutition et à l'altération de la voix. Dans tous ces cas, le lymphatisme prédomine ; mais comme il s'y mêle un élément catarrhal des moins contestables, on comprend comment les eaux sulfurées revendiquent le traitement des affections dont nous parlons. Les observations recueillies à *Luchon*, à *Cauterets*, à *Enghien*, tendent à prouver qu'à l'aide de gargarismes, de demi-bains chauds, suivis de pédiluves très chauds, et de douches locales administrées avec ménagement, on a vu s'améliorer rapidement des phlegmasies chroniques des tonsilles et l'arrière-gorge se désobstruer. On rencontre les mêmes succès près des sources à la fois chlorurées sodiques et sulfurées (*Aix-la-Chapelle*, *Uriage*). Si l'amygdalite est franchement liée aux phénomènes de la scrofule, il va sans dire qu'elle rentre dans les conditions du traitement de cette diathèse [voy. SCROFULES]. Il en serait de même de l'angine *syphilitique*, laquelle est susceptible de se montrer à toutes les époques de la syphilis constitutionnelle, et ne figure dans notre cadre qu'à une date extrêmement éloignée de l'infection. Souvent alors, en dépit d'un traitement approprié qui a fait disparaître, même pour toujours, les manifestations syphilitiques, il persiste une hypertrophie fort tenace des amygdales. Il y a là une modification de texture dont la médication spécifique n'a pas toujours raison, et outre la gêne de la déglutition qui en dépend, les malades sont encore exposés à la répétition d'angines douloureuses. L'usage interne et extérieur des eaux sulfurées est parfaitement indiqué dans ces circonstances. Les établissements pourvus de salles d'aspiration et d'appareils de humage offrent, à cet effet, des ressources précieuses (*Luchon*, *Vernet*, *Amélie*, *Allevard*, *Pierrefonds*), quoique, le plus fréquemment, l'action générale du traitement thermal suffise pour provoquer la résolution de ces engorgements, sans qu'il soit nécessaire de recourir à des moyens topiques. Quelques auteurs ont admis une angine mercurielle, provenant du traitement de la syphilis par les mercuriaux. Mais le doute règne encore sur ces prétendues lésions rattachées uniquement à l'emploi du mercure, qui, si elles existent, se confondent probablement avec celles de l'affection principale, et doivent être traitées de même. Quant à la diathèse tuberculeuse, on ne trouve guère ses traces dans le pharynx et l'œsophage, sinon à une période avancée, sous forme d'ulcérations. [Voy. PHTHISIE PULMONAIRE. APHONIE.]

ANGINE de poitrine. La plupart des auteurs qui ont écrit sur l'angine de poitrine conseillent les eaux minérales, mais en spécifiant rarement la nature de celles auxquelles il convient de recourir. Fothergill cependant recommande *Bath* d'une manière particulière, et Parry les eaux *ferrugineuses*. On a conseillé aussi les *bains de mer;* et comme les alcalins ont été introduits dans le traitement de l'angine de poitrine, à titre de médicaments fondants ou désobstruants, destinés à faciliter le cours du sang, les eaux minérales bicarbonatées sodiques sont également prescrites. C'est ainsi que l'on a quelquefois des angines de poitrine à traiter à *Vichy*, et aussi parce que l'on croit que la goutte joue un certain rôle dans leur production. Nous ne saurions dire que nous connaissions aucun fait qui soit de nature à recommander l'intervention des eaux minérales dans le traitement de l'angine de poitrine. Mais cette dénomination est fort vague elle-même. Si l'angine de poitrine n'est autre chose qu'une névralgie, il faut toujours prendre en considération, dans la détermination des indications, son état de simplicité ou de complication avec quelque lésion organique, et l'existence ou l'absence de quelque état constitutionnel ou diathésique à manifestations actuelles ou rétrospectives.

ANGLETERRE. Voy. BRETAGNE (GRANDE-).

ANIMALCULES. Voy. INFUSOIRES.

ANIMAUX vivant dans les eaux thermales. On a souvent remarqué la présence dans les eaux minérales, même très chaudes, d'êtres appartenant à diverses espèces animales. Dans les sources de *Washita* (Amérique septentrionale), lesquelles ont 72° cent., on a vu un grand nombre d'insectes qui se jouaient au sein des eaux (James, *Expédition dans les montagnes Rocheuses*). Dans d'autres sources on cite une espèce de paludine qui vit au milieu d'eaux thermales à la température de 50° cent., et a été nommée *Turbo thermalis*. Le *Neritina Prevostina* et le *Melanopsis Audebardi* vivent dans les eaux de Baden (Autriche), à la température de 25° cent. (Huot, *Géogr. phys.*). Le *Limneus pereger*, qui ne se rencontre ordinairement que dans les eaux froides, habite celles de Gastein (Autriche), qui ont près de 48° cent. (Drappiez). M. de Humboldt avait signalé des poissons rejetés vivants du cratère du Chimborazo, au moment d'une éruption d'eau dont la température était de 98° cent. On assure encore que l'on trouve des poissons dans les sources bouillantes des Geysers, en Islande. Une observation de M. de Cumberland (*Biblioth. de Genève*, t. XX) nous apprend que dans l'eau thermale de Poorec, au Bengale, dont la chaleur est de 44° cent., existent des poissons appartenant à un genre dont on compte dix à douze espèces dans les Indes. Ce genre ne comprend que des espèces carnivores, ce qui implique l'existence d'autres êtres animés dans l'eau thermale dont il s'agit. A Albano, dans les eaux à 30° cent., on a trouvé aussi un poisson du genre *Cyclostome*. De pareils faits, joints à d'autres [voy. ORGANIQUES (MATIÈRES)] pourraient servir, dit M. Huot (*loc. cit.*), à expliquer par l'action des eaux minérales, qui doivent avoir été très nombreuses avant l'époque historique, la formation de certains terrains à débris organiques, formation qui n'avait pu être attribuée à une semblable cause, avant qu'on eût reconnu que certains corps organisés pouvaient se développer et vivre dans des eaux dont la haute température semblait devoir être un obstacle au développement de l'action vitale.

ANKYLOSE. L'ankylose, affection qui consiste dans la perte plus ou moins complète des mouvements des articulations, est distinguée en *vraie* et *fausse*, autrement dit en *complète* et *incomplète*, selon qu'il y a soudure des extrémités articulaires entre elles, ou que les articulations malades conservent encore quelque mobilité. Dans ce dernier cas, presque toujours consécutive au repos prolongé des membres dans le cours et dans le traitement d'une fracture, d'une luxation, d'une entorse, d'une hydarthrose, l'ankylose peut être rapportée à une adhérence des feuillets de la membrane synoviale, ou à une simple sécheresse de cette membrane, ou à la rigidité des faisceaux ligamenteux et des muscles qui avoisinent l'articulation. C'est alors que la médication des eaux minérales intervient utilement, surtout si la diminution des mouvements est produite par des altérations survenues en dehors de la jointure, telles que la rétraction des ligaments et des aponévroses, l'atrophie momentanée des fibres musculaires, des dépôts péri-articulaires, etc. On sait d'ailleurs que l'ankylose est plus fréquente dans les articulations ginglymoïdales, comme celles du coude, du genou, de la jambe avec le tarse, que dans toute autre espèce, et qu'il faut tenir compte pour le pronostic des conditions du sujet et de la date de l'affection. Les tumeurs blanches donnent souvent lieu à l'ankylose, mais nous réservons cette lésion spéciale [voy. TUMEURS BLANCHES. CONTRACTURE]. La rigidité d'une articulation, par défaut de flexibilité des ligaments et des muscles, ou par insuffisance de synovie, est traitée avec avantage à l'aide des bains généraux, concurremment avec les douches locales, soit d'eau minérale, soit de vapeur. Les eaux sulfurées et chlorurées sodiques se partagent cette attribution (*Baréges*, *Amélie*, *Aix*, *Bourbonne*, *Balaruc*, *Aix-la-Chapelle*, *Nauheim*). Les frictions et le massage contribuent à amollir les parties molles ou à détruire les adhérences. Mais aussi l'emploi des boues minérales, qu'on met à profit dans certaines localités, comme topique résolutif, ne saurait être négligé dans le traitement de la fausse ankylose (*Saint-Amand*, *Franzensbad*) [voy. BOUES MINÉRALES]. Ailleurs ce sont les conferves croissant dans les bassins des sources qu'on utilise en applications locales sous le nom de *limon* (*Néris*, *Valdieri*, *Acqui*). Les *bains de mer*, les *eaux-mères des salines*, conviendront à propos des complications de diathèse [voy. ces mots].

ANNABERG (Allemagne, roy. de Saxe, cercle de Zwickau). Ville à 12 kilomètres de Wolkenstein.

Carbonatée mixte. Tempér., 22° cent.

	Eau : 16 onces.		*Eau : un litre.*
	Grains.		Gram.
Carbonate de soude.........	1,666	=	0,216
— de magnésie......	0,333	=	0,031
— de chaux.........	0,900	=	0,101
Chlorure de sodium.........	0,473	=	0,047
Sulfate de soude............	0,066	=	0,011
	3,438	=	0,406
	Pouc. cub.		Cent. cub.
Gaz acide carbonique........	0,420	=	15,1

(LAMPADIUS.)

Source peu considérable, sans attribution spéciale.

ANTILLES (les). Les îles de cet archipel, le plus considérable de l'océan Atlantique, parmi lesquelles on en compte de très importantes, offrent toutes un sol volcanique, et dans plusieurs des bouches éteintes existent encore à l'état de fumerolles et de soufrières. Dans le plus grand nombre on trouve des sources minérales, soit *froides*, soit *thermales*, presque toujours *sulfurées*. [Voy. CUBA. GUADELOUPE (la). HAÏTI. JAMAÏQUE (la). MARTINIQUE (la). SAINTE-LUCIE.]

ANTIMOINE. L'antimoine a été signalé, dans le cours de ces dernières années, par M. Will dans l'eau des sources de Rippoldsau (Bavière), par M. Keller dans l'eau de Backasy et de Pandur à Kissingen (Bavière), et par M. Van Kerchoff dans l'eau de la source de Mondorff près de Luxembourg.

La proportion de métal qui existe dans l'eau de ces différentes sources à l'état d'oxyde d'antimoine est excessivement minime; aussi est-ce seulement en opérant avec les dépôts spontanés que les chimistes précédents sont arrivés à le découvrir.

L'antimoine reconnaît sans nul doute pour origine des gîtes métallifères de sulfure d'antimoine décomposé par les eaux minérales. Dans tous les cas, on constate que ces dernières sont notablement chargées de sulfates, et qu'elles appartiennent à la classe des eaux chlorurées et bicarbonatées.

Pour isoler l'antimoine des résidus qui le contiennent, on les traite à chaud par l'acide chlorhydrique concentré et l'on fait passer dans la solution un courant d'acide sulfhydrique qui précipite du sulfure d'antimoine. Celui-ci, recueilli et lavé dans de l'eau saturée d'acide sulfhydrique, est ensuite dissous dans du sulfhydrate de potasse, et l'on y plonge une lame de zinc qui dépose tout l'antimoine à l'état métallique.

Ce métal ayant été rencontré mélangé avec de l'étain et du plomb, il est important de les rechercher en même temps. [Voy. ÉTAIN. PLOMB.]

ANTIOCHE, aujourd'hui **ANTAKIEH** (Turquie d'Asie). Ville en ruines, très peu peuplée, où l'on retrouve, entre autres restes de la splendeur dont elle a joui dans l'Orient sous la dynastie des Séleucides, des sources *thermales* anciennement fort célèbres.

ANTIOQUIA (Nouvelle-Grenade). Vallée où l'on rencontre d'innombrables sources d'eau *salée*, dans lesquelles l'iode se trouve en quantité appréciable.

ANTISANA (Volcan d') (Amérique du Sud, république de l'Équateur). Près de ce volcan, à une hauteur de 3549 mètres, on observe une source ferrugineuse dont la température est de 27°,2 cent. L'eau de cette source contient beaucoup d'acide carbonique, et elle a formé un dépôt calcaire qui est devenu une exploitation de pierre à chaux (Boussingault).

ANTOGAST (grand-duché de Bade). Vallée de la Rench, à 1600 pieds badois au-dessus du niveau de la mer. A 12 kilomètres de la petite ville d'Oberkirch et à 20 kilomètres d'Appenweyer.

Ferrugineuse bicarbonatée. Tempér., 9° cent.

Ces eaux jaillissent en grande abondance des fissures du gneiss.

Établissement particulier, muni de buvette, de seize cabinets de bains, et d'appareils de douches variés. Site très agréable.

Expédition considérable dans toute l'Allemagne.

Les applications de ces eaux sont celles des *eaux ferrugineuses*. Elles s'emploient avantageusement comme boisson de table.

Source d'Antoine. — Une livre de Bade contient par litre :

	Sur 10 000 parties d'eau.	Grains.		Gram.
Bicarbonate de chaux............	8,56401	6,5772	=	0,656
— de magnésie.........	5,35418	4,1120	=	0,410
— de protoxyde de fer....	0,46414	0,3565	=	0,035
— de soude............	6,48555	4,9809	=	0,495
Chlorure de sodium..............	0,45926	0,3527	=	0,035
Sulfate de soude................	7,29527	5,6028	=	0,560
Sulfate de potasse..............	0,74070	0,5689	=	0,051
Triphosphate de soude...........	0,00930	0,0071	=	0,001
Alumine.........................	0,08340	0,0641	=	0,006
Acide carbonique libre..........	13820	13,9301	=	1,401
		36,5523	=	3,650

Traces de bicarbonate de protoxyde de manganèse, d'acide apocrénique et d'apocrénates.
Traces très faibles d'arsenic. (BUNSEN.)

APENNINS (les). La constitution de cette grande chaîne de montagnes, qui traverse toute la péninsule italienne pour se prolonger en Sicile, participe de celle des Alpes [voy. ALPES]. On trouve sur son versant méridional un grand nombre de sources thermales et de sources diverses de gaz et de vapeurs. [Voy. NAPLES (ROYAUME DE). ROMAINS (ÉTATS). SARDES (ÉTATS). SICILE.]

APENRADE (Danemark, duché de Schleswig).

Bains de mer fréquentés du commencement de juin à la fin de septembre, grâce à la douceur du climat de cette localité, qu'explique sa situation au milieu de collines boisées et en face de l'île d'Alsen, à l'abri des vents septentrionaux. Belle plage. Établissement avec bains chauds et appareils de douches.

APÉRITIVES (Eaux). On entend par cette expression, difficile à définir et peu employée aujourd'hui, des médicaments qui ouvrent les voies aux sécrétions, c'est-à-dire qui facilitent et activent les sécrétions, en appliquant cette idée surtout aux sécrétions digestives et biliaires. Dans ce sens, les eaux bicarbonatées sodiques, et surtout les eaux chlorurées sodiques, sont des eaux apéritives, les premières agissant d'une manière plus intime, les secondes sous une forme plus immédiate et plus manifeste, sur les sécrétions en question. Il conviendrait d'ajouter à ces eaux les eaux sulfatées sodiques et magnésiques, laxatives, bien que l'action apéritive comprenne quelque chose de plus étendu et de plus durable que l'action laxative elle-même.

APHONIE. Dans le plus grand nombre de cas, l'aphonie n'est que le symptôme d'une autre maladie. On l'observe dans la plupart des affections de l'appareil vocal, mais particulièrement dans la laryngite chronique, soit que celle-ci, due à une fatigue des organes de la voix, se termine par la laryngite ulcéreuse, soit qu'elle se rattache, sous cette même forme, à la diathèse tuberculeuse [voy. PHTHISIE LARYNGÉE], ou à la syphilis constitutionnelle [voy. SYPHILIS]. Les eaux minérales appropriées à la cure de ces affections générales conviendront également dans le traitement de l'aphonie qui en dépend. Ici s'appliqueraient, avec avantage, les procédés usités pour mettre en contact avec la muqueuse laryngée et bronchique l'eau en vapeur ou réduite en poussière très fine [voy. HUMAGE. INHALATION]. Il n'est pas rare d'observer l'aphonie sans lésion appréciable de l'appareil vocal : on la regarde alors comme sympathique de l'altération d'un autre organe ou de quelque trouble moral, et l'on sait combien, dans ces conditions, elle résiste à la médication la mieux dirigée. Si elle devait être rapportée à la rétrocession de quelque exanthème cutané, les eaux du *Mont-Dore*, de *Loèche*, seraient conseillées dans le but de rappeler à la peau l'activité morbide déviée, sans rien distraire en pareille circonstance de la spécialité d'action des eaux sulfurées sodiques ou calciques (*Eaux-Bonnes*, *Cauterets*, *Enghien*, *Allevard*). Les eaux d'*Ems*, sur l'efficacité desquelles à l'encontre de la phthisie pulmonaire il règne encore quelques dissidences, se recommandent en présence d'une constitution névropathique et contre-indiquant toute thérapeutique excitante ou perturbatrice. Les eaux chlorurées sodiques, ferrugineuses, s'adressent à l'aphonie liée à quelque désordre des fonctions menstruelles [voy. AMÉNORRHÉE. CHLOROSE]. Quant à celle qui accompagne certaines *angines*, entre autres l'angine glanduleuse, nous en référons à l'article relatif à cette maladie [voy. GLANDULEUSE (ANGINE)].

APOCRÉNATES. Dans le courant de l'année 1833, Berzelius annonça qu'il avait découvert dans l'eau minérale de Porla, en Suède, deux acides nouveaux dérivant du ligneux, auxquels il donna les noms de *crénique* et d'*apocrénique* (de κρήνη, source).

Ces composés, qui ont sans nul doute pour origine les matières végétales enfouies dans les couches profondes du sol, mais non encore complétement décomposées, ont été signalés, depuis le travail de Berzelius, dans un grand nombre d'eaux minérales principalement ferrugineuses.

L'acide apocrénique dérive exclusivement de l'acide crénique [voy. CRÉNATES], par suite de l'exposition de ce dernier au contact de l'air. L'analyse constate, en effet, dans l'acide apocrénique, une proportion double d'oxygène et une proportion moitié moindre d'hydrogène que dans l'acide crénique ; aussi les dépôts spontanés des eaux minérales sont-ils toujours plus riches en apocrénates qu'en crénates.

Quoique les dissolutions d'apocrénates alcalins et métalliques possèdent des teintes rouges et brunes très foncées, les eaux minérales qui les renferment n'en sont pas influencées. Il faut en excepter toutefois celle de Porla, qui, au dire de Berzelius, est d'un jaune prononcé.

L'acide apocrénique est brun, peu soluble dans l'eau, plus soluble dans l'alcool absolu et surtout dans une dissolution d'acide crénique. Sa saveur est astringente et rappelle tout à fait celle des matières extractives proprement dites; il forme avec l'ammoniaque, la potasse, la soude, la chaux, la magnésie, des combinaisons insolubles. L'apocrénate de protoxyde de fer est soluble dans l'eau, caractère qui le distingue de l'apocrénate de sesquioxyde de fer, sel peu soluble.

Voici comment on arrive à déceler l'acide apocrénique dans les eaux minérales ou dans leurs dépôts naturels.

Le résidu ou le dépôt de l'eau est dissous dans un acide (l'acide chlorhydrique), afin d'en isoler la silice; on sature les solutions par un peu de carbonate de potasse et l'on fait bouillir avec une petite quantité d'acide acétique. Le mélange filtré est additionné d'acétate de cuivre neutre qui précipite de l'apocrénate de cuivre, sel très peu soluble.

L'acide apocrénique est représenté dans les analyses, tantôt à l'état de liberté, tantôt à l'état d'apocrénate de fer.

L'acide apocrénique possède-t-il, comme semblent l'admettre beaucoup de chimistes modernes, une diffusion très grande? Tel n'est pas notre avis. Pour découvrir cet acide, on a indiqué de faire bouillir les eaux minérales avec une solution de potasse caustique; or ne peut-il se faire que sous l'influence de cet alcali, les matières organiques se transforment d'abord en acide crénique, puis en acide apocrénique? C'est pour obvier à cet inconvénient que nous avons conseillé d'employer le carbonate de soude qui réagit d'une manière moins profonde, et qui décompose aussi bien les apocrénates insolubles que la potasse et la soude caustiques. Nous avons été conduits à faire cette modification à la suite d'essais tentés avec des dépôts d'eaux minérales ferrugineuses dans lesquels on avait indiqué l'existence d'un apocrénate; mais un examen attentif nous a montré qu'il n'en était rien.

APOCRÉNIQUE (Acide). Voy. APOCRÉNATES.

APODYTERIUM, autrement dit *spoliatorium*. On appelait ainsi la première salle des thermes ou bains publics, chez les Romains, dans laquelle on se déshabillait, et où des valets nommés *capsarii* gardaient les vêtements. Pline le jeune (liv. V, ép. 6) est le seul écrivain romain qui fasse mention de cette salle.

APOPLEXIE. Il ne peut être question ici que des suites de l'apoplexie, c'est-à-dire de la paralysie du mouvement et du sentiment que l'apoplexie laisse si souvent après elle. Ce n'est donc pas d'un traitement de l'apoplexie qu'il s'agit précisément, mais d'un traitement de la paralysie [voy. PARALYSIE]. Cependant, comme la persistance d'une paralysie (*hémiplégie*) à la suite d'une apoplexie suppose toujours l'existence d'une lésion organique quelconque dans les centres nerveux, on peut se demander si en même temps que l'on adresse le traitement thermal à la paralysie, on peut attribuer à ce même traitement quelque action sur l'état organique de l'encéphale lui-même.

La forme d'apoplexie aux suites de laquelle les eaux minérales sont le mieux applicables est celle qui est due à une hémorrhagie cérébrale. Les phénomènes spontanés de réparation du foyer hémorrhagique peuvent-ils être atteints par le traitement thermal ? Il n'est guère possible de résoudre une pareille question. Tout ce que nous pouvons dire, c'est qu'il nous paraît vraisemblable que la résorption du caillot hémorrhagique peut être facilitée et hâtée par l'intervention d'un traitement thermal approprié. [Voy. RAMOLLISSEMENT CÉRÉBRAL.]

Ceci conduit à l'examen de cette question : A quelle époque convient-il d'appliquer le traitement thermal? On a généralement exprimé qu'il convenait de l'appliquer à une époque plutôt éloignée de l'apoplexie, c'est-à-dire à une époque où le symptôme paralysie se trouvât à peu près dégagé de sa cause anatomique, sous peine de réveiller les accidents organiques dont l'apoplexie avait été la manifestation. Cependant M. Regnault, médecin inspecteur de Bourbon-l'Archambault, déclare au contraire que, dans les hémorrhagies apoplectiques, le traitement est d'autant plus efficace qu'il est appliqué à une époque plus rapprochée de l'apoplexie. Il doit effectivement en être ainsi, puisque ce traitement est employé précisément à l'époque où le retour des fonctions abolies s'opère naturellement avec le plus de facilité. Mais il faut savoir si l'amélioration obtenue par les hémiplégiques, ou si leur guérison est, sous l'influence des eaux, plus rapide et plus complète ; ce fait est implicitement exprimé d'une manière affirmative dans la proposition émise par M. Regnault ; et en effet il y a tout lieu de croire qu'il en est ainsi. Mais cela ne suffit pas ; il s'agit encore de savoir s'il n'y a pas des inconvénients ou des dangers à employer le traitement thermal à une époque très rapprochée de l'apoplexie, c'est-à-dire aussitôt que le malade est en état de le supporter. Or M. Regnault assure qu'il n'a jamais vu d'accidents suivre cette pratique.

Sans nous prononcer sur les termes de cette question d'opportunité, fort difficile à juger si elle se trouve ainsi posée, nous croyons pouvoir présenter la proposition suivante comme base de la conduite à tenir en pareille circonstance : Le traitement thermal est indiqué lorsqu'à la suite d'une apoplexie, la marche des symptômes annonce que la lésion cérébrale est en voie de retour ou de réparation.

Si l'on attend, en effet, pour commencer le traitement thermal, que la maladie soit entrée dans la période de retour, qui nous paraît seule se prêter à son emploi, on se préserve d'appliquer un traitement, toujours plus ou moins perturbateur, pendant cette première période des apoplexies, encore pleine de périls, où il importe de ne point troubler les premiers efforts réparateurs de l'organisme, et où les accidents et complications qui peuvent survenir réclament des moyens prompts, énergiques, et auxquels les eaux minérales ne sauraient suppléer. Combien peut durer cette période? Il est impossible de le fixer par des chiffres. Il est des individus chez qui la maladie prend avec une grande rapidité cette direction que nous exigeons; d'autres chez qui elle tarde à se décider.

Quant aux moyens à prendre et aux eaux minérales à employer, nous l'étudierons à l'article PARALYSIE; car c'est spécialement la paralysie que l'on a alors en vue de traiter.

APPAREILS BALNÉAIRES. On comprend sous le nom générique d'appareils balnéaires tous engins et instruments servant à l'administration des eaux sur les lieux d'emploi, tels que cuves, vases ou baignoires pour bains totaux, ou partiels, ou locaux; bâches et engins pour douches diverses, pour bains et douches de vapeur, pour l'inhalation. [Pour les détails relatifs aux appareils balnéaires, voy. les mots BAINS. BAIGNOIRE. BALNÉOTHÉRAPIE. DOUCHES. ÉTUVES. INHALATION. INJECTION. VAPEURS.]

APPENZELL (Suisse). A 710 mètres au-dessus du niveau de la mer. *Carbonatée magnésique.* Tempér.?

Près du bourg d'Appenzell, dans la partie des Rhodes intérieures du canton du même nom, se trouvent des bains ainsi appelés *Unterbad* ou *Dorfbad.*

	Eau : une livre.		*Eau : un litre.*
	Pouc. cub.		Cent. cub.
Acide carbonique	2,30	=	41,4
	Grains.		Gram.
Carbonate de magnésie	2,60	=	0,260
— de chaux	1,00	=	0,099
Matière extractive	0,50	=	0,049
	4,10	=	0,408

(SULZER.)

Cette analyse est évidemment incomplète.

APPROPRIATION des eaux minérales. L'appropriation ou l'installation thermale comprend toutes les dispositions propres à garantir, dans les meilleures conditions, l'administration rationnelle et complète des eaux minérales sur les lieux d'emploi. Elle a donc dans son ressort la construction des thermes, la distribution intérieure des eaux, les bassins et appareils balnéaires. Elle constitue, dans son ensemble, la partie la plus importante, sans contredit, de l'aménagement des eaux minérales;

car elle touche le plus immédiatement à tous les détails pratiques de l'hydrothérapie minérale. Le médecin, le chimiste, l'ingénieur, l'architecte, y ont chacun leur part d'action bien déterminée. Au médecin, assisté du chimiste, l'indication formulée, le programme des conditions médicales à remplir à la buvette, au bain, à la piscine, aux étuves, aux douches diverses, à l'inhalation ; à l'ingénieur, les aqueducs et conduites de distribution, les appareils hydrauliques et balnéaires. Du concert de l'ingénieur et de l'architecte doivent résulter la composition et la distribution des thermes, mises en rapport avec le programme médical. Enfin, à l'architecte, la construction proprement dite.

C'est à ce concours, à ce contrôle mutuel et combiné, que nous devons les quelques bons établissements thermaux, trop rares encore, qui se voient en France. Ils présentent des avantages et des garanties de succès trop incontestables pour qu'ils ne se généralisent pas. Trop longtemps chez nous, et, il faut le dire, à l'étranger, l'édification des thermes a été délaissée à des constructeurs d'un mérite souvent reconnu, mais peu soucieux ou ignorants des conditions médicales, physiques et chimiques qui étaient à remplir. Il est donc nécessaire, si l'on ne veut pas ajouter à tant d'insuccès et de fautes regrettables, que, dans l'appropriation des eaux, chacun et tous, médecin, ingénieur et architecte, prennent la place, jouent le rôle qui leur est indiqué par le but à atteindre et par la spécialité de leurs connaissances et de leurs attributions respectives.

Quelque complexe que puisse être la diversité des eaux minérales et de leur application, la marche que nous indiquons aura pour résultat de formuler, au profit de la bonne et saine appropriation de nos thermes, des règles générales qui pourront servir de jalons et réduire les écarts.

Dans ces dernières années, quelques hommes de volonté ont cherché à imprimer cette marche aux travaux d'amélioration de nos établissements. Leurs efforts, dans ce sens, sont loin d'être stériles. Plusieurs de nos bains (Luchon, thermes militaires d'Amélie, Vichy, Mont-Dore, Néris, Luxeuil, Bagnères-de-Bigorre, etc.), quoique entachés encore de certaines lacunes et imperfections, présentent, sous le rapport de l'appropriation thermale, de nombreux détails à étudier et des exemples à suivre. On y trouvera des indications utiles sur les détails de l'appropriation thermale, tels que coordonnance, distribution, dimensions, chauffage, ventilation, éclairage des parties intégrantes des thermes (bain, piscines, douches, étuves, etc.); distribution des eaux; bassins et appareils balnéaires.

Nous avons parlé de la nécessité de formuler les règles générales de l'appropriation des thermes, afin d'arriver plus certainement à l'installation de constructions thermales mises en rapport avec les besoins de la pratique médicale. Les anciens nous fournissent, sous ce rapport, un exemple à suivre. L'étude comparée des constructions et substructions thermales de l'époque gallo-romaine témoigne et met en évidence que leurs fondateurs ont suivi, dans l'appropriation, des règles générales en harmonie avec les mœurs et avec les institutions sociales de l'époque, et néanmoins subordonnées pour chaque nature d'eau et pour chaque localité aux besoins médicaux, comme aux ressources en matériaux de construction. Presque partout où la température propre des eaux le permettait, on voit les sources réunies dans des bassins de recette, auprès desquels sont installées les étuves et quelquefois des douches. Puis à l'aval des étuves ou des bassins de recette, les piscines successives dans l'ordre de la hiérarchie sociale. Ainsi, à l'amont et *ex æquo*, les piscines ornées des patriciens et des dames, puis celles des plébéiens et soldats, enfin, celles des esclaves, toutes successivement alimentées, soit par un même courant, concurremment avec des prises spéciales, soit par des prises particulières, selon l'abondance des eaux.

Le moyen âge a utilisé tels quels les thermes des anciens qui avaient résisté à la réaction antipaïenne, aux injures du temps et à la dévastation des barbares. Toutefois, dans cette période, on avait installé sur plusieurs points, près des piscines, le bain de famille, grande baignoire de trois à six places, ainsi que la douche rudimentaire percutante, et surtout la douche de lotion. Cette modification dans l'appropriation thermale s'explique par les changements dans les mœurs et les institutions sociales, et par la prédominance des affections de la peau et des plaies.

Dans les bains dont la fondation date des XVIIe et XVIIIe siècles, on voit le bain de famille et la douche se multiplier ; puis la grande baignoire de deux et quelquefois trois places ; enfin, la baignoire simple, qui commence à prédominer, dans la seconde moitié du XVIIIe siècle, sur la piscine et sur le bain de famille. Dans la période des XVIIe et XVIIIe siècles, on a continué à faire jouer, dans l'appropriation thermale, un rôle important à la buée de vapeur dans les locaux balnéaires dont les voûtes sont, dans ce but, presque toujours déprimées et surbaissées. Mais, à mesure que l'on s'éloignait de la piscine et du bain de famille, pour faire prédominer la baignoire, et surtout le cabinet de bain, on a relevé les voûtes des locaux et l'on a moins attribué à la buée de vapeur.

Ce mouvement dans l'appropriation thermale a été souvent exagéré et irréfléchi. De même que la piscine tend à reprendre de l'importance là où elle peut être appropriée dans de bonnes conditions d'alimentation et de propreté, de même il y a retour rationnel vers le bain à voûte déprimée et à buée de vapeur régularisée par la ventilation.

Le bain partiel, les bains de pieds et de siége ; le bain avec douches variées, avec douches locales mobiles et d'injection ; les douches spéciales ; la douche froide en pluie ; les bains et douches de vapeur, prennent une importance de plus en plus marquée dans l'hydrothérapie minérale, et par suite, une place de plus en plus intéressante dans l'appropriation thermale.

Enfin, dans ces dernières années, on voit se développer l'application, à la douche, au humage ou inspiration, à l'inhalation, des vapeurs spontanées ou forcées d'eau minérale. Aussi les locaux propres à ces modes de traitement tendent à se multiplier dans nos thermes et à compter dans les moyens d'appropriation intérieure.

Plus récemment, nous voyons les bains et douches d'acide carbonique, depuis quelque temps installés chez nos voisins d'Allemagne, et en essai chez nous, soulever l'attention générale et chercher à se faire une place dans nos thermes. Un mouvement analogue tend à se produire à l'égard de l'inhalation de l'eau minérale à un état d'extrême division par des moyens mécaniques qui se perfectionnent chaque jour. Nous ajouterons que l'immersion et la douche froides, qui constituent ce que l'on appelle vulgairement l'hydrothérapie, commencent à prendre rang dans quelques-uns de nos établissements thermaux, pour se combiner dans des cas déterminés avec le traitement hydro-minéral proprement dit. En un mot, l'appropriation générale de nos thermes, dont nous venons d'esquisser très sommairement l'exposé historique, subit aujourd'hui l'influence de l'hydrologie d'outre-Rhin, et tend à se diversifier par l'assimilation d'éléments nouveaux. Elle aura, dès aujourd'hui, selon la nature des eaux, à compter avec la grande diversité des douches chaudes et froides ; avec l'immersion à tous ses degrés ; avec les bains et douches, ainsi que l'inhalation, soit de vapeurs spontanées ou froides, soit de l'eau divisée, soit enfin de l'acide carbonique pur, ou associé à la vapeur d'eau minérale.

Nous dépasserions les limites de cet exposé sommaire, si nous allions au delà des indications qui précèdent. Les détails qui se rapportent à l'appropriation de chacune des parties des thermes trouveront leur place aux articles spéciaux, aux mots BAINS. CABINET. DOUCHES. ÉTUVES. CARBONIQUE (ACIDE). INHALATION. VAPEURS. etc.

AQUARIUM. Grand réservoir disposé au milieu ou au dehors de l'édifice des thermes romains et destiné à fournir l'eau pour les divers bains.

ARABES (Bains chez les). Voy. BAINS.

ARACHAN ou **ARASSAN** (Asie centrale). Sources *chaudes*, indiquées comme *sulfureuses* par Humboldt, à l'est du lac Alaktogoul. *Arachan* (*eaux bénites*) est d'ailleurs le nom que les Mongols donnent à toutes les eaux minérales et thermales.

ARAMAYONA (Espagne, province d'Alava, district de Vitoria). 850 pieds au-dessus du niveau de la mer, au milieu de hautes montagnes.

Sulfurée calcique. Tempér., 12°,5 cent.

On y trouve également une source *ferrugineuse*. Localité peu fréquentée.

	Eau : une livre.		*Eau : 1000 grammes.*
	Pouc. cub..		Cent. cub.
Gaz sulfhydrique..........	6,675	=	120,1
Gaz acide carbonique.......	0,096	=	0,9
	Grains.		Gram.
Carbonate de chaux.........	6,759	=	0,715
— de magnésie.......	0,096	=	0,009
Sulfate de chaux...........	1,430	=	0,147
— de magnésie.........	0,455	=	0,046
Chlorure de sodium.........	0,788	=	0,079
— de magnésium......	0,387	=	0,036
	9,915	=	1,032

(José Laveria y Basaez.)

L'interprétation théorique indiquée par M. Laveria y Basaez, à l'eau de cette source, ne nous paraît pas très rationnelle; il est plutôt à croire que l'acide sulfhydrique n'est pas entièrement à l'état de liberté, et qu'une partie a formé du sulfure de calcium. L'eau minérale d'Aramayona aurait alors quelque analogie avec l'eau d'Enghien.

ARANGOS (Transylvanie, prov. de même nom).

Ferrugineuse bicarbonatée. Tempér., 12° cent.

	Eau : 16 onces.		*Eau : un litre.*
	Grains.		Gram.
Carbonate de chaux.........	1,400	=	0,162
— de soude.........	0,300	=	0,031
— de fer............	0,900	=	0,110
Chlorure de calcium.........	1,500	=	0,213
— de sodium.........	0,400	=	0,042
Sulfate de soude............	0,800	=	0,100
Acide silicique.............	0,200	=	0,050
	5,500	=	0,708
	Pouc. cub.		Cent. cub.
Gaz acide carbonique........	15,36	=	276,4

(Pataki.)

ARANZARRI (Espagne, prov. de Guipuzcoa, près d'Arechavaleta).

Sulfurée calcique. Froide.

D'après M. Sanchez de Toca, cette eau contiendrait : hydrogène sulfuré, 4^{cc},37 par litre.

Les bains se prennent dans une large piscine de pierre. Ils passent pour très sédatifs.

ARAPATAKA (en allemand, *Arndorf*) (États autrichiens, Transylvanie, comitat d'Ober-Alba). Village à 20 kilomètres de Kronstadt.

Bicarbonatée mixte. Tempér., 12° cent.

	Eau : 16 onces.		*Eau : un litre.*
	Grains.		Gram.
Carbonate de chaux.........	12,800	=	1,870
— de soude.........	9,600	=	1,420
— de magnésie,......	1,600	=	0,311
— de fer...........	0,240	=	0,030
Chlorure de sodium.........	1,000	=	0,140
Sulfate de soude...........	1,600	=	0,311
Matière extractive..........	0,500	=	0,070
	27,340	=	4,152
	Pouc. cub.		Cent. cub.
Gaz acide carbonique........	41,60	=	748

(PATAKI.)

Simon signale, en outre, la présence d'alumine, 0,90. — Cette source est très fréquentée.

ARCACHON (France, départ. de la Gironde, arrond. de Bordeaux).

Bains de mer. La baie d'Arcachon est située par 44° 33′ de latitude nord, et par 3° 15′ longitude ouest au méridien de Paris. Son entrée est à l'ouest; elle forme une vaste étendue de 9 myriamètres de circonférence. Les côtés N. et S., à son embouchure, ne sont séparés de la haute mer que par des dunes de sable que la mer a successivement refoulées, et qui sont recouvertes de magnifiques pins séculaires qui y ont été semés pour arrêter la marche envahissante de ces montagnes. Le rivage est couvert d'un sable fin que la mer couvre et découvre deux fois par jour dans une étendue de 200 mètres, dont l'inclinaison n'est que de 3 mètres et demi. L'eau de la mer, en entrant dans le bassin, ne conserve bientôt plus de ballottements, aussi les lames y sont-elles rares; il n'y a le plus ordinairement qu'un courant de l'ouest à l'est au montant, et un courant contraire au descendant.

L'eau de ces bains a été analysée par M. Fauré, qui lui a trouvé la composition suivante :

	Eau : un litre.
	Gram.
Chlorure de sodium..........................	27,965
— de magnésium..........................	3,785
— de calcium..........................	0,325
Sulfate de magnésie..........................	5,575
— de chaux..........................	0,225
— de soude..........................	0,445
Carbonate de chaux.......................... / — de magnésie..........................	0,315
Matière organique..........................	0,052
Iodure et bromure..........................	indéterminés
	38,687

La station marine d'Arcachon offre, indépendamment de sa situation géographique et climatique, les circonstances suivantes : mer paisible, à peu près dépourvue de lames, acquérant facilement une température sensiblement supérieure à celle qui baigne les côtes de la Bretagne et de la Normandie; littoral abrité par des dunes élevées et plantées de vastes sapinières.

Le bain de mer se présente donc ici dans des circonstances très particulières, et très différentes de celles qui lui appartiennent près de la plupart de nos stations marines. Là le bain de mer, par sa température habituellement basse, par son agitation, représente autant une action hydrothérapique qu'un bain minéral et médicamenteux. Sa durée est forcément très courte, et son efficacité est en raison de la réaction qui s'opère à sa suite. En outre la température assez variable, l'agitation presque toujours considérable de l'atmosphère, la situation découverte de la plupart des plages, créent des conditions hygiéniques auxquelles il existe quelquefois des contre-indications formelles. A Arcachon, au contraire, la mer tiède et à peine agitée constitue un bain médicamenteux qu'il est presque toujours possible de prolonger, et qui n'entraîne pas nécessairement ces mouvements violents de l'organisme dont la solution exige une réaction complète. En outre, la situation du rivage, à l'abri d'élévations couronnées de plantations résineuses, assure à l'atmosphère une tranquillité et une égalité inconnues dans la plupart des autres stations, outre les qualités spéciales qu'y peuvent ajouter les émanations balsamiques dont elle est imprégnée.

Aussi la station d'Arcachon peut-elle s'accommoder à bien des conditions de constitution ou de maladie, auxquelles d'autres stations marines ne pourraient convenir. Il semble que si le voisinage de la mer doive dans quelques circonstances être salutaire aux phthisiques, c'est à Arcachon, du moins si nous ne tenons compte que du littoral français, que ceux-ci trouveront les conditions les plus salutaires et les plus inoffensives à la fois. M. Pereyra assure avoir vu effectivement la constitution générale et les symptômes spéciaux de phthisiques à différents degrés, subir de profondes modifications sous l'influence du séjour à Arcachon, et d'un traitement dont l'inhalation de l'air marin et des émanations résineuses faisait les frais principaux. Le même auteur a reconnu que ce même séjour est remarquablement toléré dans les affections organiques du cœur (*Des bains de mer d'Arcachon; de l'influence des bords de ce bassin sur les tuberc. pulmon. et les malad. du cœur*, 1853). On pourra consulter encore sur ce sujet un mémoire du docteur Pouget, inséré dans l'*Union médicale* (février et mars 1855), sous le titre suivant : *De l'influence et de l'action de l'atmosph. maritime dans le traitem. prophyl. et curatif de la phthisie pulmon. tuberculeuse.*

ARCHENA (Espagne, province de Murcie, juridiction de Mula). *Sulfurée* et *chlorurée sodique*. Temp., 52°,5 cent. Source abondante.

	Eau : une livre.		*Eau : 1000 gram.*
	Grains.		Cent. cub.
Gaz acide carbonique.........	1,846	=	119,6
— sulfhydrique........	3,239	=	224,5
	Grains.		Gram.
Chlorure de sodium.........	13,705	=	1,454
— de magnésium......	2,352	=	0,247
Sulfate de soude............	1,117	=	0,117
— de chaux............	0,294	=	0,026
Acide silicique..............	0,058	=	0,005
Sulfure de sodium...........	quant. indét.		
	17,526	=	1,849

(Nicolas Sanchez de las Matas.)

Ces eaux jouissent d'une très ancienne renommée dans le traitement des affections syphilitiques. Elles s'emploient en boisson, bains et étuves. Il y a un établissement assez fréquenté, lequel, après avoir appartenu à l'ordre de Saint-Jean de Jérusalem, relève dans ses dépendances de l'État et de propriétés particulières. On y trouve des vestiges d'exploitation romaine et mauresque.

ARCHITECTURE THERMALE. Le rôle de l'architecte dans les constructions thermales a un haut degré d'importance. Après avoir, de concert avec l'ingénieur, d'après le programme médical, coordonné, distribué les locaux destinés à l'administration des eaux, gaz et vapeurs, tout en tenant compte des conditions requises pour la buée, pour l'éclairage, pour le chauffage et la ventilation, il doit se préoccuper du choix, toujours difficile, des matériaux de construction au point de vue de la solidité et surtout de la durée

La grande peinture murale de la salle d'attente des thermes de Luchon, qui représente la médecine recevant les indications de la chimie et de l'hydraulique, pour les traduire à l'architecture, résume un enseignement profond, qui devrait faire règle pour l'avenir.

Les anciens nous ont laissé des données très précieuses comme ordonnance générale de locaux et sous le rapport du choix et de l'emploi des matériaux de construction. Les moins défectueux de nos établissements ont dû leur faire des emprunts, qui, toutes les fois qu'ils ont été faits avec mesure, ont été profitables (*Aix*, *Mont-Dore*, *Luchon*, *Amélie*, *Vernet*, etc.).

Si, dans le plus grand nombre de nos bains, l'administration des eaux est en souffrance, si elle ne répond ni à la valeur curative des sources, ni aux besoins des traitements qui y sont pratiqués, cela tient presque toujours à ce que la construction en a été faite, soit par les propriétaires, soit par des architectes agissant en dehors de l'indication chimique et médicale, sans se préoccuper des conditions réclamées par la convenance et la destination.

Il serait désirable que l'administration supérieure qui autorise l'exploitation des sources minérales, qui est représentée sur les lieux d'emploi par un médecin délégué, pût mettre en action la peinture murale des thermes de Luchon, et n'autoriser aucune construction thermale qui ne serait pas étudiée d'après un programme médical fourni par le médecin délégué. L'administration, par ses conseils techniques spéciaux, ferait préalablement examiner et contrôler les programmes médicaux et les projets qui en découleraient. Il n'est pas douteux qu'une telle mesure, alors qu'elle n'aurait pas un caractère rigoureusement officiel, rendrait d'importants services aux propriétaires des sources et à la santé publique.

Elle permettrait de rattacher les constructions thermales aux données fournies par les meilleurs types anciens et modernes, ainsi qu'aux règles d'une appropriation intérieure, mise en rapport avec la nature et la spécialité des eaux, avec les besoins thérapeutiques à remplir. Elle imprimerait ainsi unité et généralité de vues, et provoquerait rapidement des résultats intéressants pour le progrès de l'architecture thermale.

N'arrive-t-il pas que bien souvent nos bains sont édifiés par des hommes qui n'ont pas vu, qui ne savent pas, et qui ne sont pas dirigés, parce qu'autour d'eux on n'a pas vu, on ne sait pas davantage ? Or si les vues et les études de ces hommes pouvaient être l'objet d'un contrôle bienveillant et éclairé de conseillers compétents, que d'erreurs écartées, que de dépenses improductives seraient évitées ! et en même temps que de bien-être et d'améliorations réelles rapidement introduits dans l'hydrothérapie minérale !

Les règles de l'architecture thermale dérivent immédiatement de celles de l'appropriation. Si les anciens ont eu leur architecture thermale nettement formulée (nous faisons ici allusion moins aux thermes si splendides des grands centres de population qu'aux constructions édifiées sur les sources minérales pour l'usage particulier de ces eaux), c'est qu'ils avaient profondément étudié les besoins à remplir, et qu'ils se sont toujours, et avant tout, préoccupés des conditions de convenance et de destination.

Si nous voulons arriver au même résultat, nous devons nous inspirer des mêmes vues, étudier attentivement le fonctionnement de chacune des parties intégrantes de nos thermes et nous pénétrer des besoins à remplir.

L'étendue de ce travail ne nous permet pas d'y concentrer toutes les indications nécessaires pour la formule des bases de l'architecture thermale. Ces indications se trouveront produites dans les articles spéciaux à chacun des modes d'application ou d'administration des eaux minérales. [Voy. BUVETTE. CABINET DE BAIN. DOUCHE. ÉTUVES. INHALATION. MATÉRIAUX. VAPEURS. VENTILATION. etc.]

ARCIDOSSO (Toscane). Bourg, à 50 kilom. de Grosseto. Deux sources.

Ferrugineuse bicarbonatée. Tempér., 16° cent. et 24° cent.

	Eau : 16 onces.		*Eau : un litre.*
	Grains.		Gram.
1° Sulfate de chaux	1,066	=	0,104
Chlorure de sodium	0,266	=	0,026
Carbonate de chaux	1,599	=	0,157
— de fer	0,799	=	0,077
	3,730	=	0,364
	Pouc. cub.		Cent. cub.
Acide carbonique	1,066	=	38,2
	Grains.		Gram.
2° Carbonate de fer	1,066	=	0,104
— de magnésie	0,533	=	0,050
— de soude	0,266	=	0,026
Chlorure de magnésium	0,266	=	0,026
	2,131	=	0,206
	Pouc. cub.		Cent. cub.
Acide carbonique	1,066	=	38,2
Hydrogène sulfuré	traces		traces

(GIULI.)

Ces eaux jaillissent d'une roche trachytique ; on les emploie à titre de médication tonique.

ARÉCHAVALETA (Espagne, prov. de Guipuzcoa, district de Vergana). Sur la frontière de France. Plusieurs sources très voisines.

Sulfatée calcique. Tempér., 17°,5 cent.

	Eau : une livre.		*Eau : 1000 grammes.*
	Pouc. cub.		Cent. cub.
Gaz acide sulfhydrique	3,462	=	124,4
— carbonique	2,423	=	87,2
	Grains.		Gram.
Sulfate de chaux	11,4881	=	1,218
— de soude	2,2313	=	0,232
— de magnésie	2,5134	=	0,266
Carbonate de chaux	3,2431	=	0,339
— de magnésie	0,0903	=	0,006
Chlorure de sodium	3,1511	=	0,333
— de magnésium	0,2141	=	0,020
— de calcium	0,1479	=	0,011
Acide silicique	0,1051	=	0,010
	23,1844	=	2,435

(LLETGET et MASARNAU.)

Il y a un établissement suffisamment installé.

ARÉGOS (Portugal, prov. de Beira). Village à 39 kilomètres de Lamego.

Eaux faiblement *sulfurées*, très thermales. Tempér., 61°,25 (F. Tavares).

ARÉNATION. On entend, sous ce nom, une opération qui consiste à couvrir de sable chaud une partie ou la totalité du corps d'un malade. Elle s'utilise sur beaucoup de plages maritimes, et plus particulièrement sur les côtes de la Méditerranée, où cette pratique est associée à celle des bains de mer. [Voy. MARIN (TRAITEMENT).]

ARENOSILLO (Espagne, prov. de Cordoue, district de Montoro).

Chlorurée sodique sulfureuse. Tempér., 23°,8 cent.

	Eau : une livre. Grains.		*Eau : 1000 gram.* Gram.
Acide sulfhydrique.........	0,750	=	0,078
— carbonique..........	0,375	=	0,036
Chlorure de sodium.........	0,625	=	0,063
— de magnésium......	0,500	=	0,053
— de calcium.........	0,250	=	0,025
Acide silicique.............	0,375	=	0,036
Matière végéto-animale......	0,625	=	0,063
Perte....................	0,500	=	0,053
	4,000	=	0,293

(AVILÈS Y CANO, 1836.)

Ces eaux, peu fréquentées, s'appliquent surtout au traitement des affections de la peau et des scrofules.

ARENSBURG (Russie d'Europe, gouvern. de Livonie). Ville et port. *Bains de mer*, sur la côte méridionale de l'île d'OEsel, dans la mer Baltique. Dans cette localité, on utilise, depuis de nombreuses années déjà, la vase que la mer dépose sur la plage, et il existe un établissement pour l'emploi de ces boues préalablement chauffées, en applications topiques ou en bains, dans tous les cas où les boues minérales sont usitées. [Voy. BOUES MINÉRALES.]

ARES (Portugal, prov. d'Abutejo). Bourg à 36 kilomètres de Portalègre.

Sources sulfureuses. Tempér.?

AREZZO. Voy. MONTIONE.

ARGENTIÈRE (Ile de l'). Petite île de l'archipel grec, près de Milo, véritable groupe de matières volcaniques. Des eaux chaudes y attestent encore l'existence d'un foyer souterrain en pleine activité ; elles sortent d'un rocher près de la mer, à la partie N.-O. de l'île. Les Grecs n'emploient ces eaux que comme topiques sur les parties souffrantes, et accompagnent leur usage de pratiques superstitieuses. Non loin de cette source se trouvent les bains de *Loutra* [voy. ce mot].

ARGENTIÈRES (France, Allier, arrond. de Montluçon).

Bicarbonatée sodique. Froide.

Eau : un litre.

	Source du Petit Gravas.	Source du Grand Gravas.
	Gram. Lit.	Gram. Lit.
Acide carbonique libre.........	2,010 (0,016)	0,885 (0,447)
	Gram.	Gram.
Bicarbonate de soude anhydre.....	1,810	3,959
— de potasse, évalué....	0,002	très peu
— de chaux............	0,603	0,342
— de magnésie.........	»	0,210
— de protoxyde de fer...	0,001	0,002
Arséniates de soude et de fer.....	trac. sens.	traces sens.
Sulfate de soude.............. — de chaux.............. — de magnésie...........	1,353	1,300
Chlorure de sodium.............	0,973	0,884
— de potassium...........	indices	
Iodure alcalin..................	traces	traces
Acide silicique ou silicate....... Alumine....................... Phosphate terreux.............. Matière organique..............	0,045	0,056
	6,797	7,638

(O. Henry, 1858.)

Les eaux d'Argentières sont employées en boisson, et l'on a trouvé qu'elles présentaient dans leurs applications, comme dans leur constitution, certaines ressemblances avec celles de Royat.

ARGILE. A l'époque où la chimie ne pouvait encore s'appuyer sur l'analyse pour constater d'une manière évidente la nature intime de la matière, les auteurs admettaient dans les eaux minérales la présence de l'argile ou de la terre argileuse que l'on confondait quelquefois avec la silice. Le nom d'argile disparut tout à fait dès qu'on eut fait connaître les propriétés physiques et chimiques de l'alumine, base de cette matière, comme on sait.

Il est cependant une distinction à faire entre l'argile et l'alumine qui, par le fait, peuvent se trouver dans les eaux minérales : c'est que tandis que l'alumine y est toujours en dissolution [voy. ALUMINE], l'argile, au contraire, s'y trouve en suspension. Ainsi, lorsque les eaux se dégagent des sources avec force et abondance, et qu'elles traversent des couches de terre argileuse, elles entraînent avec elles de l'argile en poudre excessivement ténue qui les trouble notablement.

Cette circonstance doit être prise en grande considération toutes les fois qu'il s'agit de soumettre à l'analyse une eau minérale placée dans une semblable condition. On s'exposerait alors à doser comme principe minéralisateur et essentiel une substance qui serait simplement accidentelle. Il est donc indispensable, avant tout traitement, d'abandonner l'eau à elle-même jusqu'à ce qu'elle se soit éclaircie, ou bien encore de la filtrer.

L'argile des couches profondes du sol, soumise à un lavage prolongé des eaux minérales sursaturées de gaz carbonique ou chargées de certains sels, entre partiellement en dissolution. C'est en partie à elle qu'est due la proportion notable d'alumine que l'analyse constate dans les eaux minérales qui émanent des terrains secondaires et tertiaires, dans certaines eaux sulfatées, par exemple.

ARKANSAS (États-Unis). Sources très nombreuses à environ cinq milles de la rivière Washita et à un quart de degré au nord de la frontière de la Louisiane. Leur composition chimique n'est pas indiquée. On n'a pu s'assurer de leur température exacte; mais elle excède 65° cent., et l'une d'elles, la plus chaude, peut marquer 82°,2 cent. Nous n'avons en France que les eaux de Chaudes-Aigues dont la chaleur soit aussi élevée que celle-là. Aussi, après deux ou trois semaines d'un temps sec, devient-il impossible de se baigner dans le réservoir où toutes les sources d'Arkansas viennent se rendre. Pour en agir ainsi, on est obligé d'aller à environ un demi-mille plus loin. Le plus souvent elles sont employées après avoir été convenablement refroidies. Leur usage médical se déduit sans doute de cette thermalité remarquable, puisqu'elles sont réputées dans le traitement des affections rhumatismales, des paralysies et des maladies cutanées.

ARLANC (France, Puy-de-Dôme, arrond. d'Ambert). Deux sources. *Ferrugineuse bicarbonatée.* Froide.

	Gram.
Bicarbonate de soude	0,3840
Chlorure de sodium	0,0440
Bicarbonate de magnésie	0,1860
— de fer	0,0750
— de chaux	0,2090
Silice	0,2500
Matière organique	traces
	1,1480

(BARRUEL.)

Ces eaux minérales sont utilisées en boisson, par les habitants du voisinage, dans toutes sortes de maladies chroniques.

ARLES. *Bains près d'Arles.* Voy. AMÉLIE.

ARMAJOLO (Toscane, arrond. de Sienne, dioc. d'Arezzo). Petit village dans le val d'Ombrone.

Sulfurée et *carbonatée calcique.* Tempér., 31° cent.

D'après le professeur Battini, le gaz que contient cette eau minérale est formé de beaucoup d'acide carbonique et d'un peu d'hydrogène sulfuré, et ses principes fixes consistent en carbonate de chaux, qui prédomine, en sulfaté de chaux, et, suivant Hæfer, en sulfate de soude.

ARNEDILLO (Espagne, province de Logrono).

Chlorurée sodique. Tempér., 52°,50 cent.

	Eau : une livre.		*Eau : 1000 gram.*
	Pouc. cub.		Cent. cub.
Air atmosphérique et acide carbonique.	2,35	=	84,6
	Grains.		Gram.
Sulfate de chaux..................	5,437	=	0,572
— de soude................	8,762	=	0,927
Chlorure de sodium................	51,259	=	5,441
— de magnésium............	6,061	=	0,642
Carbonate de chaux................	3,562	=	0,376
— de protoxyde de fer	0,537	=	0,054
	75,618	=	8,012

(José Elvira, 1837.)

L'établissement, muni de bains, d'appareils de douches et de cabinets d'étuve, placé dans un site agréable, attire un assez grand concours de rhumatisants et de syphilitiques.

ARNSTADT (Allemagne, princip. de Schwarzbourg-Sondershausen). Ville à 4 kilomètres d'Erfurt, sur la Gera, dans une très agréable vallée de la Thuringe et d'excellentes conditions de climat.

Chlorurée sodique. Tempér., 12°,5.

	Eau : une livre.		*Eau : un litre.*
	Grains.		Gram.
Chlorure de sodium.........	1723,16	=	201,672
— de potassium.......	0,17	=	0,019
— de calcium.........	49,53	=	6,110
— de magnésium......	39,24	=	4,844
Sulfate de chaux...........	13,05	=	1,614
Bromure de magnésium......	0,39	=	0,042
Carbonate de fer...........	0,17	=	0,019
	1825,71	=	214,320

(Wackenroder.)

Les eaux mères contiennent 1897 grains de matières salines, savoir :

	Grains.		Gram.
Chlorure de sodium.......	631,2	=	77,162
— de calcium.......	666,0	=	82,735
— de magnésium....	557,0	=	69,212
Bromure de magnésium....	25,2	=	3,105
Chlorure de potassium....	14,40	=	1,787
Iodure de magnésium......	0,80	=	0,065
Sulfate de chaux.........	2,40	=	0,296
	1897,01	=	234,362

La minéralisation de la source, ainsi que les avantages du climat et du site dans cette localité, concourent à la recommander pour le traitement des diverses formes de la scrofule. On associe aux eaux mères d'Arnstadt l'usage intérieur de la source chlorurée sodique de *Plaue* [voy. ce mot].

Il est assez digne de remarque que l'eau mère de la source d'Arnstadt contienne presque la même quantité de principes fixes que l'eau minérale elle-même.

ARQUA (Provinces vénitiennes). Petit village, aux environs de Padoue, remarquable par le tombeau de Pétrarque. Au pied d'une colline, une source *sulfurée froide* y a été découverte en 1827, et a reçu le nom de *Raineriana*, en l'honneur du vice-roi régnant.

ARQUEBUSADES (Fontaine des). Jean d'Albret, beau-père d'Antoine de Bourbon, et qui se trouva à la bataille de Pavie avec François Ier, donna aux *Eaux-Bonnes* le nom d'*Eaux d'Arquebusades*, à cause des bons effets qu'elles produisirent sur les Béarnais blessés en Italie par des coups d'arquebuse, qui était alors une arme nouvelle (Bordeu). [Voyez AAS. EAUX-BONNES.]

ARROSOIR (Douches en). Voy. DOUCHES.

ARSÉNIATES. Voy. ARSENIC.

ARSENIC. Dans le courant de l'année 1839, M. Tripier annonça pour la première fois que le dépôt spontané d'Hammam-Meskhoutine (Bains maudits), dans la province de Constantine, contenait de l'arsenic. Cette observation remit en mémoire une assertion de R. Boyle, qui, en 1685, avait supposé hypothétiquement que l'arsenic pouvait se rencontrer dans les eaux minérales : « ce qui n'est pas étonnant, dit-il, car ce corps existe abondamment dans l'intérieur de la terre d'où jaillissent ces eaux. »

L'existence de l'arsenic dans les dépôts, et partant dans les eaux minérales, ne pouvait tarder à attirer l'attention des chimistes. MM. O. Henry et Chevallier doutèrent un moment du résultat indiqué par M. Tripier, mais les expériences qu'ils entreprirent dans la suite ne tardèrent pas à les faire revenir sur leur opinion.

L'application du procédé de Marsh pour isoler des traces impondérables d'arsenic devait fournir dans la suite les preuves les plus convaincantes à cet égard. M. Walchner, le premier, soumit à l'analyse les dépôts ferrugineux de plusieurs sources de la forêt Noire, de Wiesbaden, de Schwalbach, d'Ems, de Pyrmont, etc., et toujours il y découvrit l'arsenic associé au cuivre. Ce chimiste conclut alors de ses expériences, que toutes les eaux minérales ferrugineuses étaient arsenicales, et de plus imprégnées de cuivre.

M. Flandin, l'année même de la publication des travaux de M. Walchner, analysa les eaux de Passy, réputées, on le sait, comme très ferrugineuses, et ne trouva ni arsenic ni cuivre.

L'année suivante (1847), M. Liebig, examinant l'eau de Liebenstein (Saxe), reconnut l'existence de l'arsenic qu'il considérait dans les sources à l'état d'arséniate de fer.

La même année vit encore paraître plusieurs publications de MM. Chatin, Buchner jeune, Mialhe et Figuier, Lemonnier, O. Henry, Chevallier et Schaueffèle, Caventou, dans lesquelles l'existence de l'arsenic a été constatée d'une manière évidente dans les eaux minérales ferrugineuses, et ce métalloïde prit dans la suite un rang assuré parmi les principes minéralisateurs des eaux non-seulement ferrugineuses, mais encore appartenant à d'autres classes.

Mais il restait à démontrer si, comme l'avait supposé M. Walchner, l'arsenic faisait toujours partie des eaux ferrugineuses ; c'est ce problème que MM. Chevallier et Gobley, et M. Filhol, ont résolu de la manière la plus évidente.

MM. Chevallier et Gobley, qui ont analysé un grand nombre d'eaux minérales et leurs dépôts, sont arrivés à conclure : 1° Que certains dépôts ocreux ne sont formés que d'oxyde de fer ; d'autres, outre le fer, renferment des traces de cuivre ; d'autres enfin, outre le fer, contiennent du cuivre et de l'arsenic ; 2° que l'arsenic ne se trouve pas seulement dans les eaux ferrugineuses, mais encore dans celles qui ne contiennent pas sensiblement de fer ; 3° que la présence de l'arsenic dans les eaux minérales n'est pas liée à l'état du principe ferreux ; qu'on le rencontre dans les eaux sulfatées comme dans celles qui sont seulement carbonatées ; 4° que la quantité d'arsenic qui existe dans les eaux minérales exerce sans aucun doute une action sur l'économie animale, mais qu'en raison de sa très minime quantité, il ne peut jamais donner lieu à des accidents.

Les eaux minérales empruntent l'arsenic qu'elles contiennent aux minerais principalement ferrugineux, dans lesquels ce métalloïde existe à l'état de sulfure. L'état sous lequel on le rencontre en dissolution dans les eaux a donné lieu à plusieurs communications très contradictoires. Ainsi, les auteurs l'ont inscrit dans leurs analyses, tantôt à l'état d'acide arsénieux, tantôt à l'état d'acide arsénique, combiné avec la soude, la chaux et l'oxyde de fer. En présence d'un problème dont la solution est des plus difficiles, nous supposons, avec Thenard, que l'arsenic a produit de l'arséniate de soude dans les eaux. Ce sel, sous l'influence de l'évaporation spontanée du liquide qui le tient en solution et de l'oxyde de fer, a formé de l'arséniate de sesquioxyde de fer. C'est ainsi, en effet, qu'on le représente dans les analyses des dépôts spontanés.

Le procédé qui sert à reconnaître et à doser l'arsenic des eaux et de leurs dépôts est des plus simples et des plus concluants, et c'est toujours en le combinant avec l'hydrogène qu'on arrive à ce résultat : parlons d'abord du moyen de le déceler. Le produit de l'évaporation de plusieurs litres d'eau, ou mieux plusieurs grammes de dépôt, est traité par l'acide sulfurique concentré, reconnu exempt de tout composé arsenical. On fait légèrement chauffer le mélange afin de carboniser la matière organique. Il se forme une matière brune ou noirâtre composée de charbon, de sulfate de chaux, de silice et de quelques autres sels minéraux, tandis que l'acide arsénieux ou l'acide arsénique se dissout : la masse est épuisée par de l'eau distillée ; on filtre, et la liqueur en provenant est versée dans un appareil de Marsh contenant du zinc. L'hydrogène arsénié qui se dégage est enflammé et l'arsenic métallique est reçu sur une assiette de porcelaine.

L'importance qui s'attache, thérapeutiquement et chimiquement parlant, à l'existence de l'arsenic dans les eaux, a fait entreprendre un grand nombre d'essais pour apprécier la quantité de ce métalloïde. Voici les moyens les plus sûrs qui ont été proposés : A est un appareil de Marsh contenant du zinc et de l'acide sulfurique essayé préalablement ; on y introduit ensuite la matière à analyser à l'aide de l'entonnoir *a*. Le gaz passe dans le tube recourbé B, rempli de chlorure de calcium, où il se dessèche ; de là il se rend dans le second tube C, rempli à la moitié seulement d'acide nitrique concentré, et enfin dans le troisième tube D, contenant également de l'acide nitrique concentré et pur. L'extrémité de l'appareil se termine par un tube effilé destiné à reconnaître si le gaz hydrogène qui se dégage ne retient pas encore de l'arsenic. Voici ce qui

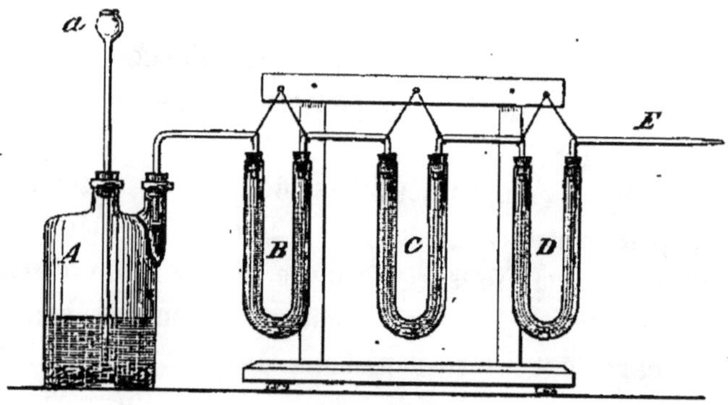

Fig. 1.

s'est passé : l'hydrogène arsénié, en présence de l'acide nitrique, s'est décomposé, et il s'est produit de l'acide arsénique. Le contenu des tubes recourbés C et D est versé dans une capsule de porcelaine, et l'on fait évaporer le liquide jusqu'à complète volatilisation, ou à peu près, de l'acide nitrique. Le résidu, repris par l'eau et filtré, est neutralisé *très exactement* par la potasse à l'alcool, et dans la solution on verse du nitrate d'argent qui précipite de l'arséniate d'argent sous la forme d'un précipité rouge-brique. Celui-ci est recueilli sur un filtre taré, séché et pesé. D'après le poids de l'arséniate d'argent, il est facile de connaître le poids de l'arsenic.

Comme la proportion d'arsenic contenu dans un litre d'une eau minérale quelconque se traduit presque toujours par des millionièmes de gramme, il est indispensable, pour obtenir un poids d'arséniate d'argent pondérable, d'agir avec 4, 5 ou 6 litres d'eau. La réussite de ce genre d'analyse est subordonnée à la saturation de l'acide nitrique et de l'acide arsénique par la potasse. En effet, un léger excès d'alcali précipite avec l'arséniate d'argent de l'oxyde de ce métal, et si la liqueur a une réaction à peine acide, tout l'arséniate d'argent ne se précipite pas.

Un autre procédé qui, dans la main de Thenard, a donné des résultats très satisfaisants, consiste à fixer sur du cuivre métallique, dont on a déterminé le poids à l'avance, l'arsenic dégagé à l'état d'hydrogène arsénié.

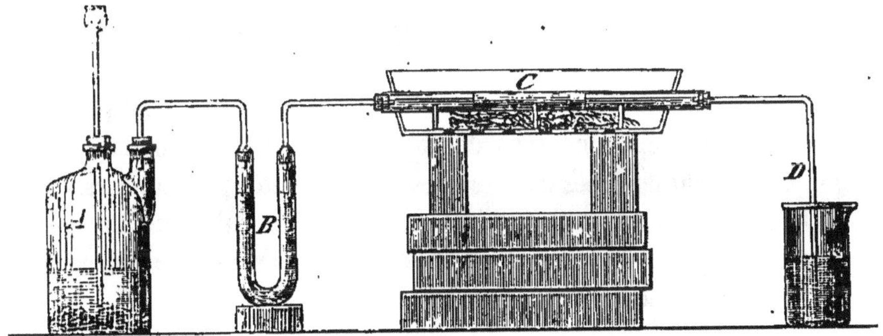

FIG. 2.

Le flacon A est un appareil de Marsh dans lequel on place du zinc, de l'acide sulfurique et le produit de l'évaporation de l'eau minérale préalablement traité par l'acide sulfurique, comme il est dit plus haut. Le gaz hydrogène arsénié traverse le tube recourbé B dans lequel on a placé du chlorure de calcium. Il passe ensuite dans le tube de verre vert très fort C, qui contient vers son milieu une spirale de cuivre parfaitement décapée, séchée et pesée avec soin. Celle-ci est constamment maintenue à une température élevée, afin que l'hydrogène arsénié puisse se décomposer en déposant l'arsenic qu'il contient. L'opération achevée, on laisse refroidir le tube, on enlève la spirale de cuivre et on la pèse de nouveau. L'augmentation de poids représente l'arsenic.

Nous nous sommes assurés qu'en remplaçant l'acide sulfurique par l'acide chlorhydrique, le résultat obtenu était plus satisfaisant, l'acide chlorhydrique dissolvant mieux les résidus des eaux que l'acide sulfurique.

L'antimoine ayant été signalé dans certaines eaux minérales avec l'arsenic, nous croyons devoir mettre les analystes en garde contre la production. de l'hydrogène antimonié, qui se comporte à peu près de la même manière que l'hydrogène arsénié. Pour cela, lorsqu'on a obtenu un certain nombre de taches sur une assiette, on les traite par l'acide nitrique concentré qui dissout l'arsenic, tandis qu'il donne lieu à de l'acide antimonieux ou à de l'acide antimonique avec les taches antimoniales.

Voici de quelle manière l'arsenic a été dosé dans certaines eaux minérales.

	Gram.	
Hamman-Meskhoutine (Tripier)...........	0,00050	arsenic.
La Bourboule (Thenard)...................	0,008	
Le Mont-Dore (Thenard)...................	0,00045	
Bussang....................................	0,002	
Cransac (source Haute) (Richard, Blondeau).	0,00905	sulfure d'arsenic.
Plombières (le Crucifix) (Lhéritier et O. Henry).	0,00060	arséniate de soude ou
	0,00024	arsenic.
Vichy (Bouquet)............................	0,002	acide arsénique.

ARSENICALES (Eaux). Cette expression d'eaux *arsenicales* n'implique pas une espèce particulière d'eaux minérales, réclamant une place à part dans la nomenclature : elle indique seulement une qualité qui, bien que fort répandue sans doute parmi les eaux minérales, semble ajouter à quelques-unes d'entre elles des propriétés particulières.

Quelle est la part qu'il convient de faire à l'arsenic dans l'action thérapeutique des eaux minérales ? C'est là une question qu'il nous paraît actuellement impossible de résoudre.

Assurément, la présence, même en très faible proportion, d'un principe dont l'action sur l'organisme est aussi énergique, ne saurait être indifférente ; et nous comprenons que lorsqu'il se rencontre en quantité notable dans des eaux à peine minéralisées, on se trouve porté à lui faire une grande place dans leur action thérapeutique, comme l'ont supposé MM. Lhéritier et O. Henry à Plombières, Thenard au Mont-Dore. La seule substance, dit M. Lhéritier, qui puisse peut-être expliquer l'action curative des eaux de Plombières, en dehors des propriétés qu'elles tiennent de leur température, de leur *état d'eau* et de l'ensemble de leur composition chimique, c'est l'arsenic (*Hydrologie de Plombières*, 1855). M. Lhéritier compare ensuite les effets *altérants* que l'arsenic d'une part, et les eaux de Plombières de l'autre, produiraient sous une forme à peu près identique. M. Imbert-Gourbeyre soutient une thèse analogue (*Gaz. méd. de Paris*, 1848, p. 97), et rapproche les effets toxiques de l'arsenic des effets thérapeutiques obtenus de certaines eaux minérales arsenicales, dans le rhumatisme et la paralysie. Cependant, nous ferons remarquer, à propos du rôle que ces auteurs font jouer à l'arsenic *absorbé* sur le système nerveux qu'il va *altérer*, c'est-à-dire modifier dans tous les points de l'économie (Lhéritier), que les eaux du Mont-Dore et de Plombières, qu'ils ont spécialement en vue, sont surtout utilisées sous forme externe, c'est-à-dire sous une forme qui nous laisse fort indécis au sujet de la réalité ou de la quantité de l'absorption. Nous ajouterons, que le développement donné près de ces thermes aux agents balnéothérapiques et à la *température élevée* ne sont pas en rapport avec l'idée essentiellement médicamenteuse qu'on attache à leur qualité arsenicale; enfin, que des eaux minérales toutes différentes, en ce qu'elles sont très minéralisées, très thérapeutiques par elles-mêmes, prises surtout à l'intérieur, paraissent précisément plus arsenicales encore : ainsi Vichy. De sorte que, attribuer à l'arsenic de Plombières et du Mont-Dore les propriétés thérapeutiques de ces eaux, conduirait à concentrer dans ce même principe celles de Vichy : or, si l'on attribue spécialement à l'arsenic les propriétés de Plombières dans le rhumatisme et la paralysie, du Mont-Dore dans le rhumatisme et certaines affections des voies respiratoires, comment se fait-il que Vichy ne présente précisément pas d'applications convenables à ces mêmes états pathologiques, bien que l'arsenic y tienne une place non moins importante?

Ces remarques n'ont pas pour objet de détruire les assertions des auteurs précédemment cités, non plus que de contredire tout ce qui a été écrit dans ce sens : ce sont des objections que nous présentons, et que nous soumettons à l'appréciation des observateurs.

ARSÉNIEUX (Acide). Voy. ARSENIC.

ARSÉNIQUE (Acide). Voy. ARSENIC.

ARSÉNITES. Voy. ARSENIC.

ARTEIGO (Espagne, province de la Corogne, à peu de distance du chef-lieu).

Chlorurée sodique. Tempér., 39° cent.

Eau : 1000 grammes.

	Gram.
Chlorure de sodium	1,62
— de calcium	0,34
Sulfate de chaux	0,12
Substance organique	quant. indét.
	2,08

(CASARES.)

Cette source, issue du terrain granitique, est distribuée, à sa sortie, dans trois puits ou piscines destinées au bain, et dont la température se gradue selon les besoins entre 21° et 26°. Il y a une buvette. C'est surtout dans le traitement des maladies de la peau que ces eaux ont acquis une certaine réputation. M. Rubio estime qu'elles renferment une petite quantité d'iodure alcalin.

ARTÉSIENNES (Eaux). Voy. FORAGE. GISEMENT.

ARTHRALGIE. Voy. RHUMATISME.

ARTHRITE. Il sera traité aux articles GOUTTE, RHUMATISME, de l'inflammation articulaire qui dépend de ces maladies et que caractérise une excessive mobilité, en même temps qu'un état général déterminé. A propos des SCROFULES [voy. ce mot, TUMEURS BLANCHES], nous dirons aussi comment elle doit être envisagée à titre de complication et comme contre-indication du traitement thermal. L'arthrite ordinaire, c'est-à-dire l'inflammation simple des tissus fibreux et séreux articulaires, n'occupant qu'une articulation, et produite par une cause extérieure, le plus souvent par une violence, peut devenir chronique. En général, lorsque les malades arrivent aux eaux, l'un des trois signes caractéristiques de l'arthrite a rétrocédé ou disparu. S'il n'y a plus de douleur, et qu'il reste du gonflement et de la difficulté des mouvements, l'action résolutive des sources chlorurées sodiques (*Bourbonne*, *Balaruc*, *Lamotte*, *Kissingen*, *Monte Catini*), les propriétés stimulantes des eaux sulfurées (*Baréges*, *Luchon*, *Aix en Savoie*), ou sulfurées et chlorurées (*Uriage*, *Aix-la-Chapelles*), seront très indiquées. Les bains de piscine, les douches chaudes et puissantes, les bains de vapeur, les fomentations chaudes, unies parfois à la boisson, les applications topiques de *boues* et de *conferves* (voy. BOUES), constituent la base du traitement de l'arthrite chronique, d'origine traumatique ou locale. Mais cette médication réclame parfois une grande prudence. Il n'est pas rare de voir les phénomènes de fluxion sécrétoire et nutritive, déterminés par les moyens mis en œuvre sur la partie malade, aller parfois jusqu'au travail phlegmasique. Il faut alors s'empresser de les suspendre, et de recourir aux antiphlogistiques, aux topiques émollients, pour recommencer ensuite avec précaution, si l'exacerbation aiguë produite n'a pas suffisamment modifié l'état des tissus (Astrié). En pareil cas, les douches d'acide carbonique pourraient rendre un véritable service, en amenant une cessation immédiate de douleur, en écartant la complication de l'arthralgie et en permettant ainsi la continuation du traitement thermal. Quant aux déformations, faiblesse ou contracture musculaire, ligamenteuse, consécutive à l'arthrite, elles rentrent dans la même acception thérapeutique. [Voy. ANKYLOSE. CONTRACTURE.]

ARTICULAIRES (Maladies). Parmi les affections des articulations, les unes dépendent d'un état diathésique ou constitutionnel [voy. RHUMATISME. GOUTTE. SCROFULES. SYPHILIS]; les autres se rapportent plus immédiatement à des causes locales, quoique celles-ci n'agissent souvent qu'autant qu'elles trouvent la constitution prédisposée à laisser s'établir leur influence. La délimitation entre les diverses conditions morbides n'est donc point toujours facile à établir, surtout quand on considère les modifications que le caractère de chronicité comporte dans la plupart des cas. Au point de vue du traitement par les eaux minérales, il est un double aspect dans cette question, celui des données générales [voy. DIATHÈSE], et, en second lieu, l'indication d'opportunité, qui sera traitée dans chaque article particulier [voy. ARTHRITE. ANKYLOSE. HYDARTHROSE. TUMEURS BLANCHES].

ARTICULAIRE (Rhumatisme). Voy. RHUMATISME.

ASCENDANTE (Douche). On appelle ainsi une douche dont le jet se dirige de bas en haut, et qui est habituellement usitée pour pratiquer des injections vaginales ou rectales. La théorie de l'installation d'une douche ascendante n'est autre que celle de l'installation d'un jet d'eau. On place un récipient à une élévation variable, suivant la force que l'on entend donner à la douche, de 2 à 4 mètres, ou même davantage, soit à la partie supérieure de la salle, soit à un étage supérieur. Il s'en détache un tuyau vertical, descendant jusque auprès du sol, où il présente une courbure regardant en haut, pour remonter, comme la courte branche d'un siphon, jusqu'à la hauteur nécessitée par son objet. L'eau minérale (ou autre) contenue dans le réservoir, où elle est maintenue à l'aide d'un robinet ou d'une soupape, vient jaillir par l'extrémité courte et recourbée du tuyau, alors que la communication est rétablie en ouvrant le robinet ou la soupape.

Le jet doit offrir plus d'énergie et de développement lorsqu'il s'agit de douches rectales, que s'il s'agit de douches vaginales. Celles-ci doivent toujours être usitées avec beaucoup de ménagement, et il importe de se tenir en mesure de graduer à volonté le diamètre, et par conséquent la force du jet, au moyen d'un robinet spécial. Nous ne saurions trop insister sur la précaution qu'il faut avoir de ne point donner à ces douches une trop grande hauteur.

Les douches ascendantes rectales doivent aboutir dans une cuvette, munie d'une soupape, semblable à celles dont on fait un usage habituel dans les latrines des appartements modernes, afin que l'on puisse, sans se déplacer, laisser écouler l'eau introduite dans l'intestin, et les matières fécales entraînées.

Les douches ascendantes peuvent être distinguées suivant le siége de leur application, en *anales* ou *rectales*, *périnéales*, *vulvaires* ou *vaginales*. On peut encore les distinguer en *internes* et *externes*, suivant que le jet vient frapper simplement l'anus ou la vulve, ou que l'on introduit une canule, laquelle doit toujours être d'un tissu doux et flexible, jamais métallique. Nous ferons remarquer cependant que dans les premiers cas, l'eau pénètre toujours jusqu'à un certain degré dans le vagin ou dans le rectum.

Ces douches sont employées pour remplir des indications très variées. Leur action est *directe* ou *indirecte*, suivant qu'elles sont destinées à modifier un état local, ou à déterminer quelques effets physiologiques généraux.

Les douches *anales* ou *rectales* ont le plus souvent pour objet de combattre la constipation. Elles agissent sur les conséquences de la constipation en débarrassant énergiquement le gros intestin, et sur les causes ordinaires de la constipation, en en excitant l'activité secrétoire et l'activité contractile. Sous ce rapport, on peut affirmer que leur effet est inverse de celui des lavements tièdes et relâchants qui sont d'un usage si répandu. La douche ascendante peut être prise alors de la manière suivante. On introduit une canule dans l'anus, et le jet est continué jusqu'à ce qu'une sensation déterminée de plénitude force de l'interrompre. On laisse alors échapper l'eau introduite et les matières qu'elle peut entraîner avec elle. Semblable opération peut être réitérée plusieurs fois de suite. Il est généralement préférable de ne point introduire de canule et de laisser le jet de la douche agir sur la marge de l'anus : celui-ci s'entr'ouvre, et laisse pénétrer l'eau, qui, ressortant à mesure et après avoir atteint une certaine hauteur, permet de continuer la douche de cinq à huit minutes, sans interruption. Mais il y a des personnes chez qui le froncement des sphincters s'opposant à la pénétration du liquide, rend nécessaire l'introduction d'une canule.

Ces douches ascendantes externes sont quelquefois très salutaires dans le cas de tumeurs ou de gonflement hémorrhoïdaire passif, atonique : il est assez rare qu'elles provoquent un flux de sang immédiat, mais elles y activent la circulation et parviennent souvent à les rendre moins douloureuses et de moindre volume.

L'existence de fissures anales ne contre-indique pas leur emploi, qui peut exercer sur elles une action salutaire.

Les douches anales sont souvent employées dans le but de provoquer une congestion des vaisseaux hémorrhoïdaires, et d'aider à une fluxion hémorrhoïdaire imparfaite et utile. Elles sont presque toujours indiquées dans ce sens, dans les engorgements abdominaux, et dans les cas de PLÉTHORE ABDOMINALE [voy. ce mot].

Les douches ascendantes *périnéales* sont employées comme résolutives, dans les engorgements prostatiques, mais sans qu'il paraisse possible de leur attribuer une grande efficacité. Lorsque l'on veut obtenir une suractivité de la circulation abdominale en s'adressant aux vaisseaux hémorrhoïdaires, ou bien déterminer une fluxion hémorrhoïdaire, la douche doit être dirigée sur le périnée comme à la marge de l'anus.

Les douches ascendantes vulvaires et vaginales sont tantôt *résolutives* et tantôt *congestives*. La première indication se rencontre dans la leucorrhée, les engorgements ou les érosions atoniques de l'utérus ; la seconde dans l'aménorrhée ou la dysménorrhée. Il est beaucoup de femmes chez lesquelles la douche ascendante vaginale, un peu trop énergique ou trop réitérée, détermine promptement des douleurs utérines ou même de la métrite. Il n'est donc jamais permis, en pareille circonstance, de procéder d'une manière banale, et sans une grande surveillance. Il vaut mieux souvent, si l'on a affaire surtout à une eau minérale activement médicamenteuse, s'en tenir aux injections ou aux irrigations. On comprend facilement l'action des douches congestives, vaginales, vulvaires, périnéales, chez les femmes aménorrhéiques ou dysménorrhéiques.

Les douches ascendantes appartiennent surtout à la partie hydrothérapique de la médication thermale. Elles nous paraissent agir spécialement par la température, qui sera soigneusement mise en rapport avec l'indication à remplir, par la force du jet ; cependant nous ne voulons pas dire qu'il faille faire complétement abstraction de la qualité de l'eau minérale, alors que celle-ci est très nettement médicamenteuse.

Nous avons signalé les conséquences graves qui pouvaient résulter de l'emploi inopportun ou non méthodique des douches vaginales. Les douches rectales n'exposent guère à des inconvénients analogues. Cependant il faut savoir qu'il y a quelques personnes qu'elles constipent. Il faut aussi prendre garde à leur emploi chez les individus atteints de lésions cérébrales. On a vu plusieurs fois, dans le traitement de paralysies cérébrales, la douche ascendante être suivie d'accidents soudains et mortels. Serait-il survenu dans ces cas-là une sorte de refoulement du sang vers l'encéphale ? Nous ne saurions nous expliquer à ce sujet ; mais il était important de signaler de semblables faits.

ASCIANO (Toscane, prov. de Pise). Bourg à 7 kilomètres de Pise.

Sulfatée calcique. Tempér. ?

	Eau : 16 onces.		*Eau : un litre.*
	Grains.		Gram.
Sulfate de chaux	6,540	=	0,638
Sulfate de soude	3,120	=	0,305
Chlorure de sodium	3,380	=	0,323
— de magnésium	1,770	=	0,172
Carbonate de chaux	2,940	=	0,247
— de magnésie	1,090	=	0,102
Silice	0,090	=	0,006
	9,270	=	1,488
	Pouc. cub.		Cent. cub.
Acide carbonique	4,447	=	86,0

(SANTI.)

ASCITE. Ce que nous avons à dire ici dépend évidemment de l'espèce d'ascite à laquelle on a affaire. Dans l'ascite dépendant d'une affection du cœur ou d'une albuminurie, il n'y a aucune utilité à attendre de l'usage des eaux minérales, et la plupart d'entre elles seraient vraisemblablement nuisibles. Dans l'ascite liée à un engorgement du foie ou à quelque autre engorgement abdominal, s'il s'agit d'une cirrhose ou de dégénérescence tuberculeuse ou cancéreuse, on se gardera de recourir au traitement thermal. [Voy. FOIE (MALADIES DU).]

Nous en dirons autant toutes les fois qu'il existera de l'hydropisie généralisée. Mais s'il s'agit d'un engorgement hépatique ou abdominal quelconque, que d'après son examen direct, ou sa marche, ou les antécédents, on juge susceptible de résolution ; si surtout il n'existe pas ou seulement très peu d'anasarque, alors on peut employer les eaux minérales appropriées à la nature de l'engorgement [voy. ANASARQUE] : par exemple, *Vichy*, *Vals*, *Karlsbad*, etc. Nous avons vu des tumeurs ovariques s'accompagner d'ascite sans anasarque, et celle-ci se dissiper lentement et difficilement, mais se dissiper sous l'influence des eaux de *Vichy*, sans que les tumeurs ovariques parussent du reste modifiées sensiblement.

Lorsqu'à la suite d'une péritonite, il persiste un épanchement séreux sans altération tuberculeuse du péritoine et sans anasarque, et que cet épanchement a résisté aux moyens ordinaires, on peut espérer en obtenir la résolution par les eaux minérales. Les cas de ce genre ne se sont présentés nulle part assez communément pour que nous puissions donner d'indications formelles à ce sujet.

ASHBY-DE-LA-ZOUCH. (Angleterre, comté de Leicester.) Ville à 19 kilomètres de Derby.

Chlorurée sodique. Froide.

	Eau : une livre.		*Eau : un litre.*
	Grains.		Gram.
Chlorure de calcium	94,500	=	11,238
— de magnésium	1,772	=	0,226
— de sodium	911,000	=	117,770
Bromure de sodium et de magnésium	8,000	=	1,036
Carbonate de fer	traces		traces
	1015,271	=	130,370
			(URE.)

Cette eau est employée à l'intérieur, particulièrement contre les affections scrofuleuses.

L'analyse que nous transcrivons ici est empruntée à l'ouvrage de Simon ; mais d'autres auteurs la font connaître d'une manière un peu différente : dans tous les cas, cette eau, par la grande quantité de chlorure de calcium qu'elle renferme, n'a point d'analogue, aussi n'acceptons-nous sa composition qu'avec réserve.

ASIE. Le vaste continent asiatique, compris entre le 24ᵉ et le

172° degré de long. E. et les 1er et 78° degrés de latitude N., n'a pas été suffisamment étudié au point de vue qui nous occupe. C'est à peine même si l'on connaît l'orographie de cette partie du monde, si bien partagée d'ailleurs en richesses minérales. Des cinq systèmes principaux de montagnes que les géographes modernes admettent en Asie, celui qui est désigné comme oriental par rapport à la position des autres, et qui porte le nom d'*Altaï-Himalaya*, se distingue par l'abondance de ses sources thermales. Il est à remarquer, ainsi que nous l'apprend M. de Humboldt (*Rech. sur les chaînes de mont. et la climatologie compar. de l'Asie centrale*, t. I, p. 327 et suiv.), que les eaux chaudes de l'Altaï, ayant 43° cent., sortent d'un terrain granitique, dégagent des bulles d'acide carbonique, mais n'ont aucun goût et ne contiennent que $\frac{1}{1000}$ de sels fixes : cette propriété les rapproche des eaux de Pfeffers en Suisse, de Gastein en Autriche, et surtout des sources très chaudes qui sortent des terrains granitiques de la chaîne littorale de Caracas, dans l'Amérique du Sud. Toutefois, dans une dépendance de ce même système, la chaîne *Baïkalienne*, qui forme une partie du contour du lac Baïkal, en Russie d'Asie, on voit jaillir des sources, à la fois thermales et sulfureuses, d'une formation de gneiss et de roches granitiques. Leur température est assez uniformément de 56°,2 cent. Les Bourètes et les Russes en visitent un grand nombre. Un autre groupe des montagnes de l'Asie, le *Tchian-chian*, ou *Monts célestes*, est regardé par M. de Humboldt comme un centre d'action de grands phénomènes volcaniques. On y rencontre, non loin du volcan *Pechan*, les sources chaudes d'*Arcachan* [voy. ce mot], celles de l'*Orkhon*, et enfin le lac *Issikoul*, ou *mer chaude*, dénomination se rattachant à l'éruption de sources thermales qui jaillissent de son fond et élèvent sa température. Les tremblements de terre, et en général toutes les productions plutoniques, semblent avoir un centre d'action dans cette contrée culminante de l'empire chinois. Le massif *Ouralien*, au contraire, qui appartient en commun à l'Europe et à l'Asie, n'a ni trachyte ni source thermale. Aussi n'est-il soumis à aucune commotion souterraine. Du moins on n'en avait pas signalé jusqu'au voyage de M. de Humboldt. C'est donc eu égard aux rapports existant entre l'activité des volcans de ces régions et la proximité des eaux thermales, que les observations recueillies sur elles méritent une mention. Nous aurons l'occasion de signaler quelques sources des diverses parties de l'Asie, plus spécialement dignes d'attention à cause de leur minéralisation ou de l'usage qu'on en fait. [Voy. ASIE MINEURE. CAUCASE. CHINE. INDES. JAPON. JAVA. KAMTCHATKA. PERSE. SIBÉRIE. SYRIE. THIBET. TURQUIE.]

ASIE MINEURE. D'abondantes et nombreuses sources chaudes se rencontrent en Asie Mineure; elles y sont presque toujours en rapport avec des terrains trachytiques. Peu d'entre elles sont connues, et la minéralisation de la plupart reste indécise pour nous, parce que les Orientaux recherchent surtout ces eaux pour leur thermalité. [Voy. BROUSSE. ESOKI-CHERER. ILIDGA. SMYRNE. TRÉBIZONDE.]

ASKOË (Norwége). Ile de l'archipel norwégien, à quelques lieues marines de Bergen. Source minérale remarquable, désignée par les géographes sous le nom de source *Agathe*, comme étant thermale pendant l'hiver et froide en été.

ASPIRATION. On désigne sous le nom d'*inhalation*, le mode d'administration des eaux minérales qui consiste à faire respirer les vapeurs ou gaz qui se dégagent des eaux minérales. L'*aspiration* est un procédé particulier de l'inhalation, comme le *humage* en est un autre [voyez HUMAGE].

L'aspiration consiste à respirer sans effort, la bouche ouverte, et à pleine poitrine, les gaz ou les vapeurs. Ce procédé doit être autant que possible préféré au humage, qui nécessite toujours un effort plus ou moins pénible [voy. INHALATION].

ASPIRATION (Salle d'). Voy. INHALATION (SALLE D').

ASPRES-SUR-BUECH ou LEZ VEYNE. (France, Hautes-Alpes, arrond. de Gap.)

Proche du bourg de ce nom on voit jaillir plusieurs sources qui ont probablement la même origine, comme elles ont la même composition. Leur richesse en sel a engagé l'administration à en faire combler et détourner plusieurs; mais telle est leur puissance, qu'elles se sont fait jour de nouveau.

La température de ces sources est de 34° et leur densité de 1,047. Elles forment un léger dépôt de carbonates insolubles; elles ne sont ni gazeuses ni ferrugineuses (*Annuaire des eaux de la France*).

ASSANGALE ou ASSAMCALI (Turquie d'Asie, Arménie). Bains d'eau chaude renommés, à très peu de distance de la ville d'Erzeroum.

ASSISTANCE. L'organisation de l'assistance publique près des établissements thermaux est d'un grand intérêt. Les classes pauvres ne réclament pas moins que les classes aisées les bienfaits des eaux minérales, et l'on a pu faire, auprès de plusieurs stations, cette remarque : que les indigents, malgré les conditions imparfaites où ils se trouvent pour suivre un traitement thermal, n'en retirent pas en général de moins bons résultats que les individus placés dans une meilleure situation. Cet intéressant sujet soulève une série de questions d'ordre différent, que nous allons successivement aborder.

Nous établirons d'abord qu'en principe, l'assistance publique n'est pas obligatoire pour les établissements thermaux : c'est-à-dire que, à titre d'exploitation industrielle, ceux-ci ne sauraient abandonner que spontanément, à titre gratuit, l'usage de leurs produits ; en outre, les localités auxquelles ils appartiennent ne sauraient être tenues à étendre, au delà du cercle communal, leurs charges de bienfaisance.

Mais, en fait, il faut dire qu'il n'existe guère d'établissement thermal qui ne fasse aux indigents une part plus ou moins libérale, et que, dans la plupart au moins des localités thermales un peu importantes, il existe des fondations charitables, ou des mesures administratives consacrées aux indigents du dehors. Mais rien de fixe, rien d'organisé dans ce sens. Lorsque l'État afferme ses propres établissements, il fait avec soin la part de l'assistance, mais son action ne s'étend pas au delà. La déclaration d'utilité publique lui offre une occasion d'imposer aux établissements qui la réclament, en échange de la protection accordée, certaines obligations charitables. Il est à souhaiter que le règlement futur des eaux minérales répare, sous ce rapport, le silence de la loi qui les régit.

L'assistance doit être considérée, et au point de vue du traitement thermal lui-même, et au point de vue des secours nécessaires pour que les indigents puissent y prendre part.

Les établissements n'ont à fournir que l'usage gratuit de l'eau minérale en boisson, des bains et des autres agents hydrothérapiques. La proportion mise ainsi à la disposition des services charitables peut être fixée par avance. Elle sera mesurée sur l'importance de l'installation thermale, sur les ressources en eau minérale et sur les besoins publics.

Les indigents admis à la gratuité doivent être porteurs de certificats administratifs et médicaux, constatant leur état d'indigence et l'utilité du traitement thermal. Comme les certificats délivrés par les administrations locales sont souvent abusifs et fournis par complaisance, il est bon d'exiger, comme on le fait dans quelques localités, un certificat du percepteur constatant l'absence de cote d'imposition, ou un chiffre insuffisant.

L'envoi d'un indigent près d'une station thermale est toujours un fait onéreux, ou pour ses propres et infimes ressources, ou pour un fonds charitable quelconque : il importe donc, pour toutes sortes de raisons, que tous les moyens thermaux soient librement mis à sa disposition.

Il faut faire en sorte qu'une partie spéciale de l'établissement soit consacrée à cet usage, séparée du reste, s'il se peut. L'installation devra en être simplifiée comme apparence ; mais il est essentiel que les moyens thérapeutiques soient aussi complets là que partout ailleurs.

Nous croyons convenable, lorsque l'utilité s'en fera sentir, de consacrer aux services gratuits spécialement les périodes extrêmes de ce que l'on appelle *saison* thermale. Les établissements thermaux sont généralement encombrés au milieu de l'été, et il est rare que l'insuffisance des moyens balnéothérapiques ou de l'eau minérale elle-même ne se fasse sentir alors. Il est difficile qu'en pareille circonstance les services gratuits ne soient un peu sacrifiés. Admis au commencement et à la fin de la saison thermale, les indigents pourront au contraire profiter largement et des moyens thermaux et des soins médicaux. Il faut seulement se garder, là où l'on croira devoir appliquer une pareille mesure, dans laquelle l'administration supérieure aura toujours à intervenir, de fixer aux services gratuits une époque défavorable par elle-même au traitement thermal : ceci peut arriver en effet dans les stations montagneuses, qui ne sont convenables à habiter que durant un temps assez limité.

La direction des services gratuits incombe naturellement au médecin inspecteur : sauf à la partager avec les adjoints, lorsqu'il y en a.

La question relative aux frais de transport et de séjour des indigents est plus compliquée.

La plupart des stations importantes possèdent des hôpitaux dont une partie au moins est consacrée au traitement thermal des indigents. Ceux-ci n'y sont guère admis gratuitement que s'ils appartiennent à des localités déterminées; les autres y sont reçus pour un prix fixé d'avance. Là où il n'existe pas d'hôpitaux, ou bien où ceux-ci se trouvent insuffisants, on peut recevoir les indigents à domicile ; il est généralement facile de les faire héberger chez les habitants de la localité thermale, et à des conditions qui ne soient pas plus onéreuses que celles exigées par la plupart des administrations hospitalières.

Ce serait une excellente mesure de créer, près des stations où les indigents se rencontrent en grand nombre, des dispensaires où ils trouveraient à peu de frais une alimentation suffisante. Ces dispensaires peuvent être institués par les administrations hospitalières déjà existantes ; et il serait d'un bon exemple qu'à leur défaut, quelques administrations thermales elles-mêmes voulussent s'en charger.

Les indigents doivent être envoyés près des établissements thermaux aux frais de leurs communes ou de leurs départements. Les chemins de fer, qui se prêtent en général très libéralement aux œuvres charitables, faciliteront le transport des malades. La question de l'envoi des indigents près des établissements thermaux est une question départementale d'une grande importance, et qui réclamerait une organisation d'ensemble. L'administration centrale pourrait désigner, dans chaque région de la France, dans une instruction analogue à celle du conseil de santé des armées, un certain nombre de stations affectées à l'assistance, et vers lesquelles les départements situés dans chaque zone auraient à diriger leurs malades respectifs. Un semblable travail est parfaitement réalisable. Il permettrait de répandre et de développer dans les classes pauvres les bienfaits des eaux minérales, au bénéfice, non-seulement des classes intéressées, mais encore de l'économie publique. Il faut bien, en effet, considérer que les santés rétablies près des établissements thermaux représentent et des bras rendus au travail, et des journées d'hôpitaux économisées. Considérés donc à un point de vue élevé, les sacrifices faits dans l'objet en question doivent se trouver en définitive amplement compensés.

Les services gratuits ne comprennent pas seulement les indigents. L'État adresse gratuitement dans ses propres établissements les instituteurs primaires, les desservants, les religieuses ou ecclésiastiques appartenant à des institutions hospitalières ou enseignantes ; les employés de ses propres administrations obtiennent en outre facilement des autorisations gratuites.

Nous ne terminerons pas cet article sans appeler l'attention sur l'utilité qu'il y aurait à créer, près des établissements thermaux, des services intermédiaires entre la gratuité et les conditions réglementaires. Il y a toute une série d'individus qui n'ont pas droit à la gratuité, et pour qui le taux de la rétribution ordinaire exigée pour l'usage des moyens thermaux est difficilement abordable. Il faudrait créer près de beaucoup de stations des bains et douches à *prix réduit*.

ASTHME. Il faut distinguer l'asthme humide ou catarrhal de l'asthme sec ou essentiel. Dans le premier cas, la névrose qui caractérise l'asthme paraît sous la dépendance du catarrhe ; tandis que dans le second, l'état névropathique prédomine, et ne se rattache à d'autre état organique que l'emphysème. Nous pensons que c'est surtout sur l'élément catarrhal de l'asthme que les eaux minérales agissent d'une manière spéciale, et que le traitement thermal de l'asthme doit être subordonné au traitement du catarrhe qu'il accompagne. Sous ce rapport, la plupart des eaux sulfureuses, comme *Enghien*, *Bonnes*, *Luchon*, *Cauterets*, *Amélie*, le *Vernet*, *Allevard*, etc., peuvent être employées utilement, ainsi que *Ems* et surtout le *Mont-Dore* [voy. CATARRHE]. Les inhalations paraissent convenir d'une manière particulière à cette espèce de catarrhe. Il est des malades chez qui elles améliorent très sensiblement l'état de la respiration ; mais les effets en sont très variables, sans qu'il soit toujours possible de se rendre compte des circonstances qui assurent ou neutralisent les effets de la médication. Ce qu'il y a de plus certain, c'est que les effets du traitement sont fort rarement curatifs. L'allégement déterminé par les inhalations elles-mêmes est habituellement de peu de durée, et comme les catarrhes accompagnés d'asthme sont généralement très résistants, il arrive le plus souvent que la gêne de la respiration reparaît peu de temps après que le traitement a cessé de faire sentir son influence.

M. Niepce prétend avoir obtenu, à *Allevard*, de bons effets des inhalations sulfureuses froides (hydrosulfurées) dans l'asthme humide, et des vapeurs sulfureuses dans l'asthme sec. M. Spengler recommande également les eaux d'*Ems* dans le catarrhe sec de Laënnec, ou *asthme des Anglais*. Bertrand, de son côté, attribue aux eaux du *Mont-Dore* de bons effets dans l'asthme succédant au catarrhe pulmonaire, tandis que ces eaux ne conviendraient pas à la dyspnée nerveuse ou asthme convulsif. Mais il faut noter que l'altitude considérable du Mont-Dore est difficile à supporter dans ce dernier cas. M. Boudant s'est élevé récemment contre cette manière de voir, et a soutenu que le séjour et les eaux du *Mont-Dore* étaient beaucoup plus favorables aux asthmatiques enphysémateux que ne l'avait dit Bertrand (*Ann. de la Soc. d'hydr. méd. de Paris*, t. V). Quelques observations, mais qu'il sera nécessaire de multiplier encore, nous donnent à penser que les inhalations d'ACIDE CARBONIQUE [voy. ce mot] ne sont pas sans quelque action sur l'asthme non catarrhal, pourvu que ce dernier ne soit accompagné que d'un léger degré d'emphysème.

Il n'est pas possible, avec les documents qui sont à notre disposition, de traiter aujourd'hui la question de l'asthme plus à fond. L'insuffisance même de ces documents donne à penser que les asthmatiques n'ont guère plus à attendre des eaux minérales que nous ne l'avons exprimé dans cet article. Un asthmatique ne doit jamais être soumis à une médication thermale quelconque sans un sévère examen. En effet, les lésions organiques du cœur et des gros vaisseaux ne sauraient pas toujours se prêter sans danger à une médication thermale ordinaire. Ces lésions ne contre-indiquent pas habituellement un usage très réservé des eaux sulfurées et surtout des bicarbonatées sodiques en boisson; mais elles doivent faire redouter l'emploi des bains, des inhalations, et en général de tout moyen perturbateur. Quant à l'emphysème généralisé et prononcé, il exige également de notables précautions, à cause de la diminution qu'il entraîne dans le champ des surfaces propres à la respiration.

Lorsque l'asthme se rencontre chez un individu présentant les caractères d'une diathèse déterminée, scrofuleuse, dartreuse, goutteuse, rhumatismale, on obtient quelquefois des résultats très heureux d'un traitement spécialement dirigé contre l'état diathésique. Seulement, il faut se tenir en garde dans les diathèses à manifestations mobiles, comme la goutte ou le rhumatisme, et n'agir qu'avec beaucoup de circonspection. Bertrand assure avoir obtenu de bons effets des eaux du Mont-Dore, dans des cas où l'asthme paraissait pouvoir être rattaché à quelque rétrocession d'exanthème, ou à quelque disparition d'une ancienne douleur.

ASTRAKAN (Russie). Ville bâtie dans une petite île, et dont le sol est imprégné de matières salines et bitumineuses, comme il s'en rencontre dans tout le delta du Volga. A peu de distance (12 verstes), au milieu d'une steppe déserte, des bâtiments pauvrement installés sont réservés pour l'usage de bains de boues. Ces boues renferment une grande proportion de chlorure de sodium, de sulfate de soude; on leur reconnaît aussi des sels de fer, des bromures et des iodures. Il ne paraît pas qu'il s'en dégage de l'hydrogène sulfuré. Une couche saline les recouvre sans cesse (docteur Meyerson, *Med. Zeit. Russl.*, 1855). Ce sont surtout les scrofuleux qui fréquentent cette localité. Il s'y joint quelques rhumatisants et paralytiques. Tous se plongent dans la boue jusqu'au cou, en plein air, ordinairement à l'heure de midi, alors que le thermomètre marque souvent en été, dans ces contrées, 50 degrés centigrades. Ils restent là environ une demi-heure, après quoi chacun se met au lit, s'entoure de couvertures et se procure encore une abondante transpiration par l'usage de boissons théiformes chaudes. Les résultats d'un appel aussi fortement exercé sur les fonctions de la peau se comprennent de reste, et peuvent servir d'exemple de ce que l'instinct populaire, plutôt qu'une méthode rationnelle, a inspiré parfois pour le traitement de la diathèse strumeuse.

ATMIDIATRIQUE. Partie de la thérapeutique relative à l'application des vapeurs ou des gaz sur la surface de la peau, dans un but médical, et ainsi désignée par Rapou, auteur d'un traité sur cette matière.

ATMOSPHÈRE THERMALE. Les eaux minérales gazeuses et les eaux minérales à température élevée développent à l'entour de leur point d'émergence une atmosphère chargée de principes particuliers, et qu'il convient de prendre en considération thérapeutique. Nous ne connaissons pas de recherches chimiques relatives à cette atmosphère des sources. On trouvera celles qui ont été faites sur l'atmosphère des PISCINES, des ÉTUVES, des salles d'INHALATION, aux articles consacrés à ces mots.

On sait que les gaz libres contenus dans les eaux minérales sont en petit nombre : nous ne trouvons à mentionner que l'azote, l'oxygène, l'acide carbonique et l'hydrogène sulfuré. Nous pouvons faire abstraction thérapeutiquement de l'azote, que fournissent abondamment les eaux sulfurées sodiques surtout, et qui s'y montre toujours accompagné d'hydrogène sulfuré. Nous en dirons autant de l'oxygène, tout en faisant cependant nos réserves relativement à ce que nous pourrons apprendre plus tard à son sujet.

Il nous paraît difficile de faire la part de l'acide carbonique, bien que la quantité qu'exhalent certaines sources carbonatées, chlorurées sodiques surtout, soit énorme. M. Bouquet a calculé que les sources des bains de Vichy, fort éparses, il est vrai, fournissaient par vingt-quatre heures environ 3123 kilogrammes de gaz acide carbonique répandu dans l'atmosphère. Malgré la pesanteur de ce gaz, les courants d'air le disséminent sans doute assez rapidement pour que l'influence ne s'en fasse pas facilement sentir. Nous ne connaissons aucune observation, faite sur la santé ou sur les sensations des personnes vivant auprès des sources de ce genre, qui nous permette d'attribuer quelque effet appréciable à la présence de l'acide carbonique dans l'air qui les environne.

Quant aux sources sulfureuses, il n'en est pas de même. Les décompositions immédiates que les sulfures sodiques ou calciques subissent par suite du contact de l'air ont pour résultat un dégagement d'hydrogène sulfuré, lequel se trouve en rapport, non pas avec le degré de sulfuration de l'eau minérale, mais avec son degré d'altérabilité, variable lui-même suivant sa propre constitution. Près des sources froides, cette atmosphère thermale ne se compose que d'hydrogène sulfuré et d'azote ou d'acide carbonique. Près des sources chaudes, elle présente un mélange de gaz et de vapeur d'eau, et lorsque la température est très élevée, et qu'il y a un bouillonnement dû au dégagement de l'azote et de l'acide carbonique, nul doute que ces vapeurs ne contiennent en même temps la plupart au moins des principes contenus dans l'eau minérale.

Aussi l'inhalation que l'on fait à l'entour des sources sulfurées nous paraît-elle la meilleure que l'on puisse faire : on y trouve les avantages de l'étuve, c'est-à-dire de la combinaison des vapeurs avec le gaz hydrogène sulfuré, sans ses inconvénients, et s'il est impossible de doser les principes inhalés, cette inhalation peut elle-même être graduée en se rapprochant plus ou moins de la source.

Cette inhalation n'est cependant pas toujours praticable. Les sources sulfureuses sont en général protégées soigneusement contre tout contact avec l'atmosphère, et par conséquent contre toute approche, afin qu'elles puissent arriver aussi intactes que possible aux bains et aux buvettes. Mais là où il existe des sources multiples, comme à Luchon, Cauterets, Ax, etc., nous croyons qu'il serait utile d'en consacrer une ou plusieurs à ce mode d'inhalation, que nous croyons préférable à tous les appareils.

Nous en dirons autant des sources chlorurées sodiques chaudes. Là l'entraînement favorisé par le bouillonnement excessif des sources chargées d'acide carbonique, fournit des vapeurs très minéralisées. Les Allemands recommandent beaucoup l'inhalation spontanée près de ces thermes, ou dans les salles d'évaporation des salines. C'est à cette inhalation des vapeurs marines, ou mieux encore de la poussière marine soulevée par les vents, que l'on doit attribuer une grande partie des effets obtenus par le séjour au bord de la mer [voy. AIR MARIN]. Nous pouvons mentionner encore les conditions atmosphériques particulières que certaines stations thermales empruntent au voisinage de plantations et de forêts résineuses.

La présence, dans la vapeur spontanée d'eau minérale, d'éléments fixes, minéraux et organiques, en outre des éléments gazeux, est un fait actuellement hors de doute, bien qu'il n'ait pas encore été l'objet de publications spéciales et développées. En 1854 et 1855 il a donné lieu à des communications faites à la Société d'*hydrologie médicale* de Paris par MM. O. Henry et Petit pour les eaux de Vichy, et par MM. O. Henry et Lhéritier pour celles de Plombières. Les premiers de ces observateurs avaient constaté la présence de matières organiques iodurées dans l'eau condensée de la vapeur spontanée de la *Grande-Grille*. Les autres avaient observé, aux étuves du bain impérial de Plombières, le fait du transport de la matière organique et d'éléments fixes contenus dans l'eau minérale par la vapeur spontanée de l'eau même.

Des faits du même ordre, parfaitement accusés, ont été, depuis 1840, l'objet d'observations réitérées, de la part de M. Jules François, aux galeries souterraines de recherche des eaux de Luchon et de Cauterets.

Dans ces stations, les sources minérales sont captées à la roche au moyen de tunnels approfondis dans les berges de la vallée. Ces tunnels sont fermés par des portes pleines qui séparent l'atmosphère intérieure de l'air extérieur. Dès que cet air accuse une température basse, voisine du zéro, la surface intérieure des portes se recouvre d'amas mamelonnés de substance glaireuse d'un aspect entièrement semblable à celui de la matière organique des eaux. Ces amas ne se rencontrent que sur les joints des portes, sur les fissures du bois, là où l'accès ou l'impression du froid peut avoir lieu. A l'époque des chaleurs le phénomène disparaît; on n'observe plus à l'intérieur des portes que des pellicules entièrement semblables à la barégine desséchée.

Ce phénomène est d'autant plus marqué que la buée de vapeur d'eau minérale est plus intense à l'intérieur des galeries. Il y a là, et l'observation directe l'indique et le confirme, un fait de dépôt de la matière organique et d'éléments fixes contenus dans la vapeur spontanée de l'eau minérale, produit par la condensation de cette vapeur, sous l'influence de l'air froid extérieur.

A Cauterets (galeries de *César*) dont les eaux sont très riches en barégine, ce phénomène se produit sur une échelle si accusée, que l'on peut recueillir en peu de temps, sur la face intérieure de la porte des galeries de *César*, des quantités notables de matière ainsi condensée. Cependant cette porte n'est pas à moins de 33 mètres des griffons les plus voisins.

Ainsi donc, la buée de vapeur minérale est ici le véhicule par lequel se produit le fait de transport à distance de la matière organique et d'éléments fixes de l'eau minérale. Sur la demande de M. Jules François, M. O. Henry a bien voulu comparer la matière glaireuse provenant de la vapeur ainsi condensée à la barégine qui se développe spontanément dans les conduits des galeries. Il a observé des caractères d'assimilation incontestable. En outre, il a déterminé dans la matière glaireuse condensée la présence de sels fixes (iodures, chlorures, sulfates et silicates).

On ne peut, en présence d'une semblable démonstration, nier que la vapeur spontanée des eaux minérales ne soit, pour les éléments fixes de ces eaux, un véhicule remarquable. Ce fait, si déjà la pratique médicale n'avait prononcé, serait l'affirmation la plus manifeste du parti que l'on doit demander à l'inhalation des vapeurs spontanées d'eau minérale.

ATMOSPHÈRE MARINE. Voy. AIR MARIN.

ATONIE. C'est là une de ces expressions un peu vagues, et qui s'emploient sans être nettement définies. *Atonie* veut dire faiblesse, et l'on suppose que ce mot s'applique spécialement au relâchement des tissus, tandis que celui d'*asthénie* s'appliquerait plutôt à l'insuffisance des fonctions. Bien que les eaux minérales conviennent habituellement à l'état d'atonie, général ou partiel, qui accompagne la plupart des maladies chroniques, et qui domine dans quelques-unes, on ne peut pas dire précisément, à part les eaux ferrugineuses, qu'elles constituent des médicaments toniques. Elles agissent plutôt sur les forces de l'organisme, à la manière des excitants. Cependant leur action finale est communément une action réparatrice, reconstituante, et par conséquent tonique.

Il est à remarquer que la classe des eaux ferrugineuses, laquelle mérite seule, à proprement parler, la qualification de tonique, est précisément celle qui peut revendiquer une des moindres places dans l'ensemble de cette médication profondément reconstituante et réparatrice. Les agents de cette dernière sont surtout les eaux sulfurées, les eaux chlorurées et les eaux bicarbonatées.

Cependant il faut faire des distinctions. Les eaux sulfurées très chargées de matières organiques, et les sources sulfurées dégénérées, comme un grand nombre de sources des Pyrénées orientales, ou encore certaines sources de Luchon, de Saint-Sauveur, représentent plutôt une médication sédative qu'excitante. Il en est de même des eaux sulfatées, à base de chaux et de magnésie, et en général des eaux à base terreuse. Ce ne sont pas assurément des eaux toniques. Les eaux peu minéralisées, comme Néris, Luxeuil, Bourbon-Lancy, sont également employées surtout à titre d'eaux sédatives. Quelques-unes des stations de ce genre, ainsi Luxeuil, Plombières, renferment des sources spécialement ferrugineuses qui permettent d'y varier la médication.

Il ne faut pas toujours juger des qualités des eaux, au point de vue en question, d'après leur degré de minéralisation. Les eaux de Wildbad, de Gastein, bien qu'à peine minéralisées, passent pour posséder des propriétés reconstituantes remarquables. Cependant, si nous nous reportons à la définition donnée au commencement de cet article, nous dirons qu'elles paraissent agir plutôt sur l'asthénie que sur l'atonie.

Si les eaux bicarbonatées et chlorurées fortes sont les agents les plus ordinaires de ce qu'il y a le plus, à proprement parler, de tonique dans la médication thermale, prises avec excès, elles peuvent au contraire amener une dépression considérable des forces : nous pensons cependant que c'est là plutôt encore une question d'intolérance de la part de certains organismes qu'une action nécessaire. Les eaux de Karlsbad, sulfatées sodiques, où l'on traite activement beaucoup de maladies chroniques graves, d'états cachectiques, commencent par jeter dans un état de faiblesse et de dépression extrême. La réaction est en sens inverse; mais il faut que la réaction soit possible : c'est là un des points délicats de l'indication de Karlsbad.

ATROPHIE MUSCULAIRE PROGRESSIVE. On désigne ainsi une affection singulière qui consiste dans l'affaiblissement graduel de l'activité fonctionnelle et de l'activité nutritive du système musculaire, aboutissant à la transformation définitive du tissu musculaire en tissu graisseux. Cette affection, qui présente une tendance plus ou moins grande, suivant les cas, à se généraliser, commence en général par les membres supérieurs, et gagne le tronc pour s'étendre ensuite dans les membres inférieurs.

M. Wetzlar a publié une série très intéressante d'observations relatives au traitement par les eaux d'Aix-la-Chapelle de cas très caractérisés d'atrophie musculaire progressive. Ces observations ont été analysées dans le tome III des *Annales de la Société d'hydrologie médicale de Paris.* Il y a eu dans tous ces cas une action curative formelle. L'état général de l'économie, la caloricité, les fonctions de la peau, ont paru très manifestement subir l'action favorable du traitement avant les fonctions musculaires elles-mêmes. Quant à celles-ci, nous croyons que la marche progressive de la maladie s'est toujours arrêtée sous l'influence du traitement thermal, et qu'il y a eu un degré de retour dans les muscles paralysés tout à fait en rapport avec l'état organique que l'on pouvait supposer à ces derniers : c'est ainsi que le retour a été nul pour les muscles des mains et des avant-bras, là où la maladie avait débuté, comme d'habitude, à une époque assez éloignée déjà pour que ces derniers eussent subi une transformation parfaite ; c'est ainsi qu'il fut sensible, mais incomplet, pour les muscles du tronc et des membres inférieurs, alors que la maladie n'avait pas encore laissé sur ces parties une empreinte absolument ineffaçable ; qu'il fut enfin complet dans les muscles atteints seulement depuis une époque récente et nullement encore dans leur constitution organique. M. Buissard à Lamothe, M. Le Bret à Balaruc, ont observé quelques cas de ce genre, mais beaucoup moins caractérisés que ceux de M. Wetzlar.

AUCTOVILLE (France, Calvados, arrond. de Bayeux).

Ferrugineuse bicarbonatée. Froide.

Il n'y a pas d'établissement thermal.

	Eau : un litre.
	Lit.
Acide carbonique libre	0,921
	Gram.
Carbonate de chaux	0,020
Peroxyde de fer	0,014
Manganèse	traces
Sulfate de chaux	0,037
Chlorure de sodium / — de calcium / — de magnésium	0,035
Phosphate de chaux et alumine	0,004
Acide silicique	0,050
Matière organique azotée et eau de cristallisation des sels	0,020
	0,180

(Quevenne.)

La nature de cette eau et la proportion des acides comparée aux bases donnent tout lieu de croire que l'oxyde de fer, le manganèse et le carbonate de chaux sont à l'état de bicarbonates dans cette source.

AUDIERNE (France, Morbihan, arrond. de Quimper). A 40 kilomètres de cette ville, à 597 kilomètres de Paris.

Bains de mer.

AUDINAC (France, Ariége, arrond. de Saint-Girons). A 10 kilomètres de Saint-Girons.

Sulfatée calcique et *ferrugineuse.*

Il y a deux sources : source des *Bains*, à 22°,7 cent. ; et source *Louise*, appelée encore source *froide*, quoiqu'elle ait la même température, 22°. M. François n'attribue, dans une notice, que 20°,90 à la source des *Bains*. Il assigne encore à cette source un débit journalier de 182 560 litres, et à la source *Louise* 115 200 litres.

1° Source des *Bains*.

	Eau : un litre.
	Gram.
Sulfure de calcium	traces
Chlorure de magnésium	0,008
Iodure de magnésium	traces
Carbonate de chaux	0,200
— de magnésie	0,010
Sulfate de chaux	1,117
— de magnésie	0,496
Oxyde de fer	0,003
— de manganèse	0,008
Crénate de fer	traces
Alumine	traces
Silicate de soude	0,020
— de potasse	traces
Matière organique	0,042
Acide carbonique	0,079
	1,983

Gaz.	Gram.
Azote	96,50
Oxygène	1,50
Acide carbonique	2
	100,00

2° Source froide ou source *Louise*.

	Eau : un litre.
	Gram.
Chlorure de magnésium	0,016
Iodure	traces
Carbonate de chaux	0,150
— de magnésie	0,004
Sulfate de chaux	0,935
— de magnésie	0,464
Oxyde de fer	0,007
— de manganèse	0,005
Alumine	traces
Crénate de fer	0,008
Silicate de soude	0,012
— de potasse	traces
Matière organique	0,058
Acide carbonique	0,142
	1,801

(FILHOL, 1849.)

Il y a un établissement thermal convenablement installé, situé au milieu d'un parc agréable.

Nous ne connaissons guère les eaux d'Audinac que par quelques publications du docteur Sentein: Ces eaux semblent surtout applicables aux affections fonctionnelles du tube digestif et aux maladies de l'appareil urinaire. Leur qualité naturellement ferrugineuse indique dans quelles circonstances leur usage pourra s'appliquer le plus utilement à ces deux séries d'affections. M. Sentein dit qu'elles sont diurétiques, un peu purgatives par leur usage prolongé, et assure que la source des *Bains* possède des propriétés analogues à celles de la potion antiémétique de Rivière. Quant à la source *Louise*, nous ne savons pourquoi elle a été comparée, dans plusieurs notices qui se sont répétées, à la source de l'*Hôpital* de Vichy, laquelle n'offre aucun rapport avec elle, et ne renferme même pas de fer comme elle.

AUGNAT (France, Puy-de-Dôme, arrond. d'Issoire).

Ferrugineuse bicarbonatée. Froide. Deux sources.

	Eau : un litre. Gram.
Bicarbonate de soude	1,3314
Sulfate de soude	0,0920
Chlorure de sodium	0,6630
Bicarbonate de magnésie	0,2578
— de fer	0,0415
— de chaux	0,5460
Silice	0,2000
Matière organique	traces
Perte	0,0300
	3,6617

(NIVET.)

Ces eaux sont prises à l'intérieur dans les cas de chlorose, d'anémie, d'engorgement du foie ou de la rate et dans la gravelle. Elles ne sont utilisées que dans leur voisinage. On les connaît également sous le nom de *Barrége*.

AUGUSTA (Comté d'). (Amérique du Nord, État de Virginie).

Bains *sulfurés* thermaux, au pied de la chaîne des Alleghanys, riche en mines de charbon.

AUGUSTUSBAD (Saxe, cercle de Dresde, bailliage de Radeberg).

Ferrugineuse bicarbonatée. Froide. Sept sources, parmi lesquelles il en est une *chlorurée sodique.*

Deux de ces sources sont utilisées uniquement en boisson ; en voici la composition :

Eau : un litre.

	Augustusquelle.		Mineralquelle. n° 1.
Température	9° c.		10°,5 c.
Acide carbonique	3cc,17		3cc,08
	Grains.		Gram.
Sulfate de soude	0,186	=	0,015
— de chaux	0,093	=	0,110
Chlorure de sodium	0,041	=	0,041
— de magnésium	0,015	=	0,031
Carbonate de magnésie	0,048	=	0,014
— de fer	0,074	=	0,031
	0,457	=	0,242

(FICINUS.)

Les cinq autres sources servent en bains, sans doute après avoir été chauffées artificiellement, car elles possèdent des températures peu différentes des précédentes.

	Source n° 2.	Source n° 3.	Source n° 4.	Source n° 5.	Source n° 6.
Température	12°,5 c.	12° c.	12° c.	12° c.	14° c.
Acide carbonique	3cc,59	0cc,86	1cc,85	1cc,79	1cc,79
	Gram.	Gram.	Gram.	Gram.	Gram.
Sulfate de soude	0,015	0,012	0,015	»	0,124
— de chaux	0,031	0,024	0,040	0,024	0,062
Chlorure de sodium	0,006	0,012	0,069	0,018	0,093
Carbonate de magnésie	»	0,036	»	0,036	0,019
— de chaux	0,040	0,062	0,093	0,093	0,086
— de fer	0,031	0,013	0,038	0,055	0,034
Matière extractive	0,031	0,012	0,040	0,013	0,031
	0,154	0,171	0,295	0,239	0,449

(Ficinus.)

AULUS (France, Ariége, arrond. de Saint-Girons).

Sulfatée calcique. Tempér., 20°.

Deux sources.

	Eau : un litre.
	Gram.
Acide carbonique	0,0650
Chlorure de calcium	0,0060
— de sodium	0,0012
Sulfate de chaux	1,8167
— de magnésie	0,2093
— de soude	0,0120
Carbonate de chaux	0,1268
— de magnésie	0,0386
Oxyde de fer	0,0046
Silice	0,0076
Acides crénique et apocrénique	0,0064
Manganèse, Cuivre, Arsenic	traces
	2,2942

(MM. Filhol et Pinaud, 1847.)

Il y a un établissement thermal.

Ces eaux passent pour exercer une action très énergique chez des individus atteints d'anciennes affections syphilitiques (Filhol).

Nous ne pouvons nous empêcher d'élever quelques doutes au sujet de la légitimité de cette réputation. Les eaux efficaces dans la syphilis sont des eaux très excitantes, agissant d'une manière particulière sur la peau, les chlorurées sodiques fortes et bien mieux encore les sulfurées. Celles-ci appartiennent au contraire à un groupe d'eaux minérales peu excitantes, sédatives souvent, comme Bagnères-de-Bigorre, Encausse, Ussat, etc.

Il a été donné récemment une analyse d'une nouvelle source d'Aulus qui a son point d'émergence à une petite distance de la première; en voici la composition.

	Eau : un litre.
	Cent. cub.
Acide carbonique libre..........................	125
	Gram.
Sulfate de chaux..........................	1,980
— de soude..........................	0,100
— de magnésie..........................	0,300
Bicarbonate de chaux..........................	0,097
— de magnésie..........................	0,043
Chlorure de sodium..........................	0,040
— de calcium..........................	
— de magnésium..........................	
Sel de potasse..........................	sensible
Silice, alumine et phosphate..........................	0,080
Iode..........................	
Arsenic dans le dépôt ocracé..........................	indices
Oxyde de fer et de manganèse, évalués..........................	0,005
Matière organique..........................	indéterminée
	2,645

(O. Henry.)

Les deux sources froides d'Aulus se rapprochent beaucoup de celles de Contrexéville et de Sermaize.

AUMALE (France, Seine-Inférieure, arrond. de Neufchâtel).

Ferrugineuse bicarbonatée.

Il y a trois sources qui ont été découvertes en 1755, près de la ville d'Aumale, et qui sont connues sous les noms de : la *Bourbonne*, la *Savary*, la *Malon*.

	Eau : un litre.
	Lit.
Acide carbonique..........................	0,201
Acide sulfhydrique..........................	0,037
	Gram.
Carbonate de chaux..........................	0,0571
— de fer..........................	0,1713
Chlorure de calcium..........................	0,3426
	0,5710

(Disengremel.)

Ces eaux font partie d'un groupe notable de sources ferrugineuses bicarbonatées, situées dans le département de la Seine-Inférieure, et qui ont été étudiées par M. Girardin (*Précis de l'académie de Rouen*). Parmi ces eaux, les unes, comme Aumale, viennent des terrains crayeux et prennent naissance ordinairement sur des fonds tourbeux, à base d'argile plastique; d'autres proviennent de la marne glauconieuse; d'autres enfin prennent naissance dans des sables ferrugineux inférieurs à la craie.

AURENSAN (France, Gers, arrond. de Mirande). A 55 kilomètres de cette ville).

Bicarbonatée mixte. Tempér., 17° cent.

Quatre sources dont voici la composition : *Eau : un litre.*

	N° 1.	N° 2.	N° 3.	N° 4.
Acide carbonique libre, peu...	indét.	indét.	indét.	indét.
	Gram.	Gram.	Gram.	Gram.
Bicarbonate de chaux........	0,043	0,126	0,040	0,041
— de magnésie.....	0,009			
— de soude........	0,025	0,029	0,025	0,024
Sulfate de soude...........	»	»	0,030	0,030
— de chaux............	0,020	0,033	»	
— de magnésie........	»	»	0,021	
Chlorure de sodium...... } — de magnésium.... }	0,030	0,120	0,034	0,110
Sel de potasse.............	sens.	sens.	sens.	sensible
Azotate alcalin............	indices	indices	indices	indices
Silice..................	»	0,060	0,011	0,020
Alumine............... } Phosphate............... } Sesquioxyde de fer........ }	0,015	0,018		
Humus..................	indiq.	indiq.	indiq.	indiqué
	0,142	0,386	0,163	0,226

(O. Henry.)

Il existe à Aurensan un établissement thermal et une mare spéciale où l'on administre des bains de boue.

AURIGNY (Ile d') (îles anglaises, Manche). Dépendante de Guernesey. *Bains de mer.*

AURIOL. Voy. Oriol.

AUSSEE (haute Autriche). A 12 kilomètres d'*Ischl* [voy. Ischl]. *Chlorurée sodique.* Froide. Établissement de bains salins bien installé.

AUTEUIL (France, Seine). Près Paris.

Ferrugineuse. Froide.

Cette source est connue sous le nom d'*eau minérale d'Auteuil*, ou source *Quicherat.*

	Eau : un litre.
Azote..........................	indéterminée
	Gram.
Chlorure de magnésium.................. } — de sodium................. }	0,1200
Sulfates anhydres de chaux.............	1,7400
— — de strontiane.............	traces sensibles
— — de magnésie.............	0,1100
— — de soude...............	0,2920
— — d'alumine et de potasse et d'ammoniaque..........	0,0510
— — d'alumine et de fer protoxydé (sel double particulier)...	0,7150
Sel de manganèse....................	0,0140
Azotate de potasse..................	traces
Acide silicique (silice)...............	0,1400
Matière organique et perte............	0,0730
Principe arsenical dans le dépôt........	sensible.
	3,2550

(O. Henry père.)

Cette eau minérale doit posséder les propriétés communes aux eaux nettement ferrugineuses. Elle est usitée en boisson sur place, et surtout transportée.

AUTORISATION. Une eau minérale, au point de vue médical et industriel, ne peut être exploitée sans une *autorisation* spéciale de M. le ministre du commerce, de l'agriculture et des travaux publics. Cette autorisation n'est elle-même accordée que sur un avis favorable de l'académie impériale de médecine. Les formalités à remplir en pareille circonstance sont les suivantes.

On adresse d'abord à M. le ministre une demande et un échantillon de l'eau minérale, en s'entourant de toutes les précautions signalées dans un règlement dont on doit la rédaction à M. O. Henry (*Bulletin de l'Académie de médecine*, 1845, t. X, p. 760), et dont voici la teneur :

Certificats des puisements.

ART. 1er. — Un puisement d'eau minérale ne saurait avoir de caractère légal qu'autant qu'il aura été opéré en présence des autorités (maires ou adjoints) de l'endroit où sourdent les sources.

De plus, ces certificats doivent toujours être joints à l'envoi des eaux minérales.

Epoque des puisements.

ART. 2. — Pour opérer le puisement d'une eau minérale, il faut toujours agir par un beau temps et dans une saison sèche, éloignée de l'époque des pluies ou de la fonte des neiges. Les mois les plus favorables sont ceux de juin, juillet, août, septembre, octobre, et quelquefois même novembre, si l'automne n'a pas été pluvieux.

Pour les eaux gazeuses, le matin convient mieux que l'heure de la journée où la chaleur est plus forte.

Renseignements qui doivent accompagner l'envoi des eaux.

ART. 3. — Aux certificats de puisements, il sera essentiel de joindre des renseignements précis sur la disposition des sources et sur leur abondance, enfin sur la nature du terrain où elles sourdent ou qui les environne.

On notera particulièrement, en outre, s'il se dégage du gaz au bouillon, et si l'eau présente, soit des conferves à la surface ou au fond des bassins, soit des dépôts sur les divers points de son trajet.

Quantité d'eau à expédier.

ART. 4. — Il est indispensable d'expédier toujours de 15 à 20 litres du liquide, surtout si les principes minéralisateurs y paraissent nombreux et variés; et s'il y a plusieurs sources, au moins 10 litres de chacune d'elles.

Choix des vases et des bouchons.

Art. 5. — Il faut prendre, pour l'expédition des eaux, des bouteilles de verre noir parfaitement propres et lavées avec de l'eau des sources, puis ne faire usage que de bouchons de liége neufs, préalablement trempés pendant plusieurs jours dans l'eau minérale elle-même.

Mode de puisement et soins à apporter dans cette opération.

Art. 6. — Si la disposition des sources et la température du liquide le permettent, on doit faire le puisement en tenant à plusieurs pouces la bouteille renversée, et en la redressant immédiatement au-dessous de la surface du liquide.

Si cette eau au contraire est trop chaude, et si la disposition de la source ou du puits est trop profonde, on agira de la manière suivante : La bouteille sera maintenue à son fond *a* et à son goulot *b* par deux cordes. A la partie *b* on assujettira un poids qui permettra au vase d'être immergé dans la source en sens inverse. Lorsqu'il sera plongé convenablement à l'aide de la corde *a*, on le redressera en tirant celle-ci à soi ; cela fait, on le laissera se remplir complétement du liquide.

On aura soin de ne jamais plonger les bouteilles jusqu'au fond des sources, pour éviter d'agiter le limon qui s'y trouve et de le mettre en suspension, ce qui troublerait la limpidité de l'eau minérale.

Précautions pour les eaux froides et chaudes.

Art. 7. — *Eaux froides.* Lorsque les eaux sont froides, ou lorsqu'elles ont une température de 20° à 25°, on peut, aussitôt le puisement, opérer le bouchage avec les soins convenables, c'est-à-dire avec des bouchons neufs, trempés à l'avance dans l'eau minérale, et assez justes pour n'entrer dans le goulot qu'à l'aide d'une certaine pression ; mais, si les eaux ont une température assez élevée, il faut agir autrement.

Eaux chaudes. Après avoir préalablement échauffé les bouteilles en les plongeant dans l'eau des sources, on les remplira du liquide, et avant de les boucher, on les laissera refroidir, à l'abri du contact de l'air, en les bouchant d'abord imparfaitement et les plaçant dans un baquet rempli à l'avance d'eau minérale à quelques pouces de la surface liquide, et jusqu'à complet refroidissement ; après quoi on achèvera le bouchage de la bouteille de la manière indiquée ci-dessus.

Soins particuliers pour diverses espèces d'eaux minérales.

Art. 8. — Quelques espèces d'eaux minérales exigent des soins particuliers pour être mises en bouteilles.

1° Ainsi, pour les eaux sulfureuses, il faut remplir presque complétement les bouteilles, afin de laisser dans le vase le moins d'air possible.

2° Pour les eaux ferrugineuses on prendra le même soin et l'on fera usage de bouteilles de verre noir, de préférence, la lumière contribuant à décomposer rapidement certaines eaux de ce genre. Pour cette espèce, on se servira de bouchons qu'on aura abandonnés pendant quelques jours dans la source.

3° Les eaux alcalines gazeuses ou acidulées seront un instant exposées à l'air avant-d'être bouchées; le bouchon devra être ensuite assujetti au moyen d'un fil de fer ou d'une capsule métallique solidement adaptée.

4° Quant aux eaux salines, naturellement peu gazeuses et moins altérables à l'air, il suffira de les renfermer dans des bouteilles de verre ou dans des cruchons faits d'un verre non poreux, recouverts d'un bon vernis à l'intérieur et à l'extérieur, puis bouchés toujours très exactement.

Goudronnage ou capsulage des bouteilles.

Art. 9. — Les vases ainsi remplis et bouchés, on doit, afin de prévenir l'altération du liége et de remédier à sa porosité, le recouvrir de quelque enduit particulier : c'est l'opération qui porte le nom de *goudronnage*. Elle s'effectue en faisant fondre à une douce chaleur des mastics (composés de poix-résine, de cire, de térébenthine, etc.) et y plongeant le bouchon jusqu'à la naissance du col de la bouteille; retirant et laissant refroidir. Le mastic ne doit pas être trop chaud, mais presque pâteux, et le bouchon recouvert préalablement d'une calotte de toile fine ou de peau amincie.

On remplace avantageusement le mastic par les capsules métalliques, qu'on adapte à l'aide d'un appareil approprié. A défaut du mastic (dit goudron), on pourra faire usage de cire jaune ramollie par un peu de graisse ordinaire. [Voy. GOUDRONNAGE.]

Substances accessoires aux eaux qu'il sera bon de joindre à l'expédition de ces dernières.

Art. 10. — Dans certaines eaux du genre de celles dites sulfureuses, et surtout dans les eaux alcalines, on remarque la production plus ou moins abondante de diverses conferves ou de matières ayant l'apparence de glaires formées par des principes particuliers. Ces substances devront être jointes à l'envoi des eaux et expédiées dans des bouteilles remplies de l'eau minérale qui les a fournies. Il existe aux sources ferrugineuses, dans les bassins et le long des conduits, des dépôts rougeâtres dont une partie devra être également envoyée dans des flacons. Enfin on n'omettra pas de joindre à ces expéditions quelques fragments des roches d'où sourdent ces sources.

Essais à faire aux sources par les personnes préposées à leur conservation ou par les hommes de l'art.

ART. 11. — Comme il est souvent très important d'apprécier aux sources mêmes la proportion de certains principes fugaces ou facilement altérables, tels que ceux qui sont de nature sulfureuse, il sera bon d'ajouter, dans deux ou trois bouteilles, 2 grammes de nitrate d'argent cristallisé, avec des étiquettes indiquant cette addition. Mais en outre, s'il existe auprès des sources des médecins ou des pharmaciens, on fera plusieurs essais avec le sulfhydromètre de M. Dupasquier, en variant les épreuves à plusieurs époques de la journée.

Les résultats de ces essais sulfhydrométriques seront notés scrupuleusement et annexés aux certificats et aux renseignements demandés.

Expédition des eaux.

ART. 12. — Quand tous les soins prescrits dans les précédents articles auront été remplis, il sera indispensable de faire immédiatement l'envoi de l'eau minérale, dans des caisses bien scellées, afin que le chimiste chargé du soin de l'analyse puisse examiner l'eau peu de temps après son puisement.

Ces différents objets sont renvoyés par M. le ministre devant l'Académie de médecine, laquelle fait procéder dans son laboratoire à l'examen de ces divers documents et à l'analyse de l'eau.

Le rapport présenté à l'adoption de l'Académie fait connaître la composition de l'eau analysée, et ses conclusions portent qu'il y a lieu, ou non, d'après sa composition, à en autoriser l'exploitation pour l'usage médical. Si les échantillons adressés étaient insuffisants ou recueillis dans de mauvaises conditions, le rapport s'abstient de conclure et réclame un nouvel envoi. La décision ministérielle est rendue conformément aux conclusions présentées par l'Académie de médecine.

Toutes les précautions indiquées dans l'instruction de M. O. Henry sont importantes, sans doute ; mais le rapport académique préviendrait un grand nombre d'abus, si le chimiste auquel incombe la tâche de l'analyse s'était rendu lui-même sur les lieux où les sources jaillissent. En opérant sur des eaux transportées, on ne peut, par exemple, apprécier le volume des gaz spontanés, et surtout savoir si l'eau minérale est captée de manière à n'être pas un mélange d'eau douce et d'eau minérale : or, tout le monde le sait, l'autorisation est souvent demandée avant que les travaux nécessaires à la bonne conservation des sources soient commencés. Il est encore des principes minéralisateurs qui ne peuvent être dosés que près des sources, ce sont les sulfures et l'acide sulfhydrique.

Nous voudrions aussi que l'autorisation spécifiât d'une manière formelle l'emploi médical de l'eau : par exemple, si elle doit être utilisée en bains, en boisson, et si elle peut être chauffée artificiellement. On ne verrait pas alors des eaux minérales froides et très propres seulement à la boisson, servir en bains après avoir été échauffées, le plus souvent par les moyens les plus défectueux.

AUTRICHE (Empire d'). Les États de la monarchie autrichienne embrassant le sud-est de l'Europe centrale, possèdent un très grand nombre d'eaux minérales. L'énumération exacte de ces sources nous serait impossible, faute de documents suffisants. La Hongrie, à elle seule, en compte plus de 350 ; la Bohême environ 150 ; et dans les autres États slaves il en existe une multitude d'autres, soit thermales, soit salines et froides, à peu près aussi ignorées des habitants indigènes que du reste de l'empire. Il sera pourvu à la caractérisation de la plupart des groupes qu'elles forment sur l'étendue de l'Autriche, autant que le permettront les données de la statistique hydrologique [voy. BOHÊME. GALLICIE. HONGRIE. LOMBARDO-VÉNITIENS (ÉTATS)]. Mais nous avons cru utile de placer ici le tableau des principales sources de cette vaste contrée, tel qu'il a été dressé par le savant professeur hongrois Ludwig Tognio, dont la vie s'était entièrement consacrée à des études de balnéologie. Cette classification, vraisemblablement la plus récente, a été publiée en 1856 par le docteur Joachim dans le *Balneologische Zeitung* (Band II, n° 23).

Le professeur Tognio regarde comme eaux thermales celles qui atteignent et dépassent 25° centigrades. On en distingue 80 dans la monarchie autrichienne ; le reste est compris sous le titre d'eaux froides.

A. — EAUX THERMALES.

I. — SULFURÉES	a. Alcalines (bicarbonatées sodiques)	Harkany. Gyügy. Mere. Magyarad. Ullersdorf.
	b. Salines (sulfatées sodiques et magnésiennes)	Baden près Vienne. Tœplitz (Hongrie). Posteny. Szmerduche Toplice.
	c. Muriatiques (chlorurées sodiques)	Bains d'Hercule. Albano. Monfalcone.
II. — FERRUGINEUSES. Rares, à l'exception de la Hongrie et de l'Esclavonie	a. Salines	Wichnye. Szliacs. Lucski. Daruvar.
	b. Terreuses (carbonatées, calcaires et magnés.)	Tobelbad.

- III. — Alcalines. Très peu nombreuses...
  - *a.* Salines-alcalines........ Karlsbad. Lippik. Topusko.
  - *b.* Alcalines simples....... Tœplitz (Bohême).
- IV. — Salines.................................. Ofen. Grosswardein. Stubnya. Baimotz. Gran. Klein-Bilitz.
- V. — Muriatiques.............................. S. d'Hercule à Mehadia.
- VI. — Sélénitiques (sulfatées calciques).......... Szkléno.
- VII. — E. indifférentes........................ Gastein. Tœplitz. Velika. Erlau. Keszthely.

B. — EAUX FROIDES.

- I. — Ferrugineuses..
  - *a.* Acidules (carbonatées).. Rochitsch. Füred. Tatzmannsdorf. Szanto.
  - *b.* Alcalines-salines (rares). Budis. Bukowina (Hongrie). Jamincza.
  - *c.* Alcalines muriatiques. Abondantes, surtout en Hongrie........... Lienzmühl. Lubatschowitz. Verdins. Kosztrenitz. Bartfeld. Borsa. Suligul. Glood. Rank. Kelcse. Kosztrina. Leu Lublau. Buzias. Baczuch. Sulz. Zaizon.
  - *d.* Alcalines terreuses.... Borszék. Kobolapolyeina. Parad. Szent-Gyorgy. Kobersdorf. Lienzmühl.
  - *e.* Salines terreuses ...... Recoara. Szliacs. Medokisno.
  - Sans principe acide....... Pyrawarth. Posing. Pest. Valpo. Uzsok. Et d'autres lieux extrêmement nombreux.

II. — ALCALINES....
- *a.* Salines............. Marienbad. Franzesbad. Bilin. Preblau. Porad. Fellathal. Stoikafalva.
- *b.* Muriatiques............ Gleichenberg. Szczawnica. Czigelka. Szaploneza. Bikszad. Felso-Falu. Niklova. Dubova.
- Non acidulées. — Marais et lacs salés très nombreux en Hongrie.

III. — MURIATIQUES. Communes en Gallicie, en Hongrie et en Transylvanie...
- *a.* Alcalines............ Iwonicz. Velette. Baranda.
- *b.* Salines............ Ischl. Hall (haute Autriche). Hall (Tyrol). Szlatina. Truskawice. Starosol. Bolechow. Drohobycz. Wieliczka.
- *c.* Ferrugineuses........ Rosulna. Kiralymezo.
- *d.* Simplement chlorurées sodiques........... Baasen. Sztavi Szlankamen. Polhora.

IV. AMÈRES (*Bitterwasser*)..... .... Püllna. Saidschütz. Saidlitz. Steinwasser. Gran. Ivanda. Also-Alap. Felso-Alap. Ofen. Bia. Roggendorf. Kis-Czek. Oelyves.

V. — ALUMINEUSES...
- *a.* Simplement.......... Savisap.
- *b.* Sulfatées............ Bernstein. Parad. Mogyoroz. Gÿongÿoz. Erdo. Bénye. Szinyak. Zovany.

VI. — CÉMENTATOIRES.	Sulfatées cuivreuses.....	Schmölnitz.
		Herrengrund.
		Illoba.
VII. — BITUMINEUSES........................		Petrovo-Szello.
		Peklenicza.
		Ravanicza.
		Moszlavina.
		Luch.
		Papradno.
VIII. — SULFURÉES...	*a.* Simples.............	Schmeks.
	b. Terreuses............	Konopovka.
	c. Séléniteuses..........	Lubien.
		Sklo.
		Vamfalu.
	d. Salines.............	Gschiess.
	e. Salines muriatiques....	Meidling.
		Szobrancz.
		Jood.
	f. Muriatiques..........	Karacsonyfalva.
		Szent-Ivany.
	g. Alcalines muriatiques..	Smrdak.
		Savnik.
		Sanct-Georgen.
	h. Ferrugineuses.........	Ladis.
		Jurowce.
		Niemirow.

Quoique les désignations admises dans cette nomenclature diffèrent de celles de notre propre choix [voy. CLASSIFICATION], nous avons dû les conserver, tout en les traduisant au besoin. Ces contradictions sont d'ailleurs plus apparentes que réelles, et, quant à la détermination des éléments chimiques donnée par le professeur Tognio, nous lui en laissons toute la responsabilité, nous réservant d'en apprécier la valeur dans les articles consacrés à chaque eau minérale en particulier. Le fait capital sur lequel l'attention du lecteur pourra se fixer, c'est, dans l'énumération précédente, d'une part, le nombre assez grand des sources ferrugineuses thermales, et de l'autre, la série variée et étendue d'eaux salines (chlorurées et sulfatées sodiques) qui figurent parmi les eaux froides.

AUVERGNE. Dans la partie la plus centrale de la France et que bornent au nord le département de l'Allier, au sud le département d l'Aveyron, à l'est les départements de la Loire et de la Haute-Loire, et à l'ouest les départements de la Creuse et de la Corrèze, existe une ancienne province, l'Auvergne, qui comprend le Puy-de-Dôme ou la basse Auvergne, et le Cantal ou la haute Auvergne.

A voir les eaux minérales qui jaillissent dans l'Auvergne, il semble que la nature ait voulu compenser par la multiplicité des sources l'aridité que le sol offre sur plusieurs de ses points. Sur le versant de plusieurs collines, à la base de beaucoup de vallées, sur les bords et jusque dans le lit des rivières et des ruisseaux de cette contrée, on reconnaît des dégagements gazeux qui, selon l'heureuse expression de M. de Humboldt, apparaissent comme un dernier effort des bouleversements plutoniques ou volcaniques que le pays a subis à une époque déjà très éloignée de nous. Ces dégagements sont autant de griffons de sources minérales dont quelques-unes possèdent un débit considérable, et dont la température varie depuis celle des eaux douces froides jusqu'à celle de 80° cent.

La basse Auvergne, ou le Puy-de-Dôme, possède plusieurs stations qui occupent en thérapeutique hydro-minérale une place importante. Les principales sont celles du Mont-Dore, de Royat, de Saint-Nectaire, de la Bourboule et de Châteauneuf; viennent ensuite les stations de Chatel-Guyon, de Clermont (Sainte-Allyre), de Chateldon et de Sainte-Marguerite.

Dans la haute Auvergne, ou le Cantal, il n'existe que deux stations qui méritent d'être signalées; ce sont celles de Chaudesaigues et de Vic-sur-Cère.

D'après un dénombrement qui est bien au-dessous de la vérité, les sources du département du Puy-de-Dôme ne s'élèvent pas à moins de 229, ayant toutes leur point d'origine dans les terrains cristallisés, les trachytes, les laves, les terrains tertiaires. Voici, d'après M. Nivet, comment elles sont réparties :

Sources sortant	des terrains cristallisés	152
—	des trachytes	11
—	des laves	3
—	des terrains tertiaires	55
—	des terrains inconnus	8
	Total	229

Les sources de la haute Auvergne sont au nombre de 103, mais elles sont moins importantes que les précédentes, et de plus elles ne sont pas aussi souvent captées. Voici la nature des terrains d'où elles jaillissent :

Sources	des terrains cristallisés	83
—	des terrains volcaniques	16
—	des terrains argileux	1
—	des terrains d'alluvion	2
—	des terrains calcaires	1
	Total	103

Toutes les eaux minérales de la province d'Auvergne possèdent entre elles une telle analogie, qu'on est presque disposé à les considérer comme émanant d'un même réservoir. Toutes renferment de l'acide carbonique en excès, et des proportions très notables de bicarbonates de soude, de potasse, de chaux, de magnésie, de fer, souvent de manganèse, et aussi des chlorures alcalins. Une seule est chargée d'une quantité notable d'acide sulfhydrique ou de sulfure, c'est celle du puy de la Poix; mais le bitume qu'elle apporte avec elle la distingue beaucoup de toutes les autres : on se demande même si l'on doit la ranger parmi les eaux minérales, d'après l'acception que nous attachons à ce mot.

Dans la haute comme dans la basse Auvergne, les sources minérales sont toujours loin d'être parfaitement captées; aussi reçoivent-elles souvent les eaux douces d'infiltration et les eaux pluviales. Ou bien les eaux se dégagent dans des puits exposés à l'air libre, ou bien elles filtrent à travers les fissures des rochers et sont reçues dans des bassins : il en résulte que leur pureté laisse quelquefois à désirer, mais ajoutons que ces inconvénients ne se présentent guère que pour les sources qui sont sans emploi, ou à peu près.

Les caractères les plus saillants des eaux minérales de l'Auvergne sont : de dégager à leur point d'émergence des gaz parmi lesquels domine l'acide carbonique ; de colorer le sol sur lequel elles coulent, et les bassins servant à les recueillir, d'une couche d'hydrate d'oxyde de fer imprégné presque toujours d'arsenic. C'est dans cette contrée que l'on trouve les eaux les plus aptes à fournir des dépôts de carbonate de chaux : telles sont celles de Saint-Allyre, de Saint-Nectaire et de Gimeaux, qui ont reçu pour cela le nom d'*incrustantes*.

La proportion des principes qui les minéralisent est très variable : faible dans les eaux du Mont-Dore, elle atteint jusqu'à 5 et 6 grammes par litre dans beaucoup d'autres.

Les sources de l'Auvergne appartiennent le plus souvent aux particuliers, quelquefois au département, et jamais à l'État. Le morcellement y est très fréquent : telle station qui comprend six, huit ou dix sources, par exemple, est divisée en autant de propriétaires. Il résulte de cet état de choses que l'aménagement des eaux, borné à des limites pécuniaires généralement restreintes, laisse souvent à désirer.

L'installation la mieux entendue se fait remarquer au Mont-Dore et à Royat, qui sont, le premier, la propriété du département, l'autre, celle de la commune. On cite les établissements de ces deux stations comme réunissant toutes les conditions exigées par la thérapeutique hydro-minérale. Là, en effet, l'eau minérale est appliquée sous toutes ses formes et à toutes les températures.

Il est difficile de ne point rattacher à l'Auvergne, sous le point de vue orographique, les sources du bassin de Vichy, bien que celles-ci appartiennent, à proprement parler, au Bourbonnais (Allier). Leur constitution chimique, leur origine volcanique, la direction souterraine qu'elles paraissent suivre, les rapprochent absolument de celles dont il vient d'être question.

AUZON (France, Gard, arrondissement d'Alais). A 10 kilomètres de cette ville.

Sulfurée calcique. Froide. Plusieurs sources.

	Eau : un litre.	
	Source Delbos supérieure.	Source Delbos inférieure.
	Gram.	Gram.
Acide sulfhydrique libre	0,023	0,020
Acide carbonique libre	indét.	indét.
Bicarbonate de chaux / — de magnésie	0,530	0,525
Sulfure de calcium	0,139	0,110
— de magnésium / — de sodium	traces	traces
Sulfate de chaux	1,585	0,800
— de magnésie / — de soude	0,330	0,440
Chlorures alcalins	0,040	0,050
Acide silicique, alumine / Phosphate, oxyde ou sulfure de fer / Hyposulfite, matière organique / Perte	0,054	0,050
	2,678	1,975

(O. HENRY.)

AVAILLES ou **ABSAC** (France, Charente, arrond. de Confolens) (et non dans le département de la Vienne, comme on le trouve, par erreur, dans l'*Annuaire*).

Chlorurée sodique. Froide.

Le débit des sources est évalué à 16 000 litres par vingt-quatre heures, mais sans qu'il ait été fait de jaugeage précis.

Il y a trois sources, et deux réservoirs ou mares remplies de boues entretenues par deux de ces sources, dites ferrugineuses. La troisième, *Fontaine des Célestins*, exhale une légère odeur sulfureuse (décomposition des sulfates).

	Eau : un litre.
Acide carbonique / Air atmosphérique riche en azote	quantité indét.
	Gram.
Bicarbonate de chaux / — de magnésie	0,032
Chlorure de sodium	2,250
— de calcium / — de magnésium	0,671
Sulfate de soude	0,025
— de chaux	0,095
Acide silicique et oxyde de fer	traces
Matière organique	0,017
	3,090

(O. HENRY.)

Il n'y a point d'établissement thermal.

On emploie ces eaux en boisson, et l'on fait usage, comme topique, de boues noires et fétides que renferme un de leurs bassins. Elles passent pour diurétiques et laxatives, et sont utilisées dans les fièvres intermittentes et dans les maladies atoniques.

AVESNE (France, Hérault, arrond. de Lodève). A 8 kilomètres de Montpellier.

Bicarbonatée mixte. Tempér., 28°,7 ; altitude, 287 mètres.

Établissement thermal, en voie actuelle de reconstruction, sur les plans de M. J. François. Les sources sont très abondantes.

	Eau : un litre.
	Gram.
Carbonate de soude	0,1028
— de chaux	0,0995
Sulfate de magnésie	0,0687
Chlorure de sodium	0,0462
Acide silicique	0,0045
Alumine	0,0062
Oxyde de fer	traces
	0,3279

Il serait urgent, dans l'intérêt de cette station, qu'une nouvelle analyse de cette eau fût entreprise, afin de la mettre plus en rapport avec la constitution ordinaire des eaux sursaturées de gaz carbonique. Il est probable que l'on y découvrirait d'autres principes constitutifs, comme la potasse et la matière organique. On y a admis la présence d'arséniate de soude.

Ces eaux sont réputées à la fois sédatives et toniques. Elles sont recommandées dans les affections cutanées, particulièrement à forme humide, crustacée et pustuleuse. On y traite les ulcères chroniques des membres inférieurs par l'irrigation continue d'eau minérale.

AVORTEMENT. La question des avortements doit être envisagée ici à deux points de vue : au point de vue thérapeutique, c'est-à-dire du traitement de la disposition à l'avortement ; et au point de vue hygiénique, c'est-à-dire de l'influence que les diverses pratiques balnéothérapiques peuvent exercer sur l'avortement.

A. Lorsqu'une femme fait des fausses couches réitérées, et qu'on a reconnu la cause de ces fausses couches, les eaux minérales n'ont à intervenir que dans les cas où elles peuvent s'appliquer utilement à cette cause. [Voy. Utérus. Dysménorrhée.]

Ce n'est pas des cas de ce genre que nous voulons parler. Nous voulons parler de cas où, sans qu'il soit possible de l'attribuer à quelque circonstance déterminée, une femme ne parvient pas, ou ne parvient que rarement à mener son fruit au delà des premières périodes de la grossesse.

On s'en prend alors à la constitution générale. Il est certain que si cette constitution se trouve exagérée dans quelque sens, les eaux minérales pourront, en la modifiant favorablement, exercer une influence indirecte sur le phénomène qui nous occupe. Il pourra être alors indiqué d'envoyer une femme anémique à *Forges*, à *Schwalbach* ou à *Spa;* une femme lymphatique à *Kissingen* ou à *Wiesbaden*, à *Cauterets* ou à *Luchon;* une femme névropathique à *Néris*, à *Luxeuil* ou à *Plombières*. Nous ne donnons ici que des modèles d'indication.

Il s'agit d'approprier le traitement à la constitution; et c'est surtout dans de pareilles circonstances qu'il faut tenir compte de tous les éléments du traitement thermal, minéral, hydrothérapique, hygiénique, etc.

Mais il est des cas plus particuliers, où les circonstances d'une constitution générale déterminée, comme celles d'un désordre local quelconque, font défaut. On ne sait alors à quoi attribuer cette disposition aux fausses couches. Nous avons vu plusieurs fois une telle disposition se modifier à la suite d'un traitement thermal à *Vichy*, et une grossesse consécutive suivre son cours normal. Nous citons *Vichy* pour reproduire une observation personnelle, et parce que nous n'avons pas rencontré de semblables mentions à propos d'autres thermes. Mais loin de nous la pensée d'en faire une application spéciale. Il doit en être de la disposition aux avortements comme de la stérilité. En dehors des indications précises à déduire de telles circonstances pathologiques ou constitutionnelles, on peut obtenir, de ce que nous appelons l'hydrothérapie minérale, des effets difficiles à attribuer à une spécialité thérapeutique quelconque. C'est du reste là un sujet à étudier.

B. C'est une matière fort grave et difficile à traiter, que celle des effets abortifs que peuvent déterminer les eaux minérales. Il faut d'abord ramener la question à ses termes les plus simples, en étudiant à part chacun des éléments du traitement thermal qui peuvent être mis en jeu, c'est-à-dire : les qualités chimiques ou médicamenteuses propres à chaque eau minérale elle-même, le mode d'administration, et enfin la température.

La plupart des eaux minérales sont excitantes et ont une tendance à agir dans le sens de la fluxion utérine. C'est pour cette raison que beaucoup de médecins repoussent absolument leur usage pendant la durée de la grossesse. Mais nous n'en connaissons aucune qui possède par elle-même, et en vertu de sa propre constitution, des propriétés abortives. Quant à cette tendance des eaux minérales à favoriser la fluxion utérine, elle n'est guère à redouter, si l'on s'en tient à leur usage interne, pourvu que l'on évite toutefois les eaux très chaudes, et l'abus de la boisson, en particulier pour les eaux purgatives et les eaux bicarbonatées sodiques fortes.

Mais il convient de n'user des bains qu'avec beaucoup de réserve. Il est certain que pour un grand nombre de femmes, l'usage de bains tièdes et journaliers ne saurait être sans de graves inconvénients, quoique chez les personnes molles, lymphatiques, des bains d'eau minérale en auraient sans doute moins que des bains d'eau douce. D'un autre côté, l'étude comparative des faits nous donne à penser que les eaux chlorurées sodiques favorisent la fluxion et l'hémorrhagie utérine plus que les eaux sulfurées ou bicarbonatées.

En résumé, nous considérons l'usage interne de la généralité des eaux minérales, dirigé avec circonspection, comme parfaitement compatible avec l'état de grossesse; mais nous croyons prudent de s'abstenir, sinon de toute espèce de bain, du moins de tout traitement balnéaire proprement dit. Nous croyons aussi qu'il faut préférer les bains de baignoire aux bains de piscine, plus actifs et plus excitants.

Ce que nous disons des bains doit s'appliquer, à plus forte raison, aux douches et aux injections, à moins que l'on ne se propose de remplir à leur aide quelque indication spéciale.

Mais ce qu'il faut craindre par-dessus tout, c'est la température élevée des eaux. Nous n'avons pas de données précises sur les inconvénients que peut offrir l'usage des eaux minérales qui se prennent à une température élevée, comme le Mont-Dore, Plombières, etc. Mais les bains chauds et prolongés exercent certainement une action très nuisible. Les propriétés abortives de la piscine chaude de Néris ne sont que trop formellement établies, et nous paraissent devoir être attribuées à peu près exclusivement à la température élevée du bain. Il est à présumer que partout ailleurs, et souvent avec plus d'activité encore, on déterminera les mêmes effets dans de semblables conditions.

AX (France, Ariége, arrond. de Foix).

Sulfurée sodique. Tempér., 24° à 77°; altitude, 710 mètres.

Cette station est remarquable par le grand nombre de sources qu'elle renferme. M. Alibert en compte cinquante-huit, dont huit seulement ont été analysées. Cet auteur les divise, au point de vue chimique, en trois familles ainsi caractérisées : 1° point sulfureuses et ne renfermant pas de barégine; 2° sulfureuses et présentant de la sulfuraire et de la barégine; 3° sulfureuses et ne renfermant pas de barégine.

Au point de vue de leur usage, les eaux d'Ax présentent : 1° des sources qui se perdent sans être utilisées, et n'ont pas reçu de noms particuliers; 2° des sources employées aux usages de la vie domestique et aux besoins de l'industrie : nous n'avons pas besoin d'en donner ici l'indication; 3° des sources affectées au service sanitaire.

Ces dernières se trouvent aménagées dans trois établissements distincts ou à leurs approches. Ces établissements sont appelés : *Couloubret, Teich* et *Breilh.*

Nous empruntons à M. Alibert le tableau suivant, comprenant les dénominations et les températures d'un grand nombre des sources de cette station.

	°		°
Basse	24,00	Astrié	46,00
Rougeron	24,50	Petite sulfureuse	47,00
Canalette	25,00	N° 7 du Breilh ou Longchamp	48,00
Montmorency	31,00	Bleue du Teich	48,00
Fontaine du jardin du Teich	31,00	N° 11 du Teich ou Anglada	51,00
Source de la pompe du Teich	32,00	Pyramide du Breilh	52,00
N° 9 du Breilh	33,00	Grotte du Teich (à gauche)	53,00
N° 1 du Breilh	33,00	— (au milieu)	55,00
Gourguette	36,00	Fontan	58,00
N° 6 du Teich	38,00	Etuve du Breilh	63,00
N° 4 du Couloubret ou Pilhes	39,60	Puits d'Orlu	64,00
Saint-Roch (à gauche)	40,00	Quod	64,00
N° 4 du Breilh	41,50	Roger-Bernard	64,00
Coustous (à gauche)	42,00	Pyramide du Teich	65,70
Coustous (à droite)	42,50	Etuve de l'hôpital (à droite)	67,00
Gaston-Phœbus	43,00	— (au milieu)	68,00
Saint-Roch (à droite)	44,00	Viguerie	73,50
Bain fort (nouveau)	44,50	Canons (les deux tuyaux)	74,80
— (ancien)	45,00	Rossignol (inférieur)	76,75
N° 4 du Teich	46,00	— (supérieur)	77,00

Eau : un litre.

Source du Couloubret :	*Eau du Bain fort.*	*Source* N° 4.
	Gram.	Gram.
Muriate de soude	0,0221	0,0177
Matière végéto-animale	0,0221	0,0221
Carbonate de soude desséché	0,0708	0,0619
Oxyde de fer au maximum	»	0,0089
— de manganèse	0,0022	»
— de manganèse et magnésie	»	0,0044
Alumine	0,0044	»
Silice	0,0354	0,0354
Perte	0,0288	0,0288
	0,1858	0,1792

Source du Teich (eau bleue).

	Gram.
Carbonate de soude sec	0,1090
Muriate de soude	0,0163
Silice dissoluble	0,0066
Matière végéto-animale	0,0052
Silice indissoluble	0,0509
Carbonate de chaux	0,0066
Fer et alumine	0,0044
Magnésie	vestige.
Eau ou perte	0,0510
	0,2500

Sources du Breilh.	N° 1.	N° 5.
	Gram.	Gram.
Muriate de soude	0,0354	0,0532
Matière végéto-animale	0,0390	0,0426
Carbonate de soude desséché	0,0815	0,0690
Silice	0,0390	0,0442
Oxyde de manganèse	0,0036	0,0036
Alumine	0,0018	0,0036
Perte	0,0372	0,0283
	0,2375	0,2445

(MAGNES-LAHENS, 1821.)

Les sources minérales d'Ax, par leur nombre et par leur température très variée, mériteraient d'être soumises à un nouvel examen chimique, car tout porte à supposer d'abord que leurs principes constitutifs ne s'y trouvent pas combinés dans les états indiqués par Dispan et Magnes-Lahens; ensuite que l'analyse y découvrirait d'autres matières.

Nous ferons encore remarquer qu'il existe dans les auteurs une grande confusion sur la somme des sels qu'elles renferment. Ainsi, d'après MM. Boutron, Patissier et Filhol, ces eaux renferment seulement par litre 0gr,17 à 0gr,25 de résidu fixe; M. Constant Alibert en constate au contraire 1gr,7 à 2gr,5 pour la même quantité de liquide. Le résultat des analyses de Dispan et de Magnes-Lahens a prouvé qu'en effet ces eaux étaient moins riches en principes minéralisateurs que ne le dit M. Alibert.

C'est pour ces motifs que nous n'avons pas cru devoir reproduire l'analyse des autres sources d'Ax.

M. Filhol s'est livré en 1851 au dosage du principe sulfureux des eaux minérales de cette station. Voici les résultats qu'il a obtenus :

SOURCES.	TEMPÉRATURE.	SULFURE DE SODIUM.
Etablissement du Breilh.		*Par litre.*
	°	Gram.
Petite sulfureuse	45,00	0,0184
Fontan	53,00	0,0221
Douche	56,00	0,0184
Étuve	62,00	0,0098
Etablissement du Couloubret.		
N° 1	31,50	0,0036
N° 4	38,00	0,0073
Mélange de 1 et 4	35,00	0,0018
N° 4	42,00	0,0085
Eau majeure	52,00	0,0184
Bain fort nouveau	43,80	0,0196
Etuve	66,80	0,0196
Autre à côté	65,00	0,0182

Établissement du Teich.

	°	Gram.
Viguerie	73,30	0,0284
Refroidie par serpentinage	»	0,0135
Pyramide des douches	65,70	0,0221
Astrié, mêlée aux n°s 22 à 30	42,30	0,0049
N° 4 des cabinets 6 à 11	54,00	0,0160
Eau bleue	45,00	0,0018
N° 6	»	0,0024
Pompe des cabinets	24,60	0,0016
Quod	64,00	0,0197
Grande grotte	49,00	0,0196
Buvette Saint-Roch	42,00	0,0184
Filhol	54,00	0,0184

Sources sur la voie publique.

Canons	75,40	0,0270
Rossignol supérieur	77,50	0,0270
Coustous	39,50	0,0120
Puits d'Orlu n° 1	55,20	0,0120
— n° 2	64,00	0,0123

L'établissement thermal, considéré dans son ensemble, est très complétement installé sous le rapport balnéothérapique; on y trouve bains, douches de toutes sortes, étuves, etc.

Ces eaux appartiennent à un groupe dont elles se trouvent, avec Luchon et Cauterets, un des types les plus frappants, et que caractérisent la multiplicité des sources et leurs variétés nombreuses en température, en sulfuration et en degré d'altération ou de dégénération. Les eaux sulfurées se prêtent difficilement au coupage ou au refroidissement, sans se trouver modifiées dans leur constitution; d'un autre côté, quelques-unes des affections que l'on traite auprès d'elles, surtout d'une manière topique, c'est-à-dire les maladies de la peau, réclament toutes sortes de nuances dans les qualités du médicament appliqué; aussi les stations thermales à sources variées offrent-elles un intérêt très particulier, en ce sens qu'elles présentent toutes préparées les formes diverses que la médication a besoin de revêtir. Maintenant les eaux d'Ax doivent-elles être rangées parmi les eaux très sulfureuses et très actives? Voici ce qu'il ne sera possible de déterminer qu'après de nouvelles analyses.

M. Alibert, que nous suivrons volontiers dans l'exposé des applications thérapeutiques des eaux d'Ax, rattache ces dernières à quatre catégories : les maladies rhumatismales, les maladies de la peau, les affections catarrhales, les affections scrofuleuses.

La température très élevée des eaux d'Ax assure à celles-ci un rang notable dans le traitement du *rhumatisme*. Le rhumatisme musculaire simple trouve ici une médication très salutaire. Mais lorsqu'il est fixé depuis longtemps sur les mêmes muscles, s'il a entraîné de la contracture, il ne faut pas compter sur les effets du traitement. On a vu d'anciens lumbagos reprendre une forme aiguë qui ne permettait pas de continuer le traitement. Il nous paraît probable qu'un pareil effet doit plutôt tenir au mode d'application des eaux, à une température trop élevée par exemple, qu'aux eaux elles-mêmes. Bons résultats dans le rhumatisme articulaire chronique, même avec gonflement des articulations, si le rhumatisme est simple, et ne paraît point se lier à quelque diathèse étrangère. Il n'y a rien à attendre dans les tumeurs blanches proprement dites. La goutte et la gravelle sont mentionnées par M. Alibert parmi les affections auxquelles les eaux d'Ax conviennent, ou du moins les sources *non sulfureuses* d'Ax. Nous ne saurions considérer ces applications que comme tout à fait éventuelles, et ne rentrant pas dans le cercle propre aux eaux qui nous occupent.

Les maladies de *peau* réclament dans beaucoup de circonstances les eaux d'Ax, comme beaucoup d'autres eaux sulfureuses. Nous ne saurions précisément établir de comparaison à leur sujet : nous exposerons simplement les principaux résultats de la pratique de M. Alibert.

L'*eczéma*, chronique bien entendu, est une des maladies de peau que l'on adresse le plus souvent aux stations sulfureuses. Mais il faut faire attention que lorsqu'il est *essentiel*, c'est surtout, suivant M. Alibert, l'eau et la température fraîche qui le guérit : il est aggravé ou simplement entretenu par les bains chauds, et quelquefois aussi par la nature sulfureuse du bain : c'est alors qu'il est *symptomatique* (c'est-à-dire sans doute manifestation d'une diathèse herpétique), que les eaux sulfureuses lui conviennent, et Ax comme les autres. Seulement nous ferons remarquer que c'est en particulier à propos des exanthèmes eczémateux qu'il importe d'avoir à sa disposition des sources très variées de sulfuration et de température, ne fût-ce que pour graduer le traitement. Nous ne savons pas trop ce que M. Alibert entend par eczéma *essentiel :* nous ne pensons pas qu'un eczéma essentiel, c'est-à-dire sans doute accidentel, rentre parmi ceux qui réclament les eaux minérales. Les bains ont toujours paru nuisibles dans le *pemphigus ;* plus avantageux dans le *rupia*. Il faut traiter activement les affections pustuleuses, qui tolèrent généralement très bien les eaux, l'*impétigo* en particulier. On obtient peu de choses dans la *mentagre* et le *sycosis*, ainsi que dans l'*acné*. Le traitement n'exerce qu'une action superficielle, salutaire cependant, sur les affections *faveuses*. On réussit généralement dans le *prurigo*, moins facilement dans le *lichen*. Peut-être M. Alibert ne fait-il pas assez de restrictions sur ce sujet. Nous en dirons autant du *psoriasis* et du *pityriasis*, qui nous paraissent devoir résister au traitement, le psoriasis surtout, beaucoup plus souvent que ne l'indique cet auteur. On finit quelquefois, par des traitements réitérés, à modifier activement le *lupus exedens* et serpigineux. Les *ulcères* des jambes exigent de longs traitements, et peuvent guérir près d'Ax comme près de bien d'autres stations sulfureuses et autres.

Les eaux d'Ax peuvent certainement être utilement employées dans les affections *catarrhales*. « La bronchite chronique simple des vieillards, dit M. Alibert, est une des maladies que nos eaux amendent le plus. Il n'est pas de malades qui ne passent d'excellents hivers quand ils sont restés une saison auprès de nous. Le mode balnéaire, sans être proscrit, est tout à fait accessoire. » Il n'est nullement question ici d'affections tuberculeuses des poumons.

La *scrofule*, considérée en elle-même, ne paraît pas tenir grande place dans les applications spéciales des eaux d'Ax. M. Alibert recommande de lui adresser les sources les plus actives. Mais ces eaux nous paraissent constituer une médication antidiathésique assez imparfaite.

AYACUCHO (Vallée d') (Amérique du Sud, Pérou). A 4300 mètres au-dessus du niveau de l'Océan, dans les Andes. Célèbre par ses riches mines d'or, d'argent et de mercure. Il y a plusieurs sources d'eaux thermales chargées de carbonate de chaux.

AZOTATES. Les chimistes du siècle dernier ont souvent inscrit dans leurs analyses le nitre (azotate de potasse) comme faisant partie des eaux minérales. Mais cette opinion, basée uniquement sur des hypothèses, n'a trouvé de nos jours une confirmation que dans des cas exceptionnels.

L'existence des azotates dans les eaux se lie de la manière la plus étroite à l'origine des sources. En effet, si l'on admet que les courants d'eau souterrains ont pour point de départ les eaux douces atmosphériques, il faut bien reconnaître l'existence des azotates dans les eaux minérales, puisque toutes les eaux pluviales sont imprégnées d'azotate d'ammoniaque ; à moins de supposer, ce qui nous semble peu probable, que ce dernier sel se soit détruit en totalité pendant son transport dans les profondeurs du globe.

Au contraire, si l'on considère l'intérieur de notre planète comme un réservoir inépuisable d'eau, et si l'on suppose que les eaux pluviales n'y ont pas l'accès qu'on leur attribue, surtout en ce qui concerne les sources les plus chaudes émanant des couches les plus profondes, alors l'absence des azotates peut s'expliquer par l'absence elle-même des nitrates naturels. N'est-il pas notoire que les nitrates de potasse, de soude, de chaux et de magnésie ne se rencontrent que dans les couches superficielles du globe ?

Mais ce que nous disons ici ne peut avoir lieu que pour les sources thermales, et seulement des terrains primitifs ; car si l'origine de ces dernières est encore l'objet de quelques contestations parmi les hydrologistes, il est hors de doute que celles des terrains secondaires et tertiaires subissent l'intervention des eaux atmosphériques ; on conçoit alors que dans ces dernières la présence des azotates n'a rien d'incompatible avec les faits.

C'est ici l'occasion de parler d'une théorie d'après laquelle les azotates ne peuvent exister dans les eaux qui renferment de l'hydrogène sulfuré. D'après M. Marchand, l'hydrogène sulfuré donnerait naissance, par son contact avec les azotates, à de l'ammoniaque et à de l'eau. Il y aurait un grand intérêt à rechercher si réellement les choses se passent ainsi. Nous remarquons toutefois que MM. Filhol, Leconte et de Puisaye ne font pas mention des azotates dans les eaux sulfurées sodiques, non plus que dans celles d'Enghien.

Indiquons maintenant le moyen le plus sûr pour reconnaître des traces d'un nitrate dans les eaux.

On fait évaporer jusqu'à siccité plusieurs litres d'eau minérale, et le résidu, délayé dans deux ou trois fois son volume d'eau distillée, est mis en digestion au bain de sable. On jette le mélange sur un filtre et on lave le dépôt à plusieurs reprises avec de l'eau distillée chaude. Les solutions en provenant sont filtrées et traitées par un léger excès d'acide sulfurique à froid, afin de décomposer les carbonates alcalins ; on sature l'excès d'acide sulfurique par un peu de potasse très pure, et l'on fait de nouveau évaporer le liquide jusqu'à siccité. Le résidu est broyé avec une petite quantité de cuivre métallique réduit en poudre, et mis dans un tube d'une longueur de 20 à 25 centimètres et fermé à l'une de ses extrémités. La matière, additionnée d'acide sulfurique jusqu'à ce qu'elle soit à l'état de pâte molle, est chauffée au bain de sable. Pour peu qu'il existe de l'acide azotique, on voit des vapeurs rougeâtres d'acide hypoazotique remplir la partie vide du tube. Cette expérience, conduite avec soin, donne un résultat très satisfaisant : ainsi en opérant avec deux litres d'eau de Vichy additionnée de 2 milligrammes de nitrate de potasse, nous avons pu reconnaître très facilement les vapeurs azotiques.

AZOTE. En 1784, le docteur Pearson, se livrant à l'examen des eaux de Buxton, découvrit un gaz qui, par ses propriétés particulières, différait notablement de l'air atmosphérique que l'on savait déjà exister dans toutes les eaux : c'était l'azote pur.

Cette observation avait passé longtemps inaperçue, lorsque les recherches des chimistes sur les eaux des Pyrénées sont revenues la mettre en lumière. Quelques auteurs, Monheim entre autres, avaient d'abord supposé que l'azote des eaux sulfurées n'était pas le même que celui qui existe dans l'air ambiant ; et comme ils ne connaissaient pas les moyens de le purifier, ils avaient émis l'opinion qu'il était un composé d'azote et de soufre, en un mot, de l'azote sulfuré. Les expériences de Gehlen et de Berzelius ont prouvé dans la suite que l'acide sulfhydrique était indépendant de l'azote dans les eaux pyrénéennes.

L'azote reconnaît pour origine, suivant la majorité des hydrologistes, l'air atmosphérique qui pénètre dans les profondeurs de la terre, d'où il ressort ensuite, entraîné par les eaux, après avoir cédé à celles-ci tout ou partie de son oxygène. Ceci explique pourquoi les eaux sulfurées, très avides d'oxygène, comme on sait, contiennent presque toujours de l'azote pur. Dans les eaux minérales bicarbonatées, sulfatées et chlorurées, au contraire, l'azote est le plus souvent mélangé avec de l'oxygène.

L'existence de l'azote privé d'oxygène dans les eaux sulfurées est un premier indice de la base qui les minéralise. M. Fontan considère ce caractère comme essentiel aux eaux sulfurées sodiques qui se minéralisent dans les couches les plus profondes du globe, tandis que les eaux sulfurées calciques qui empruntent leurs principes sulfurés aux couches sédimentaires renferment presque toujours de l'oxygène avec de l'azote.

Nous avons dit que l'azote des eaux provenait de l'air ambiant ; mais il reste à démontrer s'il ne serait pas l'un des produits de décomposition des matières organiques enfouies dans les couches profondes de notre planète. Cette hypothèse ne nous paraît pas dénuée de quelque fondement.

L'azote se trouve dans les sources minérales en dissolution, mais en proportion minime. Le plus souvent, il fait partie des gaz spontanés et mélangés avec de l'oxygène, de l'acide carbonique et de l'acide sulfhydrique.

Le moyen de reconnaître et de doser l'azote dissous ou libre est des plus simples et des plus concluants. Pour cela, on emploie un ballon de la contenance d'un demi-litre, muni d'un tube recourbé. L'un et l'autre sont entièrement remplis d'eau, et l'on engage l'extrémité inférieure du tube sous une éprouvette graduée pleine de mercure ou d'eau, mais ayant la même origine que celle mise en expérience. En faisant bouillir le liquide du ballon, il se dégage un mélange d'azote, d'oxygène, d'acide carbonique et d'acide sulfhydrique. Dès qu'on suppose que tous ceux-ci ont été chassés de l'eau, on introduit dans l'éprouvette quelques fragments de potasse caustique qui absorbe tout l'acide carbonique et l'acide sulfhydrique. Le résidu gazeux, transporté dans une cuve à eau, est l'objet d'une opération qui consiste à enlever tout l'oxygène. Pour cela, on introduit dans l'éprouvette un bâton de phosphore, et l'on abandonne l'appareil à lui-même pendant douze à vingt-quatre heures. Afin de faciliter l'absorption de l'oxygène, on promène sur la surface de l'éprouvette un charbon ardent jusqu'à ce que le phosphore commence à fondre. Une fois l'oxygène absorbé, on enlève le phosphore, et l'on note le volume de l'azote que par le calcul on ramène à l'état de siccité, à la température de 0° et à la pression de 760 millimètres. Connaissant le volume de l'eau mise en expérience et le volume de l'azote absorbé, il est alors facile de savoir la proportion de ce dernier qu'on inscrit en centimètres cubes, en le ramenant par le calcul à la température de 0° et à la pression de 760 millimètres.

Au lieu de phosphore, quelques chimistes se servent d'une solution de protochlorure ammoniacal, d'acide gallique ou pyrogallique, d'indigo désoxygéné.

Pour être assuré que le résidu gazeux, après le traitement par le phosphore, est bien de l'azote, on y plonge une allumette enflammée qui doit s'éteindre aussitôt.

La séparation de l'azote des gaz spontanés se pratique de la même manière. Seulement, pour recueillir ces derniers, on se sert d'un flacon plein d'eau minérale qu'on expose avec un entonnoir de verre dans la source [voy. GAZ].

On n'attribue à la présence de l'azote dans certaines eaux minérales aucune part dans leurs propriétés thérapeutiques.

B

BABERN (Russie). Gouvernement de Courlande, à 10 milles de Riga et 9 milles de Mittau.

Sulfurée sodique. Tempér.?

	Eau : 16 onces.		*Eau : un litre*
	Pouc. cub.		Cent. cub.
Gaz hydrogène sulfuré........	10,50	=	376,5
	Grains.		Gram.
Sulfate de soude............	1,400	=	0,16
— de magnésie.........	2,700	=	0,32
— de chaux...........	1,200	=	0,14
Chlorure de sodium..........	1,600	=	0,18
	6,900	=	0,70

(ECKHOFF, 1795.)

BACHE. Se dit d'un réservoir destiné à un grand approvisionnement d'eau minérale [voy. RÉSERVOIR]. Se dit également d'une cuve, ou bassin spécial de bois, de ciment, de pierre ou de métal, de dimensions restreintes, destiné à la préparation de l'eau alimentaire d'une douche. Les types de ces bâches se rencontrent à Néris, Uriage, Saint-Honoré, Enghien, etc. [voy. DOUCHE].

Les bâches, que l'on appelle aussi *bâches de recette*, ne sont pas exclusivement destinées à recueillir l'eau minérale. Elles servent encore à approvisionner un établissement thermal d'eau froide ou chaude, destinée à couper cette dernière.

BACHET (le) (France, Isère, arrond. de Grenoble). Près de cette dernière ville. Source très peu abondante.

Sulfurée sodique. Froide.

	Eau : un litre.
	Lit.
Acide sulfhydrique	0,08
	Gram.
Carbonate de chaux	0,0255
— de magnésie	0,0295
— de soude	0,6000
Sulfure de sodium	0,0046
Sulfhydrate de sulfure de sodium	0,0347
Bisulfure de sodium	0,0104
Sulfate de soude	0,1050
Chlorure de sodium	0,1750
	0,9847

(GUEYMARD.)

Cette source, suivant M. Gueymard, jaillit d'un mamelon calcaire sous la forme de plusieurs petits filets qui ne donnent pas assez d'eau pour qu'on puisse l'utiliser en bains. Il reste à démontrer si le soufre s'y trouve combiné sous les quatre formes indiquées par cet auteur. Nous avons quelque lieu de croire que le mode de minéralisation de cette eau se rapproche beaucoup de celui des eaux sulfurées calciques, mais que, vu la proportion très notable de soude, le soufre, du moins en partie, a produit du sulfure de sodium. Dans tous les cas, il est difficile de reconnaître si réellement le soufre existe à l'état de mono-, de polysulfure ou de sulfhydrate de sulfure de sodium.

BACHTELÉ. Voy. ALLERHEILIGEN.

BADEN (Autriche). Ville à 24 kilomètres de Vienne, station de chemin de fer.

Sulfatée calcique. Tempér., de 28° à 36°,5 cent.

Il y a treize sources. Une seule est employée à l'usage interne : c'est l'*Origine* ou *source Romaine* (*Ursprung oder Römerquelle*), dont la température est de 34° cent. et dont l'analyse, faite en 1848 par le docteur Keller, donne les résultats suivants :

Source de l'Ursprung.	*Eau : un litre.*
	Gram.
Carbonate de soude	0,0064
— de chaux	0,3387
Sulfate de soude	0,1882
— de chaux	0,3458
— de potasse	0,0640
Chlorure de sodium	0,0670
— de magnésium	0,0500
Silice	0,0020
Sulfure de magnésium	0,0016
Matières organiques	0,0013
	1,0650

Gaz.

	Cent. cub.
Acide carbonique	33,8
Azote	11,1
Oxygène	0,2
Acide sulfhydrique	1,9
	47,0

(Keller.)

Toutes les autres sources, employées en bains, ont à peu près la même composition chimique, à l'exception de la *Leopoldsquelle* (*source de Léopold*) et de la *Peregrinusquelle* (*source de l'étranger*).

1° Analyse de la Leopoldsquelle.

	Eau : un litre. Grom.
Carbonate de soude	0,0065
— de chaux	0,0800
Sulfate de soude	0,1780
— de chaux	0,3467
— de potasse	0,0610
Chlorure de sodium	0,1705
— de magnésium	0,0700
Silice	0,0030
Sulfure de magnésium	0,0013
	0,9170

Gaz.

	Cent. cub.
Acide carbonique libre	89,3
Azote	189,0
Oxygène	21,6
Acide sulfhydrique	16,1
	316,0

(Keller, 1848.)

La composition de cette eau s'éloigne sensiblement des sources de l'Ursprung et Peregrinusquelle : ainsi tandis que la première est minéralisée principalement par des sulfates de soude, de chaux et du chlorure de sodium, les deux autres, au contraire, sont minéralisées par du carbonate et du sulfate de chaux.

2° Analyse de la Peregrinusquelle.

	Eau : un litre.
Carbonate de chaux	0,1384
— de magnésie	0,0040
Sulfate de chaux	0,2612
— de potasse	0,0860
Chlorure de sodium	0,0950
— de magnésium	0,0800
Silice	0,0040
Sulfure de magnésium	0,0017
Alumine et oxyde de fer	0,0005
	0,6708

Gaz.

	Cent. cub.
Acide carbonique	60,3
Azote	2313,1
Oxygène	25,5
	2399,3

(BAUER, 1856.)

Les sources principales ont été affermées par la ville à des compagnies; quelques-unes sont des propriétés particulières. Elles se distinguent, en général, par leur installation confortable et élégante. On cite surtout la disposition des bains de piscines dans cette localité, où l'abondance d'eau *minérale* et *thermale* a permis d'instituer une double école de natation pour les deux sexes. La proximité de la capitale de l'Autriche fait de Baden un séjour très fréquenté et en grande vogue.

Les eaux de l'*Ursprung*, prises en boisson et à la dose de deux à quatre verres, à jeun et à intervalles convenables, auraient une action purgative et diurétique (Rotureau). On a insisté sur ce qu'elles manifestent une quantité considérable d'acide urique dans l'urine des buveurs; mais c'est une propriété commune à toutes les eaux sulfatées et carbonatées sodiques. Les sécrétions bronchiques et salivaires sont également facilitées par cette boisson. Quant aux bains de Baden, il est à remarquer que les diverses températures des treize sources dénommées permettent de varier leur application selon les circonstances. Les phénomènes de poussée, de surexcitation ou d'action hyposthénisante, se rapporteront donc au mode balnéaire usité, sans qu'il soit nécessaire d'en chercher une explication spéciale. Il n'est point parlé de douches ni d'étuves à Baden.

Les applications thérapeutiques se déduisent de la composition et de la thermalité de ces eaux. On les regarde comme prophylactiques de la phthisie pulmonaire, tout en reconnaissant à cet égard la contre-indication d'une diathèse tuberculeuse confirmée, et surtout d'une tendance aux congestions actives du côté de l'appareil pulmonaire. Elles pourront réveiller certaines atonies du tube digestif et provoquer la sécrétion de la muqueuse intestinale. Rien ne justifie la supériorité qu'on leur accorderait volontiers dans les affections du foie et de la rate. Nous en dirons autant à l'endroit de la goutte et même de la diathèse urique, contre laquelle l'hyperexcrétion déterminée par la boisson de l'*Ursprung* a été recommandée. Les bains de Baden, au contraire, convenablement variés dans leur température, deviennent utiles pour le traitement d'un certain nombre de dermatoses, particulièrement de celles qui ont un caractère torpide. Il est probable que diverses formes de l'herpétisme peuvent trouver une médication favorable dans ces sources à minéralisation faible. Les maladies rhumatismales, certaines paralysies et les névroses qui en dépendent, s'adressent avantageusement à leur thermalité. Les contre-indications sont celles des eaux du même ordre.

Il y a à Baden un établissement de petit-lait de vache et de brebis.

Les Romains avaient exploité ces thermes sous le nom d'*Aquæ Pannonicæ*.

BADEN (Suisse, canton d'Argovie). Ville agréablement située, à 16 kilomètres de Zurich, à laquelle un chemin de fer la relie sur la rive gauche de la Limmat, à 1640 pieds au-dessus de la mer.

Sulfatée calcaire. Tempér., 46° à 50° cent.

	Eau : un litre.
	Gram.
Chlorure de sodium	1,69820
Sulfate de soude	0,29800
Chlorure de sodium	0,09262
Sulfate de chaux	1,41418
— de magnésie	0,31800
Chlorure de calcium	0,09362
— de magnésium	0,07375
Bromure de magnésium	traces
Iodure de magnésium	traces
Carbonate de chaux	0,33854
— d'alumine	0,01992
— de strontiane	0,00066
Lithium	traces
Fluorure de calcium	0,00209
Phosphate d'alumine	0,00086
Silice	0,00096
Matière organique	traces
	4,35140

Gaz spontané des sources.

Acide carbonique	33,33
Azote	66,35
Oxygène	00,32
	100,00

(LŒWIG, 1837.)

La prédominance des sulfates dans ces eaux les range plutôt parmi les sulfatées calcaires qu'au nombre des chlorurées. On les a désignées souvent comme étant sulfureuses. Il est vrai que, prises immédiatement à la source, elles exhalent une odeur légèrement hépatique, et que les couvercles qui closent hermétiquement les réservoirs, et empêchent tout accès de l'air atmosphérique, s'incrustent en peu de temps de soufre sublimé et cristallisé. Mais les recherches du professeur Lœwig ont démontré que l'eau elle-même ne contient point d'hydrogène sulfuré. Les bains, que l'on prend dans des bassins à eau courante, n'en contiennent plus aucune trace. Il en est de même de l'eau transportée.

Des conferves existent en notable quantité dans les eaux de Baden, sous forme d'un mucilage transparent, qui prend, lorsqu'il est d'un certain volume, une apparence cellulaire, mais sans filaments quelconques. Plus tard, il s'organise plus visiblement. On en trouve jusque sur les parois des étuves (Minnich).

On compte un grand nombre de sources à Baden, la plupart exploitées par des particuliers. Elles sont considérées avec une certaine vraisemblance, en raison de leurs rapports de thermalité et de propriétés chimiques, comme provenant d'une même origine. On leur assigne à cet égard le point d'affaissement le plus profond de la chaîne de montagnes calcaires renversées et bouleversées, qui traverse la vallée de Baden, sur la ligne où les couches redressées de gypse et de lias se touchent.

Peu de stations thermales ont été mieux aménagées pour attirer les étrangers par le bien-être et par l'emploi facile des eaux. Les hôtels des grands bains sont sur la rive gauche du torrent de la Limmat; chaque hôtel possède sa source ou sa portion de source, et ses salles de bains. En outre, sur la rive droite, il y a les *petits bains* (*Ennertbäder*), la plupart publics, et fréquentés surtout par les malades pauvres, qui sont soignés gratuitement. Deux buvettes restent également ouvertes au public. Les douches et les bains de vapeur sont diversement installés dans chaque hôtel. Toutefois, en ce qui concerne l'emploi des gaz qui se dégagent des sources, il est d'usage de les concentrer dans des espèces de boîtes ou cellules, construites de manière à recevoir une moitié ou la totalité du corps. Il y a enfin ce qu'on appelle à Baden la *cure d'inhalation* et qui consiste à faire respirer aux malades dans les corridors ou les antichambres des salles la vapeur s'élevant de l'eau qui jaillit à pleins tuyaux pour la préparation des bains.

Prises en boisson en petite quantité, les eaux de Baden facilitent la sécrétion urinaire; à plus fortes doses, elles stimulent la transpiration et provoquent les évacuations alvines. On remarque que, pour obtenir ce dernier effet, elles doivent être bues chaudes plutôt que refroidies. Cependant leur nature séléniteuse les rend peu supportables pour beaucoup d'estomacs, et, dans ce cas, les médecins de la localité leur associent avec avantage l'eau amère de *Birmenstorf*, qui se rencontre aux environs de Baden [voy. BIRMENSTORF]. En présence d'affections scrofuleuses, ils prescrivent aussi à titre d'auxiliaire la boisson de l'eau iodurée de *Wildegg* [voy. ce mot].

Les bains constituent, au contraire, la partie la plus essentielle du traitement de Baden. Leur température ne dépasse qu'exceptionnellement, et pour quelques affections locales, 31° à 37° cent. C'est une tradition assez ancienne en cet endroit que celle des bains prolongés. On a le soin d'habituer peu à peu le malade à leur influence, mais, en général, la durée de trois heures, le matin, et de deux heures, le soir, est atteinte et continuée jusqu'à ce que les effets de la poussée se manifestent [voy. POUSSÉE]. Ordinairement ce phénomène, auquel on attache là une grande importance, a lieu vers le vingt et unième jour de la cure. En moyenne, on compte cinq semaines pour le cycle entier de la poussée; rarement elle s'achève en moins de temps, et elle se prolonge plutôt, par une lente desquamation, jusque dans la sixième semaine (Minnich). Les douches, soit descendantes, soit ascendantes, ainsi que les bains de vapeur, servent d'adjuvants au mode balnéatoire, et l'ensemble de ces moyens concourt à amener une forte réaction, ou localement, ou le plus souvent de la part de toute l'économie. Quant aux inhalations, elles passent pour exposer l'appareil respiratoire à un mélange d'azote et de gaz acide carbonique. Les résultats thérapeutiques qu'on signale de cette pratique ne sont pas encore suffisamment concluants pour asseoir notre opinion. Un certain nombre de malades y ont recours, même pendant l'hiver, grâce aux douceurs du climat et à la bonne installation des établissements. Nous devons encore noter l'usage très populaire et très fréquent, à Baden, comme en d'autres lieux thermaux, des VENTOUSES scarifiées [voy. ce mot].

Il ressort de la méthode de traitement qui vient d'être décrite et des bases de la minéralisation même des eaux de Baden, que ces eaux conviennent aux affections rhumatismales et aux états névropathiques par excellence. On ne saurait admettre que ce n'est pas le bain lui-même, mais la *spécialité* de ces thermes, qui provoque la poussée et ses conséquences, comme on l'a prétendu. A une certaine époque, les eaux de Baden étaient réputées dans la cure de la goutte et des maladies arthritiques. On conçoit que, chez les sujets irritables, elles puissent devenir utiles, à la condition de beaucoup de prudence dans le maniement de leur thermalité. Mais rien ne justifie leur analogie avec les sources minérales qui conviennent, d'un commun accord, au traitement de la diathèse goutteuse. Nous en pensons autant de l'herpétisme, dont on cite peu de cures et que réclame davantage la proximité de Schinznach [voy. SCHINZNACH]. Au contraire, les rhumatalgies, les névralgies, les névroses, particulièrement celles qui occupent les viscères abdominaux, offrent, d'une manière générale, une grande prise à la médication thermale, telle qu'elle est appropriée à Baden. Un état atonique, torpide, peut être convenablement relevé par cette excitation graduelle des fonctions de la peau. Les maladies dépendant de la sphère sexuelle chez les femmes, selon l'expression allemande, rentrent dans cet ordre de faits. Mais si, dans quelques cachexies, scrofule, syphilis, ou autres, on a observé des effets favorables, ce ne peut être qu'à titre d'application intelligente du thermalisme, comme on dit encore à Baden.

Le séjour de Baden en Suisse n'a point la renommée des grandes distractions, mais ses environs fournissent les buts de promenade et d'excursion les plus attrayants, et les conditions de la vie matérielle n'y laissent rien à désirer. De nombreux témoignages de la domination romaine s'y retrouvent encore. Tacite en parle. Ces bains étaient désignés sous le nom de *Aquæ Helveticæ*, de *Vicus Thermarum*. Au XVe siècle, à l'époque du concile de Constance, ils florissaient de nouveau, après avoir subi toutes les vicissitudes dont le canton d'Argovie a été le théâtre.

BADEN-BADEN (grand-duché de Bade). A 36 kilomètres de Strasbourg. Ville élégante et agréable, bâtie au bord de la petite rivière de l'Oos, à l'entrée de la forêt Noire, dans une vallée pittoresque que des montagnes abritent de tous côtés.

Chlorurée sodique. Tempér., de 44° à 67° cent.

Eau : un litre.	SOURCE PRINCIPALE.	BRUHQUELLE.	SOURCE DES JUIFS.
Acide carbonique tout à fait combiné....	gr. 0,05593 ou cc. 28,44	gr. 0,06224 ou cc. 31,63	gr. 0,05445 ou cc. 27,70
Acide carbonique à moitié combiné....	0,05593 ou 28,44	0,06223 ou 31,63	0,05445 ou 27,70
Acide carbonique libre.	0,03892 ou 19,79	0,0486 ou 24,74	0,03730 ou 18,94
	Gram.	Gram.	Gram.
Bicarbonate de chaux.	0,1657	0,1937	0,1672
— de magnésie.....	0,0055	0,0040	0,0024
— de protoxyd. de fer	0,0048	0,0061	0,0043
— — de mangan.	traces	traces	traces
— d'ammoniaque..	0,0066	traces	traces
Sulfate de chaux.....	0,2026	0,2153	0,2090
— de potasse....	0,0022	0,0020	0,0065
Phosphate de chaux..	0,0028	0,0022	0,0023
Arséniate de fer.....	traces	traces	traces
Chlorure de magnésium	0,0127	0,0136	0,0130
— de sodium...	2,1511	2,2266	2,1849
— de potassium.	0,1638	0,1729	0,1645
Bromure de sodium..	traces	traces	traces
Acide silicique......	0,1190	0,1155	0,1124
Alumine..........	0,0011	0,0009	0,0011
Nitrate............	traces	traces	traces
Acide propionique en combinaison.......	traces	traces	traces
Acide carbonique libre.	0,0389	0,0486	0,0373
Azote libre.........	»	traces	traces
	2,8768	3,0014	2,9089

(BUNSEN, 1857.)

Les analyses qui précèdent ne signalent pas l'iode et le brome, cependant M. Heyfelder pense que ces métalloïdes s'y rencontrent.

On compte treize sources dans cette localité, mais elles ne présentent aucune différence dans leur composition, quoiqu'on les désigne diversement. Toutes empruntent leurs eaux à la source principale nommée la *Hauptquelle* ou l'*Ursprung*.

Les sources de Baden-Baden sont pour la plupart très abondantes, et leur chaleur ne descend pas au-dessous de 44° cent. On en cite deux d'une nature particulière, le *Stuhlbad* (*bain ferrugineux*), et le *Stephansbad* (*bain de Stéphanie*), sur lesquelles aucune analyse chimique n'a encore été publiée.

Une nouvelle *trinkhalle*, salle réservée aux buveurs, a été disposée avec un luxe qui fait négliger les conditions plus simples de l'ancienne. Elle est pourvue de la plupart des eaux minérales qui peuvent se transporter. Chacun des hôtels de la ville communique par des tuyaux souterrains avec la source principale (Hauptquelle), possède un réservoir de réfrigération et offre tous les aménagements balnéaires voulus, baignoires, appareils de douches, bains russes, etc. Ces établissements rivalisent surtout de richesse et de séductions. On a réservé pour l'administration des bains, douches et inhalations de vapeur, un pavillon qui enclôt l'*Hauptquelle* et se distribue en appartements attribués à ces divers modes d'atmidiatrique. C'est le *Dampfbad* (*bain de vapeur*). Pour compléter ces ressources médicatrices, les fumigations de pommes de pin récoltées dans la forêt Noire et la cure au petit-lait de chèvre d'Appenzell ont également leur débit à Baden.

Il y a un *Bain des pauvres*, appartenant à l'État ainsi que les sources. Quarante-six baignoires et des secours de tous genres sont dispensés avec libéralité aux indigents du grand-duché, et souvent à ceux des pays voisins.

Enfin, les animaux malades sont traités à Baden-Baden, sous la surveillance d'un vétérinaire; une grande piscine leur reste destinée (Rotureau).

A en juger par l'exposé de ces installations, il semblerait que les sources de Baden-Baden tiennent un rang éminent parmi les stations thermales de l'Europe. Cependant il est vrai de dire que la mode et surtout l'attrait des plaisirs, joints aux enchantements d'une contrée délicieuse, ont plus fait pour leur prospérité que les relevés thérapeutiques. Jusqu'ici les renseignements que nous possédons sont peu concluants. Prise en boisson à la dose de cinq à six verres, cette eau excite l'appétit, active les secrétions; mais comme elle ne tarde pas à exercer une action astringente sur le tube digestif, les médecins de la localité lui adjoignent fréquemment les sels de Karlsbad, mélange de sulfate et de carbonate de soude très prisé en Allemagne. C'est bien plutôt sur la thermalité de l'Ursprung et de ses dépendances que ces praticiens comptent pour la cure de leurs malades, et encore associent-ils aux bains tant de moyens étrangers et même de boissons minérales de toute provenance, qu'il est malaisé de discerner la vérité dans cette sorte de polypharmacie. Toutefois les formes de rhumatisme et de goutte, avec engorgement articulaire, qui contre-indiquent des eaux trop excitantes par suite de l'irritabilité du sujet, pourront être traitées efficacement à Baden-Baden. Là où il sera besoin d'activer la transpiration, chez de jeunes sujets lymphatiques ou scrofuleux, quelque peu impressionnables, chez des dyspeptiques dont l'embarras gastrique ou intestinal tient à un défaut ou à une insuffisance de sécrétions, nul doute qu'en combinant les divers moyens dont on dispose dans cet endroit on n'obtienne d'heureux effets. La thermalité de ces sources, appliquée avec ménagement, convient à certaines névralgies et aux paralysies symptomatiques d'affections rhumatismales. Nous ne croyons pas que dans les maladies cutanées, pas plus que contre certaines diathèses ou maladies liées à un état diathésique, les eaux de Baden-Baden doivent être préférées à celles qu'une minéralisation plus notable caractérise davantage.

Les Romains avaient une colonie sur l'emplacement de Baden-Baden qui florissait alors, comme aujourd'hui, sous le nom de *Civitas Aurelia Aquensis*. Des fragments de sculpture antique, des restes de piscine, de vaporarium bien conservés, attestent la splendeur de ces thermes. Le grand-duc régnant, en en faisant une de ses résidences d'été, a ajouté une attraction de plus au concours immense de visiteurs qui, du mois de mai à la fin de l'automne, se succèdent dans les salons de conversation de Bade.

BADENWEILER (grand-duché de Bade, cercle du Haut-Rhin). Village au pied du Blauen, au voisinage de la forêt Noire, à peu de distance de Mülheim, station du chemin de fer de Francfort à Bâle.

Carbonatée calcique. Tempér., 26°,5 cent.

	Eau : un litre.
	Gram.
Carbonate de chaux	0,091
Sulfate de chaux	0,049
Chlorure de magnésium	0,044
— de calcium	0,010
Matières extractives	0,002
	0,0196

(KŒLREUTER.)

Il y a un établissement assez fréquenté, auquel on a joint la cure du petit-lait. En 1784, des bains romains furent découverts dans cette localité. Ils sont très bien conservés, offrent une longueur de 75 mètres sur 26 de largeur, et tous les aménagements convenables, disposés dans un très grand nombre de pièces. Une inscription tracée au milieu des thermes prouve qu'ils étaient dédiés à Diane Abnoba.

BAGNA ou **BAGNI** (Turquie d'Europe). Bourg à 7 kilomètres de Kostendjeh, près duquel on signale deux bains d'eau thermale, d'où il tire son nom.

BAGNACCIO (Toscane).

Chlorurée sodique. Tempér., 35° cent.

	Eau : 16 onces.		*Eau : un litre.*
	Grains.		Gram.
Chlorure de sodium...........	3,732	=	0,366
— de magnésium.......	1,066	=	0,103
— de calcium.........	0,533	=	0,051
Sulfate de chaux	2,132	=	0,209
Carbonate de magnésie.......	1,599	=	0,152
— de chaux..........	1,653	=	0,162
	10,735	=	1,043
	Pouc. cub.		Cent. cub.
Gaz acide carbonique.........	3,990	=	151,5

(GIULI.)

On reconnaît à cette source, qui est indiquée comme sulfureuse par Simon, une légère odeur hépatique. Elle se rencontre au milieu du travertin.

BAGNÈRES-ADOUR. Voy. BAGNÈRES-DE-BIGORRE.

BAGNÈRES-DE-BIGORRE (France, Hautes-Pyrénées, arrond. de Bagnères-de-Bigorre). A 138 kilomètres de Toulouse et 840 de Paris. 567 mètres au-dessus du niveau de la mer.

1° *Sulfatée calcique;* 2° *ferrugineuse sulfatée;* 3° *ferrugineuse bicarbonatée;* 4° *sulfurée calcique.* Tempér., 13° à 51° cent.

La station de Bagnères-de-Bigorre est l'une des plus importantes et des plus riches en sources minérales. Elle est située au pied des Pyrénées, et commande en quelque sorte aux groupes de ces nombreuses sources minérales pyrénéennes, comme Cauterets, Saint-Sauveur, Bagnères-de-Luchon, Bonnes, dont elle diffère considérablement par la nature spéciale des principes qui caractérisent ses eaux. Il existe à Bagnères-de-Bigorre, outre le grand établissement thermal, treize établissements distincts appartenant à des particuliers, et qui portent les noms suivants :

Salut,	Versailles,	Petit-Baréges,	Mora,
Grand-Pré,	Petit-Prieur,	Cazaux,	Lasserre,
Carrère-Lannes,	Bellevue,	Théas,	La Guthière.
Thermes de Santé,			

L'établissement de *Marie-Thérèse* ou *de la Ville*, beaucoup plus important que les précédents, et l'un des plus considérables qu'il y ait en France, est alimenté par 6 sources différentes et des plus intéressantes, telles que celles de la *Reine*, du *Dauphin*, du *Roc de Lannes*, de *Foulon*, de *Saint-Roch* et des *Yeux*.

La station de Bagnères a réalisé de notables améliorations, continuées avec persévérance depuis 1850.

Les thermes de la ville composent dans leur ensemble la réunion la plus complète des moyens d'hydrothérapie minérale. Les bains avec douches locales mobiles ; le bain chaud avec douches diverses ; les grandes douches spéciales, avec toutes leurs variantes ; les bains et douches de vapeurs minérales, y sont installés dans les conditions les plus perfectionnées. On va y joindre l'immersion et les douches froides.

Les sources qui alimentent ces thermes sont toutes aménagées à nouveau. Elles sont au nombre de quinze, savoir :

	Température.	*Débit.*
	°	Litres.
Reine	46,50	286 608
Dauphin	48,75	144 000
Roc de Lannes	45,80	24 680
La Rampe (nouvelle)	42,50	7 560
Saint-Roch	41,25	15 408
Foulon	34,80	28 800
Yeux	32,50	17 107
Platrine (nouvelle)	34,00	19 857
Fontaine (nouvelle)	36,60	1 560
Salies	30,80	245 000
Source Romaine n° 1 (nouvelle)	47,00	19 200
— n° 2 —	48,75	21 600
— n° 3 —	48,00	34 560
— n° 4 —	41,50	8 640
Source Culvine	43,00	63 990
Débit total par 24 heures		990 171

Ces belles et abondantes sources, résultat de travaux soutenus de 1850 à 1857, alimentaient la plupart des thermes gallo-romains que leur recherche a mis à découvert. Elles alimenteront, outre les thermes de la ville, une annexe projetée, dans laquelle seront réunis un service complet de piscines gymnastiques et de grandes douches.

Les bains de *Salut* ont été remaniés complétement, et offrent un ensemble remarquable de bains de famille et de bains ordinaires à écoulement constant avec douches d'injection. Les sources de ces bains sont :

	Degrés cent.	Débit, en litres.
Source intérieure	33,90	180 000
Source extérieure	34,00	144 000
Source de la Pompe	33,20	78 400
		402 400

Voici la température et le débit des autres sources de Bagnères :

	Température.	*Débit.*
Bains Mora.		
	°	Litres.
Source chaude	50,00	21 776
— du Jardin	31,00	9 447
Bain Lasserre.		
Source chaude	48,00	65 016
— tempérée	19,00	88 632
— purgative	38,85	26 208
Petit Bain.		
Source chaude	46,80	108 864
— tempérée	42,35	24 142
— ferrugineuse	25,75	5 740
Bain Pinac.		
Source de la Pompe	41,80	45 648
Sources nos 1 et 2	41,75	13 680
— n° 3	32,75	11 520
— n° 4	33,65	13 680
Source sulfureuse	18,50	700
Bains du Petit-Prieur.		
Source chaude	38,35	34 500
— tempérée	32,85	6 168
Bains de Versailles.		
Source chaude	38,35	17 560
— tempérée	32,85	11 080
Bain de Cabrère.		
1re source	35,00	»
2e source	30,35	34 560
Source du Jardin	25,20	»
Bain du Petit-Barèges.		
1re source	32,60	2 450
2e source	28,20	3 080
Bain du Grand-Pré.		
Source de la Pompe	35,35	30 140
Bain de Santé.		
1re source	29,85	62 950
2e source	23,50	

NOMS DES SOURCES.	SUBSTANCES CONTENUES DANS UN LITRE D'EAU.													
	Acide carbonique.	Chlorure de magnésium.	Chlorure de sodium.	Sulfate de chaux.	Sulfate de soude.	Sulfate de magnésie.	Carbonate de chaux.	Carbonate de magnésie.	Carbonate de fer.	Substance grasse résineuse.	Substance extractive végétale.	Acide silicique.	PERTE.	TOTAL
		gr.	gr.	gr.	gr.		gr.	gr.	gr.	gr.	gr.	gr.	gr.	gr.
Source de la Reine	indét.	0,130	0,062	1,680	0,396		0,266	0,044	0,080	0,006	»	0,036	0,054	2,754
Fontaine nouvelle	indét.	0,158	0,060	1,818	0,270		0,182	0,058	»	0,007	0,004	0,044	0.039	2,640
Source du Dauphin	indét.	0,104	0,040	1,900	0,400	»	0,142	0,019	0,114	0,009	0,008	0,044	0,020	2,800
Roc de Lannes	inapp.	0,222	0,070	1,942	»	0,278	0,136	0.017	0,014	0,006	0,008	0,031	0,036	2,760
Source de Foulon	indét.	0,142	0,326	0,158	»	0,127	0,124	0,072	»	0,012	0,005	0,040	0,034	1,040
Bain de Salut, source de l'intérieur	indét.	0,145	0,430	0,960	»	»	0,138	0,010	0,040	0,008	0,010	0,034	0,025	1,800
Bain de Salut, source de l'extérieur	indét.	0,072	0,308	0,800	0,308	»	0,240	0,018	0,022	0,009	0,018	0,028	0,011	1,834
Source de Saint-Roch	inapp.	0,224	0,109	1,995	»	0,257	»	0,054	0,078	0,006	0,005	0,040	0,024	2,792
Source des Yeux	indét.	0,196	0,060	1,876	0,490		0,312	0,012	0,044	0,010	0,012	0,043	0,052	3,107
Bains de la Peyrie	inapp.	0,132	0,103	0,788	»	0,236	0,248	0,068	»	0,004	0,007	0,018	0,016	1,620
Bains du Grand-Pré	inapp.	0,204	0,084	1,560	»	0,380	0,396	0,052	0,028	0,005	0,006	0,040	0,025	2,780
Bains de Versailles	inapp.	0,228	0,074	1,596	»	0,328	0,508	0,064	0,028	0,004	0,005	0,005	0,032	2,872
Bains de Santé	inapp.	0,214	0,075	1,504	»	0,396	0,260	0,059	»	0,008	0.008	0,030	0,029	2,583
Bains du Petit-Prieur	inapp.	0,292	0,085	1,712	»	0 316	0,344	0,050	»	0,004	0,006	0,054	0,034	2,897
Bains de Carrère Lannes	inapp.	0,222	0,067	1,576	»	0,324	0,260	0,058	»	0,004	0,008	0,056	0,033	2,608
Bains de Cazaux	indét.	0,250	0,112	1,716	»	0,478	0.160	0,050	0,098	0,006	0,012	0,052	0,044	2,958
Bains de Mora	indét.	0,218	0,082	1.563	»	0,284	0,580	0,036	0,028	0,006	0,007	0 052	0,041	2,897
Bains de Théas	indét.	0,196	0,114	1,852	0,376	»	0,156	0,022	0,088	0,010	0,009	0,048	0,045	2,916
Bains de Lasserre	inapp.	0,172	0,046	1,832	»	0,408	0,230	0,062	0,018	0,004	0,007	0,040	0,024	2,840
Bain de la Guthière, première source	inapp.	0,340	0,062	1,876	»	0,036	0,160	0,036	traces	0,005	0,007	0,048	0,032	2,602
Bain de la Guthière, petit bain	indét.	0,276	0,077	1,708	»	0,344	0,276	0,052	0,068	0,006	0,007	0,028	0,038	2.880
Fontaine de Salies	indét.	0,236	0,086	1,824	»	0,362	0,292	0,050	»	0,004	0,032	0,032	0,018	2,933
Bains de Pinac	indét.	0,249	0,190	1,396	»	0,287	0,436	0,076	0,060	0,008	0,010	0,043	0,045	2,800

(GANDERAX et ROSIÈRE.)

M. Filhol, tout en reconnaissant la confiance qu'inspirent les analyses de MM. Ganderax et Rosière, ne pense pas que la proportion de fer signalée dans les eaux de Bagnères-de-Bigorre soit aussi considérable; mais il est d'avis que l'on doit maintenir la division des sources en *ferrugineuses* et non *ferrugineuses*, car les premières fournissent des dépôts ferrugineux que l'on ne rencontre pas dans les secondes.

Toutes les sources de cette station laissent dégager un gaz composé d'acide carbonique, d'azote et d'oxygène : celui de la source du *Dauphin* et de la *Reine* a été trouvé ainsi constitué par M. Rosière :

Acide carbonique	38
Azote	54
Oxygène	8
	100

Il y a encore dans cette station quelques sources *bicarbonatées* qui portent les noms d'*Angoulême*, de *Braunhaubant* et de *Rousse*. Voici leur composition :

Eau : un litre.

	Angoulême.	Braunhaubant.	Rousse.
Acide carbonique libre	0lit,48	petite quantité.	1/4 du vol. env.
	Gram.	Gram.	Gram.
Bicarbonate de soude }	0,0124	»	traces
— de potasse }		»	»
— de chaux }	0,0130	»	0,008
— de magnésie }		0,0190	0,003
— de peroxyde	» }	0,0200	0,027
Crénate et apocrénate de fer	» }		
Crénate et carbonate de fer	0,0053	»	»
Chlorure de sodium	0,0110	»	0,015
Sel de potasse	»	0,0375	»
Sulfate de soude }	» }	»	0,037
— de chaux }	» }		
Silice }	0,0141 }	0,0200	0,002
Alumine }	» }		
Matière organique }	»	traces	traces
Arsenic trouvé dans le dépôt	»	indices	non cherché
	0,0558	0,0965	0,092

L'analyse de la source d'Angoulême datant de l'année 1843, ses auteurs, MM. Boullay et O. Henry, ne se sont pas livrés à la recherche de l'arsenic qui existe très probablement dans l'eau. Les sources *Braunhaubant* et *Rousse* ont été examinées par M. O. Henry. Le travail de ce chimiste aurait été plus complet si chaque sel signalé dans ses analyses avait été l'objet d'une détermination pondérale spéciale.

Quant aux sources *sulfureuses* de Bagnères-de-Bigorre, elles sont au nombre de deux : la source de *Pinac* et la source de *Labassère*.

La première alimente six bains et deux buvettes, et sa température est de 18°,7; elle appartient à la classe des eaux *sulfurées calciques*.

La seconde, éloignée de 8 kilomètres de Baréges et située sur la rive gauche du Loussonet, marque 13°,8 et est utilisée en boisson. On en exporte des quantités considérables. Elle diffère très notablement de la source de *Pinac* sous le rapport de la nature du principe sulfuré qui la minéralise : ainsi, d'après MM. Filhol et Poggiale, elle contiendrait du sulfure de sodium. Voici d'abord la composition de la source de *Pinac*:

	Eau : un litre.
Acide carbonique.........................	quant. indét.
— sulfhydrique.........................	quant. indét.
	Gram.
Carbonate de chaux.........................	0,448
— de magnésie.........................	0,068
Sulfate de chaux.........................	0,796
— de magnésie.........................	0,228
Chlorure de sodium.........................	0,136
— de magnésium.........................	0,172
Acide silicique.........................	0,036
Matière extractive végétale.........................	0,007
— grasse résineuse.........................	0,010
Perte.........................	0,044
	1,945

La source de *Labassère* a été analysée par MM. Filhol et Poggiale, et les résultats qu'ils en ont obtenus sont presque identiques ; voici, par exemple, la composition assignée par le premier de ces chimistes à un litre d'eau :

	Gram.
Carbonate de soude.........................	0,0232
Sulfure de sodium.........................	0,0464
— de fer, de cuivre et de manganèse......	traces
Sulfate de soude.........................	traces
— de potasse.........................	traces
— de chaux.........................	traces
Chlorure de sodium.........................	0,2058
— de potassium.........................	0,0036
Silicate de chaux.........................	0,0452
— d'alumine.........................	0,0007
— de magnésie.........................	0,0096
Alumine.........................	0,0018
Iode.........................	traces
Matière organisée.........................	0,1450
	0,4813
	(FILHOL.)

L'eau de cette source est transportée à Bagnères-de-Bigorre, où on l'échauffe artificiellement dans un appareil chauffé lui-même avec de l'eau de la source de Théas, qui marque 51°,2. Elle est aussi la seule que l'on exporte au dehors, et en bouteilles de différentes grandeurs (un quart, un demi, trois quarts de litre).

Il est difficile de spécifier avec précision les propriétés thérapeutiques des eaux de Bagnères-de-Bigorre.

La caractéristique de cette station est la qualité de *sulfatée calcique*. Considérées en elles-mêmes, les eaux sulfatées calciques, comme la plupart de celles qui appartiennent à la classe des *sulfatées* sont des eaux à propriétés mal définies, sans spécialisation thérapeutique formelle, plutôt sédatives qu'excitantes, et applicables à toutes sortes d'états morbides différents, précisément parce qu'elles n'en réclament aucun d'une manière particulière. En se plaçant à ce point de vue même, on s'étonne d'abord de l'importance prédominante qu'avaient prise depuis longtemps les thermes de Bagnères-de-Bigorre. Sans doute, il faut tenir compte de leur situation avancée, à l'entrée des Pyrénées, et dans un centre considérable de population, alors que la plupart des sources devenues si célèbres depuis, se trouvaient encore perdues dans des régions à peine habitées et difficilement accessibles ; peut-être faut-il attribuer encore en partie la faveur de ces eaux à la multiplicité de leurs applications, qui résulte précisément du défaut de spécialisation formelle.

Cependant il serait inexact de ne voir dans Bagnères-de-Bigorre que des eaux sulfatées calciques ; à celles-ci, déjà nombreuses elles-mêmes, et de températures très variées, se joignent des sources ferrugineuses et des sources sulfureuses, rapprochement remarquable, et qui vient ajouter un intérêt tout particulier à cette station thermale. Le véritable caractère de Bagnères-de-Bigorre appartient néanmoins à sa qualité sulfatée calcique ; ses qualités ferrugineuse et sulfureuse ne sont que des qualités accessoires, complémentaires, et quelle que soit leur importance propre, subordonnées à la première, dans le point de vue général auquel il faut se placer pour envisager une station thermale.

Les affections auxquelles les eaux de Bagnères-de-Bigorre se trouvent utilement applicables sont assez nombreuses : cependant il est certaines conditions dans lesquelles il est possible de concentrer les indications qui doivent présider à leur emploi.

Nous ne prendrons pas pour guide à ce sujet le volumineux ouvrage de M. Ganderax sur Bagnères (*Recherches sur les propriétés des eaux minérales de Bagnères-de-Bigorre*, 1827). La prédominance assignée dans ce livre aux maladies du foie, comme s'il s'agissait en apparence de Vichy ou de Karlsbad, n'est propre qu'à fournir des idées très inexactes sur la valeur thérapeutique de ces eaux. Le mémoire publié depuis par M. Lemonnier (*Cinq années d'études pratiques sur les eaux minérales de Bagnères-de-Bigorre*, 1845), tout incomplet qu'il est, nous servira beaucoup mieux de guide dans l'exposition que nous avons à faire.

Auparavant nous devons faire connaître quelques-uns des types qui représentent les principales variétés des eaux de Bagnères, au point de vue des applications thérapeutiques.

Parmi ces sources, quelques-unes sont désignées comme simplement *salines*, c'est-à-dire peu ferrugineuses ou point sulfureuses, et en outre très peu minéralisées. Ces sources, dont les types sont le *Foulon* et le *Salut*, sont très sédatives, et paraissent devoir en partie cette propriété à leur thermalité moyenne (31° à 35°), qui permet de les prendre en bains à leur température native, et à eau courante.

D'autres sont *ferrugineuses*, en même temps que *salines*, et empruntent à cette composition des propriétés faciles à définir : ce sont la *Reine*, le *Dauphin*, *Théas*, *Cazaux*.

Parmi celles-ci, la *Reine*, le *Dauphin* et *Cazaux* présentent une minéralisation plus considérable et une température plus élevée, et par suite une action excitante prononcée.

La *Reine* et *Lasserre*, les plus riches en sulfates de soude et de magnésie surtout, sont notablement *laxatives*.

Enfin, *Pinac* et *Labassère* sont deux sources *sulfureuses*.

Ce qui caractérise cette station thermale, c'est l'existence de sources très formellement sédatives, et la combinaison de ces sources avec la médication ferrugineuse, combinaison qui se rencontre rarement à ce degré en même temps qu'avec la médication sulfureuse.

Il résulte de là que les eaux de Bagnères-de-Bigorre sont spécialement applicables alors qu'il existe un état de surexcitation du système nerveux, accompagnée de faiblesse et d'atonie ; c'est-à-dire qu'il faudra plutôt tenir compte, dans leur indication, de l'état général de la constitution que de la nature même de la maladie. Aussi est-ce surtout aux femmes qu'elles conviennent. C'est surtout chez les femmes, et en rapport avec des désordres variés de l'appareil génito-urinaire, ou de la menstruation, que se rencontre cette combinaison de la névropathie et de l'atonie générale, à laquelle il est si difficile d'opposer des médications salutaires, et à laquelle conviennent si bien les eaux minérales appropriées. Telle est la véritable signification des eaux de Bagnères-de-Bigorre.

Sur un relevé de 764 observations dressé par M. Lemonnier, on en trouve 242 concernant des maladies propres aux femmes, c'est-à-dire des affections menstruelles ou utéro-vaginales, 26 seulement concernant des maladies propres aux hommes (hypochondrie et pertes séminales surtout), et 496 relatives à des maladies communes aux deux sexes. Ici dominent l'anémie, la faiblesse générale, le rhumatisme, la constipation, et parmi quelques maladies de la peau, l'acné. Les maladies du foie, mises en avant par M. Gandérax d'une manière si singulière, ne tiennent plus ici qu'une très petite place; et l'on conçoit que l'usage de sources laxatives puisse utilement intervenir dans certaines affections de l'appareil intestinal et de ses annexes, ainsi chez des femmes hémorrhoïdaires, ou à la suite de fièvres intermittentes. On pourrait énumérer un grand nombre de circonstances où il convient de combiner des bains très doux et sédatifs avec une médication formellement ferrugineuse. C'est alors que Bagnères-de-Bigorre présente une spécialité d'application difficile à rencontrer ailleurs.

BAGNÈRES-DE-LUCHON. Voy. LUCHON.

BAGNÈRES-SAINT-FÉLIX (France, Lot, arrond. de Gourdon). *Sulfatée magnésique.* Tempér., 19° cent.

	Eau : un litre.
Acide carbonique.	quant. indét.
— sulfhydrique	
	Gram.
Chlorure de magnésium	0,14
Sulfate de magnésie	1,00
— de chaux	0,86
Carbonate de chaux	0,45
— de fer	0,03
Matière grasse	0,01
Perte	0,20
	2,69

(VERGNE, 1810.)

Cette eau mériterait d'être soumise à un nouvel examen chimique.

BAGNI (Toscane). Bourg, à 19 kilomètres de Lucques.

Il s'y trouve des bains d'eau *thermale* dont nous ne connaissons pas la composition.

BAGNI DELLA PORETTA (États de l'Église). Bourg à 32 kilom. de Bologne.

Bains d'eau thermale. Composition non indiquée.

BAGNI DELLA SCARPETTA (Italie).

Source sulfureuse froide, dans les Apennins, près de Bagni della Poretta, mais à une plus grande élévation. Les boues de cette source sont renommées.

BAGNISKA (Turquie d'Europe, Bosnie).

Sulfurée. Tempér., 45° cent.

La présence de l'hydrogène sulfuré n'est appréciable qu'aux réactifs chimiques. On y signale encore du chlorure de calcium (Boué).

BAGNO A CORSENA (Toscane). Village, sur la Lima, à 25 kilom. de Lucques.

Sources thermales nombreuses.

Composition non indiquée. Tempér., de 30° à 38° cent.

Bains fréquentés depuis le XIIe siècle. Parmi ces établissements, on cite le *Bagno Cada*, où sont les bains de vapeur, le *Bagno Rosso* et les *Bagni alla villa*.

BAGNO TERESCO. Voy. ISCHIA.

BAGNO D'ISCHIA. Voy. ISCHIA.

BAGNO IN ROMAGNA. Voy. ROMAGNE.

BAGNOLES (France, Orne, arrond. de Domfront). A 28 kilomètres d'Alençon, à 240 kilomètres de Paris.

Deux sources thermales. Tempér., 27° cent.

Il est assez digne de remarque que, jusqu'à ce jour, les eaux minérales de Bagnoles n'aient pas été l'objet d'analyses complètes : et cependant cette station ne voit pas passer moins de 350 à 400 malades chaque année ; de plus elle possède un hôpital où sont reçus des militaires envoyés aux frais de l'État. Vauquelin et Thierry ont seulement indiqué en 1813 que l'eau minérale répandait une odeur très prononcée d'hydrogène sulfuré, qu'elle dégageait de l'acide carbonique et de l'azote, qu'elle contenait des chlorures de calcium, de magnésium et de sodium, des traces de sulfates de chaux, de la silice, et quelques autres principes. Elle laisse déposer dans les réservoirs et les tuyaux de conduite un limon analogue à la barégine (Desnos). Il y a donc là pour les chimistes, le sujet d'un travail tout nouveau et qui rendrait de grands services à cette station.

Si nous ne possédons que des notions très peu précises au sujet de la constitution chimique des eaux de Bagnoles, il s'en faut que nous soyons beaucoup mieux renseignés touchant leurs propriétés thérapeutiques. Nous avons sous les yeux deux notices de M. Desnos et de M. Teste, desquelles il semblerait résulter que ces eaux possèdent une série d'applications trop étendues et trop prononcées pour qu'il nous soit possible de les admettre sans de nouvelles observations. Il nous paraît résulter cependant de ces assertions, et de ce que nous savons plus directement sur ce sujet, que les eaux de Bagnoles appartiennent à cette série d'eaux minérales peu caractérisées, qui peuvent convenir dans beaucoup d'affections variées et peu profondes, et auxquelles on ne saurait assigner d'applications spéciales et formelles.

Nous ferons ressortir cependant : leurs applications à la dyspepsie et surtout aux formes nerveuses de la dyspepsie ; leurs appropriations faciles aux cas où l'état névropathique domine ; leurs bons effets dans certaines paralysies, celles surtout qui résultent non pas d'une lésion organique de l'encéphale, mais d'une altération profonde des forces de l'organisme ; un mélange d'action sédative et d'action tonique ; et enfin, par suite de leur qualité légèrement sulfureuse, leur opportunité dans certains exanthèmes ne dépendant pas d'un état véritablement diathésique.

BAGNOLI (roy. de Naples). Sur le golfe de Baja et près de cette ville.

Sulfurée chaude. Tempér., 40° cent.

Très fréquentée du temps des Romains, à peu près délaissée aujourd'hui. Son emplacement ne paraît pas avoir changé depuis quinze siècles. On l'emploie principalement dans les paralysies et dans les affections arthritiques, rhumatismales, cutanées.

BAGNOLINO. Voy. SAN-GIACOMO.

BAGNOLS (France, Lozère, arrond. de Mende). A 8 kilomètres de cette ville.

Sulfurée sodique. Tempér., de 31°,5 à 42° cent.

Il y a deux établissements : l'un avec piscines, l'autre avec baignoires. Les différentes sources de Bagnols, au nombre de six, déversent des eaux qui ont la plus grande ressemblance entre elles ; aussi est-on disposé à croire qu'elles ont une origine commune.

	Eau : un litre.
Acide sulfhydrique	quant. indét.
Azote	
Acide carbonique	
	Gram.
Bicarbonate de chaux	0,0684
— de magnésie	traces
— de soude	0,2265
Sulfate de chaux	0,0148
— de soude	0,0890
Chlorure de sodium	0,1428
— de potassium	0,0030
Silice, alumine et oxyde de fer	0,0329
Matière organique azotée. Soluble et insoluble (glairine)	0,0358
	0,6132

(O. HENRY.)

D'après M. Dufresse de Chassaigne, inspecteur de cette station, toutes les analyses des eaux de Bagnols sont incomplètes, surtout sous le rapport des gaz, qui sont restés indéterminés, parce qu'on n'a pas opéré sur les lieux. Des essais sulfhydrométriques faits par M. Dufresse lui ont indiqué une proportion d'acide sulfhydrique équivalant pour un litre d'eau à 0,0027.

La nature du terrain (roches schisteuses) duquel sourdent les eaux de Bagnols met hors de doute qu'elles doivent être rangées parmi les sulfurées calciques. Mais nous croyons qu'il y aurait un grand intérêt à les soumettre de nouveau à l'analyse, ne serait-ce que pour s'assurer de l'état de l'acide sulfhydrique qui peut ne pas se trouver en proportion identique dans toutes les sources.

Les eaux de Bagnols sont usitées sous des formes très variées, bains de piscine, de baignoire, douches, étuves et inhalations.

La température des piscines est maintenue à 40°. Aussi ces bains produisent-ils des effet très énergiques, et réclament-ils beaucoup de surveillance. On ne les supporte guère que de qninze à vingt minutes : cependant M. Dufresse de Chassaigne assure que les personnes âgées et les individus très lymphatiques peuvent y demeurer davantage, quelquefois même une heure entière. Nous avons peine à croire que des individus d'un âge avancé puissent être soumis sans danger à une pareille pratique. Nous ne nous expliquons pas très bien du reste pourquoi le bain de piscine est invariablement soumis à Bagnols à une température aussi élevée. Le bain sulfureux tempéré et prolongé constitue une excellente médication de piscine. Les bains de baignoire tempérés sont souvent combinés avec les bains chauds dont nous venons de parler. On fait à Bagnols un grand usage des douches et des étuves. Celles-ci sont des bains de vapeur naturels à la température de la vieille source, c'est-à-dire 41° ou 42°. Les inhalations se pratiquent en plaçant la tête ou la face vis-à-vis des ouvertures pratiquées aux portes des piscines, surtout au moment où l'eau thermale tombe de la source dans les piscines pour les remplir. (Nous ferons remarquer en passant que ce mode de remplissage des piscines est vicieux, en ce que la chute de l'eau favorise singulièrement la déperdition du principe sulfureux.) Les eaux de Bagnols sont également prises en boisson.

BAIGNOIRE. Désignation générique du vase, cuve, ou bassin dans lequel on administre les bains.

Selon la nature des eaux, et selon les matériaux dont on dispose, la matière de la baignoire varie. Pour les eaux sulfureuses, la baignoire de marbre, de pierre, de ciment est souvent préférée à la baignoire métallique. Cette dernière convient au contraire dans le cas d'eau ferrugineuse ou incrustante.

La baignoire métallique se fait soit de zinc fort (nos 15 à 22), soit de cuivre étamé à l'intérieur. On en fabrique à Lyon en fonte émaillée à l'intérieur, qui conviennent très bien pour les eaux salines, pour les ferrugineuses, ainsi que pour les sulfureuses ordinaires. La baignoire métallique est presque exclusivement usitée dans le nord, dans le centre et partie de l'est de la France.

La baignoire de pierre ou de marbre se rencontre dans quelques établissements de l'est et du sud-est; elle est presque exclusivement employée dans le groupe des Pyrénées.

La baignoire de pierre est presque toujours monolithe. Luxeuil renferme des baignoires monolithes de grès bigarré d'une qualité remarquable.

La baignoire de marbre est ou monolithe, ou en planches assemblées de 20 à 65 millimètres d'épaisseur. La baignoire en planches chauffe plus rapidement.

On cite comme types les belles baignoires de marbre de Bagnères-de-Bigorre et de Luchon.

La baignoire de ciment existe sur quelques points : elle est peu répandue. Elle est difficile à entretenir dans un état satisfaisant de propreté. Nous en dirons autant de la baignoire de pierre de Volvic, fort usitée en Auvergne et récemment supprimée à Vichy.

La baignoire maçonnée en brique, ou ciment, avec revêtement de terre cuite émaillée a été essayée sur quelques points. Elle a peu réussi, soit par la faute des matériaux, soit par celle des ouvriers.

La baignoire de bois serait recherchée, si elle répondait davantage aux besoins de propreté. Elle tend à disparaître. On emploie cependant avec avantage le bois doublé de zinc n°s 10 à 15, quand la nature des eaux le comporte.

La baignoire monolithe de porcelaine ou faïence, ou de terre cuite vernissée, a été tentée. Sa réussite à la cuisson est trop aléatoire, et entraîne trop de dépense par suite des rebuts.

Les baignoires de pierre, et surtout de marbre, offrent le grand inconvénient de s'échauffer difficilement; et, jusqu'à ce que l'équilibre de température soit établi, ce qui n'arrive jamais avant une heure ou deux, de soumettre le malade au contact d'une surface beaucoup plus froide que le milieu dans lequel il se trouve plongé.

Les dimensions de la baignoire simple sont : longueur, 1^{m},30 à 1^{m},45 ; largeur, 0^{m},48 à 0^{m},62 ; hauteur, 0^{m},55 à 0^{m},65. Sa capacité varie de 250 à 280 litres.

Dans la baignoire avec douche, la hauteur est de 0^{m},65 à 0^{m},70 ; la longueur de 1^{m},40 à 1^{m},50 ; la largeur de 0^{m},65 à 0^{m},70. Sa capacité et d'environ 320 litres.

Ces dimensions se rapportent aux baignoires à deux têtes. La baignoire à une seule tête tend à disparaître dans les thermes; son emploi est restreint au service des bains à domicile.

Généralement, l'eau minérale se déverse dans la baignoire au moyen de robinets qui dégorgent verticalement à quelques centimètres de l'une des parois latérales. Ce moyen est défectueux pour les eaux qui renferment des éléments altérables au contact de l'air, comme les sulfureuses, ou pour celles qui renferment des éléments gazeux, tels que les eaux acidules. Il est préférable d'admettre l'eau par l'une des parois latérales, à quelques centimètres du fond, au moyen de robinets spéciaux. On évite ainsi les effets de brassage et d'intumescence si nuisibles à la conservation de certaines eaux. On a d'ailleurs l'avantage de pouvoir utiliser les orifices d'admission pour douches locales et douches d'injection par l'adaptation d'appareils mobiles aux bassins d'admission.

La robinetterie alimentaire des bains ne doit pas rester à la disposition des malades. Ils en abusent, compromettent le traitement par des variations ou par exagération de température, et accroissent l'emploi de l'eau minérale. Le robinet dit *capté*, à clef mobile, est recommandé. Son emploi entraîne une économie d'eau minérale, qui s'est élevée jusqu'à 45 pour 100.

Dans quelques établissements où l'on recommande le demi-bain, la baignoire doit être pourvue, sur une de ses parois, d'un trop-plein à niveau variable percé à 0m,35 du fond. La variation du niveau se pratique soit par un tube à lunette, soit, mieux, par un coude articulé.

BAIN. Le bain est la forme sous laquelle les eaux minérales sont prises le plus habituellement. Il n'y a guère que les eaux ferrugineuses froides dont la plupart soient dépourvues d'installation thermale, et avec raison, car elles ne pourraient fournir que des bains fort insignifiants, et quelques eaux bicarbonatées comme *Saint-Galmier*, *Bussang*, *Saint-Pardoux*, etc., plutôt usitées à titre d'eaux de table que de médicaments effectifs. D'un autre côté, il y a des eaux minérales qui sont employées presque exclusivement en bains : ce sont en général des eaux très chaudes, faiblement minéralisées, comme Néris, Bains, Chaudesaigues, Wildbad, etc., où le traitement doit être envisagé plutôt à un point de vue hydrothérapique que médicamenteux ; ou bien, au contraire, des eaux trop minéralisées, non gazeuses et difficiles à tolérer, comme *Kreuznach* et *Salins*.

Le bain thermal doit être envisagé au point de vue de sa composition, de sa température, de sa durée, toutes circonstances en rapport avec les indications à remplir.

La composition du bain varie naturellement suivant la nature de l'eau minérale. Il y a des bains essentiellement médicamenteux, et dont la nature est en rapport direct avec la maladie à traiter : ainsi, les bains sulfureux, les bains chlorurés, les bains bicarbonatés sodiques. Puis, il y a des bains fournis par les eaux faibles, chlorurées ou bicarbonatées, calcaires surtout, et par les eaux sulfatées, auxquels il est difficile d'attribuer une action médicamenteuse formelle, mais qui constituent les agents très intéressants d'une hydrothérapie thermale assez difficile à définir dans son mode d'action, mais fort précieuse dans son application.

Quelques idées que l'on se fasse des facultés absorbantes de la peau [voy. ABSORPTION], il faut admettre que, indépendamment de leur action topique, les bains minéraux agissent médicamenteusement en vertu de leur propre constitution. En un mot, une série de bains pris avec de l'eau de Luchon, ou de Vichy, ou de Bourbonne, constituera, dans chacun de ces cas, une médication différente. Nous n'avons pas à entrer dans l'étude de ces médications, étude qui trouvera sa place aux articles concernant les eaux bicarbonatées, chlorurées et sulfurées, et chaque station thermale en particulier. Mais nous signalerons l'action topique exercée par les différents bains sur la peau, et que nous devons distinguer de l'action médicamenteuse, laquelle suppose toujours un certain degré de pénétration. Cette action topique présente souvent un certain mélange d'effet excitant et d'effet sédatif, assez difficile à caractériser. Toutes les eaux minérales qui renferment de la matière organique en grande quantité, produisent sur la peau une sensation douce et onctueuse qui la rafraîchit et l'assouplit. Et cependant ces mêmes eaux, les sulfurées sodiques en particulier, prises à certains degrés de concentration ou de température, ou dans certaines conditions individuelles, agissent comme excitants de la surface cutanée, y déterminent de la rougeur, des éruptions [voy. POUSSÉE] ou même des irritations partielles.

Les bains thermaux, en outre, présentent ce caractère, de laisser après eux, quelque peu minéralisés et quelque sédatifs qu'ils soient, un sentiment de force et de bien-être, surtout frappant chez les individus qui ne pouvaient supporter les bains d'eau douce, pour l'effet dépressif qu'ils en ressentaient. Des bains trop actifs, trop prolongés ou trop multipliés, peuvent, il est vrai, occasionner de la fatigue et de la courbature ; mais ce n'est pas de l'affaiblissement : c'est l'effet d'une médication mal appropriée ou mal dirigée. Nous devons ajouter cependant que de semblables phénomènes se montrent assez habituellement, mais d'une manière très passagère, après les premiers bains; et c'est souvent leur réapparition ultérieure qui indique le moment où il convient de suspendre, momentanément ou définitivement, le traitement.

La température du bain est une des circonstances qui prennent la plus grande part à ses propriétés excitantes. Le bain thermal se prend habituellement à une température moyenne, 34° environ, suivant la tolérance, très variable pour chaque individu. Lorsque l'on craint l'excitation qu'il peut déterminer, soit sur le tégument externe sur lequel il agit par contact, soit sur l'ensemble de l'organisme, il faut en abaisser la température. Il en est ainsi dans certaines dermatoses eczémateuses et prurigineuses en particulier, qui ne supportent déjà qu'avec peine l'action salutaire des principes sulfureux, et chez lesquelles des bains trop actifs ramènent aisément une exaspération fâcheuse. Il en sera de même également d'états névropathiques ou de dispositions congestives vers la tête ou vers le cœur, qui réclament impérieusement des bains froids. Mais lorsqu'au contraire on veut agir vivement sur la peau, en réveiller les fonctions assoupies, ou y rappeler d'anciennes éruptions, ou ramener quelque chose d'aigu dans une dermatose à forme torpide, alors on élève la température du bain. Bertrand employait les bains très chauds du Mont-Dore chez les individus chez lesquels il voulait ramener quelque manifestation goutteuse, rhumatismale, herpétique ou autre, comme une ancienne suppuration tarie. On admet en médecine thermale que le bain très chaud est *excitant*, bien qu'il soit généralement considéré, au point de vue hygiénique, comme *débilitant* (*Dictionnaire des sciences médicales*, article BAIN). Le bain thermal très chaud est excitant, et non débilitant, alors qu'il est de courte durée, qu'il n'est répété qu'un nombre de fois limité, qu'il est appliqué à des circonstances appropriées, et surtout s'il est constitué par des eaux dont l'action topique soit sensible, comme certaines eaux sulfureuses ou chlorurées sodiques.

La durée du bain est essentiellement en rapport avec sa température. Un bain de longue durée suppose toujours une température tempérée et égale. Le meilleur moyen d'obtenir une température égale, circonstance d'un grand intérêt, est de prendre le bain dans une eau courante, dont le degré sera exactement approprié, comme on le fait près de certains établissements riches en eau minérale, ainsi à Bains, à Bagnères-de-Bigorre, à Gréoulx, à Royat, à Gastein, etc. Ceci se pratique habituellement dans des piscines dites à *eau courante*, mais dans des baignoires aussi, comme à Gréoulx et à Royat. Les bains froids et les bains chauds seront nécessairement, ces derniers surtout, de courte durée, d'un quart d'heure à une demi-heure. Le bain thermal est généralement d'une durée moyenne d'une heure, durée trop souvent insuffisante. Un des inconvénients des établissements insuffisants sous le rapport de l'installation, ou de la proportion d'eau minérale dont ils disposent, est de forcer à raccourcir indéfiniment la durée du bain, afin de satisfaire à tous les malades qui se présentent.

On fait quelquefois usage de bains minéraux extrêmement prolongés, de cinq à six heures, ou même davantage, comme à Loèche. Ces bains prolongés ne peuvent être pris que dans la PISCINE ou le BAIN DE FAMILLE [voy. ces mots]. Nous parlerons également à l'article PISCINE de l'*exercice* dans le bain, circonstance intéressante, et à laquelle on ne fait peut-être pas toujours toute la part qu'elle mérite [voy. BAIGNOIRE. GYMNASTIQUE. NATATION].

Bains chez les anciens. — Depuis Homère, qui nous représente souvent les héros se baignant au milieu de bassins attenant aux palais

(*Odyss.*, VI-XVII), jusqu'aux contemporains de la chute de l'empire romain, la pratique des bains a tenu une grande place dans les usages de l'antiquité. Peu de renseignements existent sur les périodes dites héroïques. Ce n'est guère qu'à l'époque où l'architecture des Grecs a pris son développement, que le bain à diverses températures figure, à côté de l'étuve, dans la composition du gymnase, édifice consacré à la fois à l'éducation de la jeunesse et aux exercices du corps. Un sujet d'étude qui touche en même temps aux mœurs et à la santé publiques devait exercer la sagacité de tous les commentateurs. A en juger par les digressions auxquelles il a prêté, on le croirait épuisé. Des débris authentiques attestent, en plusieurs points de la Grèce, qu'au siècle de Périclès on n'était plus réduit aux simples piscines, empruntées, dit-on, à la coutume des Spartiates. Il paraîtrait même, au rapport de Pausanias (t. VI, c. XXIII), que les bains publics étaient séparés du gymnase. Lucien (c. V, VI et VII) a donné une description analogue. Mais nous devons à la plus grande autorité, toujours invoquée en pareille matière, à Vitruve, l'exposé des règles qui présidaient à la construction de ces établissements.

On a reproché à cet auteur parfois de les avoir tracées d'une manière trop absolue, et après coup. Quoi qu'il en soit, tout le monde s'accorde à les admettre comme vraisemblables. Les restes de thermes magnifiques qu'on admire à Rome et ailleurs démontrent du moins, dans les plans des artistes grecs, adoptés ou mis à profit par leurs dominateurs, une certaine uniformité de dessin et d'installation qui frappe les yeux. Comme nous le dirons plus loin, la disposition des bains de l'époque byzantine, encore visible à Brousse [voy. BROUSSE] et à Constantinople, se rapporte tout à fait à la coupe indiquée par la description de l'Académie d'Athènes et surtout par la fresque trouvée dans les bains de Titus. Que cette dernière peinture, gravée par les soins de Sicci de Crémone et répétée partout, soit d'une date relativement récente, et que des architectes du temps de la Renaissance aient donné sous cette représentation le résultat de leurs propres recherches archéologiques, peu importe. Bien des vestiges, et même des documents, que nous ne possédons sans doute plus, existaient encore à cette époque, et les dépositaires de la tradition grecque, auxquels l'Italie servit alors de refuge, auraient fourni, au besoin, les principaux traits d'un tableau si conforme à l'enseignement de Vitruve. On peut le vérifier dans le remarquable volume sorti des presses des Juntes : *De Balneis omnia quæ extant apud Græcos, Latinos, Arabas*, etc. (Venise, 1553). D'ailleurs, en 1824, des fouilles ont fait sortir des ruines de Pompéi un établissement de bains qui, sous des proportions restreintes, présente toutes les conditions relatives à sa destination. Il ne s'agit pas ici de ces plendides *gymnases*, ou *palestres* immenses, comprenant dans leur enceinte des théâtres dramatiques, des arènes de gladiateurs, ou des bassins à naumachies, en même temps que des thermes. Dans les seuls bains de Caracalla, on assure que trois mille personnes pouvaient prendre place et se livrer à tous les exercices imaginables. L'édifice de Pompéi est plus modeste. Il faudrait le ranger parmi les *Lavatrina*, *Balnea* ou *Balineæ*, en réservant la dénomination de *Thermæ* aux plus vastes constructions. En raison même de son exiguïté, il y a lieu de croire qu'il ne suffisait pas aux besoins d'une ville aussi considérable que Pompéi, et par la suite on exhumera probablement d'autres édifices du même genre. Ce n'en est pas moins un précieux et complet exemplaire du bain romain. Nous en emprunterons l'esquisse à des souvenirs per-

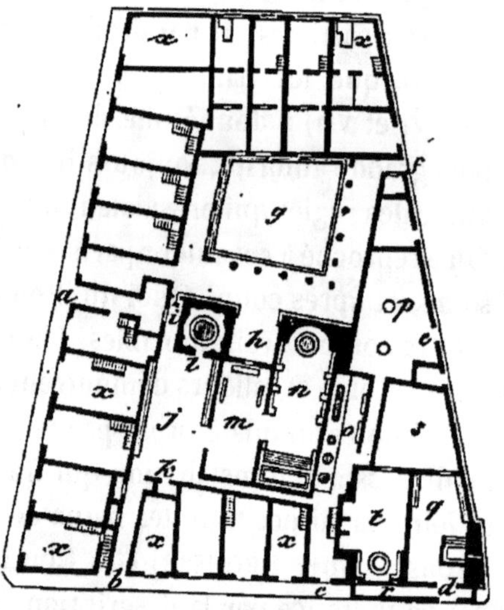

FIG. 3. — *Plan des bains de Pompéi.*

a, b, c, d, e, f, six entrées.
g, atricum.
h, exèdre.
i, corridor.
j, apodyterium.
k, unctuarium.
l, frigidarium.
m, tepidarium.
n, caldarium.
o, hypocauste.
p, cour.
q, r, s, t, salles supposées servir aux bains des femmes.
x, x, x, x, x, x, dépendances, boutiques.

Ce plan est extrait de *Pompéia décrite et dessinée par Ernest Breton.*

sonnels, et surtout à l'ouvrage de M. Ernest Breton, consacré aux antiquités de Pompéia et d'Herculanum (Paris, 1855).

Les bains de Pompéi, occupant un quadrilatère irrégulier de 49m,50 dans sa plus grande largeur, sur une profondeur de 53 mètres, avaient six entrées. Il est à remarquer qu'aucune de ces entrées n'était directe, précaution employée encore en Orient afin d'empêcher l'air de frapper trop vivement les baigneurs, et aussi, suppose-t-on, afin de les préserver des indiscrétions du dehors. Par deux portes principales, on pénétrait dans l'*atrium*, entouré de portiques sous lesquels les baigneurs attendaient leur tour d'entrée, et que Vitruve signale comme une partie essentielle des thermes. Là étaient des bancs appelés *scholæ*, et qu'interrompt une salle correspondant à l'*exèdre* des gymnases grecs, véritable lieu de repos avant ou après le bain. De l'*atrium*, un corridor, dont le plafond était peint en bleu avec des étoiles d'or, conduisait à la salle, *spoliatorium*, *apodyterium*, dans laquelle on se déshabillait et où des valets, *capsarii*, gardaient les effets précieux dans une cassette, *capsa*, et surveillaient les vêtements. Un petit cabinet contigu servait d'*unctuarium*, lieu où se déposaient les huiles, les essences, et où l'on se faisait parfumer. A l'extrémité méridionale de l'*apodyterium* se trouve le *frigidarium*, salle destinée aux bains froids, et dont la conservation ne laisse rien à désirer. C'est une rotonde, de 5^{m},70 de diamètre, formant le centre d'une construction rectangulaire et surmontée d'une voûte ayant la forme d'un cône tronqué ouvert par le sommet qui était vitré, et qui paraît avoir été peint en noir. Dans les parois de la rotonde s'ouvraient quatre niches semi-circulaires. Au milieu du pavé est l'*Alveus*, *baptisterium* ou piscine, entièrement revêtu de marbre blanc, et entouré de deux gradins sur lesquels s'asseyaient les baigneurs. L'eau y arrivait par un tuyau de bronze, qu'on pense avoir été masqué au moyen d'une statue; elle s'écoulait par un trop plein. Nous ne parlons pas de la décoration toujours distribuée avec élégance. En sortant du *frigidarium*, le baigneur entrait dans le *tepidarium*, salle appelée par Pline *cella media*, maintenue dans une douce température, et intermédiaire aux deux extrêmes de froid et de chaleur qui caractérisent le bain des Romains. C'est là encore que, au sortir de l'étuve, ils se livraient aux épileurs, *alipili*, et aux masseurs, *tractatores*, se faisant passer par la *strigille*, sécher et oindre de nouveau d'huiles odoriférantes. Le *tepidarium* est richement orné, comme devait l'être un salon de conversation et un rendez-vous d'oisifs. La voûte, éclairée par une fenêtre ovale, déroule encore en partie les stucs et les moulages qui l'ornaient et que des couleurs vives font ressortir. Mais ce qui nous intéresse le plus, c'est la permanence de conduits calorifères, ménagés sous le pavé, et en communication avec un grand et fort beau brasier de bronze, *foculare*, qui est encore en place aujourd'hui. Enfin une porte, percée au milieu du mur occidental du *tepidarium*, donne accès à l'étuve, nommée *caldarium*, *calidarium*, *sudatorium*, *concamerata sudatio*. C'est une salle terminée par une grande niche semi-circulaire. La voûte presque hémisphérique de cette niche a une ouverture circulaire et oblique, qui, destinée à régulariser l'atmosphère chaude de l'étuve, se fermait à l'aide d'un obturateur ou bouclier d'airain (*clypeus* pour les uns, *laconicum* pour d'autres), suspendu à des chaînes dont les attaches se voient encore dans la muraille. Il y a une autre petite ouverture carrée, destinée au même but. Au centre de l'hémicycle on rencontre le *labrum*, vasque de marbre, dans laquelle l'eau jaillissait d'un ajutoir de bronze qui est encore en place. Cette eau servait à laver le visage ou les mains de ceux qui venaient seulement transpirer dans l'étuve. A l'autre extrémité de la salle, se dresse au-dessus du sol l'*alveus*, mieux encore appelé *caldarium*, *calida lavatio*, bassin de forme rectangulaire, destiné aux bains d'eau chaude, et dont le fond élevé fait présumer qu'il était garni de degrés correspondants au dehors et à l'intérieur. Dans le mur, on voit une ouverture qui donnait peut-être issue à un robinet d'eau fraîche. La voûte, en partie détruite, était percée de trois fenêtres autrefois vitrées; elle est revêtue de stuc disposé en cannelures, sorte d'ornement qui, comme le fait remarquer M. Breton, est très propre à laisser écouler la vapeur condensée en eau. Les murs étaient creusés, et le pavé en mosaïque se montre isolé sur de petits piliers de briques, autant de moyens ingénieux pour faire circuler l'air chaud emprunté aux fourneaux voisins, et pour envelopper la pièce d'une température égale. Ce détail d'installation se rencontre dans plusieurs autres thermes connus. La figure 4 ci-jointe donne une juste idée du calorifère de cette époque.

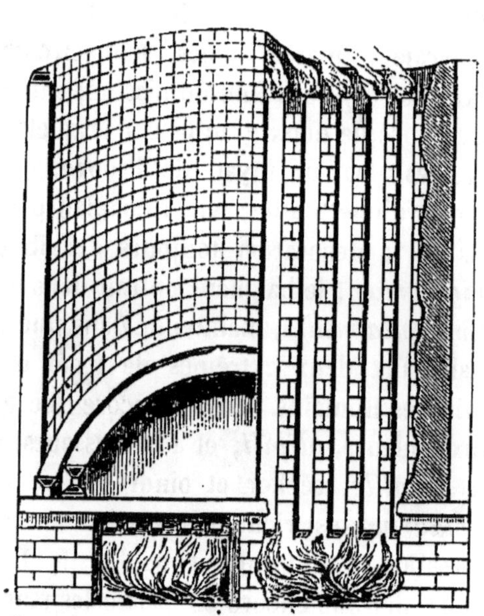

FIG. 4. — Cette figure est tirée de Rhodius (*Adscrib. Larg.*, p. 104), et représente les tuyaux de plomb enchâssés entre les doubles murailles du laconicum trouvé près de l'église de Sainte-Cécile, à Rome, tuyaux servant à faire communiquer l'air du fourneau avec celui du laconicum.

Tels cet exposé fidèle nous retrace les bains de Pompéi, encore debout après 1700 ans d'ensevelissement, tels, d'après les recherches les plus érudites, nous apparaissent plus ou moins amplifiés dans le dessin, mais toujours établis suivant les mêmes données, les thermes anciens. Nous laissons de côté quelques questions d'appréciation restées en suspens dans l'opinion des savants, mais qui n'ôtent rien aux traits généraux de notre étude.

Du plan même reproduit plus haut et de ses divisions, ressort clairement le procédé qu'adoptaient les anciens dans l'usage du bain. Au temps de Galien, comme on l'apprend de lui, dans un passage reproduit par Oribase, il se passait en quatre opérations distinctes, à chacune desquelles une pièce spéciale était réservée. « Le bain complet se compose de quatre » parties différentes par leurs propriétés : en entrant dans les thermes, » on se soumet à l'influence de l'air chaud ; ensuite on se met dans l'eau » chaude, puis, en sortant, on se jette dans l'eau froide, enfin, on se fait

» essuyer la sueur. » (Galien, *Collect. médic. d'Oribase*, liv. X, traduct. Bussemaker et Daremberg. Paris, 1854). A coup sûr, cette marche n'a pas été uniformément suivie dans tous les établissements de bains. A Pompéi, entre autres, il semble, d'après la disposition des lieux, que l'immersion ou le *frigidarium* précédait l'épreuve de l'étuve. A défaut des indications tirées de quelque état maladif, la fantaisie ou les caprices de la mode intervertissaient l'ordre prescrit par Galien, et que nous avons tout lieu de croire le plus généralement suivi. Il en a été de même des heures et de la durée du bain. M. Daremberg fait remarquer, dans les notes très instructives de sa belle traduction, qu'il est impossible de déterminer exactement l'époque où on a commencé à prendre des bains aussi compliqués, non plus que celle où le programme des quatre actes est tombé en désuétude. Encore moins peut-on se renseigner sur les pratiques secondaires de friction, de massage, d'onction, etc., que le raffinement des mœurs multipliait à plaisir. Au IVe siècle, Publius Victor ne compte pas moins de huit cent cinquante-six bains dans sa statistique de Rome. Les progrès du christianisme devaient frapper d'interdit une coutume qui, du domaine de l'hygiène, était passée dans les attributions de la débauche.

Jusqu'ici, nous n'avons parlé que de bains chauffés artificiellement, et à ce propos, il est utile de mentionner les modes de chauffage de ces thermes. Tantôt, comme à Pompéi, l'*hypocauste* se composait de deux parties distinctes, le fourneau, *fornax* ou *fornicula*, et le *præfurnium*, espace où se tient le chauffeur avec une provision de résine pour activer le feu. Du foyer partaient deux conduites destinées à porter l'air échauffé sous les pavés suspendus et dans les intervalles des murs. Les chaudières, comme cela se remarque dans la fresque des bains de Titus, n'étaient point placées au-dessus, mais à côté du foyer, et se superposaient entre elles de manière à recevoir et à envoyer de l'eau différemment échauffée. D'autres fois, et cela concerne plus généralement les étuves et le *caldarium*, ainsi que nous l'avons déjà vu, le sol du bain est soutenu par des dés de brique communiquant avec des tuyaux prismatiques juxtaposés, et qui s'encadrent dans l'interstice des parois de la salle. Vitruve indique cette construction en termes formels. Nous rencontrerons le même système dans les bains turcs. Mais les restes nombreux d'exploitation romaine qu'on découvre près des sources minérales, sur l'étendue de l'ancienne Gaule, en Espagne, en Algérie, offrent des exemples de ces divers appareils. C'est ainsi qu'aux bains antiques d'Aix en Savoie, édifiés dans la dépendance des sources provenant des cavernes de Saint-Paul, on remarque un hypocauste de piliers quadrangulaires et creux. On doit rappeler aussi la découverte faite à Uriage d'un fourneau dans un état de conservation parfaite, placé sous une piscine, et qui semble démontrer l'importance que les Romains attachaient aux propriétés thérapeutiques d'une eau minérale, quelque inférieure que fût sa température native par rapport à l'emploi du bain.

Ce n'est pas, d'ailleurs, en France seulement que des vestiges variés, des ex-voto, des bassins pavés de mosaïques, des aqueducs, etc., sont fréquemment mis au jour et proclament la faveur dont les sources thermales et minérales avaient joui depuis la conquête de César. Nous aurons souvent l'occasion de citer ailleurs ces témoignages. Toutefois, si l'on en excepte la tradition de l'antiquité qui consacrait les fontaines chaudes à Hercule [voy. HERCULE (bains d')], il ne semble pas, selon l'avis de M. Daremberg, que les bains minéraux aient appartenu plutôt à la classe des traitements médicaux qu'à celle des remèdes populaires. Homère ne parle jamais des eaux minérales. Les opinions professées à leur égard par les princes de l'art, Hippocrate et Galien, sont fort peu concluantes. Le bain salé, par exemple, auquel le premier reconnaît la propriété d'attirer l'humidité hors du corps, peut aussi bien s'entendre de l'eau de mer, de l'eau rendue salée par des moyens artificiels ou des sources minérales salines. En aucun écrit, l'emploi de la médication thermale n'est recommandé à titre de prescription médicale. C'est un fait digne d'attention même, que les auteurs anciens s'occupent presque toujours de la température et des effets du bain chaud ou froid, et très rarement de l'eau minérale prise en boisson comme remède. L'action purgative seule de quelques-unes d'entre elles semble avoir été utilisée. M. Daremberg conteste encore l'interprétation des citations faites par Sprengel et par les hydrologues allemands, Vetter, Osann, pour attribuer au voisinage ou à la présence de sources minérales la fondation de temples d'Esculape. Il faut donc arriver à Sénèque et à Plutarque pour se faire une idée de l'affluence qu'attiraient les bains du golfe de Baïes, et ceux d'OEdepse, en Grèce [voy. BAJA, ÆDEPSE]. Pline, dans son *Histoire naturelle* (liv. XXXI, § 1 et suiv., traduct. Littré), déclare que toutes les eaux sont un bienfait de la terre. « Elles sortent salutaires, » dit-il, de tous côtés dans mille pays, là froides, ici chaudes, ailleurs » chaudes et froides, comme à Tarbelles (Dax) d'Aquitaine et dans les » Pyrénées, où elles ne sont séparées que par un petit intervalle, ou bien » encore tièdes et simplement dégourdies, annonçant les secours qu'elles » donnent aux malades, et ne sortant de terre que pour l'homme seul, » entre tous les animaux. Sous des noms divers, elles augmentent le » nombre des divinités et fondent des villes..... » Et plus loin, après avoir énuméré quelques-unes des plus célèbres dans l'empire romain, particulièrement celles de la Campanie, il cite les affections pour lesquelles on les croyait utiles de son temps. Telle est la source de la campagne de Cicéron, sur le chemin du lac Averne à Pouzzoles, laquelle était réputée contre les maladies des yeux. Dans la même contrée, les eaux de Sinuesa passaient pour guérir la stérilité des femmes. A Ænaria, aujourd'hui Ischia, on soulageait les calculeux, etc. Là s'arrête à peu près ce qu'il y a de moins contestable sur le rôle thérapeutique des eaux minérales dans la médecine antique, et quoique des compilations, méritantes à d'autres égards, aient tenté de nous le montrer sous des aspects différents, il se réduit toujours à des termes obscurs ou vagues. Néanmoins, M. Daremberg insiste sur ce que dès le moment où les médecins grecs ou romains s'occupent des eaux minérales, ils se partagent d'avis sur la manière d'envisager leur action. Pour les uns, la notion des principes minéralisateurs est la plus nécessaire ; pour les autres, cette médication est tout empirique. Galien adoptait un moyen terme. S'il prétendait qu'on peut imiter toutes les eaux minérales, et s'il penchait à confondre la vertu des sources naturelles et de leurs imitations (*Des médicam. simp.*, I, 6, *loc. cit.*), nous tenons de lui la leçon que, par rapport aux sources chaudes dont les principes dominants sont peu apparents, le meilleur est de les juger par l'expérience (*San. tu.*, VI, 9, t. VI, p. 424, *loc. cit.*). Cette vérité a traversé les siècles.

On sait, du reste, qu'un affranchi d'Auguste, Musa, mit, de son temps, en grande faveur, l'usage des bains froids. L'empereur, guéri par sa méthode, et le sénat également reconnaissant, lui décernèrent le titre de chevalier, une statue d'airain dans le temple d'Esculape, et la donation d'une somme considérable. Des distinctions aussi insignes n'empêchèrent pas l'inconstance de la mode. Tout à fait abandonnée, puis relevée sous l'impulsion de Charmis, de Marseille, l'hydrothérapie finit par disparaître, pour une longue suite de périodes, de la pratique médicale. En dépit des recommandations d'Agathinus, disciple d'Athénée (Oribase, *Œuvres*, lib. X, cap. VII, *loc. cit.*), qui attribuait mille inconvénients aux bains chauds, la fréquentation des thermes avait suivi les développements de la civilisation romaine et ne devait cesser qu'avec elle.

Bains en Orient. — Les grecs de Byzance avaient gardé la tradition du bain, tout en réduisant l'édifice qui lui était destiné aux parties les plus nécessaires. L'avant-salle ou l'*apodyterium*, la salle tiède ou *tepidarium*, l'étuve ou *caldarium*, et dans celle-ci divers cabinets où l'on pouvait se soumettre à une chaleur plus intense, composaient l'ensemble particulier à chacun des innombrables thermes de la capitale. Les Turcs, sous la conduite de Mahomet II, en trouvèrent les restes, échappés aux désastres de fréquents tremblements de terre. Aujourd'hui il n'existe plus à Constantinople un seul édifice thermal dont la construction rémonte à l'époque des empereurs byzantins. Mais la plupart des bains turcs actuels sont construits sur l'emplacement et sur le plan des précédents, et de telle sorte que leur dessin correspond entièrement à ce que nous connaissons des bains romains, et en particulier aux descriptions de Vitruve. Ces similitudes prêtent à un parallèle plein d'intérêt et qui n'est pas sans jeter de vives lumières sur plus d'un point litigieux du sujet. M. Ch. Texier, de l'Institut (*Rev. génér. d'architect. et des trav. publ.*, XIXe année, p. 22), est entré savamment dans cette discussion ; grâce à lui, nous pouvons nous représenter le bain du sultan Mahomet, oublié jusqu'à ce jour sous des bâtiments voisins, mais assez intact pour reproduire son ancienne ordonnance, laquelle remonte à 1469 et n'est, en définitive, qu'une restauration de bain grec.

Le bain de Mahomet II, désigné sous la dénomination vulgaire de *Tchoucour Hamman* (*Bain profond*), est du nombre de ceux que les Turcs appellent *tchifpe* (par paire) parce qu'ils contiennent des salles pour les hommes et pour les femmes, avec un fourneau ou hypocauste commun. Comme dans tous les bains d'Orient [voy. BROUSSE], la façade est simple et on entre dans une grande salle carrée, surmontée d'une voûte en pendentif. Le pourtour de la muraille était décoré de faïences émaillées. Au milieu était une grande coupe de marbre portée sur un piédouche, d'où jaillissaient une multitude de fontaines d'eau fraîche. Autour de la salle règne une estrade de marbre sur laquelle sont étendus des lits de repos, avec des rideaux. C'est là que les baigneurs quittent leurs vêtements. Ils sont ajustés par les gens de service pour entrer dans le *tepidarium*. On couvre les baigneurs avec des serviettes de toute dimension et qui ont chacune un nom différent. On leur met aux pieds de hauts patins de bois qui, selon le rang des personnages, varient de hauteur et de richesse. C'est encore sur le même lit de repos que le baigneur est ramené après le bain. Il ne reprend ses vêtements qu'après avoir étanché complétement la transpiration causée par la vapeur du bain (Ch. Texier, *loc. citat.*). Comme dans les thermes romains, la coupole de la salle d'introduction est éclairée par en haut, et sa fenêtre circulaire est obturée à volonté par le moyen d'un grand disque d'airain ou de tôle, le *clypeus*, mû à l'aide de chaînes. L'*apodyterium* sert encore de lieu de réunion et de causerie aux désœuvrés. Le *tepidarium* ressemble à celui de Pompéi [voy. *Bains chez les anciens*], sauf le bassin d'eau tiède, qu'on retrouve cependant dans la description des bains de Brousse. Des conduits de vapeur chaude, rampant sous le sol dallé et dans les parois des murailles, entretiennent d'une manière constante la chaleur de l'étuve. Jusqu'aux pratiques accessoires de l'onction, du massage et de la strigille, cette dernière remplacée par une coquille avec laquelle les gens de service grattent le corps imbibé de vapeur, on passe en revue tous les détails de procédé du bain antique que nous avons déjà exposés. Les croyances musulmanes, si rigoureuses en ce qui concerne le maintien de la pureté du corps et de l'habitation, s'adaptaient aussitôt aux usages anciens, et l'immobilité qui caractérise si bien, comme on l'a dit, les peuples de l'Islam, les a conservés dans toute leur intégrité.

Que nous prenions la relation des bains du Caire dans les publications de la *Commission d'Égypte* ou dans les notes récentes de voyage du professeur *Dieterici* (Berlin, 1858), c'est toujours une combinaison du bain chaud et de l'étuve, calquée sur la manière ancienne, et dont les divers actes se terminent par le *kief* ou repos, avec l'auxiliaire du tabac et du café. Les femmes de l'Orient aiment ces bains passionnément. Les pauvres coudoient les personnages riches au milieu de la vapeur des étuves, et chacun en cela accomplit indistinctement un commandement de la loi religieuse.

Pourrait-on rattacher des coutumes aussi persévérantes à quelque motif tiré des doctrines médicales, dont l'Orient fut le berceau? Il n'y a point d'apparence à cet égard. Nous avons dit combien l'opinion des maîtres de la science antique s'est peu formulée sur l'emploi thérapeutique du bain, soit simple, soit minéral. Marcard (*De la nat. et de l'usage des bains*, trad. de l'allemand) avoue qu'il s'est donné assez de peine pour rechercher ce que les anciens et les médecins des siècles postérieurs pensaient sur ces matières, et que son travail n'a pas été récompensé par le nombre ni l'importance de renseignements qu'il a pu tirer de nombreux volumes. Il est bien vrai que dans les *Canons* d'Avicenne, comme l'a noté M. le docteur Rubio (*Tratad. compl. de las fuentes min. del. España*) les bains étaient recommandés pour diverses sortes de douleurs. On suppose à Albucasis, à Averrhoés et aux autres arabistes, des opinions formelles sur l'application médicale du bain, des vapeurs, et même des eaux minéralisées naturellement. Mais ces assertions ne nous sont venues qu'à travers des traductions informes et les interpolations sans nombre des copistes, et toute réserve doit être prise à leur endroit. M. Rubio voit dans la multitude des localités qui portent en Espagne le nom d'*Alhama* (*source*, en arabe) une preuve de la prédilection des disciples d'Avicenne pour les sources minérales. Il est certain que beaucoup de stations thermales de la Péninsule ont gardé les traces irrécusables du séjour et de la faveur des Sarrasins. On raconte que, pendant la lutte acharnée qu'ils soutenaient contre les chrétiens, aussitôt qu'une trêve avait lieu, les Maures se hâtaient de courir aux bains les plus voisins et de s'en procurer les bienfaits (Rubio, *loc.*

cit.). Après comme avant la conquête, ils se pressèrent aux thermes qui ne leur étaient pas interdits. Des ordonnances réglementaires des rois catholiques en font foi. Mais, malgré les quelques cures témoignées par des inscriptions encore existantes et analogues à celles des pierres votives des Romains, il est à croire que le goût des Orientaux pour le bain et ses pratiques accessoires, plutôt que la prescription des médecins, favorisait ce concours.

De nos jours, le moindre village turc ou égyptien a son bain près de la mosquée. L'Arabe nomade s'arrête aux sources, creuse un fossé sous l'ombre de quelque platane, y amène l'eau voisine, et, après l'avoir chauffée au moyen de cailloux rougis ou de morceaux de fer brûlants, si elle n'est pas thermale, il y plonge toutes ses souillures. Ailleurs, comme en Algérie, la mémoire de saints marabouts consacre la fontaine chaude et en fait un lieu de pèlerinage. Nous constaterons, à propos des eaux de *Brousse* [voy. ce mot], un exemple de l'appropriation des sources minérales aux besoins publics en Orient. Une seule localité, celle de *Jallowa*, près de Constantinople, peut être comparée à nos stations d'Eaux en Europe. La composition de cette source est donnée comme légèrement saline; sa température est froide. Par une exception remarquable dans les usages de l'Orient, il y a en cet endroit une affluence nombreuse à deux reprises, du mois de mai au mois de juillet, et d'août à septembre. Les musiciens, les bateleurs et toute sorte de gens à métiers de circonstance, accompagnent la foule des visiteurs. C'est un campement général, où le besoin d'échapper à l'air étouffant de la ville pendant l'été, pousse ces gens et leurs familles, autant que les raisons particulières de santé. Cependant on y boit les eaux, on s'y baigne, et il semblerait, d'après ce qu'on dit de la consommation de fruits à laquelle se livrent les baigneurs pendant leur séjour, qu'il s'y pratique une sorte de *cure de raisin* [voy. ce mot]. Nous ne savons au juste à quelles maladies les habitants de Constantinople croient pouvoir remédier, en fréquentant les eaux de *Jallowa*. Il est bien parlé, dans l'aperçu que nous a donné le professeur Landerer (*Baln. Zeit.*, V. 47), d'affections de poitrine et de maladies abdominales dont cette source revendiquerait la spécialité, mais ses propriétés médicales ne sont point définies. Et d'ailleurs on connaît la répugnance des Orientaux, ordinairement si tolérants pour les souffrances d'autrui, mais écartant de leurs réunions la vue et le contact de certaines maladies, parmi lesquelles la phthisie pulmonaire est associée aux scrofules et à la lèpre. Si Jallowa présente quelques analogies avec les bains d'Occident, c'est principalement comme lieu de plaisance et de divertissement.

Bains aux Indes. — Nous ne nous sommes pas appesantis sur les pratiques accessoires du bain musulman. Les principales sont les affusions, les onctions, les frictions, la flagellation, le massage et l'épilation. L'importance médicale de celles de ces manœuvres qui méritent considération sera appréciée ailleurs [voy. AFFUSION, MASSAGE]. Dans l'antiquité, elles étaient très usitées. Pour certains peuples, elles constituent une véritable méthode hygiénique. Depuis Anquetil, on a rapporté à satiété la relation du bain avec massage, tel qu'il s'administre aux Indes, et dont les femmes indoues, en particulier, prolongent la durée autant que leurs forces le leur permettent.

Bains en Russie. — Le bain russe, décrit par Sanchez, premier médecin de l'impératrice Catherine (*Memoires de la Soc. roy. de méd. de Paris*, année 1779, t. III, p. 233 et suiv.), et qui n'est guère passé en coutume que dans les contrées extrêmes du nord, tend à combiner alternativement les effets de l'étuve sèche, ceux de l'étuve humide, de la flagellation et du massage, et se termine par des affusions d'eau froide. A défaut d'eau froide dans les lieux mêmes du bain, on va se plonger dans quelque ruisseau ou étang, ou se rouler dans la neige. Un breuvage alcoolique excite finalement les phénomènes de réaction qui se prononcent, et que recherchent les individus de toutes les classes.

Bains en Finlande. — En Finlande, les étuves chauffées plus fortement que chez les Russes, paraissent néanmoins en grand usage. Au point de vue physiologique et médical, la méthode qui consiste à obtenir des sudations abondantes en soumettant la surface du corps à un milieu chauffé par des vapeurs artificielles ou naturelles, demande des développements que nous renvoyons à l'article VAPEUR [voy. ce mot]. Nous mentionnerons seulement que les habitants des contrées les plus rapprochées du pôle, les Esquimaux, les Groënlandais, les Norvégiens, les Samoyèdes, les Kamtschadales, réduisent leur bain de vapeur aux plus strictes proportions. Un trou dans la terre, des cailloux rougis au feu, leur suffisent pour provoquer la transpiration que contrarie l'action d'un climat rude.

Bains en Amérique. — Au rapport du missionnaire Loskiel, les sauvages du nord de l'Amérique se servent de moyens à peu près semblables.

Dans tous ces cas, il y a plutôt sujet à l'examen de l'hygiéniste que matière à déductions médicales proprement dites. Peut-être, dans la partie méridionale du nouveau monde, là où Fernand Cortez, en 1519, trouva des jardins médicinaux et des hôpitaux établis depuis deux cents ans, la civilisation avait-elle fécondé également toutes les branches de l'art de guérir. Toujours est-il qu'au Mexique et au Pérou, des ruines magnifiques de bains dans le voisinage des eaux thermales, attestent l'intérêt attaché par les Incas aux ressources de la nature.

Bains chez les Chinois. — Alibert (*Précis sur les eaux minérales les plus usitées*) cite un long passage tiré des *Observations de physique et d'histoire naturelle de l'empereur Kang-Hi* et qui ferait supposer que, depuis longtemps, les qualités des eaux minérales étaient très bien appréciées en Chine. Nous extrayons textuellement quelques passages de ce curieux document : « Rien n'est plus vrai, s'écrie l'auteur éminent, les eaux » thermales sont efficaces pour guérir plusieurs maladies.... Il est évident » que la chaleur, l'odeur, la saveur, la vertu médicinale des eaux chau- » des, sont l'effet du mélange des corps étrangers qui y sont. Mais quels » sont ces corps ? En quelle quantité et proportions y sont-ils ? C'est ce » qu'on n'examine pas assez. Les médecins mêmes s'en tiennent à l'an- » tique réputation d'une fontaine, pour y envoyer des malades. Je sais » qu'on a trouvé de l'arsenic dans quelques sources très estimées ; je » sais que la nature peut changer les poisons en remèdes par des décom- » positions et des mélanges qu'elle a le secret de faire ; mais je sais aussi « que si l'on étudiait mieux les qualités particulières des eaux minérales, » on pourrait mieux fixer les espèces de maladies auxquelles elles con- » viennent.... Il n'est pas sûr de suivre les anciens à cet égard ; ils s'en » tenaient à l'odeur, à la saveur et à la couleur, pour prononcer sur les » bonnes ou mauvaises qualités des eaux. Cette manière est trop super- » ficielle ; quelque bons que soient ces signes sensibles, ils ne suffisent » pas.... » La haute raison qui a dicté ces préceptes, vraisemblablement authentiques, n'échappera à personne. Il est assez singulier qu'ils nous viennent de si loin, d'une date si reculée, et qu'ils aient encore tout l'à-propos de la nouveauté. Le P. Du Halde, jésuite du XVIIe siècle, qui a pris une grande part à la rédaction des *Lettres édifiantes*, raconte que l'empereur partit, en décembre 1691, pour se rendre à des bains d'eaux chaudes, situées à six lieues au nord de Pékin ; il ajoute qu'il logea dans une maison qu'il avait fait bâtir exprès. Cette maison était composée de trois pavillons ; dans chacun il y avait des bains, et on voyait aussi dans la cour de l'établissement deux grands bassins carrés très commodes ; ils étaient d'une chaleur modérée, et l'eau de ces bassins avait quatre ou cinq pieds de profondeur.

Bains en Europe. — En Europe, la régénération de l'usage des bains thermaux est généralement attribuée à Charlemagne qui prenait plaisir, dit-on, à se baigner en public, avec toute sa cour, dans les piscines d'*Aix-la-Chapelle*. On a même revêtu cette circonstance d'un caractère légendaire, en supposant qu'un chien de chasse s'étant détaché de la meute impériale et revenant tout couvert d'une eau qui répandait une forte odeur de soufre, avait donné l'idée au prince d'utiliser une source inconnue jusque-là. Par l'ordre de Charlemagne des bains s'élevèrent en cet endroit. Bientôt après, la ville d'Aix-la-Chapelle recouvrait sa splendeur. Cette tentative ne paraît guère avoir été imitée jusqu'à ce que les croisades eussent changé la face de l'Occident, et, entre autres inventions importées du Levant, ramené le goût des bains et des étuves. Plus tard, avec le mouvement intellectuel de la renaissance, les eaux minérales prenaient rang parmi les objets des études sérieuses. Nous renvoyons, pour un historique qui dépasserait les bornes que nous nous sommes imposées, à la compilation de Venise, *De balneis*, etc., 1553. M. Chenu a, d'ailleurs, esquissé cette notice avec talent dans son *Essai pratique sur l'action thérapeutique des eaux minérales* (Paris, 1840). Nous n'appellerons l'attention que sur deux points. Le premier a trait à la mode des immersions prolongées qui a pris consistance en Allemagne et dont Fabrice de Hilden fait mention au XVIIe siècle. A Baden, on restait cinq heures dans le bain, à Loësche huit, à Pfeffers dix et plus. Montaigne a signalé et raillé cette méthode, dont l'application se continue aujourd'hui à peu près dans les mêmes localités [voy. BADEN, LOESCHE, PFEFFERS]. Enfin, une dissertation savante a été publiée par le docteur Sträter (Aix-la-Chapelle, 1858) au sujet d'une estampe d'Albert Dürer qui représente une piscine commune occupée par des baigneurs, et qu'on a tout lieu de croire démontrant la manière de faire usage des eaux d'Aix-la-Chapelle au temps de Charles-Quint. L'un des figurants de ce bain public boit, tandis que les autres prêtent une oreille attentive au jeu de deux musiciens. Il est assez accrédité à Aix que l'habitude de boire les eaux minérales ne remonte qu'au XVIIe siècle, à l'époque où le médecin François Blondel, médecin surintendant des bains de cette ville, leur donna une habile direction et écrivit, entre autres ouvrages, une *Lettre sur les prémisses de la boisson publique des mêmes eaux et les cures qui se sont faites par son usage* (Bruxelles, 1662). Le docteur Sträter fait remarquer que l'usage interne de ces eaux est déjà cité dans l'ouvrage de Noppius, auteur de la *Chronique d'Aix-la-Chapelle*, en 1632, et le gobelet qu'on voit dans la gravure de Dürer, placé devant le bassin, porte à croire qu'on buvait de l'eau minérale déjà en 1520 (*loc. cit.*). L'un des baigneurs porte à la main une sorte de râteau qui rappelle la *strigille* des Romains et ses usages. Il n'y a pas jusqu'à la représentation d'une pompe en bois munie d'un robinet, dont la destination restée indécise pourrait faire présumer qu'il s'agit d'un rustique appareil de douche. L'opinion de M. Sträter à cet égard est assez probable, puisque Blondel, dans l'ouvrage déjà cité, exprime que les douches étaient déjà en usage à Aix-la-Chapelle depuis un temps immémorial. Quant aux bains de vapeur, ils n'auraient été introduits à Aix qu'à la fin du XVIIe siècle, tandis que les boutiques des barbiers-étuvistes florissaient en France sous les règnes de Louis XIII et de Louis XIV.

Chez nous, c'est de Laurent Joubert, professeur royal à Montpellier et docte médecin de Henri III, que date la confiance accordée aux sources minérales. Ce qu'on demandait surtout alors aux bains thermaux, c'était un remède contre la stérilité. L'histoire rapporte de célèbres déconvenues sur ce chapitre. Mais ces insuccès mêmes, joints à l'essor dès doctrines chimiatriques de Van-Helmont, poussèrent l'hydrologie dans les voies de la chimie. Nous dirons ailleurs quelle influence cette tendance exerça sur l'étude et l'emploi des eaux minéralisées. Ce que nous nous sommes efforcés de reproduire ici, ce sont les traits principaux de l'usage des bains, aux différentes périodes de civilisation, en tant qu'il se relie à celui des eaux minérales. Bien des recherches restent à faire dans un aussi vaste sujet. Il ne tiendra pas à notre bon vouloir qu'on ne retire de cet aperçu au moins des jalons capables de guider dans le dédale archéologique de l'histoire des bains chez les anciens et chez les divers peuples.

BAIN DE FAMILLE. Piscine de dimensions réduites en longueur et en largeur, pouvant recevoir de 3 à 6 malades. On cite les bains de famille de Luxeuil. Le bain de famille est, dans la série des bassins d'immersion, un degré intermédiaire séparant la baignoire de la piscine. Il a sa raison d'être dans l'appropriation d'eaux dont la nature permet ou réclame l'immersion prolongée au delà de la durée ordinaire du bain.

Pour les dispositions du bain de famille, voir PISCINE.

BAINS DE MER. Voy. MARIN (TRAITEMENT).

BAIN DE PIEDS. Bain partiel dans lequel les pieds seulement sont plongés : c'est en général à titre d'adjuvant qu'il figure dans le traitement thermal. Aussi ses effets se rapportent-ils alors beaucoup plus à la température qu'à la composition de l'eau qu'on emploie. Dans certaines stations où la source a un degré élevé de chaleur, on recommande l'immersion des pieds, dans le griffon ou ses dépendances, aux malades exposés aux congestions soit du côté de l'encéphale, soit vers les viscères thoraciques. C'est un moyen de contrebalancer l'effet excitant des bains ou des douches. Ailleurs, et d'après des vues peu médicales selon nous, on soumet les affections cutanées partielles au pédiluve sulfureux ou sulfuro-chloruré sodique, l'eczema des pieds par exemple [voy. PEAU (MALADIES DE LA)]. Jamais cette forme de bains ne peut constituer une médication isolée en thérapeutique thermale. Il est de coutume à quelques établissements des côtes du nord, de disposer un bain de pieds d'eau chaude ou tiède pour le baigneur, au sortir de la mer. Cette méthode, dont on a exagéré la portée, peut favoriser les efforts réactionnels de l'organisme chez les sujets faibles ou trop impressionnables. Le plus souvent le pédiluve sert de moyen d'ablution, et il n'a aucun inconvénient réel.

BAINS (France, Vosges, arrond. d'Épinal). A 22 kilomètres de cette ville.

Chlorurée sodique.

Cette station possède un grand nombre de sources dont onze sont plus particulièrement utilisées. La température de ces dernières varie entre 29° et 50°.

L'établissement contient plusieurs piscines, des cabinets de bains et de douches, des étuves très bien installées.

Eau : un litre.

	Source savonneuse.	Grosse source.	Source de la Promenade.	Source de la Vache.
Température	37 à 39°	49 à 50°	29 à 30°	37°
	Gram.	Gram.	Gram.	Gram.
Carbonate de chaux	0,045	0,028	0,018	0,028
— de soude	»	0,010	»	»
Oxyde de fer	0,002	0,002	0,002	0,002
Sulfate de soude	0,160	0,110	0,075	0,102
Chlorure de sodium	0,163	0,083	0,058	0,136
Acide silicique	0,121	0,069	0,047	0,093
Matière organique	petite quant.	petite quant.	petite quant.	pet. quant.
	0,491	0,302	0,200	0,361

(Poumarède, 1848.)

La grande différence de température qui existe entre les diverses sources de Bains, fait vivement désirer qu'on entreprenne un travail chimique d'ensemble à leur sujet. C'est, du reste, le vœu que M. Bailly fils a émis depuis longtemps. Il y aurait, par exemple, un intéressant rapprochement à faire entre ces eaux et celles de Contrexéville, Vittel, Plombières et Luxeuil.

Les eaux de Bains ne présentent pas de spécialisation thérapeutique bien arrêtée. Aussi s'appliquent-elles utilement à un cercle de cas assez étendu, dans lesquels convient un traitement à la fois sédatif et remontant, dont la thermalité et l'emploi des procédés hydrothérapiques représentent les éléments les plus saisissables. M. Bailly range les eaux de Bains parmi les *eaux thermales simples* (thèses de Paris, 1844), et paraît considérer en effet la température de ces sortes d'eaux minérales, comme le principal instrument de leur efficacité. Ces eaux sont généralement excitantes, selon ce médecin ; mais leurs propriétés excitantes ne nous paraissent guère dépendre que de leur température élevée, et elles sont toniques précisément parce que l'excitation qu'elles produisent est douce et tempérée. Il est certain que des eaux minérales telles que Bains, prises en bains, et surtout en bains prolongés et en boisson, doivent constituer une excellente médication pour des individus affaiblis, convalescents ou lymphatiques, atteints d'affections variées, fonctionnelles ou organiques, de la région abdominale. Ces eaux s'adressent spécialement aux individus trop faibles pour supporter une médication active, pour fournir, par exemple, à l'hydrothérapie froide, ou à l'hydrothérapie marine, une réaction suffisante; ou bien trop excitables pour tolérer la stimulation exercée par les eaux sulfurées ou formellement minéralisées, dans quelque classe que ce soit. Les eaux comme celles de Bains ont cela de particulier, que, en vertu même de leur faible caractère, elles s'adaptent à des cas très variés. Ainsi lorsque les auteurs nous disent qu'elles réussissent très bien dans la jaunisse, les fièvres quartes, la chlorose, il ne faut prendre ces assertions que dans le cercle de faits que nous venons d'exposer : autrement, les eaux de Bains constituent certainement une médication beaucoup moins efficace, dans de pareils cas, que les eaux spécialement indiquées pour ces divers états morbides.

Voici le tableau des principales sources de Bains, avec l'indication de leurs appropriations particulières.

NOMS DES SOURCES.	DESTINATION.	Volume par 24 heures.	Température.
		Litres.	Degrés.
Grosse source..........	Étuve; bain chaud de la Promenade; fontaine publique.	50 000	49 à 50
Source romaine........	Pour boisson au Bain romain.	11 000	45
Souterraine chaude....	Alimente les réservoirs souterrains..............	21 600	49
Robinet de cuivre......	Alimente les réservoirs et douche naturelle........	2 160	48 à 48,5
Robinet de fer.........	Alimente les réservoirs et bassins du Bain romain.....	25 200	48 à 48,5
Tempérée du Bain romain.	Bassin chaud du Bain romain.	18 000	35 à 36
Savonneuse..........	Boisson; cabinet de douches du bain de la Promenade....	16 040	37 à 39
Tempérée du bain de la Promenade..........	Bassin tempéré du Bain de la Promenade...........	19 440	32 à 33
Féconde.............	*Id*.....................	38 166	39 à 41
Tiède de la Promenade..	Bassin tiède..............	4 320	29 à 30
Source de la Vache.....	Boisson................		37

Le rhumatisme trouve une excellente médication dans la thermalité des eaux de Bains, et dans les moyens balnéothérapiques que cette station possède. Les rhumatismes douloureux et nerveux y seront spécialement adressés. Thiriat (*Essai sur les eaux de Bains*, 1808) recommande de n'user qu'avec ménagement, dans les cas de ce genre, des eaux de Bains, et de se garder soigneusement des abus auxquels on se laisse si souvent entraîner, en cherchant à multiplier l'activité du traitement par celui de la thermalité, de la durée du bain, de l'exercice, etc.

BAINS DE LA REINE (les), ou *Mers-el-Kébir* (Algérie). Sur le bord de la mer, à 3 kilomètres O. d'Oran, à une petite distance de la route de Mers-el-Kébir, et à 3 ou 4 mètres au-dessus du niveau de la mer.

Chlorurée sodique. Tempér., 47°,5 cent.

	Eau : un litre.	
	Gram.	Gram.
Chlorure de sodium..................	5,956	10,273
— de magnésium..............	4,317	
Sulfate de magnésie..................	0,420	
Carbonate de chaux..................	1,078	
Silice..............................	0,809	
	12,580	

(SOUCELYER et RÉDOUIN, 1841.)

Les sources des *Bains de la Reine*, placées sous le patronage de la reine d'Espagne, jaillissent par quatre trous dont le plus gros peut avoir 10 centimètres de diamètre. Elles fournissent ensemble 360 000 litres d'eau par vingt-quatre heures, et se déversent ensuite dans la mer avec une chute de 3 mètres.

Elles alimentent un établissement composé de deux bâtiments séparés: l'un constitué par un simple rez-de-chaussée qui renferme dix ou douze baignoires isolées, construites en maçonnerie; l'autre, adossé au flanc des rochers, contenant une piscine dans laquelle de douze à quinze malades peuvent se baigner, et un appareil à douches qui dessert trois cabinets isolés.

D'après M. Soucelyer, si l'eau des Bains de la Reine, en raison de l'absence d'un principe sulfuré quelconque, ne peut convenir favorablement pour les maladies de la peau lorsqu'elle est administrée en bains, elle peut au contraire seconder l'action des moyens spécifiques indiqués dans ces sortes d'affections, lorsqu'elle est prise en boisson.

Par sa température élevée et par la nature spéciale des principes qui la minéralisent, l'usage de cette eau minérale présente quelques avantages dans les affections rhumatismales anciennes, l'arthrite chronique, certaines névralgies et la goutte.

La présence d'une quantité très notable de sels de magnésie la rend légèrement laxative, propriété qui semble convenir au traitement interne et externe de certaines cachexies spéciales au pays.

En dehors de ces cas purement médicaux, « les propriétés virtuelles de la source paraissent, comme celles de toutes les eaux salines analogues, s'adapter beaucoup mieux aux lésions chirurgicales des tissus osseux, fibreux, cartilagineux et musculaire, à certaines dermatoses, aux rhumatismes en général, aux rétractions tendineuses, fausses ankyloses, entorses chroniques, etc. » (Bertherand, *Eaux minérales de l'Algérie.*)

Les sources du Bain de la Reine sont désignées quelquefois sous le nom de sources de Mers-el-Kébir, ville près de laquelle elles sont situées. Comme elles ne sont qu'à une distance de cinquante pas de la Méditerranée, il est probable qu'elles empruntent à cette dernière leur minéralisation.

BAJA, ou BAIES (roy. de Naples). Ville à 16 kilomètres de Naples, sur le golfe, aujourd'hui entourée de ruines et des témoignages d'une splendeur passée. C'était, sous les Romains, la station thermale la plus fréquentée de l'Italie. Pline (liv. XXXI, chap. II) dit qu'il n'y a pas de lieu au monde où se rencontrent plus de sortes d'eaux, ni plus abondantes, ni plus efficaces. Suivant lui, « sulfureuses, alumineuses, salées, » nitreuses, bitumineuses, quelques-unes même mêlées d'acide et de sel, » tout s'y trouve. Certaines sont utiles par leur chaleur même, qui est » si grande, qu'elles échauffent les bains et vont jusqu'à forcer l'eau » froide à bouillir dans les baignoires. Celles-ci s'appellent, à Baïes, *Posi-* » *diennes*, du nom d'un affranchi de l'empereur Claude. Elles font aussi » cuire les aliments. D'autres (elles ont appartenu à Licinius Crassus) » bouillonnent au sein même de la mer, et du milieu des flots jaillit » quelque chose de salutaire pour l'homme. » (Traduction Littré.) Il n'est plus possible de retrouver les eaux signalées dans cette description. Les bouleversements géologiques, l'invasion du rivage par la mer, les ont détruites ou recouvertes pour la plupart. La malaria et l'indifférence des habitants de ces localités ont complété le délaissement d'un séjour autrefois si fréquenté et si célèbre. Il ne reste que quelques sources encore connues dans les environs. [Voy. BAGNOLI. POUZZOLES. PISCIARELLI. SÉRAPIS (TEMPLE DE)].

BAJMOCZ (Hongrie, comtat de Neutra). Ville à 25 kilomètres de Kremnitz, sur la Neutra.

Sulfatée sodique. Thermale.

Ni la composition précise, ni la température de cette source n'ont été données, quoiqu'elle jouisse d'une grande et ancienne réputation, et que son installation réponde à cette renommée. La proximité des bains de Pöstény nuit maintenant à sa prospérité.

BAKOU (Russie d'Asie). Ville au bord de la mer Caspienne, fameuse par ses sources de naphte, auprès desquelles il en jaillit deux thermales usitées en bains. Dans l'une d'elles, l'eau est imprégnée d'une argile bleue qui la rend épaisse, mais s'éclaircit quand on la laisse déposer pendant quelques heures. Ces eaux chaudes passent pour fortifiantes.

BALARUC (France, département de l'Hérault, arrond. de Montpellier). Village et établissement thermal, situés dans une sorte de presqu'île, au bord de l'étang de Thau, à 12 kilomètres de Cette et à 27 de Montpellier, à peu de distance par conséquent de l'intersection du chemin de fer de Paris à la Méditerranée et de celui de Bordeaux à Cette.

Chlorurée sodique. Tempér. en moyenne, 47°,5.

Une seule source, sortant de terrains tertiaires, à un mètre environ au-dessus du niveau de la mer. Là proximité de l'étang de Thau influe sur les variations de sa chaleur, qui sont également relatives aux changements de volume de la source. Lorsque les vents du sud amènent dans l'étang une plus grande quantité d'eau de mer, par le canal qui le fait communiquer avec le port de Cette, il y a accroissement du volume et élévation de la température dans les eaux de Balaruc ; au contraire, si les vents du nord soufflent pendant longtemps, l'un diminue et l'autre s'abaisse sensiblement. Ce phénomène a fait attribuer à cette source minéro-thermale une origine sous-marine (de Prony).

	Eau : un litre.
	Gram.
Chlorure de sodium	6,802
— de magnésium	1,074
Sulfate de chaux	0,803
— de potasse	0,053
Carbonate de chaux	0,270
— de magnésie	0,030
Silicate de soude	0,013
Bromure de sodium	0,003
— de magnésium	0,032
Oxyde de fer	traces
	9,080

(MARCEL DE SERRES et L. FIGUIER, 1847.)

Nous savons que cette analyse, dans laquelle le volume des gaz n'est pas compris, donne lieu à de nouvelles recherches faites sur place par M. le professeur Béchamp, de la faculté de Montpellier, et destinées à fixer d'une manière définitive la composition des eaux de Balaruc.

Ces eaux sont limpides, d'une saveur légèrement salée, sans être désagréable. Leur réaction est alcaline. On constate au griffon un dégagement d'azote et d'acide carbonique, mais en proportion trop peu notable pour en tenir compte thérapeutiquement. M. Chevallier y a signalé la présence de l'arsenic.

L'établissement est une propriété particulière; il reste ouvert toute l'année. La source, les bains et leurs dépendances, l'hôtel et un enclos planté d'arbres, sont compris dans la même enceinte; 16 baignoires, des appareils de douches latérales, ascendantes, utérines, une étuve, une buvette, composent le matériel. On emploie de plus comme topiques, et selon les indications, les boues qui s'amassent au fond des réservoirs traversés par la source et qui s'imprègnent d'eau et de sels. Il est à regretter que l'installation de cet établissement, améliorée depuis vingt ans, n'ait pas reçu plus de développements, et attende encore une mise en œuvre qui réponde à la réputation et à la valeur médicale des eaux de Balaruc. Le voisinage de la mer, une situation unique au bord d'un vaste lac salé, les conditions du climat méridional, concurremment avec la minéralisation et la thermalité de sa source, caractérisent assez cette station. Un hôpital civil et militaire, dépendant de l'administration des hospices de Montpellier, desservi par des sœurs de Charité et placé sous la direction du médecin-inspecteur, est ouvert aux indigents pendant les mois de mai et de septembre. Il y est disposé d'une soixantaine de lits, d'une piscine à 40-42° cent., de deux baignoires. Les douches se prennent à l'établissement.

Prises en boisson, ces eaux ont une action purgative, non constante chez tous les sujets, mais qui se manifeste en général, même à des doses peu élevées (Le Bret).

Le bain, administré à une température modérée, fortifie notablement et exerce une influence avantageuse sur les désordres de l'innervation. Au delà de 35°, et à la condition d'une durée très courte d'immersion, il a des effets révulsifs qu'il est facile d'apprécier. La douche ajoute les ressources de sa percussion à ces éléments de médication qui ont spécialisé, de longue date, l'appropriation des eaux de Balaruc à la cure des paralysies. Autrefois le traitement était dirigé suivant des principes tout autres que ceux qui y président aujourd'hui. Il consistait en cinq ou six bains, pris le plus souvent dans la source elle-même, en des douches très chaudes auxquelles on associait un massage brutal. L'usage de l'eau à l'intérieur s'ajoutait à ces procédés qui ont compté sans doute de bons résultats, à en juger d'après le privilége conservé par Balaruc d'attirer un certain concours de paralytiques. Nous ne parlerons pas des paralysies d'origine franchement rhumatismale ou purement fonctionnelle, auxquelles toutes les eaux excitantes et chaudes semblent convenir. Mais on ne saurait contester l'importance d'une stimulation appliquée avec réserve et par degrés, et contrebalancée en quelque sorte par les propriétés laxatives ou purgatives de l'eau en boisson, même lorsqu'il s'agit d'une lésion organique des centres nerveux. On est bien forcé d'admettre alors que la résolution était en voie de s'accomplir, et que les modifications imprimées tant à la circulation capillaire périphérique et aux fonctions de la peau qu'aux extrémités du système nerveux, contribuent à la favoriser. Ainsi s'expliquent des cas très favorables de guérison relatés dans les périodes consécutives à l'apoplexie cérébrale (*Annales de la Soc. d'hydr. méd. de Paris*, t. II). Ces réflexions concernent également le traitement des affections rachidiennes et aussi les paralysies générales considérées dans leur début, particulièrement chez les vieillards, sujets qui font l'objet d'articles spéciaux dans cet ouvrage. Toutefois il est des circonstances où la paralysie ne peut se rattacher à aucune altération anatomique appréciable, et qui contre-indiquent la prescription des eaux chlorurées actives de Balaruc. Par là nous entendons la paralysie hystérique et, d'une façon générale, toutes celles dans lesquelles l'état névropathique prédomine. La paraplégie dite essentielle de l'enfance seule se distingue dans ce cadre nosologique, et le parallèle à établir entre les excellents résultats qu'on obtient alors et l'aggravation des accidents chez les hystériques, n'est pas une des conséquences les moins intéressantes de la médecine thermale

Les eaux de Balaruc, en vertu de leurs principes chimiques, s'adressent évidemment à la diathèse scrofuleuse. On pourrait leur adjoindre les eaux mères des marais salants du voisinage, et réaliser de la sorte une méthode utilement employée à l'étranger dans le traitement des maladies lymphatiques et strumeuses. Il est à désirer que l'attention se porte davantage sur cette pratique. Les heureux effets obtenus dans cette station thermale sur des cachexies déterminées, et en particulier sur celles que présentaient un grand nombre de scorbutiques arrivés de Crimée en 1855-56, encouragent d'autant plus à étendre les attributions d'une source aussi importante.

Le rhumatisme chronique et goutteux figure fréquemment dans la population nécessiteuse que reçoit l'hôpital de Balaruc; mais il n'est pas certain que la haute température du bain auquel ces indigents sont à peu près uniformément soumis, et les sudations qui le suivent, n'agissent point seules pour résoudre les engorgements articulaires, soit temporairement, soit d'une manière durable. Enfin, c'est une tradition parmi les habitants de la contrée que, lorsqu'ils sont atteints de fièvres d'accès, comme la fréquence d'eaux stagnantes les y prédispose, ils se rendent à l'établissement de Balaruc et s'y gorgent d'eau minérale pendant trois à quatre jours. Une superpurgation s'ensuit, et le cours de la fièvre intermittente peut être suffisamment troublé par ce moyen pour se suspendre tout à fait.

La saison pendant laquelle on doit se rendre à ces eaux n'est pas indifférente, eu égard à la nature des maladies qu'on leur adresse, telles que celles de l'encéphale ou de la moelle épinière, et aux ardeurs de l'été souvent accablantes en ces parages. Les mois de mai, juin, septembre et octobre sont en effet préférables au temps de la canicule.

Des restes romains se découvrent, chaque jour, autour de la source de Balaruc, et attestent qu'elle était exploitée anciennement, quoique sa régénération authentique ne date que du XVIe siècle. Nicolas Dortoman, professeur de l'université de Montpellier, en a donné une description en 1579, sous le nom d'*Aquæ Belilucanæ*.

BALATON FÜRED. Voy. FÜRED.

BALDON (Russie d'Europe, gouvernement de Courlande). Bourg à 32 kilomètres de Mittau, célèbre par ses eaux minérales, lesquelles contiennent une matière résineuse, des chlorures et des sulfates de soude et de magnésie, du carbonate de chaux, du sulfate de chaux et de la silice comme matières fixes, et, en outre, du gaz acide carbonique et du gaz hydrogène sulfuré (Lowitz).

BALF (États autrichiens, Hongrie). Village dans une vallée agréable, près du lac Neusiedler.

Sulfurée. Tempér. ?

Plusieurs sources, dont l'une contient, d'après Würzler, $0^{p.\,cub.},05$ ($0^{cc},2$) et les autres $3^{p.\,cub.},50$ ($59^{cc},4$) d'hydrogène sulfuré. On en extrait des boues minérales. L'installation de cette localité est encore imparfaite.

BALLSTOWN-SPA (États-Unis d'Amérique, État de New-York, comté de Saratoga). Ville sur le parcours des chemins de fer de Saratoga et Schenectady, à environ 30 milles N. d'Albany.

Chlorurée sodique (*ferrugineuse*) avec excès de gaz acide carbonique. Tempér., 8° cent.

Ces eaux, prises en boisson, même à des doses peu élevées, passent pour purgatives. Station très fréquentée.

BALNEA ou **BALINEÆ.** Dénomination réservée, chez les Romains, aux édifices de bains proprement dits, pour les distinguer des *thermes*, établis sur une plus vaste échelle.

BALNÉOTHÉRAPIE (appareils balnéatoires). Les appareils balnéatoires ont pour objet de multiplier l'action médicamenteuse des eaux minérales, en la soumettant à des procédés différents. Près de certaines eaux peu minéralisées, ces procédés tendent quelquefois à dominer par leur importance la valeur propre de l'eau minérale elle-même, considérée au point de vue de ses qualités thérapeutiques. C'est principalement auprès des eaux très chaudes que l'on a développé les agents balnéothérapiques : ceux-ci doivent être, du reste, spécialement considérés comme en rapport avec la médication à proprement parler hydrothérapique, que représentent les eaux minérales en dehors des propriétés spéciales qu'elles empruntent à leur constitution chimique. [Voy. APPAREILS BALNÉAIRES.]

BALSAMIQUES (Bains). On a utilisé, en Allemagne surtout, sous forme de vapeurs ou de bains, les produits des bourgeons ou des écorces des différents végétaux de la famille des térébenthinées. Comme cette pratique a surtout été mise en usage à titre de succédané du traitement thermal, nous devons placer ici quelques renseignements sur ce sujet.

On a employé, suivant les localités, les copeaux résineux du pin à poix, les bourgeons de sapin, le benjoin, le baume de Tolu, etc. Nous nous occuperons spécialement du premier de ces produits.

Les bains de décoction de pointes de sapin sont administrés à Wolfach, station ferrugineuse du grand-duché de Bade. M. Robert nous donne les détails suivants sur leur mode d'administration.

Le liquide employé pour ces bains est extrait des bourgeons frais de sapin à l'aide d'un appareil à vapeur. On se sert de préférence des pointes de sapin (aiguilles), parce qu'elles sont plus longues, qu'elles ne contiennent pas de tannin, et qu'elles sont plus riches en huile volatile que celles de pin.

La liqueur ainsi obtenue par la distillation est d'une odeur aromatique, d'un vert foncé tirant sur le brun, tandis que celle provenant du pin est rouge brunâtre, d'une odeur également aromatique et beaucoup moins active que la précédente.

D'après l'analyse faite par M. Spörel, 100 parties d'aiguilles fraîches de sapin contiennent :

Huile éthérée	0,493
Résine	2,539
Chlorophylle	4,913
Albumine	0,368
Substance gélatiniforme (analogue à la pectine)...	7,932
Matière extractive renfermant (outre acide malique):	5,456
Chaux, potasse, magnésie, manganèse, fer combiné avec acides phosphorique, sulfurique et divers acides organiques	1,432
Parties ligneuses (cellulose)	27,776
Acide formique	traces
Eau et perte	49,090
	99,999

Cette préparation n'est pas seulement employée à l'établissement de Wolfach, mais on l'expédie dans plusieurs bains et dans beaucoup de localités où elle est prescrite journellement par les médecins.

On emploie le même produit sous forme d'huile, d'extrait, d'essence, pour lotions ou frictions, de savon. Enfin, on obtient, en séparant les fibres élastiques intérieures des pointes de sapin des parties ligneuses extérieures, une sorte de crin végétal, dont on fait des tissus ou qui s'emploie pour la confection de matelas ou d'oreillers.

Ces bains balsamiques sont employés contre les scrofules, les roideurs articulaires, les affections catarrhales urinaires. On utilise également les vapeurs balsamiques obtenues par le même procédé, sous forme de bains, de douches ou d'inhalations.

Le docteur Rey a fondé à Bouqueyron (Isère) un établissement de bains de vapeurs dites *résineuses* ou térébenthinées, fournies par la distillation des copeaux du pin à poix (*Pinus picea*). Les copeaux du *Pinus sylvestris* et *maritima* des landes de Bordeaux ont été recommandés également, et tout arbre fournissant de la térébenthine peut être utilisé pour cet objet. On trouvera dans le tome Ier des *Annales de la Société d'hydrologie médicale de Paris* des détails concernant l'installation de Bouqueyron.) On emploie encore en Hongrie les feuilles du *Pinus strobus*, macérées ou décoctées avec du carbonate de soude, pour obtenir un liquide aromatique employé en bains comme stimulant.

Cette médication, à propos de laquelle nous ne jugeons pas nécessaire d'entrer dans de plus longs développements, puisqu'elle est étrangère à la médication thermale proprement dite, s'adresse surtout, sous forme de bains et de vapeurs, au rhumatisme, et sous forme d'inhalations, aux catarrhes de l'appareil respiratoire. Il est probable qu'elle offre également des applications utiles au traitement des affections catarrhales de l'appareil urinaire.

BANIA (Turquie d'Europe). On connaît sept sources de ce nom, répandues en divers points de la Turquie d'Europe. Toutes sont sulfureuses, d'une température variant entre 43° et 60° cent.; elles sortent uniformément d'un sol schisteux cristallin (Boué).

BANIA-LOUKA (Turquie d'Europe, Bosnie).

Sulfureuse. Tempér., entre 24° et 33° cent.

Odeur hépatique prononcée.

On y signale, outre l'hydrogène sulfuré et l'acide carbonique libre, du chlorure de sodium, du sulfate de soude et un peu de carbonate de fer (Boué).

Les trois sources tièdes de cette localité paraissent avoir été employées par les Romains; et donnèrent lieu jadis à trois bains à la turque : mais aujourd'hui il n'y en a plus qu'un qui ne soit pas tombé en ruines.

BANIKA. Voy. HAÏTI.

BANKA (Hongrie). A 2 milles hongrois de Freistadt.

On y compte quinze bains dans un pré. Il y en a eu davantage, mais la rivière de *Waag* les a engloutis; elle en a même inondé trois des quinze qui subsistent. Ces eaux sont analogues à celles de Baden (Autriche); elles laissent un sédiment blanc sur les corps qu'elles lavent, et noircissent les métaux.

BANKO (États autrichiens, Hongrie). Village près de Kaschau.

Bicarbonatée ferrugineuse. Froide.

On emploie ces eaux en boisson et en bains.

BANOS (Amérique du Sud, républ. du Pérou). Village à 180 kilomètres de Torma.

Sources thermales et bains bâtis par les Incas.

BANOS (Amérique du Sud, républ. de l'Équateur). Bourg à 30 kilomètres de Quito.

Sources thermales et bains très fréquentés.

Dans la même contrée, à 120 kilomètres de Quito, bains portant le même nom, également fréquentés.

BANOS (Nouvelle-Grenade). Deux stations de bains portent cette désignation, l'une dans la province de Rio-Bamba et assez fréquentée, l'autre près de Cuença et où l'on voit encore des restes de constructions indiennes. Toutes deux sont indiquées comme étant sulfureuses thermales.

BAPTISTERIUM. Grand bassin dépendant des thermes romains, au-dessus duquel s'élevait un toit soutenu par des colonnes et destiné au bain en commun. On l'appelait encore *alveus*.

BAR (Espagne). Province de Corogne, juridiction de Santia.

Chlorurée sodique. Tempér., 8°.

	Eau : une livre.		*Eau : un litre.*
	Grains.		Gram.
Oxyde de fer	0,80	=	0,072
Sulfate de chaux	0,05	=	0,022
Chlorure de calcium	0,07	=	0,035
— de sodium	0,24	=	0,050
Acide silicique	0,05	=	0,022
Acide crénique	quant. indét.		quant. indét.
	1,21	=	0,201

(CASARES, 1840.)

BARAMBIO (Espagne, province d'Alava, juridiction d'Amurrio). A 5 lieues et demie de Vittoria, 5 et demie de Bilbao et 68 de Madrid.

Sulfureuse. Tempér., 14° cent.

Suivant le docteur Gonzalez de Lopidana, l'eau minérale de Barambio contiendrait une quantité considérable d'acide sulfhydrique, avec des chlorures de sodium et de magnésium et du sulfate de magnésie.

Il existe un établissement où l'eau est administrée en bains et en boisson contre les maladies cutanées chroniques.

BARBAZAN (France, Haute-Garonne, arrond. de Saint-Gaudens).

Sulfurée calcique. Tempér., 19°.

Il y a un établissement thermal peu considérable, alimenté par trois sources situées à une petite distance les unes des autres ; celle qui sourd dans l'intérieur de l'établissement est la plus importante.

Eau : un litre.

	Source principale.	Source du Sureau,	Source du Saule.
	Gram.	Gram.	Gram.
Acide carbonique libre....	0,4200	indiqué	indiqué
Sulfate de chaux.........	1,5040	0,534	0,448
— de magnésie.......	0,3080	0,220	0,190
— de soude.........	0,0180	traces	
Carbonate de chaux.......	0,1300	0,087	0,079
— de magnésie....	0,0540		0,017
Peroxyde de fer..........	0,0015	»	»
Chlorure de sodium.......	0,0090	0,054	0,061
— de calcium......	traces		
— de magnésium...			
Alumine..............	traces	»	»
Silice..................	0,0140	indices	indices
Iode...................	traces		
Phosphate.............			
Matière organique........			
	2,4585	0,895	0,795

(O. Henry.)

En présence de résultats aussi différents, on se demande si les eaux des sources du *Sureau* et du *Saule* ne sont pas des mélanges de l'eau de la source principale et d'eau douce de source. Elles sont administrées en bains et en boisson et pour les mêmes affections que les eaux sulfatées calciques en général. [Voy. Bagnères-de-Bigorre].

BARBECOT. Voy. Bromont.

BARBERIE (France, Loire-Inférieure, arrond. de Nantes). A 2 kilomètres de cette ville.

Ferrugineuse bicarbonatée. Tempér., 16°.

Un litre de cette eau donne 0gr,144 de résidu salin, composé, en centièmes, de :

Matière volatile	11,20
Silice	8,00
Alumine	traces
Acide sulfurique	8,20
Chlore	5,60
Sodium	22,10
Magnésium	7,20
Calcium	8,10
Protoxyde de fer	2,27
Acide carbonique et oxygène	24,40
	97,07

Les gaz sont composés, pour 100 volumes, de :

Acide carbonique	35,5
Azote	52,3
Oxygène	12,2
	100,0

(Bobierre et Moride.)

Cette eau minérale est peu riche en fer, car MM. Bobierre et Moride en indiquent seulement 0gr,003 à l'état de protoxyde, par litre.

Il est vivement à regretter que ces chimistes, dans leur important travail sur les eaux minérales de la Loire-Inférieure, n'aient pas fait connaître la composition hypothétique et quantitative de toutes les sources qu'ils ont décrites; la médecine en aurait tiré un meilleur parti.

BARBOTAN (France, Gers, arrond. de Condom).

Ferrugineuse bicarbonatée. Tempér., 31°,2 à 38°,7.

Il y a plusieurs sources éparses et de température différente. Entre autres : les *bains froids*, 31°,2; la *buvette*, 32°,5 ; la piscine ou *bain des pauvres*, 33°,7; les *bains chauds*, 35°; les douches, 38°,7 ; enfin les *boues*, qui présentent 36° au fond et 26° à la surface.

La différence notable que l'on observe dans la température de toutes ces sources peut faire supposer que celles-ci ne possèdent pas une composition tout à fait identique. MM. Mermet et Alexandre ont publié chacun une analyse que nous empruntons à l'*Annuaire des eaux de la France.*

Eau : un litre.

	MERMET.	ALEXANDRE.
	Lit.	
Acide carbonique	0,152	0,122
— sulfhydrique	indét.	indét.
	Gram.	
Carbonate de chaux	0,02030	0,0210
— de magnésie	0,00150	0,0020
— de fer	0,03026	0,0312
Sulfate de soude	0,03180	0,0312
— de chaux	»	0,0020
Chlorures de sodium et de magnésium	0,02120	0,0190
Acide silicique et barégine	0,02660	0,0290
	0,13166	0,1354

C'est à tort que ces eaux ont été rangées parmi les sulfureuses : le dégagement léger d'hydrogène sulfuré qui s'y produit est le résultat accidentel de la décomposition de sulfates par les matières organiques, et ne prend sans doute qu'une bien faible part, sinon aucune part, à leur action thérapeutique.

Ce sont surtout les boues de Barbotan que l'on utilise. Il est probable qu'elles sont indiquées dans les mêmes circonstances que les boues de Saint-Amand, c'est-à-dire dans les cas où il faut exercer une action fortement excitante et même perturbatrice sur la peau : ainsi dans certaines dermatoses très atoniques et très opiniâtres, et dans le rhumatisme. On lit quelque part que les boues de Barbotan sont employées avec succès dans les affections goutteuses. Nous croyons ces sortes de médications généralement nuisibles dans la goutte.

BARD. Voy. BOUDES.

BARÉGES (France, Hautes-Pyrénées, arrond. d'Argelès). A 40 kilomètres de Tarbes, 152 de Pau, 180 de Bordeaux, 840 de Paris.

Sulfurée sodique. Tempér., de 18° à 44°,25. Altitude, 1280 mètres.

Les sources de Baréges sont très multipliées, nous en donnons le tableau.

	Température.	*Débit,* Litres.	Milligrammes d'iode pour 0,00311 de sulfure.
Grande douche, ou Tambour..	44,25	19 807	132
Petite douche..............	40,60	16 934	120
Source du Fond............	36,00	30 067	88
— de Polard...........	37,70	18 280	82
— de Dassieux..........	35,40	25 400	78
— de l'Entrée..........	39,50	8 626	100
— du Bain-Neuf........	37,00	5 760	96
— de Genecy (ancienne)..	33,10	10 900	70
— de la Chapelle.......	32,10	31 898	73,50
Nouvelles sources de l'Est.			
Source Genecy (nouvelle).....	34,40	8 064	120
— n° 1..............	29,10	3 931	72
— n° 2..............	28,00	28 800	65
— n° 3..............	18,80	1 584	38
Nouvelles sources de l'Ouest.			
Source n° 1.............	32,50	19 400	82
— n° 2.............	26,00	3 200	»
		232 600	

Source de l'Entrée.

	Eau : un litre. Gram.
Sulfure de sodium........................	0,0360
Sulfate de soude.........................	0,0300
Carbonate et silicate de soude..............	0,0240
Matière organique........................	traces
Iode....................................	traces
Chaux et magnésie........................	traces
	0,1119

(O. HENRY.)

Il est de toute nécessité que de nouvelles analyses soient exécutées sur toutes les sources de Baréges. Il est certain alors que l'on signalera dans ces eaux plusieurs principes fixes que l'on ne voit pas figurer dans l'analyse de M. O. Henry, entre autres la magnésie, le fer et l'alumine. Le travail que nous réclamons est d'autant plus urgent, que chaque source possède un degré de sulfuration différent, comme le montrent le tableau précédent, que nous devons à M. Jules François, et le suivant à M. Filhol :

Sources.	Sulfure de sodium (par litre).
	Gram.
Le Tambour (grande source)	0,0404
Entrée	0,0372
Bain-Neuf	0,0341
Polard	0,0238
Le Fond	0,0248
Dassieux	0,0234
La Chapelle	0,0203
Genecy	0,0220

(Filhol.)

La station de Baréges, si pauvre en eau minérale, s'est enrichie dans ces derniers temps d'une source qui, sans être nouvelle, méritait cependant d'être exploitée avec plus de soin qu'on ne l'avait fait auparavant. Nous voulons parler de la source des *Boucheries*, connue depuis plus de cinquante ans, mais qui avait été complétement délaissée.

L'eau, au sortir de son griffon, marque 18° cent., et elle possède une composition tout à fait analogue à celle des autres sources de Baréges. Voici, du reste, le résultat de son analyse.

	Eau : un litre.
	Gram.
Sulfure de sodium	0,0159
Sulfate de soude	0,0202
Silicate de soude	0,0201
Chlorure de sodium	0,0320
Iodure de sodium	0,0010
Sulfate et carbonate de fer	0,0110
Chlorure de magnésium	0,0400
Carbonate de chaux } — de magnésie }	0,0020
Silicate d'alumine et de chaux	0,0110
Matière bitumineuse et glairine } Perte }	0,0120
	0,1653

(Latour de Trie.)

Cette source alimente un petit établissement muni de quelques baignoires.

L'établissement thermal de Baréges est en voie de reconstruction. On achève actuellement les piscines nouvelles dont l'installation est le point de départ obligé de la restauration de cet établissement. Les travaux s'exécutent sur les plans et sous la direction de M. J. François. L'édifice thermal est approprié au climat exceptionnel de Baréges. Tous les locaux balnéaires, bains, douches, étuves, cuvettes, sont groupés dans une grande nef à voûtes surélevées de 52 mètres de longueur sur 18 mètres de largeur. On y a ménagé une vaste salle de pas perdus, ainsi que des galeries superposées aux locaux balnéaires, faisant salles de repos et de conversation.

On attend du nouvel aménagement des eaux, par voie de dépression de l'émergence, un accroissement notable des sources alimentaires. Ces sources seront scrupuleusement conservées dans leurs conditions d'existence actuelles en sulfuration et en température. Elles seront utilisées au plus près de l'émergence.

Le nouvel établissement comprendra, outre les piscines civile et militaire, la piscine et les douches des indigents, qui forment un massif distinct.

25 baignoires avec douches d'injections pour les tempérées ;

3 douches ;

2 douches ascendantes ;

1 piscine tempérée, ou bain de famille ;

1 service complet des bains et douches de vapeur ;

4 bains d'eau douce, ou émollients.

Les sources tempérées nouvellement découvertes à l'est et à l'ouest des thermes actuels seront utilisées par voie de chauffage, en manchon de vapeur, agissant immédiatement sur les lieux d'emploi et au moment de l'emploi.

On estime que, moyennant l'aménagement par dépression des sources actuelles, et l'utilisation des sources nouvelles, le débit journalier des eaux de Baréges pourra être porté de 175 000 vers 260 000 litres par vingt-quatre heures.

A un kilomètre de Baréges se trouve un second établissement thermal, comprenant quelques baignoires, deux douches et une buvette, et alimenté par la source *Barzun*. Cette source, dont la température est de 29°,60 et dont le degré de sulfuration se mesure par 0,096 d'iode, est très riche en azote.

	Eau : un litre.
	Gram.
Sulfure de sodium	0,03300
Chlorure de sodium — de potassium, très sensible — de magnésium, très légère	0,17700
Sulfate de soude — de chaux Carbonate de soude	0,06400
Silicate de soude Carbonate et silicate de chaux	0,10600
Oxyde de fer Glairine ou barégine	0,03000
	0,35000

(BOULLAY et O. HENRY, 1843.)

L'attention des auteurs de cette analyse semble s'être portée presque exclusivement sur le sulfure de sodium que l'eau de Barzun contient.

Il est à regretter que les autres sels n'aient pas été dosés séparément, car on ne sait pas s'ils entrent pour la moitié, le tiers ou le quart de chacun des chiffres indiqués.

Les eaux de Baréges présentent dans leur constitution certaines circonstances encore mal définies, à cause de l'insuffisance des analyses dont elles ont été l'objet, mais auxquelles il est permis d'assigner une portée thérapeutique très remarquable. A défaut d'éléments plus personnels d'appréciation, nous reproduirons les observations suivantes empruntées textuellement à M. Filhol. « Les eaux de Baréges ne me paraissent pas suffisamment connues au point de vue chimique. D'après l'analyse de MM. Boullay et Henry, que je crois plus exacte que celle de M. Longchamps, elles ne renfermeraient pas le moindre excès de silice, et ce fait, qui peut expliquer pourquoi ces eaux, quoique très sulfureuses, ne blanchissent jamais, me paraîtrait mériter d'être mieux étudié.

» Mes expériences me font considérer les sources de Baréges comme plus alcalines que beaucoup d'autres ; j'ai montré qu'elles dépassaient, sous ce rapport, les eaux de Bagnères-de-Luchon.

» Les eaux de Baréges m'ont paru beaucoup moins altérables que celles de Bagnères-de-Luchon et de Cauterets. Ces eaux sont, il est vrai, captées d'une telle manière que les griffons naissent dans les réservoirs eux-mêmes, et les cabinets de bains étant adossés aux réservoirs, l'eau coule, pour ainsi dire, du griffon dans la baignoire. Il est donc très naturel que cette eau n'ait éprouvé dans son court trajet qu'une altération inappréciable ; mais il n'en est pas de même de celle qui est destinée à l'entretien des piscines, puisqu'elle provient en grande partie de la vidange des baignoires; celle-ci présente dans les piscines une couleur jaune verdâtre, qui annonce qu'elle renferme un polysulfure, et pourtant elle ne blanchit jamais.

» J'ai été frappé du peu d'altération que subissaient les eaux sulfureuses de cette station thermale, lorsqu'elles étaient exposées à l'air. L'eau de la piscine militaire absorbait 75 milligrammes d'iode par litre ; ce qui indiquerait une richesse en sulfure de sodium égale à 0gr,0230, c'est-à-dire peu éloignée de celle de l'eau vierge qui coule dans les baignoires. Si l'on essayait à Bagnères-de-Luchon d'entretenir les piscines avec de l'eau qui aurait passé par les baignoires, on y donnerait des bains d'eau blanche dont le degré sulfhydrométrique serait presque nul, et dont l'activité serait bien moindre qu'à Baréges.

» J'ai dit que j'attribuais cette stabilité à ce que les eaux de Baréges ne contiennent pas de silice libre ou de silicate acide. Ces eaux ne fournissent pas d'incrustations de soufre, quoique quelques-unes d'entre elles soient aussi chaudes et aussi sulfureuses que celles qui en fournissent à

Luchon. Ce qui contribue encore beaucoup au maintien de l'élément sulfureux pendant la durée des bains, c'est que la plupart des eaux de Baréges, ayant une température voisine du corps humain, sont administrées sans mélange d'eau froide; aussi, quoique les eaux de Baréges soient beaucoup moins sulfureuses que la plupart de celles de Luchon, les bains qu'on y donne sont-ils presque toujours aussi riches en sulfure de sodium que ceux de cette dernière localité.

» Ce qui manque aux sources de Baréges, c'est cette variété dans les températures et les sulfurations que l'on rencontre à Luchon et à Cauterets. Baréges est complétement dépourvue de ces eaux douces et hyposthénisantes, et de ces eaux de force moyenne, dont l'usage gradué permet aux malades d'arriver sans inconvénient à celui des eaux les plus fortement minéralisées. Aussi, les eaux de Baréges sont-elles considérées comme très excitantes... » (*Eaux minérales des Pyrénées*).

Les circonstances chimiques que nous venons d'énumérer donnent donc à la spécialisation des eaux de Baréges une physionomie toute particulière, et qui lui assigne une place à part dans la classe des eaux sulfurées. Nous allons essayer de faire comprendre ce caractère spécial de la médication par les eaux de Baréges. Il convient de posséder sur ce sujet des notions un peu précises, sous peine de s'exposer à beaucoup d'applications fâcheuses.

Les eaux de Baréges sont spécialement employées dans la *scrofule*, les *maladies des os*, les *blessures*, les *maladies de la peau*, la *syphilis*.

On s'étonnera peut-être de nous voir placer en tête des applications spéciales de Baréges, la *scrofule*, lorsque nous professons ailleurs [SCROFULE. SULFURÉES (eaux)], que le traitement de la scrofule appartient tout spécialement aux eaux chlorurées sodiques et point aux eaux sulfureuses. Mais c'est que les applications essentielles des eaux de Baréges s'adressent très particulièrement à certaines manifestations de la scrofule, ou, si l'on veut partir d'un point de vue différent, aux formes scrofuleuses de certains états pathologiques. En outre, avant que la spécialisation d'action des eaux chlorurées sodiques eût été mise en lumière en France, il y a peu d'années encore, les eaux de Baréges passaient pour les plus efficaces dans le traitement de la scrofule.

Or, les documents que l'on peut rassembler sur ce sujet, et ils ne sont pas, il faut le dire, très nombreux, ne nous portent pas à penser que ces eaux exercent une action très directe sur la diathèse scrofuleuse elle-même. Il ne faut pas, en effet, s'abuser sur la portée des opinions émises à ce propos par les observateurs. Ceux-ci ont le plus souvent négligé de distinguer entre les effets exercés sur la diathèse elle-même, et ceux ressentis par quelques-unes de ses manifestations. Un abcès froid, une fistule, une carie même, une maladie de la peau, peuvent être très favorablement modifiés par un traitement approprié, sans que l'état diathésique se trouve réellement attaqué.

La santé générale paraît se rétablir sous l'influence de bonnes conditions hygiéniques, et nous ne voulons pas contester que le traitement thermal ne puisse agir sur elle dans un sens favorable. Mais ce n'est souvent qu'une modification superficielle et passagère. La maladie, un instant assoupie, reprend ensuite sa marche, et développe des manifestations nouvelles. M. Gasc, qui a étudié avec beaucoup de soin l'action des eaux de Baréges, est très explicite à ce sujet : ces eaux ont peu d'action sur la scrofule considérée en elle-même. Bordeu, tout en proclamant leurs vertus dans les écrouelles, insistait sur ce que leurs propriétés résolutives offraient d'imparfait. Aussi, combinait-il l'emploi du mercure avec le traitement thermal, comme M. Gasc conseille de le faire pour l'iode.

Cependant, les eaux de Baréges possèdent des propriétés excitantes que l'on peut certainement mettre à profit avec avantage dans la scrofule très torpide. Elles nous semblent représenter à un haut degré l'excitation physiologique qui est un des premiers effets des eaux sulfureuses. Elles agissent sur le système nerveux, et sur la circulation surtout, en y développant une activité comparée par Bordeu à l'effet du café, mais allant facilement, chez les individus bien portants comme chez les malades, jusqu'à l'état fébrile. Cette excitation est plus vive que celle produite par les eaux chlorurées sodiques fortes ; mais l'action spéciale, intime, nous paraît s'adresser beaucoup moins directement que chez ces dernières, à l'état scrofuleux.

Aussi, lorsqu'il s'agit d'une scrofule en puissance, c'est-à-dire dans cette période, qui appartient spécialement au jeune âge, où les manifestations semblent se préparer, ou bien éclosent sous les yeux de l'observateur, nous n'hésitons pas à attribuer aux eaux chlorurées sodiques fortes, y compris les bains de mer, une grande supériorité sur les eaux de Baréges; en même temps que celles-ci doivent être souvent d'une application assez délicate chez les sujets nerveux, impressionnables, et quand les manifestations scrofuleuses sont en pleine activité.

Mais si la scrofule est ancienne déjà, si le malade approche de l'âge où la maladie tend à s'éteindre d'elle-même ; si le fait capital à traiter est quelqu'une de ces anciennes manifestations que la scrofule laisse après elle, et qui, nées sous l'influence de la diathèse, semblent persister moins par l'impulsion même de cette dernière, que parce que l'organisme n'a pas encore recouvré de conditions propres à en opérer la résolution, alors les eaux de Baréges nous paraissent, entre toutes les eaux sulfureuses, des plus efficaces pour ramener les parties malades à ce qu'elles peuvent recouvrer de leurs conditions physiologiques.

C'est ainsi que les maladies des os et des articulations, ostéites chroniques, caries, trajets fistuleux, abcès, ulcères, trouvent à Baréges une puissante médication. « Ces eaux opèrent la détersion des ulcères, des fistules, déterminent la fonte des callosités, l'exfoliation des os cariés et nécrosés, favorisent la régénération des tissus, la formation des cicatrices et du cal des os fracturés. »

Nous pouvons rapprocher de ces affections, les *blessures de guerre* auxquelles les eaux de Baréges fournissent une si précieuse médication. Les blessures de guerre ne résistent en général à la cicatrisation que par suite d'une altération générale de la constitution, originelle, ou dépendante des circonstances hygiéniques, inhérentes souvent à l'état de guerre. Sous l'influence de l'excitation subie par l'organisme tout entier, et de l'action topique exercée sur le siége de la blessure elle-même, celle-ci se cicatrise ; l'issue des corps étrangers est facilitée d'une manière remarquable [voy. BLESSURES DE GUERRE]. C'est dans ce sens qu'il faut entendre les *propriétes cicatrisantes* de ces eaux. Il ne paraît pas douteux que les eaux de Luchon et de Cauterets ne soient fort inférieures à celles de Baréges pour ce genre de médication. On n'est pas encore aussi fixé sur la valeur relative des eaux des Pyrénées-Orientales, telles que Amélie, Olette, etc. Cependant Anglada les vante beaucoup dans ce sens (*Traité des eaux minérales du département des Pyrénées-Orientales*, t. II, 1833).

L'action des eaux de Baréges est très puissante contre certaines *maladies de la peau.* Dans quels cas doivent-elles être surtout employées ? Voici le résumé des observations recueillies par M. Gasc. « Les malades militaires qui sont venus à Baréges avec des *maladies dartreuses* de diverse nature, sont au nombre de 111, savoir : affections herpétiques sans désignation, 51 ; dartres pustuleuses, 20 ; dartres furfuracées, 68 ; dartres squameuses, 10 ; dartres vives ou ulcérées, 3 ; dartres syphilitiques, 5 ; dartre répercutée, 1 ; dartre psorique, 1 ; mentagre, 2. Sur ce nombre, il y en a 67 qui ont été guéris ou réputés tels par les eaux minérales ; 34 ont obtenu un peu de soulagement, et 10 n'ont éprouvé aucune espèce d'amélioration, ou même se sont mal trouvés des eaux. Dans les affections herpétiques simples, c'est-à-dire sans désignation, la proportion des hommes guéris sur ceux qui ont été traités a été de 31 sur 51 ; dans les dartres pustuleuses, la proportion a été de moitié, c'est-à-dire de 10 sur 20 ; dans les dartres furfuracées, elle a été de 14 sur 18 ; dans les dartres squameuses, de 7 sur 10 ; dans les dartres vives, de 1 sur 3 ; dans les syphilitiques, de 1 sur 5 ; dans la mentagre, de 1 sur 2. Le cas unique de dartre psorique appartient à un cas de guérison. Enfin, la dartre répercutée n'a obtenu qu'un bien faible soulagement. » (*Nouvelles observations sur les propriétés médicales des eaux minérales naturelles de Baréges, adressées au Conseil de santé des armées*, 1832.)

Les eaux de Baréges sont infiniment moins propres au traitement des maladies de la peau que celles de Luchon, de Cauterets, d'Aix, et que la plupart des eaux des Pyrénées orientales. Nous en avons dit plus haut la raison. C'est qu'il est fort difficile d'appliquer à toute une série de dermatoses une médication toujours la même, et inflexible en quelque sorte dans sa composition. Les autres stations thermales ne nous offrent pas seulement des sources différentes dans leur constitution et leur mode d'activité; la facilité avec laquelle s'altère l'eau sulfureuse, offre une série de nuances en quelque sorte infinies, qui s'adaptent parfaitement à chaque cas particulier, et permettent de graduer et de modifier à volonté un même traitement.

On a remarqué que les eaux de Baréges faisaient quelquefois disparaître assez rapidement certains exanthèmes qui reparaissaient avec les mêmes caractères quelque temps après le traitement. Cela peut s'observer sans doute après tous les traitements sulfureux : mais on est moins exposé aux récidives à la suite d'une médication modérée et graduée, comme en fournissent les eaux de Cauterets, de Luchon ou d'Amélie. Nous ne saurions préciser au juste quelles sont les formes d'exanthèmes qui se prêtent le mieux à l'emploi des eaux de Baréges; nous pouvons dire seulement, et on a pu facilement le déduire des remarques précédentes, qu'il faut réserver spécialement à cette station thermale des affections anciennes, non susceptibles d'aggravation par une médication excitante, et rentrant dans la classe des dermatoses auxquelles M. Bazin a donné le nom de *scrofulides*.

Les eaux de Baréges se prêtent parfaitement au traitement de la *syphilis*. Nous renverrons à ce mot pour l'étude de cette question, à propos de laquelle nous n'aurons pas d'applications particulières à faire aux eaux qui nous occupent en ce moment.

Les eaux de Baréges ne conviennent pas au *rhumatisme musculaire*, dit M. Gasc, lorsque la maladie se rencontre avec une constitution athlétique : nous ajouterons avec une constitution névropathique. Il faut en effet réserver ces eaux pour le rhumatisme ancien, très atonique, chez les lymphatiques et les scrofuleux. Les rhumatismes articulaires auquels s'appliquent du reste ces mêmes remarques, seront mieux traités à Bourbon-l'Archambault, à Bourbonne ou à Balaruc. Nous en dirons autant des paralysies.

Quant aux affections de l'appareil pulmonaire, malgré tout ce que l'on trouve de recommandations à leur usage dans le *Journal* de Baréges et dans les mémoires des Bordeu, elles ont été à peu près complétement distraites de la médication faite à Baréges. Les eaux de Baréges sont plutôt nuisibles qu'utiles dans le *catarrhe pulmonaire*, dit M. Patissier (*Manuel des eaux minérales naturelles*). Nous ferons remarquer à ce sujet que ce genre d'affections paraît surtout se bien trouver des eaux sulfureuses rapidement altérables avec dégagement d'hydrogène sulfuré.

Les eaux de Baréges sont administrées sous toutes les formes, mais spécialement en bains et en douches. Le traitement par les eaux de Baréges est surtout caractérisé par la piscine, et aux yeux de quelques médecins, par la piscine telle que nous l'avons décrite plus haut.

BARÉGINE. Voy. MATIÈRES ORGANIQUES.

BARFLEUR (France, Manche, arrond. de Valognes). A 24 kilomètres de cette ville, à 343 de Paris.

Bains de mer.

BARGOUZINSK (district de). (Russie d'Asie).

On y rencontre des eaux thermales et des lacs qui fournissent le *sel purgatif* de Sibérie, sel dont la composition nous est inconnue, à moins qu'il ne s'agisse simplement de sulfate de magnésie.

BARMOUTH (Angleterre. Pays de Galles, comté de Merieneth). Ville et *bains de mer*, à 88 kilomètres de Shrewsbury, à l'embouchure de la Maw, dans la baie de Cardigan.

BARRÉGE. Voy. AUGNAT.

BARYTE. Braconnot est le premier chimiste qui ait annoncé l'existence de la baryte dans les eaux minérales; il fit cette découverte en analysant les dépôts spontanés de l'eau de Luxeuil; M. Fresenius a indiqué ensuite cette terre dans la source du *Kockbrunnen*, à Wiesbaden, et mélangée avec la strontiane.

La cause qui s'oppose à ce que la baryte si répandue dans le règne minéral puisse se trouver dans les eaux, tient au peu de solubilité de quelques-unes de ses combinaisons salines, telles que le sulfate et le carbonate; aussi est-ce seulement à l'état de bicarbonate, sel assez soluble, qu'on peut la représenter dans les analyses.

Jusque-là, nous admettons que le sel barytique est entraîné des couches profondes de la terre par l'eau minérale et en dissolution, mais il y aurait à rechercher s'il n'existe pas plutôt en suspension. En effet, si on réfléchit que les eaux qui le contiennent sont également chargées de sulfates alcalins, nous sommes assez disposé à croire que la baryte, soit à l'état de sulfate, soit à l'état de carbonate, arrive à la surface du sol à l'état de division extrême, en quantité impondérable ou à peu près, et qu'elle se dépose ensuite dans le voisinage des sources avec d'autres principes peu stables. C'est là, on le conçoit, une hypothèse qui n'a rien de contraire avec les faits observés jusqu'à ce jour.

Comme la recherche de la baryte ne peut être effectuée d'une manière sûre qu'en opérant avec le dépôt spontané, nous allons indiquer le moyen dont nous avons pu contrôler l'exactitude.

Présumant avec raison que dans les dépôts, la baryte existe à l'état de sulfate, nous réduisons en poudre quelques grammes de ces derniers et nous les mélangeons soit avec du charbon végétal, soit avec de l'huile afin d'en former une pâte molle. La matière est ensuite placée dans un creuset de Hesse et chauffée à une température très élevée. Les sulfates de chaux et de baryte se sont convertis en sulfure de calcium et de baryum. Le résidu est délayé dans une grande quantité d'eau afin de séparer tous ces produits insolubles, et la liqueur est additionnée d'acide chlorhydrique en grand excès, puis d'une petite quantité d'acide sulfurique. Comme on a opéré en présence d'un liquide acide très étendu, le sulfate de chaux reste en dissolution, tandis que le sulfate de baryte se précipite. Pour être assuré de n'avoir pas précipité de sulfate de chaux avec le sulfate de baryte, on reprend le dépôt par de l'acide chlorhydrique concentré que l'on additionne d'une grande quantité d'eau : par ce moyen on sépare nettement les deux sels.

Il y a un grand intérêt à rechercher la strontiane à côté de la baryte, d'abord parce que ces bases ont été signalées dans les mêmes eaux; ensuite parce qu'elles possèdent des propriétés à peu près identiques. C'est ce que nous dirons en parlant de la strontiane [voy. STRONTIANE].

BARTFELD (Hongrie. Comitat de Sarosh). Ville, à 22 kilomètres de Zeben.

Ferrugineuse bicarbonatée. Tempér., 13° cent.

	Eau : 16 onces.		*Eau : un litre.*
	Grains.		Gram.
Chlorure de sodium	3,300	=	0,479
— de calcium	0,625	=	0,089
Carbonate de soude	6,700	=	0,975
— de chaux	0,750	=	0,108
— de fer	0,400	=	0,056
Matière extractive	0,375	=	0,048
Silice	0,350	=	0,044
Perte	1,000	=	0,145
	13,500	=	1,944
	Pouc. cub.		Cent. cub.
Gaz acide carbonique	22,65	=	815,4
			(SCHULTZ.)

Le professeur Tognio y a signalé des traces d'iodure de sodium. Les sources jaillissent au pied des monts Carpathes; elles laissent déposer un sédiment ocracé.

Ces eaux sont employées en boisson et en bains comme toniques et reconstituantes. Connues et fréquentées depuis plusieurs siècles, elles offent de grandes ressources d'installation et attirent beaucoup de visiteurs pendant l'été.

BARZUN. Voy. Barèges.

BASES. Les bases ou oxydes que les chimistes signalent dans les eaux minérales et toujours à l'état de sels, sont alcalines, terreuses ou métalliques.

1° *Bases alcalines.* — Soude, potasse, ammoniaque, lithine.

2° *Bases terreuses.* — Chaux, magnésie, strontiane, baryte, alumine.

3° *Bases métalliques.* — Oxydes de fer, de manganèse, de cuivre, d'étain, de cobalt, de plomb, d'antimoine.

Nous ne parlons pas de plusieurs oxydes terreux et métalliques indiqués encore dans une eau minérale du département de l'Ardèche : l'un de nous a trouvé de la manière la plus claire que les résultats annoncés ne reposaient que sur des erreurs d'observation analytique.

Si quelques-unes des bases dont nous avons fait connaître les noms font souvent défaut, comme l'ammoniaque, la lithine, la baryte, la strontiane, l'alumine et le manganèse, il en est d'autres que nous désignons sous le nom de *principes élémentaires*, et qui font une partie à peu près constante, quelquefois dominante des eaux minérales ; ainsi la soude, la potasse, la chaux, la magnésie, l'oxyde de fer. Quant aux oxydes de cuivre, de cobalt, d'antimoine, de plomb et d'étain, ils ont été trouvés jusqu'à présent dans un si petit nombre de sources minérales que l'on est tenté de les considérer comme accidentels.

C'est en nous appuyant sur la prédominance des bases que nous avons formé les sous-divisions d'eaux minérales comprises dans les quatre grandes classes d'eaux, bicarbonatées, sulfatées, sulfurées et chlorurées [voy. Classification]. Nous exposons dans ce même article les raisons qui nous ont déterminés à prendre le *fer* comme caractéristique d'une cinquième classe.

Aucune des bases, du moins les plus essentielles, n'existe à l'état de liberté dans les eaux minérales. Longchamp avait supposé autrefois que la soude se rencontrait dans les eaux sulfurées des Pyrénées à l'état caustique; mais on a reconnu plus tard l'erreur dans laquelle ce chimiste était tombé. Quant aux bases moins aptes à former des combinaisons salines et solubles dans l'eau, comme l'antimoine et l'étain, rien ne prouve encore qu'elles ne sont pas à l'état d'oxydes ou libres : la solubilité de ces corps dans l'eau est faible, il est vrai, mais cependant suffisante pour donner quelque créance à cette manière de voir.

Comme l'analyse chimique est toujours impuissante à découvrir le mode de combinaison des bases avec les acides dissous à l'état de sels dans les eaux, chaque auteur représente à sa manière les oxydes alcalins terreux et métalliques obtenus par l'analyse quantitative, au moins en ce qui concerne les fractions minimes de ces substances : mais il en est autrement lorsqu'ils existent en plus grande quantité ; aussi dans les eaux bicarbonatées, voit-on presque toute la soude inscrite à l'état de bicarbonate ; dans les eaux chlorurées, le sodium à l'état de chlorure, dans les eaux sulfurées, à l'état de sulfure.

Les sels de soude, de potasse et d'ammoniaque étant presque tous solubles, toutes les méthodes d'interprétation qu'on veut leur appliquer ne choquent donc ni la loi qui régit les affinités chimiques ni le raisonnement. Nous ne saurions en dire autant de certaines bases qui, avec les acides ordinaires des eaux, donnent souvent des sels insolubles, telles que la chaux, la magnésie, la strontiane, la baryte et les oxydes de fer et de manganèse. Dans ce cas, l'expérience journalière indique que ces éléments, pour expliquer leur présence dans les eaux, doivent être formulés à l'état de sels solubles. C'est ce qui fait admettre dans les analyses, à côté de l'acide carbonique libre, des bicarbonates de chaux, de magnésie, de strontiane, de baryte, de fer et de manganèse.

Nous ne décrirons pas ici les méthodes à l'aide desquelles on parvient à reconnaître et à doser les bases reconnues dans les eaux : le détail des expériences trouvera mieux sa place en parlant de chacune de ces substances.

BASSE-KONTZ. Voy. SIERCK.

BASSEN (ou Felsö-Bajam). (États autrichiens. Transylvanie). Village à 6 kilomètres de Mediasch, dans une belle vallée.

Chlorurée sodique. Tempér., ?

On y compte six sources, dont cinq sont chaudes.

Eau : un litre.

	FERDINANDSQ :	MERKELQ :
	Gram.	
Chlorure de sodium	36,475	10,206
— de calcium	4,561	»
— de magnésium	5,721	3,735
Sulfate de soude	0,281	0,137
— de magnésie	»	0,203
Iodure de sodium	0,093	0,051
Bromure de sodium	0,039	»
Carbonate de chaux	0,712	0,878
— de magnésie	0,390	1,080
— de fer	0,007	0,014
Matière organique	0,125	»
	48,404	16,304

(STENNER.)

D'après Schneller, ces eaux contiendraient une grande proportion de gaz hydrogène carboné et de gaz acide carbonique libre.

On les recommande dans le traitement de la goutte, mais nous pensons qu'il s'agit en cela du rhumatisme à forme goutteuse qui affecte les petites articulations. Elles sont encore indiquées dans les cas de scrofules, d'engorgements ganglionnaires, de maladies de la peau liées à la diathèse strumeuse, et dans les accidents consécutifs de la syphilis.

Installation satisfaisante et situation agréable.

BASSIN. En matière d'appropriation thermale le mot *bassin* s'applique aux réservoirs destinés soit à la réfrigération, soit à la natation [voy. RÉSERVOIR. RÉFRIGÉRATION. NATATION].

BASTENNES (France, Landes, arrond. de Saint-Sever).

Ce serait une eau très *chlorurée sodique* et *sulfureuse froide* (*Annuaire des eaux de la France*).

	Eau : un litre.
	Gram.
Hyposulfite de soude	0,0139
Iodure de sodium	traces
Chlorure de sodium	0,7530
— de magnésium	0,0120
— de calcium	0,0270
Carbonate de soude	0,2410
Peroxyde de fer et matière organique	0,0100
	0,3669

(O. HENRY, 1849.)

L'analyse qui précède est loin de représenter la composition de l'eau minérale telle qu'elle jaillit du sol; et M. O. Henry a pris le soin de faire observer que son examen avait porté sur de l'eau très altérée. Cette constitution ne peut donc être considérée comme exacte que pour les matières salines inaltérables. Il y aurait intérêt à ce qu'une nouvelle analyse fût entreprise à la source afin de déterminer la nature et la proportion du principe sulfuré.

BATAK-BANÉSE (Turquie d'Europe) près du mont Rhodope, marécage d'eau chaude sur un sol granitique et de schiste cristallin.

Sulfurée. Tempér., 58° cent. (Boué).

BATH (Amérique centrale, île de la Jamaïque). Village qui a tiré son nom d'une source en grande réputation.

Sulfureuse thermale.

Cette source est appliquée au traitement des maladies cutanées, et vantée dans les cas de coliques sèches, affections très communes aux colonies anglaises.

BATH (Angleterre. Comté de Sommerset). Ville élégante sur l'Avon, à 20 kilomètres de *Bristol* et 171 kilomètres de Londres. Trois sources thermales, dont la principale est celle de Kingsbath.

Sulfatée calcique. Tempér., 43° à 47° cent.

Source de Kingsbath.	*Eau : un litre.*
	Cent. cub.
Acide carbonique libre	95,64
	Gram.
Carbonate de chaux	0,1260
— de protoxyde de fer	0,0153
— de magnésie	0,0047
Sulfate de chaux	1,1463
— de potasse	0,0663
— de soude	0,2747
Chlorure de sodium	0,1806
— de magnésium	0,2083
Manganèse et iode	traces
Silice	0,0426
	2,0648

(MARCEL DE SERRES et GALLOWAY, 1847.)

Cette source dégage spontanément une grande quantité de gaz composé pour cent de :

Azote	91,9
Oxygène	3,8
Acide carbonique	4,3
	100,0

Priestley, en 1775, avait publié des expériences sur le gaz qui se dégage au griffon de ces eaux, et le reconnaissait composé de 1/20 environ d'acide carbonique, mêlé à de l'azote. D'autre part, l'analyse de Murray rapportée par M. Patissier n'y signalait pas le chlorure de magnésium. D'après le docteur Granville, les trois sources principales, savoir : le Bain du Roi (*King's-Bath*), le Bain de la Croix (*Cross-Bath*) et le Bain chaud (*Hot-Bath*), sont inégalement magnésiennes. Ces sources jaillissent à peu de distance l'une de l'autre, dans la ville basse, auprès de la rivière d'Avon, dans laquelle elles se déversent après avoir traversé les divers bains. On les considère comme les seules eaux réellement thermales de l'Angleterre, et, comme tout porte à croire qu'elles proviennent d'une même origine, la différence peu notable de leurs degrés de chaleur tient sans doute aux circuits souterrains qu'elles parcourent avant d'arriver à leur point d'émergence. Dans les tuyaux de conduite elles laissent un dépôt ferrugineux, et ce même précipité jaune pâle se produit lorsqu'on laisse l'eau minérale exposée à l'air pendant quelques heures après son puisement. On y constate encore la présence de conferves, dont on n'a indiqué ni les caractères botaniques, ni les conditions de formation.

L'eau de *King's-Bath* est celle qu'on emploie le plus ordinairement en boisson, à la dose d'une demi-pinte à une pinte et demie par jour; mais l'usage du bain tient la plus grande place dans le traitement suivi à Bath. Il y a trois bains publics portant le même nom que les sources, chacun offrant dans sa dépendance une buvette et des appareils de douches. A *Hot-Bath* sont annexés des bains de vapeur. C'est en commun que le bain se prend dans de vastes piscines, affectées alternativement à l'un et à l'autre sexe. Le produit des sources est si abondant, que les larges bassins qui servent pour ces bains sont remplis chaque soir d'eau nouvelle puisée à chacune des trois fontaines. La température varie suivant la distance du griffon, entre 35° et 40° cent. Il y a également des bains particuliers, au nombre de huit; mais comme il est d'usage de se baigner pendant plusieurs heures de suite, la majorité des malades préfère la fréquentation des piscines. L'une d'elles est réservée pour les indigents et les infirmes de l'hôpital.

Falconer avait fait remarquer que les garçons de bains à Bath, qui s'exposent tous les jours à des immersions répétées, n'en sont ni moins bien portants, ni moins vigoureux, et sont même disposés à l'embonpoint. On a voulu y voir, d'après lui, une preuve des qualités toniques de ces eaux, n'affaiblissant pas comme les bains d'eau chaude ordinaire. Nous ne croyons pas une telle opinion suffisamment justifiée. La thermalité de ces sources, au contraire, semble devoir déterminer les effets qu'on en attend. C'était déjà le jugement de Scudamore qui ne trouvait pas, dans la faible minéralisation de Bath, l'explication des heureux résultats obtenus à l'aide de ces bains sur des goutteux, des rhumatisants et des paralytiques. Il distinguait parfaitement les formes torpides de ces maladies, dans lesquelles une légitime application du bain chaud et prolongé devient avantageuse, et la même pratique est conseillée de cette manière par Saunders dans son *Traité d'hydrologie*, Londres, 1805. C'est en se plaçant à ce point de vue éclairé que les eaux de Bath pourront être encore appliquées à la cure de quelques états névropathiques et diathésiques, l'hypochondrie, l'hystérie, la chlorose, et leurs conséquences. Quant aux diathèses proprement dites, elles réclameraient l'intervention d'éléments minéralisateurs plus puissants.

Les médecins anglais prescrivent d'aller à Bath au printemps et en automne, même en hiver, de préférence à l'époque des chaleurs de l'été.

Le climat est relativement doux dans cette localité, très fréquentée et très célèbre.

La ville de Bath, sous le nom de *Caer-Palladur*, était renommée pour ses eaux minérales chez les anciens Bretons, sous celui d'*Akemancester* chez les Saxons, et sous celui d'*Aquæ Solis* sous les Romains. En 1755, on a mis à découvert, à plus de 6 mètres au-dessous du sol, des bains romains avec les conduits, les réservoirs et les piscines qui composaient un vaste établissement thermal dans les temps les plus antiques.

BATH (Comté de) (États-Unis d'Amérique, État de Virginie). Ce comté doit son nom de Bath (bains) aux sources thermales qu'il renferme et dont celles de *Bath-Alum-Springs*, d'*Olympie* et de *Mad-Lik* sont très renommées. Ces bains sont situés sur le revers oriental de la montagne appelée *Warm-Springs* (sources chaudes), mais tout porte à croire qu'ils sont par-dessus tout des lieux de plaisance.

BATIGNOLLES (France, Seine, enceinte de Paris).

Sulfurée calcique. Froide.

	Eau : un litre.
	Lit.
Acide sulfhydrique libre	0,0011
— carbonique libre	0,1667
	Gram.
Bicarbonate de chaux	0,4200
— de magnésie	0,1080
Sulfure de calcium	0,0054
Sulfate de chaux	0,9450
— de soude } — de magnésie }	0,5040
— de strontiane	traces
Chlorure de sodium } — de magnésium }	0,1440
Azotate de potasse	traces
Acide silicique } Alumine }	0,0150
Oxyde de fer (sulfure de fer sans doute)	indices
Matière organique de l'humus, évaluée	0,0360
	2,1774

(O. Henry.)

La nature du terrain à travers lequel l'eau jaillit des Batignolles est celle de Belleville et de la rue Vendôme à Paris, dont nous parlerons plus loin. La présence de matières organiques que recèle le sol parisien et ses environs, mettent hors de doute que le sulfure de calcium a pour origine le sulfate de chaux. Ce sont donc des eaux sulfurées accidentelles dans toute l'expression du mot.

L'eau des Batignolles est employée en boisson et sur les lieux seulement.

BATTAGLIA. Voy. Abano.

BAVIÈRE (État de la Confédération Germanique). Les sources d'eaux minérales sont nombreuses en Bavière, pays particulièrement remarquable par ses salines et ses mines de fer. C'est dans la partie méridionale qu'on les rencontre, là précisément, depuis le lac de Constance jusqu'au confluent de l'Inn et du Danube, où s'étendent de vastes dépôts appartenant à la formation tertiaire et placés sur des roches plus anciennes qui vont s'appuyer sur les granites de la chaîne des Alpes. Quoique fréquentées pour la plupart, peu d'entre elles sont renommées au point de vue médical, à l'exception des eaux de *Kissingen*, de

Bocklet et de *Brückenau*. Aucune n'est thermale à proprement parler. Le tableau suivant les distingue, d'après les analyses chimiques qu'il nous a été possible de réunir :

Chlorurées sodiques	Kissingen. Hardeck. Heilbrunn.
Chlorurées mixtes	Bocklet. Dürkheim.
Carbonatées sodiques	Kanitz. Ober-Tiefenbach.
Carbonatées mixtes	Abach. Adelholzen. Aich. Annabrunnen. Empfling. Eschelloh. Gögging. Krumbach. Langenau. Leustetten. Mariabrunnen. Mühldorff. Schäftlarn. Steben. Vilsbiburg. Worth.
Sulfatées sodiques	Höhenstadt. Kreuth. Langenbrücken. Rosenheim. Sippenau.
Sulfatées magnésiennes	Burgbernheim. Gross-Albertshofen.
Sulfatée mixte	Rothenburg.
Ferrugineuses bicarbonatées	Alexandersbad. Brückenau. Greifenberg. Jordansbad. Seeon.

BAZUCH (Hongrie. Comitat de Sohl). Source jaillissant d'une roche granitique et micacée lamelleuse.

Chlorurée sodique et *carbonatée mixte*. Tempér., 11° cent.

Le professeur Tognio a signalé dans cette eau des traces d'iode et de brome. On la regarde comme très diurétique, mais elle est surtout employée comme boisson de table.

BEAUCENS (France. Hautes-Pyrénées). Dans la vallée d'Argelès, à 8 kilomètres de Cauterets et à 12 kilomètres de Baréges. — Température, 20° cent.

Cette source est appelée par les habitants du pays Aïgo-Saladò. Elle a une légère odeur hépatique; elle est douce et onctueuse et dépose un limon semblable à du frai de grenouille.

Hydrochlorate de soude	1 gramme.
— de chaux	
Bicarbonate de magnésie	
— de fer	
Silice	
Matière animale azotée	
Gaz hydrogène sulfuré	

(BUALÉ.)

Analyse approximative et très incomplète, et qui ne permet même pas de connaître la classe dans laquelle on doit ranger cette eau minérale. Aucun des auteurs qui ont écrit sur les eaux des Pyrénées ne fait mention de la station de Beaucens, bien que celle-ci soit utilisée sur une échelle modeste, et possède un petit établissement thermal.

BEAULIEU (France, Puy-de-Dôme, arrond. d'Issoire).

Ferrugineuse bicarbonatée. Froide.

On dit que cette source est intermittente; qu'elle paraît au printemps et disparaît en automne (Nivet).

	Eau : un litre. Gram.
Bicarbonate de soude	2,5454
— de magnésie	0,0910
— de fer	0,0277
— de chaux	0,3161
Sulfate de soude	0,1660
Chlorure de sodium	0,0830
Sels de potasse	traces
Silice	0,0650
Matière organique	traces
Perte	0,0310
	3,3252

M. Nivet, auteur de cette analyse, fait observer qu'elle est seulement approximative, car les dosages des principes constitutifs ont été effectués avec un quart de litre d'eau.

L'eau de Beaulieu est usitée, par le voisinage, dans la chlorose, l'anémie et les suites de fièvres intermittentes.

BEAUPRÉAU (France, Maine-et-Loire). Chef-lieu d'arrondissement.

Ferrugineuse bicarbonatée. Froide.

Cette source se trouve dans le parc de la ville de Baupréau et possède, d'après MM. Menière et Godefroy, la composition suivante :

	Eau : un litre.
Acide carbonique	quant. indét.
Azote	

	Gram.
Bicarbonate de chaux	0,067
— de magnésie	0,108
— de fer	0,025
— de manganèse	0,017
Sulfate de chaux	0,075
— de fer	traces
Chlorure de calcium	0,067
— de magnésium	0,058
Acide silicique	0,033
Matière organique azotée	0,030
	0,500

A ces principes il convient de joindre l'arsenic que les auteurs de cette analyse ont trouvé dans le dépôt spontané.

BEAUREGARD-VANDON. Voy. ROUZAT.

BECH-TAU. Voy. KONSTANTINOGORSK.

BÉJAR (Espagne. Capitainerie gén. de Valladolid, prov. de Cacères). Ville située dans une vallée fertile, entourée par les hautes montagnes de la Sierra-de-Béjar, à 78 kilomètres de Salamanque. Terrain granitique.

Les sources de Béjar sont jointes, dans la même localité, avec celles de Montemayor, et l'une et l'autre, très abondantes, sont désignées par leur nom respectif. Tempér., 40° à 42° cent.

Composition de l'eau des bains de Montemayor.

	Eau : une livre.		*Eau : un litre.*
	Pouces cubes.		Cent. cubes.
Acide sulfhydrique	2,79	=	100,5
Gaz azote	1	=	36
	Grains.		Gram.
Sulfate de soude	0,17	=	0,018
Chlorure de sodium	0,25	=	0,024
— de calcium	0,09	=	0,007
— de magnésium	0,05	=	0,005
Acide silicique	0,61	=	0,059
— phosphorique	0,25	=	0,024
— manganique	0,05	=	0,005
Oxyde de sodium	0,33	=	0,028
— de potassium	0,15	=	0,016
— de cérium	0,07	=	0,006
— de lithium	0,11	=	0,013
Matière organique azotée	0,28	=	0,025
	2,41	=	0,220

(LLETGET Y MORENO, 1849.)

La singulière manière dont les éléments sont groupés dans cette analyse, ne permet guère de déterminer dans quelle classe ces eaux doivent être rangées. La prédominance de l'acide silicique ferait supposer qu'elles appartiennent, comme les eaux de Plombières, en France, aux eaux silicatées. On voit figurer également dans cette analyse l'oxyde de cérium, base que l'on n'est pas habitué à rencontrer dans les eaux, quelle que soit leur nature et leur origine.

L'établissement très fréquenté, ouvert du mois de juin à la fin de septembre, renferme 17 baignoires, dont quatre sont disposées en piscines. A l'entour sont construites des hôtelleries.

Les propriétés médicales de ces eaux ne sont pas signalées comme différant de celles qui ont une minéralisation analogue. De nombreux vestiges témoignent de l'exploitation de ces thermes par les Romains, sous le nom de *Vicus Cecilius* pour les uns, de *Municipium Bariense* selon d'autres.

BELGIQUE. C'est principalement dans la partie ardennaise de la Belgique que se rencontrent, en grand nombre, des sources minérales à peu près toutes caractérisées par la prédominance de principes ferrugineux, et par une température peu élevée. Cette région se compose de couches alternatives de schistes et de quartz, confinées à des masses calcaires; et une abondance de fer, qu'on retrouve presque partout à l'état d'oxyde jusque sur les rochers, explique la fréquence des eaux ferrugineuses dans son étendue. Quelquefois ces eaux dégagent une odeur hépatique, qu'elles doivent à leur passage à travers des terrains tourbeux. Les sources de *Spa* peuvent servir de type aux eaux minérales de la Belgique, comme d'ailleurs elles occupent le premier rang dans la classe des eaux ferrugineuses. La vogue de cette station ne s'est pas démentie depuis bien des siècles. Elle n'a d'émule que dans la source de *Chaufontaine* qui, elle, serait placée à juste titre par les hydrologues allemands parmi les eaux dites *indifférentes* et que sa thermalité (32° à 34° cent.) recommande seule à l'attention des médecins. Outre Spa et Chaufontaine, on signale dans le pays de Liége une foule de sources dont la composition est très analogue à celle de la première. Nous nous bornerons à les énumérer, à titre de renseignement :

Bilsen.
Bouleau.
Brée.
Brogne.
Bru.
Chevron.
Chiny.
Choquier.
Cointe.
Émigrés (source des).
Fontenelle.
Foy.
Géromont.
Grand Flemalle.
Huy.
Jupille.
Luxi.
Marcour.
Marimont.
Pouhon Saint-Roch.
Robermont.
Sainte-Gertrude.
Saint-Antoine (ermitage de).
Saint-Gervais, près Maestricht.
Saint-Feuillan.
Saint-Jean, près Brée.
Saint-Hongard.
Saint-Reinolf.
Saint-Trond.
Tongres.
Valdieu.

Voy. CHAUFONTAINE. SPA. TONGRES.

BELLAS (Portugal, prov. de l'Estramadure). Ville à 14 kilomètres N.-O. de Lisbonne.

Sources *ferrugineuses* renommées.

BELLESME (France, Orne, arrond. de Mortagne). A 12 kilomètres de cette ville.

Ferrugineuse bicarbonatée. Tempér., 10°. Deux sources.

L'examen qui en a été fait par M. Charault indique que l'eau des deux sources que l'on rencontre à Bellesme est absolument la même. Comme la plupart des eaux appartenant aux ferrugineuses bicarbonatées, elles renferment des bicarbonates de chaux, de magnésie, de fer, des chlorures de sodium, de magnésium, des sulfates de ces bases, de la silice et sans doute de l'arsenic.

Ces deux sources donnent naissance à une grande quantité de conferves.

BELLEVILLE (France, Seine, enceinte de Paris).

Sulfurée calcique. Froide.

	Eau : un litre.
Azote	indéterm.
Acide carbonique libre	
— sulfhydrique libre	Lit. 0,00594
	Gram.
Bicarbonate de chaux	0,0750
— de magnésie	0,0600
Sulfure de calcium	0,0115
Sulfate de chaux	1,8280
— de magnésie	0,5190
— de soude	0,1600
— de strontiane	traces
Chlorure de sodium	0,0420
— de magnésium et de calcium	0,0250
Sel de potasse	traces
Principe ammoniacal	
Acide silicique, alumine	0,1370
Sulfure de fer, phosphate	
Matière organique azotée	
	2,8575

(CHEVALLIER, O. HENRY et BAUDE.)

Tout ce que nous avons dit de l'eau sulfurée de Batignolles [voy. BATIGNOLLES] se rapporte à l'eau de Belleville.

BELLOC (France, Gironde, arrond. de Bazas).

Ferrugineuse bicarbonatée. Froide.

	Eau : un litre.
	Lit.
Acide carbonique	0,0110
Air atmosphérique	0,0020

	Gram.
Carbonate de chaux	0,182
— de fer	0,016
Crénate de fer	0,026
Sulfate de chaux	0,069
Chlorure de sodium	0,027
Acide silicique et matière organique	0,011
	0,331

(Fauré.)

BELLUS (Espagne, prov. de Valence). A peu de distance du bourg de ce nom, au pied de la montagne calcaire de Sierra-Grossa, cinq sources abondantes.

Eaux *sulfatées magnésiennes* et *carbonatées calciques*. Température, 27° cent.

	Eau : une livre.		*Eau : un litre.*
Air atmosphérique	quant. indét.		quant. indét.
	Grains.		Gram.
Chlorure de sodium	1,699	=	0,176
— de magnésium	2,265	=	0,237
Sulfate de magnésie	3,399	=	0,352
— de soude	2,265	=	0,237
Carbonate de magnésie	2,265	=	0,237
— de chaux	4,531	=	0,478
Silice	0,566	=	0,058
	16,990	=	1,775

(Victoriano Usera.)

L'établissement, peu fréquenté, se compose de cinq piscines, creusées sur les griffons même, et installées pour les deux sexes. Ces eaux sont employées principalement dans le traitement des affections rhumatismales. On y trouve des ruines romaines et arabes.

BENAVENTE (Espagne, prov. de Zamera).

Ferrugineuse bicarbonatée. Tempér., 17° cent.

Une analyse du docteur Ibanez indique cette source comme très chargée de gaz acide carbonique.

BENETUTTI (île de Sardaigne). Village peu important dans lequel des eaux *sulfureuses* jaillissent par une multitude de sources différentes, dont la température varie depuis 35° jusqu'à 40° cent. Quelques ruines témoignent d'une exploitation ancienne.

Pas d'établissement.

BEN-HAROUN (Algérie, province d'Alger, territoire et tribu des Harchàona). A 12 kilomètres de Dra-el-Nizan.

Ferrugineuse bicarbonatée.

Trois sources principales captées marquant, les deux premières : 17°,5 et la troisième 18° cent. Leur débit total est évalué approximativement à 4000 litres par vingt-quatre heures.

L'analyse de l'une d'elles a donné :

	Eau : un litre.
	Gram.
Acide carbonique libre	1,2512 ou 0lit,625
Chlorure de sodium	1,1608
Sulfate de soude	0,9562
— de chaux	0,0354
— de magnésie	0,1568
Carbonate de soude	0,9040
— de chaux	1,2960
— de magnésie	0,2088
Peroxyde de fer	0,0160
Silice gélatineuse libre	0,0360
Matière organique	quant. indét.
	6,0212

(DE MARIGNY.)

La manière dont quelques-uns des sels sont combinés hypothétiquement ne nous paraît pas très rationnelle. Du moment que M. de Marigny admet l'existence de l'acide carbonique libre, et en aussi grande quantité, il est probable que les carbonates de soude, de chaux et de magnésie ont formé des bicarbonates, et que le peroxyde de fer est tenu en dissolution et à l'état de bicarbonate à la faveur de l'acide carbonique.

L'eau minérale de Ben-Haroun possède une saveur piquante et agréable avec un arrière-goût légèrement salin. Du reste elle n'est employée que pour la boisson et le plus souvent transportée. Il se peut aussi qu'elle soit plus riche en acide carbonique que l'analyse précédente ne l'indique, car M. de Marigny n'a opéré que sur de l'eau conservée en bouteilles et loin de son lieu d'émergence.

Quelques travaux d'appropriation ont été ébauchés en 1857 ; c'est-à-dire que trois de ces sources sont reçues dans un bassin entouré d'un petit mur de pierres, recouvert d'un toit bas et presque horizontal.

Ces eaux n'ont guère encore été usitées qu'à distance, et à titre d'eaux gazeuses. On n'a que des données théoriques sur leurs propriétés thérapeutiques.

BENIMARFULL (Espagne, prov. d'Alicante). Bourg à 65 kilomètres d'Alicante, à quelque distance duquel jaillit une source *sulfurée calcique*. Tempér., 17°,5 cent.

Établissement avec piscines, bains particuliers et appareils de douches. L'eau est chauffée artificiellement.

Fréquentation encore peu considérable. La plupart des maladies adressées à ces eaux appartiennent aux affections cutanées.

	Eau : une livre.	*Eau : 1000 gram.*
	Pouc. cub.	Cent. cub.
Acide sulfhydrique	10	360

	Grains.		Gram.
Sulfate de magnésie	1,2	=	0,120
Chlorure de sodium	0,9	=	0,092
Sulfate de chaux	1,1	=	0,116
Sulfure de sodium	0,8	=	0,085
Résidu de silice	0,9	=	0,092
Perte	0,6	=	0,068
	5,5	=	0,573

(FERNANDEZ Y LOPEZ.)

BENTHEIM (Hanovre, comté et bailliage de même nom). Ville à 55 kilomètres d'Osnabrück.

Sulfatée calcique. Tempér., 12° cent.

	Eau : 16 onces.		*Eau : un litre.*
	Pouc. cub.		Cent. cub.
Gaz acide carbonique	3,000	=	108,0
Hydrogène sulfuré	4,590	=	162,3
	Grains.		Gram.
Sulfate de soude	2,375	=	0,293
— de magnésie	4,187	=	0,519
— de chaux	11,370	=	1,410
Carbonate de magnésie	0,750	=	0,093
— de chaux	2,187	=	0,270
Matière extractive	0,062	=	0,006
	20,931	=	2,591

(DREES.)

BERG (Wurtemberg, cercle du Neckar). Bourg à 2 kilomètres de Stuttgard, à un quart d'heure de Canstatt, sur le Neckar.

Chlorurée sodique et *ferrugineuse*. Tempér., 20° cent.

	Eau : une livre.		*Eau : un litre.*
	Pouc. cub.		Cent. cub.
Acide carbonique	16,00	=	576,4
— sulfhydrique	3,22	=	115,7
	Grains.		Gram.
Sulfate de magnésie	4,00	=	0,497
— de chaux	5,20	=	0,646
Chlorure de sodium	19,00	=	2,360
Carbonate de chaux	7,86	=	0,968
— de fer	1,68	=	0,206
	37,74	=	4,677

(KIELMEYER.)

Un bel établissement, muni de tous les appareils balnéaires et hydrothérapiques, sert à l'exploitation de cette source, analogue par sa composition et ses propriétés à celles de Canstatt [voy. CANSTATT], et jaillissant, comme deux d'entre elles, dans une île du Neckar. Les bains se prennent surtout par immersion de dix à douze minutes dans une vaste piscine. Nous croyons l'analyse de l'eau qui les alimente incomplète.

BERGALLO (Toscane, prov. de Sienne). Près de Castelnuovo-Berardenga.

Bicarbonatée calcique. 15° cent.

	Eau : 16 onces.		Eau : un litre.
	Pouc. cub.		Cent. cub.
Gaz acide carbonique........	5,798	=	208,3
	Grains.		Gram.
Carbonate de chaux.........	3,732	=	0,366
— de magnésie......	1,332	=	0,131
— de fer...........	0,266	=	0,026
Chlorure de sodium.........	1,066	=	0,103
— de magnésium......	0,997	=	0,098
— de calcium.........	0,133	=	0,013
Sulfate de soude............	0,133	=	0,013
— de chaux............	1,066	=	0,103
	8,725	=	0,853

(GIULJ.)

BERG-GIEFSHUBEL (Saxe, cercle de Dresde). Ville à 19 kilomètres de Dresde, dans une situation agréable.

Ferrugineuse bicarbonatée. Tempér. ?

	Eau : 16 onces.		Eau : un litre.
	Grains.		Gram.
Carbonate de soude.........	0,434	=	0,050
Chlorure de sodium.........	0,066	=	0,007
Sulfate de magnésie........	0,062	=	0,006
Oxyde de fer...............	0,400	=	0,048
	0,962	=	0,111

(SIMON.)

Analyse incomplète.

Cette source s'emploie surtout en bains dans les affections goutteuses.

BERINGERBAD (Allemagne, prov. de Saxe). Non loin d'Alexisbad.

Chlorurée calcique et *sodique.* Froide.

	Pouc. cub.		Cent. cub.
Acide carbonique...............	2,500	=	90
Acide sulfhydrique.............	0,055	=	1,80

(BLEY.)

	Eau : 16 onces.		Eau : 1000 gram.
	Grains.		Gram.
Chlorure de sodium...........	87,0000	=	9,239
— de calcium...........	116,3359	=	12,319
— de magnésium........	6,1122	=	0,650
— d'aluminium.........	2,3966	=	0,251
— de potassium.........	0,2643	=	0,025
Carbonate de chaux...........	0,0916	=	0,007
Carbonate de fer et de protoxyde de manganèse............	0,6339	=	0,068
Alumine......................	0,0416	=	0,005
Silice........................	0,0025	=	traces
Matière organique............	0,5000	=	0,005
Brome........................	0,0767	=	0,006
	213,4553	=	22,615

On prescrit cette eau à l'intérieur; à la dose d'un à six verres, et également en bains, dans le traitement des scrofules.

On remarque que cette analyse ne signale pas de traces de sulfates; la proportion très notable de chlorure de calcium est un fait qui s'observe rarement dans les eaux minérales même les plus riches en chlorures.

BERKA (grand-duché de Saxe-Weimar, cercle de Weimar-Iéna). Ville à 8 kilomètres de Weimar.

Sulfatée calcique. Tempér.?

Deux sources, fréquentées.

1° *Schwefelquelle.*

	Pouc. cub.		Cent. cub.
Gaz acide carbonique	3,200	=	115,2
Gaz acide sulfhydrique	6,400	=	230,4

(DOBEREINER.)

	Eau : 16 onces.		*Eau : une livre.*
	Grains.		Gram.
Sulfate de chaux	5,600	=	0,695
— de magnésie	1,900	=	0,230
Carbonate de chaux	4,300	=	0,533
Chlorure de magnésium	0,086		
Matière extractive	0,200	=	0,024
	12,700	=	1,568

2° *Eisenquelle.*

	Grains.		Gram.
Sulfate de chaux	13,500	=	1,676
— de magnésie	3,000	=	0,372
Chlorure de magnésium	0,200	=	0,024
— de calcium	0,400	=	0,048
Carbonate de magnésie	0,200	=	0,024
— de chaux	3,400	=	0,420
	20,700	=	2,564

(HOFFMANN.)

Ces eaux s'emploient en bains et en douches dans les affections rhumatismales et les paralysies.

BERNARDIN (Suisse). Voy. SAN-BERNARDINO.

BERNOS (France, Gironde).

Ferrugineuse bicarbonatée. Froide.

	Eau : un litre.
	Lit.
Acide carbonique	0,0105
Air atmosphérique	0,0015
	Gram.
Carbonate de chaux	0,171
— de fer	0,019
Crénate de fer	0,032
Sulfate de chaux	0,042
Chlorure de sodium	0,038
Acide silicique et matière organique	0,011
	0,313

(FAURÉ.)

Cette eau, dit M. Fauré, est peu connue ; les habitants de la localité ne paraissent même pas comprendre qu'elle ait une vertu médicale.

BERNSTEIN ou **BOROSTYANKÖ** (Hongrie, comitat d'Eisenbourg). Dans cette localité remarquable par l'abondance de pyrites et de minerais de cuivre, on trouve une source d'eau *ferrugineuse sulfatée*, contenant également un peu de cuivre, mais à laquelle on ne reconnaît pas d'usage médical.

BEROA. Voy. TRESCORE.

BERTRICH (Prusse, rég. de Coblentz). Village dans une belle vallée. *Sulfatée sodique*. Tempér., 32° cent.

Gaz acide carbonique..... 17,32 vol. sur 100 vol. d'eau.

	Eau : 16 onces.		*Eau : un litre.*
	Grains.		Gram.
Sulfate de soude...........	7,07	=	0,858
Chlorure de sodium..........	3,34	=	0,405
Carbonate de soude..........	1,41	=	0,170
— de chaux..........	0,62	=	0,074
— de magnésie........	0,49	=	0,058
Alumine..................	0,02	=	0,002
Silice....................	0,18	=	0,021
Barégine..................	0,31	=	0,037
Fer......................	traces		traces
	13,44	=	1,625

(MOHR.)

Ces eaux jaillissent d'un sol volcanique. On les emploie en boisson, mais plus particulièrement en bains, dans les cas d'affections rhumatismales. L'installation balnéaire en est très convenable.

BESSE (France, Puy-de-Dôme, arrond. d'Issoire). A 24 kilomètres de cette ville.

Bicarbonatée ferrugineuse. Froide.

Cette source, peu considérable, était usitée depuis très longtemps, dès le XVIe siècle au moins, dans des maladies chroniques, et particulièrement dans les dérangements des fonctions digestives. Nous n'en connaissons point d'analyse.

BÉTAILLE (France, Corrèze, arrond. de Tulle). A 20 kilomètres de cette ville.

Ferrugineuse bicarbonatée. Froide.

	Eau : un litre.
	Lit.
Acide carbonique libre............................	0,040
Azote..	traces

	Gram.
Bicarbonate de chaux	0,048
Sulfate de soude — de chaux Chlorure de sodium — de magnésium	0,014
Oxyde de fer	0,032
Matière organique	0,020
	0,114

(O. HENRY.)

Cette eau exhalerait une odeur marquée d'acide sulfhydrique d'après l'*Annuaire*. Elle se distingue par la grande quantité de fer qu'elle contient par rapport à sa faible minéralisation. Il est seulement à regretter que M. O. Henry ait rangé sous un seul chiffre quatre principes constituants qui auraient cependant mérité d'être dosés séparément.

BEX (Suisse, canton de Vaud). Village près du Rhône, à 40 kilomètres de Lausanne et 24 de Vevey, au voisinage de mines de sel gemme et de salines considérables. Neuf sources, dont deux principales ont été analysées.

Sulfatée calcique et *chlorurée sodique*. Tempér., 10° à 12° cent.

Les analyses de la *Source des Iles* et de celle des *Mines* ont été publiées par le professeur Mercanton (de Lausanne) (*Revue encyclopédique*, XXIII); mais nous ne croyons pas devoir les placer ici, car son auteur se sert de termes chimiques qui défigurent complétement le sens des substances dont il enteid parler. Tels sont ceux de sulfate de terre muriatée, de muriate de terre muriatée.

Ce chimiste a également signalé dans la source des *Mines* une substance organique analogue à la barégine.

Il y a un établissement de bains auquel est annexée une installation pour la cure du petit-lait. De plus, les malades peuvent respirer l'air saturé de parties salines dans les bâtiments de graduation qui l'avoisinent.

Les eaux mères provenant de cette même exploitation sont utilisées en applications médicales aux bains voisins de LAVEY [voy. ce mot].

On les reconnaît comme composées, sur un litre d'eau, de :

	Gram.
Chlorure de magnésium	142,80
— de calcium	40,39
— de potassium	38,62
— de sodium	33,92
Bromure de magnésium	0,65
Iodure de magnésium	0,08
Sulfate de soude	35,49
Silice	0,15
Alumine	0,39
Carbonate de chaux	traces
Fer	traces
Matière organique	indét.
	292,49

(PYRAME MORIN.)

Les affections herpétiques et la diathèse scrofuleuse trouvent des conditions favorables dans la réunion de ces divers agents de médication, concurremment avec les avantages d'un site agréable et d'un climat doux. L'inhalation des salines peut convenir aux phthisiques. On manque de renseignements médicaux sur cette station.

BIARRITZ (France, Basses-Pyrénées, arrond. de Bayonne).

Bains de mer.

Latitude, 43° 29'; longitude, 16°.

La température de la mer varie durant l'été de 16° à 22° (M. Affre).

Il y a trois plages où le bain de mer présente des degrés de force et de température différents (Affre).

On trouve dans trois établissements des bains de mer chauds, avec bains de vapeur et bains médicinaux.

BIBRA (Prusse, prov. de Saxe). Ville à 8 kilomètres d'Eckartsberga, sur la Janbach.

Chlorurée magnésienne. Tempér., 14° cent.

	Eau : 16 onces.		*Eau : un litre.*
	Grains.		Gram.
Chlorure de magnésium......	0,779	=	0,093
Carbonate de magnésie......	0,333	=	0,039
— de chaux.........	0,625	=	0,075
Sulfate de magnésie.........	0,125	=	0,030
— de chaux............	0,400	=	0,048
Silice.....................	0,041	=	0,004
Matière extractive..........	0,041	=	0,004
	2,344	=	0,293

(TROMMSDORFF.)

Simon y signale, en outre, de l'oxyde de fer (0,333).

Ces eaux, découvertes en 1680, sont fréquentées. On les recommande dans les affections du système nerveux, la chlorose et les dérangements menstruels.

BICARBONATES. Les bicarbonates alcalins, terreux et métalliques que les chimistes inscrivent hypothétiquement dans leurs analyses, sont à base de soude, de potasse, de chaux, de magnésie, de strontiane, de fer et de manganèse. Quelques auteurs pensent même que l'alumine peut aussi se rencontrer à l'état de bicarbonate, sel qui se décompose dès que l'excès de l'acide carbonique disparaît, et dont la base va se fixer dans les dépôts spontanés.

Avant de faire connaître chacun de ces sels en particulier, indiquons d'abord comment ils ont pu se former dans le sein de la terre, et cela d'une manière générale.

L'intérieur de la terre est le réservoir naturel chargé de fournir l'acide carbonique que le règne végétal décompose pour s'en approprier le carbone, en éliminant de l'oxygène, et celui que les eaux douces et les eaux minérales contiennent en dissolution. Mais là ne se borne pas le rôle de ce gaz, soit à l'état de liberté, soit à l'état de solution : il réagit d'une manière incessante sur les matériaux qui constituent la croûte solide du globe, et, suivant la nature des substances qu'il rencontre dans son passage, se combine de manière à produire tous les bicarbonates que les eaux charrient avec elles. Mais tandis que les uns se produisent dans les couches profondes de la terre, les autres, au contraire, se forment dans les couches les plus superficielles, les premiers en décomposant les silicates naturels, les seconds en dissolvant les carbonates neutres à l'état de bicarbonates.

Les bicarbonates sont, avec les sulfates et les chlorures, les principes minéraux prédominants des eaux ; il faut toutefois en excepter les eaux sulfurées sodiques : mais, soit dans les eaux sulfatées, soit dans les eaux chlorurées, presque toujours l'analyse constate au moins des traces de ces sels, à ce point que, dans quelques-unes de ces dernières, la proportion des bicarbonates égale presque celle des sulfates et des chlorures.

Bicarbonate de soude. — Ce sel fait généralement partie, sauf ce que nous venons de dire des eaux sulfurées sodiques, de toutes les eaux minérales, et souvent en proportion assez grande pour qu'il en constitue le principe dominant. Nous citerons comme exemple les eaux du bassin de Vichy et d'une grande partie de l'Auvergne. Formé aux dépens des silicates, il en résulte que c'est principalement dans les terrains primitifs et volcaniques que l'on trouve le bicarbonate de soude en grande quantité dans les eaux minérales. Voici l'hypothèse la plus vraisemblable sur la manière dont ce sel prend naissance.

Le gaz carbonique libre et entraîné par la vapeur aqueuse, soumis à une pression considérable et à une température élevée dans les couches profondes de la terre, désagrége les roches, et décompose les silicates. Mais comme le bicarbonate de soude ne peut subir une température même modérée sans se décomposer, il se produit dans le premier moment du carbonate neutre de soude, tandis que la silice, en présence d'une grande quantité d'eau, se dissout [voy. SILICIQUE (ACIDE)]. A mesure que le carbonate neutre de soude gagne, avec la vapeur aqueuse et le gaz carbonique en grand excès, les couches plus superficielles et plus froides du globe, il absorbe une nouvelle quantité d'acide carbonique, et produit du bicarbonate de soude sursaturé d'acide carbonique, tel qu'il se présente à nous d'une manière évidente dans les sources dites bicarbonatées sodiques.

Bicarbonate de potasse. — Ce sel se forme sans nul doute de la même manière que le bicarbonate de soude, et toujours il provient des silicates qui renferment, on le sait, et de la soude et de la potasse. Il est même étonnant que certaines eaux minérales, émanant de roches moins riches en soude qu'en potasse, ne contiennent pas une quantité plus grande de cette dernière. En effet, si l'on consulte les analyses des chimistes, on remarque que toujours le bicarbonate de soude l'emporte en quantité sur le bicarbonate de potasse. Mais il faut dire aussi que si beaucoup d'analystes n'en font pas mention ou simplement à l'état de traces, cela tient au peu de soin que l'on apporte dans le dosage de cet alcali. Ce qui nous le prouve, c'est que toujours nous avons obtenu, dans nos recherches sur les eaux minérales très riches en bicarbonate de soude, une quantité de potasse plus grande que nos devanciers.

Bicarbonate de lithine. — La grande analogie qui existe entre la lithine et la soude et les autres bases, fait que les analystes représentent encore le premier de ces alcalis dans les eaux minérales bicarbonatées à l'état de bicarbonate. Ajoutons que souvent ce sel a été confondu avec le bicarbonate de chaux : aussi la lithine ne nous paraît-elle pas avoir une diffusion aussi grande que quelques chimistes le supposent.

Bicarbonate de chaux. — Le bicarbonate de chaux est le lot des eaux minérales froides ou modérément tempérées des terrains secondaires et tertiaires. Il existe encore dans les eaux des terrains primitifs; mais sa proportion est toujours moins grande, à moins qu'il ne se soit formé par une action ultérieure de l'acide carbonique sur des terrains supérieurs perméables et riches en principes calcaires.

Le bicarbonate de chaux possède une instabilité extrême; aussi les eaux qui ne sont pas sursaturées de gaz carbonique abandonnent-elles, peu de temps après leur jaillissement, du carbonate neutre de chaux. C'est sur cette prompte décomposition que la production des travertins, des incrustations, des stalactites, des stalagmites est basée.

Bicarbonate de magnésie. — Ce sel prend encore naissance de la même manière que le bicarbonate de chaux, et sa proportion dans les eaux minérales est d'autant plus grande, que ces dernières, sursaturées de gaz carbonique, ont traversé une étendue plus considérable de terrains magnésiens et surtout dolomitiques.

Nous avons pu remarquer que, dans les eaux minérales très chargées de bicarbonate de chaux, la somme de la magnésie était, à peu de chose près, la moitié de celle de la chaux. Telles sont les eaux incrustantes de l'Auvergne.

Le bicarbonate de magnésie est toujours un peu plus stable que le bicarbonate de chaux : aussi, dans les dépôts calcaires des eaux minérales, l'analyse constate toujours une proportion minime de carbonate de magnésie.

Bicarbonate de strontiane. — L'existence du bicarbonate de strontiane dans les eaux minérales, à côté des sulfates alcalins, quoique admise par la majorité des chimistes, est encore un problème qui mérite d'être approfondi. En effet, lorsqu'on voit des sulfates alcalins de soude et de potasse inscrits hypothétiquement à côté du bicarbonate de strontiane, on se demande si ce n'est pas plutôt du sulfate de strontiane qui doit être formulé, d'autant plus que la petite quantité de strontiane signalée toujours par l'analyse et convertie par le calcul en sulfate, trouve assez de liquide pour dissoudre ce dernier sel. Il ne faut pas perdre de vue également que la solubilité des sels dans les eaux s'est sans doute accrue par la pression à laquelle ils ont été soumis dans le sein de la terre. Cette manière de voir ne repose que sur une hypothèse, il est vrai, et nous-même, dans les analyses que nous avons exécutées sur les eaux imprégnées de strontiane, avons-nous toujours inscrit cette dernière à l'état de bicarbonate; mais elle nous semble assez compatible avec les faits.

Le bicarbonate de strontiane se fait principalement remarquer dans les analyses des eaux minérales bicarbonatées mixtes. La grande analogie qui rapproche la strontiane de la magnésie, et surtout de la chaux, confirme sous quelques rapports les résultats des chimistes.

Bicarbonate de fer. — Ce sel se rencontre le plus souvent dans les eaux minérales à l'état de sel de protoxyde, et quoique sa proportion soit toujours minime par rapport aux autres principes minéralisateurs, il ne constitue pas moins un agent essentiel, à ce point que les auteurs des classifications en ont formé une section distincte tirée de la classe des eaux bicarbonatées. Quelques eaux minérales contiennent tout à la fois du bicarbonate de protoxyde et du bicarbonate de sesquioxyde; mais alors on observe que ce dernier ne tarde pas à se décomposer en acide carbonique et en oxyde de fer, dès que la pression intérieure diminue et dès que l'excès d'acide carbonique dissous s'est volatilisé. C'est cet oxyde de fer qui tapisse, du moins en partie, l'intérieur des réservoirs d'où émergent et où se rendent les eaux minérales ferrugineuses bicarbonatées. Plus les eaux minérales renferment d'acide carbonique et de bicarbonates alcalins, plus l'élément ferreux y est tenu à l'état soluble. On s'explique ainsi pourquoi certaines d'entre elles, conservées en bouteilles, déposent la plus grande partie de leur fer sous la forme d'un précipité léger, rouge, d'hydrate de sesquioxyde.

Tous les auteurs s'accordent à dire que le bicarbonate de fer soluble n'a pu se produire qu'à une basse température et pendant le passage des eaux à travers des espèces minérales ferrugineuses; c'est en effet la seule raison valable à donner, eu égard aux propriétés que l'on connaît au carbonate de fer.

Bicarbonate de manganèse. — C'est encore à l'état de bicarbonate de protoxyde de manganèse que l'on inscrit ce sel dans les analyses des eaux minérales, et très souvent avec du bicarbonate de fer. Quoique plus stable que ce dernier, le bicarbonate de manganèse fait toujours partie des dépôts ferrugineux formés spontanément par les eaux qui le contiennent. Mais alors il s'oxyde aux dépens de l'oxygène de l'air, et il se convertit en sesquioxyde de manganèse. Il a la même origine et se forme de la même manière que le bicarbonate de fer, les espèces minérales ferrugineuses étant le plus souvent imprégnées d'oxyde de manganèse.

Les formules servant à calculer les bicarbonates dont nous venons de parler sont :

Bicarbonate de soude....................	$2(CO^2),NaO$.
— de potasse....................	$2(CO^2),KO$.
— de lithine....................	$2(CO^2),LiO$.
— de chaux....................	$2(CO^2),CaO$.
— de magnésie....................	$2(CO^2),MgO$.
— de strontiane....................	$2(CO^2),StO$.
— de fer....................	$2(CO^2),FeO$.
— de manganèse....................	$2(CO^2),MnO$.

Tous les bicarbonates qui précèdent se rencontrent souvent dans une même eau, et quelques-uns d'entre eux ne doivent leur stabilité qu'à la présence des autres. Il semblerait même que dans cette circonstance, il se forme des bicarbonates doubles entre les bicarbonates alcalins et les bicarbonates terreux ou métalliques.

Les eaux minérales dans lesquelles les bicarbonates alcalins (soude et potasse) prédominent, ont reçu, dans la classification de M. Durand-Fardel, le nom de bicarbonatées sodiques. Celles au contraire dans lesquelles les bicarbonates de soude, de chaux et de magnésie existent en proportion à peu près égale, ont été classées par le même auteur sous le nom de bicarbonatées mixtes [voy. CLASSIFICATION].

BICARBONATÉES (Eaux). L'analyse constate et le raisonnement démontre qu'à part un très petit nombre d'exceptions, toutes les eaux minérales qui contiennent de l'acide carbonique combiné sont minéralisées par des bicarbonates, et non par des carbonates neutres. On se demande cependant si, dans certaines circonstances, les eaux bicarbonatées calciques et magnésiennes, par exemple, ne peuvent renfermer des sesquicarbonates, sels moins solubles, il est vrai, que les bicarbonates, mais plus solubles que les carbonates neutres de chaux et de magnésie : tel serait le cas des eaux dans lesquelles on ne découvre pas ou très peu d'acide en excès.

Les eaux minérales bicarbonatées sont en général froides, fréquemment tempérées et moins souvent thermales.

Les principes dominants sont, outre l'acide carbonique libre, les bicarbonates de soude, de chaux et de magnésie ; on y admet aussi des bicarbonates de potasse, de strontiane, de fer et de manganèse. Dans un grand nombre d'entre elles, on signale des proportions très notables de chlorures alcalins, et enfin des sulfates alcalins et terreux.

Généralement limpides, incolores et inodores, elles impriment au palais une saveur aigrelette d'abord, terreuse et alcaline ensuite. Les plus riches en fer ont en outre une saveur styptique atramentaire.

Elles accusent leur présence par du gaz carbonique mélangé le plus souvent d'air atmosphérique. Ces gaz, lorsqu'ils sont en grand excès, forment des bulles plus ou moins nombreuses et volumineuses qui parfois simulent à la source un bouillonnement intermittent ou continu.

Les eaux minérales bicarbonatées ferrugineuses tapissent les parois des puits qui les contiennent, et le sol sur lequel elles s'épanchent, d'une couche plus ou moins épaisse d'oxyde de fer rouge et souvent de carbonate ou d'oxyde de manganèse.

Lorsqu'on les agite vivement dans un vase, elles dégagent de l'acide carbonique et petillent à la manière du vin de Champagne. On les rencontre dans tous les terrains, mais principalement dans les terrains primitifs et volcaniques.

Voici maintenant les caractères chimiques qu'elles possèdent.

Papier bleu de tournesol.—Coloration rouge d'autant plus prononcée que l'acide carbonique est en plus grand excès.

Teinture de campêche. — Coloration cramoisie due à la présence des bicarbonates.

Papier d'acétate de plomb.—Coloration nulle, à moins que les eaux ne contiennent des traces d'hydrogène sulfuré.

Teinture de noix de galle et solution de tannin. — Coloration nulle si elles sont absolument privées de fer. Dans le cas contraire, le liquide acquiert une teinte brune ou violacée.

Acides minéraux. — Dégagement de gaz carbonique avec les eaux riches en principes minéralisateurs. Dans celles au contraire qui ne sont saturées que d'une petite quantité de bicarbonates, l'acide carbonique mis en liberté se dissout.

Acide oxalique. — Dégagement d'acide carbonique et formation d'un précipité blanc plus ou moins abondant d'oxalate de chaux.

Potasse et ammoniaque. — Ces réactifs, ajoutés peu à peu, donnent dans le premier instant un précipité blanc de carbonates de chaux et de magnésie, qui se redissout ensuite à la faveur de l'excès d'acide carbonique. En continuant l'action des réactifs, le dépôt devient permanent. Avec les eaux très ferrugineuses, il se précipite en outre de l'oxyde de fer.

Eaux de chaux et de baryte. — Précipités blancs de carbonates de chaux et de baryte, de sulfate de baryte, et quelquefois de silicates de ces bases.

Cyanure jaune. — Ce réactif n'a pas d'action sur les eaux minérales bicarbonatées à peine imprégnées de fer, ni sur celles qui renferment un sel de protoxyde de fer. Avec les eaux minéralisées par un sel de sesquioxyde de fer, le liquide acquiert une teinte lie de vin, et plus tard il se dépose du bleu de Prusse.

Cyanure rouge. — Coloration et ensuite dépôt de bleu de Prusse avec les eaux dites ferrugineuses.

Oxalate d'ammoniaque. — Précipité blanc et instantané d'oxalate de chaux et quelquefois d'oxalate de strontiane.

Nitrate d'argent. — Dépôt blanc très abondant qui se redissout en partie par l'acide nitrique. Dans ce cas, le carbonate et le sulfate d'argent sont décomposés, tandis que le chlorure d'argent est complétement insoluble.

Chlorure de baryum. — Dépôt blanc composé de carbonate, de sulfate et quelquefois de phosphate de baryte. Le traitement du précipité par l'acide chlorhydrique laisse le sulfate de baryte insoluble.

Chlorure d'or. — Réaction nulle si les eaux ne sont pas ferrugineuses. Dans le cas contraire, le mélange se colore en violet. Après plusieurs heures il se dépose de l'or métallique.

Soumises à l'action de la chaleur, les eaux minérales bicarbonatées commencent, longtemps avant l'ébullition, par dégager du gaz carbonique, ensuite de l'oxygène et de l'azote; pendant que la réaction s'opère, les eaux louchissent, et déposent, suivant qu'elles sont plus ou moins chargées de sels calciques et magnésiens, du carbonate et du sulfate de chaux, et du carbonate de magnésie, qui sont colorés le plus ordinairement par de l'oxyde de fer.

Le caractère dominant des eaux minérales qui nous occupent en ce moment réside dans l'élimination partielle de l'acide carbonique libre, lorsqu'elles sont exposées au contact de l'air. Celles dans lesquelles les bicarbonates de chaux et de magnésie prédominent se troublent notablement, et elles déposent peu à peu du carbonate de chaux sous la forme de masses compactes cristallines [voy. DÉPÔTS]. Quelques-unes d'entre elles jouissent plus particulièrement de cette propriété; aussi les désigne-t-on communément sous le nom d'*eaux incrustantes :* de ce nombre sont les sources de Saint-Nectaire, de Gimeaux et de Saint-Allyre (Puy-de-Dôme).

Les eaux ferrugineuses bicarbonatées sont encore plus altérables que les précédentes, et cette altération s'effectue de deux manières différentes, l'une mécanique, l'autre chimique. En cédant à l'air leur excès d'acide carbonique, les eaux minéralisées par une notable quantité de bicarbonate de fer absorbent en même temps de l'oxygène. Le sel de fer est ramené peu à peu à l'état de carbonate neutre; mais comme celui-ci est très peu stable, il perd son acide carbonique; et l'oxyde ferreux est converti en hydrate d'oxyde de fer rouge insoluble. C'est ce dernier qui vient tapisser les parois des réservoirs servant à recueillir les eaux au sortir des sources, et qu'on remarque dans les bouteilles qui contiennent depuis un certain temps des eaux ferrugineuses à base de bicarbonates de soude, de chaux ou de magnésie.

M. Bouquet, qui a étudié d'une manière très particulière la décomposition de l'eau d'une source du bassin de Vichy (*Grande Grille*) au contact de l'air et à la température normale de 10° cent., a vu qu'en raison même de la minime proportion du fer qu'elle renferme, la formation du dépôt insoluble qu'elle produit était due à peu près exclusivement à l'élimination spontanée de l'acide carbonique. Ainsi, après un séjour prolongé au contact de l'air, cette eau avait perdu 53 pour 100 de la quantité totale d'acide carbonique qu'elle contient à la source; mais en même temps il s'était précipité la presque totalité de la chaux, les trois quarts de la magnésie et le tiers de la silice: L'analyse de l'eau ainsi modifiée dans sa constitution primitive a montré que la soude, la potasse, la petite quantité de chaux et de magnésie restant avaient été converties en partie en carbonates neutres. Le dépôt insoluble de l'eau de la *Grande Grille* contenait encore de l'acide carbonique et du fer [voy. CONCRÉTIONS].

Les eaux bicarbonatées ont été généralement désignées jusqu'ici sous les noms d'eaux *acidules* ou *alcalines*, suivant que l'on prenait en considération leur acide ou leur base prédominante. L'*Annuaire* appelle les bicarbonatées sodiques, *acidules alcalines*, les bicarbonatées calcaires, *acidules simples*. Ces dénominations sont mauvaises, car la qualité d'*acidules* et celle d'*alcalines* appartiennent à beaucoup d'autres eaux de classes différentes [voy. les mots ACIDULES (EAUX) et ALCALINES (EAUX)].

La classe des eaux bicarbonatées présente plusieurs divisions à établir, d'après la considération des bases prédominantes :

1re DIVISION : Bases alcalines. — *Bicabonatées sodiques.*
2e — » Bases terreuses. — *Bicarbonatées calciques.*
3e — Bases sans prédominance. — *Bicarbonatées mixtes.*

Chacune de ces trois divisions réclame une étude à part.

Eaux bicarbonatées sodiques. — La distribution géographique des eaux bicarbonatées sodiques offre des caractères singulièrement tranchés. Toutes les eaux de cette nature mentionnées par l'*Annuaire*, sous la dénomination d'*acidules alcalines*, sont comprises dans la première région géographique, c'est-à-dire le Puy-de-Dôme (49) et les départements environnants (voy. FRANCE). Il n'est fait qu'une exception pour *Plombières*, qui ne nous paraît pas appartenir à la classe des bicarbonatées. Nous ne trouvons nous-mêmes qu'une exception notable à faire au sujet des sources du *Boulou* (Pyrénées-Orientales), lesquelles appartiennent réellement aux bicarbonatées sodiques, bien qu'on les ait rangées parmi les ferrugineuses. A l'étranger, nous ne rencontrons, rangées parmi les bicarbonatées sodiques, que Ems, Schlangenbad, Tœplitz et Bilin. Mais Bilin est la seule de ces sources, avec Ems, qui présente un caractère franchement bicarbonaté sodique. Schlangenbad est à peu près autant chlorurée que bicarbonatée; cette dernière, d'ailleurs, comme Tœplitz, est à peine minéralisée, et par conséquent sans caractéristique chimique formelle.

Du reste, les stations thermales bicarbonatées sodiques sont en petit nombre. Nous ne disons pas les sources, car le département du Puy-de-Dôme, pour ne point parler des parties avoisinantes de l'Allier, du Cantal; de la Haute-Loire, en renferme une quantité innombrable, dont M. Nivet a fait, dans son *Dictionnaire des eaux minérales du Puy-de-Dôme*, une énumération incomplète encore : mais ce ne sont guère que des sources peu abondantes, froides, de moyenne minéralisation cependant, et inusitées ou ne pouvant se prêter qu'à une exploitation fort restreinte.

Le degré de minéralisation de ces différentes eaux minérales varie beaucoup. Nous ne saurions négliger ici cette considération, qui domine la question thérapeutique.

Voici le tableau des eaux bicarbonatées sodiques les plus notables, avec leur proportion moyenne de minéralisation en bicarbonate sodique, et leur température maximum.

Au-dessous d'un gramme.		Entre 2 et 4 grammes.		Au-dessus de 4 grammes.	
Chaudes-Aigues...	57°	Châteauneuf...	37°	Vichy...	44°
Saint-Laurent....	53°	Vic-sur-Cère..	froide.	Vals....	froide.
Tœplitz........	65°	Vic-le-Comte..	32°		
Schlangenbad.....	20°	Saint-Myon....	froide.		
		Le Boulou....	17°		
		Ems.........	47°		
		Bilin.........	froide.		

Nous appellerons eaux bicarbonatées sodiques *faibles*, celles dont la minéralisation n'atteint pas un gramme. On pourra appeler *fortes*, celles dont la minéralisation dépasse 4 grammes. Mais la première dénomination est particulièrement significative, car les eaux auxquelles elle s'applique sont tout à fait distinctes des autres comme application thérapeutique. On remarquera, à part Schlangenbad, les températures élevées qu'affectent les eaux faiblement minéralisées.

Les eaux bicarbonatées sodiques sont remarquables par le petit nombre de manifestations physiologiques qu'elles déterminent. Les sources les plus actives d'entre elles, prises à des doses même assez élevées, pourvu que la durée convenable du traitement ne soit pas excédée, et, bien entendu, que les indications aient été exactement suivies, n'entraînent à peu près aucun phénomène appréciable, si ce n'est la diminution de symptômes fonctionnels ou autres. Sans doute nous ne parlons ici que de la généralité des cas, et il peut arriver que, par suite de circonstances tout individuelles, quelques modifications physiologiques des fonctions gastro-intestinales, ou urinaires, viennent à se montrer. Mais cette action insensible du traitement est la règle : elle doit habituellement être recherchée ou favorisée dans la direction du traitement. C'est elle qui permet d'en augurer les meilleurs résultats.

L'appétit n'est pas toujours très directement augmenté par l'usage des eaux bicarbonatées sodiques. Les digestions se font rapidement. Il survient quelquefois un peu de constipation. Lorsque la diarrhée se montre, c'est très passagèrement, souvent par suite de quelque irrégularité dans le régime ou encore de quelque circonstance accidentelle, comme un orage, remarque qui a pu être faite près de thermes d'une autre nature. La quantité des urines est généralement augmentée, mais dans une proportion qui n'excède pas l'effet à attendre de bains journaliers et de l'ingestion de boissons aqueuses. La peau fonctionne un peu plus activement, mais sans que l'on remarque de ce côté rien de fort tranché. Les bains amènent quelquefois de légères éruptions erythémateuses ou papuleuses. Cependant il faut noter qu'il est certains individus qui ressentent à un haut degré ces actions physiologiques dont nous signalons la faible apparence dans la généralité des cas : pour quelques-uns, les eaux bicarbonatées sodiques sont purgatives ; elles sont diurétiques pour d'autres. Mais de tels effets ne paraissent se produire qu'en vertu de dispositions personnelles, et indépendamment de l'état pathologique existant.

Pendant la durée des traitements de ce genre, les produits des sécrétions acides de l'économie perdent généralement, au moins d'une manière passagère, leurs caractères d'acidité. Ces remarques ont été faites à propos de la salive, de la sueur, de l'urine [voy. URINES]. Mais il résulte d'une série de recherches faites par l'un de nous, sur les urines, que ces phénomènes d'*alcalisation* sont moins prononcés qu'on ne l'a souvent prétendu.

Il faut reconnaître que les eaux de cette nature exercent sur les phénomènes les plus immédiats de la digestion une action directe, qui peut rendre compte des effets salutaires obtenus dans un grand nombre d'altérations de la santé. Mais il faut reconnaître également que cette action, laquelle a valu à la plupart des eaux bicarbonatées l'expression d'eaux digestives, ne saurait rendre compte des modifications subies par l'organisme dans un grand nombre d'états morbides, et particulièrement dans ceux qui constituent la spécialisation la plus directe des eaux bicarbonatées sodiques. On est donc obligé d'admettre, de la part de cette médication, une action intime essentiellement moléculaire ; c'est-à-dire que la pénétration des principes médicamenteux qui constituent les eaux bicarbonatées sodiques, au sein de nos tissus, y exerce une action reconstituante et résolutive, analogue, pour ce dernier point, à celle des eaux chlorurées sodiques, mais s'exerçant, pour le premier, suivant une direction fort différente.

On a cherché longtemps à interpréter cette action moléculaire par des réactions chimiques en rapport avec les qualités chimiques prédominantes dans ces eaux. On a supposé que c'était en saturant l'excès d'acides contenus dans l'économie, que ces eaux modifiaient les états morbides auxquels on les adressait avec le plus de succès. Cette théorie, qui présentait quelque chose de spécieux, à propos de la goutte et de la gravelle urique, objets de leur action très spéciale, se trouvait évidemment en défaut, vis-à-vis du reste du cercle encore assez étendu de leur application. Nous dirons d'ailleurs, aux articles GRAVELLE et GOUTTE, comment elle est inacceptable, à propos même de la diathèse dite urique ou acide. Nous exposerons alors quelques idées dont le sens est que la goutte et la gravelle urique, manifestations différentes d'un état morbide peut-être unique dans son origine, reconnaissent pour point de départ une perversion des phénomènes intimes de l'assimilation, c'est-à-dire de ceux qui président au choix et au départ des principes immédiats de l'organisme, et que les eaux bicarbonatées sodiques paraissent entraîner, par suite de leur pénétration, des conditions nouvelles propres à corriger cette disposition morbide.

Ce sont là du reste des questions théoriques que nous devons plutôt indiquer que développer. L'important est d'établir les circonstances dans lesquelles les eaux bicarbonatées sodiques doivent surtout être employées, dans l'ordre successif de leur spécialité d'application.

La *spécialisation* des eaux bicarbonatées sodiques s'adresse : aux maladies du foie, à la goutte, à la gravelle urique, aux engorgements des viscères abdominaux.

Leurs applications *communes* concernent : la dyspepsie, le diabète, le catarrhe des voies urinaires.

Leurs applications *accidentelles* : le rhumatisme, la métrite chronique, les maladies de la peau.

Applications spéciales. — Il faut reconnaître que les eaux bicarbonatées sodiques, notablement minéralisées au moins, exercent sur le foie, considéré autant comme organe sécréteur de la bile que comme organe afférent à la circulation sanguine, une action élective, qui se trouve mise en jeu dans toutes les affections de cet organe susceptibles d'un traitement curatif : concrétions biliaires, engorgements, perversions de la sécrétion biliaire [voy. FOIE]. Leur action résolutive trouve à s'exercer ici comme à propos de la généralité des engorgements abdominaux, action résolutive très supérieure à celle des eaux chlorurées sodiques, bien que celles-ci paraissent propres à modifier d'une manière plus particulière la circulation abdominale elle-même [voy. ABDOMINALE (PLÉTHORE)]. Quant à la goutte et à la gravelle urique, considérées séparément ou réunies sous le titre de diathèse urique, la spécialisation d'application des eaux bicarbonatées sodiques à leur sujet est une des plus tranchées.

Applications communes. — Bien que les eaux bicarbonatées sodiques soient d'une application très formelle dans le traitement des diverses sortes de dyspepsies, la plupart de celles-ci se prêtent à tant de traitements divers, thermaux et hygiéniques, qu'il n'est pas possible de les rattacher à une spécialisation formelle. Nous en dirons autant du diabète, auquel les eaux bicarbonatées sodiques paraissent offrir la médication thermale la mieux appropriée, mais nous ne saurions dire à titre curatif. Quant aux affections catarrhales de l'appareil urinaire, les eaux bicarbonatées sodiques leur conviendraient généralement très bien, si elles ne constituaient, dans beaucoup de cas, une médication trop active, ce qui rend certaines eaux, bicarbonatées ou sulfatées, plus facilement applicables.

Pour les *applications accidentelles*, on trouvera aux articles MÉTRITE CHRONIQUE, RHUMATISME, PEAU (MALADIES DE LA), l'indication de la part qu'il faut faire, dans leur traitement, aux eaux de ce genre.

Ce que nous venons de dire laisse en dehors les eaux bicarbonatées sodiques *faibles*, dont nous étudierons les applications à l'article FAIBLES (EAUX), et les eaux d'Ems, qui empruntent sans doute à leur double qualité chlorurée et bicarbonatée des applications assez particulières, pour que nous devions renvoyer à l'étude de cette station thermale.

Eaux bicarbonatées calciques. — La distribution géographique des eaux bicarbonatées calciques n'est pas moins remarquable que celle des bicarbonatées sodiques. Sur vingt-neuf mentionnées par l'*Annuaire*, dix-sept occupent la première région (Auvergne), dix les parties les plus voisines des deuxième et troisième régions.

Une fois la prédominance sodique disparue, les eaux bicarbonatées paraissent perdre de leur importance chimique et thérapeutique. Elles n'offrent plus d'exemples de minéralisation ni de température élevée ; la plupart sont froides ou atteignent à peine 25°. Aix seule, et l'une des moins minéralisées, atteint à peu près 37°. Nous ne rencontrons point ici de stations thermales considérables. Pougues, Aix, Foncaude, sont les plus notables d'entre elles ; d'autres, comme Châteldon, Saint-Galmier, Condillac, sont surtout des eaux de table, digestives. Nous ne saurions non plus signaler ici de spécialisation thérapeutique dominante.

Presque toutes ces eaux empruntent à leur qualité gazeuse des propriétés digestives, et à leurs bases calciques des propriétés sédatives qui, dans toute une série de cas d'affections catarrhales ou d'engorgements des appareils génito-urinaires chez l'homme ou chez la femme, les rendent préférables aux bicarbonatées sodiques.

Eaux bicarbonatées mixtes. — Le même ensemble de conditions géographiques se remarque ici que pour les eaux bicarbonatées calciques ; les mêmes observations peuvent s'adresser à l'ensemble de leurs caractères. La plupart sont froides. Cependant nous trouvons le Mont-Dore avec plus de 50°, Royat avec 35° ; point de forte minéralisation ; des sources faibles comme le Mont-Dore, Avène, Évian. Ici Soultzmatt, Sail, Saint-Alban, nous fournissent d'excellentes eaux digestives. Le Mont-Dore, Royat, Celles, nous présentent des applications dont la spécialisation n'est guère en rapport avec la classe à laquelle elles appartiennent. Car à mesure que l'on descend des eaux sodiques aux eaux calciques, et de celles-ci aux eaux à bases mixtes, on voit les caractères de la spécialisation thérapeutique s'effacer et quelquefois même presque s'éteindre. [Voy. SPÉCIALISATION.]

BIELOÏ ou **ÉBÉLÉÏ** (Russie d'Asie, Sibérie). Lac salé, dans la steppe d'Ichim, près des sources du Tobol.

Les Kirghiz regardent les bains pris dans ses eaux comme très efficaces contre une foule de maladies.

BIKSZAD (Hongrie, comitat de Szathmara). Village près de Syathmar. *Chlorurée sodique* et *bicarbonatée*. Tempér., 12° cent.

	Eau : une livre.		*Eau : un litre.*
	Grains.		Gram.
Sulfate de soude	0,46	=	0,050
Chlorure de sodium	15,20	=	1,613
Carbonate de soude	24,50	=	2,602
— de magnésie	1,08	=	0,112
— de chaux	3,14	=	0,331
— de fer	0,24	=	0,023
Silice	0,14	=	0,014
Iodures et bromures	traces		traces
	44,76	=	4,745

(TOGNIO.)

Cette eau passe pour très agréable au goût et s'emploie dans les mêmes cas que celles du même ordre.

Il y a un établissement de bains.

BILAZAI (France, Deux-Sèvres, arrond. de Bressuire). A 60 kilomètres de Poitiers.

Sulfurée calcique? Tempér., 18°.

Il y avait naguère trois bassins dont les usages étaient différents. On ne voit plus aujourd'hui qu'un seul bassin provisoire alimenté par un canal ou aqueduc de captation récemment construit.

Il y a un projet d'établissement thermal. En attendant, les malades sont logés et prennent leurs bains à l'hospice d'Oyron, à 3 kilomètres des sources.

	Eau : un litre.
Acide carbonique libre	traces
	Gram.
Bicarbonate de chaux	0,263
— de magnésie	0,021
Carbonate de fer	0,020
Sulfate de chaux	0,280
— de soude	0,097
— de magnésie	0,060
Chlorure de sodium	0,165
— de magnésium	0,030
Silice et alumine	0,080
Matière organique, sable et détritus végétaux	traces
	1,016

(O. Henry, 1828.)

M. O. Henry estime que les eaux de Bilazai doivent leur sulfuration à la décomposition des sulfates qu'elles contiennent, opinion qui, pour le dire en passant, n'est pas partagée par MM. Baudin et Malapert, qui, en 1846, se sont occupés de ces sources.

Comme M. O. Henry n'a pas cherché à déterminer la proportion du principe sulfuré qu'elles renferment, M. Abel Poirier a voulu combler cette lacune. Voici le résultat de ses analyses :

Eau prise à l'ancien bassin des Buveurs.

	Gram.
Soufre, par litre	0,002026
Acide sulfhydrique, par litre (en poids)	0,001164
— — (en volume	1^{cc},398916

Eau prise à la nouvelle buvette.

	Gram.
Soufre, par litre	0,002544
Acide sulfhydrique (en poids)	0,002704
— (en volume)	1^{cc},748648

Eau prise à la source même.

	Gram.
Soufre, par litre	0,003564
Acide sulfhydrique (en poids)	0,003784
— (en volume	2^{cc},448108

M. A. Poirier conclut de ses recherches que les sources de Bilazai sont sulfureuses avant d'arriver au lavoir, et qu'elles acquièrent un degré de sulfuration plus fort par la décomposition ultérieure des sulfates.

Ces considérations permettent jusqu'à un certain point de supposer que ces sources appartiennent aux eaux sulfurées calciques.

BILIAIRE (Gravelle). Voy. BILIAIRES (CALCULS).

BILIAIRES (Calculs). Les eaux minérales nous paraissent constituer la seule médication effective des calculs biliaires. Des concrétions peuvent sans doute exister accidentellement dans la vésicule biliaire (ou dans le foie), donner lieu à des coliques hépatiques, puis disparaître. Mais nous entendons parler de la disposition en vertu de laquelle des calculs biliaires se forment et se reproduisent jusqu'à ce que cette disposition ait été combattue avec succès. Les différents moyens auxquels la thérapeutique a recours en pareille circonstance, les térébenthinés, les préparations opiacées et éthérées, les purgatifs, aidés même du régime le mieux entendu, ne sont guère que des palliatifs, et à nos yeux les eaux minérales appropriées sont le seul agent curatif des calculs biliaires. Aussi convient-il d'y recourir dès la première apparition symptomatique de concrétions, ou seulement de gravelle biliaire, gravelle noire ou blanche, de matière colorante ou de cholestérine.

L'indication dominante est moins encore de faire disparaître les calculs existants que d'empêcher qu'ils s'accroissent ou qu'il s'en forme de nouveaux.

Nous pensons que des conditions multiples président à la formation des concrétions biliaires : le ralentissement de la circulation biliaire, et la stagnation, dans la vésicule, de la bile ou de quelques-uns de ses éléments ; l'épaississement de la bile elle-même ; la prédominance de l'un de ses éléments, matière colorante ou cholestérine. Augmenter l'activité de la sécrétion biliaire et de l'appareil excréteur de la bile, rendre à celle-ci sa constitution normale, tel serait donc le problème à remplir, pour ne parler que de ce qu'il nous est permis de percevoir ou de supposer dans l'évolution des phénomènes qui peuvent présider à la formation ou à la curation des concrétions biliaires.

Telle paraît être en effet la double action des eaux bicarbonatées sodiques, qui sont pour nous les eaux spéciales des concrétions biliaires.

Quant à une action dissolvante directement adressée aux concrétions biliaires elles-mêmes, elle ne peut être admise en aucune façon. Les eaux minérales ne sauraient exercer d'action dissolvante que sur les tissus dans lesquels elles peuvent déterminer, par leur pénétration, des phénomènes moléculaires. Les concrétions déjà formées et déposées dans quelque point que ce soit des conduits biliaires ne pouvant être atteintes directement par elles, il faudrait supposer qu'elles changeraient la bile en une sorte de menstrue susceptible de les dissoudre, ce qui nous semble inadmissible.

Toutes les fois que l'on a des raisons de croire qu'il existe des calculs dans la vésicule biliaire, ou dans le foie, les eaux minérales sont indiquées.

Dans les cas les plus ordinaires, on choisira des eaux notablement minéralisées, comme *Vichy*, *Vals*, *Karlsbad*. Le traitement thermal sera employé à une époque aussi éloignée que possible du retour de la colique hépatique; en d'autres termes, aux époques où le sujet se trouvera le mieux possible, car on sait que dans les intervalles des coliques hépatiques, il peut y avoir de longues périodes de santé apparente.

Le traitement thermal dispose toujours à la réapparition des coliques. Celles-ci se montrent pendant la durée du traitement ou immédiatement après. Il paraît résulter de relevés d'observations, que ces coliques consécutives au traitement thermal aboutiraient plus constamment que les autres à l'issue de calculs. Le traitement se compose de bains et d'eau minérale à l'intérieur. Les bains sont moins usités à Karlsbad qu'à Vichy. On emploie surtout la *Grande-Grille* à Vichy, le *Sprudel* à Karlsbad.

Il y a des individus chez qui les coliques se répètent incessamment. La région hépatique devient constamment douloureuse; le foie est gonflé et douloureux; le moindre écart relatif dans le régime nécessaire ramène aussitôt de violents accès; il en est de même des boissons un peu excitantes, ou de la moindre fatigue. Le traitement par les eaux très actives est alors assez difficile à faire tolérer, et devient quelquefois impossible. On préférera dans ces cas des eaux moins minéralisées que celles dont nous venons de parler, mais cependant encore d'une certaine minéralisation bicarbonatée sodique ou bicarbonatée mixte : ainsi *Saint-Alban*, *Pougues*, *Foncaudé*, *Royat*, *Châtelguyon*, mais surtout *Ems*, qui paraît la station la mieux appropriée aux cas de ce genre.

Lorsque les coliques hépatiques ont cessé de se montrer, il est prudent de réitérer encore le traitement thermal, et de le poursuivre pendant plusieurs années, si l'on veut en prévenir le retour. L'usage des eaux bicarbonatées sodiques ou mixtes, en boisson, dans l'intervalle des traitements thermaux, *Vichy*, *Ems*, ou, si ces eaux sont mal supportées, *Soultzmatt*, *Saint-Alban*, *Condillac*, *Châteldon*, etc., est toujours utile.

BILIEUX (Tempérament). On ne saurait prétendre que les eaux minérales puissent modifier directement le tempérament bilieux. Cependant si l'on considère que, chez les individus qui présentent les caractères de ce tempérament, les sécrétions se font généralement mal, en particulier celles de la peau, les fonctions digestives et les fonctions hépatiques sont facilement troublées, la constipation commune, on admettra facilement que l'usage modéré de certaines eaux minérales, empruntées surtout à la classe des bicarbonatées sodiques, puisse être utile, autant à titre hygiénique que médicamenteux : ainsi *Saint-Alban* ou *Ems*. Mais si les signes de ce tempérament viennent à se prononcer avec quelque exagération; s'il s'agit, à proprement parler, d'une constitution bilieuse; si quelqu'une des circonstances que nous avons énumérées plus haut, et en particulier la disposition aux affections bilieuses, prend un caractère un peu déterminé, alors nous n'hésitons pas à considérer les eaux minérales appropriées comme plus propres qu'aucun autre moyen à enrayer de telles dispositions, et à en corriger les premières manifestations. Une cure par les eaux de *Vichy* tous les ans, ou à des époques plus éloignées, est très salutaire en pareille circonstance. Les eaux de *Karlsbad*, qui se rapprochent si fort des eaux de Vichy sur ce terrain, sont d'un emploi moins facile, moins inoffensif, et peut-être moins opportun en dehors d'une urgence bien manifeste. Si la constipation domine, s'il y a de la tendance à la rétention de la bile dans le foie, *Hambourg*, *Kissingen*, *Wiesbaden*, seront indiquées. Les eaux de constitution correspondante en France sont moins communément usitées en pareil cas. Il semble que *Bourbonne* devrait convenir alors.

BILIN (Bohême, régence d'Eger). Ville à 21 kilomètres de Leitmeritz à 8 kilomètres seulement de Tœplitz.

Bicarbonatée sodique. Quatre sources, dont la température pour deux d'entre elles (sources Joseph et Caroline) est de 9°,5 cent.; quant aux deux dernières, elles n'ont été l'objet d'aucun examen thermométrique.

Nous allons indiquer la composition de la source *Joseph*, qui a été analysée avec soin par M. Redtenbacher en 1845.

	Eau : un litre.
	Gram.
Sulfate de potasse	0,1283
— de soude	0,8269
Chlorure de sodium	0,3823
Carbonate de soude	3,0085
— de lithine	0,0188
— de chaux	0,4024
— de magnésie	0,1431
— de fer	0,0094
Phosphate basique d'alumine	0,0084
Silice	0,0317
	4,9498

Gaz.

	Cent. cub.
Acide carbonique des bicarbonates	15,092
Acide carbonique libre	17,247
	81,927

Le *Josephsquelle* sert principalement pour l'expédition, laquelle est considérable dans toute l'Allemagne. On va très peu boire ces eaux à leur source, et, grâce à une saveur agréablement piquante, à une grande limpidité, à leur mélange facile avec le vin, et aussi à la possibilité de les conserver longtemps dans des cruchons bien clos, elles ont pris rang comme boisson de table. On les associe, à ce titre, à la cure de Tœplitz, station très voisine. Toutefois leur composition les rapproche quelque peu des eaux de Vichy; Bilin a même été appelée souvent le *Vichy froid*. La série d'affections dans lesquelles on recommande leur emploi ne diffère pas de la spécialisation reconnue aux eaux BICARBONATÉES SODIQUES [voy. ce mot]. Nous en excepterons le catarrhe bronchique chronique, auquel les médecins allemands opposent volontiers la médication alcaline, en vertu d'opinions qui ne sont point généralement admises ici [voy. BRONCHIQUE (CATARRHE)]. — On fabrique à Bilin, grâce à l'abondance des sources minérales, des sels de soude et de magnésie, dits *sel polychreste de Bilin*, et employés en pharmacie.

BIO (France, Lot, arrond. de Figeac).

Sulfatée calcique. Froide.

Il y a deux sources, connues sous le nom de sources *Lagarde*. Elles offrent une composition à peu près identique.

	Eau : un litre.
	Lit.
Acide carbonique libre	0,078
Acide sulfhydrique	0,012
	Gram.
Bicarbonate de chaux	0,401
— de magnésie	0,097
Sulfate de chaux	1,732
— de soude	0,688
— de magnésie	0,286
Chlorure de calcium	traces
— de potassium	traces
— de magnésium	0,078
— de sodium	0,104
Acide silicique et oxyde de fer	0,028
Matière organique azotée	0,076
Soufre	traces inappréc.
	3,490
	(O. HENRY.)

L'*Annuaire des eaux de la France* range les sources de Bio parmi les sulfatées calciques : on pourrait cependant les considérer comme sulfureuses, car beaucoup d'eaux minérales sulfurées calciques ne renferment pas une proportion plus grande d'acide sulfhydrique.

BIRKENFELD (Principauté de) (grand-duché d'Oldenbourg). A 40 kilomètres de Trèves, à 44 de Sarrelouis.

Eaux *ferrugineuses*, *manganésiennes* et *bicarbonatées sodiques* et *calciques* de Hambach et Schwollen.

A Hambach, il existe quatre sources, savoir : la source principale, dont l'eau n'est employée qu'en boisson, la source d'Albertus, et deux autres pour les bains. A Schwollen, il n'y a que deux sources : la supérieure, qui sert pour la boisson, et l'inférieure dont on fait usage pour les bains. L'analyse chimique rapproche tellement ces eaux l'une de l'autre, que nous la donnons ici d'une manière comparative :

	Source du Hambach.	Source supérieure de Schwollen.
Acide carbonique se dégageant sous forme de bulles par l'ébullition.	14grains,20	14grains,0 ou près de
	ou 25pc,3596 de Paris.	24pc,9040 de Paris.
Carbonate de soude	1,4150	1,8750
— de lithine	0,0050	0,0225
— de baryte	0,0005	0,0015
— de strontiane	0,0004	0,0012
— de chaux	1,1156	0,9925
— de magnésie	0,3850	0,6415
— de protox. de manganèse	0,0015	0,4925
— de fer	0,6525	0,5492
Crénate et apocrénate de soude	0,0125	0,0135
Sulfate de soude	0,0945	0,1465
Phosphate de soude	0,0895	0,1185
Sous-phosphate d'alumine	0,0012	0,0015
Acide silicique	0,2774	0,2575
Alumine	0,0000	0,1425
Fluorure de calcium	traces	0,0005
Chlorure de potassium	0,0250	0,1225
— de sodium	0,0435	0,5115
— de lithium	traces	0,0010
	4,1191	5,8914

(M. Rieken.)

Nous n'appliquons pas à l'analyse de ces deux sources le système décimal, parce que l'auteur ne fait pas mention du volume du liquide sur lequel il a opéré.

Ces eaux étaient déjà connues du temps des Romains, et elles acquirent une grande réputation dans le XVIe siècle, époque à laquelle un grand nombre de personnages de distinction les visitèrent. Elles empruntent à leur composition des propriétés à la fois toniques et résolutives qui les ont fait employer utilement dans le traitement des maladies du système lymphatique et glandulaire (Dr Rieken).

BIRLENBACH (duché de Nassau). Village à proximité de mines de fer.

Ferrugineuse bicarbonatée. Froide.

L'analyse nous est inconnue. Ces eaux s'expédient en quantité assez considérable par toute l'Allemagne.

BIRMENSTORF (Suisse, canton d'Argovie). A 2 kilomètres de Baden. Pas d'établissement. Ces eaux ne s'emploient que transportées.

Sulfatée magnésique, Tempér., 10° cent.

La pesanteur spécifique est, d'après Bolley, 1,020. Mise en bouteilles, elle se conserve sans s'altérer.

	Eau : 1000 parties.
Sulfate de potasse	0,1042
— de soude	7,0356
— de chaux	1,2692
— de magnésie	22,0135
Chlorure de magnésium	0,4604
Carbonate de chaux	0,0133
— de magnésie	0,0324
Crénate de magnésie	0,1010
Oxyde de fer	0,0107
Alumine	0,0277
Acide silicique	0,0302
	31,1982

(Bolley, 1842.)

La proportion considérable de sulfate de magnésie dans cette eau la place parmi les eaux minérales les plus actives. Sa saveur est agréablement amère, sans avoir l'arrière-goût salé des eaux de Sedlitz, Seidschutz et de Pullna, et elle diffère par cela même des eaux de la Bohême, avec lesquelles elle a quelque analogie sous le rapport de la composition chimique.

Depuis le travail de M. Bolley, on a découvert à Birmenstorf un gisement de sulfate de magnésie, et dans le voisinage, dans des couches de gypse, une nouvelle source minérale d'un débit peu abondant, il est vrai, mais remarquablement riche en iodure. M. Bolley assure que cette eau se colore très sensiblement en bleu par l'amidon, même lorsqu'elle a été étendue de six fois son volume d'eau distillée. Il est à regretter que M. Bolley n'ait pas fait connaître la composition complète de l'eau de cette nouvelle source.

BIRRESBORN (Prusse, province du Rhin). Village sur la Kyll.

Ferrugineuse bicarbonatée. Tempér., 10° cent.

	Eau : 16 onces.		*Eau : un litre.*
	Grains.		Gram.
Bicarbonate de soude	13,390	=	1,628
— de magnésie	2,611	=	0,317
— de chaux	0,338	=	0,038
— de fer	1,620	=	0,195
Chlorure de sodium	5,637	=	0,684
Sulfate de soude	2,857	=	0,347
	26,453	=	3,209
	Pouc. cub.		Cent. cub.
Gaz acide carbonique	34,71	=	1229,5

Station fréquentée.

BITUME. Pendant très longtemps, et alors que l'origine et la nature des matières organiques ou en dérivant étaient mal définies, on supposait que beaucoup d'eaux minérales thermales renfermaient du bitume désigné encore sous le nom de matière bitumineuse. Mais, depuis, les expériences ont montré que, si la présence du bitume ne pouvait être révoquée en doute dans plusieurs sources, elle était beaucoup moins fréquente qu'on ne l'avait admis.

Le bitume, tel que les eaux l'entraînent avec elles, est un produit résultant de la décomposition, à une température très élevée et sous une pression énorme, des matières organiques enfouies dans les couches profondes du sol : aussi est-ce dans les sources d'origine volcanique ou situées dans le voisinage des volcans anciens qu'on le signale le plus souvent. Un exemple nous est fourni par le puits de la Poix en Auvergne, qui donne, outre une eau très chargée de chlorure de sodium, une quantité considérable de bitume insoluble dont l'industrie tire partie. Les eaux de Vichy contiennent, comme l'a montré M. Bouquet, une matière organique bitumineuse soluble.

L'existence d'une quantité notable de bitume dans les eaux sulfurées d'Euzet a valu à celles-ci le nom de bitumineuses, et, d'après M. le docteur Auphan, les propriétés thérapeutiques particulières qu'on a reconnues aux sources de cette station doivent être en partie attribuées à cette substance. Les eaux d'Euzet, abandonnées à l'air libre, déposent peu à peu le bitume qu'elles tenaient en dissolution : leur odeur, même à quelques pas de leur lieu d'origine, est bitumineuse et assez prononcée ; enfin leur saveur rappelle tout de suite le principe balsamique qui les sature.

La recherche du bitume dans les eaux minérales en général n'a donné lieu qu'à un petit nombre d'expériences : nous allons indiquer seulement celles de M. Bouquet, parce qu'elles nous paraissent les plus concluantes. Ajoutons aussi que ce chimiste a pu découvrir la matière organique des eaux de Vichy, en opérant avec une grande quantité de concrétion calcaire de l'une des sources, dépôt qui possède à peu près la même composition que celui de toutes les autres sources.

La concrétion, réduite en gros fragments et introduite dans un matras contenant de l'eau distillée, a été décomposée à froid par l'acide chlorhydrique, ajouté peu à peu afin de modérer le plus possible le dégagement de l'acide carbonique. La partie insoluble, recueillie sur un filtre, a été lavée avec soin par l'eau distillée froide, et le filtre, étalé sur plusieurs doubles de papier joseph, a été séché au contact de l'air. Le résidu, pulvérisé, a été mis en digestion avec de l'éther sulfurique rectifié, et ensuite avec de l'alcool à 40°. Les solutions, évaporées à l'air libre, laissèrent toutes les deux un résidu brun, gluant, qu'une température de 100° ne parvenait pas à dessécher complétement, et qui possédait une odeur rappelant tout à fait celle du bitume.

BLACKPOOL (Angleterre, comté de Lancastre). A 364 kilomètres de Londres, sur un embranchement du chemin de fer du Nord-Ouest.

Bains de mer très fréquentés, quoique la plage en soit aujourd'hui éloignée d'un kilomètre.

BLANCHIMONT (Belgique, province de Liége). Hameau.

Ferrugineuse bicarbonatée. Froide.

	Eau : 16 onces.		*Eau : un litre.*
	Grains.		Gram.
Carbonate de fer	0,308	=	0,032
— de chaux	0,142	=	0,014
— de magnésie	0,086	=	0,008
— de soude	0,071	=	0,007
Chlorure de sodium	0,056	=	0,005
Sulfate de soude	0,012	=	0,001
Acide silicique	0,065	=	0,006
	0,740	=	0,073
	Pouc. cub.		Cent. cub.
Gaz acide carbonique	13,94	=	501,8
			(MONHEIM.)

Cette source laisse déposer une grande quantité d'ocre jaune propre à la peinture. Il est assez digne de remarque que, dans cette eau, ce soit le sel de fer qui prédomine.

BLANCHISSANTES (Eaux). Voy. DÉGÉNÉRÉES (EAUX).

BLASIBAD (Allemagne, Wurtemberg). Près de Tübingue.

Carbonatée calcique. Tempér., 9° cent.

	Eau : 16 onces.		*Eau : un litre*
	Grains.		Gram.
Carbonate de chaux	3,250	=	0,402
Sulfate de magnésie	1,000	=	0,124
— de chaux	0,750	=	0,093
	5,000	=	0,619

Ces eaux sont employées en bains dans les cas d'affections goutteuses et rhumatismales, et contre quelques affections cutanées. Mais leur analyse nous paraît incomplète sous tous les rapports.

BLENNORRHÉE. C'est à dessein que cette expression figure ici plutôt que celle de blennorrhagie. Le traitement thermal ne peut jamais s'appliquer aux accidents aigus qui caractérisent l'écoulement inflammatoire de l'urèthre, qu'il soit spécifique ou non. Mais s'il s'agit de ces suintements chroniques, résultat le plus souvent d'une mauvaise ou insuffisante médication, et qui, comme on le sait, découragent les médecins autant que les malades, alors les eaux minérales peuvent intervenir. Des observations nombreuses ont été recueillies près des sources sulfurées des Pyrénées (*Baréges*, *Cauterets*, *Amélie*). Elles démontrent l'avantage qu'on obtient des bains de cette classe en rappelant un état aigu, le seul moyen reconnu aujourd'hui de faciliter la guérison durable de l'inflammation chronique de la muqueuse uréthrale. A plus forte raison, si une mauvaise santé, le plus souvent compliquée de chloro-anémie, semble entretenir la persistance de ce catarrhe, devra-t-on recourir à une méthode reconstituante. L'association des boissons ferrugineuses aux bains sulfureux, aux douches écossaises et au massage, est parfaitement indiquée en pareil cas. Les eaux de *Luxeuil*, de *Spa*, de *Pyrmont*, de *Marienbad*, auront une utilité incontestable alors. Il est certain que les conditions hygiéniques rencontrées dans la station thermale indiquée au malade devront contribuer au succès de sa cure. Dans quelques circonstances, chez de jeunes sujets très lymphatiques et peu impressionnables, les bains de mer sont conseillés avec profit. En Allemagne, c'est aux eaux de *Tœplitz*, de *Wiesbaden*, de *Franzensbad*, qu'on adresse plus spécialement la blennorrhée ; mais les principes qui guident dans la direction du traitement de cette affection chronique sont les mêmes chez nos voisins que pour nous. En ce qui regarde le catarrhe blennorrhagique chez la femme, voyez LEUCORRHÉE).

BLESSURES DE GUERRE. De toutes les armes utilisées à la guerre, ce sont celles à feu et à projectiles qui occasionnent le plus de lésions graves. La grande majorité des militaires infirmes adressés aux stations thermales portent les conséquences plus ou moins éloignées de coups de feu, plaies produites par les balles, les boulets et éclats de projectiles creux. Il est plus rare qu'on ait à s'occuper de blessures par armes blanches. Les moyens de destruction employés aujourd'hui expliquent ce peu de fréquence. La campagne de Crimée a multiplié les exemples dont nous parlons. Le plus généralement, les plaies d'armes à feu laissent après elles des cicatrices adhérentes et douloureuses, des ulcères et des trajets fistuleux entretenus par la pourriture d'hôpital. Il y a aussi à considérer au même titre les caries et les nécroses, compliquées de la présence d'esquilles et de corps étrangers, les accidents qui entraînent les fractures comminutives, les lésions des articulations, les paralysies partielles, avec perte de sensibilité et de chaleur, etc. Enfin, ces infirmités peuvent s'accompagner d'un état général, caractérisé par l'épuisement des forces et une anémie fâcheuse, conséquences de tous les commémoratifs du sujet. La plupart des lésions qui viennent d'être citées trouveront leur détail ailleurs [voy. ARTICULAIRES (MALADIES). CARIE. CAL. PARALYSIES. ULCÈRES].

Il est reconnu, en chirurgie militaire, que, malgré l'examen le plus attentif pratiqué aussitôt après une blessure d'arme à feu, des balles, des projectiles, fragments d'étoffe ou autres débris, restent parfois au fond de la plaie, et que celle-ci se cicatrise sur quelque corps étranger.

Tantôt la présence de ces corps étrangers au milieu des tissus ne se signale par aucune manifestation. Le plus souvent, au contraire, ils sont l'origine de gêne, de douleurs vives et de fréquents abcès. Par leur proximité des parties osseuses, ils entretiennent des ostéites, des caries, aussi longtemps rebelles que subsistera la cause qui les a fait naître, et que très souvent on ignore. Les eaux réussissent parfois à les éliminer, en déterminant autour d'eux un travail inflammatoire et des abcès qui les font ainsi découvrir. L'élimination des esquilles, véritables corps étrangers, est fort souvent favorisée de la même manière (Cabrol). Les eaux sulfurées et celles chlorurées sodiques se partagent l'attribution des suites de blessures de guerre, et en particulier la propriété d'issue des corps étrangers dont il vient d'être question [voy. BARÉGES. AMÉLIE. BOURBONNE. BOURBON-L'ARCHAMBAULT]. C'est d'ailleurs pour elles un privilége traditionnel [voy. ARQUEBUSADES (EAUX DES)]. De la part des unes et des autres, le procédé balnéatoire, piscines à température élevée et douches, étant uniformément admis, l'action stimulante s'exerce d'une manière analogue. L'important est qu'elle ne dépasse point le but, et que la suppuration qu'on provoque ou qu'on active ne s'étende pas au delà du point lésé. L'application de la médication thermale demande à être surveillée en pareil cas. Il en est de même de certaines plaies rentrant dans cet article. M. Cabrol a observé à Bourbonne, et les mêmes faits se sont produits à Balaruc, que, à la suite de la guerre d'Orient, les plaies qui avaient été primitivement envahies par la pourriture d'hôpital, reprenaient ce caractère putride que la continuation des eaux ne faisait qu'augmenter. On était obligé alors de suspendre le traitement, et de recourir aux moyens appropriés. Le plus souvent ces accidents se montrent en même temps que l'ensemble de phénomènes décrits sous le nom de *fièvre thermale* [voy. ce mot]. Cette concomitance demande à être prise en considération.

Quand il s'agit de blessures cicatrisées, des adhérences vicieuses et des contractures musculaires ou tendineuses peuvent en être la suite; et sont traitées également avec avantage à *Baréges* ou à *Bourbonne*. Les cicatrices adhérentes aux muscles, aux aponévroses et aux tendons, occasionnent souvent des douleurs par les tiraillements qu'elles éprouvent sous l'influence des contractions musculaires dont elles gênent le libre exercice. Par leur inextensibilité, elles brident le relâchement complet des muscles, et limitent ainsi l'action de leurs antagonistes. Sous l'influence des eaux, le tissu inodulaire acquiert plus de souplesse, les adhérences se relâchent; en même temps l'entrave apportée dans les mouvements diminue et disparaît avec la douleur (Cabrol). On déduira des résultats obtenus ici ce qu'on doit attendre du traitement équivalent des contractures musculaires récentes, dues à une légère cicatrice de la substance musculaire, à un foyer inflammatoire guéri qui entourait un muscle sans le comprendre, à une blessure qui a nécessité une position vicieuse prolongée du membre, une trop grande immobilité, et, par suite, de la rigidité des muscles (id.). L'atrophie est également fréquente alors. Les DOUCHES et les applications de BOUES MINÉRALES [voy. ces mots] sont d'une ressource utile contre ces altérations consécutives, organiques ou fonctionnelles. Si l'état général a besoin d'être reconstitué, indépendamment des eaux déjà citées, les *sources ferrugineuses* (*Luxeuil, Spa, Pyrmont*) et les *bains de mer* s'offrent tout naturellement au praticien.

BLEUISSEMENT DES EAUX. Les eaux minérales vues en petite quantité sont généralement incolores; examinées au contraire en grande masse, elles paraissent vertes.

L'une des sources d'Ax (Ariége) possède la singulière propriété d'être louche et, de plus, de ressembler à une dissolution de sulfate de quinine, c'est-à-dire d'être bleuâtre.

On a émis différentes hypothèses sur la substance qui communiquait cette coloration à l'eau : ainsi Dispan l'attribue à une illusion d'optique; M. Magne-Lahens, à de l'ardoise à l'état de division extrême et tenue par cela même en suspension. Cette opinion est d'autant plus vraisemblable que l'on trouve, dans le fond du réservoir qui contient l'eau, cette même ardoise sous la forme d'une terre bleuâtre; ensuite que cette coloration a encore été signalée, et pour la même cause, dans l'eau d'une source de l'Espagne. Pour M. Fontan, le bleuissement de la source d'Ax provient du soufre précipité.

BLÉVILLE (France, Seine-Inférieure, arrond. du Havre).

Ferrugineuse bicarbonatée. Froide.

Cette source est située au pied d'une falaise, très près de la mer, et se trouve submergée dans les grandes marées.

	Eau : un litre.
	Gram.
Carbonate de chaux	0,0686
— de fer	0,1142
Sulfate de chaux	0,1713
Chlorure de sodium	0,1257
— de magnésium	0,0686
	0,5484

(DUPRAY, 1810.)

Cette eau minérale mériterait d'être soumise à un nouvel examen

BLUE SULPHUR SPRINGS (Amérique du Nord, Virginie).

Sources *sulfureuses* abondantes.

BLUMENSTEIN (Suisse, canton de Berne). Village à 7 kilomètres de Thun et 20 de Berne.

Ferrugineuse bicarbonatée. Tempér., 11° cent.

	Eau : 50 *onces*.
	Grains.
Carbonate de chaux	11,25
— de terre muriatique	2,60
— de fer	0,48
Muriate acidule	0,80
Sulfate de soude	0,50
	18,15
	Cent. cub.
Matière extractive	1,50
Gaz acide carbonique	4,6

(Fueter.)

Nous avons reproduit les termes mêmes dans lesquels les résultats de cette analyse ont été exposés; mais on ne sait ce que son auteur entend par *carbonate de terre muriatique* et par *muriate acidule*.

La saveur de cette eau est très styptique. Exposée à l'air, elle se trouble et donne un dépôt ocracé abondant. Quatre sources principales qui sortent, près des bains, dans une prairie marécageuse, alimentent l'établissement, assez bien installé lui-même. C'est principalement à l'usage externe qu'on se borne, en bains et en douches. Le voisinage de *Gurnigel* [voy. ce mot] permet d'associer la boisson des eaux sulfurées à leur emploi. Les affections nerveuses dépendant d'une altération du sang, l'anémie des convalescents, la chlorose, et en général les affaiblissements constitutionnels, sont du ressort de ces bains.

BOBBIO (États sardes). Ville à 60 kilomètres de Gênes, dans la vallée de la Trebbia.

Chlorurée sodique sulfureuse? Thermale. (Bertini.)

Pas d'analyse complète. On y a signalé des chlorures de sodium et de calcium dans les rapports suivants pour 100 parties d'eau :

	Gram.
Chlorure de sodium	3,457
— de calcium	0,580
Eau	95,963
	100,000

(Cordier.)

On emploie ces eaux dans les maladies cutanées. A peu de distance de Bobbio, jaillissent des sources nombreuses, presque toutes sulfureuses ou chlorurées sodiques, mais sans usage médical.

BOCCHEGGIANO (Toscane, prov. de Sienne).

Cinq sources réunies dans le *Val di Messe*, les unes *ferrugineuses bicarbonatées*, les autres *sulfatées calciques*. Tempér., 17° cent.

Eau : un litre.

	SOURCE N° 1.	SOURCE N° 2.	SOURCE N° 3.	SOURCE N° 4.	SOURCE N° 5.
Température	16° c.	16° c.	16° c.	?	?
Acide carbonique	151cc,5	64cc,9	indét.	»	280cc,9
	Gram.	Gram.	Gram.	Gram.	Gram.
Sulfate de magnésie	0,026	0,026	»	0,313	»
— de chaux	0,017	0,026	0,052	0,529	0,103
Carbonate de chaux	»	»	»	»	0,380
— de magnésie	»	»	traces	»	0,313
— de soude	»	»	»	»	0,418
— de protoyxde de fer	0,208	0,152	»	»	»
Chlorure de sodium	0,052	0,052	0,017	0,152	0,313
— de magnésium	»	»	0,017	0,052	0,052
— de calcium	0,035	0,026	0,017	0,052	0,052
	0,338	0,282	0,103	1,098	1,631

(GIULI.)

BOCKLET (Bavière, prov. de la basse Franconie). Village à 8 kilomètres de Kissingen.

Ferrugineuse bicarbonatée. Tempér., 10 et 15° cent.

Les analyses qui suivent sont les plus récemment produites. On remarquera dans la deuxième la notable proportion de gaz acide carbonique, dont le dégagement a été utilisé thérapeutiquement.

1° Source du *Schwefelquelle*. Tempér., 15°.

	Eau : 16 onces.		*Eau : un litre.*
	Grains.		Gram.
Sulfate de soude	0,25	=	0,025
Carbonate de soude	0,50	=	0,053
— de chaux	2,50	=	0,266
— de magnésie	0,50	=	0,053
— de protoxyde de fer	0,40	=	0,040
Chlorure de sodium	0,25	=	0,025
— de potassium	0,50	=	0,053
Silice	0,10	=	0,010
	5,00	=	0,525
	Pouc. cub.		Cent. cub.
Acide carbonique	21	=	756
Acide sulfhydrique	0,20	=	7,2

2° Source de *Stahlquelle* (source principale). Tempér., 15°.

Carbonate de magnésie	3,3600	=	0,353
— de chaux	6,5450	=	0,690
— de protoxyde de fer	0,6107	=	0,064
— de protoxyde de manganèse	0,0010	=	0,001
Bromure de magnésium	0,0002	=	traces
Chlorure de magnésium	4,4320	=	0,465
— de potassium	0,1473	=	0,015
— de sodium	6,5522	=	0,695
Sulfate de soude	2,5421	=	0,266
— de magnésie	3,2300	=	0,339
Silice	0,2210	=	0,021
Alumine	0,0023	=	0,001
Matière organique	0,0201	=	0,001
	27,6639	=	2,911
	Pouc. cub.		Cent. cub.
Acide carbonique	39,388	=	1417,9

(KASTNER.)

Comme celle de Brückenau, la station de Bocklet est très fréquentée par les malades de Kissingen. On y compte sept sources variées en degré de minéralisation et employées en boisson et en bains. Leurs propriétés sont celles de la classe d'eaux ferrugineuses à laquelle elles appartiennent. Situation dans une vallée très agréable.

BODAJK (Hongrie, comitat de Stuhlweissenburg). Bourg sur la Sarviz.

Sulfatée calcique. Tempér., 16° cent.

D'après Kitaibel, on trouve encore dans ces eaux du carbonate de chaux et de la silice, et, exposées à l'air, elles laissent déposer un sédiment ferrugineux. Source abondante, située dans une vallée pittoresque, et très fréquentée par les habitants des environs qui viennent en pèlerinage en cet endroit. On l'administre en bains dans les maladies de peau et à titre de médication reconstituante.

BODENFELDE (Hanovre, principauté de Göttingen).

Chlorurée sodique. Froide.

	Eau : 16 onces.		Eau : un litre.
	Grains.		Gram.
Chlorure de sodium	88,90	=	11,044
— de magnésium	6,60	=	0,817
— de calcium	0,30	=	0,036
Carbonate de soude	4,40	=	0,545
— de magnésie	0,70	=	0,086
Sulfate de soude	14,80	=	1,837
— de magnésie	0,60	=	0,074
— de chaux	3,00	=	0,372
	119,30	=	14,811
	Pouc. cub.		Cent. cub.
Gaz acide carbonique	10,61	=	381,9

(DUMÉNIL.)

Cette source est employée à l'extraction et à la fabrication de produits chimiques.

BODOK (États autrichiens, Transylvanie). Village du pays des Szeklers.

Bicarbonatée sodique. Tempér., 13° cent.

	Eau : 16 onces.		*Eau : un litre.*
	Grains.		Gram.
Carbonate de soude........	28,000	=	4,082
— de chaux........	4,000	=	0,583
— de magnésie......	2,200	=	0,319
— de fer..........	0,028	=	0,035
Sulfate de soude...........	2,800	=	0,406
Chlorure de sodium........	1,000	=	0,145
	38,028	=	5,570
	Pouc. cub.		Cent. cub.
Gaz acide carbonique.......	44,80	=	1612,9

(PATAKY.)

Cette source offre la plus grande analogie avec celles de Bilin en Bohême et de Borszek (Transylvanie). On l'emploie en boisson et en bains.

BOHÊME. Le territoire de la Bohême se distingue, sous le rapport géologique, de tous les pays qui l'entourent. Il forme un plateau élevé, qui s'incline vers le nord, et que ceint une ligne continue de montagnes, circonscrivant une sorte de losange. Toutes ces chaînes projettent jusque dans l'intérieur du pays des contre-forts qui le sillonnent dans tous les sens. Le sol participe de la formation neptunienne et des phénomènes ignés. Au milieu de dépôts calcaires on trouve des grès, des basaltes et d'autres roches qui paraissent avoir été modifiées par l'action des feux souterrains. Berzelius avait déjà remarqué que lorsqu'on entre dans la Bohême en venant de Dresde, on est frappé de la ressemblance de cette contrée avec l'Auvergne et le Vivarais. Depuis Tœplitz jusqu'à Eger, des deux côtés de la vallée, et surtout aux environs de Karlsbad, les roches volcaniques abondent (*Ann. des mines*, 1re sér., IX). Les secousses de tremblement de terre s'y font sentir encore quelquefois, et dans quelques localités plusieurs sources ont tari consécutivement à ces commotions.

Dans la Bohême, les sources minérales sont très importantes et font, avec l'exploitation de nombreuses mines de métaux, une des richesses du pays. Elles paraissent dès qu'on se trouve sur le terrain volcanique. Les plus célèbres sont les sources bicarbonatées sodiques de *Bilin*, de *Tœplitz*, ces dernières si thermales, les sources sulfatées sodiques de *Franzensbad*, de *Karlsbad*, de *Marienbad*, les eaux amères (sulfatées sodiques et magnésiennes) de *Saidchütz*, *Sedlitz*, *Püllna*, et en outre un nombre considérable d'eaux ferrugineuses, et surtout de sources chlorurées sodiques froides qu'on nomme dans le pays *Saüerlings*. Pour la classification de ces eaux [voy. AUTRICHE]. Toutes celles qui présentent de l'intérêt sont relatées dans des articles particuliers.

BOISSE (la) (États sardes, Savoie). A 3 kilomètres de Chambéry.

Source *ferrugineuse* et *gazeuse*, jouissant d'une réputation populaire comme apéritive.

BOISSERETTE (la). Voy. SAINT-JEOIRE.

BOISSON (Eaux en). Il n'est guère d'eau minérale qui ne se prenne à l'intérieur. Cependant il en est pour lesquelles l'usage externe est tout à fait prédominant : ainsi Néris, Chaudesaigues ou Aix (en Savoie), par exemple, qui ne sont à peu près usitées qu'en bains ou en douches. D'un autre côté, il y a des eaux minérales qui ne sont prises qu'en boisson : ce sont généralement des eaux ferrugineuses et froides, et il en est ainsi de la plupart des eaux de ce genre, ou certaines eaux bicarbonatées, qui sont autant des eaux de table que des eaux thérapeutiques, comme Bussang ou Saint-Galmier, ou certaines eaux purgatives, comme Sedlitz, Püllna, Birmenstorf, etc.

Près de la plupart des stations thermales, l'usage interne et externe des eaux minérales est simultané, et l'importance qu'il y a à attacher à l'un ou à l'autre dépend tout à fait des cas particuliers.

Les eaux minérales sont prises à des doses très variées. On en voit faire quelquefois des usages singulièrement abusifs sans inconvénients apparents, tandis que certaines personnes ne peuvent faire le moindre écart de régime thermal sans s'en repentir aussitôt. M. Auphan rapporte qu'un individu buvait impunément 150 verres par jour des eaux sulfurées d'Euzet. On a vu des malades tolérer jusqu'à 50 verres et même davantage par jour, pendant deux ou trois semaines de suite, de l'eau très active de la source des Célestins à Vichy. Ce sont sans doute des individus chez lesquels l'élimination des principes introduits s'opère très activement et avec une grande facilité. Quelquefois ces doses considérables ont un effet thérapeutique, sinon méthodique. C'est ainsi que les paysans du voisinage de Balaruc se guérissent de la fièvre intermittente en venant boire une trentaine de verres d'eau minérale, pendant cinq ou six jours, ce qui leur procure une vive purgation.

Il serait inutile de chercher à établir quelques règles générales touchant l'usage des eaux minérales en boisson. Nous dirons seulement que, dans la majorité des cas au moins, nous croyons préférable de les administrer à dose modérée, ou faible, qu'à dose élevée.

La température de l'eau doit être prise en considération suivant les cas. Une température trop chaude, ainsi au-dessus de la température du sang, est très rarement salutaire, et se trouve souvent un inconvénient.

Une température tiède, c'est-à-dire de 20° à 32°, est en général la meilleure condition que l'on puisse rencontrer. Mais il est des cas où des eaux froides sont préférables. Un grand nombre de stations thermales présentent des sources de températures diverses, et qu'il est ainsi possible d'accommoder aux circonstances.

Les eaux minérales sont généralement bues par doses fractionnées, à jeun ; dans certains cas où elles peuvent faciliter la digestion, immédiatement après le repas. Il est rarement convenable de les faire prendre aux repas eux-mêmes, pendant la durée d'un traitement thermal.

On attache en Allemagne une importance presque superstitieuse à la promenade méthodique, concurremment avec l'administration interne des eaux minérales. Nous ne contesterons pas qu'il ne vaille mieux de marcher que de garder l'immobilité pendant qu'on boit l'eau minérale par doses successives. Cependant la nécessité de cette pratique a été fort exagérée, et l'on voit tous les jours des eaux minérales fort actives, et de nature diverse, être parfaitement tolérées par des malades qui ne peuvent quitter la chambre.

L'usage des eaux bicarbonatées très gazeuses détermine quelquefois certains phénomènes comparables à ceux d'une ivresse passagère. Il en est de même des eaux sulfurées sodiques, bien que celles-ci ne renferment point de gaz carbonique. [Voy. BUVETTE.]

BOLL (Wurtemberg, cercle du Danube). Bourg à 8 kilomètres S.-O. de Göppingen, 422 mètres au-dessus du niveau de la mer, dans une vallée parfaitement abritée contre les vents et dont le climat est doux.

Sulfatée sodique. Froide. Tempér., 10°,5 à 12° cent.

	Eau : 16 onces.		*Eau : un litre.*
	Grains.		Gram.
Carbonate de soude	1,03	=	0,106
Sulfate de soude	3,34	=	0,345
Chlorure de sodium	0,22	=	0,021
Carbonate de potasse	0,03	=	0,004
— de chaux	1,44	=	0,145
— de magnésie	0,03	=	0,004
Silice	0,05	=	0,005
	6,14	=	0,630
Acide sulfhydrique			0,003
Acide carbonique			0,1705
Azote			0,0134

On est obligé d'élever la température de ces eaux. Elles sont administrées en boisson et en bains. On trouve aussi dans cette station des appareils d'inhalation. La cure du petit-lait de chèvre y est suivie concurremment avec le traitement thermal. C'est principalement aux affections du larynx et des bronches que les eaux de Boll conviennent. Leur situation et les bonnes dispositions de l'établissement y attirent un certain concours de malades.

BONDONNEAU (France, Drôme, arrond.t de Montélimar). A 3 kilomètres de cette ville.

Bicarbonatée mixte. Froide.

	Eau : un litre.
Acide sulfhydrique	très sensible à la source
Acide carbonique	2/3 du volume de l'eau

	Gram.
Bicarbonate de chaux } — de magnésie }	0,390
— de soude	0,006
Sel de potasse	sensible
Sulfate de soude } — de chaux } — de magnésie }	0,043
Chlorure de sodium	0,030
Bromure et iodure alcalins, évalués	0,003
Principe arsenical	indiqué
Sesquioxyde de fer, avec manganèse	0,002
Silice et alumine	0,128
Phosphate terreux	indiqué
Matière organique azotée	indétermin.
	0,602

(O. Henry, 1855.)

L'eau minérale de Bondonneau jouit dans le midi de la France d'une certaine réputation en raison de la quantité notable d'iode et de brome qu'on y a trouvée.

Des travaux de sondage entrepris cette année, à titre d'exploration préalable, ont donné de nouvelles eaux, et ont démontré la possibilité d'accroître et de varier les ressources hydro-minérales par des sondages définitifs.

Il existe à Bondonneau un établissement thermal de création récente où l'eau est administrée en lotions, injections, bains, douches, vapeurs, et qui contient vingt-cinq cabinets de bain.

L'eau minérale est en outre exportée au dehors, elle n'est connue que depuis quelques années.

BONNE-FONTAINE (la). (France, Moselle, arrond. de Metz). A 3 kilomètres de cette ville.

Ferrugineuse bicarbonatée. Froide.

	Eau : un litre.
	Lit.
Acide carbonique	0,060
Azote	0,021
Oxygène	0,007

	Gram.
Carbonate de chaux	0,376
— de magnésie	0,008
— de protoxyde de fer	0,025
Sulfate de magnésie	0,086
— de potasse	0,049
— de chaux	0,340
Chlorure de calcium	0,012
	0,896

(LANGLOIS.)

BONNES. Voy. EAUX-BONNES.

BONNEVAL (États sardes, Savoie). Hameau à 6 kilomètres du bourg Saint-Maurice et de Séez, localités très fréquentées à cause du passage du petit Saint-Bernard.

Sulfurée. Tempér., 36° cent.

Ces eaux n'ont encore été l'objet d'aucun travail chimique. Elles dégagent une odeur hépatique, et leur dépôt, produit par évaporation spontanée, fait présumer en plus une nature saline et ferrugineuse. On remarque qu'elles sourdent des mêmes terrains que les eaux de Saint-Gervais. Bien que connues de temps immémorial, elles n'ont jamais eu jusqu'ici qu'une utilisation locale. On y trouve vingt baignoires et une piscine. Site très pittoresque.

BÖRAS (Suède). Ville à 74 kilomètres de Wenersborg. Eaux très fréquentées aujourd'hui, et sur lesquelles Linné a attiré l'attention. Leur composition nous est inconnue. La proximité de mines de fer doit la déterminer.

BORATES. Le borax est au nombre des substances que les chimistes anciens croyaient exister dans le plus grand nombre des eaux minérales ; mais les perfectionnements apportés à l'analyse des eaux ont considérablement modifié cette supposition. Les espèces minéralogiques contenant en effet de l'acide borique ne possèdent pas une diffusion telle qu'on doive s'attendre à le rencontrer très souvent dans les sources minérales, ainsi que quelques auteurs semblent l'admettre.

Les sources dans lesquelles les analystes ont indiqué spécialement l'acide borique sont celles de Vichy, de Soultzmatt et des Pyrénées, avec la réserve toutefois que le procédé qui sert à le déceler soit d'une exactitude rigoureuse : or c'est ce que nous ne pensons pas.

D'après M. H. Rose, lorsqu'on plonge à plusieurs reprises dans une liqueur acidulée par l'acide chlorhydrique et contenant des traces d'acide borique, une bandelette de papier jaune de curcuma qu'on fait sécher à une température assez élevée, ce réactif se colore en rouge après quatre ou cinq immersions et autant de dessiccations. Voulant contrôler ce procédé, nous n'avons pas tardé à nous apercevoir que tous les résidus d'eau minérale se comportaient de la même manière, c'est-à-dire que tous coloraient en rouge le papier jaune de curcuma ; d'où il résulterait que toutes les eaux minérales renfermeraient de l'acide borique. Nous avons donc eu recours à un moyen secondaire qui lève toute la difficulté. Voici comment nous procédons à la recherche de cette substance (*Traité de chimie hydrologique*, p. 466).

L'eau est additionnée d'une petite quantité d'ammoniaque afin de fixer l'acide borique, dans le cas où celui-ci existerait à l'état de liberté, et évaporée presque à siccité. Le résidu, placé dans une capsule, est délayé dans une quantité suffisante d'eau distillée, et mis sous une cloche avec de l'acide chlorhydrique pendant quelques heures. On sépare la silice, et dans la liqueur acide on plonge à différentes reprises des bandelettes de papier de curcuma que l'on sèche aussitôt à la température de 90° à 100°. La coloration rouge qu'acquiert le papier réactif est déjà un premier indice, mais insuffisant, de la présence de l'acide borique.

La même liqueur acide est neutralisée par l'ammoniaque, puis évaporée lentement jusqu'à siccité. Le dépôt en provenant, traité par un faible excès d'acide chlorhydrique afin de mettre l'acide borique en liberté, est desséché de nouveau au bain de sable et mis dans un ballon contenant de l'alcool. On fait digérer le tout au bain-marie, et lorsqu'on juge que l'acide borique s'est dissous, on recueille dans une capsule le liquide que l'on enflamme. On voit alors apparaître à la partie supérieure de la flamme une coloration verdâtre, indice plus certain de l'acide borique. Voilà pour l'analyse qualitative. Si une eau minérale était très riche en acide borique, il y aurait tout intérêt à le doser. Pour cela on ferait évaporer plusieurs litres d'eau avec un léger excès d'ammoniaque, jusqu'à réduction du tiers ou du quart de son volume. Le résidu, jeté sur un filtre pour séparer les sels insolubles, serait ensuite traité par du chlorure de calcium qui précipite, entre autres sels, du borate de chaux. Le dépôt délayé dans une petite quantité d'eau bouillante, et la liqueur concentrée, filtrée et additionnée d'un excès d'acide chlorhydrique, il se précipite, à mesure qu'elle se refroidit, des cristaux blancs nacrés d'acide borique que l'on recueille et que l'on sèche.

BORBYE (duché de Schleswig). Près d'Eckernförde et sur la baie du même nom, dans la Baltique.

Bains de mer assez fréquentés.

BORCET ou **BORCETTE** (en allemand, **BURDSCHEID**) (Prusse). Bourg au sud de la ville d'Aix-la-Chapelle, dont il n'est séparé que par une prairie.

Chlorurée sodique sulfureuse. Tempér. entre 44° et 78° cent.

1° *Trinkquelle*. Tempér., 58° cent.

	Eau : une livre.		*Eau : un litre.*
	Pouc. cub.		Cent. cub.
Acide carbonique	7,712	=	277,5
Acide sulfhydrique	0,053	=	1,9
Azote	18,860	=	678,9
	Grains.		Gram.
Sulfate de soude	2,567	=	0,306
Chlorure de sodium	21,620	=	2,610
Carbonate de soude	6,599	=	0,710
— de magnésie	0,113	=	0,012
— de chaux	0,241	=	0,015
Silice	0,553	=	0,068
	31,693	=	3,721

2° *Pockenbrunnen*. Tempér., 44° cent.

	Pouc. cub.		Cent. cub.
Acide carbonique	7,680	=	276,3
Acide sulfhydrique	0,026	=	0,9
Azote	18,960	=	682,5
	Grains.		Gram.
Sulfate de soude	2,756	=	0,331
Chlorure de sodium	17,990	=	2,150
Carbonate de soude	5,670	=	0,668
— de magnésie	0,152	=	0,015
— de chaux	0,170	=	0,018
Silice	0,313	=	0,032
	27,051	=	3,214

3° *Kochbrunnen*. Tempér., 60° cent.

	Pouc. cub.		Cent. cub.
Acide carbonique	0,450	=	16,2
Acide sulfhydrique	0,550	=	19,8
	Grains.		Gram.
Sulfate de soude	2,949	=	0,351
Chlorure de sodium	20,710	=	2,464
Carbonate de soude	6,651	=	0,818
— de magnésie	0,156	=	0,016
— de chaux	0,308	=	0,029
Silice	0,556	=	0,067
	31,330	=	3,745

4° *Heifsester Brunnen im Mühlenbad*. Tempér., 78° cent.

	Pouc. cub.		Cent. cub.
Acide carbonique	7,600	=	273,6
Azote	19,000	=	648,0
	Grains.		Gram.
Sulfate de soude	3,465	=	0,401
Chlorure de sodium	22,050	=	2,655
Carbonate de soude	6,722	=	0,822
— de magnésie	0,242	=	0,015
— de chaux	0,395	=	0,041
Silice	0,656	=	0,080
	33,530	=	4,014

(MONHEIM.)

L'affluence des malades qui se rendent tous les ans à Borcette doit faire désirer que l'on analyse de nouveau ces sources. Il y aurait, par exemple, à rechercher si les eaux, en raison de leur minéralisation par le chlorure de sodium, ne contiendraient pas des iodures et des bromures.

On compte neuf sources à Borcette, se divisant suivant leur situation en supérieures et en inférieures, et sortant toutes d'un terrain qui ne diffère pas beaucoup de celui d'Aix-la-Chapelle.

Les sources inférieures, que l'on peut regarder comme véritablement sulfurées, sont au nombre de quatre. Leur température s'échelonne entre 44° cent. et 37°.

Les cinq sources supérieures sont chlorurées sodiques, et leur température, beaucoup plus élevée que celle des précédentes, varie entre 51° et 78° cent. La source du *Schwerdbad* (bain de l'Épée) se distingue comme étant la plus chaude et la plus minéralisée entre toutes; elle alimente quatre maisons de bains.

Un grand nombre de sources, soit sulfurées, soit salines, sont encore répandues dans la plaine qui s'étend à l'est de Borcette, ou dans le bourg lui-même. On les délaisse pour la plupart. Enfin il y a une source ferrugineuse déversée par la *Fontaine Guillaume*.

Les maisons de bains de Borcette appartiennent à des particuliers. Dans quelques-unes, des douches et des bains de vapeur sont installés : partout on y trouve les conditions de la vie matérielle à bon marché, ce qui explique la préférence accordée par les malades peu aisés à cette station sur le séjour d'Aix-la-Chapelle.

Il y a une grande conformité entre les appropriations thérapeutiques des eaux de Borcette et celles d'Aix-la-Chapelle, comme il en existe une entre leur composition chimique. Toutefois il faut remarquer cette différence bien tranchée des sources qui sont franchement sulfurées et de celles qui ne le sont pas. Ces dernières, privées de l'élément soufre qui s'adresse d'une manière spéciale à la cure de l'herpétisme, n'agissent vraisemblablement plus que par leur thermalité. On conçoit que, dans le traitement du rhumatisme et des états névropathiques, elles puissent fournir des moyens variés de médication. Jusqu'à un certain point, il est donc légitime de les regarder comme complémentaires des eaux d'Aix-la-Chapelle, sans les identifier tout à fait avec la spécialisation de celles-ci. [Voy. AIX-LA-CHAPELLE].

La réputation de Borcette ne remonte pas à une grande antiquité, puisqu'au IXe siècle elle était l'emplacement d'une forêt peuplée de sangliers, d'où lui vient son nom tiré de *Porcetum*. Elle tend à s'accroître de plus en plus.

BORIQUE (Acide). Voy. BORATES.

BORMIO (Italie, Lombardie). Bourg sur la rive de l'Adda, à 6 kilomètres duquel se trouvent des sources très fréquentées comme *sulfureuses*, à une température de 35° à 48° cent. Nous ne connaissons pas d'analyse de ces eaux. Il y a un établissement bien installé.

BORSA (Hongrie, comitat de Marmaros). Village.

Ferrugineuse bicarbonatée. Froide.

Nous ne possédons qu'une analyse qualitative de la principale des sources de cette localité, appelée *Alexanderquelle* (source d'Alexandre). Le professeur Tognio y a signalé une proportion considérable de carbonate de soude, et surtout de carbonate de protoxyde de fer; elle contient en outre les principes suivants :

Carbonate de magnésie.
Carbonate de manganèse.
Chlorure de sodium.
Sulfate de soude. } traces.
Sulfate d'alumine. }
Iode.
Silice.
Acide carbonique libre.

Le même chimiste soupçonne encore la présence dans ces eaux du brome, du fluor, du lythium et de l'acide phosphorique.

L'*Alexanderquelle* jaillit à gros bouillons et avec un bruit sourd au voisinage d'une mine de fer qui porte le même nom. C'est la plus ferrugineuse des eaux de la contrée, et elle est remarquable par sa température relativement très basse. Nous devons noter son extrême limpidité et sa saveur à la fois salée et styptique. Elle laisse un dépôt ocracé sur son passage. Ses propriétés médicales sont rapportées à sa minéralisation. Il n'est pas fait mention d'aménagement à son sujet.

BORSAROS (États autrichiens, Transylvanie). Bourg dans le pays des Szeklers.

Ferrugineuse bicarbonatée. Tempér., 18° cent.

	Eau : 16 onces.		*Eau : un litre.*
	Grains.		Gram.
Carbonate de soude..........	2,800	=	0,406
— de chaux.......	1,200	=	0,173
— de magnésie....	0,048	=	0,067
— de fer........	0,800	=	0,114
Sulfate de soude...........	1,600	=	0,232
Chlorure de sodium.........	0,400	=	0,056.
	7,240	=	1,048
	Pouc. cub.		Cent. cub.
Gaz acide carbonique........	25,60	=	870,2

(Pataky.)

Ces eaux sont employées à l'intérieur et en bains dans les affections goutteuses, rhumatismales et dartreuses.

BOTTACCIO (Toscane, prov. de Sienne). Près de Castelnuovo Berardenga, au voisinage de mines de soufre.

Chlorurée mixte. Froides.

	Eau : 16 onces.		*Eau : un litre.*
	Grains.		Gram.
Chlorure de calcium.........	1,599	=	0,156
— de magnésium......	0,533	=	0,053
Sulfate de magnésie.........	0,533	=	0,053
— de chaux...........	0,266	=	0,027
Carbonate de chaux.........	0,799	=	0,078
— de magnésie......	0,286	=	0,027
— de fer...........	0,266	=	0,027
	4,282	=	0,421
	Cent. cub.		Cent. cub.
Gaz acide carbonique........	7,516	=	162,5
Hydrogène sulfuré..........	traces		traces

(GIULI.)

BOUCHAGE DES BOUTEILLES. S'il est dans l'exploitation des eaux minérales une pratique qui réclame des soins particuliers, c'est celle qui consiste à boucher les bouteilles d'eau destinées à être transportées et conservées pendant un temps plus ou moins long. Malheureusement les personnes auxquelles incombe cette tâche ne s'entourent pas en général de précautions suffisantes; aussi l'analyse constate-t-elle des proportions toujours très variables de gaz dans les eaux administrées loin des sources.

Lorsque le liquide soumis à toutes les variations de température se dilate, le bouchon, ou de mauvaise qualité, ou d'un volume trop inférieur au diamètre du goulot de la bouteille, laisse passer peu à peu l'acide carbonique, si les eaux sont très chargées de ce principe. Au contraire, lorsque le liquide se contracte et que le gaz compris entre le bouchon et le liquide se dissout, le bouchon laisse pénétrer de l'air atmosphérique dans le vase par le vide qui lui est offert. Même dans les stations qui exportent le plus d'eaux minérales, voici comment on pratique généralement le bouchage des bouteilles : le vase une fois rempli, on y introduit avec la main un bouchon dont la grosseur est à peu près en rapport avec le diamètre du goulot, et l'on frappe à plusieurs reprises le bouchon avec une espèce de marteau de bois dit *manette*, jusqu'à ce qu'il soit entré dans la bouteille.

Cette méthode est évidemment vicieuse : en ce que le bouchon ainsi ramolli par le battage occupe moins de volume qu'avant son emploi, aussi est-il impuissant à retenir une certaine partie des gaz libres.

Tous ces inconvénients, on les évite en choisissant d'abord des bouchons très fins, très flexibles et d'un quart environ plus gros que le diamètre intérieur du goulot de la bouteille, puis en employant un appareil qui, en comprimant d'abord fortement le bouchon, lui permet d'entrer fortement. Voici par exemple celui qui nous semble le plus commode.

La bouteille pleine d'eau est placée sur la rondelle de bois A, en ayant soin de pousser aussitôt la poignée B jusqu'à ce que le goulot touche le cône C. On élève le levier D, et de l'autre main on met un bouchon dans l'ouverture E pratiquée sur la face supérieure de la machine. On abaisse le levier qui chasse le bouchon dans le goulot, et l'on retire ensuite la bouteille en amenant à soi la poignée B.

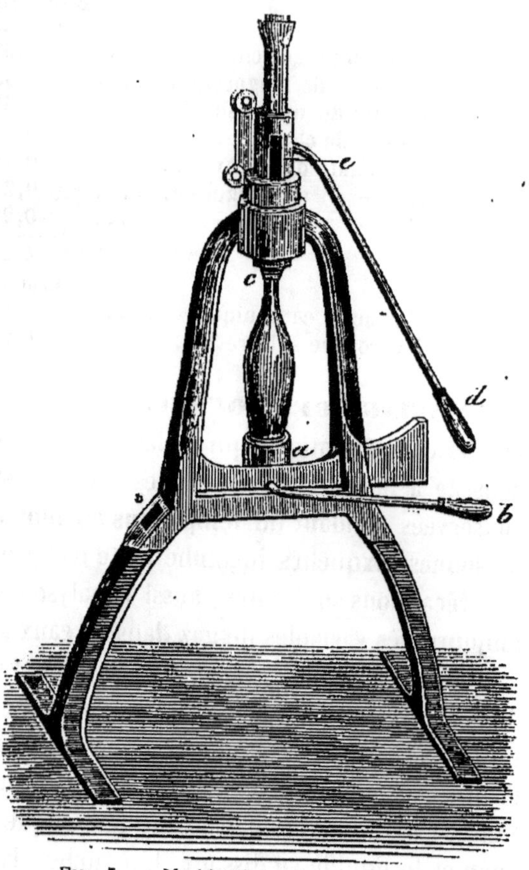

FIG. 5. — Machine à boucher les bouteilles.

Par cette opération, qui n'exige pas plus de quelques secondes, le bouchon remplit entièrement et avec une certaine pression le goulot du vase. C'est ainsi du reste qu'on agit pour les eaux gazeuses artificielles et le vin de Champagne.

BOUCHONS. Depuis longtemps déjà, l'attention s'est portée sur la décomposition partielle que quelques eaux minérales subissent par les bouchons servant aux bouteilles destinées à être transportées au loin et conservées. M. Wurza a recherché la cause de cette décomposition, et il l'a trouvée dans la matière astringente tannique que renferme le liége.

Ce genre d'altération se fait surtout remarquer à propos des eaux minérales ferrugineuses ; aussi la partie d'un bouchon mise au contact d'une eau de cette nature ne tarde-t-elle pas à se colorer en brun ou en noir, par suite de la formation du tannate ou du gallate de fer d'aspect noir. Les eaux ferrugineuses placées dans une pareille condition peuvent perdre tout le fer qui les caractérise.

M. Wurza a donné le premier le conseil de faire tremper auparavant les bouchons dans des eaux semblables : dès que le principe astringent est saturé, le fer des eaux mises ensuite en bouteilles n'est nullement précipité.

M. Bouloumié a pensé qu'en faisant macérer des bouchons dans une solution de sulfate de fer et les lavant avec soin, on arriverait facilement au même but. Une commission nommée par la Société d'hydrologie médicale de Paris a reconnu l'exactitude de ce procédé.

BOUDES ou **BARD** (France, Puy-de-Dôme, arrond. d'Issoire).

Ces eaux sont appelées indifféremment *Bard*, nom du hameau auquel elles appartiennent, ou *Boudes*, nom de la commune.

Bicarbonatée sodique. Tempér., 17°,5.

Il y a trois sources, dont le trajet est marqué par un dépôt ocreux.

	Eau : un litre.
	Gram.
Bicarbonate de soude	2,4548
— de chaux	0,9772
— de magnésie	0,2275
— de fer	0,0415
Sulfate de soude	0,0800
Chlorure de sodium	0,9510
Sels de potasse	traces
Silice	0,1100
Matière organique	traces
Perte	0,1090
	4,9510

(NIVET, 1844.)

Ces eaux présentent une composition qui semble leur assigner une valeur thérapeutique notable. Bien qu'il n'y ait pas d'établissement thermal, elles sont assez employées dans les fièvres intermittentes rebelles et les engorgements consécutifs. Nous ne saurions apprécier ici leur degré d'efficacité. On dit qu'elles purgent quelquefois ; peut-être n'est-ce que dans les limites qui peuvent s'observer avec toutes les eaux minérales.

BOUES MINÉRALES. Dans plusieurs stations thermales, et surtout à l'étranger, on utilise comme adjuvant de la médication hydro-minérale les dépôts spontanés ou boues que les eaux minérales abandonnent soit sur le sol, soit dans les réservoirs.

En France, on confond sous le nom générique de *boues* aussi bien les matières minérales que les eaux précipitent spontanément que les matières confervoïdes qui se développent dans les bassins de réfrigération. En Allemagne, au contraire, on distingue deux sortes de boues : 1° la *Mineralmoore*, véritable boue, ou boue marécageuse imprégnée naturellement ou artificiellement de sels minéraux ou de gaz ; 2° la *Mineralschlamm*, conferves ou matières végéto-thermales, dépôts organiques également imprégnés d'eau minérale. Nous proposerons de changer ces noms en *limon minéral* et en *limon végétal*.

Limon minéral. — Sous ce nom nous entendons parler des boues, soit minérales, soit marécageuses, dans lesquelles l'humus et les matières organiques du même ordre, le fer et beaucoup de sels alcalins, terreux et métalliques constituent les éléments principaux.

En France, les boues, ou limon minéral, les plus renommées, sont situées à Saint-Amand (Nord). Elles sont d'un brun noirâtre et répandent une odeur très prononcée d'hydrogène sulfuré ou d'un polysulfure. En voici la composition pour 1000 parties :

Acide carbonique	0,100
Acide sulfhydrique	0,330
Carbonate de chaux	15,699
— de magnésie	5,680
— de fer	14,500
Soufre	2,000
Acide silicique	304,000
Matière extractive — végéto-animale	80,250
Eau	577,170
	999,729

(PALLAS.)

On administre les bains de boue à Saint-Amand de la manière suivante :

La boue est accumulée dans un vaste bassin divisé en quatre-vingts loges, très rapprochées les unes des autres, d'une largeur de 1 mètre et d'une profondeur de 1 à 2 mètres. Cette disposition permet aux malades de prendre des bains partiels ou complets. Comme les loges reçoivent sans cesse par leur partie inférieure de l'eau minérale qui entraîne la boue avec elle, le liquide s'écoule par le trop-plein, tandis que les matières solides restent au fond. On ne vide ces baignoires d'un nouveau genre qu'au commencement de la saison, et chaque malade a seul le droit de se baigner dans son compartiment qu'il loue pendant tout le temps de son traitement (Charpentier).

La température native du bain de boue n'étant que de 23° et 24° cent., on l'échauffe artificiellement jusqu'au degré prescrit. Sa durée est de plusieurs heures. Inutile d'ajouter qu'après chaque bain de boue, le malade se plonge dans un autre bain d'eau minérale, dit *de propreté*.

Le limon minéral de Bourbonne, assez fréquemment employé, possède d'après Vauquelin la composition suivante pour 100 parties.

Acide silicique	64,40
Fer oxydé	5,80
Chaux	6,20
Magnésie	1,00
Alumine	2,20
Matière végétale — animale	15,40
Perte	5,00
	100,00

A la station de Barbotan, il y a un bassin spécial dit *des boues* qui peut contenir jusqu'à vingt personnes à la fois. La température de ce réservoir a été trouvée de 36° au fond et de 26° degrés à la surface.

On emploie comme topique à l'établissement de Montbrun (Drôme) le dépôt argileux et sulfuré de la source *des rochers*.

Mais c'est surtout en Allemagne et en deçà du Rhin, que les bains de boue sont le plus en usage. Nous citerons à ce sujet *Meinberg* dans l'Allemagne septentrionale; *Gleissen* et *Muskau* en Prusse; *Elster*, *Salzungen*, *Radeberg*, *Marienberg* en Saxe; *Locka* en Suède; *Karlsbad*, *Tœplitz* et surtout *Franzensbad* en Bohême.

Les boues ferrugineuses de Franzensbad sont citées comme les plus célèbres, et les documents que l'on possède à leur sujet sont des plus circonstanciés.

Dans les terres marécageuses de Franzensbad que traversent des sources minérales riches en sulfates et en carbonate de fer, se trouvent réunies toutes les conditions pour la formation du limon minéral. Celui-ci a plus d'un kilomètre d'étendue et plusieurs mètres de profondeur.

La couche superficielle a une épaisseur de 0m,323 à 0m,485 et a quelque ressemblance avec la vase qui surnage les tourbières. Elle est homogène dans toute son étendue, et recouvre un autre limon constitué par des débris végétaux incrustés de pyrites; c'est celle que l'on utilise pour la préparation des bains de boue comme nous le dirons tout à l'heure.

La boue marécageuse superficielle de Franzensbad a été analysée par Radig. Voici les résultats qu'il en a obtenus : 2972 parties et 5247 dix-millièmes de boue minérale, évaporées, ont donné 1000 parties de matière desséchée composée ainsi :

A. Matières solubles dans l'eau.

Sulfate de protoxyde de fer...........	24,82114	
— — de manganèse....	0,08382	
Sulfate de chaux....................	4,97540	
— d'alumine	4,78881	
— de magnésie.................	2,65502	
— de strontiane...............	0,19624	
— de lithine..................	0,06107	
— de soude....................	38,06831	
Chlorure de sodium..................	10,03918	
Phosphate de soude..................	0,01689	
Silice..............................	1,23459	
Matière gommeuse....................	0,21278	
Acide humique avec matière extractive et tannin....................	20,93607	
Eau de cristallisation..............	3,99033	
Perte...............................	0,00726	
	112,68691	112,68691

B. Matières solubles dans l'alcool.

Ulmine résineuse ou humus		37,61594

C. Matières solubles dans l'acide chlorhydrique.

Protoxyde de fer	88,50328	
Protoxyde de manganèse	0,49640	
Magnésie	14,34928	
Alumine	29,58732	
Silice avec un peu de charbon	42,84392	
Sulfate de chaux	10,88096	
Phosphate de chaux	3,67232	
Substances végétales	62,14066	
	252,47054	252,47054

D. Matières solubles dans l'ammoniaque.

Acide humique ou ulmine		123,26123

E. Matières insolubles.

Sable grossier	50,23957	
Substances végétales non détruites	423,39044	
	473,63001	473,63001
Ont échappé à l'analyse		0,033537
		1000,00000

Radig a également indiqué dans cette matière de l'iode qu'il n'a pu doser. Voici maintenant comment on prépare la boue destinée aux bains :

On retire la boue du marécage à la fin de l'été, et on l'expose pendant tout l'automne et l'hiver sur un terrain incliné, après l'avoir étendue en couches épaisses. Là, elle absorbe l'oxygène de l'air, dégage des gaz carbonique et sulfhydrique, et subit dans sa constitution primitive des modifications importantes, difficiles dans tous les cas à préciser.

Au printemps on la retourne et on enlève les parties grossières qu'elle peut contenir, comme les racines et les petites branches, on la réduit en poudre au moyen de bêches et de moulins à bras, après quoi elle est employée.

Suivant le besoin de la journée, on place une certaine quantité de boue desséchée et pulvérisée dans une tonne et on y fait arriver de la vapeur de la source de *Louise*. Par ce moyen, la température du mélange s'élève jusqu'à 100° cent. La baignoire est placée sous cette tonne après qu'on y a versé un peu de boue fraîche, puis on y laisse tomber la quantité nécessaire de boue échauffée. Pour un bain de boue de consistance moyenne, on prend de 80 à 90 kilogrammes de boue froide et chaude, et de 240 à 250 litres d'eau minérale.

Les bains sont divisés en *bains entiers*, *demi-bains* et *bains partiels*, Un bain entier se compose de 150 à 200 litres de boue liquide ; les demi-bains de 90 à 120 litres du même mélange. Enfin, sous le nom de bains partiels, on entend les bains de siége, de mains ou de pieds. On emploie encore la boue liquide et sèche de Franzensbad en guise de cataplasmes, mais alors on lui donne plus de consistance que pour le bain ; pour l'appliquer, on la place dans un petit sac ou on l'étend sur de la toile à la manière des cataplasmes ordinaires.

Les bains s'administrent, suivant la nature de la maladie, depuis la température de 30° jusqu'à celle de 38° et même plus.

M. Boschan, auquel nous empruntons tous ces détails, dit qu'à Franzensbad il existe deux établissements où l'on administre les bains de boue. Le premier, l'établissement de *Loimann*, contient 22 cabinets divisés en deux parties inégales; dans l'une se trouve le bain de *boue* et dans l'autre le bain de *propreté* qu'alimente la source de *Louise* (Luisenquelle). Quant au second, de création récente, il ressemble beaucoup au précédent.

Comme adjuvant du traitement des bains de boue, on emploie à Franzensbad une matière saline connue sous le nom de *sel d'Égra*, et qui se prépare en purifiant les efflorescences qui s'amassent à la surface du marécage. On les dissout dans de l'eau minérale, puis on filtre la liqueur afin de séparer les substances insolubles et enfin on la fait cristalliser. Ce sel a la composition suivante :

	Gram.
Sulfate de soude	0,690
Sulfate de protoxyde de fer	0,100
Chlorure de sodium	0,200
Eau	0,010
	1,000

(RUD. V. SPECZ.)

Dans quelques hôpitaux de Rome, on se sert de boues produites par l'eau minérale de Viterbe, l'une sulfureuse, l'autre ferrugineuse. Il résulte des analyses de M. Poggiale que ces deux matières sont composées des principes suivants pour 100 parties :

Boue sulfureuse.

	Gram.
Soufre	22,732
Sulfate de chaux	0,113
Carbonate de chaux	0,087
Chlorure de calcium	0,006
Carbonate de fer	0,237
Silice et silicates	55,768
Matières organiques	21,037
	100,000

Boue ferrugineuse.

	Gram.
Sulfate de chaux	3,274
Chlorure de calcium... — de magnésium.	0,403
Carbonate de fer	20,693
— de chaux	70,682
Alumine	1,057
Silice	2,720
Matières organiques	1,031
Acide arsénique	0,140
	100,000

Limon végétal. — Les boues que nous proposons de désigner sous le nom de *limon végétal*, et que l'on connaît en Allemagne sous le nom de *Mineralschlamm*, sont non moins nombreuses et non moins importantes que les précédentes. C'est dans celles-ci que Fourcroy avait distingué quatre parties distinctes :

1° L'excipient ou la matière organique et confervoïde.

2° Les principes minéralisateurs dont le poids est toujours très considérable par rapport à celui de l'eau.

3° La température propre de ces matières, qui est, suivant l'expression de Fourcroy, l'*âme des eaux comme des boues, car sans elle peu de chose, et avec elle presque tout*.

4° La fermentation insensible mais continue qu'elles subissent dans toutes les parties qui la composent.

En France, le limon végétal ne s'applique jamais en bains, mais presque uniquement en frictions et en cataplasmes. Cette pratique existe surtout à Néris, à Bagnères-de-Luchon et à Dax.

A Néris on le recueille à la surface des bassins de réfrigération et alors que la matière organique, après avoir subi tout son développement, se détache du reste des conferves en voie de formation, ou bien encore lorsqu'après avoir emprisonné une grande quantité de gaz elle acquiert une densité moindre que celle de l'eau.

Elle est en masse verte, visqueuse, d'odeur marécageuse. Son analyse a montré à l'un de nous que la matière organique azotée (albumine) et la cellulose entraient pour la moitié environ de son poids lorsqu'elle est sèche.

Voici du reste sa composition pour 100 parties.

	Gram.
Matière organique	44,0838
Carbonate de soude	3,4791
— de potasse	0,1905
— de chaux	24,6839
— de magnésie	0,4151
Sulfate de chaux	2,5874
Chlorure de sodium	traces
Iodure de sodium	traces
Oxyde de fer	2,1301
Oxyde de manganèse	0,0472
Silice et sable	22,3829
	100,0000

(LEFORT, 1858.)

Dans le limon végétal de Dax, M. Meyrac a constaté l'existence des iodures et des bromures.

L'attention des chimistes étrangers s'est assez souvent portée sur la nature et la proportion des matières organiques et minérales qui constituent les boues minérales de toute nature. Nous donnons ici la composition de celles qui ont été analysées avec le plus de soin et le plus complétement. Toutes ces quantités se rapportent à 1 kilogramme de substance considérée à l'état de siccité.

	Dribourg (Witting).	Eissen (Duménil).	Fiestel (Witting).	Gleissen (Simon).	Ischl (Erlsch).	Kleinschirma (Lampadius).	Meinberg (Brandes).	Steben (Raab).	Tatenhausen (Brandes).	Tœplitz (Schmelkes).
atières humides contenues dans la boue desséchée et dans les débris de végétaux desséchés.........	»	14 0/0	»	36 0/0	12 0/0	14,5 à 18 0/0	peu	29 0/0	17 0/0	45 0/0
	gr.	gr.	gr.	gr.	gr.	gr.	gr.	gr.	gr.	gr.
atière résineuse..............	6,942	10,230	16,077	107,184	64,152	?	2,484	17,740	1,863	93,590
umine (*harze*)...............	»	263,108	»	619,925	»	»	120,226	»	276,966	»
cide humique (*humersaüren*)....	131,745		37,392		»	»		»		123,950
atière organique déposée......	14,007	»	28,004	»	»	279,448	5,214	»	12,420	»
els déposés................	5,115	peu	31,180	9,500	27,462	69,552	4,596	47,692	2,482	»
ulfate de chaux...............	4,628	51,396	90,132	13,398	»	»	9,566	»	6,240	2,185
oufre......................	15,590	25,942	6,942	»	»	»	»	»	»	15,307
xyde de fer.................	2,314	»	32,276	60,900		peu	13,910	»	45,954	58,320
atières non précipitables (alumine) ilice, phosphate de chaux, carbone, ligneux.................	759,298	516,432	616,925	38,976	476,037	539,648	293,856	391,220	605,100	746,496
cide carbonique..............	»	»	»	»	»	traces	»	0,186	»	1,166
cide sulfhydrique............	»	0,487	»	»	»	»	»	»	»	0,218
	939,639	867,595	858,928	849,883	567,651	888,648	449,852	456,838	950,617	1041,232

La composition des boues minérales des stations suivantes n'a pas été donnée par des analyses aussi complètes.

Achselmanstein. — On y trouve des chlorures, des sulfates, carbonates, etc.

Grüben. — Boue carbonifère.

Günthersbad, près de *Sondershausen.* — Cette boue contient beaucoup d'ulmine, peu de matière extractive et point de sels sensiblement précipitables.

Hebmstädt, Lauchstädt, Pyrmont, Radeberg, Salzungen, Schwelm, Verden. — Dans ces divers endroits, on use d'une boue ferrugineuse.

Karlsbad. — La boue desséchée contient 43 pour 100 de matière organique.

Kemmern. — Boue sulfureuse, de même à *Nordheim.*

Nenndorf. — La boue est retirée d'un marécage dans lequel jaillit une source sulfureuse, elle en a les principes ; hydrogène sulfuré, sulfures.

Œrebro. — Boue sulfurée sodique, ferrugineuse.

Tharand. — Matières organiques en grande proportion. Peu de sels.

Truskawiecz. — Boue sulfurée.

Wielbach. — Boue sulfurée sodique.

On administre encore, soit en bains, soit en topiques, les boues des stations suivantes : *Baden-Baden, Liebwerda, Neustadt* et *Toplicka* en Croatie ; *Acqui* et *Valdieri* en Piémont, *Aix* en Savoie ; *Abano* en Lombardie ; *Wiesbaden, Pistjan, Hofgeismar*, etc. A *Gastein* on se sert de dépôts organiques laissés sur le trajet de l'eau. Dans les stations salines comme à *Ischl*, ce sont des vases ou des masses confervoïdes imprégnées de sels minéralisateurs de la source. A *Vienne* (Autriche) on en prépare d'artificielles.

Les boues des eaux minérales sont beaucoup moins employées maintenant qu'autrefois, et souvent même les malades qui se les appliquent le font sans aucun discernement, partant sans le conseil des médecins. Ce genre de médication jouit principalement de quelque faveur parmi la classe la moins aisée de la société, qui voit dans ces matières la *condensation* de toutes les propriétés reconnues aux eaux elles-mêmes. De nombreux exemples prouvent que les boues des eaux sulfurées, entre autres, sont excitantes au point de produire de véritables érythèmes sur la peau lorsque l'usage en est trop prolongé.

Action thérapeutique des boues. — Nous étudierons à part l'emploi thérapeutique du limon ou boues minérales, et du limon ou boues végétales.

Limon minéral. — Il faut envisager dans le bain de boue, comparé au bain d'eau minérale, la pression beaucoup plus considérable, le frottement subi par la peau à chaque mouvement, la forme différente, plus concentrée pour quelques-uns, sous laquelle existent les principes minéralisateurs, les matières organiques qui les enveloppent, les gaz nouveaux qui se produisent, la fermentation qui y a lieu, enfin la température artificielle à laquelle on le soumet.

On obtient ainsi une médication tonique, excitante, résolutive, qui ne paraît pas posséder d'applications particulières en dehors de la spécialité des eaux minérales elles-mêmes, mais qui concentre certainement à un degré considérable quelques-unes des propriétés de ces dernières.

M. Boschan divise en quatre groupes les maladies contre lesquelles les bains de boue se sont montrés le plus efficaces.

I. Affections dans lesquelles le *phénomène unique prédominant* consiste en une atonie ou relâchement de l'appareil cutané, soit qu'il se trouve dans un état de torpidité, soit qu'il subisse une sorte d'éréthisme, soit qu'il y ait exagération de la sécrétion sudorale, soit qu'il y ait inactivité complète dans les fonctions de la peau. L'opiniâtreté des affections rhumatismales et dermateuses est souvent la conséquence d'un semblable état de faiblesse du système cutané.

II. Affections *oligaimiques* et *hydroémiques* avec diminution dans la proportion des éléments coagulables du sang; telles que la chlorose, le scorbut, la ménorrhagie chronique, le diabète, l'état d'appauvrissement du fluide sanguin qui s'observe à la suite du choléra, etc.

III. *Dyscrasies*, dans lesquelles les anomalies des fonctions végétatives sont la conséquence de l'état de faiblesse des organes : dans ce cas, c'est cet état de faiblesse qu'il importe d'abord de faire cesser. A cette catégorie de maladies appartiennent la scrofule, le rachitisme, les affections arthritiques qui offrent le caractère atonique.

IV. Les *affections nerveuses*, soit spasmodiques, soit paralytiques, soit uniquement caractérisées par la douleur. Les bains de boue marécageuse sont surtout indiqués lorsque ces affections nerveuses sont symptomatiques, ou se présentent comme phénomènes secondaires de l'une des maladies classées dans les trois groupes qui précèdent (*Essai sur les bains de boues ferrugineuses et salines de Franzensbad*, 1852).

L'auteur que nous venons de citer a rassemblé tous les cas dans lesquels les bains de boue lui ont paru pouvoir rendre quelques services. Mais ce n'est pas à ce point de vue que nous devons les envisager. Les bains de boue nous paraissent constituer essentiellement une médication locale et résolutive. Sans doute ils offrent à l'absorption cutanée les mêmes éléments que le bain simplement minéral ; et l'on peut même admettre que la pression et les frottements sont propres à la favoriser. L'action qu'ils exercent sur l'enveloppe tégumentaire et l'excitation qu'ils déterminent dans les fonctions circulatoires, peuvent certainement apporter de notables modifications dans l'ensemble de l'économie. Cependant nous ne voyons là rien qui les distingue de l'action à attendre d'un traitement thermal ordinaire et bien indiqué.

Lorsque l'on plonge le corps tout entier dans un bain de boue, l'on y éprouve d'abord une sensation de pesanteur et d'oppression qu'explique parfaitement la densité du milieu qui nous entoure. Les phénomènes d'excitation que l'on y ressent sont en raison de la température du bain. Au bain succède en général un sentiment de force et de bien-être remarquable; en même temps, une émission d'urine quelquefois assez considérable; plus souvent des sueurs abondantes. Il n'est pas rare de voir apparaître des éruptions diverses, érythémateuses ou autres. On observe rarement des phénomènes que l'on puisse appeler critiques. Cependant M. Boschan assigne ce caractère à des sueurs quelquefois fétides et à une éruption appelée, à Franzensbad, *éruption des baigneurs*. Cette éruption est en général miliaire, s'accompagne de prurit, et ne se montre ordinairement que par places isolées. Dans certains cas, elle affecte principalement ou même exclusivement les parties atteintes de goutte, de rhumatisme ou de paralysie. M. Charpentier ne signale à Saint-Amand que des démangeaisons générales. Les symptômes douloureux sont souvent aggravés d'abord; mais cette exacerbation n'est généralement que de peu de durée. Tout ceci s'observe sous les mêmes apparences, par suite de l'usage ordinaire des bains minéraux un peu actifs.

Mais les bains de boue nous paraissent constituer une médication externe et topique d'une grande activité, et dont on pourrait peut-être tirer un plus grand parti qu'on ne le fait. Cette activité spéciale s'exerce dans le sens résolutif et excitant. Elle trouve ses applications principales dans deux ordres de faits : 1° affections rhumatismales; 2° affections de la peau, fonctionnelles ou de texture.

M. Charpentier a rattaché avec beaucoup de justesse la spécialité d'application des boues de Saint-Amand, aux affections rhumatismales chroniques : « mais surtout, ajoute-t-il, aux états morbides que cette inflammation détermine dans les muscles de la vie de relation, les aponévroses, les tendons et leurs coulisses; comme aussi dans toutes les parties molles qui environnent les articulations ou celles situées dans leur intérieur : d'où résultent l'épaississement, l'hypertrophie des ligaments; l'altération des cartilages qui revêtent les extrémités articulaires des os, et des os eux-mêmes; des épanchements de nature diverse dans la capsule synoviale, etc.; la faiblesse, la paralysie, l'atrophie des muscles, toutes lésions qui se traduisent souvent par la difformité plus ou moins considérable des articulations et la direction vicieuse des membres... Les maladies articulaires, suite d'entorse, de coups, de chute, d'affections scrofuleuses, les fausses ankyloses, effets de luxation ou de fracture ; les plaies calleuses, fistuleuses, surtout celles produites par armes à feu ; les engorgements, même passés à l'induration du tissu cellulaire... » (*Traité des eaux et des boues de Saint-Amand*, 1852.)

La formation et la persistance de ces diverses altérations reconnaissent en général pour cause un état lymphatique ou scrofuleux, et souvent la combinaison de cet état avec le rhumatisme. Les bains de boue ne nous paraissent pas constituer à proprement parler le traitement de ces diathèses ; mais il est incontestable qu'ils possèdent une action résolutive très prononcée, au sujet de ces résultats organiques.

Nous croyons que les bains de boue peuvent, dans certaines dermatoses avec atonie considérable de la peau, refroidissement, complication de rhumatisme, fournir un puissant modificateur de la surface cutanée. M. Boschan insiste sur les résultats généraux de la pratique de Franzensbad, dans un tel ordre de faits. Il recommande également les bains de boue dans l'*éphidrosis* (sueurs anormales), alors que la peau est toujours humide et que le moindre mouvement produit une transpiration excessive, et aussi dans une affection contraire, la sécheresse et le refroidissement habituel de la peau.

A Uriage, dans les réservoirs de la source, on recueille un dépôt argileux qui se compose en grande partie de soufre et dans lequel on a trouvé une proportion sensible d'arsenic. Mêlé à la dose de 8 grammes dans 30 grammes d'axonge, il forme une pommade très énergique et qui est utile contre certaines maladies cutanées. On ajoute quelquefois ce dépôt à l'eau des bains pour rendre ceux-ci plus actifs. Enfin, employé en boue, avant d'avoir été desséché surtout, on lui reconnaît des propriétés résolutives très prononcées et que les malades des classes pauvres particulièrement utilisent soit contre certains engorgements froids, soit après qu'ils ont quitté les eaux, pour achever la guérison de leurs dermatoses.

A la station de Neyrac (Ardèche), on recueille le dépôt qui se forme dans les chaudières de cuivre et on en forme des pommades conseillées dans les mêmes cas. Un examen a montré à l'un de nous que cette boue renfermait une proportion très notable d'un sel de cuivre accidentel qui explique jusqu'à un certain point les effets obtenus de ce genre de préparation.

Limon végétal. — L'emploi thérapeutique des boues ou du limon végétal a été bien étudié par MM. de Laurès et Becquerel dans un travail sur *les conferves des eaux thermales de Néris*. Nous reproduisons ici les principaux résultats d'observations qui doivent s'appliquer à peu de chose près aux appropriations semblables faites près d'autres sources thermales (*Ann. de la Soc. d'hydr. méd. de Paris*, t. I, 1854-55).

Les résultats obtenus de l'application des conferves ne doivent pas être attribués aux éléments qui les constituent elles-mêmes, mais à l'eau minérale qu'elles renferment en grande proportion, et qui, lorsque la plante a vieilli, y dépose une grande quantité de cristaux de chaux carbonatée. Mais cette action n'est point *émolliente* et *calmante*, comme on se l'est figuré, d'après une observation très superficielle ; c'est toujours une action *excitante* à des degrés divers qui s'est manifestée. Ces conferves sont très difficiles à employer sous forme de cataplasmes ; on les emploie en frictions, et toujours concurremment avec l'ensemble du traitement thermal. C'est dans des affections cutanées (eczéma, urticaire, lichen, prurigo, psoriasis), et dans des affections névralgiques et rhumatismales, que l'on a eu recours à ces frictions. MM. de Laurès et Becquerel attribuent la part qu'elles ont paru prendre à de notables améliorations obtenues dans l'état de ces dermatoses, à une sorte d'irritation substitutive, et dans quelques cas, à une action résolutive manifeste. C'est cette dernière qui paraît être mise en jeu à un degré notable, dans les affections musculaires ou articulaires où l'on emploie les conferves en frictions : ainsi dans des cas d'hydarthroses, de tumeurs blanches des parties molles, de gonflements suites d'entorses, de contractures musculaires, d'engorgements périarticulaires autour des jointures rhumatisées, aux doigts, aux orteils, aux poignets, etc. Ces frictions ont été employées avec succès dans des cas dépourvus de toute apparence actuelle douloureuse ou inflammatoire, comme dans des cas où il subsistait une congestion active. Ces frictions sont pratiquées soit pendant le bain, soit au sortir, soit dans l'intervalle des bains. Il n'est pas indifférent de se servir de conferves jeunes ou de vieilles. L'examen attentif des documents publiés par MM. de Laurès et A. Becquerel sur cette question, ne laisse pas du reste l'idée que les applications thérapeutiques du limon végétal aient une grande portée [voy. ORGANIQUES (MATIÈRES)].

BOUILLON. Le *Bouillon* est un complément, quelquefois recommandé, d'une douche forte, à buée prononcée. Il est établi près de la douche avec laquelle il communique par une porte. Le sol en est approfondi en bassin de 0m,80 à 1m,00 de profondeur que l'on recouvre par une claire-voie. On y ménage d'ailleurs une prise d'eau très divisée, coulant et se brisant sans jaillir. On réalise ainsi l'étuve à haute température, à forte buée, avec immersion facultative, dont l'usage est soit alternatif, soit successif de la douche. Aix-les-Bains offre des spécimens complets de bouillon dans les douches centrales, aux douches d'enfer, et surtout aux nouvelles douches inférieures de *soufre.*

BOULOGNE-SUR-MER (France, Pas-de-Calais, arrond. de Boulogne). A la porte de cette ville.

Ferrugineuse bicarbonatée. Froide.

Cette source porte le nom de *fontaine de fer.*

Une analyse déjà ancienne assigne à cette eau la composition suivante :

	Eau : un litre.
	Gram.
Sulfate de soude	0,4515
— de chaux	0,0797
Chlorure de calcium	0,6374
Chaux	0,1062
Carbonate de fer	0,3187
Matière extractive	0,1062
	1,6997

(BERTRAND.)

Nous croyons inutile de faire ressortir tout ce que ces résultats offrent de défectueux. D'abord il est peu probable que l'eau en question renferme autant de chlorure de calcium à côté du sulfate de soude; ensuite on ne voit pas l'état dans lequel on peut représenter la chaux inscrite ici à l'état libre. Il est probable que la source dégage de l'acide carbonique qui a été oublié dans l'évaluation des principes minéralisateurs. Ajoutons enfin qu'à part la grande quantité de fer, elle se rapproche beaucoup des eaux douces séléniteuses.

BOULOGNE-SUR-MER (France, Pas-de-Calais, arrond. de Boulogne). A 271 kilomètres de Paris, 50 de Saint-Omer, 32 de Calais.

Bains de mer. Latitude 51°,40 ; longitude 2°,30.

La mer présente en été de 15° à 18° de température (M. Rouxel). Il y a cinq établissements de bains froids, appartenant à des particuliers, et un établissement de bains de mer chauds.

BOULOU (le) (France, Pyrénées-Orientales). A 8 kilomètres de Céret et à 5 kilomètres de la frontière d'Espagne.

Ferrugineuse bicarbonatée. Froide.

A une petite distance du Boulou et dans la montagne des Alberès, on rencontre quatre sources désignées sous les noms suivants : le Boulou; Saint-Martin de Fenouillá; Sorède; Laroque.

De ces quatre sources, la plus importante est celle de Saint-Martin de Fenouilla qui peut être considérée comme un type des eaux ferrugineuses bicarbonatées; puis vient celle du Boulou qui coule à deux cents pas seulement de la première, mais sous un volume moins considérable. Quant aux sources Sorède et Laroque, elles jaillissent en filets épars, l'une dans le lit de la rivière de Sorède, l'autre des fissures de rochers dont la *font d'Aram* forme le griffon principal.

Il n'y a pas d'établissement.

Anglada, qui s'est livré à l'analyse chimique de ces différentes eaux minérales, est arrivé aux résultats suivants :

Eau : un litre.

	LE BOULOU.	SAINT-MARTIN DE FENOUILLA.	SORÈDE.	LAROQUE.
Température........	17°,5 c.	16°,25 c.	20°,87	15°,62
Acide carbonique libre.	0lit,611	0lit,750	q. indét.	q. indét.
	Gram.	Gram.	Gram.	Gram.
Carbonate de soude...	2,431	2,787	0,053	0,008
— de chaux...	0,741	0,448	0,607	0,136
— de magnésie.	0,215	0,159	0,059	0,057
— de fer.....	0,032	0,050	0,050	0,030
— de mangan.	»	»	traces	»
Sulfate de soude......	traces	0,019	0,026	0,031
Sel de potasse........	»	traces.	»	»
Chlorure de sodium...	0,852	0,324	0,022	0,020
Silice..............	0,134	0,106	0,101	0,066
Alumine............	»	»	0,003	»
Matière organique....	indétermin.	0,022	0,021	0,003
Perte.............	»	0,104	0,025	0,012
	4,405	4,019	0,967	0,363

BOURBON-L'ARCHAMBAULT (France, Allier, arrond. de Moulins). A 20 kilomètres de cette ville, à 310 kilomètres de Paris, 180 kilomètres de Lyon, 70 kilomètres de Vichy. Altitude 270 mètres.

Chlorurée sodique. Tempér., 52°.

Station thermale importante et bien installée. L'*Annuaire* dit que l'abondance de la source surpasse celle de toutes les sources minérales connues, puisque, d'après M. Longchamps, elle fournirait en vingt-quatre heures 2400 mètres cubes d'eau ; mais des études récentes ont fait reconnaître que l'on s'était singulièrement trompé à cet égard, et que la proportion de l'eau minérale était infiniment moindre.

L'eau minérale, inodore lorsqu'elle est chaude, dégage par le refroidissement une légère odeur d'hydrogène sulfuré. Elle jaillit du gneiss granitoïde, dans la partie sud-ouest de la ville qui est encaissée en partie par l'ancien château construit sur une éminence, et les trois collines de Sept-Fonds, de Villefranche et de la Paroisse.

A 200 mètres environ de la source thermale, jaillit une source froide

(10°), appelée source de *Jonas*, faiblement minéralisée, *ferrugineuse bicarbonatée*, et qui ne rappelle que de très loin la constitution de la source thermale.

Contrairement à d'autres auteurs, nous séparons les sources de Saint-Pardoux et de la Trollière qui jaillissent dans le même département que Bourbon-l'Archambault, mais à 16 ou 17 kilomètres de cette ville et dans des communes différentes.

Source thermale.	*Eau : un litre.*
Acide carbonique libre	environ 1/6 du volume.
	Gram.
Bicarbonate de chaux	0,507
— de magnésie	0,470
— de soude	0,367
Sulfate de chaux — de soude	0,220
— de potasse	0,011
Chlorure de calcium — de magnésium	0,070
— de sodium	2,240
— de potassium	traces
Bromure alcalin	0,025
Silicate de chaux et d'alumine	0,370
— de soude	0,060
Oxyde de fer à l'état de crénate	0,017
Matière organique	»
	4,357

(O. Henry, 1842.)

La source thermale de Bourbon-l'Archambault se divise, ainsi que cela a lieu dans beaucoup de stations, par des conduits naturels, et forme comme autant de sources spéciales, ou puits, ayant les mêmes propriétés physiques et chimiques.

L'eau minérale étant à une température trop élevée pour qu'on puisse l'administrer telle qu'elle jaillit de ses griffons, elle se déverse dans des bassins de réfrigération exposés à l'air libre, dans lesquels se développent des conferves vertes. Tous les chimistes et les médecins s'accordent à reconnaître qu'à chaque degré de refroidissement d'une eau thermale, correspond une altération plus ou moins profonde de son état primitif, surtout lorsque cette altération a donné naissance à des conferves qui enlèvent quelques-uns des principes constitutifs de l'eau, de l'iode par exemple. Il y aurait donc intérêt à soumettre de nouveau à l'analyse l'eau thermale de Bourbon-l'Archambault au moment où on l'emploie, soit en douches, soit en bains. Nous insistons d'autant plus sur ce fait, que la médecine a plutôt besoin de connaître la composition chimique d'une eau minérale telle qu'on l'utilise, que telle qu'elle jaillit de ses griffons.

L'analyse faite par M. O. Henry montre que l'eau de Bourbon-l'Archambault contient du brome et non de l'iode. M. Boursier, qui s'est livré depuis à la recherche et au dosage du brome et de l'iode, a trouvé que les eaux qui nous occupent contenaient par litre :

	Gram.
Iode..	0,000033
Brome..	0,001266

Ces quantités sont impondérables sans doute ; mais si l'on réfléchit qu'à Bourbon-l'Archambault le bain de piscine ne se compose pas de moins de 1,000 litres d'eau, on découvre que dans chaque bain, il n'y a pas moins de 1gr,266 de brome et de 0gr,033 d'iode.

S'il était exact que la source thermale de Bourbon-l'Archambault produisît par jour environ 2,500 mètres cubes d'eau, il sortirait donc dans le même temps du sein de la terre 82 grammes d'iode et 3 kilogrammes 165 grammes de brome.

M. O. Henry ne signale pas dans les eaux de Bourbon-l'Archambault la présence du manganèse : cependant ce métal ou mieux cet oxyde y existe, car M. Boursier l'a séparé des concrétions formées dans les conduits qui mènent l'eau de la source aux pompes. Une partie de ces dépôts remis à l'un de nous par M. Regnault a donné un résultat identique. Ainsi l'iode et le manganèse sont deux éléments à ajouter à ceux indiqués dans l'analyse de M. O. Henry.

Enfin M. de Brébisson a reconnu dans les conferves de Bourbon-l'Archambault une espèce particulière à laquelle il a donné le nom de *Phormidium Hattierianium*, en souvenir de M. Hattier qui les lui avait fait parvenir.

Sur la route de Bourbon-l'Archambault à Saint-Amand (Cher), et à 200 mètres environ de la première de ces villes, se trouve la source ferrugineuse de *Jonas* dont nous avons déjà parlé. Voici sa composition :

SOURCE DE JONAS.	*Eau : un litre.*
	Gram.
Bicarbonate de chaux..............................	0,201
— de magnésie..............................	0,076
Sulfate de soude..............................	0,028
— de chaux..............................	0,012
Chlorure de sodium.............................. }	0,100
— de magnésium.............................. }	
Silicate de chaux.............................. }	0,500
— d'alumine.............................. }	
— de soude..............................	0,020
Carbonate et crénate de fer..............................	0,040
Oxyde de manganèse..............................	traces sensibles.
	0,977
Acide carbonique libre..............................	un cinquième de volume.

(O. HENRY, 1842.)

L'eau de la fontaine de *Jonas* est, à Bourbon-l'Archambault, un puissant adjuvant de la médication hydro-minérale. Elle est employée en boisson, en injections et en douches. Le débit de la source a été évalué à 2,400 litres par vingt-quatre heures (François).

L'établissement thermal de Bourbon-l'Archambault ne possède pas une installation en rapport avec son importance. Il ne se compose que de deux piscines qui méritent plutôt le nom de *bains de famille*, et de seize cabinets de bains munis de douches. Deux piscines sont en outre destinées aux indigents.

Bourbon-l'Archambault est une station thermale militaire. Mais les militaires qui y sont envoyés sont compris dans le service civil.

L'établissement thermal appartient à l'état, et est géré sous forme de régie.

Malgré leur minéralisation notable en chlorure de sodium, les eaux de Bourbon-l'Archambault ne sont pas purgatives. Faye dit qu'elles ne le deviennent que bues à grande dose. Leur effet le plus habituel paraît même être la constipation (Regnault). Ces eaux sont bues du reste à leur température native, tout élevée qu'elle soit. Les bains sont pris frais (de 24° à 27°), ou tempérés (de 28° à 33°), ou chauds (de 34° à 38°). Ces derniers ne sont jamais portés que graduellement à une telle température ; leur durée moyenne est d'une demi-heure. On fait un grand usage des douches, à des températures diverses, jusqu'à 48°, douches écossaises, douches ascendantes, massage. Les CORNETS [voy. ce mot], sortes de ventouses, y sont également très employés. Du reste les précautions accessoires d'un traitement qui met en œuvre une température élevée, y sont usitées avec beaucoup de sollicitude. On emploie aussi, comme à Néris et dans plusieurs autres stations, les conferves qui se déposent au fond et sur les parois des bassins, en guise de cataplasmes.

La spécialité des eaux de Bourbon peut se résumer dans le traitement des scrofules, de la paralysie et du rhumatisme.

Le traitement des *scrofules* est traditionnel à Bourbon. Il se fait en général d'une manière très active et en employant les bains et les douches à une température élevée : aussi 20 ou 25 jours suffisent-ils, suivant M. Regnault, pour le compléter. C'est là une méthode particulière de traitement, et l'on peut se demander si un traitement moins actif et plus prolongé n'aurait pas aussi ses avantages. Les formes de la scrofule qui trouvent ici des applications utiles sont spécialement les scrofules des glandes, du tissu cellulaire et des os. Lorsqu'il existe des plaies ou des fistules dont le traitement local exige des ménagements particuliers, on emploie des douches, dans le bain, connues à Bourbon sous le nom de *sous-marines* [voy. DOUCHES], dont l'action est fort peu excitante. Dans les ophthalmies scrofuleuses, blépharites et kératites, on trouve dans l'eau ferrugineuse de la source de *Jonas*, prise en instillations, en lotions, en douches de forme spéciale, un adjuvant remarquable du traitement thermal (Regnault). Cette eau de Jonas est encore employée à la place de l'eau thermale de Bourbon, lorsque l'existence ou la menace de quelque complication vers la poitrine ou l'abdomen exige des précautions particulières. Du reste, les eaux de Bourbon, dans la scrofule, représentent essentiellement un traitement diathésique.

C'est à Bourbon, comme à Bourbonne et à Balaruc, que se fait habituellement le traitement des *paralysies*, et en particulier des paralysies cérébrales ou hémiplégies. On trouvera aux articles APOPLEXIE et PARALYSIE une étude du traitement thermal de la paralysie, sur laquelle nous ne reviendrons pas. Nous ne devons parler ici que de ce qui concerne particulièrement Bourbon-l'Archambault. Faye ne donne aucune indication sur le mode de traitement employé de son temps dans les paralysies. MM. Regnault et Caillat ont été plus explicites dans leurs communications à la *Société d'hydrologie médicale de Paris* [voy. *Annales de la Société*, t. II]. Le traitement généralement usité dans les hémiplégies suite d'apoplexie, et administré à une époque, autant que possible, rapprochée de l'attaque [voy. APOPLEXIE], est le suivant : d'un à quatre verres d'eau minérale par jour ; bains de piscine de 34° ou 35° pendant dix ou quinze minutes; douches sur les membres paralysés, de dix minutes à une demi-heure, d'une hauteur de 2 mètres, et de 33° à 40°, ou même 45° ou 48° de température ; bains de jambes, le soir, dans l'eau minérale de 44° à 47° ; applications d'eau froide sur la tête pendant le bain et la douche ; usage fréquent de *cornets* ou ventouses sur les extrémités. Ce traitement, convenablement surveillé, ne paraît pas avoir déterminé d'accidents sous les yeux des médecins cités plus haut. Il ne détermine même pas en général de phénomènes physiologiques prononcés. La fièvre, les éruptions cutanées, la diarrhée, ne se sont montrées que d'une manière exceptionnelle. On ne cherche point à provoquer de sueurs. En un mot, point de phénomènes critiques, ni de témoignage saisissable d'une action révulsive quelconque. Quant aux résultats, on sait ce qu'ils peuvent être dans de telles conditions. Ils ont paru à Bourbon aussi satisfaisants que dans les autres stations où se fait une médication analogue. On trouvera à l'article PARALYSIE l'appréciation de ce côté de la question.

Le *rhumatisme* trouve à Bourbon, avec la température élevée des eaux et les procédés qu'on y emploie, une médication très appropriée. Le rhumatisme simple y sera certainement aussi efficacement traité qu'auprès d'aucune autre station thermale. Nous signalerons spécialement la parfaite application de ce traitement au rhumatisme musculaire opiniâtre, torticolis ou lumbago. Les eaux de Bourbon nous paraissent surtout indiquées dans le rhumatisme, musculaire ou articulaire, avec engorgement ou non, chez les lymphatiques ou les scrofuleux. Le rhumatisme dit *goutteux*, peut-être plus à cause de sa fixation sur les petites articulations et des engorgements qu'il y détermine que de ses relations bien avérées avec la goutte, indique encore les eaux de Bourbon, lorsqu'il est très atonique. Quant au rhumatisme nerveux, nous ne doutons pas qu'avec beaucoup d'habileté et de prudence dans le maniement des eaux, on ne parvienne à le traiter avec les eaux de Bourbon; mais nous ne saurions le ranger, comme le fait M. Regnault, parmi les applications communes et légitimes de ces eaux. On emploie l'eau de la source Jonas dans les ophthalmies chroniques, en douches sur les yeux. Nous empruntons à M. Regnault quelques renseignements sur cette pratique. L'appareil qui sert à donner ces douches se compose d'une espèce d'entonnoir soutenu verticalement par un support horizontal, qui se fixe au mur par des pitons convenablement disposés. Dans le goulot l'eau ne s'échappe que par gouttes grosses et bien formées. On modifie l'intervalle qui sépare la chute de chaque goutte en comprimant plus ou moins l'éponge dans le tube de l'entonnoir. Le malade, assis dans un fauteuil dont le dos est disposé pour offrir un point d'appui commode à la partie postérieure de la tête, présente successivement chaque œil à la chute de la goutte pendant un temps qui varie de cinq à vingt-cinq minutes. Chaque goutte produit une contraction des paupières et une commotion qui se transmet aux parties profondes de l'orbite. On augmente graduellement cet effet en élevant l'appareil.

Si l'on examine l'œil après l'opération, on remarque, surtout au début du traitement, que la conjonctive offre une teinte plus rosée, que les points lacrymaux sont imprégnés d'eau, et que, pendant quelques instants, l'œil est plus sensible à l'impression de la lumière.

M. Regnault parle encore des bons effets des eaux de Bourbon dans la goutte, l'ascite, l'hydropisie enkystée des ovaires, les affections convulsives rebelles, les maladies chroniques des viscères abdominaux. Faye avait mentionné bien d'autres états morbides encore. Mais il ne faut pas confondre des applications accidentelles, et accidentellement heureuses, avec le champ réel des applications spéciales des eaux de Bourbon, ce que nous avions seulement à exposer ici.

BOURBON-LANCY (France, Saône-et-Loire, arrond. de Charolles). A 30 kilomètres de Moulins, 80 de Mâcon, 300 de Paris.

Chlorurée sodique. Tempér., de 28° à 56°.

Il y a sept sources : *Descure*, 54°,5 ; la *Reine*, 54°,5 ; *Marguerite*, 49° ; *Saint-Léger*, 50° ; *Limbe*, 56° ; la *Rose*, 28° ; *Innomée*, 46° (Rotureau).

Eau : un litre.

	Source Descure.	Source la Reine.	Source Marguerite.	Source Saint-Léger	Source le Limbe.	Source la Rose.
	gr.	gr.	gr.	gr.	gr.	gr.
Chlorure de sodium.	1,30	1,20	1,34	1,23	1,25	1,24
— de calcium..	0,05	0,03	0,03	0,03	0,02	0,10
— de magnésium	0,40	0,04	0,02	0,02	0,01	0,05
Iodure de sodium..	traces	»	»	traces	»	»
Sulfate de soude...	0,25	0,10	0,25	0,30	0,28	»
— de chaux..	0,02	0,03	0,04	0,03	0,04	0,02
Carbonate de chaux	0,06	0,02	0,09	»	0,09	0,18
— de magnésie	0,15	0,03	0,02	0,02	0,01	0,02
Silice	0,02	0,02	0,03	0,03	0,03	0,01
Oxyde de fer......	0,02	0,09	0,02	0,02	0,02	0,02
Arsenic..........	traces	»	»	traces	»	»
	2,27	1,56	1,84	1,68	1,75	1,64

(Docteurs Tellier et Laporte, 1858.)

Nous ferons remarquer, en passant, que MM. Tellier et Laporte ne signalent pas dans leurs analyses la potasse, base que M. Berthier a isolée de la manière la plus évidente. Ces auteurs ne font pas davantage mention de l'acide carbonique libre, qui a été constaté par M. Berthier et qui se dégage spontanément de la plupart des sources.

Toutes les sources de Bourbon-Lancy jaillissent du granit dans le faubourg de Saint-Léger, à la base d'un rocher taillé à pic, et se trouvent dans une même cour ; ce qui fait supposer qu'elles ont une même origine, malgré les différences légères dans la température des cinq premières.

Voici maintenant leur destination :

La source Descure se rend dans un bassin spécial situé à 7 mètres du griffon. De là deux canaux conduisent l'eau dans une piscine qui n'a pas moins de 17 mètres de longueur sur 9 mètres de largeur, et dans laquelle l'eau minérale se renouvelle incessamment, ensuite dans deux réservoirs où elle se refroidit avant d'être employée aux usages ordinaires de l'établissement. Elle est aussi utilisée en boisson, en bains, en douches, après avoir séjourné dans une *bâche* et dans un grand bassin à ciel ouvert construit dans la cour.

La source la Reine est employée concurremment avec la précédente, en boisson, en bains et en douches ; elle alimente aussi la grande piscine et se rend dans la bâche dont nous avons parlé.

L'eau de la source Sainte-Marguerite se mélange encore avec les précédentes. Elle n'est pas utilisée pour la boisson.

Celle de la source Saint-Léger est conduite aux mêmes refroidissoirs que les soures Descure et la Reine. Elle est surtout utilisée en boisson.

La source du Limbe, la plus chaude de toutes, se rend dans les réservoirs des sources précédentes, où elle se refroidit avant de servir en bains, en douches et d'alimenter la piscine. On l'indique en boisson dans certaines circonstances.

Quant à la source la Rose, la plus froide de toutes les sources de Bourbon-Lancy, elle est transportée à bras dans les cabinets pour refroidir les bains; elle est encore utilisée pour les douches.

Une septième source non captée, qui se trouve à la base du rocher Saint-Léger, à 10 mètres de la source Descure, n'a reçu jusqu'à ce jour aucune destination.

Enfin on met à profit, comme topique, les conferves vertes qui se développent dans les bassins des sources thermales de cette station; conferves dans lesquelles les docteurs Tellier et Laporte ont reconnu l'existence de l'arsenic et de l'iode.

L'établissement thermal appartient à l'hospice. Il se compose de vingt-quatre salles de bains, d'un cabinet de grande douche, et d'une magnifique piscine à natation et à eau courante.

Il y a un hôpital possédant une installation thermale particulière. Un nouvel hôpital, dû à une donation du marquis d'Aligre, est en voie de construction sur une vaste échelle.

Les eaux de Bourbon-Lancy appartiennent à un groupe remarquable d'eaux minérales, répandues dans le centre et à l'est de la France, telles que *Néris*, *Luxeuil*, *Bains*, *Plombières*. Ce sont des eaux à température très élevée, peu minéralisées, méritant en chimie la dénomination d'eaux *faibles*, autant pour leur défaut de caractéristique formelle que pour leur faible minéralisation, mais offrant en thérapeutique des applications très intéressantes et assez précises. Il serait bon de pouvoir comparer ces eaux ensemble, au point de vue thérapeutique, et d'exposer en quoi elles se rapprochent ou se distinguent sur un terrain d'applications assez analogues. Mais ces sortes d'études sont toujours difficiles. [Voy. FAIBLES (EAUX).]

Voici comment M. Rérolle présente la spécialisation des eaux de Bourbon-Lancy.

Elles agissent à la manière de *spécifiques*, dans les névroses et le *rhumatisme;* à titre de *sudorifiques*, dans certaines maladies de la peau et la syphilis. Enfin comme *toniques* et *stimulantes*, dans la chlorose, la scrofule, la paralysie.

Il ne faut prendre cette expression de *spécifique*, appliquée au traitement du rhumatisme et de la paralysie, que dans le sens de spécialité d'action. *Aix en Savoie* aurait sans doute autant de droits que Bourbon-Lancy à revendiquer une action spécifique dans le traitement du rhumatisme, et il serait au moins singulier de voir une action spécifique se partager entre une eau sulfureuse et une eau chlorurée sodique.

Les eaux de Bourbon-Lancy sont effectivement très spéciales dans le traitement du rhumatisme. Elles s'appliquent surtout parfaitement au rhumatisme actuellement douloureux, et sous ce rapport se distinguent des eaux d'Aix en Savoie dont l'emploi est plus difficile en pareil cas. M. Rérolle mentionne en particulier des cas où le rhumatisme (articulaire) a presque conservé la vivacité de ses premières douleurs ; les fonctions s'exécutent mal, le sommeil est court et mauvais, le pouls est peu fréquent, la peau souvent chaude et sèche ; état nerveux qui paraît tenir tantôt à la nature du tissu spécialement affecté, tantôt à la disposition individuelle. La spécialité formelle des eaux de Bourbon-Lancy se trouve ici parfaitement définie. Il y a un très grand nombre d'eaux minérales qui sont aussi efficaces que Bourbon-Lancy dans le rhumatisme simple ; il en est beaucoup, parmi les chlorurées sodiques fortes et les sulfurées, qui conviennent mieux au rhumatisme des individus lymphatiques ou scrofuleux : mais ces formes nerveuses du rhumatisme, ou encore le rhumatisme articulaire de date récente, réclament ce groupe d'eaux minérales auxquelles nous avons rattaché Bourbon-Lancy, et cette dernière station très particulièrement.

Les eaux de Bourbon-Lancy ne sont pas sans action sur les rhumatismes accompagnés de gonflement et de déformation dans les jointures ; mais il en est de beaucoup plus actives. Le rhumatisme musculaire ancien et fixe leur résiste quelquefois longtemps ; mais elles passent pour être d'un excellent emploi dans les rhumatismes viscéraux gastralgiques ou entéralgiques.

Nous ne pouvons que mentionner d'une manière générale l'application des eaux de Bourbon-Lancy au traitement des névralgies. Les sciatiques et les névralgies crurales paraissent y trouver, comme à Néris, une médication très efficace. Mais nous ne possédons pas de renseignements sur les ressources qu'elles peuvent offrir dans les névralgies faciales ou thoraciques.

Les eaux de Bourbon-Lancy sont encore employées dans les scrofules, dans la chlorose, dans la paralysie, la syphilis. Elles représentent dans ces différents cas une médication hydrothérapique, à laquelle s'ajoute une qualité faiblement médicamenteuse, et dans l'emploi de laquelle on tire parti de la température élevée des eaux. Nous ne saurions contester les services qu'elles peuvent rendre effectivement dans les circonstances qui viennent d'être mentionnées; mais nous devons faire remarquer qu'il est un grand nombre d'eaux minérales beaucoup plus directement indiquées, et certainement beaucoup plus actives, pour traiter la PARALYSIE, la SCROFULE, la CHLOROSE ou la SYPHILIS [voy. ces mots]. Cependant il paraît résulter de notes fournies par M. Tellier, que les eaux de Bourbon-Lancy, prises à l'intérieur ou à l'extérieur, déterminent des phénomènes d'excitation tels que chaleur épigastrique, activité de la circulation, poussée, signes de ce qu'on appelle saturation minérale, plus prononcés et plus rapides qu'on ne devrait s'y attendre d'après leur constitution apparente. M. Rotureau a même cru pouvoir attribuer à ces thermes des propriétés identiques avec celles de Wiesbaden (*Des princip. eaux minér. de l'Europe*). Mais ces diverses remarques ne nous paraissent devoir être acceptées que sous toutes réserves.

Les eaux de Bourbon-Lancy sont prises sous toutes les formes; mais c'est le traitement externe qui domine près de cette station, comme près de toutes les eaux faiblement minéralisées : bains, bains de piscine souvent prolongés, froids, tempérés ou chauds; douches, dont on fait un grand usage; applications de conferves. On y recherche beaucoup une action sudorifique.

BOURBON (île). Voy. RÉUNION (ÎLE DE LA).

BOURBONNE (France, Haute-Marne, arrond. de Langres). A 30 kilomètres de Langres, 60 de Nancy et de Besançon, 280 de Paris. Altitude, 277 mètres.

Chlorurée sodique. Tempér., 50° à 58°,75.

Le produit des sources est d'au moins 120 mètres cubes (120 000 litres).

Il y a trois sources : la *fontaine de la Place* ou *fontaine chaude*, 58°,75 ; celle des *Bains civils* ou du *Puisard*, 57°,50 ; celle des *Bains militaires*, 50°, jaillissant des marnes irisées qui recouvrent de puissantes assises calcaires et plus au-dessous du grès bigarré.

Eau : un litre.

	SOURCE de la Place.	SOURCE des Bains civils.
	Gram.	Gram.
Carbonate de chaux	0,108	0,098
Sulfate de chaux	0,899	0,879
— de potasse	0,149	0,129
Chlorure de sodium	5,783	5,771
— de magnésium	0,392	0,381
Bromure de sodium	0,065	0,064
Silicate de soude	0,120	0,120
Alumine	0,030	0,029
	7,546	7,471

(MIALHE et FIGUIER.)

M. Chevallier a également signalé des traces d'arsenic dans les boues et les concrétions de ces eaux. MM. Mialhe et Figuier ont rapproché la composition chimique de l'eau de Bourbonne de celle des principales sources chlorurées de l'Allemagne, et ils ont vu que, sous le rapport de la proportion du chlorure de sodium, elle avait la plus grande analogie avec les eaux de Wiesbaden. L'eau de Bourbonne a été encore trouvée l'une des plus riches en brome.

La source de la *Place*, dite encore de la *Buvette*, est destinée pour la boisson et les bains de l'hôpital civil; la source du *Puisard*, découverte depuis un petit nombre d'années à la suite d'un forage artésien dans la cour de l'établissement, alimente les baignoires, les piscines et les douches de l'hôpital civil.

Dans la cour de l'hôpital se trouve la source dite des *Bains militaires*, qui alimente la buvette, les baignoires, les piscines et les douches de l'établissement, concurremment avec l'eau de la source du Puisard.

L'établissement thermal civil contient soixante-neuf baignoires, deux grandes piscines dans lesquelles trente-six personnes peuvent se baigner à la fois, et quatre piscines plus petites pouvant recevoir chacune vingt personnes. Les cabinets de douches sont au nombre de sept.

Il y a à Bourbonne un hôpital militaire considérable, et dont l'installation thermale est très complète. On y compte cinquante-quatre baignoires et deux piscines pour les sous-officiers et soldats. Quelques baignoires sont consacrées aux bains sulfureux. Enfin un système de douches parfaitement installées ne laisse rien à désirer pour la bonne administration du traitement thermal.

L'établissement thermal de Bourbonne appartient à l'État et est administré en régie. L'hôpital militaire peut recevoir cent officiers et trois cents soldats.

Les eaux de Bourbonne ont la plupart de leurs applications communes avec certaines eaux de composition fort analogue, comme Bourbon-l'Archambault ou Balaruc. Il est incontestable que, dans beaucoup de cas, dans le plus grand nombre peut-être, ces différentes eaux peuvent parfaitement se suppléer les unes les autres. Mais il est fort difficile de préciser dans quelles circonstances elles doivent différer dans leur opportunité d'application. Nous nous contenterons d'exposer un résumé aussi exact que possible de la pratique de Bourbonne.

On emploie l'eau minérale en boisson, en bains, douches, étuves.

L'eau de Bourbonne est légèrement purgative, surtout lorsqu'elle est prise froide ou tiède. A sa température native, elle ne purge que si elle est prise à une dose un peu élevée, et encore cet effet n'est-il souvent que passager, et fait-il place alors à la constipation. L'effet purgatif est rarement recherché, si ce n'est cependant quand on veut opérer une dérivation, ou combattre une constipation actuelle ; on a recours plus habituellement à la méthode altérante, eau très chaude et à doses fractionnées.

Prat (*Mémoire sur les eaux minérales de Bourbonne*, 1827) cherchait à caractériser ainsi la méthode diamétralement opposée, suivie à Balaruc et à Bourbonne : « Il semble, dit-il à propos de la paralysie, qu'à Balaruc on veuille la traiter par de fortes secousses, et à Bourbonne par des mouvements doux et gradués. Là on donne l'eau comme purgative et comme fulminante; ici on n'est point fâché qu'elle purge, mais on la donne plutôt comme un altérant. Là on emploie une très grande chaleur, ici on la craint et on la ménage, trop peut-être... » On reconnaîtra aisément, à l'article BALARUC, que la pratique attribuée à cette station n'y est plus usitée aujourd'hui ; mais ce passage nous donne une idée assez exacte de la pratique traditionnelle de Bourbonne. Cependant on administre les bains à Bourbonne à une température assez élevée. M. Cabrol appelle *tempérés* les bains de 31° à 36°; les bains *chauds* vont donc jusqu'à 40° et même 42°. L'eau minérale s'emploie encore en bains partiels, en lotions, en injections, dans les ulcères, les abcès fistuleux, en collyres. Les douches sont bien administrées et très employées, mais sollicitent, comme le reste de l'établissement thermal, un remaniement complet. Des étuves sont situées sur l'émergence même de la source, et la température y varie de 42° à 50°. Les boues sont employées en cataplasmes, sans qu'une grande importance paraisse être attachée à leur usage.

Les maladies le plus habituellement traitées à Bourbonne se rattachent la plupart, comme à Bourbon-l'Archambault, aux scrofules, aux paralysies et au rhumatisme. Les maladies des os tiennent une grande place dans les relevés faits auprès de cette station : mais il faut les considérer comme dépendant, la plupart du temps, de la diathèse scrofuleuse. Cependant il faut encore ajouter les suites de blessures, de blessures de guerre en particulier, presque toutes par armes à feu, ou d'accidents, comme fractures ou luxations.

Les eaux de Bourbonne conviennent parfaitement au traitement de la scrofule. On peut même s'étonner qu'elles ne possèdent pas à ce sujet une notoriété plus formelle. Si l'on faisait en France, comme on le fait en Allemagne, recourir aux eaux chlorurées sodiques dans tous les cas de scrofule qui les réclament, il est présumable que Bourbonne ne serait pas moins recherché que Nauheim ou Kreuznach. Nous renvoyons du reste aux articles BOURBON-L'ARCHAMBAULT, SCROFULE, pour éviter des répétitions. Quant aux maladies des os, M. Cabrol recommande de n'employer le traitement thermal que lorsque l'ostéite suppurante et la carie sont superficielles, ou quand la nécrose est limitée. Mais c'est surtout contre l'ostéite simple, non suppurée, que les eaux de Bourbonne ont une activité résolutive (Cabrol).

Les eaux de Bourbonne, employées dans le traitement des anciennes blessures, ravivent les plaies, les fistules atoniques, en amènent la cicatrisation, hâtent et facilitent l'issue des esquilles, des corps étrangers. Nous doutons qu'il faille précisément pour cela leur attribuer une action directement cicatrisante. M. Cabrol signale à ce sujet une observation intéressante : c'est que les ulcères consécutifs à la pourriture d'hôpital sont infailliblement aggravés par l'eau minérale, au moins par son contact, qu'il suffirait d'éviter sans interrompre nécessairement le traitement.

Les eaux de Bourbonne sont employées à la suite des fractures, comme propres à hâter la résolution des engorgements qui persistent souvent à leur suite, et à rendre au membre le mouvement et la force. Mais on a supposé qu'elles exerçaient une action ramollissante sur le cal, alors que celui-ci n'avait pas encore parcouru sa complète évolution, et on les a accusées de favoriser de nouvelles fractures et l'incurvation vicieuse du cal (Magistel, *Essai sur les eaux de Bourbonne*, 1828). Cette question importante ne nous paraît pas encore avoir été suffisamment étudiée. Les assertions de Villaret (*Annales de la Société d'hydrologie médicale de Paris*), et de M. Cabrol, portent à croire que le Conseil de santé s'était un peu hâté en adressant une instruction relative aux envois de fractures récentes à Bourbonne. Cependant c'est une question qu'il ne faut juger légèrement dans aucun sens; elle est complexe du reste. Il faut tenir compte, entre autres choses, des diathèses, de la partie hydrothérapique du traitement, etc. [voy. CAL].

Le traitement de la paralysie ne se fait pas exactement d'après les mêmes procédés, à Bourbonne et BOURBON-L'ARCHAMBAULT [voy. ce mot]. On a vu qu'à Bourbon, les hémiplégiques sont réclamés à une époque très rapprochée de l'APOPLEXIE [voy. ce mot]; à Bourbonne, au contraire, on professe qu'il faut attendre qu'une première période, pleine de périls, soit dépassée. A Bourbon, le traitement des paralytiques se fait avec une certaine hardiesse, on emploie le bain à température assez élevée; à Bourbonne, au contraire, le traitement est dirigé avec de très grandes précautions. Plus les sujets sont jeunes et sanguins, dit M. Renard, plus on doit se tenir en garde contre l'action excitante de l'eau de Bourbonne, à l'intérieur surtout. Les bains à douce température et peu prolongés peuvent être considérés comme une préparation utile à l'action de la douche, qui est ici la forme la plus efficace de l'administration de ces eaux. Le malade la reçoit tantôt couché sur un lit de sangle, et tantôt assis; ce dernier mode est préféré, dans le cas où la tendance du sang vers le cerveau paraîtrait encore à craindre (*Annales de la Société d'hydrologie méd. de Paris*, t. II). On n'emploie même souvent que les bains de siége et les demi-bains; et l'on fait un usage fréquent de laxatifs, ne s'en rapportant pas suffisamment à l'action purgative de l'eau minérale elle-même. A l'hôpital militaire, on combine méthodiquement l'emploi de l'électricité avec le traitement thermal.

Les eaux de Bourbonne constituent une médication très puissante contre le *rhumatisme* articulaire ou musculaire. C'est contre des rhumatismes très atoniques, que les bains peuvent être usités avantageusement à des températures fort élevées. C'est surtout chez les rhumatisants lymphatiques et scrofuleux que les eaux de Bourbonne doivent être conseillées. Dans les engorgements peu ou point douloureux des petites jointures, et quelquefois des grandes, appelés *rhumatismes goutteux*, nous les croyons encore très utiles. Mais M. Cabrol a raison de les écarter du traitement de la goutte : nous le croyons sous ce rapport plus dans le vrai que M. Regnault, qui rapproche la goutte du rhumatisme, sous le rapport de l'opportunité des eaux de Bourbon-l'Archambault [voy. GOUTTE].

BOURBOULE (la) (France, Puy-de-Dôme, arrond. de Clermont-Ferrand). A 50 kilomètres de cette ville, à 5 kilomètres du Mont-Dore. Altitude, 848 mètres. Ces eaux sont encore connues sous le nom du chef-lieu de la commune, *Murat-le-Quaire* : c'est sous cette dernière dénomination qu'elles se trouvent indiquées dans le *Dictionnaire des eaux minérales du Puy-de-Dôme*, par M. Nivet.

Chlorurée sodique. Tempér., de 12° à 52°.

Six sources principales, qui sont :

1° La source du *grand Bain*, désignée encore sous le nom de *Vieille source*, qui débite 144 000 litres d'eau par vingt-quatre heures à la température de 48°. Elle alimente toutes les baignoires et les douches, et elle est très fréquentée par les buveurs.

2° La source du *Bagnassou*, située au milieu de la rue principale de la Bourboule, n'a pas été jaugée. L'eau qui en jaillit marque 36°, et alimente une baignoire spéciale dans laquelle l'eau se renouvelle constamment.

3° La source des *Fièvres* est intermittente. L'eau s'écoule pendant une minute environ et s'arrête pendant huit à dix secondes. Son débit n'a pas été évalué d'une manière exacte, et l'eau marque 31°,5. Examinée à son griffon, elle possède une odeur d'acide sulfhydrique très sensible.

4° A côté de la source des *Fièvres* et sous le même pavillon, se trouve la source de la *Rotonde*, qui est à la température de 35°,5.

5° La source du *Coin*, qui alimente une seule baignoire du fond de laquelle elle jaillit, est à la température de 41°.

6° Enfin des fouilles entreprises en 1857 ont mis à jour une autre source, dite pour cela *source Nouvelle*, jaillissant par sept ou huit griffons distincts. Elle est la plus abondante et la plus chaude, car elle ne marque pas moins de 49°. Elle est utilisée, comme l'eau de la *Vieille source*, pour alimenter les bains. Sa composition chimique n'a pas encore été établie.

Comme dans plusieurs autres stations, les sources thermales de la Bourboule sont accompagnées dans leur voisinage d'un grand nombre de sources froides ou tempérées qui coulent seulement à l'état de filet, mais qui paraissent toutes avoir la même origine.

D'après M. Lecoq, les eaux du grand Bain et du Bagnassou possèdent les mêmes propriétés physiques et chimiques ; la source de la Fontaine des Fièvres se rapprocherait au contraire des autres sources qui coulent seulement à l'état de filet.

Voici la composition que M. Lecoq a assignée aux sources du *grand Bain* et des *Fièvres :*

Eau : un litre.

	Source du grand Bain.	Source des Fièvres.
	Gram.	Gram.
Acide carbonique	0,9092	0,8230
Azote	0,0755	»
	Gram.	Gram.
Bicarbonate de soude	1,9482	1,3549
— de magnésie	0,2865	0,0631
— de chaux	0,0160	0,0199
— de fer	traces	traces
Sulfate de soude	0,2556	1,7766
Chlorure de sodium	3,9662	2,7914
Alumine	0,0435	0,0278
Silice	0,0667	0,1121
Sulfure de sodium	traces	traces
Matière organique	traces	»
Perte	0,0868	0,0416
	6,6695	6,1874

(Lecoq, 1828.)

Nous ne pouvons nous empêcher de faire remarquer que ces analyses, extraites du *Dictionnaire des eaux minérales du Puy-de-Dôme*, diffèrent sensiblement de celles inscrites dans l'ouvrage de M. Patissier et dans l'*Annuaire des eaux minérales de la France.*

Thenard s'est livré, vers l'année 1854, à la recherche de l'arsenic contenu dans l'eau minérale employée pour les bains, et il est arrivé aux résultats suivants :

	Eau : un litre.
Arsenic métallique	0,00850
Acide arsénique	0,01302
Arséniate de soude	0,02009

Thenard a fait observer que la proportion d'arsenic renfermée dans cette eau est bien supérieure à celle des eaux de Royat, de Saint-Nectaire, et surtout du Mont-Dore. Aussi est-il disposé à attribuer à cet agent les cures importantes que l'on observe à la Bourboule.

La constitution de ces eaux est fort remarquable. Leur prédominance en chlorure de sodium, jointe à la proportion de bicarbonate de soude qu'elles renferment, le chiffre de l'arsenic, leur température élevée, semblent leur assigner un rang très notable parmi les eaux thérapeutiques. Leur situation est également digne de remarque, non-seulement au point de vue pittoresque, mais encore au point de vue climatologique. Bien qu'à une élévation considérable, 200 mètres seulement au-dessous du Mont-Dore, la station thermale, abritée de toutes parts par des montagnes, et en particulier au nord par une sorte de muraille granitique d'où sortent immédiatement les sources, se trouve exposée au plein midi ; aussi jouissant d'un climat presque exceptionnel dans ces régions élevées, le séjour thermal peut y être prolongé pendant plus de trois mois, du mois de juin au mois de septembre, tandis qu'à une heure à peine de distance, le Mont-Dore ne peut guère être fréquenté que pendant sept ou huit semaines. Malheureusement l'établissement thermal offre une installation et une insuffisance déplorables : huit baignoires et quelques appareils de douches le composent uniquement. On a pu voir par les chiffres reproduits plus haut, que l'eau minérale existait elle-même en quantité tout à fait insuffisante pour alimenter un établissement plus considérable. Mais tout porte à croire que les recherches judicieusement dirigées, qui viennent d'être entreprises par voie de sondage, en fourniront aisément une proportion beaucoup plus élevée. Il est également question de la reconstruction de l'établissement thermal sur les plans de M. Jules François.

Les eaux de la Bourboule paraissent devoir s'appliquer spécialement aux scrofules, aux fièvres intermittentes et au rhumatisme. Leur action dans les formes graves de la scrofule paraît très énergique. M. Peironnet a publié sur ce sujet, dans les *Annales de la Société d'hydrologie médicale de Paris* (tome V), quelques observations fort intéressantes. Ces observations comprennent des exemples de lésions profondes des os dans les membres inférieurs, et de maladie de Pott. Il nous paraît effectivement indiqué de recourir aux eaux de la Bourboule dans les formes graves de la scrofule, et particulièrement dans ce qu'on a appelé la scrofule torpide. Il serait à craindre qu'une constitution sanguine ou névropathique ne se trouvât pas bien d'une médication nécessairement très active. Nous ferons remarquer que ces eaux, se trouvant très notablement bicarbonatées sodiques, conviennent dans des cas où le trouble des fonctions digestives, ou l'état dyspeptique, réclame une attention spéciale.

Les eaux de la Bourboule passent pour être d'un emploi très favorable dans les fièvres intermittentes rebelles et dans le traitement des engorgements suite de fièvres intermittentes. Peut-être leur composition arsenicale peut-elle être indiquée à ce sujet. Quelque légitime que puisse être cette application des eaux de la Bourboule, elle réclame du reste des éclaircissements plus explicites que la notoriété sur laquelle elle s'appuie. Quant au rhumatisme, nous n'hésitons pas à exprimer que lorsque la Bourboule sera munie d'une installation hydrothérapique convenable, ces eaux seront des plus actives dans le traitement des rhumatismes, surtout chez les individus lymphatiques ou scrofuleux.

BOURG-D'AULT (France, Somme, arrond. d'Abbeville). A 20 kilomètres de Valery-sur-Somme, à 12 d'Eu.

Bains de mer.

BOURG-D'OISANS (France, Isère, arrond. de Grenoble).

Carbonatée mixte. Froide.

Trois sources assez abondantes, utilisées de temps immémorial, surtout par la classe pauvre du voisinage.

Eau : un litre.

	Eau de l'Essoline.	Eau du Vernis.	Eau de la Paute.
	Gram.	Gram.	Gram.
Carbonate de chaux....	0,098	0,100	0,100
— de magnésie..	0,048	»	0,010
Sulfate de soude.......	0,015	»	»
— de chaux......	0,034	0,036	0,027
— de magnésie....	0,027	0,008	0,037
Chlorure de sodium...	0,020	0,006	0,017
	0,242	0,150	0,191

(Gueymard.)

Ces sources, d'après l'*Annuaire*, sont sensiblement sulfurées. Leur analyse est évidemment incomplète, car on n'y voit pas figurer plusieurs principes propres à la plupart des eaux minérales, tels que la silice, la potasse, l'oxyde de fer, la matière organique, etc.

BOURGES (France, Cher).

Source *crénatée ferrugineuse*, dont l'analyse n'a pas été possible.

BOURNAND (France, Vienne, arrond. de Loudun). A 10 kilomètres de cette ville.

Sulfurée calcique. Froide.

	Eau : un litre.
Acide sulfhydrique (en poids)...............	0,000135
— — (en volume)..............	0,0874

	Gram.
Sulfure de calcium	0,0571
Chlorure de potassium	0,0205
Sulfate de potasse	0,0870
— de chaux	0,0052
Carbonate de chaux	0,0630
— de magnésie	0,0490
Alumine	0,0460
Carbonate de protoxyde de fer	0,0117
Silice	0,0207
Matières organiques insolubles	0,0101
Nitrate de soude, Chlorure de calcium, Glairine, Perte	0,0025
	0,3728

(POIRIER.)

Cette source est peu abondante et ne peut pas avoir une composition constante, car elle n'est pas captée ; aussi est-elle à peu près abandonnée. Elle exhale une odeur sulfureuse prononcée et jaillit avec une couleur blanchâtre, ce qui indique une altération notable de son principe sulfureux.

BOURNEMOUTH (Angleterre, comté de Hants). Hameau à 160 kilomètres de Londres.

Ferrugineuse bicarbonatée. Froide.

Station fréquentée.

BOURRASOL (France, Haute-Garonne, arrond. de Toulouse). A peu de distance de cette ville.

Ferrugineuse bicarbonatée. Tempér., 16°,5 à 17°,2.

	Eau : un litre. Gram.
Acide carbonique	0,053
Acide sulfhydrique	0,022

	Gram.
Carbonate de chaux	0,2576
— de fer	0,0709
Chlorure de sodium	0,0584
— de magnésium	0,0252
Sulfate de chaux	0,0092
Acide silicique	0,0100
Matière organique albumineuse	0,0206
Perte	0,0075
	0,4594

(MASSAL, LAFONT-GOUZI, VIGUERIE, ASSIOL et BERNADET, *Commission d'analyse*, 1824.)

Il y a un médecin inspecteur.

BOUTAN (le) (État indépendant de l'Hindoustan). Les montagnes de ce pays sont de formation primitive. On signale, près de la forteresse d'Ouandipore, une source sulfureuse. Mais les malades se rendent surtout aux eaux chaudes de Ghassa, et, comme dans le reste de l'Oude, ne se soumettent au traitement qu'après avoir subi diverses pratiques religieuses (Alibert).

BOUTEILLE. Le choix des vases servant à transporter et à conserver les eaux minérales est d'une importance très grande, afin de maintenir à ces dernières toutes leurs propriétés naturelles.

Les bouteilles de grès seraient de beaucoup les meilleures, si elles ne présentaient l'inconvénient d'être généralement rugueuses à l'intérieur, et partant de faciliter, par l'ébranlement imprimé aux molécules salines pendant le transport, une décomposition quelconque. Ensuite elles ne permettent pas de savoir si leur rinçage a été suffisamment effectué.

Les bouteilles de verre clair ont de leur côté l'inconvénient de laisser traverser les rayons lumineux et solaires, qui ne sont sans doute pas sans influence sur la constitution primitive de l'eau. Mais il en est autrement des bouteilles de verre foncé que, dans cette condition, on doit toujours préférer. La contenance des bouteilles destinées à transporter les eaux varie, pour les eaux bicarbonatées, sulfatées et chlorurées, depuis 750 jusqu'à 1000 centimètres cubes et même plus.

Quant aux eaux sulfurées, on a tout avantage à prendre celles qui contiennent de 300 à 500 centimètres cubes, soit un quart ou un demi-litre. Par ce moyen on évite la décomposition de l'eau pendant que les bouteilles sont en vidange.

Quels que soient les vases qu'on emploie, il est important que le rinçage soit suffisamment prolongé, d'abord avec de l'eau douce, puis avec de l'eau minérale. Sans cette précaution, les eaux qu'ils renferment peuvent après quelques semaines, souvent moins, se détériorer complétement, au point de ne présenter aucune des propriétés qui les caractérisaient à leurs griffons. Nous ferons connaître plus loin [voy. REMPLISSAGE DES BOUTEILLES] les moyens les plus sûrs pour que les eaux minérales ne rencontrent pas de gaz capables de les altérer pendant qu'on les met en bouteilles.

BOYNES. Voy. SAINT-DOMINGUE.

BRAGA (Portugal, prov. du Minho). Ville à 300 kilomètres de Lisbonne et 45 d'Oporto.

Eaux *sulfureuses* et *ferrugineuses*. Froides (Tavarès).

BRAMSTEDT (Danemark, duché de Holstein). Bourg à 45 kilomètres de Hambourg.

Trois sources, dont une *chlorurée sodique*, la seconde *sulfatée sodique*, et une troisième *ferrugineuse bicarbonatée*. Tempér. ?

Eau : un litre.

	SALZBRUNNEN.	SCHWEFELQUELLE.	STAHLQUELLE.
Acide carbonique.......	10cc,6	8cc,9	10cc,7
	Gram.	Gram.	Gram.
Sulfate de soude........	»	0,030	»
— de chaux........	0,015	»	»
Chlorure de sodium....	3,775	0,182	0,024
— de magnésium..	0,147	»	»
— de calcium....	»	0,012	0,012
Carbonate de soude......	»	traces	0,004
— de magnésie...	0,066	0,016	0,018
— de chaux	0,006	traces	0,016
— de fer.........	0,001	0,007	0,038
Matière extractive......	»	0,062	0,133
	4,010	0,309	0,245
			(PFAFF.)

BRAUBACH (duché de Nassau). Ville à 8 kilomètres ouest de Nassau, sur la rive droite du Rhin.

Bicarbonatée et *chlorurée sodique*, analogue à celle de Selters ou Seltz.

BRÉSIL. M. le docteur Sigaud, dans son ouvrage intitulé *Du climat et des maladies du Brésil* (Paris, 1844), a donné des renseignements précieux sur les eaux minérales de cette partie de l'Amérique du Sud. Beaucoup d'entre elles appartiennent à la classe des *ferrugineuses bicarbonatées*, composition empruntée à un sol argileux, surchargé de peroxyde de fer, et au voisinage de houillères considérables. C'est ainsi que dans la province de Rio-de-Janeiro on compte onze sources ferrugineuses, sur lesquelles huit appartiennent à la capitale ; l'une d'elles, celle de Larangeiras, a une température de 23° cent. Les provinces de Fernambouc, de Maranham, de Saint-Paul, et d'autres plus ou moins éloignées du siége du gouvernement, sont également riches en eaux minéralisées par le fer et le gaz acide carbonique. On signale dans la province de Bahia, à Itapicuru, des eaux *thermales sulfureuses* qui sont réputées dans le traitement des affections de la peau. La province de Goyaz possède également plusieurs sources froides dans lesquelles on a cru reconnaître l'existence du sulfate de magnésie et qu'on laisse boire aux bestiaux en grande quantité, pour suppléer au manque de sel, denrée parfois très coûteuse dans ces contrées. Ailleurs, dans la région du sud par exemple, se rencontrent des eaux *chlorurées sodiques* et thermales. Il serait difficile de dresser la statistique de ces diverses eaux, dont la plupart restent encore à analyser, et qui ne paraissent pas avoir reçu d'installation convenable. Quelques-unes même ne sont désignées que comme étant simplement chaudes, à 35°, 37° et 45° cent. Dans la province de Minas Geraes, à trois lieues de Sabara, certaines de ces sources sont si abondantes, qu'à elles seules elles constituent un lac auquel on a donné le nom de *Sacré*, à cause des cures miraculeuses attribuées à l'usage de ses eaux en bains et en boisson. Nous n'insisterons pas sur les applications thérapeutiques auxquelles les eaux minérales du Brésil peuvent donner lieu ; elles se déduisent des appréciations qualitatives dont il a été parlé. Le traitement des maladies cutanées, très répandues et très variées dans l'étendue de cet empire, semble leur être dévolu spécialement.

BRETAGNE (Grande). Le royaume uni de la Grande-Bretagne, comme on désigne plus communément la réunion des royaumes d'Angleterre, d'Écosse et d'Irlande, l'emporte en richesses souterraines sur presque tous les autres pays de l'Europe ; mais si ses mines de fer, d'étain, de houille, et ses salines sont justement célèbres, il n'a pas de source minérale importante à opposer à celles du continent. On peut, autant que les analyses chimiques publiées jusqu'à ce jour nous y autorisent, ranger celles qu'il possède ainsi qu'il suit :

Classe	Pays	Sources
A. — Eaux sulfatées et bicarbonatées mixtes.	Angleterre	Epsom. Cheltenham. Bath. Bristol. Buxton. Leamington. Matlock.
	Écosse	Dumblane. Pitcaithley. Innerleithen.
	Irlande	Mallow.
B. — Chlorurées sodiques	Shirleywich (Staffordshire). Droitwich (Worcertershire). Builth, Brecknock (principauté de Galles). Vallée du Weaver (Cheshire). Airthrey (Ecosse).	
C. — Ferrugineuses	Angleterre	Tonbridge. Cheltenham. Great Malvern. Harrowgate. Brighton, etc.
	Écosse	Bonnington. Vicar's Bridge. Hartfell.
	Irlande	Castle Connell.
D. — Sulfurées	Angleterre	Harrowgate. Cheltenham. Leamington.
	Ecosse	Strathpeffer. Moffat.
	Irlande	Swanhingbar. Lucan.
E. — Indifférentes		Malvern.

Quoique à une distance éloignée de tout sol volcanique, plusieurs de ces sources présentent une thermalité relative qui s'élève, pour une seule toutefois, celle de Bath, à près de 48° cent. Il est à remarquer que toutes les eaux chaudes ou tièdes de la Grande-Bretagne sortent des couches carbonifères, particulièrement de celles d'où l'on extrait la houille, que l'azote prédomine dans les gaz qui s'en dégagent, et qu'on ne rencontre aucune source thermale en Écosse, leur dernière limite nord en Angleterre étant le Derbyshire-Peack.

TABLEAU DE CES TEMPÉRATURES :

Angleterre	Bath	48° c.
	Buxton	28° c.
	Bristol	24° c.
	Matlock	20° c.

Celles de Bakewell (Derbyshire), Stonly-Midleton (*id.*), Taafe's Well (prov. de Galles), Mallow (Irlande), quoique marquant au-dessus de 33°,8 du therm. Fahrenheit, correspondant à + 0 du thermomètre centigrade, ne peuvent être rangées, comme on l'a fait, parmi les sources thermales.

Les stations de la Grande-Bretagne qui passent pour les plus fréquentées seront signalées dans des articles distincts.

BRIDES (États sardes, Savoie, prov. de la Tarentaise).

Sulfurée calcique. Tempér., 36° cent.

	Eau : un litre.
	Gram.
Acide carbonique libre	0,60000
Carbonate de chaux	0,28346
Bicarbonate de protoxyde de fer	0,03070
Chlorure de magnésium	0,18854
— de sodium	1,84200
Sulfate de soude	1,32992
— de chaux	2,25133
— de magnésie	0,11256
	6,63851

(SOCQUET.)

Quoique l'analyse n'indique pas l'existence de l'acide sulfhydrique, cette eau minérale n'est pas moins considérée comme une eau thermale sulfureuse ; or d'après la proportion relative des principes constitutifs, on doit la ranger parmi les eaux sulfurées calciques. Ajoutons encore que, suivant M. Reverdy, elle contiendrait de l'iode. Il est à désirer, dans l'intérêt de cette station, que de nouvelles recherches chimiques soient entreprises sur cette eau minérale : la détermination seule du principe sulfuré l'exige.

Ces eaux sortent d'un schiste lamelleux, à base magnésienne. Par l'agitation elles exhalent une odeur hépatique. Il est à remarquer que des documents assignent à la source de Brides une ancienneté d'existence et qu'elle n'a paru qu'en 1818, par la débâcle du lac de Champagny qui, en venant se précipiter dans le torrent le Doron, bouleversa tous les terrains avoisinants et laissa, le lendemain, après l'abaissement des eaux, une source thermale à découvert.

Il y a un établissement muni de bains, d'appareils de douches variés et de bains de vapeur. Toutes les dispositions nécessaires au séjour des malades y sont réunies.

Prises à petites doses en boisson, ces eaux sont toniques. Au delà de quatre verres, elles deviennent purgatives (docteur Laissus), mais alors il est à croire qu'elles agissent beaucoup plutôt par la quantité ingérée que d'après leur composition chimique. La présence du carbonate de fer dans cette minéralisation peut apporter un élément de plus à leur emploi. On a voulu voir dans le sulfate double de chaux et de soude qu'elles renferment une explication de leur action diurétique en certains cas (Socquet); il nous semble difficile d'en juger de même, en nous reportant au grand volume d'eau que les buveurs, particulièrement ceux des environs de cette localité, se font un jeu d'ingérer. Les eaux de Brides trouvent leur application spéciale dans les états d'anémie ou de faiblesse, dépendant de diathèse primitive ou acquise, la chlorose, la dysménorrhée, la leucorrhée, certaines affections scrofuleuses des muqueuses, et diverses dermatoses avec tendance à l'éréthisme. Elles sont prescrites dans les affections utérines chroniques, sous forme de douches ascendantes, ce qui ne saurait s'accepter sans plus ample information [voy. UTÉRUS (MALADIES DE L')]. Quant aux vertus authelminthiques dont on les dote, elles rentrent dans les attributions des eaux de même ordre. Cette localité est connue également sous le nom de *La Perrière*.

BRIGHTON (Angleterre, comté de Sussex). Ville maritime, à 80 kilomètres de Londres par chemin de fer.

Bains de mer très fréquentés et parfaitement installés.

A peu de distance de la ville, se trouve une source *ferrugineuse sulfatée* et *chlorurée* dont l'emploi en boisson est souvent associé au traitement marin.

	Eau : une pinte anglaise.		*Eau : un litre.*
	Grains.		Gram.
Sulfate de fer	1,66	—	0,224
— de chaux	1,78	—	0,227
Chlorure de calcium	1,71	—	0,226
— de magnésium	0,44	—	0,048
— de sodium	1,36	—	0,172
	6,95	=	0,897
	Pouc. cub.		Cent. cub.
Gaz acide carbonique	2	=	72,8

(DANIELL.)

Le docteur Lee fait observer avec raison que cette eau, minéralisée de la sorte, ne convient pas aux estomacs irritables.

BRIQUEBEC (France, Manche). Bourg à 8 kilomètres de Valognes, près duquel se trouve une source *ferrugineuse.*

Il n'existe qu'une seule analyse de cette eau, exécutée par Pia et Cadet ; mais les résultats que ces chimistes indiquent nous semblent trop entachés d'erreur pour que nous les transcrivions.

BRISTOL (Angleterre, comté de Glocester). Ville importante, à 189 kilomètres de Londres, chemin de fer.

Bicarbonatée mixte. Tempér., 23° cent.

	Eau : un gallon (3lit,785)		*Eau : un litre.*
	Grains.		Gram.
Chlorure de magnésium.......	7,50	=	0,095
— de sodium.........	4,00	=	0,053
Sulfate de soude.............	11,25	=	0,149
Carbonate de chaux..........	13,50	=	0,178
	36,25	=	0,475
	Pouc. cub.		Cent. cub.
Acide carbonique libre........	30	=	135,2
Air atmosphérique..........	3	=	13,5

(CARRICK.)

L'analyse qui précède est transcrite seulement pour montrer la nature approximative de l'eau minérale, car elle nous paraît incomplète sous tous les rapports. Il faut encore ajouter qu'elle date du dernier siècle (1797). Cette source mérite donc un nouvel examen.

Saunders s'est beaucoup étendu sur la pureté de la source minérale de Bristol et sur l'avantage qu'elle présente de pouvoir être ingérée en grande quantité sans inconvénient ni danger. Ses contemporains la vantaient dans le traitement des dyspepsies et des affections bilieuses. Il ne paraît pas que cette renommée se soit continuée de nos jours, ou du moins elle est perdue dans le mouvement d'une grande cité.

BROHL. Voy. TÖNNISTEIN.

BROME. La découverte de l'iode et mieux des iodures dans les eaux minérales devait nécessairement conduire les auteurs à rechercher également le brome ou les bromures. On n'a pas tardé, en effet, à démontrer que ce métalloïde, si voisin par ses propriétés physiques et chimiques de l'iode et du chlore, existait dans un grand nombre de sources minérales et à côté des iodures et des chlorures.

Dans quelques sources, la proportion des bromures est telle que l'on ne peut s'empêcher de considérer ces sels comme des agents minéralisateurs importants [voy. BROMURÉES (EAUX)]. Nous citerons à cet égard les différentes sources de Nauheim dans lesquelles on n'a pas trouvé moins de 5 à 10 milligrammes de bromure de magnésium, proportion considérable par rapport aux iodures dissous ordinairement dans les eaux.

Les bromures ont été indiqués non-seulement dans les eaux chlorurées, mais encore dans beaucoup d'autres appartenant aux autres classes, en moins grande quantité il est vrai. C'est toujours à l'état de bromures de sodium, de potassium et de magnésium que les auteurs les inscrivent dans leurs analyses, et toujours aussi à côté des chlorures et très souvent à côté des iodures de ces mêmes bases.

Les eaux des mers sont toujours très riches en brome : mais celles de la mer Morte l'emportent sur toutes les autres. Ainsi, d'après M. Boussingault, un litre d'eau de cette provenance qui ne donne pas moins de 227gr,69 de résidu, renferme 3gr,30 de bromure de magnésium ou 2gr,87 de brome. L'eau de la Méditerrannée, au contraire, qui abandonne par litre d'eau 38gr,62 de matériaux fixes, contient seulement 0gr,556 de bromure de sodium ou 0gr,432 de brome [voy. Mer].

Le brome se décèle dans les eaux minérales de la manière suivante : l'eau est concentrée jusqu'à siccité à une température au-dessous de 100° avec une petite quantité de potasse pure. Le résidu salin est mis en digestion à chaud avec de l'alcool qui dissout le bromure alcalin. Après deux ou trois traitements successifs, on mélange les liqueurs alcooliques, on les évapore à siccité au bain-marie et on reprend le dépôt par une très petite quantité d'eau distillée. La solution est placée dans un tube fermé à l'une de ses extrémités, on y ajoute 1 ou 2 centimètres cubes d'éther sulfurique et ensuite quelques gouttes d'eau de chlore en ayant soin d'agiter aussitôt. Le brome mis en liberté par le chlore se dissout dans l'éther, qu'il colore en jaune plus ou moins foncé. Le plus ordinairement cette opération s'exécute dans le même temps que l'iode : pour cela on met quelques grains d'amidon dans le mélange et avant l'addition de l'eau de chlore. L'iodure d'amidon se précipite, tandis que l'éther bromé gagne la partie supérieure du liquide. Il a encore été indiqué plusieurs autres procédés pour reconnaître le brome dans les eaux minérales, mais nous ne croyons pas devoir les décrire ici, parce qu'ils ne nous ont pas paru plus sûrs que le précédent.

Pour le dosage du brome, on peut, si le métalloïde est en quantité notable, traiter l'éther bromé par du nitrate d'argent et d'après le poids du bromure d'argent obtenu, calculer le poids du brome. Mais alors il convient de remplacer l'eau de chlore par de l'acide nitrique, car une fraction minime de chlore dans l'éther viendrait troubler le résultat attendu.

M. H. Rose a encore remarqué que, lorsqu'on traite un mélange de bromure et de chlorure d'argent même fondu par de l'eau de chlore sec, tout le brome est déplacé équivalent pour équivalent ; mais comme le poids atomistique du premier est plus élevé que celui du second, la différence indique la proportion du brome. Pour cela on la multiplie par le coeficient 1,7947, qui représente l'équivalent du brome divisé par la différence des équivalents du brome et du chlore.

L'eau minérale est donc précipitée par un léger excès de nitrate acide d'argent. Les chlorures et bromures d'argent sont recueillis, lavés, séchés et enfin fondus et pesés. Le mélange, placé dans un tube à boules que l'on relie à un appareil dégageant du chlore pur et sec, est chauffé à l'aide d'une lampe à alcool pendant tout le temps que dure l'opération. Le brome déplacé se dégage avec le chlore, après quoi on laisse refroidir le chlorure d'argent et on le pèse de nouveau. La différence représente, d'après le calcul indiqué plus haut, le poids du brome.

A ce procédé M. Usiglio préfère le suivant : le chlore et le brome sont précipités par le nitrate d'argent comme nous venons de le dire, et le mélange des sels, recueilli, lavé, est séché parfaitement sans qu'il soit besoin de le fondre. On le pèse et on le place dans un vase à précipité contenant du zinc et de l'acide sulfurique étendu. Les chlorure et bromure d'argent sont réduits et l'argent métallique est dissous dans l'acide nitrique. La liqueur nitrique, traitée par l'acide chlorhydrique, donne du chlorure d'argent que l'on lave et sèche comme précédemment. La différence représente encore le poids du brome. Pour être assuré que tous les sels d'argent ont été réduits par l'hydrogène naissant, il est indispensable de les laisser pendant plusieurs jours au contact du zinc et de l'acide sulfurique. Ce procédé est plus simple et pour le moins aussi sûr que celui de M. H. Rose.

BROMINES (États sardes, Savoie).

Sulfurée sodique. Tempér., 18° cent.

Des fouilles récentes ont découvert de beaux restes de constructions de thermes romains qui attestent une exploitation importante. On suppose que le nom de cette source a pour origine le mot grec *Bromos*, puanteur. Elle attend de nouveaux aménagements.

BROMONT. Voy. PONT-GIBAUD.

BROMURÉES (eaux). La classification ne saurait admettre d'eaux *bromurées*. Le brome ne tient qu'une place très secondaire dans la constitution chimique des eaux minérales. Cependant il n'y a pas à douter qu'il n'y ait à tenir compte de sa présence au point de vue thérapeutique. Les bromures n'ont encore été rencontrés en proportion un peu notable que dans les eaux chlorurées sodiques et l'eau de mer; ainsi 0,3 dans l'eau de Niederbronn; 0,1 dans celle de Nauheim; 0,065 dans celle de Balaruc. Si l'on veut obtenir le brome en proportion un peu considérable, il faut recourir aux *eaux mères* des salines, dans lesquelles on le voit se concentrer d'une façon remarquable [voy. EAUX-MÈRES]. On peut admettre que le brome prend surtout part à l'action spéciale des eaux chlorurées dans le traitement de la scrofule.

BROMURES. Voy. BROME.

BRONCHITE. Les eaux minérales peuvent intervenir utilement dans les périodes décroissantes d'une bronchite aiguë, ou lorsqu'une bronchite aiguë tend à passer à l'état chronique. Ce sont les eaux sulfurées, *Enghien*, *Bonnes*, *Labassère*, etc. qui sont employées en pareille circonstance, pures ou plus souvent coupées avec du lait, du sirop, etc. Quant au traitement thermal proprement dit, les cas où il s'applique doivent être réunis sous la dénommination de CATARRHE [voy. ce mot].

BRONCHORRHÉE. Voy. CATARRHE BRONCHIQUE.

BROUGHTY-FERRY (Écosse). A 6 kilomètres de Dundee, sur la baie de Tay.

Bains de mer.

BROUILLARDS MARINS. On a donné le nom de brouillards marins à l'eau vésiculaire qui s'est formée au milieu de débris d'animaux et de végétaux, en voie de décomposition. Ils sont plus particulièrement connus dans la campagne de Rome sous le nom de *Nebbie marine*, et doivent leur odeur infecte, d'après MM. Viale et Latini, à une grande quantité d'ammoniaque et de sels ammoniacaux. Ils font sentir leur fâcheuse influence, non-seulement sur les animaux, mais encore sur les végétaux.

BROUSSE (Turquie d'Asie, Anatolie). A 88 kilomètres sud de Constantinople et à 35 kilomètres sud-est du port de Modania, sur le penchant et au pied du mont Olympe, ancienne *Pruse* de l'antiquité et du moyen-âge, l'une des villes les plus florissantes de l'Empire ottoman, avant le désastreux tremblement de terre qui, en 1855, l'a presque anéantie. Sept sources thermales alimentaient, jusques il y a quatre ans, une vingtaine de bains publics et privés, très célèbres dans l'Orient et très fréquentés. Elles ont doublé de volume, à la suite des secousses qui ont ruiné la ville. Toutes se trouvent au pied du mont Kalabak, partie orientale de l'Olympe, sur une ligne d'une demi-heure de longueur dans la direction de l'est à l'ouest, à une élévation de 200 jusqu'à 430 pieds (109^{m},681) environ au-dessus du niveau de la mer.

Parmi ces sources, il en est deux, celles de *Tschékirghé* et de *Kara Moustapha*, qui jaillissent l'une à la région la plus basse, l'autre au point le plus inférieur de cette élévation. Malgré la distance qui les sépare, elles offrent entre elles le plus d'analogie sous le rapport de la température, de la composition chimique et des propriétés médicales. Elles ont 45° cent. ; elles sont *carbonatées* et *sulfatées calciques*, la première renfermant une plus notable proportion de sulfate de magnésie.

1° Source de *Tschékirghé*. Tempér., 45° cent.

	Eau : un litre.
	Gram.
Sulfate de soude	0,0020
— d'alumine	0,0206
— de chaux	0,0001
— de magnésie	0,1022
Bicarbonate de chaux	1,2890
— de soude	0,0521
Chlorure de sodium	0,0016
Oxyde de fer	traces
Acide carbonique libre	0,0821
	1,5497

2° Source de *Kara-Moustapha*. Tempér., 45° cent.

	Eau : un litre.
	Gram.
Chlorure de sodium	0,0166
Bicarbonate de chaux	0,2621
Sulfate de chaux	0,1883
— de magnésie	0,0481
Acide carbonique libre	0,0132
Lithine et silice	traces
	0,5283

Les trois autres sources qui occupent en élévation la région moyenne entre les deux extrêmes dont nous venons de parler, contiennent toutes de l'hydrogène sulfuré en différentes proportions et possèdent une température très élevée qui atteint 83° cent.

1° Source des *Kukurlus*. Tempér., 81° cent.

	Eau : un litre.
	Gram.
Chlorure de sodium	0,0453
Bicarbonate de chaux	0,1880
Sulfate de chaux	0,2375
— de magnésie	0,2350
Acide sulfhydrique	0,3321
— carbonique	0,1520
	1,1899

2° Source de *Bademli-Baghtsché*. Tempér., 83° cent.

	Eau : un litre.
	Gram.
Sulfate de soude	0,2395
— de magnésie	0,1494
— d'alumine	0,0918
Chlorure de sodium	0,0945
Bicarbonate de chaux	0,3352
— de soude	0,0721
Silice	0,0003
Acide sulfhydrique	0,0552
Acide carbonique	0,1521
	1,1901

Immédiatement auprès des sources qui ont une température trop élevée pour servir à l'usage des bains et dont deux seulement ont été analysées, se trouvent des sources très abondantes d'eau froide. Rien de semblable n'existe auprès de celles dont la chaleur naturelle excède à peine les besoins du bain ordinaire.

Nous empruntons à M. le docteur Bernard, qui a publié en 1842 une étude sur les bains de Brousse, la description de leur installation telle qu'elle existait alors, et qui peut offrir le type des bains orientaux. Les bains de ces sources thermales se distinguaient par la grandeur et la magnificence de leur construction. On y entrait par une grande salle, appelée *Djamékian* (vestiarium). Des estrades étaient disposées pour recevoir les habillements des arrivants, et souvent une fontaine, retombant en jet dans des vasques, y entretenait une fraîcheur agréable. Du *Djamékian*, on passait par le *Soouklouk*, appartement intermédiaire et de transition graduée, avant de pénétrer dans le local du bain proprement dit, ou *Hamman*. Là se déversaient des fontaines d'eau thermale de distance en distance, et des bassins de marbre blanc occupaient le centre ou les coins de la salle chaude, à peine éclairée par le demi-jour d'une coupole à petites ouvertures. M. Bernard parle d'une quatrième division nommée *Boghoulouk*, véritable *sudatorium* des Romains, et existant dans deux de ces bains seulement. Dans le Soouklouk on voyait souvent les patients soumis en public à toutes sortes d'opérations chirurgicales, applications de sangsues ou de ventouses, scarifications sur les diverses parties du corps, etc. Comme cela se pratiquait chez les anciens, et ainsi que les bains maures en ont conservé la tradition, le malade entré au Hamman devait s'abandonner complétement aux mains des garçons de bains, à leur massage et à leurs aspersions alternativement chaudes et froides. La sortie s'effectuait graduellement encore par le Soouklouk, jusques et y compris le vestiarium, où un petit matelas, la pipe et le café, permettaient à chacun, bien dûment séché et enveloppé de linges chauds, d'attendre le moment favorable pour se revêtir de nouveau et s'exposer à l'air extérieur. Parmi tous les établissements analogues, on n'en cite qu'un seul toujours ouvert aux femmes, les autres ne leur étant livrés qu'à certains jours fixes. Mais ce qui rentre d'ailleurs dans les habitudes musulmanes, c'est la libéralité avec laquelle les pauvres étaient admis indistinctement à ces thermes, pour la faible rétribution de trois ou quatre paras, environ 2 à 3 centimes de France.

La description des différents bains de Brousse se rapporte à celle qui vient d'être tracée. On voit que partout où le sol a fourni une eau thermale, on l'avait appropriée encore plus aux usages nationaux et religieux qu'aux indications de la médecine. C'est ainsi que devant une mosquée une partie de la source chaude et alcaline de Tschékirghé était captée, de telle sorte qu'un flot d'eau froide venait jaillir au milieu d'elle, pour se perdre ensuite par des tuyaux cachés à l'intérieur de la fontaine. En résumé, les effets de la méthode balnéatoire devaient dominer ceux de l'application d'une minéralisation importante. Aussi, à l'exception des affections rhumatismales, névropathiques et herpétiques, ne peut-on pas prendre en considération la longue série de maladies pour lesquelles les vertus des eaux de Brousse ont été préconisées. Aucune observation concluante ne nous fixe à ce sujet. Il est cependant à remarquer qu'une des sources, le *Gueuzayasma*, ou source sacrée des yeux, jouit d'une grande réputation auprès des habitants de Brousse et des environs, à cause des guérisons merveilleuses des maladies d'yeux, que l'usage externe de son eau a opérées. C'est au fond d'une espèce de cave qu'on va la chercher. Les bords en sont revêtus de couches lamelleuses de sels d'un beau vert clair, consistant pour la plupart en carbonates calcaires, sodiques, magnésiens, en quelques sulfates et chlorures de ces mêmes bases et en sulfate de protoxyde de fer auquel est due la coloration verte (Bernard). On peut se demander si cette teinte verte ne serait pas plutôt due à la présence de conferves interposées dans la masse des sels qu'à des composés de fer. L'eau thermale, à 39° cent., laquelle n'a pas été analysée, contient sans doute les mêmes sels et leur doit ses propriétés astringentes et résolutives, avantageuses dans le traitement de diverses formes d'ophthalmies chroniques.

Brousse tend à renaître de ses ruines. Si de nouveaux tremblements de terre, annoncés encore récemment, ne lui interdisent pas la restauration d'antiques splendeurs, elle trouvera dans la permanence de sources minéro-thermales justement renommées et dans les sites magnifiques qui l'entourent un élément puissant de renaissance et de prospérité.

BRUCKENAU (Hongrie, comitat de Temesch). Bourg dans lequel on signale une source *chlorurée sodique* froide, qui n'est fréquentée que par les habitants des environs.

BRÜCKENAU (Bavière, prov. de Basse-Franconie). Ville chef-lieu du gouvernement, à 95 kilomètres de Wurzbourg, à 20 kilomètres de Kissingen. C'est à 2 kilomètres que se trouvent les sources de ce nom, l'une, la plus importante, la *Stahlquelle*, *ferrugineuse bicarbonatée*, froide; les deux autres *carbonatées mixtes*, la *Wernarzer* et la *Sinnbergerquelle*. La première, très chargée de gaz acide carbonique libre, a une saveur piquante, agréable et est réputée comme étant la plus pure et la plus gazeuse de toutes les eaux ferrugineuses de l'Europe. Elles ne varient jamais ni dans la saison la plus chaude, ni dans les hivers les plus rudes.

1° Source de Wernarzerquelle. Tempér., 10°.

	Eau : 16 onces.		*Eau : un litre.*
	Grains.		Gram.
Bicarbonate de chaux	0,4239	=	0,0404
— de magnésie	0,2549	=	0,0300
— de protoxyde de fer	0,0207	=	0,0024
— de protoxyde de manganèse	traces		traces
— de potasse	0,0145	=	0,0012
— de soude	0,0130	=	0,0010
Phosphate de chaux	0,0560	=	0,0061
Sulfate de potasse	0,0698	=	0,0064
Chlorure de sodium	0,0291	=	0,0031
Butyrate de soude	0,0142	=	0,0012
Formiate de soude	0,0058	=	0,0013
Propionate de soude	0,0222	=	0,0025
Silice	0,1359	=	0,0165
Matière organique	0,1374	=	0,0184
Acide crénique	traces		traces
	0,9365	=	0,1305
	Pouc. cub.		Cent. cub.
Gaz acide carbonique	38,467	=	1,384

(SCHERER, 1854.)

Cette analyse est indiquée dans les ouvrages allemands de plusieurs manières différentes.

2° Stahlquelle. Tempér., 9°,2.

	Eau : 16 onces.		*Eau : un litre.*
	Grains.		Gram.
Carbonate de chaux	0,595000	=	0,0730
— de magnésie	0,165000	=	0,0190
— de protoxyde de fer	0,263000	=	0,0315
— de protoxyde de manganèse	0,001666	=	0,0019
— de soude	0,000833	=	0,0006
Sulfate de magnésie	0,605833	=	0,0751
— de soude	0,008733	=	0,0064
Phosphate de chaux	0,000100	=	0,0001
Silice	0,000166	=	0,0001
Chlorure de potassium	0,652500	=	0,0805
— de sodium	0,295000	=	0,0354
— de calcium	0,010500	=	0,0012
— de magnésium	traces		traces
Glairine?	0,186500	=	0,0022
	2,784831	=	0,3270
	Pouces cubes.		Cent. cubes.
Gaz carbonique	36		1,296

(KASTNER.)

Vogel a encore donné la composition de l'eau de la troisième source, la Sinnbergerquelle, mais les nombres et la nature des sels indiqués par ce chimiste s'éloignent trop des précédents pour que nous les transcrivions ici. Tout nous porte à croire que si M. Scherer ne l'a pas soumise à un examen chimique, c'est qu'elle diffère peu de la Wernarzerquelle et de la Stahlquelle.

C'est surtout en bains et à titre de médication fortifiante et reconstituante, que les sources de Brückenau sont utilisées. Leur proximité de Kissingen permet souvent de compléter l'une des cures par l'autre. Les bains se prennent dans les maisons particulières. On cite le Kursaal de Brückenau, élevé par les soins et sous la direction du roi Louis, comme un des plus remarquables de l'Allemagne. Les environs sont très pittoresques. Ce sont du reste les eaux minérales les plus fréquentées de la Bavière.

BRUCOURT (France, Calvados, arrond. de Caen). A 12 kilomètres de cette ville.

Ferrugineuse. Froide.

Il n'y a pas d'établissement thermal. Une analyse approximative, faite en 1825 par Hubert, assigne à cette eau minérale de l'acide carbonique, du sulfate de chaux, du sulfate de magnésie, des chlorures de magnésium et de sodium, des carbonates de fer, de chaux et de magnésie, de la silice.

Cette source porte encore le nom de fontaine de *Dives*. Elle n'est employée en boisson que par les malades qui fréquentent les bains de mer, dans cette partie de la Manche.

BRUGHEAS (France, Allier, arrond. de Gannat). A 6 kilomètres de Vichy.

Bicarbonatée sodique. Froide.

Il n'y a pas d'établissement thermal.

	Eau : un litre.
	Gram.
Acide carbonique libre	0,108
Bicarbonate de soude	0,811
— de potasse	0,056
— de magnésie	0,150
— de chaux	0,226
— de protoxyde de fer	0,024
Sulfate de soude	0,025
Phosphate de soude	0,046
Chlorure de sodium	0,122
Acide silicique	0,036
Matière organique	traces
	1,604

(Bouquet, 1855.)

Source peu importante.

BRUSZNO (Hongrie, comitat de Sohler). Village dans une vallée profonde.

Sulfatée sodique. Tempér., de 18° à 20° cent.

Deux sources, à peu de distance l'une de l'autre, la supérieure étant réservée pour l'usage interne, et l'inférieure pour les bains.

	Eau : 16 onces.		Eau : un litre.
	Grains.		Gram.
Sulfate de potasse	0,18	=	0,018
— de soude	10,12	=	1,074
— de chaux	2,09	=	0,275
Chlorure de magnésium	1,89	=	0,198
Carbonate de magnésie	0,43	=	0,043
— de chaux	7,28	=	0,771
Phosphate de soude	0,91	=	0,097
Silice	0,10	=	0,010
Oxyde de fer	traces		traces
	23,00	=	2,486

(D. WAGNER.)

Établissement fréquenté.

BUCLESORE (Indoustan, prov. de Bengale, district de Birbhoom). Ville à 112 kilomètres des ruines de l'ancienne cité de Nagore. Sources d'eau *sulfureuses* chaudes, qui sortent des monts Vindyans, et se réunissent pour former une rivière importante dont la température a été constatée, en 1829, comme étant de 21°,8 cent.

BUDE. Voy. OFEN.

BUDOS ou **BUDOS-HÈGZ (montagne puante)** (États autrichiens, Transylvanie). Montagne de la chaîne des Carpathes, d'une hauteur de 2380 mètres, renfermant des sources sulfureuses thermales et des cavernes d'où sortent des exhalaisons sulfureuses, et dont les parois sont recouvertes de soufre déposé.

BÜDOSKO (Hongrie, comitat de Neutra). Village près de Szenicz. *Sulfurée*. Tempér., 16° cent.

L'analyse donnée par Lang est très défectueuse. Deux sources, qu'on a captées à grands frais dans un marécage. Établissement fréquenté. On emploie ces eaux en bains et en boisson.

BUÉ (France, Hautes-Pyrénées). C'est une source située près de Saint-Sauveur, et sur laquelle nous ne possédons qu'une analyse approximative de M. O. Henry.

	Eau : un litre.
	Gram.
Bicarbonates terreux } Sulfates de soude et de chaux } Chlorure de sodium }	0,385
Oxyde de fer sans doute à l'état de crénate	0,015
	0,400

(O. HENRY.)

Quoique peu importante, cette source mérite cependant d'être soumise à un examen plus approfondi, ne serait-ce que pour connaître le rapport qu'elle a avec les sources de Saint-Sauveur.

BUÉE. Le mot de buée exprime l'état de l'atmosphère d'un cabinet de bain, d'une piscine ou d'une douche, alors qu'elle est chargée de vapeur d'eau minérale, produite par l'évaporation à la surface du bassin pour une piscine, ou pour un bain, ou par la division et la projection de l'eau, dans le cas d'une douche. C'est à proprement parler de l'eau vésiculaire. La buée est d'autant plus forte qu'il y a plus de vapeur dans l'atmosphère du local. L'intensité de la buée dépend de la température de l'eau, et de l'étendue superficielle du bassin d'immersion. Aussi est-elle, toutes circonstances égales d'ailleurs, plus intense dans une piscine que dans un bain. On développe l'intensité de la buée par la dépression des voûtes, par l'occlusion des vasistas, ou bouches d'aérage. On la combat, au contraire, en surélevant ou en supprimant les voûtes. On la règle au moyen des bouches d'aérage des locaux.

Dans l'appropriation des bains, selon la nature des eaux et celle des affections, on doit se préoccuper de la buée. Aux thermes de Luchon, le plus grand nombre des sources peut être administré avec buée intense, ou modérée, ou sans buée.

La buée joue un rôle très important dans l'application de certaines eaux, telles que les sulfureuses, les bicarbonatées et quelques chlorurées avec éléments gazeux. Sans avoir été sérieusement étudiée, un grand nombre de praticiens s'en sont préoccupés et en ont tenu compte. L'émission de vapeur d'eau minérale dans l'atmosphère des locaux balnéaires y apporte d'intéressantes modifications dont la pratique médicale doit tenir compte.

C'est ainsi que les eaux bicarbonatées enrichissent cette atmosphère d'acide carbonique ; c'est ainsi également que les sulfureuses y portent le gaz sulfhydrique dont la présence détermine l'appauvrissement en oxygène (19,20 à 20 p. 100, suivant M. le professeur Filhol). D'ailleurs, ne sait-on pas que la vapeur des eaux minérales ne se compose pas seulement de vapeur aqueuse proprement dite et des éléments gazeux que dégagent ces eaux, mais qu'elle renferme certains éléments minéraux et organiques fixes contenus dans ces mêmes eaux? [Voy. AIR DES PISCINES ET DES DOUCHES].

En présence de tels faits, il n'est pas possible au praticien de ne pas compter sérieusement avec la buée : car dans les douches, dans le bain, et surtout dans le bain prolongé et la piscine, elle implique des faits caractérisés d'inhalation. La buée est donc un élément qui devra figurer dans tout programme médical formulé pour servir de base à un travail d'appropriation thermale [voy. ATMOSPHÈRE THERMALE].

BUJUTO (Sicile). Sources froides, *sulfatées* et *carbonatées magnésiennes*, indiquées par Alfio Ferrara comme amères et purgatives. On les désigne dans le pays sous le nom d'*eaux saintes* (*acque sante*).

BUKOWINA (empire d'Autriche). Sur les frontières de la Transylvanie et de la Moldavie. Bains, dont les eaux, suivant Fichtel (*observ. minér. sur les monts Carpathes*, 1791), cité dans la *Bibl. médic.*, (XLII. 403), contiennent du sulfure d'arsenic.

BULGNÉVILLE (France, Vosges, arrond. de Neufchâteau). A 4 kilomètres de Contrexéville.

Bicarbonatée mixte. Froide.

Ce n'est autre chose qu'un puits artésien que l'on a foré, il y a quelques années, à la profondeur de 34 mètres. Il n'y a point d'établissement thermal.

	Eau : un litre.
	Lit.
Acide carbonique	0,480
	Gram.
Carbonate de chaux	0,1310
— de magnésie	0,1550
— de strontiane	0,0075
Sulfate de chaux	0,0127
— de magnésie	0,0112
— de soude	0,0757
— de potasse	traces
Chlorure de sodium	0,0065
Acide silicique	0,0150
Alumine	0,0117
	0,4263

(BRACONNOT.)

BULLEUSES (Affections). Voy. PEAU (MALADIES DE LA).

BULLICAME (le) (États de l'Église, délégat de Viterbe). A deux milles environ de la ville de Viterbe, petit lac dont une légère colonne de vapeur annonce la présence, l'Averne des anciens.

Sulfurée calcique. Tempér., 60° à 63° cent.

	Eau : un litre.
	Gram.
Carbonate de chaux	0,473
— de fer	0,160
— de magnésie	0,134
Sulfate de fer	0,427
— de magnésie	0,256
— de chaux	0,580
— de soude	0,223
— d'alumine et de potasse	0,050
Chlorure de sodium	0,020
Silice	0,035
Iode	traces
Perte	0,065
	2,423

(GILLET, DUSSEUIL MONSEL ET POGGIALE.)

Cette source abondante dégage une grande quantité de gaz acide carbonique et d'hydrogène sulfuré. Elle jaillit bouillonnante, comme d'un puits artésien, du gouffre central d'un mamelon blanchâtre, entièrement formé de concrétions calcaires qu'elle laisse déposer rapidement. C'est la source qui alimentait jadis les thermes romains connus sous le nom d'*Aquæ Cajæ*. Dante la cite (*Enfer*, XIV) comme un lieu de plaisir. La légende l'attribuait à un coup de massue d'Hercule. Aujourd'hui ses eaux se distribuent en partie dans les fossés destinés au rouissage du chanvre, en partie dans deux bassins, l'un pour les hommes, l'autre pour les femmes, utilisés comme bains publics en plein air par les malades nécessiteux. Des ruines des anciens thermes subsistent encore. On s'accorde à regarder le Bullicame comme un des soupiraux volcaniques de la contrée plutonienne qui l'entoure [voy. VITERBE].

BUNCOMBE (État-Unis, comté de la Caroline du Nord). Dans la partie nord-ouest on signale des sources ayant une température de 40° cent., mais dont la composition n'est pas indiquée.

BURGBERNHEIM (Bavière, prov. de Franconie centrale). Bourg, à 20 kilomètres d'Anspach.

Sulfatée magnésique. Tempér., 8° cent.

	Eau : une livre.		*Eau : un litre.*
	Grains.		Gram.
Sulfate de magnésie.........	4,100	=	0.510
— de chaux............	0,800	=	0,181
Chlorure de magnésium......	0,150	=	0,015
Carbonate de magnésie......	0,500	=	0,006
— de chaux.........	2,100	=	0,311
Matière extractive..........	0,150	=	0,015
	7,800	=	1,038

(VOGEL.)

On compte cinq sources dans cette localité, mais peu différentes de composition. Situation agréable.

BURRONE (Toscane). Dans le val d'Arno, près de la ville d'Arceno.

Ferrugineuse bicarbonatée. Tempér., 17°,5 cent.

	Eau : une livre.		*Eau : un litre.*
	Grains.		Gram.
Acide carbonique...........	6,280	=	0,606
Sulfate de chaux............	0,066	=	0,006
Chlorure de sodium..........	0,066	=	0,006
— de magnésium......	0,533	=	0,050
Carbonate de magnésie.......	0,266	=	0,023
— de chaux.........	1,599	=	0,152
— de fer...........	0,266	=	0,023
	9,076	=	0,866

(GIULI.)

BURTSCHEID. Voy. BORCETTE.

BUSCHBAD (Allemagne, royaume de Saxe).

Sulfatée mixte. Tempér., 9° cent.

	Eau : 16 onces.		Eau : un litre.
	Grains.		Gram.
Sulfate de soude	0,400	=	0,048
— de magnésie	0,200	=	0,024
— de chaux	0,200	=	0,024
Chlorure de sodium	0,280	=	0,033
— de magnésium	0,120	=	0,014
Carbonate de magnésie	0,320	=	0,038
— de chaux	0,160	=	0,019
— de fer	0,320	=	0,038
Acide silicique	0,320	=	0,038
Matière extractive	0,200	=	0,024
	2,520	=	0,300

(Ficinus.)

BUSIGNARGUES (France, Hérault).

Ferrugineuse bicarbonatée. Tempér., 16° cent.

	Eau : un litre.
Acide carbonique	quant. indét.
	Gram.
Carbonate de soude	0,0478
— de chaux	0,1659
— de fer	0,0449
Chlorure de calcium	0,0424
Sulfate de chaux	0,0266
Oxyde de fer	0,0318
Résidu indéterminé	0,0053
Perte	0,0212
	0,3859

(Figuier et Gay, 1826.)

MM. Figuier et Gay inscrivent, comme on voit, de l'oxyde de fer à côté du carbonate de fer et de l'acide carbonique libre, et ils ne sont pas d'avis que le premier soit combiné avec l'acide carbonique. Cette manière de voir ne nous paraît pas rationnelle, à moins d'admettre que l'oxyde de fer soit en suspension, ainsi que cela arrive dans les eaux bicarbonatées ferrugineuses conservées depuis quelque temps en bouteilles.

Mais la lecture de leur travail nous montre que l'eau examinée à la source est transparente, et qu'après son transport elle a abandonné une petite quantité d'oxyde de fer dosé à part et formant comme un principe minéralisateur spécial. Il est donc hors de doute qu'à la source tout le fer était uni à l'acide carbonique : aussi, dans la formule des sels minéraux, était-il indispensable de représenter l'oxyde de fer à l'état de bicarbonate soluble.

BUSKO (Pologne). A 63 kilomètres de Cracovie.

Cette source ne paraît pas avoir reçu d'aménagement spécial, mais elle se distingue par sa minéralisation de celles qu'on signale dans la même contrée.

Chlorurée sodique. Tempér., 10°,8.

1000 pouces cubes d'eau contiennent :

	Pouces cubes.
Hydrogène sulfuré	38,00
Acide carbonique	20,00
Oxygène	1,75
Azote	6,25
	66,00

1000 grains de sels fixes fournis par 61 103 grains d'eau minérale sont constitués ainsi :

	Grains.
Chlorure de sodium	690,000
— de magnésium	40,462
Iodure de magnésium	2,950
Sulfate de chaux	82,841
— de magnésie	169,015
Carbonate de chaux	6,526
— de magnésie	3,022
Acide humique	2.080
Perte	2,104
	1000,000

(HEINRICH.)

BUSSANG (France, Vosges, arrond. de Remiremont). A 40 kilomètres de Plombières.

Ferrugineuse bicarbonatée. Tempér., 13°.

Il y a deux sources, situées à 2 kilomètres de Bussang même. La source *d'en bas* fournit 2160 litres par vingt-quatre heures; ce n'est guère que de celle-ci qu'on fait usage. La source *d'en haut*, très peu abondante, 312 litres, manque d'une des caractéristiques les plus importantes de l'eau de Bussang.

Eau : un litre.

	SOURCE d'en bas.	SOURCE d'en haut.
	Lit.	Lit.
Acide carbonique libre	0,41	0,37
	Gram.	Gram.
Carbonate de soude	0,789	0,600
— de chaux	0,340	}
— de magnésie	0,150	} 0,440
— de strontiane	traces	}
— de fer	0,017	traces
Crénate de fer, manganèse et traces de chlorure de sodium	0,078	»
Sulfates de soude et de chaux	0,110	}
Chlorure de sodium	»	} 0,110
Crénate de soude	p. quant.	}
Silicate de soude }		
— de chaux }	0,002	0,060
— d'alumine }		
	1,486	1,210

(O. HENRY, 1840.)

A ces principes minéralisateurs, il convient d'ajouter l'arsenic trouvé depuis le travail de M. O. Henry dans les deux sources de Bussang par MM. Chevallier et Schauefèle.

Il y a un médecin inspecteur à Bussang, mais il n'y a pas d'établissement thermal. Ces eaux ne sont utilisées que transportées, à titre d'eaux de table et d'eaux thérapeutiques en même temps. En effet, sans la proportion sensible de fer qu'elles renferment, les eaux de Bussang ne seraient autres que des eaux légèrement digestives et très agréables. Mais leur qualité ferrugineuse, sans en faire un médicament très important, en rend l'usage habituel fort salutaire à beaucoup de dyspeptiques, de gastralgiques, de chlorotiques. Les eaux de Bussang sont spécialement utiles aux individus qui ne tolèrent pas les préparations ferrugineuses, ou des eaux bicarbonatées plus actives, telles que Vichy.

BUSSIARES (France, Aisne, arrond. de Château-Thierry). A 12 kilomètres de cette ville.

Bicarbonatée mixte. Froide.

	Eau : un litre.
	Lit.
Acide carbonique	0,019
Air atmosphérique	0,006
Azote	0,014
	Gram.
Carbonate de chaux	0,032
— de magnésie	0,120
Sulfate de soude	0,037
— de chaux	0.068
Chlorure de magnésium	0,064
Oxyde de fer	traces
	0,321
	(CORRIOL.)

Cette eau passait autrefois pour sulfureuse, sans doute par suite de quelque circonstance accidentelle et mal appréciée. Il n'y a pas d'établissement thermal. A peine mérite-t-elle du reste d'être rangée parmi les eaux minérales.

BUTYRATES. L'acide butyrique ou mieux le butyrate de soude a été signalé pour la première fois par M. Scheerer dans l'eau minérale de Brückenau (Bavière). Mais, comme ce chimiste est arrivé à ce résultat en traitant par l'acide sulfurique concentré le résidu artificiel d'un grand nombre de litres d'eau, et distillant le mélange, nous avons quelque lieu de croire que cet acide s'est formé par la réaction de l'acide sulfurique sur la matière organique. Dans tous les cas on se demande comment cet acide peut se rencontrer dans une eau minérale.

M. Scheerer a reconnu cet acide en traitant le produit de la distillation par de l'eau de baryte. Comme il se trouvait en même temps des acides formique, propionique et acétique dans le mélange, la solution des sels barytiques a été décomposée par le nitrate d'argent, et le butyrate d'argent, placé sur le champ du microscope et additionné d'acide sulfurique, a laissé voir des gouttelettes huileuses d'acide butyrique et en ayant l'odeur.

BUTYRIQUE (**acide**). Voy. BUTYRATES.

BUVETTE. La condition première à remplir pour une buvette bien appropriée, c'est qu'elle soit établie sur la source même, sinon au plus près de la source, afin que l'eau minérale y soit puisée et ingérée dans ses conditions naturelles d'existence, c'est-à-dire, dans l'intégrité de tous les éléments minéralisateurs fixes et gazeux, et avant toute altération pouvant provenir du contact de l'air extérieur.

Le puisement à la source elle-même est une disposition à recommander pour les eaux sulfureuses et pour celles chargées d'acide carbonique. Mais alors la surface de contact de la source avec l'atmosphère doit être limitée. Pour les sulfureuses, cette dernière mesure est de rigueur. Dans ce cas il est préférable de pratiquer le puisement par un robinet latéral alimenté par un tuyau plongeant dans la source en forme d'entonnoir renversé.

Quand le puisement se fait ainsi, il est convenable de ménager à la buvette la condition de température invariable, en lui attribuant un écoulement constant, réglé de manière qu'un verre de 250 grammes puisse se remplir en six ou huit secondes en moyenne et en douze à quinze secondes au plus.

Quand le puisement ne peut se faire sur la source, l'eau doit être dirigée sur le lieu de la buvette à tuyau plein. Il arrive quelquefois que l'eau à boire soit au-dessous du sol et hors de portée du puisement à la main. Dans ce cas le service de la buvette devra se faire par l'intermédiaire d'une pompe foulante, sans aspiration aucune.

La température joue un rôle important dans l'assimilation de l'eau en boisson. Les conditions d'assimilation sont extrêmement variables chez les malades. Aussi, quand la réalisation en est praticable, devrait-on chercher à la buvette une série de températures d'élection dont les limites sont comprises entre 15° et 35° et même 40°, ainsi que cela existe à la buvette de Labassère.

On peut y arriver avec facilité, sans altération de l'eau, par voie de serpentinage à tuyau plein, ou de bain-marie, fonctionnant en chauffage ou en réfrigération, selon que l'eau de la source est au-dessous ou au-dessus de la limite supérieure de température reconnue nécessaire [voy. BOISSON (EAUX EN)].

BUXTON (Angleterre, comté de Derby). Village à 48 kilomètres de Derby et 256 kilomètres de Londres, à la source de la Wye, sur le chemin de fer de High-Peak.

Bicarbonatée calcique, Tempér., 28° cent.

	Eau : un gallon.		*Eau : un litre.*
	Grains.		Gram.
Sulfate de soude............	0,76	=	0,020
Chlorure de calcium..........	0,62	=	0,018
— de sodium...........	2,16	=	0,106
— de magnésium.......	0,70	=	0,016
Carbonate de chaux..........	12,48	=	0,400
Matière extractive...........	1,44	=	0,038
	18,16	=	1,598
	Pouc. cub.		Cent. cub.
Gaz acide carbonique........	1,8	=	8,1
Azote.....................	5,5	=	25,0
	7,3	=	33,1

(GARDNER.)

On a signalé la présence d'un peu de matière organique. La source sort abondamment par les nombreuses fissures d'une roche calcaire. Elle est amenée dans un large bassin de marbre appelé *Puits de Sainte-Anne* et recouvert d'une construction de pierre, destinée à abriter les buveurs. Il y a, outre une grande piscine pour les indigents, trois bains séparés pour les hommes et deux pour les femmes. Des appareils de douches, un bain de vapeur sont disposés près du bain public. On compte encore des bains particuliers. A peu de distance du bourg un bassin est réservé pour le bain froid en commun. Toutes les piscines sont également vastes et profondes et permettent l'exercice. Elles sont faciles à vider et à remplir. On y prend le bain à 28° cent.

L'eau de Buxton se boit en deux reprises dans la journée, à intervalle convenable des repas et à la dose d'une demi-pinte (demi-litre) à une pinte et demie (750 grammes); mais il n'est pas rendu un compte satisfaisant des effets de cette boisson, qu'on a préconisée contre les dyspepsies. Ce sont surtout les bains qui se prennent dans cette localité et dont l'usage a été recommandé aux malades affaiblis par la goutte et le rhumatisme. Scudamore déclare ne pas trouver de motifs légitimes à la vogue attribuée à Buxton en pareil cas, et le docteur Granville croit qu'il convient de prendre les bains d'abord chauds, c'est-à-dire à 35° ou 37° cent., avant de s'exposer à la température native de la source (28° cent.). On prescrit encore, à ce propos, des immersions courtes et rapides, suivies de frictions au sortir du bain, et l'exercice de la natation à ceux qui peuvent supporter la piscine pendant un certain temps. Ces pratiques s'éloignent trop du traitement thermal proprement dit pour que nous ayons dû les passer sous silence. S'il était permis d'employer cette expression, c'est de l'hydrothérapie *tiède* qu'on fait à Buxton, et il n'est pas nécessaire d'insister sur l'appropriation de cette méthode à des circonstances déterminées dans les affections chroniques.

On cite une source ferrugineuse, peu chargée de principes, près de ces bains.

Des restes d'antiquités romaines découvertes, soit sur les lieux mêmes, soit aux environs, témoignent de la réputation la plus ancienne et la plus constante d'ailleurs, parmi les eaux minérales de l'Angleterre.

BUYERÈS DE NAVA (Espagne, prov. d'Oviedo, juridiction de San-Bartolomé), au pied de la haute montagne de Pena-Mayor, sur la rive gauche du Pla, est situé l'établissement de Fuensanta de Buyerès-de-Nava.

Eaux *sulfatées* et *carbonatées calciques*. Tempér., 26° cent.

	Eau : une livre.		*Eau : un litre.*
	Centil. cub.		Lit.
Gaz oxygène..............	4,478	=	0,895
— azote.................	14,926	=	0,298
— acide carbonique........	2,985	=	0,597
	Grains.		Gram.
Sulfate de chaux...........	0,047	=	0,032
— de magnésie.........	0,038	=	0,025
Carbonate de chaux.........	0,062	=	0,044
— de magnésie......	0,026	=	0,002
Chlorure de calcium....... — de magnésium.... — de potassium.....	0,025	=	0,002
Silice....................	0,053	=	0,005
Matière organique..........	0,080	=	0,006
Oxyde de fer...............	indices	=	indices
	0,331	=	indices

(SALMAN, BONET ET MAESTRE.)

Les sources de ces eaux jaillissent en abondance du terrain granitique recouvert de couches calcaires et argileuses et d'alluvions. Quelques-unes d'entre elles, d'après de nouvelles expériences, ont été reconnues pour franchement sulfurées. On les emploie en bains, douches, étuves, et à l'intérieur en boisson. L'installation des appareils a été variée pour répondre à tous les besoins du traitement. Peu de fréquentation.

BUZIAS (Hongrie, comitat de Temeswar), village dans une vallée enfermée de hautes montagnes, près duquel jaillissent cinq sources froides.

Le sol est couvert d'une couche épaisse d'argile, mais plus profondément il est caractérisé par le Quartz et le Mica, empruntés eux-mêmes à la composition des roches voisines.

Chlorurée sodique, ferrugineuse et *carbonatée mixte*. Temp., 13° cent.

Eau : un litre.

	1re Source.	2e Source.	3e Source.	4e Source.	5e Source.
	gr.	gr.	gr.	gr.	gr.
Chlorure de potassium......	0,001	0,001	0,084	0,001	0,032
— de sodium.........	0,209	0,001	0,040	0,106	0,439
Carbonate de soude.........	0,031	0,074	0,031	0,007	0,032
— de magnésie......	0 052	0,032	0,034	0,077	0,022
— de chaux.........	0,059	0,185	0,258	0,418	0,732
— de fer...........	0,124	0,125	0,043	0,033	0,167
Silice....................	0,046	0,079	0,070	0,073	0,100
Perte.....................	0,019	0,001	0,016	0,022	0,019
	0,541	0,498	0,576	0,737	1,443
	cc.	cc.	cc.	cc.	cc.
Acide carbonique...........	9,2	7,7	4,9	5,7	6,7
— sulfhydrique..........	0,9	0,0	0,9	0,9	0,7

(STADLER.)

Ces cinq sources ont sensiblement les mêmes propriétés. Il s'y fait un dégagement considérable de gaz carbonique. Limpides, elles présentent une odeur bitumineuse et une saveur à la fois aigrelette et styptique. Elles laissent un dépôt jaunâtre dans leurs réservoirs et leurs conduits ; le linge qu'on y trempe se teint de même en jaune. On peut conserver ces eaux longtemps intactes dans des vases bien bouchés ; elles s'altèrent au contact de l'air. Trois des sources dont l'analyse est donnée ici servent à l'usage des bains ; deux sont employées en boisson. Leur spécialisation médicale se rapporte à la minéralisation indiquée ; à savoir, la diathèse scrofuleuse et les affections dépendant d'un affaiblissement des forces ou d'une altération des principes du sang.

La station de Buzias, déjà exploitée du temps des Romains sous le nom de *Centum-Putei*, est devenue dans le courant de ce siècle une des plus fréquentées de la Hongrie. On y trouve une bonne installation et d'heureuses conditions de climat et de site.

BUZOT (Espagne, prov. d'Alicante, juridict. de Zijona). Bourg appelé encore *Cabeza de Oro* (Mont-d'Or), à 16 kilomètres d'Alicante.

Sulfatée magnésique. Tempér., 41° cent.

Plusieurs sources dont trois principales :

1° Composition de l'eau del Colladed.

	Eau : une livre.		*Eau : un litre.*
	Pouc. cub.		Cent. cub.
Air atmosphérique............	1.8	=	64,8

	Grains.		Gram.
Sulfate de chaux	5,6	=	0,593
— de magnésie	8,5	=	0,898
Chlorure de calcium	3,46	=	0,369
— de magnésium	3,46	=	0,369
Perte	0,12	=	0,011
	19,50	=	2,240

2° Composition de l'eau des bains.

	Eau : une livre.		*Eau : un litre.*
	Pouc. cub.		Cent. cub.
Air atmosphérique	1,2	=	43,2
	Grains.		Gram.
Sulfate de magnésie	6,4	=	0,95
— de chaux	9,2	=	1,33
Chlorure de calcium	1,9	=	0,22
— de magnésium	3,2	=	0,52
Perte	0,8	=	0,10
	21,5	=	3,12

3° Composition de l'eau de la mine du rocher.

	Eau : une livre.		*Eau : un litre.*
	Pouc. cubes.		Cent. cubes.
Air atmosphérique	1,8	=	64,8
	Grains.		Gram.
Sulfate de magnésie	5,9	=	0,82
— de chaux	8,8	=	1,26
Chlorure de calcium	1,96	=	0,30
— de magnésium	3,52	=	0,51
Perte	0,82	=	0,11
	21,00	=	3,00

(Fernandez y Lopez, 1845.)

A peu de distance de Buzot, existe une excavation souterraine qui laisse échapper en plusieurs points du sol, par des fissures, une vapeur brûlante. On donne le nom de *Bouches de l'Enfer* à ce phénomène, dans le pays. Il mérite d'être signalé au voisinage de sources minérales et thermales. Ces eaux sont employées en bains, douches et étuves, et à l'intérieur en boisson. L'établissement passe pour un des mieux organisés de l'Espagne et attire un assez grand concours de malades, la plupart rhumatisants ou atteints d'herpétisme. Ces eaux étaient déjà fréquentées du temps des Romains et des Arabes.

C

CABEÇO-DA-VIDE (Portugal, prov. d'Alentejo). Bourg à 34 kilomètres d'Aviz.

Bicarbonatée sodique. Tempér., 26° à 27° cent.

Ces eaux ont été conseillées dans le traitement du diabète (Dr Jordao).

CABINET DE BAIN. L'appropriation du cabinet de bain est une chose trop négligée dans les constructions thermales. Au point de vue de cette appropriation, on doit distinguer, suivant que le bain doit être tiède (30° à 32°) ou à température ordinaire (33° à 35°) ou chaud (36° à 38°).

Pour un bain tiède ou à température ordinaire, les dimensions convenables sont : longueur 2m,80 à 3m,30 ; largeur 1m,95 à 2m,10 ; hauteur 3m,20 à 3m,50. On cherche par ces dimensions la diffusion de la buée. L'accumulation de la chaleur du cabinet, surtout dans la saison d'été, et pour le bain tiède, doit être combattue par des vasistas, ou par des bouches d'aérage, dont l'action s'exerce à distance de la baignoire. On a quelquefois et avec succès supprimé la buée, en s'abstenant de voûter le cabinet et en remplaçant la voûte par une toile, ou marquise tendue à 2m,80 ou 3 mètres au-dessus du bain. Cette disposition est recommandée.

Pour le bain chaud, surtout si la buée de vapeur est indiquée, les dimensions doivent être réduites notamment en hauteur. Ces dimensions doivent être : longueur 3 mètres à 3m,20 ; largeur 1m,95 à 2 mètres ; hauteur 2m,80 à 3 mètres. La ventilation y doit être facilitée par des vasistas ou par des impostes, pour renouvellement de l'air intérieur après le bain.

Il y a avantage à tenir le sol du cabinet à une température douce, en faisant servir à cet effet l'eau de vidange. Ce sol doit pouvoir être facilement tenu propre. La mosaïque ordinaire, l'asphalte, la lave fusible sont chauds et convenables. Les parois du cabinet doivent aussi être facilement nettoyées. A cet effet on a utilement recours aux stucs hydrauliques, aux revêtements de marbre, de faïence, de lave émaillée. Ces revêtements devront s'élever de 1 mètre à 1m,30 du sol.

Si le cabinet de bain renferme une douche, le plus souvent de force moyenne, ses dimensions doivent se rapprocher de celles du bain chaud pour la hauteur, et de celles du bain à température ordinaire, pour les autres dimensions.

Le vestiaire est toujours recommandé, alors même qu'il ne servirait qu'au dépôt des vêtements ; on doit l'installer toutes les fois qu'on peut le faire sans un trop grand accroissement dans les frais de construction. Il est indispensable pour le bain avec douche. Ses dimensions sont de 1m,50 à 1m,80 de longueur, sa largeur étant celle du cabinet qu'il précède.

Les portes solidement vitrées sont à préférer aux portes pleines. Elles servent à l'éclairage et donnent un aspect plus agréable.

On recommande d'orner les murs de cabinets par des peintures simples à filets, sur lesquelles l'œil se repose plus agréablement que sur des murs nus.

CABINET DE DOUCHE. Le cabinet d'une douche spéciale doit toujours être accompagné au moins d'un vestiaire. Pour un service soutenu, deux vestiaires conjugués, alternatifs, sont reconnus nécessaires. Dans les vestiaires des douches fortes et chaudes on place avec avantage un divan avec couvertures, ou un lit de repos. Les dimensions d'un vestiaire pour douche sont 1m,80 à 2 mètres sur 2 mètres à 2m,50.

Une grande douche bien appropriée présente 3m,50 à 4 mètres de largeur et de longueur sur 3 mètres à 3m,20 de hauteur. Au sol et sous les appareils groupés le long des parois postérieures et latérales, on ménage un bassin de 2m,30 à 2m,60 de longueur et de largeur, où se tient le malade, et dans lequel, selon l'indication du médecin, on peut retenir l'eau de la douche. La profondeur de ce bassin est variable. Pour les douches sans buée déterminée, cette profondeur est de 20 à 25 centimètres; pour celles à forte buée, on le déprime jusqu'à 40 et 50 centimètres, et alors on y descend par des marches. Dans ce dernier cas, le bassin sert à l'immersion totale ou partielle pendant la douche, et fonctionne comme bouillon. Le bassin doit être séparé de la porte du vestiaire par un palier d'accès de 1 mètre à 1m,20 de longueur.

Pour le renouvellement de l'air intérieur, on doit établir des vasistas aux baies des fenêtres, et surmonter les portes par des impostes mobiles. Dans les douches de pression, où la buée n'est pas indiquée, on élevera les voûtes jusqu'à 4 mètres et 4m,50; on réservera d'ailleurs de larges baies mobiles, pouvant ouvrir sur les salles, ou corridors intérieurs.

La douche forte et chaude, avec buée prononcée, est quelquefois pourvue d'un bouillon [voy. BOUILLON].

CABOUR (France, Calvados, arrond. de Caen).

Bains de mer.

CACHEXIE. Le mot de cachexie est une de ces expressions vagues qu'on est fort embarrassé de définir, et qui ne s'adressent pas elles-mêmes à un ordre de faits nettement déterminé. Il signifie généralement un état d'altération générale et profonde de l'organisme, par suite d'une maladie chronique grave et prolongée, et spécialement les périodes ultimes des états diathésiques. Le mot de cachexie réclame donc nécessairement une épithète, pour acquérir une signification réelle. On dit cachexie syphilitique, cancéreuse, tuberculeuse, etc. Les fièvres paludéennes, des dyspepsies très opiniâtres, des entérites persistantes, une longue suppuration, etc., entraînent un véritable état cachectique. On appelle cachexie mercurielle les résultats d'une intoxication mercurielle, venant, par suite d'un traitement peu méthodique, se combiner avec les effets de la diathèse syphilitique.

L'action régénératrice et reconstituante de la plupart des eaux minérales peut être utilisée avec profit dans les cachexies : mais ceci est subordonné à l'opportunité de ces mêmes eaux minérales dans les états morbides d'où ces cachexies elles-mêmes ont dérivé.

CADÉAC (France, Hautes-Pyrénées, arrond. de Bagnères-de-Bigorre). A 2 kilomètres d'Arreau.

Sulfurée sodique. Tempér., 12° à 15°,65.

Propriété communale.

Cinq sources qui alimentent deux établissements distincts, l'un situé sur la rive droite, l'autre sur la rive gauche de la Neste.

L'analyse de ces sources n'a pas encore été entreprise d'une manière régulière et complète; on a seulement signalé la présence du sulfure de sodium, du sulfate de soude, du chlorure de sodium et de l'acide silicique.

Voici leur richesse en sulfure de sodium par litre.

	Sulfure de sodium.
	Gram.
Source de la Buvette	0,0678
— de l'Ouest	0,0237
— principale	0,0750
— petite extérieure	0,0772

CAILLE (la) (Savoie), à 16 kilomètres de Genève et sur la rive gauche du torrent des Usses, dans une situation pittoresque.

Sulfurée calcique. Tempér., 30° cent.

	Cent. cub.		Eau : un litre. Gram.
Acide carbonique	8,04	=	0,0160
Sulfhydrique	4,64	=	0,0071
Azote	25,16	=	0,0320
Bicarbonate de potasse			0,0039
— de soude			0,0636
— de magnésie			0,0188
Carbonate de chaux			0,1040
Sulfure de calcium			0,0052
Chlorure de sodium			0,0050
Sulfate de chaux			0,0120
— de magnésie			0,0512
— d'alumine			0,0046
Silicate d'alumine			0,0052
— de magnésie			0,0215
Glairine			quant. indét.
			0,3501

(Pyrame Morin, 1842.)

Il existe à la Caille et à une distance assez rapprochée deux sources qui, d'après l'auteur de l'analyse ci-dessus, ont à peu près la même composition.

Le débit des sources est évalué à 96 ou 100 litres par minute. L'eau de l'une d'elles est recueillie dans un conduit de bois qui la transporte par-dessus un torrent, directement dans les baignoires de l'établissement des bains, et quand cela est nécessaire dans une chaudière où on en fait chauffer une partie. Ces eaux n'ont été pendant longtemps fréquentées que par les habitants de leur voisinage, faute d'un accès facile. Aujourd'hui des routes commodes conduisent à l'établissement bien installé. Il y a bains, douches et appareils de bains de vapeur. On les recommande dans les affections lymphatiques, dans les maladies de la peau et contre les diverses formes de rhumatismes.

CAISSE DE JAUGEAGE. Voy. JAUGEAGE.

CAL. La formation du cal à la suite des fractures est regardée comme une véritable cicatrisation du tissu osseux. Les recherches modernes assimilent cette reproduction au mode d'origine des os chez l'embryon. Mais ce qu'il importe de considérer, lorsqu'un membre fracturé, et en voie de réparation, est soumis à l'action du traitement thermal, c'est la consolidation soit définitive, soit incomplète des portions brisées. Dans ce dernier cas, le genre de médication dont on dispose près des sources minérales ne saurait s'appliquer qu'à des circonstances tirées de l'état général, et qui s'opposent à la guérison d'une fracture en vertu de la viciation ou de l'affaiblissement de l'organisme. Ainsi en est-il, pour prendre un point de comparaison, lorsque la diathèse syphilitique s'oppose à la cure de cette lésion et qu'un traitement spécifique seul permet de l'obtenir. Sous l'influence des eaux chlorurées sodiques (*Bourbonne*, *Balaruc*, etc.), des eaux sulfurées (*Baréges*, *Luchon*, *Amélie*, *Ax*, etc.), auxquelles on peut joindre l'usage intérieur des eaux FERRUGINEUSES, le tempérament lymphatique se modifie, la diathèse scrofuleuse s'atténue, une constitution épuisée se relève, et aussitôt apparaissent ou se reproduisent les phénomènes propres à l'épanchement d'un blastème réparateur au voisinage de la solution de continuité. Tout le monde reste d'accord à cet égard. Mais il n'en est plus de même quant à l'influence que peut avoir et qu'exerce réellement le traitement par les eaux sur la marche rétrograde du cal, une fois et entièrement formé.

Cette question importante avait été agitée de temps à autre par les médecins hydrologues, aussi bien près des sources des Pyrénées que dans les stations dites salines. M. Leflaive à Baréges, Falvard de Montluc à Néris, et enfin le docteur Magistel à Bourbonne, dans un essai sur ces thermes publié en 1828, assuraient que le tissu osseux de nouvelle formation se ramollit par l'action des eaux thermales, sulfurées ou chlorurées sodiques. Nous n'avons que les opinions des premiers; mais le mémoire de Magistel avance que les récidives des fractures s'opèrent plus facilement chez le malade qui prend les eaux que chez tout autre. Il va plus loin : « Quelquefois, dit-il, le cal des fractures mal réduites » subit un nouveau travail. On est obligé de suspendre le traitement » chez les personnes qui se sont fracturées récemment un os, et de ne

» recommander l'usage des eaux que lorsque les fragments sont parfai-
» tement consolidés. » Magistel indiquait toutefois la limite, assez peu éloignée, de cinq à six mois après l'accident, comme mettant à l'abri des prétendus dangers du traitement thermal. Aucune preuve pratique n'est apportée par cet auteur à l'appui de son assertion qui a trouvé de l'écho. On peut en juger ainsi du moins par la circulaire ministérielle, provoquée sur la décision du conseil de santé des armées, et qui, en date du 6 mars 1857, prescrivait de n'envoyer aux eaux minérales aucune fracture avant que dix-huit mois se fussent écoulés depuis l'accident. M. le docteur Duplan, chirurgien chef de l'hôpital militaire de Baréges, a publié dans *le Recueil des mémoires de médecine et de chirurgie militaires* l'observation d'une fracture de la rotule, datant de huit ans, laquelle se serait rompue spontanément sous l'influence des eaux de Baréges, et qu'un nouvel appareil contentif a guérie sans écartement appréciable. A cette manière de voir peut être opposé un mémoire adressé par M. le docteur Patézon à la *Société d'hydrologie médicale de Paris*, sur la question de savoir à quelle époque il convient d'envoyer les fractures aux eaux de Bourbonne. Une commission a analysé ce travail intéressant par l'organe de M. Dutroulau (*Ann. de la Soc. d'hydr. méd.*, t. V, p. 87). Nous empruntons à ce rapport l'exposé des faits principaux qu'il relate et qui jettent, nous le croyons, un jour véritable sur la controverse.

M. le docteur Cabrol, médecin principal, chargé de la direction de l'hôpital militaire thermal de Bourbonne, avait déjà signalé, dans les documents officiels de son service, que la détermination de l'incurvation d'un membre, pendant l'usage des bains, semblait tenir bien plus à un défaut préalable de consolidation qu'à une action dissolvante de la part des eaux. Son prédécesseur à la tête du même établissement, le docteur Villaret, avait soigné plusieurs fractures récentes, sans remarquer aucun accident intercurrent. M. Patézon a dressé, d'après un modèle proposé par M. Cabrol, et pour chacune des années 1853, 1854, 1855, 1856 et 1857, un tableau statistique des faits cliniques de Bourbonne, présentant dans des colonnes séparées le numéro d'inscription sur les registres de l'hôpital, les initiales du malade, la date de la fracture, le résultat du traitement au départ, le résultat définitif. Quelques observations succinctes complètent ce tableau et indiquent les effets les plus caractéristiques que les eaux ont produits. De ce dénombrement il ressort que 89 fractures, ayant de six à douze mois de date, ont donné 24 guérisons, 48 améliorations, 15 résultats nuls, et 2 aggravations. Parmi les relations particulières 3 insuccès figurent, mais avec des détails suffisants pour expliquer comment des complications de l'état local ou reliées à la diathèse formelle peuvent entraver la cicatrisation des os. En dernière conclusion, M. Patézon repousse comme trop absolue l'opinion traditionnelle, relative au traitement des fractures récentes à Bourbonne. Mettant à part, comme il convient de le faire, les cas où quelque phénomène inflammatoire menace de se réveiller ou de s'aggraver par la propriété excitante de l'eau et par l'effet mécanique de la douche, il croit qu'on peut engager les praticiens à envoyer aux eaux leurs blessés à la date de quatre mois et demi à cinq mois, à partir de l'accident. Ce conseil se subordonne à des réserves prises par notre confrère lui-même et que nous approuvons entièrement. Elles portent : 1° sur les fractures par projectiles de guerre; 2° sur celles où un levain d'activité inflammatoire existerait encore dans le foyer de la lésion ; 3° sur celles enfin où un état diathésique du malade serait susceptible de retarder la consolidation. C'est donc une appréciation de la nature des faits individuels qui doit tracer la conduite du chirurgien en pareil cas, plutôt que des formules rigoureuses dont le moindre inconvénient serait de reculer ou de rapprocher intempestivement l'intervention du traitement thermal.

On ne reconnaît plus en général, aujourd'hui, l'importance que donnait Dupuytren au cal désigné comme provisoire, et destiné selon sa théorie à se résorber et à faire place à une production nouvelle et définitive. Si le premier degré du cal consiste dans la formation d'un véritable cartilage, l'ossification consécutive ne s'accomplit pas moins tantôt selon une marche uniforme, tantôt par des points isolés et radiants (Ch. Robin). Le précepte essentiel à suivre, c'est de ne pas entraver ce travail de régénération. Lorsque quelque diathèse le ralentit ou l'embarrasse, la médication minéro-thermale pourra encore devenir un auxiliaire précieux, à la condition d'être administrée avec prudence et d'être mesurée sur les circonstances morbides. Quant à la diminution de cals vicieux, à l'incurvation de la portion conjonctive des fragments, à l'allongement qu'un membre fracturé et consolidé aurait subi par l'action de bains sulfureux ou salins, nous ne sommes pas éloignés de croire qu'il n'a pas toujours été tenu un compte suffisant, dans les observations qu'on en a faites, du ramollissement des parties molles environnantes. Là où les organes lésés, muscles, tissu fibreux, périoste, ont concouru à la cicatrisation, il se passe des phénomènes d'infiltration et d'engorgement qui peuvent varier concurremment avec l'épanchement fondamental lui-même et devenir un élément pathologique de plus. C'est sur cette complication du cal que l'attention doit se porter souvent. Nous convenons avec M. Cabrol qu'il n'est pas toujours facile de diagnostiquer la part de gonflement qui revient à chaque partie contiguë; mais parmi les accidents consécutifs aux fractures et justiciables des eaux minérales toniques, excitantes et résolutives, employées sous leurs diverses formes, celui-là mérite d'être pris en grande considération et de constituer, avec les données de l'ostéogénie anormale et celles de l'état diathésique prédominant, les bases rationnelles du traitement.

CALAIS (France, Pas-de-Calais, arrond. de Boulogne-sur-Mer). A 372 kilomètres de Paris et 104 de Lille.

Bains de mer.

CALCULS. On a prétendu que certaines eaux minérales possédaient la propriété de dissoudre les calculs; et pour le prouver, on a soumis des calculs urinaires à des macérations dans telles ou telles eaux minérales (eaux bicarbonatées sodiques spécialement), ou à des courants d'eau minérale, et comme on a obtenu quelquefois la désagrégation de concrétions, ou l'entraînement de quelques molécules, on en a conclu que les eaux minérales agissaient à leur égard à titre de dissolvant. Il est incontestable que les concrétions quelconques, biliaires ou urinaires, renfermées dans le rein, l'urèthre ou la vessie, dans le foie ou la vésicule biliaire, s'y trouvent hors de portée de l'action de l'eau minérale elle-même. Ces expériences n'auraient donc aucune signification par elles-mêmes. Seulement on a cru pouvoir en conclure que l'urine et la bile, dans lesquelles les concrétions baignent d'une manière constante, devaient, en se chargeant des principes minéralisateurs introduits dans l'économie, se transformer elles-mêmes en de véritables menstrues, capables de dissoudre ces concrétions. Il est vraisemblable que, si la bile ou l'urine venaient à se transformer à ce point, sous l'influence de certaines eaux minérales, les propriétés nouvelles qu'elles acquerraient, s'exerceraient, non pas seulement sur les concrétions existantes, mais sur les organes qui les sécrètent et les renferment, d'une manière peu compatible avec l'intégrité de ces organes et de leurs fonctions. Dans tous les cas, il aurait fallu faire ces expériences, non pas avec l'eau minérale elle-même, mais avec l'urine des individus soumis au traitement thermal. Nous ne connaissons pas d'expériences de ce genre. Mais il suffit d'avoir étudié les phénomènes d'alcalisation de l'urine sous l'influence des eaux alcalines, et d'avoir reconnu leur inconstance, leur mobilité, et généralement le faible degré qu'ils présentent, en rapport du reste avec leur simple caractère d'élimination, pour être assuré que ces idées de dissolution sont tout imaginaires.

La part qu'il faut faire aux eaux minérales appropriées dans les affections calculeuses est celle-ci : qu'elles n'agissent pas sur les concrétions existantes, mais sur la disposition en vertu de laquelle se forment ces concrétions. Telle est la véritable portée des eaux minérales dans le traitement des affections calculeuses. Ceci sera étudié dans les articles spéciaux [BILIAIRES (CALCULS), GRAVELLE, URINAIRES (CALCULS)].

CALDANELLE DI CAMPIGLIA (Toscane), village, à 75 kilomètres de Grosseto.

Chlorurée sodique. Tempér., 37° cent.

	Eau : une livre.		*Eau : un litre.*
	Pouc. cub.		Cent. cub.
Azote	0,392	=	2,1
	Grains.		Gram.
Sulfate de chaux	1,066	=	0,112
Chlorure de sodium	4,268	=	0,452
— de magnésium	0,533	=	0,054
— de calcium	0,533	=	0,054
Carbonate de magnésie	1,066	=	0,112
— de chaux	1,865	=	0,199
— de fer	0,266	=	0,028
	9,597	=	1,001

CALDANICCIA (Corse, arrond. d'Ajaccio).

Sulfurée sodique? Tempér., 37° à 40°.

Cinq sources qui alimentent un établissement de bains et qui débitent 20 000 litres d'eau environ par vingt-quatre heures.

	Eau : un litre.
	Gram.
Carbonate de soude	0,097
— de chaux	0,038
— de magnésie	0,028
Sulfure de sodium	0,071
Sulfates de soude et de chaux	0,191
Chlorure de sodium	0,223
Acide silicique	0,129
Glairine	0,039
Perte	0,057
	0,873

(POGGIALE.)

Il existe quelque doute sur la constitution véritable des eaux de Caldaniccia. Pour M. Poggiale, elles appartiennent à la classe des eaux sulfurées, et cependant, d'après une note de M. le docteur Gaudineau, rien ne les distingue, à leur point d'émergence, des eaux douces. Pour cet auteur leurs propriétés médicales résident seulement dans leur thermalité.

CALDARIUM ou CALIDARIUM. Expression appliquée tantôt à l'étuve chaude du bain romain (*concamerata sudatio*), tantôt au bassin destiné aux bains d'eau chaude (*calida lavatio*).

CALDAS-DE-BESAYA ou de BUELNA (Espagne, prov. de Santander). Sources nombreuses et très abondantes au bord de la rivière Besaya.

Chlorurée sodique. Tempér., 38° cent.

	Eau : 30 onces.		Eau : un litre.
	Grains.		Gram.
Chlorure de sodium..........	25	=	1,247
— de magnésium........	15	=	0,748
Sulfate de chaux et autres......	5	=	0,249
Matière organique............	quant. indét.		»
	45	=	2,244
	Pouc. cub.		Cent. cub.
Gaz acide carbonique.........	12,15	=	4,5

Établissement composé de baignoires et d'une piscine pour sept personnes, où l'eau se renouvelle sans cesse avec une chaleur de 38° cent. Les rhumatisants forment la majorité de la population malade. L'eau de cette station mérite un nouvel examen chimique.

CALDAS-DE-BOHI (Espagne, prov. de Lérida). Village dans la vallée de Bohi, à 40 kilomètres de la frontière française. Eaux, les unes *sulfatées calciques*, les autres *sulfurées*, toutes thermales. Il y en a, de plus, de *ferrugineuses* froides. Ces diverses sources se rencontrent autour d'une chapelle fameuse dans la contrée.

1° Composition des eaux sulfatées calciques. Tempér., 48° cent.

Chaque livre d'eau évaporée contient :

			Eau un litre.
	Grains.		Gram.
Sulfate de chaux..............	4	=	0,398
Chlorure de sodium...........	2	=	0,199
Carbonate de chaux...........	1	=	0,099
Silicates, matières étrangères....	2	=	0,199
Perte....................	1	=	0,099
	10	=	0,994

2° De l'eau sulfurée. Tempér., 55° cent.

Gaz hydrogène sulfuré....................			2,5
Acide carbonique........................			faible quant.
	Grains.		Gram.
Sulfate de chaux.............	1	=	0,099
Chlorure de sodium...........	3	=	0,299
Carbonate de chaux...........	1	=	0,099
Silicates, matières étrangères....	3	=	0,298
Perte....................	2	=	0,199
	10	=	0,994

(CARBONELL Y BRABO, 1832.)

Les analyses qui précèdent nous semblent seulement approximatives.

Les maladies rhumatismales et herpétiques sont du ressort de cette station, d'ailleurs à peine aménagée.

CALDAS-DE-CUNTIS (Espagne, prov. de Pontevedra). Petit village à 12 kilomètres de Pontevedra, situé dans une gorge de montagne, sur un terrain granitique.

Eaux *sulfurées sodiques* tempérées et thermales.

On compte vingt sources dans cette localité. Leur température s'écheonne entre 20° à 60° cent. Leur composition est sensiblement la même et les distingue de toutes celles de la même classe en Espagne, et même dans les Pyrénées françaises, par un degré élevé de sulfuration.

Analyse de la source de la *Era :*

	Eau : 1 000 *parties.*
Sulfure de sodium	0,13
Chlorure de sodium	0,81
Sulfate de soude	0,10
Acide silicique	0,16
Matière organique	quant. indét.
	1,20

La substance organique se présente sous forme de masses gélatineuses, légèrement jaunâtres, se putréfiant facilement au contact de l'air.

Ces eaux sont employées en boisson et en bains, douches et étuves partielles ou générales, à des degrés de chaleur divers. Il y a plusieurs établissements particuliers, dans la plupart desquels sont disposées des piscines pour huit à dix personnes. Les affections rhumatismales et les maladies de peau fournissent à la fréquentation croissante de ces bains.

CALDAS-DE-ESTRAC ou **CALDETAS** (Espagne, prov. de Barcelone). Village.

Chlorurée sodique. Tempér., 43° cent.

L'établissement comprend une quinzaine de baignoires. Ces eaux, assez fréquentées, reçoivent surtout des rhumatisants et, ce qui s'explique moins d'après leur composition, des malades graveleux et calculeux.

CALDAS-DE-GERES (Portugal, prov. entre Douro et Minho). Chétif endroit qui s'agrandit tous les jours, à cause du grand nombre de personnes qui y vont prendre des bains pendant l'été.

Eaux désignées comme *sulfureuses*, à 50° cent. (Tavarès).

CALDAS-DE-MALAVELLA (Espagne, prov. de Girone). Village où l'on trouve plusieurs sources chaudes.

Chlorurée calcique. Tempér., 60° cent.

	Eau : une livre de 10 *onces.*		*Eau : un litre.*
	Pouc. cub.		Cent. cub.
Gaz acide carbonique	2,6	=	140,4
	Grains.		Gram.
Chlorure de calcium	4,18	=	0,371
— de magnésium	1,80	=	0,168
— de sodium	1,44	=	0,129
Sulfate de chaux	1,44	=	0,129
Carbonate de chaux	1,44	=	0,129
— de magnésie	1,24	=	0,111
— de fer	0,54	=	0,006
Glairine	q. indét.		
	12,08	=	1,043

(D. R. Font y Roura.)

Il y a un établissement. Ces eaux se prennent en boisson, et surtout en bains. Elles agissent principalement par leur thermalité et se recommandent dans le traitement du rhumatisme et de la paralysie. Sous les Romains, cette station se nommait *Aquæ Voconiæ*. On trouve des restes d'étuves et de diverses constructions de cette époque.

CALDAS ou **CALDÉS-DE-MONTBUY** (Espagne, prov. de Barcelone). Bourg à 26 kilomètres de Barcelone, sur la rivière de Montbuy.

Chlorurée sodique. Température des diverses sources échelonnée entre 65° et 70° cent.

	Eau : 2 pieds cubes.		*Eau : un litre.*
	Pouc. cub.		Cent. cub.
Air atmosphérique.........	85	=	34
Acide carbonique..........	240	=	96
	Grains.		Gram.
Chlorure de sodium........	811,0	=	0,898
— de calcium........	42,5	=	0,047
Sulfate de soude...........	78,0	=	0,086
— de chaux..........	24,5	=	0,027
Silice	65,0	=	0,072
Alumine..................	11,0	=	0,012
Matière organique.........	7,0	=	0,001
Perte	7,0	=	0,001
	1046,0	=	1,144

(D. Ign. Graells, 1823.)

Ces eaux servent en grande partie aux usages domestiques sur place. On en exporte aussi une notable quantité à Barcelone et aux environs. Distribuées à divers établissements particuliers et à l'hôpital des indigents, elles sont employées en boisson, bains, douches et étuves. Leur thermalité paraît motiver l'application qu'on en fait aux paralytiques et aux rhumatisants. La situation agréable et les ressources de cette station y attirent les habitants des pays avoisinants. Il y a des restes romains qui attestent son antique renommée.

CALDAS DE NOSSA SENHORA DO PRANTO (Portugal, prov. de Beira).

Sulfureuse. Tempér., 32° à 34° cent.

CALDAS-NOVAS (Amérique du Sud, Brésil), près de Santa-Crux. Eaux *thermales*, dont la composition ne nous est pas connue.

Elles ont été considérées longtemps comme l'un des moyens curatifs qui ont le plus d'efficacité contre une maladie de peau, accompagnée de troubles nerveux, connue au Brésil sous le nom de *morphée*, et sur laquelle M. le docteur Faivre a adressé une étude intéressante à l'Académie de médecine (*Bull. de l'Acad. royale de méd.*, t. IX).

CALDAS-DE-OVIEDO (Espagne, prov. d'Oviedo).

Carbonatée calcique. Tempér., 43° cent.

	Eau : un litre.
	Gram.
Sulfate de soude	0,030
— de chaux	0,005
Chlorure de sodium	0,009
— de calcium	0,009
Carbonate de chaux	0,065
— de magnésie	0,038
— de strontiane	0,020
Phosphate de chaux	0,035
— d'alumine	0,007
Oxyde de fer	0,006
Acide silicique	0,009
Matière organique	0,015
	0,248
Gaz azote libre	quant. indét.
	Cent. cub.
Azote dissous	16,2
Oxygène	2,7
Acide carbonique libre	60

(D. José Salgado, 1849.)

Ces eaux ont été rangées dans la classe hypothétique des eaux azotées ou nitrogénées salines (Rubio). On trouve dans l'établissement des bains, des étuves et des salles d'inhalation, dans lesquelles les malades aspirent les vapeurs dégagées de la source. Le docteur Salgado a publié quinze observations de catarrhes pulmonaires chroniques et de phthisie pulmonaire au second degré, dont il attribue la guérison inespérée à l'association de l'eau en boisson et des aspirations gazeuses. La majorité des malades se compose d'ailleurs de rhumatisants et de goutteux.

CALDAS-DE-RAINHA (Portugal, prov. de l'Estramadure). Ville.

Chlorurée sodique. Tempér., 33°,4 cent.

	Eau : un litre.
	Gram.
Carbonate de chaux	0,2089
Sulfate de chaux	0,4276
— de magnésie	0,2088
— de soude	0,1404
Chlorure de sodium	1,5940
Sulfure de sodium	0,0027
Bromure de magnésium	traces
Alumine / Oxyde de fer / Silice / Matière organique / Perte	0,0453
	2,7277

	Cent. cub.
Oxygène	1,08
Azote	16,70
Acide sulfhydrique	4,75
— carbonique	61,20
	(? 1858.)

Fondés par la charité de la reine Éléonore, femme de Jean II (1481), l'établissement et l'hôpital de Caldas-da-Rainha, malgré l'importance de cette source et les agréments de ses environs, n'ont pas encore été aménagés convenablement. On se baigne dans des piscines mal disposées. C'est néanmoins une des stations thermales les plus fréquentées du Portugal.

CALDAS-DE-REYES (Espagne, prov. de Pontevedra). Sur la rive droite de l'Unia.

Sulfurée calcique. Tempér., 33°,8 cent,

Plusieurs sources qui répandent une odeur très prononcée. Elles abandonnent sur le sol une quantité notable de soufre.

	Eau : un litre.
	Cent. cub.
Oxygène	1,08
Azote	16,70
Acide sulfhydrique	4,75
— carbonique	61,20
	Gram.
Carbonate de chaux	0,2089
Sulfate de chaux	0,4276
— de magnésie	0,2088
— de soude	0,1404
Chlorure de sodium	1,5940
Sulfure de sodium	0,0027
Bromure de magnésium	indices
Alumine, Oxyde de fer, Silice, Matière organique, Perte	0,0453
	2,7277
	(?.)

Quoique cette analyse porte du sulfure de sodium, nous pensons cependant qu'en raison du sulfate de chaux et de l'acide sulfhydrique libre qu'elles contiennent, les sources de Caldas-de-Reyes appartiennent aux eaux sulfurées calciques, si répandues en Espagne.

Il y a des bains particuliers et une piscine publique, dans laquelle on signale une notable quantité de matière analogue à la barégine. Ces eaux, assez fréquentées, sont employées en boisson, bains et douches. C'est aux rhumatismes, aux paralysies et aux affections de la peau qu'elles s'adressent. Les habitants les font encore servir aux usages domestiques.

CALDAS-DE-TUY (Espagne, prov. de Pontevedra).

Chlorurée sodique. Tempér., 47° à 49° cent.

	Eau : 1000 parties.
Chlorure de sodium	0,46
Sulfate de chaux	0,11
Acide silicique	0,02
Matière organique	quant. indét.
	0,59

Analyse très incomplète. (A. CASARES.)

La source unique jaillit au fond d'un bassin naturel qu'elle déborde souvent, et où les malades, la plupart rhumatisants, se plongent, abrités sous des toits mobiles. Elle est assez fréquentée.

CALDÈS. Voy. CALDAS.

CALDETAS. Voy. CALDAS-DE-ESTRAC.

CALDILLAS DE SAN-MIGUEL (Espagne, prov. de Salamanque). Plusieurs sources abondantes.

Chlorurée sodique. Tempér., 28° cent.

Acide carbonique libre	grande quantité.
Air atmosphérique	notable quantité.
Oxygène	quant. indét.

	Eau : une livre.		*Eau : un litre.*
	Grains.		Gram.
Chlorure de sodium	3,6	=	0,358
— de calcium	1,1	=	0,109
Iodure de sodium et de calcium			indices
Carbonate de chaux	3,1	=	0,308
Silice	0,8	=	0,074
Matière organique	0,5	=	0,049
	9,1	=	0,898

(RODRIGUEZ SOLANO, 1839.)

Des conferves y végètent. Établissement de médiocre importance.

CALLIANO (États sardes, Piémont).

Sulfurée calcique. Tempér., 13° cent.

	Eau : 5 livres.		*Eau : un litre.*
	Grains.		Gram.
Carbonate de chaux	26,00	=	0,500
— de magnésie	16,00	=	0,308
Sulfate de chaux	69,00	=	1,515
— d'alumine	4,00	=	0,072
— de magnésie	6,00	=	0,120
Chlorure de magnésium	11,05	=	0,212
— de fer	4,15	=	0,074
Azotate de potasse	12,00	=	0,227
Silice	6,00	=	0,120
	154,20	=	3,148
	Pouc. cub.		Cent. cub.
Gaz hydrogène sulfuré	13,00	=	14,04
— carbonique	10,25	=	10,80
Azote	10,60	=	10,87

(GIORDANO, 1834.)

Le professeur Cantù y a signalé la présence d'un iodure. Ces eaux s'emploient dans les affections herpétiques et strumeuses.

C'est pour la première fois, dans une analyse d'eau minérale, que nous voyons figurer le chlorure de fer : cependant, en raison même des principes qui minéralisent cette eau, nous ne croyons pas à l'existence de ce sel. Ensuite il est rare que l'on trouve dans une source quelconque une proportion aussi forte d'azotate de potasse. Le travail de M. Giordano aurait besoin d'être contrôlé par un autre chimiste, avant qu'on puisse accepter comme certains les résultats qu'il indique.

CALLIRRHOÉ (Asie, Arabie). Dans le pays de Moab, près du Jourdain, à 32 kilomètres au nord de la mer Morte, source *sulfureuse thermale* nommée *Hamman*, sortant du pied d'une montagne par un grand nombre de filets, pour se perdre dans un terrain marécageux. La thermalité de ces eaux est telle, que les Arabes les font servir à des usages domestiques. Un dépôt abondant de boues sulfureuses remplit une excavation dans laquelle elle tombe, et qui semble avoir servi de piscine, à une date reculée. Les fièvres paludéennes règnent dans ses abords, et la présence de tribus nomades de Bédouins, enclins au vol, n'en permet l'accès qu'à certaines époques et pour un petit nombre de malades.

L'éléphantiasis, désignée sous la qualification de lèpre dans tout l'Orient, paraît être l'affection principale qui attire là quelques patients. Ceux-ci creusent un fossé, y amènent l'eau minérale, et en se plongeant dans ce bain, s'efforcent de provoquer des transpirations salutaires. Une cabane existe en permanence, près de la source, garnie par les dévots d'un banc pour le repos, de pain noir et d'eau. Ces thermes si déchus, sur lesquels nous devons des renseignements au professeur Landerer (d'Athènes), étaient célèbres dans l'antiquité. Pline (liv. V, XVI) cite la fontaine de Callirrhoé, « nom, dit-il, qui par lui-même indique le mérite de ses eaux. »

CALORIQUE naturel des eaux minérales. Parmi les problèmes que les naturalistes de l'antiquité se sont efforcés de résoudre, il en est peu qui aient donné lieu à autant de suppositions que celui de la caloricité ou de la thermalisation des sources minérales : il est sorti de toutes ces contradictions des données qui permettent d'adopter certaines hypothèses comme assez vraisemblables. L'intérêt qui s'attache à cette importante question de l'hydrologie va nous faire tracer un court historique des principales opinions émises depuis les temps les plus reculés ; pour cela nous aurons recours en partie à l'ouvrage du docteur Cheau (Paris, 1842).

Aristote, le premier, a expliqué l'origine du calorique naturel des eaux par la chaleur solaire qui, dit-il, pénètre dans l'intérieur du globe et s'y fixe comme au foyer d'une lentille. C'est ce calorique ainsi accumulé incessamment, que les sources, situées dans les couches profondes de la terre, absorbent, pour l'abandonner ensuite, du moins en partie, lorsqu'elles arrivent à la surface du sol. L'opinion d'Aristote a trouvé peu de temps après de fermes soutiens dans Thermopylus, et quelques autres philosophes anciens.

On admit ensuite que le calorique des eaux avait son point de départ dans les foyers souterrains, qui, dans des conditions spéciales, lorsqu'ils possèdent une intensité incommensurable par exemple, produisent les volcans : tel était du moins l'avis d'Empédocle, de Sénèque, d'Agricola et d'Apulée.

Miléus a fait jouer aux vents, qu'il disait exister dans le centre du globe, un rôle analogue à celui qui, dans l'air ambiant, forme la pluie et l'eau solide. Pour ce philosophe, les vents, en s'entre-choquant avec impétuosité, produisent assez de chaleur pour échauffer les eaux qu'ils rencontrent.

Georges Horstius a posé en principe que la terre avait une chaleur propre, et que, sous cette influence, elle était le siége d'exhalaisons capables d'échauffer les eaux.

Jusque-là l'existence d'une chaleur centrale présentait toutes les chances de probabilité, mais on était loin de s'entendre sur l'action qu'elle exerçait, et surtout sur sa nature. Ainsi les uns voulaient que le feu, existant de toute éternité et entretenu par certains corps, comme le bitume et le soufre, fût à l'état de brasier, et les autres à l'état de flammes. Dans le premier cas, l'eau était échauffée par le feu, qui tombait par des crevasses dans ses conduits. Dans le second cas, elle acquérait son calorique par le voisinage de la flamme.

Fabas pense que les montagnes sont douées d'une puissance d'absorption extraordinaire, et qu'elles pompent, si l'on peut s'exprimer ainsi, l'air, l'eau et le calorique de l'atmosphère. C'est ce calorique ambiant qui, en circulant dans les couches des terrains et les fentes des roches, finirait par s'accroître, et se propagerait ensuite dans les montagnes.

Witting évalue que la puissance absorbante des montagnes pour l'air, l'eau et le calorique ambiant, s'exerce jusqu'à une profondeur de 20 milles géométriques, et que, parvenus à cette destination, les fluides sont convertis en liquides, et que la compression qui en résulte dégage du calorique absorbé par l'eau.

En traitant quelques autres points de la physique du globe et en particulier la question des eaux thermales, le célèbre dominicain du XIIIe siècle, Albert le Grand, s'élève au niveau de la science moderne, en expliquant rationnellement leur origine. Il prétend qu'elles ne sont que le résultat de courants aqueux souterrains, qui, échauffés par l'action de la chaleur centrale du globe, viennent enfin s'épancher à la superficie du sol : théorie laborieusement élaborée ensuite par les savants de la renaissance, avant d'être définitivement consacrée par les travaux des géologues modernes.

Il a encore été formulé d'autres hypothèses pour expliquer le phénomène de la caléfaction des eaux minérales, mais nous les passerons sous silence, parce qu'elles sont trop peu admissibles, et ensuite qu'elles ne peuvent servir à l'élucidation de notre sujet.

Le principe de la chaleur centrale de la terre une fois posé, il ne s'agissait plus que d'en déduire les conséquences, en ce qui concerne les eaux thermales. Là encore nous nous trouvons en présence de contradictions nombreuses, mais qu'il est intéressant de connaître.

Descartes pense que les eaux pénètrent par des conduits souterrains jusqu'au-dessous des montagnes, d'où la chaleur qui est dans la terre les élève comme une vapeur vers leurs sommets. Dans cette position, elles reprennent la forme liquide et jaillissent partout où le sol le permet.

Laplace, de son côté, n'est pas moins explicite. Voici comment il s'exprime à cet égard : « Si l'on conçoit que les eaux pluviales, en pénétrant dans l'intérieur d'un plateau élevé, rencontrent dans leur mouvement une cavité de 3000 mètres de profondeur, elles la rempliront d'abord, ensuite acquerront à cette profondeur une chaleur de 100 degrés au moins, et, devenues par là plus légères, elles s'élèveront et seront remplacées par des eaux supérieures ; en sorte qu'il s'établira deux courants d'eau, l'un montant, l'autre descendant, perpétuellement entretenus par la chaleur intérieure de la terre. Ces eaux, en sortant de la partie inférieure du plateau, auront évidemment une chaleur bien supérieure à celle de l'air au point de leur sortie » (*Annales de chimie et de physique*, 1820, t. XIII, p. 412.)

La théorie de Laplace, assez conforme aux opinions de ses devanciers, et rendant assez bien compte des faits observés jusqu'alors, a été vivement combattue par plusieurs auteurs, mais sans qu'on ait pu la détruire complétement ; disons même tout de suite qu'elle est la seule probable. Les contradicteurs de cet illustre mathématicien se sont appuyés, pour repousser son système, sur ce que les sources thermales avaient toujours, ou à peu près, le même volume. Or, ont-ils dit, si ce sont les eaux pluviales qui jouent le rôle principal, on se demande pourquoi les sources qu'elles alimentent ne diminuent pas ou n'augmentent pas pendant les temps de sécheresse et de pluie, à la manière des sources d'eaux douces, et pourquoi elles ont toujours la même température. Rouelle, de Saussure, Thilorier, ont alors supposé que l'intérieur de la terre était traversé par un océan dont une partie s'échauffe dans de vastes cavernes en combustion et remplies de substances telles que du bitume, de la tourbe, de la houille, des pyrites, etc., capables de donner lieu à des volcans. Quoique présentée par des noms dont l'autorité est bien reconnue dans les sciences, l'opinion des auteurs qui précèdent n'a pas été admise.

Après Laplace sont venus, entre autres auteurs et des plus compétents, Fodéré, Socquet et Anglada, qui tous supposent que les roches, dans les profondeurs du globe, sont disposées de manière à produire une action électro-motrice. Ces étranges couples voltaïques constitueraient autant de foyers de réactions propres à développer un calorique d'une intensité extrême, et qui serait subsidiairement la cause essentielle de la minéralisation des eaux. Enfin ce serait à cette série de décharges du fluide électrique qu'il faudrait rapporter les variations dans la température, dans le débit et dans la composition des eaux.

C'est peut-être ici le cas de parler de l'influence des volcans pour expliquer la thermalisation des sources. On remarque d'abord que c'est généralement dans les terrains soumis jadis ou maintenant aux bouleversements terrestres et aux influences volcaniques, que les eaux thermales se rencontrent en plus grand nombre. Tels sont les Pyrénées, les Vosges, l'Auvergne, Naples, la Bohême et les Cordillères. Il est même assez intéressant de voir des sources très lointaines subir l'influence des tremblements de terre. Ainsi, en 1616, à la suite de secousses plutoniques, l'eau de Bagnères-de-Bigorre devint beaucoup plus froide, celle de Bagnères-de-Luchon acquit au contraire une température plus élevée. Les sources découvertes à Saint-Domingue, dans les montagnes de Viajama, n'existent que depuis le tremblement de terre de 1751. Celui qui détruisit Lisbonne en 1755, modifia les sources thermales de plusieurs pays fort éloignés; les eaux de Bourbon-l'Archambault augmentèrent tellement de volume, qu'elles débordèrent les puits qui les contiennent ; à Néris, une nouvelle source sortit du sol ; à Tœplitz, l'eau, se troublant, cessa de couler un instant, puis, pendant une demi-heure, s'échappa de terre en grande abondance; enfin, à Aix, les sources perdirent durant quelques heures plusieurs degrés de chaleur.

De toutes les hypothèses que nous venons de faire connaître, une seule a survécu jusqu'à ce jour, c'est celle de la chaleur centrale de la terre, soit qu'elle ne se traduise au dehors que par les eaux chaudes qui en résultent, soit qu'elle produise des volcans. Telle est à notre avis la seule vraisemblable, et c'est aussi celle que Berzelius préfère.

Les eaux pluviales, après avoir pénétré dans l'intérieur de la terre, peuvent donc se réduire en vapeur; celle-ci, refoulée de bas en haut par la pression à laquelle elle est soumise et en traversant des couches de terrain plus froides, redevient liquide; les eaux qui en résultent acquièrent leur minéralisation, et ressortent enfin, partout où elles s'accumulent et partout où le sol leur permet une libre sortie.

D'où vient maintenant que les eaux thermales présentent de si grandes variations dans leur température? Depuis longtemps déjà, on a supposé que, dans l'origine, la terre avait été fluide, et que, lancée dans l'espace, elle s'est refroidie du centre à la circonférence, ou, en d'autres termes, que les diverses couches du globe sont à une température d'autant plus élevée qu'elles se rapprochent davantage du centre. Cette opinion est l'une de celles qui peuvent le mieux expliquer la différence de température que le thermomètre constate dans les eaux minérales. Ainsi pour Fourrier et M. Cordier, la chaleur augmente d'un degré centigrade pour chaque distance de 30 à 40 mètres de profondeur, de telle sorte que l'eau bouillante se présenterait à Paris à 2503 mètres. Quoique M. Walferdin ait reconnu dans ces derniers temps que la loi posée par Fourrier et M. Cordier n'est pas absolument exacte, puisque de 550 à 800 mètres, 1 degré centigrade ne correspond plus qu'à 23^{m},9, il est très admissible que les eaux minérales sont d'autant plus chaudes qu'elles proviennent de profondeurs plus grandes, et que les conduits servant à les amener au dehors sont plus directs.

Les nombreux travaux souterrains pratiqués par notre collaborateur, M. J. François, pour la recherche et l'aménagement de la plupart de nos principales eaux, les études que poursuit, depuis plusieurs années, cet ingénieur sur le mode de gisement des eaux minérales, corroborent l'opinion à laquelle nous nous rattachons ci-dessus. Ces études, qui nous ont été communiquées, témoignent en effet que, pour presque toutes nos sources thermo-minérales, il existe des relations marquées de position et de voisinage entre ces eaux et les roches cristallines, plutoniques, volcaniques et métamorphiques. C'est surtout vers les limites des massifs éruptifs et au voisinage des roches les plus récentes que se trouvent les points d'émergence. Ces relations sont si manifestes, qu'il est telle chaîne, comme les Pyrénées françaises et espagnoles, où telle eau thermo-minérale est régulièrement associée de position avec une roche éruptive que l'on peut regarder comme sa congénère.

Les études dont nous donnons ici le résumé fournissent, à l'appui de notre opinion sur l'origine souterraine des eaux thermo-minérales, d'autres témoignages. Elles indiquent en effet que, dans un très grand nombre de cas, ces eaux se font jour par des filons métalliques ou non métalliques; par des failles; par les limites séparatrices de formations distinctes, surtout quand les strates de ces formations ont eu à subir des redressements et dislocations.

Depuis un certain nombre d'années, il s'est élevé plusieurs discussions sur la nature du calorique des eaux thermales. Ainsi les uns ont émis l'opinion que les eaux minérales avaient un calorique propre et bien différent de celui que nous produisons à l'aide de nos foyers. C'était, par exemple, l'avis de Pline, qui dit que les eaux de Wiesbaden restent chaudes pendant trois jours. Guersant s'exprime ainsi sur ce sujet :

« Le calorique qui échauffe les eaux thermales s'y trouve toujours dans un état de combinaison tout particulier, qui leur imprime, par rapport à nos organes, des propriétés très différentes de celles que nous pouvons communiquer à l'eau à l'aide de nos moyens artificiels de chauffage. On supporte les eaux minérales naturelles, en boisson et en bains, à un degré de chaleur bien supérieur à celui de l'eau chauffée artificiellement. L'eau minérale naturelle, à 30° ou 40°, ne cause aucune sensation désagréable sur nos organes, qui seraient douloureusement affectés par un liquide quelconque chauffé à la même température. Dans les sources qui donnent jusqu'à 70° de chaleur au thermomètre de Réaumur, non-seulement les substances végétales ne périssent pas, mais elles paraissent prendre plus de verdeur et de fraîcheur. On remarque, en outre, que les eaux thermales se refroidissent en général plus lentement et s'échauffent plus difficilement que l'eau pure portée au même degré de température. » (*Dictionnaire de médecine*, t. VII, p. 260, Paris, 1823.)

Comme Guersant, Fodéré croit à un calorique spécifique des eaux minérales, mais sans en fournir des preuves convaincantes. C'est ce que d'autres auteurs se sont efforcés de faire. Il résulte, en effet, des expériences thermométriques de Longchamp, de Schweiger, de Reuss, etc., que des eaux thermales placées à côté d'eaux douces amenées à la même température se refroidissaient toujours dans le même temps. Ces recherches, nous les avons contrôlées au sujet de l'eau de Néris, et nous avons vu que de l'eau douce chauffée à 50° a demandé le même temps pour se refroidir jusqu'à 20° que de l'eau de Néris prise à la source. Quant à l'hypothèse généralement accréditée que les eaux thermales exigeaient le même temps que de l'eau douce prise à 18° pour arriver à 100°, nous avons encore vu qu'il n'en était rien.

La chaleur des eaux minérales est un des éléments les plus intéressants de leur action thérapeutique. Il est un certain nombre d'entre elles qui paraissent ne devoir qu'à leur température élevée les propriétés salutaires qui leur appartiennent. Cependant il faut se garder de mesurer leur degré d'efficacité à celui de leur température. Il n'importe pas moins souvent de recourir à des eaux froides, ou à des eaux tièdes, qu'à des eaux très chaudes.

CALVANELLA-DE-MOSI (Corse).

Sulfurée sodique? Tempér., 34°.

	Eau : un litre.
	Gram.
Sulfure	sensible
Bicarbonate de chaux — de magnésie	0,070
Carbonate de soude Sulfate de soude — de chaux Chlorure de sodium Acide silicique Alumine	0,175
Matière organique	indiquée
	0,245

(O. Henry.)

L'analyse qui précède peut être considérée comme qualitative, puisque M. O. Henry a inscrit huit principes minéralisateurs différents sous deux nombres seulement : son auteur croit que cette eau appartient aux eaux sulfurées sodiques. La source ne paraît être d'aucun emploi, vu les difficultés que l'on éprouve pour y arriver. Comme sa composition a été entrevue avec de l'eau transportée à Paris, il y aurait intérêt à la contrôler de nouveau, mais en se rendant au lieu où elle jaillit.

CAMARÈS. Voy. Andabre.

CAMBO (France, Basses-Pyrénées, arrond. de Bayonne). A 12 kilomètres de cette ville.

Sulfurée calcique. Tempér., 22° à 23°.

Il y a deux sources, l'une sulfureuse et l'autre ferrugineuse, celle-ci n'ayant que de 15° à 16°.

Eau : un litre.	Source sulfureuse.	Source ferrugineuse.
	Lit.	Lit.
Azote mêlé de traces d'oxygène	0,170	0,021
Acide sulfhydrique	0,004	»
— carbonique	0,002	0,010
	Gram.	Gram.
Carbonate de chaux	0,3159	0,0133
— de magnésie	0,1256	»
— de fer	»	0,0500
Sulfate de magnésie	0,4960	»
— de chaux	0,9300	0,0200
Chlorure de magnésium	0,1250	»
— de calcium	»	0,0266
Alumine	0,0160	»
Acide silicique	0,0120	traces
Oxyde de fer	0,0006	»
Matière végétale grasse soluble dans l'éther	0,0260	traces
— insoluble	0,0060	
	2,0531	0,1099

(Salaignac.)

Les rédacteurs de l'*Annuaire* supposent que le sulfure de la première de ces sources a pour origine le sulfate de chaux réduit par les matières organiques.

Suivant M. Filhol, elle passe pour jouir d'une certaine efficacité dans le traitement des affections de la peau, des engorgements des viscères abdominaux, des scrofules, des catarrhes et des ulcères atoniques (*Eaux minérales des Pyrénées*). Elle est rangée par cet auteur dans la classe des eaux sulfurées calciques. M. Gintrac, au contraire, la considère comme minéralisée par du sulfure de sodium dans les rapports suivants :

	Sulfure de sodium.
	Gram.
A la source	0,0031
A la buvette	0,0024

Quant à la source ferrugineuse, tout porte à croire qu'elle doit être rangée parmi les *ferrugineuses bicarbonatées.* L'analyse de l'eau de ces deux sources est à recommencer, car on ne voit pas figurer la soude et la potasse, alcalis obligés, surtout le premier, de toutes les eaux minérales.

La station de Cambo partage avec Castéra-Verduzan l'avantage du rapprochement d'une eau ferrugineuse et d'une eau sulfureuse.

CAMBON (France, Cantal, arrond. d'Aurillac).

Une analyse qualitative a montré à M. Blondeau que l'eau de cette source contenait du bicarbonate de soude, du bicarbonate de magnésie, du carbonate de chaux, du sulfate de soude, du chlorure de sodium, de l'acide carbonique libre, des traces de matière organique.

Cette source semble avoir joui autrefois d'une certaine réputation dans le pays, non-seulement pour y puiser de l'eau et la boire, mais encore pour y prendre des bains.

CAMBRETTE (la) ou **CAMOINS** (France, Bouches-du-Rhône, arrond. de Marseille). Près de cette ville.

Sulfurée calcique? Tempér., 15° cent.

	Eau : un litre.
	Gram.
Acide sulfhydrique	0,029
— carbonique	0,098
Air atmosphérique	0,016
Azote en excès	0,005
Carbonate de chaux	0,486
Sulfate de chaux	0,008
Chlorure de calcium	0,015
Géine	0,055
Barégine et silice	0,006
	0,570

(ROUSSEL et MEYNIERS.)

L'analyse de cette eau, que nous empruntons à l'*Annuaire des eaux de la France*, est inscrite d'une manière un peu différente dans une notice de M. Dor. Ce dernier indique encore 0,007 de sulfure de calcium et 0,117 de carbonate de soude. Quoi qu'il en soit, le travail de MM. Roussel et Meyniers est évidemment incomplet : ainsi on ne voit pas figurer dans l'analyse plusieurs principes propres à toutes les eaux minérales; ensuite les éléments tels qu'ils sont représentés permettent difficilement de connaître la classe dans laquelle cette eau peut être rangée.

La source de la Cambrette, qui porte aussi le nom de Camoins, alimente un établissement où l'eau est échauffée artificiellement.

CAMOINS. Voy. CAMBRETTE (LA).

CAMPAGNE (France, Aude, arrond. de Limoux).

Ferrugineuse bicarbonatée. Thermale. Deux sources.

Source des Bains........	31°,00	Débit..........	460 000 litres.
Source de la Buvette.....	29°,10	....	80 000

	Source des Bains. Gram.	Source de la Buvette. Gram.
Carbonate de chaux.............	0,334	0,346
— de magnésie..........	0,028	0,032
Sulfate de chaux..............	0,060	0,058
— de soude..............	0,077	0,084
— de magnésie.............	0,168	0,170
— de potasse..............	0,020	0,019
Chlorure de sodium............	0,046	0,035
— de potassium..........	0,015	0,012
— de magnésium.........	traces	traces
Silice......................	0,017	0,020
Oxyde de fer carbonaté et crénaté..	0,006	0,005
Matière organique.............	0,025	0,032
Oxyde de manganèse............	traces	traces
Fluorure de calcium............	traces	traces
Arsenic....................	traces	traces
Iode.......................	traces	traces
	0,796	0,813

(FILHOL, 1859.)

Gaz libres.

	Lit.
Acide carbonique..................	0,108
Oxygène..........................	0,002
Azote............................	0,020

(BALARD, 1837.)

Des explorations souterraines sont en voie d'exécution pour fixer un point de sondage en vue de l'accroissement de la température. On a mis à découvert des couches considérables de travertins ferrugineux.

Les eaux de Campagne sont employées dans tous les cas qui réclament la médication ferrugineuse. Elles réussissent très bien dans certaines dyspepsies. Elles passent, en outre, pour être très efficaces, non-seulement contre les suites de fièvres intermittentes, mais contre la fièvre intermittente elle-même. Ce dernier fait aurait besoin d'être confirmé par des observations authentiques. [Voy. INTERMITTENTE (FIÈVRE).]

CANAVEILLES ou **GRAUS D'OLETTE** (France, Pyrénées-Orientales, arrond. de Prades). A 26 kilomètres de cette ville, le long de la vallée du Tet.

Sulfurée sodique? Tempér., 54°,37.

Anglada signale l'eau de la source de Canaveilles comme sulfurée sodique, d'après l'analyse qualitative qu'il en a faite, mais il ne donne aucun renseignement sur la proportion des matières salines qu'elle peut contenir.

Les difficultés que l'on éprouve pour arriver jusqu'au lieu où jaillit cette eau minérale s'opposeront sans doute longtemps encore au développement de son exploitation aujourd'hui rudimentaire. [Voy. OLETTE.]

CANCALE (France, Ille-et-Vilaine, arrond. de Saint-Malo). A 14 kilomètres de cette ville.

Bains de mer.

CANCER. Nous n'admettons l'intervention des eaux minérales dans aucune espèce de cancer. Nous ne connaissons du moins aucun fait qui autorise à penser que les propriétés résolutives de beaucoup d'entre elles s'exercent sur aucune des productions hétérogènes auxquelles on donne le nom de cancer. Quant aux cancers viscéraux, du foie, de l'estomac, de l'utérus, etc., dans lesquels une série de désordres fonctionnels vient à s'ajouter au fait même de la dégénération de tissu, nous croyons que les phénomènes d'excitation, inséparables de tout traitement thermal un peu actif, sont généralement nuisibles et propres à accélérer, plutôt qu'à ralentir la marche de la maladie. Cependant nous ne saurions affirmer que certaines eaux sédatives et à base de chaux, comme Ussat, Encausse, Foncaude, etc., ne pussent être alors employées sans inconvénient, surtout dans le cancer de l'utérus. Mais nous ne possédons pas de renseignements à ce sujet. Est-ce à ce titre que les eaux de Celles (Ardèche), bicarbonatées mixtes, ont acquis une certaine réputation d'efficacité spéciale dans les affections cancéreuses? Feu M. Barrier, inspecteur des eaux de Celles, les vantait beaucoup à ce propos. Marjolin et d'autres chirurgiens éminents de Paris en ont fait assez fréquemment usage. Nous ne connaissons pas un seul fait qui justifie cette réputation.

CANDÉ (France, Vienne, arrond. de Loudun).

Ferrugineuse sulfatée. Froide.

	Eau : un litre.
	Gram.
Acide carbonique	0,0410
Chlorure de magnésium	0,0285
— de sodium	0,0110
Sulfate d'alumine	0,0186
Apocrénate de fer	0,0021
Sulfate de magnésie	0,1090
— de chaux	0,2180
Carbonate de chaux	0,0594
— de magnésie	0,0158
Alumine	0,0180
Carbonate de protoxyde de fer	0,1988
Silice	0,2988
Chlorure d'aluminium (traces)	
Nitrate alcalin	
Carbonate de potasse	
Iodure alcalin	0,0230
Matière organique	
Perte	
	1,0010

(POIRIER, 1857.)

Cette eau minérale a joui autrefois d'une assez grande réputation comme laxative, résolutive, apéritive, tonique et diurétique. La grande proportion de fer qu'elle renferme la rend en effet précieuse pour combattre les affections qui cèdent ordinairement aux préparations ferrugineuses (chlorose, anémie).

On ne peut s'empêcher de remarquer la grande quantité de silice qui, à elle seule, forme plus de la cinquième partie des principes salins.

CANDIN (Espagne, prov. de Léon).

Sources *ferrugineuses bicarbonatées* qui passent pour purgatives.

CANENA (Espagne, prov. de Jaen).

Eaux *ferrugineuses bicarbonatées*, très employées dans la contrée.

CANILLEJAS (Espagne, prov. de Madrid).

Source *chlorurée sodique.* Froide, sans établissement.

CANNES (France, Var, arrond. de Grasse). S'élève en amphithéâtre sur une colline, au fond d'une anse. *Bains de mer.*

CANNSTADT (Allemagne, roy. de Wurtemberg). Ville située dans une belle contrée, sur le Neckar, à 4 kilom. de Stuttgard, station du chemin de fer de Stuttgard à Ulm. 240 mètres au-dessus du niveau de la mer.

Chlorurée sodique. Tempér., 18° et 21° cent.

On compte environ quarante sources très abondantes, différant peu entre elles dans leur composition et leur degré de température. Nous donnons ici, d'après Fehling, l'analyse des cinq sources principales.

Eau : un litre.

	Wilhems-quelle.	Mannlein.	Weiblein.	Wiesen-quelle.	Sprudel.
Acide carbonique.....	127cc,33	104cc,97	105cc,20	288cc,95	149cc,9
	gr.	gr.	gr.	gr.	gr.
Chlorure de sodium....	1,795	1,951	2.454	1,951	1,999
— de potassium..	»	0,013	0,031	»	»
— de magnésium.	»	0,006	0,019	»	»
Carbonate de chaux....	0,943	0,853	0,893	0,853	1,087
— de magnésie.	»	»	0,037	0,031	»
— de fer	0.018	0.024	0,031	0,015	0,019
Sulfate de soude......	0,349	0,593	0,581	0,650	0,269
— de magnésie...	0.403	0,287	0,331	0,231	0,401
— de chaux......	0.749	1,085	0,931	0,800	0,738
— de potasse.....	0,146	»	»	»	0,164
Silice...............	0.019	»	»	»	0,023
	4,602	4,812	5,308	4,531	4,700

C'est aux résultats si variés du tremblement de terre de Lisbonne, en 1755, que cette localité doit l'issue de la plupart de ses eaux à travers les terrains volcaniques des bords du Neckar. Il suffit d'ailleurs de forer le sol dans la vallée qui entoure Cannstadt, à moins de 30 ou 40 mètres de profondeur, pour trouver une nappe d'eau, et obtenir le jaillissement d'une source minérale (Rotureau). Cette richesse exceptionnelle a permis à l'administration municipale d'employer, pour les besoins de l'hygiène et de la salubrité publiques, celles de ces sources qui sont le moins minéralisées. La *Wiesenquelle* (source de la prairie), par exemple, coule librement dans les rues de la ville et sert à l'entretien d'une propreté remarquable. On laisse les bestiaux s'abreuver aux réservoirs des fontaines formées avec les eaux du *Kursaal*, ou établissement du gouvernement. Le Kursaal comprend la *Wilhemsquelle* (source de Guillaume) et la *Karlsquelle* (source de Charles). Il y a encore à citer l'*Inselquelle* (source de l'île), dans l'île du Neckar, et dans un jardin dépendant de cette île, le *Sprudel* (source bouillonnante). Enfin, la *Männlein* (source mâle) et la *Weiblein* (source femelle) complètent la série des sources les plus usitées, tant en boisson qu'à l'extérieur, pour le traitement des maladies.

On trouve à Cannstadt toutes les commodités désirables pour l'usage des eaux à l'intérieur, en bains de baignoires et de piscines et en douches. Ces dernières ont même pu être diversifiées dans leur installation, grâce au rapprochement des sources minérales et des eaux du Neckar. Les médecins disposent là de tous les degrés de froid ou de chaud, que les indications de la pratique peuvent réclamer. On a même entrepris, à quelque distance de la ville, un vaste établissement où sont rassemblés tous les modes d'emploi de l'eau des sources : buvette à l'eau froide et à l'eau chaude, bains froids et chauds, douches de toute température, de tout volume et de toutes formes; piscines grandes et petites, et même lac d'eau minérale où l'on peut nager (Rotureau). Nous n'avons pas besoin d'insister sur ce déploiement de ressources hydrothérapiques, mais M. Rotureau a signalé dans l'organisation du Kursaal de Cannstadt un appareil au moyen duquel, dit-il, on peut élever la température de l'eau minérale dans l'intérieur de la terre, et qui permet, par exemple, de la faire boire au malade, à sa sortie, encore chargée de ses gaz et de ses principes minéralisateurs, mais plus chaude que dans son état ordinaire. Le procédé consiste en tuyaux de métal appliqués au filet même du griffon et captant les eaux pour les conduire ensuite dans un milieu chauffé artificiellement à des degrés divers. M. Rotureau ne nous apprend pas à quelle profondeur au-dessous du sol est placé cet appareil, d'ailleurs ingénieux. Reste à savoir aussi si, pour être souterraine, cette disposition de tubes de serpentin se distingue beaucoup des moyens pratiqués ailleurs pour le chauffage des eaux [voy. ÉCHAUFFEMENT DES EAUX]. Quant aux qualifications qu'on donne aux eaux de Cannstadt thermalisées de la sorte, en étiquetant leurs robinets des noms de *Karlsbad*, *Vichy*, *Plombières*, *Wildbad*, etc., selon les différents degrés de chaleur qu'elles ont acquises, ce sont des frais d'imagination qu'on ne saurait offrir en modèle à aucune station d'eaux vraiment minéralisées. Dans les salles de bains, sont également organisés des moyens d'élever artificiellement la température originelle et relativement basse des sources.

Les eaux de Cannstadt sont limpides et laissent après elles un dépôt ocracé. Leur saveur participe de leurs principes salins et ferrugineux. Quelques-unes, le *Sprudel* entre autres, petillent par la présence d'une notable proportion de gaz carbonique. M. Rotureau leur a reconnu une odeur hépatique, peu persistante, mais à propos de laquelle il croit les analyses encore imparfaites. On peut les regarder comme stimulantes, et à la fois laxatives et toniques. D'après M. Rotureau, elles sont remarquablement diurétiques. Leur composition chimique rend suffisamment compte de ces effets. La quantité d'acide carbonique qu'elles renferment détermine la préférence accordée par les médecins et les malades à plusieurs d'entre elles. En général, on les supporte aisément à la dose ordinaire de trois à quatre verres, le matin. La prescription se modifie toutefois selon les circonstances. Aux sujets anémiques ou affaiblis, l'*Inselquelle* et le *Sprudel*, riches en fer et en acide carbonique, conviendront particulièrement. Contre la torpeur des fonctions digestives, dans les cas d'obstructions viscérales, ou s'il faut réveiller l'activité du foie et des reins, on dispose des sources fortement chlorurées de la *Wilhemsquelle* et de la *Weiblein*. Quant à l'usage externe des eaux de Cannstadt, nous ne retirons des documents qui les concernent que l'idée d'une hydrothérapie heureusement variée, et dont l'application, associée avec intelligence à l'usage des boissons ferrugineuses et chlorurées sodiques, doit fournir de bons résultats. La valeur de cette considération se déduirait, au besoin, de ce qu'à Cannstadt trois instituts, ou établissements particuliers de santé, existent, destinés l'un aux maladies de la peau, l'autre aux affections nerveuses, le troisième au traitement orthopédique. Dans tous on utilise les divers moyens de médication que la nature a multipliés dans cette localité, y compris le dépôt ocracé des sources qui sert de topique dans les engorgements indolents. La cure du petit-lait a aussi sa part de faveur.

La vallée de Cannstadt est très agréable. Son climat se recommande par une douceur et une égalité, qu'explique l'abri de quelques montagnes contre les vents du nord et de l'ouest, et qui se réalise surtout au printemps et à l'automne. Ces priviléges en ont fait une résidence royale et aristocratique. Les aménagements y sont confortables. La proximité de Stuttgard donne le choix de l'habitation dans la ville thermale ou dans la capitale du Wurtemberg.

CAP-BRETON (France, Landes, arrond. de Dax).

Bains de mer.

Établissement nouvellement installé. Chemin de fer de Bayonne.

CAPPONE. Voy. ISCHIA.

CAPSULAGE DES BOUTEILLES. Les bouteilles d'eau minérale destinées à être transportées au loin sont goudronnées ou capsulées [voy. GOUDRONNAGE]. Mais si une bouteille munie d'une capsule à son goulot flatte davantage la vue que celle qui a été goudronnée ; si pendant qu'on la débouche elle n'a pas l'inconvénient de laisser tomber des parcelles de goudron soit dans le liquide de la bouteille, soit dans le verre, elle présente cependant le désavantage de n'aider en rien à la conservation de l'eau. Si une bouteille d'eau minérale riche en acide carbonique était bouchée d'une manière imparfaite, la capsule n'empêcherait pas le gaz de se dégager. Nous donnons donc la préférence au goudronnage ; mais nous devons aussi parler du capsulage, puisqu'il est mis en pratique dans beaucoup d'établissements. Presque partout on se sert de l'appareil que nous représentons ici, fig. 6 et 7.

a est une pédale à laquelle est attachée une corde lisse *b*, de la grosseur d'un fort tuyau de plume, et fixée par un nœud dans le cran *c*.

On met la capsule sur la bouteille, et l'on entoure le goulot de celle-ci, un peu au-dessous de la bague, au moyen de la corde (fig. 7).

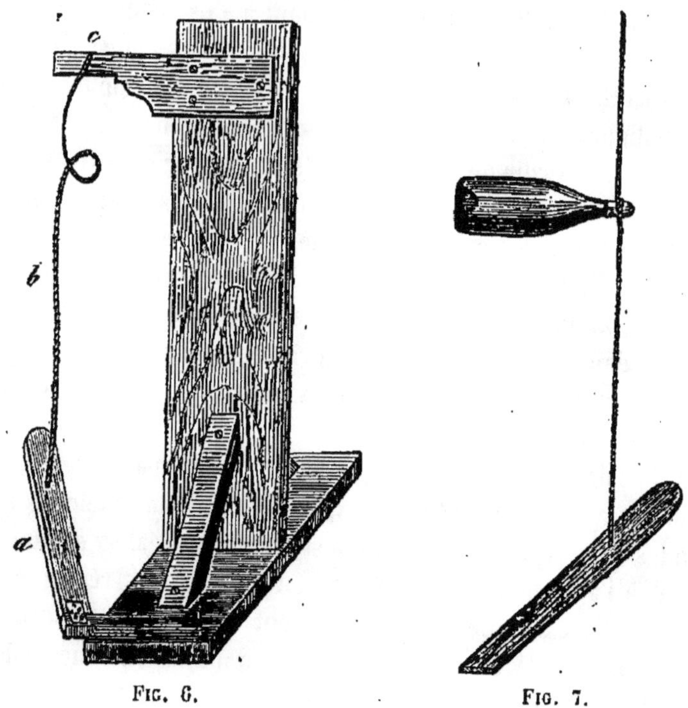

Fig. 6. Fig. 7.

Après avoir pressé la pédale avec le pied jusqu'à ce que la corde soit tendue, on imprime à la bouteille un mouvement de va-et-vient qui étrangle les bouts de la capsule au-dessous de la bague du vase ; souvent même la tension de la corde, lorsque les capsules sont minces, suffit pour arriver à ce but. Le capsulage d'une bouteille réclame une minute au plus.

CAPTAGE. L'aménagement à l'émergence comprend la recherche (voyez ce mot), puis le captage. On entend par *captage*, l'ensemble des mesures à pratiquer sur une source, ou sur un groupe de griffons voisins et solidaires, pour assurer le débit, la température, et par suite la minéralisation maxima, en dehors de toutes causes d'altération du fait des infiltrations et des terrains ambiants.

Cet ensemble de mesures varie selon le mode de provenance et selon la nature des eaux. Elles se divisent en deux branches distinctes, suivant que l'eau à capter est une thermale propre, ou une source minérale, sans thermalité spéciale et dont le mode d'écoulement est celui des sources ordinaires.

Pour la thermale propre, dont le mouvement ascensionnel est toujours plus ou moins accusé, le captage, c'est l'isolement. On doit tout d'abord ramener l'émergence sur le ou sur les griffons, là où l'eau se présente avec ascension bien déterminée et avec émission constante, ou régulièrement périodique, des gaz natifs. On y arrive par des tranchées, des puits ou des galeries souterraines, dirigés de manière à mettre à découvert les limites des terrains ou des roches congénères ayant des rapports d'origine et de position avec l'eau à capter.

L'émergence étant nettement dégagée, la source est isolée et reçue dans une colonne de captage construite en bois, en ciment, en maçonnerie, en béton ou en terre cuite, étroitement et solidement cimentée au sol ambiant. Au pied de la colonne on dispose, latéralement au griffon, une cuvette de dépôt facilement accessible, destinée à recueillir les débris de roches amenés par la source. Puis on règle le niveau de l'émergence de manière que la pression latérale due à l'ascension rejette et dévie les infiltrations.

Si l'on doit réunir en un point plusieurs griffons solidaires, la colonne de prise étant établie sur le point de plus facile émergence, convenablement affouillé pour en faire un point de moindre résistance à l'ascension des griffons, on refoule ces derniers vers ce point, soit par des massifs, soit par des semelles de béton, soit aussi, quand on peut disposer d'infiltrations ou d'un courant d'eau douce, en noyant les terrains occupés par les griffons, au moyen d'une nappe d'eau douce dont le niveau est réglé de manière à étouffer les griffons et à les contraindre vers la colonne de prise.

Ce procédé, connu sous le nom de *captage par pression hydrostatique réciproque*, appliqué pour la première fois à Luchon et à Ussat, constitue, sans contredit, le mode d'isolement le plus complet. Il repose sur le fait que deux eaux de températures, ou de densités, ou de minéralisations différentes, tendent toujours à se séparer, surtout si elles sont sollicitées par des mouvements inverses, tels qu'en présentent des eaux minérales ascensionnelles et des sources ordinaires.

En résumé, le captage d'un ou de plusieurs griffons solidaires d'eau thermo-minérale consiste dans la création de points de moindre résistance sur les lieux d'ascension naturelle, combinés avec le refoulement d'une part, et d'autre part avec l'isolement, par relation de niveau entre l'émergence de l'eau à capter et l'écoulement des infiltrations ambiantes.

Pour les eaux minérales provenant des réactions réciproques des infiltrations superficielles et des terrains traversés, dont le mode d'émergence est par conséquent celui des sources ordinaires, telles que les sulfatées et sulfurées calciques, les ferrugineuses sulfatées et crénatées, etc., le captage consiste dans les moyens de réunion ou d'appel, combinés avec l'isolement. Dans ce cas, surtout si l'on doit agir près des lieux de formation ou de minéralisation des eaux, l'appel doit être régularisé pour obtenir une minéralisation régulière et normale. L'appel se pratique par puits, galeries, tranchées, saignées, ou drains. On le régularise par le refoulement au moyen de barrages souterrains, aidés, s'il y a lieu, par le jeu de pression réciproque des infiltrations ambiantes. L'isolement, en cas d'eau douce au voisinage, résulte de la combinaison de l'appel et du refoulement avec le niveau d'émergence à attribuer à l'eau minérale.

Les conditions de formation des eaux minérales provenant de l'action des infiltrations superficielles sur les terrains traversés sont tellement diverses, que les indications pour leur captage ne peuvent se traduire que par les formules générales qui précèdent.

Le captage des eaux minérales, chez les anciens, se pratiquait par découverte de la roche au moyen d'escarpements, ou de tranchées à ciel ouvert. Les griffons mis à nu étaient recueillis dans des puits d'appel creusés en roche et réunis entre eux par des drains souterrains, ou bien forcés dans des colonnes de prise construite en brique, en terre cuite, ou en bois avec empâtement de béton. Le refoulement par massifs et par semelle de béton se rencontre fréquement dans les substructions gallo-romaines. Le voisinage des puits d'appel était défendu contre les infiltrations par des travaux de drainage plus ou moins approfondis.

CAPVERN (France, Hautes-Pyrénées, arrond. de Bagnères-de-Bigorre). *Sulfatée calcique*. Tempér., 24°,37.

Il y a un petit établissement thermal.

	Eau : un litre.
	Cent. cub.
Acide carbonique	49
Oxygène	18
Azote	28
	95
	Gram.
Sulfate de chaux	1,096
— de magnésie	0,464
— de soude	0,072
Chlorure de magnésium	0,032
— de sodium	0,044
— de calcium	0,016
Carbonate de magnésie	0,012
— de chaux	0,220
— de fer	0,024
Silice	0,028
	2,084

(LATOUR DE TRIE.)

L'eau de Capvern doit partager l'ensemble des propriétés de celles de Bagnères-de-Bigorre. On lui attribue d'excellentes applications dans les affections catarrhales de l'appareil urinaire en particulier.

CARBALLINO (Espagne, prov. d'Orense).

Source *sulfurée sodique*, auprès de laquelle coule celle de *Partovia*, minéralisée également par le sulfure de sodium. La première a une température de 32°, et la seconde de 36° cent.

On les emploie, en boisson et en bains, dans les affections rhumatismales. Ces deux localités, connues anciennement, possèdent chacune une piscine abritée.

CARBALLO (Espagne, prov. de la Corogne).

Sources *sulfurées sodiques*. Tempér., de 25° à 37° cent.

Sur 1000 parties de la source la plus chaude, le docteur Casares a trouvé : sulfure de sodium, 0,0737, et en plus, du chlorure de sodium et du sulfate de soude.

Il y a un établissement où les bains se prennent dans des piscines dépendant des griffons eux-mêmes. La construction de l'une d'elles remonte évidemment à l'époque romaine. Les affections rhumatismales sont les plus communes dans cette localité assez fréquentée.

CARBONIQUE (Acide). L'acide carbonique, avons-nous dit en parlant des bicarbonates, a pour origine essentielle les entrailles de la terre, d'où il s'échappe à l'état de liberté, comme dans les mofettes. Mais très souvent aussi il est entraîné par les sources minérales, partie à l'état de dissolution, partie à l'état de suspension, partie enfin à l'état de combinaison.

On suppose que, dans l'intérieur de la terre, il remplit d'immenses cavernes souterraines formées surtout par les bouleversements volcaniques, et qu'il se répand ensuite suivant la pression à laquelle il est soumis dans tous les interstices du sol qu'il rencontre. Là il entre en dissolution dans les eaux qu'il trouve sur son passage, et procure à celles-ci les substances minérales qu'il désagrége d'abord et qu'il dissout ensuite. Telle est en effet l'idée la plus simple que l'on puisse se faire sur la formation des eaux minérales riches en acide carbonique et en bicarbonates alcalins et terreux. Plusieurs sources d'Allemagne obtenues par sondage en fournissent une preuve frappante. Après avoir traversé des nappes plus ou moins minérales, sans jaillissement suffisant et à la température du niveau atteint, on a obtenu un dégagement d'acide carbonique chaud qui a accru notablement la température de l'eau déjà traversée, en même temps qu'il l'élevait au sol avec jaillissement. Tel est le cas du Sprudel de Nauheim. Un sondage entrepris pour rechercher de l'eau salée avait été abandonné faute de jaillissement. L'eau rencontrée avait une température bien inférieure à celle d'aujourd'hui, quand un tremblement de terre, en provoquant au fond du sondage une irruption d'acide carbonique, ou bien d'eau très chargée de ce gaz, donna naissance au Sprudel. Ces faits ont une grande signification sous le rapport des conditions originelles des eaux chargées d'acide carbonique. Pour beaucoup de géologues, l'acide carbonique a également pour origine la décomposition spontanée de l'humus et du lignite situés dans le voisinage des sources. La décomposition particulière qu'ont subie les végétaux antédiluviens, dit M. Liebig, et qui consiste en une séparation progressive d'acide carbonique, paraît encore continuer à une grande profondeur dans toutes les couches de lignite; du moins il est assez remarquable que, depuis le mont Meissner, dans la Hesse électorale, jusque vers l'Eifel, près de Coblentz, où les bancs de lignite sont très fréquents, on voit partout venir des sources acidules. Ces sources prennent naissance aux endroits mêmes où les eaux douces, surgissant des étages inférieurs, rencontrent l'acide carbonique, qui émane des parois latérales.

Le fait est bien prouvé. Dans les environs des lignites de Salzhaussen, on remarquait, il y a quelques années, une excellente source acidule dont tous les habitants faisaient usage; on commit l'erreur de la garnir de grès et de murer ainsi les ouvertures latérales d'où se dégageait l'acide carbonique; depuis ce moment, on n'obtint plus que de l'eau douce.

C'est également à une petite distance des lignites de Dorheim que prend naissance la source minérale de Schwalheim, si riche en acide carbonique. (Liebig, *Traité de chimie organique*, introduction, page LXII.) Mais on doit aussi tenir compte, dans les sources minérales, de l'acide carbonique que leur apportent les eaux pluviales. C'est le cas, par exemple, des sources qui sont plus directement alimentées par les eaux atmosphériques, comme dans les terrains modernes.

L'acide carbonique est l'un des éléments les plus constants des eaux minérales : c'est à peine si, en France, on connaît cinq ou six sources qui en soient complétement privées : de ce nombre sont les eaux d'Auteuil près Paris et du Crol, situé, dans le département de l'Aveyron. La proportion est extrêmement variable : à peine appréciable dans les eaux sulfurées sodiques qui le renferment toujours à l'état de carbonate neutre, elle est plus abondante dans les eaux sulfurées calciques, où il existe mélangé avec l'acide sulfhydrique et en combinaison avec les bases alcalines et terreuses. Il faut toutefois en excepter les eaux sulfurées sodiques du groupe du Canigou (Pyrénées-Orientales) comme Amélie-les-Bains, la Preste, Vinça, le Vernet, Olette, Thuez, Saint-Thomas, etc., qui toutes contiennent une plus grande quantité d'acide carbonique que les sources des Hautes-Pyrénées : c'est ce qui avait fait supposer à Longchamp que dans l'eau de ces dernières, la soude existait à l'état caustique. M. Jules François explique cette différence entre des eaux si identiques en apparence, de la manière suivante. Le Canigou est plus récent que la chaîne des Pyrénées, et il a observé que, parmi les eaux bicarbonatées, l'abondance du dégagement de l'acide carbonique était, en règle générale, d'autant plus grande, que les roches éruptives (plutoniques ou volcaniques) congénères de ces eaux, c'est-à-dire en rapport de voisinage, étaient plus récentes. Ces observations ont une importance caractéristique, sous le rapport de l'origine et du gisement des eaux minérales; car dans un très grand nombre de cas, c'est par les cheminées naturelles, dues aux roches cristallines et éruptives en général, qu'émergent ces eaux et que se font jour les dégagements d'acide carbonique. Presque toutes les eaux minérales chlorurées et sulfatées sont chargées d'acide carbonique et de bicarbonates, à ce point que souvent les auteurs ont hésité dans le classement de certaines eaux qui sont minéralisées autant par les sulfates et les chlorures que par les bicarbonates.

L'acide carbonique forme la base d'une classe nombreuse d'eaux minérales désignées sous les noms d'*eaux acidules*, de *bicarbonatées acidules*, et simplement d'*eaux bicarbonatées*. C'est à sa présence que quelques matières minérales peu solubles doivent d'être entraînées sur le sol en parfaite dissolution, comme les carbonates de chaux, de magnésie, de fer, de manganèse et de strontiane.

La proportion de l'acide carbonique dans les eaux minérales a le plus grand rapport avec la nature du sol d'où elles sourdent. Ainsi on remarque que celles qui jaillissent des terrains primitifs et de transition sont plus chargées de gaz carbonique libre que les eaux des terrains sédimentaires inférieurs, moyens et supérieurs. Aussi les eaux minérales chargées de ce gaz se montrent-elles de préférence dans les formations où s'observent les porphyres, les trachytes, les basaltes et les laves (Auvergne, Vivarais, Cantal, Ardèche, Cévennes septentrionales et occidentales, vallée du Rhin, Taunus, Deux-Ponts, etc., etc.). Ce fait est surtout caractérisé et développé pour les formations cristallines (Puy-de-Dôme, Cantal, Cévennes occidentales, vallée de l'Allier, etc.). Dans ces formations, les eaux acidules et les mofettes d'acide carbonique se manifestent également dans les filons métalliques : les mines de Pont-Gibaud en sont un exemple frappant.

Le gaz carbonique, lorsqu'il est en abondance dans les eaux et mélangé avec les éléments de l'air, s'annonce par des dégagements tantôt incessants, tantôt intermittents. Dans le premier cas, l'eau semble comme en ébullition, et elle est soulevée à plusieurs centimètres au-dessus de la surface de la source; dans le second cas, on voit des perles du volume le plus variable venir se dissiper à la surface du liquide. [Voy. INTERMITTENCE DES SOURCES.]

Les personnes qui résident près des sources ont eu souvent l'occasion d'observer que les dégagements d'acide carbonique subissaient l'influence de l'atmosphère. Ainsi lorsque les orages sont prochains, le bouillonnement de l'eau est plus tumultueux que pendant une succession de beaux jours. Ce phénomène, sur lequel quelques auteurs se sont appesantis, et que Bertrand, entre autres, attribue à l'électricité qui, dans ses communications de la terre à l'atmosphère, et réciproquement, suit de préférence les ramifications tortueuses des sources minérales, s'explique tout naturellement par la diminution dans la pression atmosphérique, qui permet alors aux gaz souterrains de sortir plus facilement. Plus les sources minérales sont chargées d'acide carbonique, plus elles sont nombreuses dans un rayon donné. Ainsi, lorsqu'elles sont placées le long des cours d'eau, on voit très souvent des bulles d'acide carbonique se dégager dans ces derniers, et il est rare qu'à côté d'une source principale, on n'en distingue pas d'autres, moins abondantes, ayant à peu près la même constitution, et toujours saturées de gaz carbonique.

Dans les analyses, les chimistes représentent l'acide carbonique en combinaison avec la potasse, la soude, la chaux, la magnésie, la lithine, l'oxyde de fer, l'oxyde de manganèse, la baryte et la strontiane. Comme quelques-uns de ces sels ne peuvent exister en solution qu'à la faveur de l'acide carbonique [voy. BICARBONATES], toujours l'analyse constate un excès de ces derniers par rapport aux oxydes. C'est à la présence de l'acide carbonique que les eaux minérales doivent la saveur aigrelette qu'on y distingue et la coloration rouge qu'elles communiquent au papier bleu de tournesol.

La détermination de l'acide carbonique, pour être exacte, doit toujours s'effectuer sur les lieux où les sources sont situées. Il ne faut pas oublier en effet que, par le transport, les eaux minérales bicarbonatées abandonnent une certaine portion de gaz que l'on a intérêt à conserver. Pour cela, on prépare trois flacons munis d'excellents bouchons de liége et de la contenance de 250 à 300 centimètres cubes. Rendu vers la source, on met dans chacun d'eux 10 grammes environ d'une solution concentrée de chlorure de baryum et autant d'ammoniaque caustique absolument privée de carbonate d'ammoniaque. On puise à l'aide de la pipette que nous représentons ici (fig. 8), 200 centimètres cubes d'eau minérale que l'on verse dans chacun des flacons, et ceux-ci sont bouchés aussitôt, goudronnés avec soin et enfin étiquetés. On a ainsi précipité tout l'acide carbonique libre et des sels à l'état de carbonate de baryte extrêmement peu soluble dans l'eau ammoniacale, et en outre l'acide sulfurique.

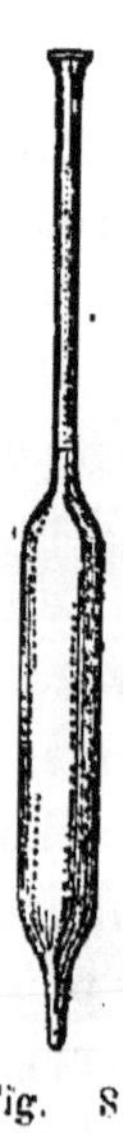

Fig. 8.

Les flacons, transportés dans le laboratoire, sont débouchés et leur contenu est jeté sur autant de filtres. Les précipités, lavés le mieux possible avec de l'eau distillée, sont ensuite traités par de l'acide chlorhydrique, qui dissout tout le carbonate de baryte, tandis que le sulfate de baryte est inattaqué. La solution de chlorure de baryum, additionnée d'acide sulfurique, dépose du sulfate de baryte, que l'on lave, sèche, calcine et pèse. La proportion du sulfate de baryte obtenue sert à calculer celle de l'acide carbonique par le moyen suivant :

$$\underbrace{1458}_{\text{équiv. du sulfate de baryte}} : \underbrace{275}_{\text{équiv. de l'acide carbonique}} :: q.\ trouvée : x$$

$$\text{ou } \frac{q.\ t. \times 275}{1458} = \text{acide carbonique en poids.}$$

Comme on a fait trois expériences consécutives avec 200 centimètres cubes d'eau, on prend la moyenne que l'on multiplie par 5, afin de la reporter à un litre d'eau. Ce genre d'analyse n'est susceptible que d'une cause d'erreur, c'est quand les eaux contiennent des phosphates qui précipitent du phosphate de baryte également soluble dans l'acide chlorhydrique; mais il faut ajouter que généralement la quantité de ces sels ne se traduit que par quelques millièmes de grammes.

L'un de nous a signalé ailleurs (*Traité de chimie hydrologique*, p. 408) l'inconvénient que présente l'emploi du chlorure de calcium à la place du chlorure de baryum. Le premier de ces sels conduit à des résultats le plus inexacts, en ce qu'il se dépose toujours du sulfate de chaux avec le carbonate de cette base. Et comme on est obligé de peser le précipité mixte, tel qu'il s'est formé, l'acide carbonique se trouve noté trop haut.

Un des problèmes les plus délicats de l'analyse chimique appliquée à l'hydrologie a trait à la séparation exacte de l'acide carbonique libre et des bicarbonates. Pour cela plusieurs procédés ont été indiqués, mais un seul nous a paru présenter quelques chances de précision : c'est celui que M. Buignet a fait connaître dans ces derniers temps, et qui est basé sur ce que les dissolutions de gaz carbonique abandonnent ce dernier toutes les fois que le vide lui est offert. Nous renverrons au mémoire de ce chimiste (*Journal de pharmacie et de chimie*, 1856, t. XXX, p. 321), pour le détail de la méthode.

M. Gaultier de Claubry, se fondant sur ce principe que les gaz peu solubles dans l'eau peuvent en chasser d'autres plus solubles, pense que l'on peut déterminer exactement la proportion de l'acide carbonique des eaux minérales en faisant passer dans celles-ci un courant d'air ou d'hydrogène à la température ordinaire. Par ce moyen, assure M. Gaultier de Claubry, tout l'acide carbonique libre est expulsé, et les bicarbonates ne sont pas décomposés. Seulement, pour les eaux ferrugineuses bicarbonatées, on se sert d'hydrogène, qui n'a pas d'action sur le bicarbonate de fer. Le procédé de M. Gaultier de Claubry ayant été indiqué tout récemment et n'ayant pas été mis encore à l'épreuve par d'autres chimistes, nous nous abstiendrons de tout commentaire sur le résultat qu'il procure. Voilà pour l'acide carbonique dissous et combiné dans les eaux minérales.

Si l'on voulait évaluer la proportion de gaz carbonique qui se dégage spontanément des sources, voici comment on s'y prendrait; et d'abord disons comment on le recueille. On choisit un flacon bouché à l'émeri, de la contenance de 500 centimètres cubes environ, sur lequel on assujettit à l'aide d'une ficelle un entonnoir de verre. L'appareil complétement plein d'eau minérale, est renversé dans la source, comme l'indique la figure suivante. Le gaz spontané déplace le liquide du flacon, et lorsque celui-ci est complétement vide, on enlève l'entonnoir sous l'eau et l'on bouche aussitôt. Le bouchon est goudronné, afin d'éviter la sortie du gaz et l'entrée de l'air ambiant, et l'on transporte le vase dans le laboratoire. Dans une éprouvette graduée pleine de mercure on fait arriver de 50 à 60 centimètres cubes de gaz, et l'on y introduit quelques grammes d'une solution de potasse caustique. Après plusieurs agitations, on note la diminution qui représente tout l'acide carbonique. On réitère ce genre d'analyse une seconde et une troisième fois, et l'on en déduit la moyenne. Le résidu gazeux, transporté dans une cuve à eau, sert ensuite à la détermination de l'azote et de l'oxygène par le moyen indiqué en parlant de ces gaz.

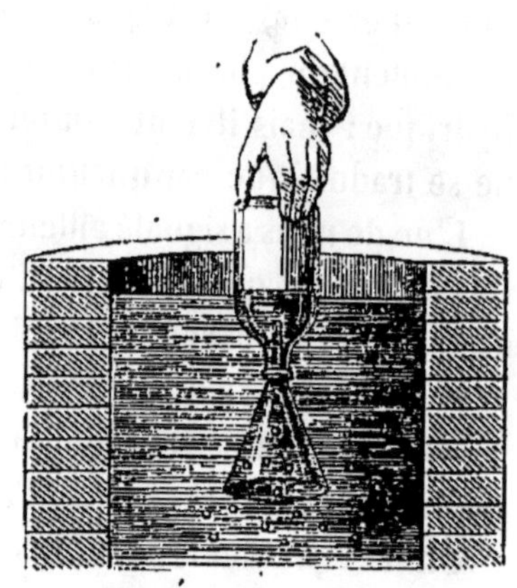

Fig. 9.

L'acide carbonique thermal, c'est-à-dire pris au sortir des sources thermales, fait en Allemagne l'objet d'une médication spéciale, assez développée, et qui n'a encore été en France qu'à l'état d'essai.

On faisait un usage médical de ce gaz à Pyrmont dès l'année 1740; abandonné depuis, puis repris en 1816, il n'existe plus aujourd'hui de traces de son emploi près de cette station thermale. C'est à Marienbad, Carlsbad, Kissingen, Franzesbad, Nauheim, Cannstadt, Meinberg, Cronthal, etc., que se rencontrent des établissements spéciaux consacrés à cette médication : celle-ci s'adresse spécialement aux affections catarrhales ou nerveuses de l'appareil respiratoire, à la pharyngite granuleuse, à la gastralgie, au rhumatisme, aux névralgies et à la paralysie. Elle s'administre sous des formes diverses, inhalation, déglutition, douches, bains et injections.

La France n'était pas restée aussi étrangère à cette médication qu'on l'a dit. Il y a plus de vingt ans que l'acide carbonique a été employé, soit en bains, soit en douches, soit en inhalations, à Saint-Alban (Loire), à Celles (Ardèche), et à Saint-Nectaire (Puy-de-Dôme). Il est vrai qu'une partie seulement de ces faits a été publiée. Mais on trouvera des documents intéressants sur ces faits rétrospectifs, dans le tome V *des Annales de la Société d'hydrologie médicale de Paris.* L'acide carbonique a été mis en usage à Vichy pour la première fois, en 1857, par l'un de nous. Depuis lors, son emploi est devenu l'objet d'une véritable installation, bien que très imparfait encore.

L'installation nécessaire à cette médication est fort simple. Il est clair qu'elle ne peut avoir lieu que près d'une source très abondante en gaz carbonique. Ce gaz est recueilli au sortir de la source dans une cloche en forme d'entonnoir placée sur l'émergence de cette dernière, ou dans un gazomètre, s'il est nécessaire de le soumettre à une certaine pression pour le faire arriver, contre sa propre pesanteur, à un étage plus élevé. De cette cloche ou de ce gazomètre un conduit métallique l'amène sur les lieux d'emploi, où l'on distribue à volonté, suivant la température de la source et la distance où l'on se trouve de son émergence, le gaz pur, ou mélangé de vapeur d'eau. Il peut y avoir intérêt à l'obtenir dans l'une ou l'autre de ces conditions.

Si l'on veut pratiquer l'inhalation ou la déglutition, le gaz est amené dans un récipient d'où partent une série de tuyaux flexibles, terminés par un embout que l'on introduit dans la bouche. Le même appareil peut servir pour la douche : seulement il convient, pour cette dernière, d'assurer, au moyen d'une pression suffisante, au jet de gaz une certaine énergie. Le bain est pris isolément ou en commun. Pour le bain isolé, le gaz pénètre dans une baignoire ou dans une boîte, où l'on introduit le corps tout entier, sauf la tête, ou une partie du corps seulement, en ayant soin de clore cet espace autour de la partie émergée, par un couvercle glissant dans une rainure ou un tissu imperméable : la pesanteur du gaz fait, du reste, qu'il a fort peu de tendance à chercher une issue au dehors. Le bain en commun se prend dans une salle munie de gradins ou de siéges de diverses hauteurs, où l'on a soin de tenir la tête ou toute la partie supérieure du corps au-dessus de la couche où se maintient le gaz introduit du dehors.

Il n'est nécessaire, pour prendre ces bains, de quitter aucun de ses vêtements. La première sensation que l'on éprouve est une chaleur vive, et que l'on peut certainement utiliser pour les personnes dont les extrémités sont habituellement refroidies. M. Rotureau, qui a étudié avec soin cette médication à Nauheim, rend compte d'expériences qu'il a tentées sur lui-même en prenant des bains de gaz complets. La chaleur vive qu'il éprouvait, avec rougeur de la face, picotements à la peau, s'accompagna d'abord de froid aux pieds; le pouls se ralentit. Le bain fut suivi d'une sensation générale de bien-être et de souplesse dans les membres. Dans une expérience qu'il fit complétement déshabillé, il éprouva d'abord un froid très vif, et la chaleur qui y succéda s'accompagna de démangeaisons insupportables (*Études sur les eaux minér. de Nauheim*, 1856).

L'aspiration du gaz dans l'arrière-gorge ou dans le larynx détermine d'abord un picotement vif et désagréable, qui amène de la toux, un peu de suffocation; dans le plus grand nombre des cas, on en prend rapidement l'habitude, et l'on arrive à inhaler le gaz avec une grande facilité. Il faut avoir soin de ne faire ces aspirations qu'avec beaucoup de précautions, graduellement, et avec des interruptions ménagées.

La déglutition du gaz carbonique demande encore plus d'habitude, et amène quelquefois un état nauséeux. Une sensation de chaleur à l'épigastre suit l'introduction du gaz.

M. Vernière a fait à Saint-Nectaire d'intéressantes observations touchant l'effet des douches d'acide carbonique sur des parties siége de douleurs névralgiques, névralgies faciales, dentaires ou sciatiques. L'effet sédatif de ces douches est très rapide et complet, mais passager, et la douleur reparaît au bout de quelques heures. Cependant cette circonstance peut être utilisée dans des cas où l'existence d'une douleur actuelle est un obstacle à l'administration des moyens thermaux. Peut-être pourrait-on en tirer encore parti dans d'autres sens (*Annales de la Soc. d'hydr. méd. de Paris*, t. V).

M. Goin employait surtout les inhalations d'acide carbonique, à Saint-Alban, dans l'asthme nerveux et le catarrhe pulmonaire avec toux spasmodique. Indépendamment d'une action curative plus rarement obtenue, il voyait une sédation remarquable enrayer les accès d'asthme les plus violents, lorsque les malades respiraient avec énergie le gaz extrait de la source et enfermé dans de petits sacs imperméables (*Journ. de méd. de Lyon*, 1842). L'un de nous a recueilli lui-même à Vichy des faits qui tendraient à confirmer les observations recueillies à Saint-Alban.

L'action la plus spéciale que l'on paraisse avoir reconnue en Allemagne aux inhalations d'acide carbonique, est relative au traitement de la pharyngite granuleuse. On peut s'étonner de voir un principe aussi simple et isolé que l'acide carbonique s'appliquer à des faits aussi différents que la sédation de névroses, ou la résolution d'une semblable affection. Cependant M. Willemin a publié sur ce sujet une étude intéressante, complétement empruntée à la pratique allemande [*Union méd.*, 1858; voy. encore : *Traitement de la pharyngo-laryngite granuleuse par l'inhalation du gaz thermal d'Ems* (en allemand), par Spengler].

Les premiers faits qui aient été cités au sujet des propriétés thérapeutiques de l'acide carbonique se trouvaient relatifs à des cas de paralysie ou de rhumatisme chronique (Herpin, de Metz, *Etudes sur les princip. sources d'eaux minér.*, 1855). Mais nous ne possédons guère d'autres renseignements à ce sujet. Les centres nouveaux d'expérimentation que l'on établit en ce moment, près de quelques-unes de nos stations thermales, nous permettront sans doute d'être prochainement mieux instruits sur ce sujet.

CARCANIÈRES (France, Ariége, arrond. de Foix).

Sulfurée sodique.

Il y a treize sources qui n'ont été analysées qu'au point de vue de leur degré de sulfuration.

SOURCES.	Température.	Sulfure de sodium par litre.
	Degrés.	Gram.
La Régine	59,0	0,027342
Source Mis	55,5	0,027342
— de Campoussy	54,0	0,019890
— du Bain fort	49,0	0,019890
— de la Canalette	41,0	0,018644
— Siméon	39,3	0,012429
— Marie	36,7	0,012429
— de Roquelaure	36,0	0,013650
Buvette de Roquelaure (midi)	33,0	0,014913
— Esparre	31,5	0,014913
Source Barraquette	31,0	alcaline
Buvette de Roquelaure (nord)	25,0	0,009915
Source basse (non analysée).		

La saveur franchement sulfureuse de la plupart de ces eaux, le caractère des eaux sulfurées sodiques qu'elles possèdent, leur nombre, la variété de leur température, la situation où ces sources existent, méritent d'attirer l'attention des chimistes, qui rendraient un grand service en faisant connaître la constitution de chacune d'elles.

Toutes les sources contiennent de la sulfuraire et de la barégine, sauf la Barraquette, dont le caractère est plus spécialement alcalin.

Il existe à Carcanières deux établissements thermaux munis de cabinets de douches, de baignoires; mais l'aménagement des sources laisse beaucoup à désirer.

Une partie de l'eau qui jaillit dans cette contrée s'étend dans la commune d'Escouloubre (Aude), [voy. ESCOULOUBRE]: ce qui le prouve, c'est l'identité de température et de sulfuration dans les premières comme dans les secondes sources.

CARDIALGIE. Le mot *cardialgie* veut dire douleur à l'épigastre, et ne s'entend que des douleurs auxquelles on peut attribuer un caractère névralgique. La cardialgie accompagne toujours la GASTRALGIE ou la DYSPEPSIE [voy. ces mots]. Nous ne donnerons place ici qu'à une seule observation : c'est que l'existence actuelle de la cardialgie à un haut degré indique l'inopportunité, au moins momentanée, des eaux minérales, ainsi qu'il arrive généralement à propos de tous les phénomènes douloureux.

CARIE. La carie est considérée aujourd'hui comme un mode de terminaison de l'ostéite, et l'on admet généralement qu'avec elle les caractères principaux de l'état inflammatoire ont fait place à un degré plus avancé dans la lésion du tissu osseux. C'est, comme on l'a dit, une sorte de phlegmasie ulcéreuse. Prise à ce point de vue, et indépendamment de ses causes, la carie des os ne peut être soumise au traitement thermal que lorsque tous les phénomènes d'irritation locale ont disparu. Il devient essentiel alors qu'on n'ait pas affaire à une de ces altérations profondes, échappant aux moyens d'exploration, entretenues par un corps étranger ou toute autre circonstance. Étant donc admis une carie superficielle, et le point carié mis à nu par la large ouverture des foyers, les bains et les douches dans la classe des eaux SULFURÉES et dans celle des CHLORURÉES SODIQUES seront indiqués (*Baréges*, *Luchon*, *Bourbonne*, *Uriage*, *Aix-la-Chapelle*). On y ajouterait les fomentations sur les plaies et les injections d'eau minérale dans les trajets fistuleux. Ce qu'on se propose en pareil cas, c'est de stimuler la circulation capillaire locale, de favoriser le bourgeonnement, l'issue des portions déjà mortifiées, la résorption des produits de l'inflammation, et finalement d'obtenir les conditions de résolution si lentes parfois à se réaliser. La direction de cette médication réclame une grande prudence. Il faut surveiller les phénomènes de réaction qui se produisent, et qui, au delà d'une certaine limite, entraîneraient des conséquences funestes. Plus d'un malade, impatient ou indocile, a subi la peine d'une trop grande hâte ou d'une énergie intempestive dans l'emploi des moyens thermaux. La température, la durée du bain, l'époque où les douches peuvent être administrées avec précaution, les intervalles à apporter dans le traitement, qui aura presque toujours une longue durée, sont autant de points sur lesquels l'expérience et le tact médical ont à se prononcer. D'ailleurs, la carie se relie plus souvent encore à un état diathésique général qu'à des causes locales. Le vice scrofuleux prédomine dans ces influences, quoique l'on ait coutume d'énumérer le rhumatisme, la syphilis, la goutte, le scorbut, au rang des diathèses capables de produire l'ostéite et ses suites. L'enfance est également plus sujette à la carie que les autres âges. L'usage des eaux à l'intérieur, associées aux bains, répond, du reste, à la nécessité d'agir sur l'état général [voy. SCROFULES. CHLORURÉES SODIQUES (EAUX),

SULFURÉES (E.)]. Les BAINS DE MER et les EAUX MÈRES des salines, auront leur utilité au même chef [voy. ces mots].

CARIE VERTÉBRALE. Voy. MAL VERTÉBRAL DE POTT.

CARLSBAD. Voy. KARLSBAD.

CARRATRACA ou **ARDALÈS** (Espagne, prov. de Malaga). Bourg à 46 kilomètres de Malaga.

Eau *sulfurée.* Tempér., 19° cent.

	Eau : une livre.		*Eau : un litre.*
	Pouc. cub.		Cent. cub.
Acide sulfhydrique...........	10,72	=	385,9
— carbonique............	1,33	=	47,8
	Grains.		Gram.
Chlorure de magnésium.......	0,25	=	0,025
Sulfate de magnésie..........	1,00	=	0,099
— de chaux............	0,75	=	0,074
— d'alumine............	0,87	=	0,084
Silice....................	0,06	=	0,005
Perte....................	0,50	=	0,049
	3,43	=	0,336

(D. F. HÆNSELER, 1817.)

La source, très abondante, jaillit au pied d'une roche élevée, de nature calcaire et magnésienne, mêlée de chaux sulfatée, et sert immédiatement à l'usage des bains. On y signale des flocons blanchâtres, composés de soufre, de magnésie, d'alumine, de carbonate de chaux et de matière extractive. Ces eaux sont prescrites en boisson, en bains, en douches et en bains de vapeur. Les bains se prennent dans deux vastes piscines à ciel ouvert, qu'on couvre d'une tente pendant la saison, et où les deux sexes sont séparés. Il y a quelques bains particuliers; mais l'installation laisse beaucoup à désirer. Néanmoins ces eaux jouissent d'une grande faveur dans le traitement des maladies de la peau, et l'on a vanté leurs effets dans les névroses de l'appareil respiratoire. C'est une des stations thermales les plus fréquentées de l'Espagne, où les avantages d'un délicieux climat et la vue de beaux sites attirent les malades. Les Romains y ont laissé de nombreux souvenirs de leur passage.

CARREAU. On a compris sous ce nom l'affection tuberculeuse des ganglions lymphatiques du mésentère et aussi la péritonite tuberculeuse. C'est de la première acception qu'il s'agit pour nous, et, comme telle, l'application du traitement thermal au carreau rentre dans les indications propres aux affections TUBERCULEUSES et aux SCROFULES [voy. ces mots]. Toutefois, si les eaux chlorurées sodiques, iodo-bromurées et sulfureuses, conviennent à cette manifestation des diathèses en question, il est à remarquer que les bains de mer étaient très recommandés dès le XVIIIe siècle, par Russel, dans le premier degré de ce qu'il appelait *tabes glandularis* (Russel, *De tabe glandulari, sive de usu aquæ* *marinæ in morbis glandularum*, Londres, 1750). Ces observations ont été confirmées depuis par un grand nombre de faits.

CASAL-DE-BARRAS (Portugal). Près de Mafra.

Ferrugineuse bicarbonatée. Tempér., 16° cent.

	Eau : un litre.
	Gram.
Carbonate de fer	0,070
Sulfate de chaux	0,125
Chlorure de magnésium	0,090
— de sodium	0,034
Silice	traces
	0,319
	Cent. cub.
Gaz acide carbonique	0,16
Oxygène	0,06
Azote	0,13
	0,35

(JORDAO, *Thèse inaug.*, 1857.)

CASSINASCO (Piémont). Sur les bords de la rivière l'Arbrusan. Source *sulfureuse froide.* Pas d'établissement.

CASSUÉJOULS (France, Aveyron, arrond. d'Espalion).

Ferrugineuse bicarbonatée. Froide.

Les sources qui jaillissent dans cette partie du département de l'Aveyron sont nombreuses, mais une seule a été analysée d'une manière régulière, c'est celle dont nous donnons ici la composition :

	Eau : un litre.
Acide carbonique libre	2/3 du vol.
Azote	traces
	Gram.
Bicarbonates de chaux et de magnésie	0,030
— de protoxyde de fer	0,086
Crénate de fer	traces
Chlorure de sodium	0,060
Sel de potasse	traces
Sulfates de soude et de chaux Silice Alumine	0,074
Manganèse	traces
Principe arsenical (dans les dépôts)	traces
	0,250

(O. HENRY.)

Cette source peut être considérée comme l'une des plus riches en fer ; elle le doit à la nature spéciale des terrains qu'elle traverse.

CASTANAR-DE-IBOR (Espagne, prov. de Càceres). Ville, à 40 kilomètres de Guadalupe, près de laquelle on trouve une source appelée encore *Fuente de Loro* ou *del Oro.*

Ferrugineuse sulfatée mixte. Tempér., 18° cent.

	Eau : une livre.		Eau : un litre.
	Grains.		Gram.
Sulfate de fer	3,8	=	0,401
— de magnésie	5,7	=	0,604
— d'alumine	2,0	=	0,212
— de soude	5,0	=	0,531
Chlorure de magnésium	2,3	=	0,242
	18,8	=	1,990

(Moreno.)

Cette eau est troublée par une teinte tirant sur le vert jaune, et sa saveur est styptique. On y a signalé encore une quantité indéterminée de matière bitumineuse, inflammable, soluble dans l'alcool. C'est à tort qu'il lui avait été attribué un sel à base de cuivre. Les habitants des environs en font un grand usage. Elle se transporte.

CASTEL-DORIA (Sardaigne, prov. de Busachi).

Sulfatée calcique. Tempér., 67° cent.

D'après Bertini, ces eaux contiennent des sulfates de chaux et de magnésie, des chlorures de calcium, de sodium et de la silice. Elles sourdent au bord d'une rivière. Les habitants de la contrée qui en usent, creusent un fossé dans le sable inondé d'eau minérale et se baignent ainsi en plein air.

CASTELJALOUX (France, Lot-et-Garonne, arrond. de Nérac).

Ferrugineuse bicarbonatée. Froide.

Composition de l'eau de la source de *Levadou*.

	Eau : un litre.
Acide carbonique libre	quant. indét.
	Gram.
Bicarbonate de chaux	0,450
Carbonate et crénate de fer	0,048
— de manganèse	0,005
Sulfates de soude et de chaux	traces
Chlorure de sodium — de magnésium — de calcium	0,025
Silicates de soude et de chaux	0,011
Silice	0,080
	0,619

(O. Henry.)

Il y a un établissement thermal.

CASTELLAMARE (roy. de Naples). Ville à 25 kilomètres de Naples et 21 kilomètres de Salerne. Chemin de fer.

Plusieurs sources presque toutes *chlorurées sodiques*, parmi lesquelles on en compte une *sulfatée sodique*, une *ferrugineuse*, et une *sulfureuse*. La source dite *acidule* est *carbonatée* mixte. Température entre 14° et 19° cent.

Composition des principales sources, avec leur dénomination locale :

Eau : un litre.

	Média.	Sulfureuse ou Muraglione.	Ferrugineuse.	Sulfuro-ferrugineuse.	Acidule.
	Gram.	Gram.	Gram.	Gram.	Gram.
Acide carbonique libre.....	0,092	0,178	0,714	0,579	0,143
Azote.................	0,006	0,018	0,005	0,016	0,002
Oxygène................	0,005	0,006	0,008	0,007	0,007
Acide sulfhydrique........	»	»	»	0,012	»
Bicarbonate de soude.......	0,242	0,574	0,625	0,639	0,173
— de magnésie....	0,193	0,217	0,265	0,147	0,055
— de chaux.......	0,110	0,271	0,112	0,523	0,273
— de fer.........	»	»	0,016	0,009	»
Sulfate de soude.........	0,638	0,432	0,310	0,302	0,300
— de magnésie........	0,224	0,160	0,448	0,153	0,118
Chlorure de sodium........	1,779	4,048	1,569	4,620	»
— de calcium.......	0,737	0,568	0,496	0,496	0,399
— de magnésium....	»	0,293	»	»	0,110
Silice combinée avec la chaux, la magnésie, l'oxyde de fer..	0,135	0,192	0,081	0,104	0,069
Bromure, sulfures.........; Alumine, oxyde de fer et de manganèse.............; Matière organique.........	traces	traces	traces	traces	traces
	4,161	6,955	4,649	7,607	1,649

Toutes ces sources surgissent à l'extrémité occidentale de la ville. On ne les emploie qu'en boisson. La plus estimée et la plus fréquentée est celle de *Muraglione.* Elle sort peu abondante de deux excavations de rochers, et va se déverser dans un réservoir creusé dans le sol. Il s'y fait un dégagement fréquent de nombreuses bulles de gaz. Sa saveur est hépatique. La notice publiée officiellement sur les eaux de Castellamare recommande cette eau dans les cas de vertiges, de spasme cynique, d'amaurose et d'épilepsie : nous lui en laissons toute la responsabilité.

Les autres sources ont des propriétés laxatives, ou bien agissent à la manière des eaux ferrugineuses, comme reconstituantes et toniques. Il n'y a pas d'établissement dans cette localité, justement renommée pour le charme de son site, au bord du golfe de Naples.

CASTELNUOVO (États sardes, prov. d'Asti).

Sulfureuse iodurée. Tempér., 13° cent.

D'après une analyse de Cantù, cette eau, qui sort d'un terrain argileux et siliceux, contient, comme gaz, de l'hydrogène sulfuré, de l'acide carbonique et de l'azote ; comme principes fixes, des bicarbonates de soude, de magnésie, de chaux, de fer, des sulfates de soude, de chaux, de la silice et une matière organique. Le même chimiste y signala plus tard la présence d'iodure de sodium, avec trace de bromures; il la regarde même comme une des plus riches en iode parmi les sources du Piémont. On utilise la boue ramassée au fond des bassins. Les maladies dépendant des diathèses lymphatiques et herpétiques sont du ressort de ces eaux, qui passent encore pour légèrement purgatives et diurétiques. Leurs propriétés ont été appliquées à la médecine vétérinaire.

CASTERA-VERDUZAN (France, Gers, arrond. de Condom). A 2 kilomètres d'Auch, 120 de Bordeaux.

Sulfurée calcique. Tempér., 25°.

Ferrugineuse sulfatée. Froide.

1° *Source sulfureuse :*

	Eau : un litre.
	Gram.
Acide sulfhydrique	0,0003
Sulfure de calcium	0,0006
Sulfate de soude	0,1070
— de potasse	traces
— de chaux	0,5163
— de magnésie	0,2420
Carbonate de chaux	0,2300
— de magnésie	0,1920
Chlorure de sodium	0,0302
Oxyde de fer	0,0015
Silice	0,0130
Matière organique	0,0180
Ammoniaque	0,0018
Borate de soude	traces
Iode	traces
	1,3527

2° *Source ferrugineuse :*

	Eau : un litre.
	Gram.
Sulfate de soude	0,1051
— de potasse	traces
— de chaux	0,7260
— de magnésie	0,1260
Carbonate de chaux	0,1440
— de magnésie	0,1420
— de fer	0,0270
— de manganèse	traces
Chlorure de sodium	0,0300
Silice	0,0170
Matière organique	0,0120
Ammoniaque	0,0020
Borate de soude	traces
Arsenic	traces
Iode	traces
	1,3311

(FILHOL, 1859.)

Castera-Verduzan possède un établissement thermal contenant trente baignoires et une douche.

Ces eaux, sur lesquelles nous ne connaissons pas de travail quelque peu explicite, permettent de combiner le traitement ferrugineux avec le traitement sulfureux. C'est là un des caractères les plus saillants de cette station. Elles passent, grâce peut-être à l'application de cette combinaison à certains cas déterminés, pour fournir une bonne médication antispasmodique. Raulin a dressé une liste très longue des maladies que l'on y traite avec succès, et l'on y trouve plus d'une dénomination pathologique qui réclamerait assurément de plus utiles médications. On y employait les boues minérales de son temps.

CASTIGLIONE. Voy. ISCHIA.

CASTROCARO (Toscane). Village dans une vallée au delà des Apennins, sur la route de Florence à Forli.

Chlorurée sodique (iodo-bromurée). Tempér., 13° cent.

Trois sources sortant de l'argile, dans un terrain tertiaire. Elles contiennent, d'après l'analyse de Tozzetti, pour :

	Eau : une livre. Grains.		*Eau : un litre.* Gram.
Principes fixes..............	410	=	20,090

Parmi lesquels on compte :

Chlorure de sodium.........	1,108	=	0,101
Iodure de sodium......... / Bromure de sodium.......	0,072	=	0,005

Ces eaux, riches en iode, s'emploient principalement en bains. Cependant on les prescrit à l'intérieur et on les transporte à cet effet, en recommandant de les prendre à petites doses et mêlées à de l'eau douce. Leurs indications sont celles de la médication iodurée.

CASTROREALE (Sicile). A 35 kilomètres de Messine, sur le Castro. Source thermale *ferrugineuse*, peu connue.

CATARRHE, CATARRHE BRONCHIQUE, CATARRHE PULMONAIRE. Lorsque le catarrhe pulmonaire, ou bronchite chronique, ou bronchorrhée, résiste aux agents ordinaires de la thérapeutique, les eaux minérales s'offrent comme une médication très efficace, et sont toujours indiquées, c'est-à-dire que les contre-indications ne viennent jamais que de conditions étrangères au catarrhe lui-même.

Le traitement thermal peut être employé dans deux circonstances :

Tantôt il s'agit d'un catarrhe actuel et persistant ; tantôt il s'agit d'une disposition aux retours de catarrhes ou de bronchites. Dans le premier cas, le traitement est appliqué à la maladie elle-même; dans le second, il est appliqué à la simple disposition, et pendant un intervalle de santé actuelle.

Il y a deux sources d'indications fort distinctes à considérer pour la direction du traitement thermal.

Le catarrhe peut exister avec des conditions de santé et de constitution générales régulières; ou bien il peut se rencontrer avec certaines conditions de constitution, ou même de diathèse, qui aient pris une part plus ou moins directe à son développement et à sa persistance. Dans l'un de ces cas, il faut recourir aux eaux minérales spéciales pour le traitement du catarrhe pulmonaire; dans l'autre, il faut combiner la médication spéciale du catarrhe avec la médication indiquée par l'état général de l'organisme, et quelquefois même subordonner la première à la seconde.

Les eaux minérales spéciales contre le catarrhe pulmonaire sont les eaux *sulfurées*, et en dehors de cette classe, les eaux d'*Ems* et les eaux du *Mont-Dore*.

Lorsqu'il n'existe pas d'autre indication que de combattre un catarrhe simple, on peut dire que toutes les eaux sulfureuses sont également indiquées : chaudes ou froides, sulfurées sodiques ou calciques, il est difficile d'attribuer à quelques-unes d'entre elles une action plus particulière, si ce n'est en ce qui peut tenir au degré de sulfuration. Ainsi, *Enghien*, *Pierrefonds*, *Saint-Honoré*, *Allevard*, sont aussi bien appropriées à ce traitement que *Bagnols* (Lozère), *Bonnes*, *Cauterets*, *Luchon*, *Amélie* et le *Vernet*. Telles sont les principales stations thermales où l'on traite le catarrhe pulmonaire.

Si nous ne pouvons établir, au point de vue du catarrhe simple, de distinction formelle entre les différentes sources sulfureuses, nous sommes obligés d'avouer que nous ne saurions non plus établir de distinction entre l'indication de celles-ci et celle des eaux d'*Ems*, au point de vue du catarrhe lui-même. Nous ne ferons de réserve que pour les cas où il s'agit de combattre, non pas un état catarrhal actuel, mais une disposition au retour du catarrhe. Nous croyons les eaux sulfureuses plus propres que les eaux d'*Ems* à modifier la muqueuse bronchique dans ce sens préventif.

Le mode habituel d'administration des eaux minérales, dans la série des faits qui nous occupent, est l'usage interne. Les bains forment généralement un complément utile au traitement; cependant ils sont moins usités. On n'en prend presque pas aux *Eaux-Bonnes*; on prend surtout des demi-bains à *Cauterets*. Quant aux inhalations, elles ne sont utiles que lorsque l'état catarrhal est actuellement très prononcé, surtout si la sécrétion morbide se trouve assez abondante pour mériter le nom de *bronchorrhée.*

Mais il y a une grande attention à porter à l'état général de la constitution, dans les catarrhes opiniâtres.

La constitution dominante chez les catarrheux est le lymphatisme ou la scrofule. Tous les auteurs qui ont écrit sur ce sujet sont d'accord sur ce point : que les eaux sulfureuses conviennent surtout aux catarrheux lymphatiques. Aussi, plus l'état lymphatique ou la faiblesse dominera, plus les eaux *sulfurées* seront indiquées ; plus au contraire le malade s'éloignera de telles conditions, surtout s'il est sanguin ou très irritable, au point de vue fluxionnaire ou névropathique, plus il y aura de raisons de préférer les eaux d'*Ems* aux eaux sulfureuses. L'indication des eaux de *Weissembourg*, fort employées en Suisse contre les affections catarrhales, paraît se rapprocher de celle des eaux d'*Ems.*

Chez les individus très lymphatiques et surtout scrofuleux, il faut attacher une plus grande importance que dans le catarrhe simple, au degré de sulfuration des eaux et aux localités thermales. C'est ainsi que les eaux sulfurées de *Pierrefonds* et de *Saint-Honoré* nous paraissent moins indiquées que les eaux d'*Amélie*, de *Cauterets*, les *Eaux-Bonnes*, etc. C'est ainsi encore que le fait du séjour aux Pyrénées, pendant la cure thermale, nous paraît s'approprier mieux à la modification générale à imprimer à l'organisme qu'un traitement suivi dans des conditions analogues à l'altitude et au climat de Paris. S'il s'agit de scrofules proprement dites, les eaux d'*Uriage* et d'*Aix-la-Chapelle* se trouveront formellement indiquées.

S'il y a coïncidence d'une affection catarrhale avec une diathèse herpétique, et si l'on a lieu de soupçonner que le catarrhe ne soit lui-même qu'une manifestation herpétique, l'indication des eaux existe à un double titre. Mais il importe de recourir alors à des eaux très notablement sulfurées, et se prêtant à un traitement externe un peu actif : *Luchon, Cauterets, Amélie, Schinznach*, sont dans ce cas.

Lorsqu'il existe de l'anémie ou de la chlorose, chez les jeunes sujets, les *bains de mer* et l'inhalation marine se combineront très utilement au traitement sulfureux.

Chez les sujets névropathiques et très excitables, il y aura plus à se préoccuper de la direction du traitement thermal, que du choix de la station elle-même ; cependant nous recommanderons en pareille circonstance d'éviter les stations d'une altitude considérable. Les eaux d'*Ems*, nous l'avons déjà signalé, seront alors beaucoup mieux tolérées que les sulfureuses. Il en sera de même pour les individus sanguins, ou ayant le cœur très développé.

Il n'est pas rare de rencontrer des individus affectés de catarrhe, et presque toujours alors avec un peu d'asthme, et offrant en même temps une constitution rhumatismale ou goutteuse. Les eaux du *Mont-Dore* nous paraissent alors très spécialement indiquées, surtout s'il s'agit de rhumatismes ou d'antécédents goutteux très éloignés. Dans le cas d'état goutteux actuel, nous n'oserions conseiller ces mêmes eaux. A moins d'être fort réduites, comme applications, il y aurait à craindre des effets perturbateurs auxquels il ne faut jamais s'exposer. Les eaux d'*Ems* seraient les plus propres à effectuer la combinaison difficile de ces deux traitements, celui de l'affection catarrhale et celui de la goutte.

Les eaux sulfureuses paraissent agir de deux manières dans le traitement du catarrhe pulmonaire. Elles agissent à la manière d'un excitant; elles tendent à réveiller quelque chose d'aigu. En effet, il est très ordinaire de voir, pendant la durée et surtout au début du traitement, la toux augmenter, l'expectoration surtout; quelquefois même survenir des phénomènes d'excitation générale ou locale assez prononcés pour contraindre à suspendre le traitement. Cet effet des eaux sulfureuses a paru à quelques auteurs l'effet essentiel de la médication, et ils ont invoqué une sorte d'action substitutive, pour expliquer les résultats qu'on en obtient. Il est possible que, dans quelques cas très anciens et très atoniques, cette excitation sulfureuse joue effectivement un rôle important. Mais nous croyons que, dans la généralité des cas, elle est plutôt un résultat du traitement qu'un moyen de guérison. Ce qui tend à le prouver, c'est que beaucoup d'affections catarrhales guérissent sans avoir offert de signes bien appréciables d'excitation, et que le traitement est souvent appliqué utilement en l'absence de tout état catarrhal actuel. Il faut donc admettre une action spéciale des eaux sulfureuses sur le catarrhe de la muqueuse respiratoire, analogue à tant d'autres actions thérapeutiques spéciales, qui ne s'expliquent pas par des effets physiologiques définissables. Quant aux eaux d'*Ems*, leur mode d'action ne saurait être identique; mais il offre également un caractère de spécialisation que revendiquent très haut les observateurs de cette localité thermale.

M. Bertrand a donné peu d'explications touchant le mode d'action des eaux du *Mont-Dore* à l'égard du catarrhe pulmonaire. Il paraît disposé à faire jouer un assez grand rôle au principe rhumatismal ou goutteux, dans la pathogénie du catarrhe, et pour l'action salutaire des eaux du *Mont-Dore*, à l'augmentation d'énergie de la peau, au rappel des fluides du centre à la circonférence, à leur mouvement inverse de celui par lequel les phlegmasies internes se développent et se prolongent... Il se défend en même temps d'attacher à ces eaux minérales aucune action spécifique à l'égard des maladies chroniques de la poitrine (*Recherches sur les propriétés des eaux du Mont-Dore*, 1823).

CATI (Espagne, prov. de Castellon-de-la-Plana). Bourg auprès duquel, dans une chapelle consacrée à la Vierge, jaillit une source très renommée dans les environs.

Carbonatée calcique. Tempér., 18° cent. Outre le carbonate de chaux, on attribue à la composition de cette eau des bicarbonates de magnésie, de fer, et de l'acide silicique.

CAUCASE. La grande chaîne de montagnes connue sous ce nom, étendue entre la mer Noire et la mer Caspienne, et qui sépare sur ce point l'Europe et l'Asie, comprend un massif central de formation granitique, d'où se détachent des promontoires tantôt schisteux, tantôt calcaires, et parmi lesquels on rencontre de véritables roches volcaniques, des solfatares, des amas de pétrole, des salses et autres vestiges de phénomènes plutoniques. Au rapport d'un médecin voyageur, Moritz-Wagner (*Der Kaukasus*, etc., 1850), aucune contrée montagneuse de l'Europe n'est aussi riche en eaux minérales. La plupart de ces sources qui, d'après les détails dans lesquels il entre, sont ou carbonatées calciques et ferrugineuses, ou sulfhydriquées, restent inconnues. Mais quelques-unes, comme celles de *Patigorsk*, dans le nord de la Caucasie, ont acquis une vieille réputation et sont appréciées par les Russes, qui s'y rendent de leur capitale même, malgré les difficultés et la longueur du voyage. L'empereur Alexandre Ier avait donné une attention toute particulière aux eaux du Caucase. A diverses reprises, des hommes distingués par leur savoir furent envoyés près de ces sources, afin d'en faire une analyse chimique exacte, et de recueillir des observations précises sur leurs propriétés médicales.

En 1823, le professeur de chimie Nelioubin, de l'Académie de médecine et de chirurgie de Saint-Pétersbourg, fut chargé de cette mission et en rapporta une relation intéressante. Avant lui, on avait trouvé sur le mont Metchouk des sources thermales, caractérisées principalement par les sulfates de chaux et de soude, avec cette circonstance remarquable de sédiments gypseux très abondants sur tout le parcours de ces eaux. Il est probable que le sulfure de sodium participe à la minéralisation de plusieurs d'entre elles, à en juger par l'aspect laiteux et l'odeur extrêmement hépatique que leur reconnaissent les observateurs. Leur température est très variée aussi. On en signale de bouillantes, sans autre détermination, et d'autres à 34° cent., à côté de sources à 19° cent. seulement. Non loin du Metchouk, près de la forteresse de Kisslovodsk, en existe une franchement carbonatée, dans laquelle, suivant M. Ilia Radojitsky, la chaux, la magnésie, la soude entrent comme parties intégrantes, indépendamment d'une très notable proportion de gaz acide carbonique, qui rapproche cette composition de celle des eaux de Selters en Allemagne. D'après l'ocre rougeâtre qu'elle dépose sur les pierres, il est présumable qu'elle renferme aussi beaucoup de fer. Elle est froide, même au milieu des ardeurs de l'été, et c'est à sa température native qu'on l'emploie en bains, vraisemblablement d'après des données empiriques qui s'accordent avec les effets d'une hydrothérapie rationnelle. Le professeur Nelioubin augmenta la nomenclature de ces sources, dont la thermalité est, en général, assez élevée (de 29° à 47° cent.), et parmi lesquelles les eaux ferrugineuses figurent en majorité. C'est ainsi que, près de la rivière Bougounta, il en découvrit vingt-trois, dont cinq sulfureuses et dix-huit salines. Sur un espace de 60 verstes (à peu près 80 kilomètres), son rapport en signale soixante et dix. Le docteur Wagner, dont il a déjà été question, avait fait des remarques analogues. Nelioubin analysa toutes ces sources ainsi que les eaux de deux lacs salés qui se trouvent dans la plaine de Lyssogorsk, et l'eau *amère*, sulfatée sodique et magnésienne, de la petite rivière de Gorkaja. Depuis lors, beaucoup de sources se rapprochant très particulièrement, par leur degré de chaleur et leur composition, des précédentes, ont été vues et annoncées par les médecins accompagnant les expéditions russes dans le Caucase.

On suppose que, si la connaissance de ces nombreuses eaux a été si tardive, quoique les relations de l'empire moscovite avec les peuples de la grande Khabardie datent du XIIe siècle, la véritable cause en est dans le secret gardé à ce sujet par les Tcherkesses. Nul doute que ces habitants du Caucase ne fissent depuis longtemps usage de ces sources minérales dans beaucoup de maladies. D'après les recherches faites par le professeur Nelioubin, des ruines d'anciennes baignoires taillées dans le roc attestent que leur exploitation remonte à plusieurs siècles. Nous regrettons de manquer de renseignements sur les applications thérapeutiques de ces différentes eaux. Indépendamment des richesses chimiques qui l'ont occupé pendant tout le temps de son séjour dans le Caucase, Nelioubin a recueilli des notes précieuses sur les malades qui suivaient le traitement thermal sous sa direction, mais ce mémoire écrit en russe, n'a été ni traduit ni analysé dans notre langue. On trouvera ici un tableau des analyses des sources principales du Caucase, empruntées à ce savant et au professeur Hermann.

On remarquera la température élevée de la plupart de ces sources. La prédominance des chlorures et des sulfates sur les carbonates nous paraît aussi assez accusée.

NOMS des sources.	NOMS des auteurs.	Température.	ACIDES carbonique.	ACIDES sulfhydrique.	Azote.	SULFATES de soude	SULFATES de chaux.	SULFATES de magnésie.	CHLORURES de sodium.	CHLORURES de magnésium.	CARBONATES de soude	CARBONATES de magnésie.	CARBONATES de chaux.	CARBONATES de fer.	CARBONATES de manganèse.	Silice.	Matière extractive.	Moyennes.
		°	cc.	cc.	gr.	gr.	gr.	gr.	gr.	gr.	gr.	gr.	gr.	gr.	gr.	gr.	gr.	gr.
Alexanderquelle.	Hermann.	47,5	81	0,7	0,1	1,35	0,05	»	1,59	0,05	»	0,11	1,14	»	traces	0,07	»	4,34
Elisabethquelle. .	Id. . . .	31	129,5	0,4	0,1	1,36	0,05	»	1,52	0,06	»	0,10	1,04	»	traces	0.06	»	4,19
Michaeliquelle. .	Id. . . .	41	105,6	0,2	0,1	1,35	0,05	»	1,66	0,04	»	0,14	1,15	»	traces	0,07	»	4.46
S. chaud. Warna.	Nelioubin.	?	281	153	»	1,36	»	0,06	1,74	0,03	0,04	0,34	0,94	0,01	»	0,11	»	4,63
S. froide Warna.	Id. . . .	?	254,5	136,5	»	1,08	»	0,04	1,91	0,03	0,29	0,09	1,17	0,01	»	0,14	0,01	4,77
Kalmekenquelle.	Id. . . .	?	216	87,2	»	1,12	»	»	2,11	0,03	0,03	1,47	0,93	0,01	»	0,11	0,01	5,52
Eisenbergqu., 1.	Id. . . .	41	418	»	»	1,09	»	»	0,58	»	0,30	0,09	0,62	0,02	»	0,09	»	2,79
Eisenbergqu., 2.	Id. . . .	39	44	»	0,7	1,24	»	»	0,36	»	0,21	0,14	0,59	0,01	»	0,07	»	2 62
Eisenbergqu., 3.	Id. . . .	39	633	»	»	0,94	0,01	»	0,55	»	0,25	0,05	0,82	0,02	»	0,05	»	2,69
Eisenbergqu., 4.	Id. . . .	15	277	»	»	0,18	0,01	»	0,22	»	0,14	0,07	0,16	0,01	»	0,09	0,01	0,89
Eisenbergqu., 5.	Id. . . .	32,5	506	»	»	1,26	0,09	»	0,47	»	0,15	0,07	0,64	0,02	»	0,18	»	2,88
Eisenbergqu., 6.	Id. . . .	36	570	»	»	0,65	0,11	»	0,76	»	0.22	0,14	0,78	0,02	»	0,16	»	2,84
Eisenbergqu., 7.	Id. . . .	15	97	»	»	1,36	»	»	0,42	»	0,18	0.15	0,89	0,01	»	0,02	»	3,03
Langensalzberg .	Id. . . .	20	130	»	»	2,47	»	»	3.84	»	0,16	0,18	1,61	0,02	»	0,11	0.18	9,57
Langensalzb., 6	Id. . . .	17,5	648	»	»	»	»	»	0,29	»	3,84	0,22	0,37	0,01	»	0,14	»	4,87
Langensalzb., 14	Id. . . .	21	173	»	»	1,17	»	»	2,43	»	1,31	0,38	0,93	0,02	»	0,21	0,07	6,68
Langensalzb., 23	Id. . . .	20	433	347	»	0,20	»	»	1,46	»	1,54	0,14	0,25	0,01	»	0,11	»	3.73
Kunkaraquelle. .	Id. . . .	30	2,6	46,9	»	0,07	»	»	0,72	»	0,60	0,01	0,02	0,18	»	0,03	»	1,45
Kislawodskqu. .	Id. . . .	14	201,3	»	0,2	0,63	»	0,09	»	0,27	»	0,04	1,21	0,01	0.01	0,01	»	2,17
Katarinerquelle.	Id. . . .	81	2,5	»	4,5	0,45	»	»	0,44	»	0.36	0,01	0,02	»	»	0,01	»	1,00
Paulesquelle. . .	Id. . . .	74	2,4	»	10,2	0,66	»	»	0,15	»	0,59	0,01	0,01	»	»	0,01	»	1,43
Petersquelle. . .	Hermann.	90	2,8	»	0,2	0,68	»	»	0,30	»	0,41	0,01	0,06	»	»	0,01	»	1,47

CAUTERETS (France, Hautes-Pyrénées, arrond. d'Argelès). A 899 kilomètres de Paris. Altitude, 992 mètres.

Sulfurée sodique. Tempér., de 24° à 60°.

Les sources de Cauterets sont très nombreuses et pour la plupart fort distantes les unes des autres. En voici le tableau dressé par M. J. François :

DÉSIGNATION des sources.	NOMS des propriétaires.	Température.	Degrés sulfhydriques milligrammes d'iode.	Altitude.	DÉBIT journalier.	ÉTABLISSEMENTS alimentés.
GROUPE DU NORD.						
		o	Millig	Mètr.	Litres.	
César	Syndicat	59,50	90	1 057	224 755	Pauze nouveau, Pauze vieux, Espagnols.
Espagnols	id.	48,00	88	»	92 390	Espagnols-Bruzaud.
Pauze	id.	45,00	82	1 048	55 152	Pauze vieux.
Pauze tempérée	id.	39,00	60	»	11 160	Id.
Laramiau	Abadie.	»	»	»	»	En recherche, non captées, non utilisées
Rieumizet, n° 1	Camus.	25,35	0,50	»	17 560	Rieumizet.
Id. n° 2	id.	24,30	»	»	10 800	Id.
GROUPE DU CENTRE.						
La Raillère buvette	Syndicat	38,80	74	1 049	57 600	La Raillère.
Id. tempérée nord.	id.	35,40	52	»	17 904	Id.
Id. tempérée	id.	35,50	50	»	24 000	Id.
GROUPE DU SUD.						
Source du Petit-Saint-Sauveur	Sarrets	33,75	40,80	1 065	24 690	Petit-Saint-Sauveur.
Source du Pré	Capdegelle.	47,70	72,00	1 075	31 248	Pré.
Mahourat	Syndicat	49,80	81,00	1 102	21 600	Buvette du Mahourat
Source aux Yeux	id.	31,00	11,00	»	2 880	Buvette des Yeux.
Source du Bois, n° 1.	id.	47,10	52,00	1 147	21 600	Bain du Bois.
Id. n° 2.	id.	40,80	46,00	»	8 640	Id.
NOUVELLES SOURCES DU GROUPE DIT DES OEUFS.						
Nouveau Mahourat	Syndicat	51,50	64,00	»	34 560	Ces sources sont destinées à alimenter un nouvel établissement dont le projet est à l'étude. Il existe en outre sur la berge droite du Gave, sous le *Mahourat*, d'autres sources très abondantes, de 42° à 53°, que l'on va capter.
Source de la Galerie	id.	54,00	68,00	»	34 560	
Source du Rocher	id.	51,30	68,00	»	450 780 (pour les quatre sources)	
Source du Gave	id.	45,00	70,00	»		
Griffon des OEufs	id.	60,00	74,00	»		
Source de la Cascade	id.	53,50	66,00	»		
Débit total					1 140 880	

Ces sources diverses n'ont été, malgré leur grande réputation et le nombre considérable de malades qui s'y rendent, l'objet que d'un nombre très limité d'expériences chimiques. Voici la composition que Longchamp a assignée à l'eau de la *Raillère* :

	Eau : un litre.
	Lit.
Azote	0,004
	Gram.
Chaux	0,004487
Magnésie	0,000445
Soude caustique	0,003396
Sulfure de sodium	0,019400
Sulfate de soude	0,044317
Chlorure de sodium	0,049576
Silice	0,061097
Barégine, potasse caustique, ammoniaque	traces
	0,182718

(LONGCHAMP.)

Cette analyse est peut-être, parmi toutes celles exécutées par Longchamp, celle qui laisse le plus à désirer, du moins en ce qui concerne la manière dont il en a interprété les résultats. On a reconnu depuis que, dans aucune source minérale, la soude et la potasse ne se rencontraient à l'état caustique. M. Henry prétend que la source de la *Raillère*, et les autres sans doute, contiennent de l'iodure de sodium.

MM. Gintrac, Filhol, François et Buron, qui ont cherché à doser la proportion de monosulfure de sodium dans les eaux de Cauterets, non-seulement à la source, mais encore sur leur lieu d'emploi, sont arrivés aux résultats suivants :

	Sulfure de sodium par litre.
César vieux, près de la source	0,0267
César nouveau, sous la galerie	0,0280
— dans un bain	0,0099
Espagnols, près de la source	0,0254
— dans un bain	0,0123
Pauze vieux, à la douche	0,0245
— bain à 34°	0,0151
Pauze nouveau, à la buvette, source moderne	0,0285
— bain à 38°	0,0147
La Raillère, à la source	0,0192
— à la buvette	0,0186
— au bain, près de la source	0,0148
— — la plus éloignée	0,0124
Petit Saint-Sauveur	0,0099
— chauffée	0,0149
Bains du Pré	0,0223
— Buvette	0,0224
Bains du Bois, ancienne source	0,0161
— nouvelle source	0,0099
Mahourat, buvette	0,0154
Source des Yeux	0,0179
Source aux OEufs	0,0192
Bruzaud	0,0150

(FILHOL, *Eaux minérales des Pyrénées.*)

M. Réveil nous a communiqué le résultat d'observations faites sur la sulfuration du *groupe des Œufs*, observations qui font partie d'un travail entrepris au nom d'une commission désignée par la *Société d'hydrologie médicale de Paris.*

	Sulfure de sodium par litre.
	Gram.
Source A (*nouveau Mahourat*)............	0,026074
Même source, refroidie à 20°............	0,022968
Source B (*de la Galerie*)............	0,028560
Même source, refroidie à 20°............	0,022347
Source C (*de la Cascade*)............	0,029181
Source D (*du Rocher*)............	0,026074
Source E (*du Gave*)............	0,021728
Source F (*griffon des OEufs*)............	0,030422

Les sources de Cauterets sont toutes groupées à l'entour de la ville. Des établissements distincts, et quelques-uns assez éloignés les uns des autres, ont été installés auprès des principales d'entre elles. La plupart de ces établissements doivent à la nature particulière des sources qu'ils desservent des applications très spéciales ; il importe donc d'en tracer le tableau, ce que nous allons faire d'après l'exposé que nous trouvons dans l'ouvrage de M. Drouhet.

Ces sources sont distinguées en sources de l'*Est* (Drouhet) ou du *Nord* (François) ; sources de l'*Ouest* (Drouhet) ou du *Centre* (François) ; et sources du *Midi*.

Sources de l'Est ou du Nord. — Ce groupe, le plus considérable, est situé à une assez grande élévation de la montagne à laquelle Cauterets est adossée (95 mètres). Deux des sources qui le composent, *César nouveau* et les *Espagnols*, ont été descendues dans la ville, et alimentent l'établissement thermal proprement dit (24 baignoires, etc.), qu'elles se partagent en quelque sorte. *Pauze vieux* alimente un établissement spécial (18 baignoires et douches), beaucoup plus rapproché de son émergence, et par conséquent distant de la ville. Tout auprès, l'établissement de *Pauze nouveau* comprend vingt baignoires. *César vieux*, la source capitale de ce groupe (Drouhet), ne fournit qu'une buvette. Toutes ces sources, dont la température ne varie qu'entre 47° et 49°, sont fort semblables entre elles ; ce sont les plus actives et les plus excitantes des sources de Cauterets. Ce sont elles qui sont surtout employées dans les maladies de la peau, le rhumatisme, la syphilis et chez les scrofuleux. Cependant *César vieux* passe pour posséder une spécialité d'action dans les affections catarrhales, dans l'asthme humide, et dans certains cas spéciaux de tuberculisation, c'est-à-dire quand la forme de la maladie et la nature de la constitution commandent une médication énergique.

Bruzaud, voisine des grands thermes de la ville, doit à un aménagement très vicieux une *altération* qui lui fait perdre la presque totalité de sa sulfuration, mais est utilisée dans des névroses, des affections abdominales, et surtout dans les maladies de l'utérus. L'établissement qui la reçoit, pourvu de quatorze baignoires, est très mal installé. *Rieumizet*, la seule source qui jaillisse dans Cauterets, point sulfureuse, mais simplement sulfatée, plutôt sédative qu'excitante, est employée dans les mêmes circonstances à peu près que *Bruzaud* (onze baignoires; douches ascendantes vaginales).

Sources de l'Ouest ou du Centre. — Il n'y a qu'une source, la *Raillère*, située à un kilomètre et demi de Cauterets, et alimentant un bel établissement, qui comprend une buvette et vingt-neuf baignoires. Cette source a acquis une grande célébrité par ses applications spéciales au traitement des affections de l'appareil pulmonaire.

Sources du Midi. — Ces sources présentent généralement des caractères et des propriétés moins bien accusés que les précédentes. Le *Petit-Saint-Sauveur*, que l'on a comparé pour ses applications aux thermes de Saint-Sauveur, possède douze baignoires. Il y en a dix-sept à la source du *Pré*, voisine de la précédente, et dont les caractères n'offrent rien de saillant. Les eaux de *Mahourat*, très digestibles, diurétiques, à ce qu'il paraît, ne sont employées qu'en boisson, et surtout dans les affections abdominales. La source des *Yeux*, mince filet d'eau rapproché de Mahourat, est sans usages. Les *Œufs* représentent trois sources, d'une température très élevée et dépourvues d'installation. Le *Bois* (quatre baignoires, deux piscines, douches) est l'établissement le plus éloigné de Cauterets.

Depuis 1848, les sources et les bains de la vallée ou syndicat de Cauterets ont été l'objet de travaux d'amélioration exécutés sur un programme longuement étudié. Toutes les sources, à l'exception de quelques griffons de la berge du gave de Macadaou (groupe des Œufs), sont captées à la roche et aménagées par des travaux souterrains qui ont triplé les ressources alimentaires des établissements du syndicat. Le *Bain des Espagnols* a été amélioré et complété; on a reconstruit *Pauze vieux*, et remanié la *Raillère*. Actuellement on établit à nouveau les conduits de descente de *César*, de *Pauze* et des *Espagnols*, ayant à racheter une hauteur verticale de 95 mètres sur 280 mètres de parcours. On y a adopté le mode à tuyau plein au départ et à l'arrivée, sans renouvellement ni contact de l'air à l'intérieur des conduites. On arrivera ainsi à conserver le principe sulfureux de la source aux bassins de recette.

On construit, aux *Espagnols*, un système de salles d'inhalation et de humage alimentées par des vapeurs sulfureuses spontanées et exaltées.

Les projets arrêtés en principe et à l'étude sont :

1° L'extension des *Bains des Espagnols* en remplacement du bain *Bruzaud ;*

2° La création d'un bain des indigents et d'un hospice civil;

3° La construction d'une nouvelle buvette de *César ;*

4° La création d'un nouveau bain de premier ordre, alimenté par les sources du groupe des *Œufs ;*

5° Le déplacement du bain du *Bois.*

« Cauterets, dit M. Drouhet, par le nombre et la variété de ses sources, semble réunir comme un *spécimen* de toutes les eaux minérales des Pyrénées : par la graduation de leur force, de leur thermalité et de leur minéralisation, celles-ci paraissent devoir répondre à tous les besoins de la thérapeutique ; à côté des groupes des sources sulfureuses, se trouvent des eaux *salines* (la *Saline*, *Rieumizet*), des eaux *alcalines* (*Bruzaud*), des eaux *spécifiques* (la *Raillère*, *César vieux*, *Mahourat*) ; leurs modes d'administration sont très variés et très complets ; enfin situées dans un beau climat, leur action se fortifie nécessairement des influences hygiéniques les plus favorables..... » Cette appréciation générale de la station de Cauterets est fort exacte, à cela près de la qualification de *spécifiques* appliquée à certaines sources, et, ce qui ne se comprend guère, en opposition apparente avec celle de *sulfureuses.* Nous reviendrons plus loin sur cette question de spécificité.

Quoi qu'il en soit, ce qui distingue particulièrement la station de Cauterets, c'est la multiplicité et la variété de sources de même nature, mais de nuances et, par suite, d'applications différentes. Beaucoup moins rapidement altérables que les sources de Luchon et d'Ax, surtout si elles se trouvaient plus complétement aménagées, et utilisées plus près de leur émergence, ces nuances appartiennent plus en propre à chacune d'elles; ce qui établit certainement une différence notable entre Cauterets d'une part, et d'une autre part Luchon, Ax, et les sources des Pyrénées-Orientales.

Les eaux de Cauterets sont fort usitées en boisson ; on les administre également en bains, et plus communément peut-être que celles de plusieurs autres sources affectées comme elles au traitement des affections thoraciques. L'usage des *demi-bains* est surtout assez particulier à la pratique de Cauterets ; ces demi-bains sont mieux supportés, dans les cas auxquels nous venons de faire allusion, que les bains entiers, et semblent exercer une action révulsive assez notable. Ces eaux s'administrent encore sous forme de douches, de gargarismes, d'injections, de pédiluves, d'inhalations ; ce dernier mode très imparfait, du moins jusqu'à l'installation nouvelle, est en voie actuelle d'exécution.

Nous n'avons pas à nous arrêter ici sur le mode d'action des eaux de

Cauterets. Ces eaux sont propres à servir de type à la médication sulfureuse, et tout ce que l'on peut dire à propos et de l'excitation et des propriétés spéciales qui caractérisent à la fois la médication sulfureuse, s'y applique parfaitement. Nous renverrons donc à l'article SULFUREUSES (EAUX), pour nous en tenir uniquement à l'exposé de la pratique de Cauterets.

Nous rangeons dans l'ordre suivant les applications thérapeutiques de ces eaux, en commençant par les plus spéciales : *maladies catarrhales de l'appareil respiratoire*, *maladies de la peau*, *rhumatisme*, *affections utérines*, *scrofules*, *syphilis*.

Le traitement des affections catarrhales de l'appareil respiratoire joue un rôle considérable dans les applications spéciales des eaux de Cauterets, et de l'une des sources de Cauterets en particulier, la *Raillère*. C'est au sujet de cette dernière que le mot de spécificité est souvent prononcé, et que M. Drouhet, à propos de résultats fort intéressants obtenus dans un cas de phthisie pulmonaire, s'exprime ainsi : « Quelle autre médication aurait pu, dans un même temps donné, remplacer cette source, et eût procuré une amélioration aussi importante ? » Nous connaissons parfaitement l'excellente application que l'on peut faire de l'eau de la *Raillère* dans les cas de ce genre ; mais nous ne connaissons rien qui soit de nature à légitimer l'idée de spécificité ou de supériorité absolue que l'on croit pouvoir y attacher. Les Eaux-Bonnes, Amélie, Allevard, etc., Ems, le Mont-Dore, pourraient en revendiquer autant : il n'est pas un effet thérapeutique obtenu à la *Raillère* qui ne puisse s'observer ailleurs. Il n'y a donc rien là de spécifique ; il y a une excellente médication, mais que rien ne distingue d'une manière absolue. Parmi les autres sources, sulfureuses en particulier, que revendiquent des applications du même genre, la *Raillère* viendrait à disparaître, que Cauterets ne cesserait assurément pas pour cela de convenir au traitement des affections qui nous occupent.

Le point important serait de spécifier les différences d'application qui peuvent exister entre la *Raillère* et les autres sources sulfureuses qui sont employées dans le catarrhe ou la phthisie pulmonaire. M. Fontan affirme que la source *Vieille* des Eaux-Bonnes et la *Raillère* de Cauterets n'ont point leurs analogues, dans les Pyrénées, pour l'action que ces deux sources exercent sur les affections tuberculeuses de la poitrine, et notamment sur l'état de tuberculisation au premier degré, avant le ramollissement ; tandis que les autres eaux sulfureuses des Pyrénées, et notamment les eaux de Luchon, seraient excellentes dans les autres affections de la poitrine et du larynx, surtout dans les bronchites et laryngites granulées, les anciennes pneumonies et pleurésies (*Rech. sur les eaux min. des Pyrénées*, 1853, p. 412). Cette exclusion d'Amélie et du Vernet, sans parler du reste, est-elle bien légitime? L'expérience le démontrera sans doute. Le même auteur ajoute que la *Raillère*, étant bien moins active et moins excitante que les Eaux-Bonnes, convient aux personnes un peu pléthoriques, et ces dernières aux lymphatiques. Voici une indication dont on tiendra compte. M. Drouhet dit que, si les eaux de la *Raillère* paraissent moins disposer que les Eaux-Bonnes à l'hypérémie pulmonaire, l'usage que l'on y fait de demi-bains un peu chauds n'y est pas étranger. Les eaux de la *Raillère* conviennent à merveille dans une foule d'affections superficielles, mais fort tenaces, du pharynx ou du larynx. Elles réussissent très bien à dissiper cette disposition congestive ou inflammatoire du larynx ou des bronches, qui ramène des enrouements ou des rhumes fréquents. Elles seraient également applicables à la bronchite nerveuse, avec petite toux sèche, continue, apyrétique, le plus souvent sans expectoration (Drouhet). Quant à leur portée dans le traitement de la phthisie, nous renverrons, pour cette appréciation, aux articles PHTHISIE et SULFUREUSES (EAUX).

Les eaux de Cauterets conviennent dans le traitement des maladies de la *peau*, alors que les eaux sulfureuses se trouvent indiquées. Elles partagent avec Luchon l'avantage d'offrir à ces maladies une médication très variée, facilement applicable à toutes sortes de cas; mais nous ne voyons rien qui les en distingue [voy. PEAU (MALADIES DE LA)]. Les eaux de Cauterets, avec leur température élevée et leur sulfuration notable, sont excellentes dans le traitement du rhumatisme, surtout chez les lymphatiques, et quand il convient d'agir vivement sur la peau : rien qui ne se rencontre du reste près de toutes les sources notablement sulfurées et thermales à la fois.

Les maladies propres aux femmes trouvent souvent à Cauterets une médication fort précieuse. Nous ne nous arrêterons pas à la chlorose, aux leucorrhées simples; la médication excitante, que l'on peut varier ici à volonté, les modes divers d'administration, les conditions hygiéniques qui se trouvent rassemblées, représentent un ensemble très favorable dans les cas de ce genre, et qui nous paraît généralement très supérieur à ce que l'on peut rencontrer près des stations ferrugineuses même les plus notables. Mais c'est surtout dans les métrites chroniques (engorgements, érosions, etc.), que ces eaux peuvent rendre de grands services. *Rieumizet*, le *Petit-Saint-Sauveur*, *Bruzaud* surtout, s'accommodent parfaitement à ces cas nombreux, où les propriétés générales de la médication thermale, ou les propriétés plus spéciales de la médication sulfureuse, sont recherchées, mais ne peuvent être tolérées que si elles se trouvent dépouillées de leur élément excitant [voy. UTÉRUS (MALADIES DE L')].

Ce sont au contraire les sources les plus actives, les *Espagnols*, *César*, auxquelles on a recours dans le traitement des *scrofules* et dans celui de la *syphilis*. Mais les eaux de Cauterets ne se distinguent ici par aucune propriété spéciale. Leur indication se confond avec celle de toutes les eaux sulfurées actives et thermales.

Les établissements de Cauterets, sauf ceux de Rieumizet, du Petit-Saint-Sauveur et du Pré sont la propriété de sept communes, et sont administrés par un syndicat dont un propriétaire de Cauterets est le président (Rotureau).

CAUVALAT-LEZ-LE-VIGAN (France, Gard, arrond. du Vigan). Altitude, 224.

Sulfurée calcique. Froide.

	Eau : un litre.
Acide carbonique libre	1/6 du volume.
— sulfhydrique libre	0gr,014
Azote	inapprécié.
	Gram.
Bicarbonate de soude	0,080
— de chaux — de magnésie	0,400
Sulfate de chaux	0,760
— de soude — de magnésie	0,120
Sulfure de calcium	0,019
Chlorure de sodium	0,060
Silicate alcalin	0,260
Matière organique brune	0,100
	1,799
	(O. Henry.)

M. Bérard (de Montpellier), qui s'est aussi livré à l'examen de cette eau, pense que le soufre y existe à l'état de sulfure de calcium.

Applications générales des eaux sulfureuses.

CAXAMARCA (Amérique du Sud, Pérou). Aux environs de cette ville se trouvent des sources thermales, dont la composition chimique n'est pas donnée. Deux grandes maisons, bâties de pierre, ayant chacune une piscine très vaste, sont disposées pour les baigneurs, encore très nombreux. C'est à ces bains que l'Inca Atahualpa avait établi sa résidence, lors de l'arrivée de Pizarre.

CAYEUX (France, Somme, arrond. d'Abbeville), à 28 kilomètres de cette ville.

Bains de mer.

CAYLA (le) (France, Aveyron, arrond. de Saint-Affrique.) Près d'Andabre. Ces sources sont réunies, dans l'*Annuaire*, sous le nom de *Camarès*, avec celles d'*Andabre* et de *Prugnes*.

Ferrugineuse bicarbonatée. Froide. Trois sources.

Eau : un litre.

	Source MADELEINE.	Source ROSE.	Source PRINCESSE.
Acide carbonique libre....	1/3 du vol.	1/3 du vol.	1/3 du vol.
	Gram.	Gram.	Gram.
Bicarbonate de chaux.... } — de magnésie. }	0,360	0,348	0,271
— de protoxyde de fer......	0,106	0,064	0,060
Sulfate de soude........ } — de chaux....... }	0,240	0,200	0,146
Chlorure de sodium..... } — de calcium..... } — de magnésium.. }	0,090	0,092	0,087
Crénate de fer..........	sensible	sensible	sensible
Silice, matière organique..	0,055	0,050	0,050
Principe arsenical........	traces	traces	traces
	0,851	0,754	0,611

(O. HENRY.)

CÈDRES (Source des) (Algérie, près de Teniet-el-Haad, départem. d'Oran). A 190 kilomètres d'Alger.

Ferrugineuse sulfatée. Tempér., 12° cent.

	Eau : un litre.
	Gram.
Carbonate de fer........................	0,02417
Sulfate de chaux........................	0,03390
Sulfate de soude........................	0,01350
Chlorure de sodium......................	0,03260
Phosphate de chaux......................	0,01500
	0,11917

(VATONNE.)

L'eau de cette source, dont le débit n'est pas moindre de 1800 litres par jour, ne serait pas gazeuse, suivant M. Bertherand; tout nous porte à croire cependant que le carbonate de fer y est dissous à l'état de bicarbonate et à la faveur d'un excès d'acide carbonique libre. La proportion notable de sulfate de chaux qu'elle renferme s'explique au besoin par des carrières de gypse blanc saccharoïde, ou de pierre à plâtre ordinaire, près desquelles la source est située.

L'analyse de M. Vatonne nous semble loin d'être définitive, d'autant plus que M. d'Almeida, professeur de chimie au lycée d'Alger, est arrivé à des résultats un peu différents. Ainsi, d'après ce chimiste, l'eau de la source des Cèdres contiendrait de l'acide carbonique libre et du carbonate de fer en assez grande quantité, des traces de chaux et de magnésie, de très minimes quantités de potasse, des sulfates et des chlorures peu abondants.

Ce sujet mérite donc une nouvelle étude.

M. Bertherand a employé ces eaux avec avantage chez des individus affaiblis par la fièvre intermittente, de longues diarrhées, portant des engorgements abdominaux. Elles ont fourni un topique salutaire dans des plaies et ulcères des conjonctives, certains exanthèmes. Elles ont encore réussi dans « des diarrhées et des dysenteries; c'est dans le cas d'une invasion récente que l'eau ferrugineuse, surtout en injections intestinales, jouit d'une incontestable efficacité. Il a suffi parfois d'*un seul* lavement de ce liquide pour supprimer complétement des évacuations fréquentes, et la guérison ne se démentait pas. Quant à l'état chronique, avantageusement modifié par le même moyen, il a paru se dissiper beaucoup plus promptement par l'emploi de l'eau minérale en boisson. » (Bertherand, *Études sur les eaux minérales de l'Algérie.*)

CELLES (France, Ardèche, arrond. de Privas).

Bicarbonatée mixte. Tempér., 15° à 25° cent. Quatre sources,

Sulfatée ferrugineuse. Une source.

Eau : un litre.

	Puits artésien.	Bonne Fontaine.	Fontaine Ventadour.	Fontaine des Yeux ou Cicéron.
Température	25°	15°	23°	25°
	lit.	lit.	lit.	lit.
Acide carbonique	1,208	0,578	0,466	0,105
Azote	»	0,024	0,018	0,024
Oxygène	»	»	»	0,003
	gr.	gr.	gr.	gr.
Carbonate de soude	0,531	0,213	0,188	»
— de potasse	0,106	0,061	0,039	»
— de chaux	0,905	0,718	0,426	0,068
— de magnésie	0,061	0,054	0,038	0,017
— de strontiane	traces	»	»	»
Oxyde de fer	0,004	0,010	0,005	0,009
Sulfate de soude	0,037	0,086	0,105	0,043
— de chaux	»	»	»	0,081
— de magnésie	»	»	»	0,050
Chlorure de sodium	0,208	0,147	0,113	0,003
— de calcium	»	»	»	0,003
Phosphates de chaux et d'alumine	traces	»	»	»
Fluorure de calcium	traces	»	»	»
Silice	0,053	0,007	0,024	0,012
Matière organique azotée	»	»	»	q. indét.
	1,887	1,296	0,938	0,286

(Balard.)

L'eau de la cinquième source (fontaine Lévy), froide et très peu abondante, a été trouvée par le même chimiste composée de la manière suivante :

	Lit.
Acide carbonique	0,038
Azote	0,022
Oxygène	traces

	Gram.
Sulfate de fer	0,576
— d'alumine	0,200
— de chaux	0,127
Chlorure de sodium	0,020
	0,933

Il existe à Celles un établissement thermal, créé seulement depuis l'année 1833, et alimenté par le puits artésien, qui ne débite pas moins, par intermittence, de cent mètres cubes d'eau et quarante mètres cubes de gaz carbonique par vingt-quatre heures ; toutes les sources laissent sur le sol un dépôt ocracé.

On possède sur les eaux de Celles un ouvrage assez volumineux du docteur Barrier (1837), dont il est assez difficile de tirer profit, au point de vue de l'étude thérapeutique de cette source. Le langage de l'ancien inspecteur de Celles est si peu intelligible, et ses raisonnements sont si singuliers, qu'il faut une grande attention pour discerner les véritables applications qui doivent être attribuées à ces eaux. Celles-ci sont très gazeuses et ferrugineuses. Elles tiennent un rang important parmi les eaux digestives, et possèdent les propriétés communes aux eaux ferrugineuses. M. Barrier affirme que les eaux de Celles conviennent dans la diarrhée. Comme l'application des eaux minérales est généralement fort difficile à faire dans la plupart des diarrhées, nous transcrivons le passage suivant, ne pouvant suppléer nous-mêmes à ce qu'il offre d'insuffisant : « Nos eaux ferro-alcalino-gazeuses, dit M. Barrier, jouissent dans la contrée d'une haute réputation dans le traitement de la diarrhée et de la dysenterie chroniques ; la confiance des habitants de nos alentours est si grande dans ces sortes de cas, qu'on peut difficilement les engager à faire d'autres remèdes, ou pour mieux dire, ils ne consultent pas, et dès les premiers symptômes diarrhéiques, ils vont boire les eaux de la *Bonne-Fontaine*, et sont bien vite guéris, si l'irritation des gros intestins ne se complique point avec celle des intestins grêles et moins encore avec celle de l'estomac. Quand l'irritation chronique affecte spécialement le jéjunum et le duodénum, les eaux alcalino-gazeuses de Celles sont d'un grand prix ; mais il faut les employer surtout en bains ou en douches... » Cet auteur, comme du reste la plupart de ceux qui ont écrit sur ce sujet, a eu le tort de ne pas mentionner l'espèce de diarrhée contre laquelle les eaux de Celles se trouvent si bien appropriées. En l'absence d'une telle indication, il est difficile de se faire une idée un peu précise de la valeur réelle de ces eaux dans le traitement des affections intestinales.

M. Barrier a prétendu avoir obtenu par les eaux de Celles la guérison de cancers. « Non-seulement, dit-il, j'ai vu à Celles des tumeurs excessivement suspectes et affectant des organes divers se résoudre avec facilité, mais encore de véritables et énormes cancers s'y sont résolus en très grande partie, et lorsqu'ils ont été réduits à leur tissu encéphaloïde, ils semblaient vouloir se juger par voie de suppuration. » Le traitement par les eaux de Celles aurait pour effet d'exercer d'abord une action sédative sur les douleurs cancéreuses, de rétablir la santé générale, puis de déterminer dans les parties engorgées de l'inflammation, de la suppuration, de la gangrène, enfin la fonte et l'élimination du cancer lui-même. L'excessive prétention avec laquelle ces résultats sont annoncés n'est pas justifiée par les observations rapportées dans l'ouvrage de M. Barrier. La plupart ne consistent qu'en de vagues assertions ou ne sont propres qu'à confirmer elles-mêmes le défaut de guérison du cancer. Le fait le plus remarquable est relatif à une femme guérie d'un cancer du sein, puis atteinte de récidive. La dégénérescence reproduite a subi effectivement un travail de fonte suppurative, que M. Barrier prétend pouvoir reproduire à volonté ; et l'observation se termine au moment où il n'existe plus qu'une petite plaie de bonne apparence. La question de récidive nouvelle reste donc tout entière. Quant à l'influence effective du traitement sur l'évolution artificiellement déterminée dans les dégénérescences, il faudrait des faits plus nombreux et autrement présentés, pour être à même de l'apprécier. Les résultats annoncés par l'inspecteur de Celles avaient attiré l'attention, il y a déjà un certain nombre d'années : plusieurs chirurgiens distingués ont envoyé des cancéreux à Celles ; mais il n'est pas à notre connaissance que les résultats obtenus aient répondu à leurs espérances.

On emploie à Celles l'acide carbonique, mêlé à la vapeur d'eau, en injections, en douches, et aussi en inhalations dans un vaporarium.

CERESOLE ou **CERISOLES** (États sardes, Piémont, div. de Coni). *Ferrugineuse bicarbonatée.* Froide.

La composition qualitative a été donnée par le professeur Cantù (1820), savoir :

Gaz acide carbonique libre, en grande proportion.
Carbonate de fer.
— de chaux.
— de soude
Sulfate de soude.
Chlorure de magnésium.
Silice, quelques atomes.

Cette source, qui coule au pied du mont de Bellegarde, est assez fréquentée et se transporte de plus en plus, particulièrement à Turin.

CERVEAU (Maladies du). Les eaux minérales sont fréquemment employées dans les paralysies suite d'apoplexie. Bien que le traitement thermal ait alors pour but spécial de ranimer les fonctions éteintes, on admet que l'action résolutive de certaines eaux minérales (chlorurées sodiques) peut s'exercer utilement au sujet des foyers hémorrhagiques en voie de réparation [voy. APOPLEXIE. RAMOLLISSEMENT DU CERVEAU].

Nous ne connaissons pas d'autre application qui ait été faite des eaux minérales aux affections cérébrales, sauf quelques cas d'aliénation mentale et de paralysie générale accompagnée de démence, où les résultats obtenus ne seraient nullement propres, à notre connaissance au moins, à encourager cette pratique.

Il nous semble cependant qu'il y aurait quelque parti à tirer de la médication thermale, dans la congestion cérébrale chronique ou dans la disposition à la congestion cérébrale. Alors que la circulation générale est languissante, la circulation abdominale embarrassée, qu'il existe de la tendance aux congestions passives, il nous semble qu'un emploi judicieux des eaux chlorurées ou bicarbonatées sodiques pourrait rendre service. C'est là un sujet d'étude que nous recommandons aux observateurs, et une source d'indications que nous croyons digne de l'intérêt des praticiens.

CÉSAR (Bains de). On a donné le nom de *Bains de César* à beaucoup de sources et même d'installations thermales [voy. en particulier ROYAT].

CESTONA GUESALAGA (Espagne, prov. de Guipuzcoa). Ville sur la rive droite de l'Urola, au pied du mont Ayaquelu.

Chlorurée sodique. Tempér., entre 32° et 36° cent. Deux sources.

	Eau : un litre.
	Gram.
Chlorure de magnésium	0,0846
— de calcium	0,0792
— de sodium	5,0347
Sulfate de chaux	1,8130
— de soude	0,5208
— de magnésie	0,1595
Phosphate de chaux	0,1953
Carbonate de chaux	0,0542
— de magnésie	0,0509
Acide silicique	0,0759
Substance organique	»
	8,0681
Azote	0,02025 — 16,18 en vol.

(Dr ZABALA, 1849.)

Des flocons rougeâtres nagent dans cette eau, composée de carbonate de fer, selon Salgado, d'oxyde de fer mêlé d'alumine et de silice, d'après M. Zabala. Ce dernier chimiste attribue la présence de l'azote à l'action de l'air contenu dans l'eau sur un sel de protoxyde de fer. C'est aussi la proportion d'azote qu'elles renferment qui a fait ranger à tort les eaux de Cestona parmi les prétendues eaux nitrogénées. On les emploie en boisson, bains et douches. Elles s'exportent facilement. Il y a un établissement bien tenu et fréquenté. Par leurs propriétés toniques et laxatives à la fois, c'est dans la dyspepsie et les entéralgies que ces eaux conviennent particulièrement.

CETONA (Toscane, prov. d'Arezzo), à 9 kilomètres de Chiusi.

Sulfatée calcique. Tempér., 15° cent.

	Eau : une livre.		*Eau : un litre.*
	Pouc. cub.		Cent. cub.
Sulfate de chaux...........	5,331	=	0,529
— de soude............	1,599	=	0,160
— de magnésie.........	1,332	=	0,129
Carbonate de chaux........	2,666	=	0,267
— de magnésie......	1,066	=	0,107
— de fer...........	0,266	=	0,029
Chlorure de sodium.........	0,266	=	0,029
— de magnésium......	0,133	=	0,013
— de calcium........	0,133	=	0,013
	12,792	=	1,276
	Pouc. cub.		Cent. cub.
Gaz acide carbonique libre...	10,3	=	3,766

(GUILI.)

D'après Simon, cette eau, dont la saveur est saline et ferrugineuse, contient encore du sulfate d'alumine 0,266. Elle passe pour exercer une action tonique sur la muqueuse de l'estomac.

CETTE (France, Hérault, arrond. de Montpellier), à 28 kilomètres environ de cette ville. Chemin de fer de la Méditerranée.

Bains de mer.

On y pratique avec avantage l'emploi des bains de sable.

CEYLAN (Ile de). Grande île de l'Hindoustan anglais, à l'entrée du golfe du Bengale. Le terrain des montagnes y est presque partout primitif et granitique. Il y a plusieurs sources chaudes dans l'île de Ceylan. Celles de *Cannea*, près de Trincomaly, sont au nombre de quatre ; leur température est de 38° à 42° cent. On n'y trouve que des traces de chlorure de sodium et une très petite quantité de gaz acide carbonique et d'azote ; ces gaz s'en dégagent aux sources mêmes. Dans l'intérieur de l'île, il y a des sources semblables, mais dont la température est beaucoup plus élevée. (John Davy.)

CHABETOUT (France, Puy-de-Dôme, arrond. d'Issoire). A peu de distance de cette ville.

Ferrugineuse bicarbonatée. Froide.

	Eau : un litre.
	Lit.
Acide carbonique, à peu près le volume de l'eau.	0,88
	Gram.
Bicarbonate de soude	1,886
— de potasse	0,096
— de chaux	0,278
— de magnésie	0,180
— de protoxyde de fer / — avec crénate et apocrénate	0,047
— de manganèse	sensible
Sulfate de soude / — de chaux	0,055
Chlorure de sodium	0,225
— de potassium	0,093
Silice et silicates / Alumine	0,197
Phosphate / Silicate ou carbonate de lithine / Borate / Iodure alcalin / Principe arsenical / Matière organique de l'humus	0,048
	3,105

(O. Henry.)

Il y a un projet de créer un établissement thermal. Le débit de cette source est estimé à 1500 litres à l'heure.

CHAISE A PORTEURS. Il est de règle élémentaire qu'après l'usage des eaux, surtout en bain chaud, en douche et en vapeur, on doit soustraire la surface cutanée, les voies aériennes et la muqueuse pulmonaire à l'action de l'air extérieur : c'est là l'objet de la chaise à porteurs, installée comme celle d'Aix-la-Chapelle, c'est-à-dire recevant le malade entièrement enveloppé de linge et de couvertures.

Nos établissements thermaux sont à peu près complétement dépourvus de chaises à porteurs. Leur emploi fait exception ; et cependant que d'accidents immédiats et consécutifs, attribués à l'usage des eaux, qui n'ont d'autre cause qu'une transition trop rapide de l'atmosphère chaude des locaux balnéaires à l'air extérieur.

L'indication du mal est ici celle du remède. Nos stations thermales, notamment celles où se traitent par l'inhalation, par l'inspiration, les maladies des voies aériennes, et celles où l'usage du bain chaud, de la douche forte et de l'étuve est pratiqué, ont le devoir de faciliter et d'étendre l'usage de la chaise à porteurs dans des conditions qui soient en rapport avec le traitement et avec l'indication médicale. Il convient que le malade ne la réclame pas en vain, et qu'il puisse en user sans aggravation de dépense.

CHALDETTE (la) (France, Lozère, arrond. de Marvejols), à 8 kilomètres de Chaudesaigues. Tempér., 30° cent.

Une analyse qualitative de la source, dont le captage remonte à vingt-cinq ans environ, a montré à M. Chevallier qu'elle contenait du carbonate, du chlorure et du sulfate de soude, des carbonates de chaux et de magnésie et des traces d'une matière bitumineuse.

Il existe à la Chaldette un établissement thermal composé d'un petit nombre de baignoires et d'un cabinet de douches.

Il y aurait intérêt à recommencer l'analyse de cette source.

CHALEUR CENTRALE. [Voy. CALORIQUE NATUREL DES EAUX].

CHALLES (États sardes, Savoie), à 4 kilomètres de Chambéry, sur la route de Turin.

Sulfurée sodique. Tempér., de 11°,5 à 12° cent.

	Eau : un litre.
Azote	traces légères
	Gram.
Chlorure de magnésium	0,0100
— de sodium	0,0814
Bromure de sodium évalué	0,0100
Iodure de potassium	0,0099
Sulfure de sodium	0,2950
— de fer et de manganèse	0,0015
Carbonate de soude	0,1377
Sulfate de soude — de chaux, peu	0,0730
Silicate de soude	0,0410
Bicarbonate de chaux	0,0430
— de magnésie	0,0300
— de strontiane	0,0010
Phosphate d'alumine et de chaux Silicate d'alumine ou de chaux	0,0580
Glairine rudimentaire	0,0221
Matière organique azotée, soude libre?	sensible.
Perte	0,0325
	0,8461

(O. HENRY, 1842.)

La proportion considérable d'iodure et de bromure alcalins signalés dans cette analyse fait supposer à M. O. Henry que l'eau de Challes peut être considérée comme une eau sulfureuse iodurée ; aussi la croit-il appelée à rendre de grands services à la thérapeutique hydrominérale.

Le débit de la source, dont la découverte remonte à un petit nombre d'années seulement, n'est pas moins de 1200 à 1500 litres par vingt-quatre heures.

On n'a trouvé dans les produits de l'évaporation de l'eau de Challes aucun indice de sel ammoniacal, ni aucune trace d'azotate et de fluorure. M. Henry, dans son rapport à l'Académie de médecine, fait remarquer que la proportion de l'iodure de potassium qu'elle contient s'élève à peu près à un cinquième de grain (0,01), et celle du sulfure de sodium à près de six grains (0,295), quantité bien supérieure à celle des autres eaux sulfureuses jusqu'à présent connues. Un captage nouveau d'un des filets d'eau qui alimentent la source amène maintenant une eau plus riche encore, et dans laquelle le dosage du sulfure de sodium est évalué à 559 milligrammes par 1000 grammes d'eau (Domenget). La vérification a été répétée pendant et après d'abondantes pluies; le résultat s'est trouvé constant. On ne peut disconvenir que ces eaux sulfureuses, alcalisées par le carbonate et par le silicate sodique, et, de plus, chlorurées et considérablement iodurées et bromurées, ne présentent une minéralisation privilégiée.

La source de Challes a été découverte, en avril 1841, par le docteur Domenget, dans sa propriété. On voit les eaux sourdre immédiatement d'une roche calcaire, marneuse et bitumineuse, appartenant au terrain jurassique moyen. Il n'existe pas d'établissement de bains, ni d'hôtel, pour recevoir les malades. La proximité de Chambéry permet de suivre, dans cette ville, un traitement à l'aide des eaux de Challes. Les médecins d'Aix en Savoie les associent souvent à leur médication thermale. Elles se transportent facilement.

L'attention a été vivement excitée par la nature de ces eaux, sur lesquelles M. Bonjean, entre autres, a publié des recherches fort intéressantes. Leur spécialisation, basée sur les principes qu'elles renferment, s'applique formellement aux scrofules et aux engorgements ganglionnaires sur lesquels elles ont qualité pour exercer une action fondante. Par les mêmes motifs, on les a employées avec succès contre le goître endémique, infirmité commune dans les parties basses des Alpes. Il n'y a pas lieu de s'étonner si la variété de leurs éléments minéralisateurs a encouragé les praticiens à en étendre l'application à une infinité de formes de maladies diathésiques. C'est ainsi que des affections cutanées, des accidents secondaires ou tertiaires de la syphilis, des ulcères chroniques, des manifestations scorbutiques, ou même dépendant du vice cancéreux, comptent des succès par l'usage des eaux de Challes. Nous ne parlons pas de la goutte et de la gravelle qui figurent dans l'énumération des appropriations thérapeutiques de cette source; l'expérience n'est pas encore décisive à leur égard. Mais on ne saurait passer sous silence les observations présentées à l'Académie royale de Savoie par M. Ughetti, vétérinaire de l'armée sarde, lequel a annoncé d'excellents résultats obtenus par la boisson de l'eau de Challes, chez des animaux de diverses races, et principalement sur des chevaux atteints d'éruption farcineuse ou de catarrhes chroniques.

On fait usage des eaux de Challes en toutes saisons, soit en boisson, à la dose d'un ou deux verres et jusqu'à plus d'un litre pour les adultes, d'un demi-verre pour les jeunes enfants; soit en lotions, injections et bains. Dans ce dernier cas, on ajoute dans une baignoire, à l'eau commune chauffée, la valeur de six à huit bouteilles d'eau minérale.

CHALONNES (France, Maine-et-Loire, arrond. d'Angers).

Bicarbonatée mixte. Froide.

	Eau : un litre.
	Gram.
Bicarbonate de chaux	0,043
— de magnésie	0,058
— de fer	0,012
— de manganèse	0,030
Sulfate de chaux	0,075
— d'alumine	0,033
Chlorure de calcium	0,067
— de magnésium	0,075
Silice	0,078
Matière organique	0,033
	0,524

(MÉNIÈRE et GODEFROY.)

Il est assez digne de remarque que les auteurs de cette analyse n'indiquent pas la présence, soit de la soude, soit de la potasse. Cette eau, du reste, se rapproche beaucoup d'une eau douce.

Cette source est connue dans le pays sous le nom de FONTAINE SAINTE-MAURILLE.

CHALUSSET. Voy. PONTGIBAUD.

CHAMALIÈRES. Voy. ROYAT.

CHAMBON (France, Puy-de-Dôme, arrond. d'Ambert).

Bicarbonatée mixte. Tempér., 12°.

Cinq sources ou fontaines dont la principale, ou source de *la Pique*, coule au-dessous du hameau de Vouassière, au bord d'un ruisseau, où, dit M. Nivet, les malades vont la recueillir dans un verre à l'aide d'une feuille roulée en spirale. Voici sa composition :

	Eau : un litre.
	Gram.
Bicarbonate de soude	0,5709
— de magnésie	0,1820
— de chaux	0,5892
— de fer	q. minime
Sulfate de soude	traces
Chlorure de sodium	0,0500
Silice	0,0600
Perte	0,0663
	1,5184

(NIVET.)

On l'emploie dans la chlorose, la dyspepsie et les céphalalgies nerveuses et sympathiques (Nivet).

CHAMOUNY CHAMOUNIX (États sardes, Savoie, prov. de Faucigny). Vallée à 12 kilomètres de Saint-Gervais et 20 kilomètres de Salanche. 1052 mètres au-dessus du niveau de la mer.

Sulfurée calcique. Froide.

	Eau : un litre.
	Gram.
Sulfure de calcium	0,0412
Bicarbonate de soude	0,1435
Sulfate de chaux	0,0503
— de soude	0,1064
Chlorure de potassium	0,0047
— de sodium	0,0076
Oxyde de fer rouge	0,0040
Silice	0,0037
Glairine (sèche)	0,0329
	0,3943
	Cent. cub.
Azote	19,65

(MORIN.)

La source se rencontre au milieu de la vallée, sur un sol calcaire. On lui fait parcourir un trajet de 1000 mètres environ, dans un conduit de bois jusqu'à l'établissement, où elle est utilisée en bains et en boisson. Pas d'usages encore déterminés. Le voisinage des bains analogues de SAINT-GERVAIS [voy. ce mot] lui laissera une certaine infériorité. L'eau minérale est échauffée par serpentinage.

CHAMPOLÉON (France, Hautes-Alpes, arrond. d'Embrun).

Sulfurée calcique. Froide (8°).

	Eau : un litre.
Acide carbonique	traces
— sulfhydrique	0,01600
	Gram.
Carbonate de chaux	0,005
— de magnésie	0,012
Sulfure de potassium	0,007
— de calcium	0,092
Sulfate de soude	0,025
— de chaux	0,008
Chlorure de sodium	0,021
— de calcium	traces
— de magnésium	traces
Glairine	quant. consid.
	0,170

(NIEPCE.).

C'est, si nous ne nous trompons, la première fois que dans une eau sulfurée calcique on voit le soufre combiné en même temps avec un alcali, comme la potasse. La source de Champoléon est désignée dans le pays sous le nom de *Fontaine de lait*, en raison de sa teinte opalescente, due sans doute, comme dans les eaux de Bagnères-de-Luchon et de Moligt, à du soufre très divisé.

CHAPDES-BEAUFORT. Voy. PONTGIBAUD.

CHAPELLE-GODEFROY (la) (France, Aube, arrond. de Nogent-sur-Seine). A 4 kilomètres de Nogent.

Ferrugineuse bicarbonatée. Froide.

Deux sources coulent sur la rive gauche de la Seine ; mais leur analyse n'a pas été entreprise d'une manière régulière. MM. Cadet de Gassicourt et Eusèbe Salverte disent seulement qu'elles contiennent :

	Eau : un litre.
	Lit.
Acide carbonique	1,556
	Gram.
Carbonate de chaux	3,630
— de fer	3,030
	6,660

Ces eaux réclament donc un nouvel examen chimique.

CHAPELLE-SUR-ERDRE (la). Voy. FORGES (Loire-Inférieure).

CHAPRONNIÈRE (la). Voy. CHEMILLÉ.

CHARBONNIÈRES (France, Rhône, arrond. de Lyon). A 8 kilomètres de cette ville.

Ferrugineuse bicarbonatée. Froide.

Il y a deux sources : *source de Laval*, et *source Nouvelle* ou *Cholat*, cette dernière employée seulement en bains. Il y a un établissement thermal assez complétement installé.

	Eau : un litre.
	Lit.
Acide carbonique	0,034
— sulfhydrique	traces
Azote	0,024
Oxygène	0,001
	Gram.
Bicarbonate de protoxyde de fer	0,041
— de soude	0,017
— de chaux	0,050
— de magnésie	0,006
Sulfate de chaux	traces
Chlorure de sodium	0,008
Silice	0,022
Alumine	0,009
Matière organique	quant. notable
	0,153

(GLÉNARD.)

M. Vezu a encore signalé l'iode parmi les principes constituants de cette eau.

Les eaux de Charbonnières sont très fréquentées par les habitants de Lyon et des alentours, pour tous les cas qui s'adressent à une médication ferrugineuse.

CHARLOTTENBRUNN (Prusse, prov. de Silésie). Bourg dans la montagne siléso-bohémienne, au fond d'une vallée boisée et très pittoresque.

Ferrugineuse bicarbonatée. Tempér.?

	Eau : une livre.		*Eau : un litre.*
	Pouc. cub.		Cent. cub.
Gaz acide carbonique.......	18,60	=	669,5
	Grains.		Gram.
Carbonate de chaux.........	2,290	=	0,281
— de soude.........	1,588	=	0,206
— de magnésie......	0,553	=	0,065
— de fer...........	0,200	=	0,020
Chlorure de sodium.........	0,079	=	0,007
Sulfate de soude...........	0,116	=	0,012
— de chaux...........	0,030	=	0,001
Acide silicique............	0,217	=	0,022
Matière extractive..........	0,186	=	0,018
	5,259	=	0,632

(BEINERS.)

Simon attribue encore à cette composition :

Alumine	0,023
Oxyde de manganèse........................	traces

La source prend son origine dans le grès rouge et le basalte. On l'emploie en boisson et en bains, principalement dans les maladies de l'appareil urinaire, les dyspepsies, la chlorose, les obstructions abdominales.

CHATEAUFORT. Voy. PONTGIBAUD.

CHATEAU-GONTIER (France, Mayenne, arrond. de Château-Gontier).

Ferrugineuse bicarbonatée. Tempér., 7° cent.

Une source désignée sous le nom de *source Rouillée.*

	Eau : un litre.
Acide carbonique libre..........................	1/8 du vol.
	Gram.
Bicarbonate de chaux........................	0,4556
— de magnésie.....................	traces
Crénate, apocrénate et carbonate de fer.......	0,1040
Manganèse....................................	traces
Sulfate de soude. } — de chaux. }	0,1000
— de magnésie..........................	0,5200
Azotate	indices
Chlorure de sodium (dominant) } — de magnésium }	0,2004
Silice et alumine..............................	0,0170
Principe arsenical recherché dans le dépôt ocracé.	traces
	1,3970

(O. HENRY.)

Les eaux de Château-Gontier trouvent particulièrement leur application dans l'anémie et la chlorose, surtout lorsque les phénomènes dyspeptiques sont prononcés. M. Mahier dit les avoir employées avec beaucoup d'avantage dans le catarrhe vésical et la gravelle (*Annales de la Société d'hydrologie médicale de Paris*, tome II). Il est probable qu'elles peuvent modifier la gravelle dans quelques-unes de ses manifestations, mais nous ne pensons pas qu'elles exercent une action suffisante sur la diathèse urique en particulier. Nous en dirons autant à propos de la scrofule et du rachitisme, dans lesquels le même médecin paraît avoir employé ces eaux avec de notables avantages. Nous ferons remarquer du reste qu'un établissement hydrothérapique important est annexé à la station thermale de Château-Gontier.

CHATEAUNEUF-LES-BAINS (France, Puy-de-Dôme, arrond. de Riom). A 24 kilomètres de Riom, altit. 382 mètres au-dessus du niveau de la mer.

Ferrugineuse bicarbonatée. Sources froides, tempérées et thermales.

Cette station possède quatorze sources captées dont la température varie depuis 15° jusqu'à 37° cent. Voici leurs noms :

	Température. °
Source Desaix	16,5
— de la Pyramide	25
Buvette du grand Bain chaud	33,5
Source du Petit-Moulin	15,75
— de Champfleuret	16
— du Petit-Rocher	21,5
— Chevarier	30
— Chambon Lacroix	19,5
— Chambon Lagarenne	»
— du grand Bain chaud	37,7
— du bain Auguste	32
— du bain Julie	32
— du bain tempéré	35
— du Petit-Rocher	25
— de la Rotonde	29,5

La station de Châteauneuf, située sur la rive gauche de la Sioule, au milieu des montagnes de la basse Auvergne et dans un site des plus agréables, comprend quatre établissements appartenant à plusieurs particuliers. Ce sont : 1° le *grand bain chaud*, placé au rez-de-chaussée du principal édifice; 2° le *bain César*, contenant les piscines *Julie* et *tempérée*, renfermées dans le même bâtiment et à quelques mètres seulement du premier; 3° le *bain Mossier;* 4° le *bain de la Rotonde;* éloignés d'un kilomètre environ des précédents.

Toutes ces sources ont une origine commune; seulement les circuits qu'elles font pour arriver à la surface du sol modifient notablement, sinon la nature, du moins la proportion des principes qui les minéralisent, comme on le voit par le tableau suivant :

COMPOSITION des sources.	Fontaine Desaix.	Fontaine de la Pyramide.	Buvette du grand bain chaud.	Grand bain chaud.	Bain Auguste.	Bain Julie.	Bain Tempéré	Fontaine du Petit-Moulin	Fontaine du Pavillon ou de Champ-fleuret.	Bain du Petit-Rocher.	Fontaine du Petit-Rocher.	Fontaine de Chevarier.	Bain de la Rotonde.	Fontaine de Chambon-Lacroix.
	gr.	gr.	gr.	gr.	gr.	gr.	gr.	gr.	gr.	gr.	gr.	gr.	gr.	gr.
Acide carbonique libre	1,835	1,321	0,752	1,195	1,019	1,457	1,318	1,467	1,986	1,155	2,024	1,512	1,730	1,881
Acide sulfhydriq. libre.	»	traces	traces	»	»	»	»	»	»	traces	»	traces	»	»
Bicarbonate de soude.	1,612	1,580	1,279	1,296	1,454	1,352	1,288	0,984	1,620	0,915	0,528	0,772	1,209	0,757
— de potasse.......	0,519	0,730	0,621	0,540	0,498	0,575	0,551	0,525	1,089	0.430	0,539	0,426	0,664	0,379
— de chaux.........	0,516	0.642	0,380	0,314	0,448	0,391	0,401	0,475	0,750	0,408	0,545	0,228	0,257	0,706
— de magnésie......	0,121	0,237	0,213	0,204	0,209	0,191	0,212	0.218	0,435	0,175	0,126	0,101	0,145	0,356
— de protoxyde de fer.	0,018	0,042	0,022	0,034	0,032	0,036	0,027	0,062	0,016	0,022	0,042	0,010	0,028	0,050
Sulfate de soude.....	0,250	0,485	0,483	0,470	0,428	0,442	0,470	0,234	0,391	0,428	0,271	0,186	0,296	0,126
Chlorure de sodium...	0,413	0,433	0,374	0,395	0,449	0,411	0,451	0,304	0,377	0,340	0,283	0,173	0,375	0,175
Arséniate de soude...	traces	traces	traces	traces	traces	traces	traces	traces	traces	traces	traces	traces	traces	traces
Crénate de fer.......	indices	indices	indices	indices	indices	indices	indices	indices	indices	indices	indices	indices	indices	indices
Silice.............	0,103	0,109	0,115	0,101	0,122	0,126	0,121	0,085	0,092	0,095	0,100	0,078	0,095	0,010
Alumine...........	traces	traces	traces	traces	traces	traces	traces	traces	traces	traces	traces	traces	traces	traces
Lithine...........	traces	traces	traces	traces	traces	traces	traces	traces	traces	traces	traces	traces	traces	traces
Matière organique....	indices	indices	indices	indices	indices	indices	indices	indices	indices	indices	indices	indices	indices	indices
Poids des combinaisons anhydres, les sels étant à l'état de bicarbonates.	5,387	5,579	4,239	4,549	4,659	4,981	4,839	4,384	6,756	3,968	4,458	3,487	4,799	4,440
Poids des combinaisons salines anhydres trouvé par l'expérience, les sels étant à l'état de bicarbonates neutres	2,848	3,216	3,074	3,082	3,154	2,996	3,080	2,288	3,480	2,364	2,340	1,580	2,300	2,008

Outre ces sources, M. O. Henry s'est encore livré à l'analyse d'une autre située dans le voisinage de celles de *Chambon*, et les résultats qu'il a obtenus se confondent avec les précédents.

Les eaux de Châteauneuf nous sont moins connues sous le rapport médical que sous le rapport analytique. La multiplicité des sources, leur variété de température, le développement donné aux appareils balnéothérapiques, rendent cependant cette station fort digne d'intérêt. La composition de ces eaux les rapproche de celles de Saint-Alban : mais si elles sont moins gazeuses que ces dernières, et se trouvent moins propres à servir de boisson digestive, à distance surtout, elles semblent offrir, par suite de leur thermalité, des ressources thérapeutiques plus étendues.

Salneuve a publié à leur sujet une série d'observations qui embrasse des sujets très variés, tels que paralysie, scrofules, rachitisme, rhumatisme, hydarthrose. Il est à croire que, dans la plupart de ces cas, les eaux de Châteauneuf ont agi plutôt comme moyen hydrothérapique que par leurs propriétés médicamenteuses directes, et il n'est pas probable qu'elles puissent exercer vis-à-vis ces divers états morbides l'action radicale qui pourrait appartenir à des eaux plus actives et plus médicamenteuses. Elles se rapprochent, sous ce rapport, de beaucoup d'eaux peu minéralisées, dont les résultats avantageux s'exercent sans doute plus sur certaines manifestations symptomatiques que sur les conditions organiques dont celles-ci dépendent. Cependant le rhumatisme simple est certainement très bien traité dans les piscines de Châteauneuf, et nous ne doutons pas que ce traitement ne puisse convenir également à quelques névroses. Les eaux de Châteauneuf sont utiles dans la dyspepsie, et dans la forme gastralgique qui réclame des eaux modérément actives. Cependant il faut remarquer que c'est le traitement externe qui a toujours été prédominant dans la pratique de Châteauneuf.

CHATELDON (France, Puy-de-Dôme, arrond. de Thiers). A 16 kilomètres de cette ville et de Vichy.

Ferrugineuse bicarbonatée. Froide.

Cinq sources captées dont les trois premières, désignées dans la localité sous le nom de *sources des Vignes*, appartiennent depuis l'époque de leur découverte (1778) à la famille du docteur Desbret. Les deux dernières, nommées *sources de la Montagne*, sont la propriété de M. Tapon, qui les exploite depuis quelques années seulement.

Voici les noms et la température :

Puits carré	13°,6
Puits rond	13,2
Source Sainte-Eugénie	11
Source Andral	9,5
— du Mont-Carmel	10

Eau : un litre.	Puits carré.	Puits rond.
	Gram.	Gram.
Acide carbonique libre dissous.......	2,429	2,308
Bicarbonate de soude..............	0,232	0,629
— de potasse............	0,048	0,092
— de magnésie...........	0,247	0,367
— de strontiane..........	?	?
— de chaux.............	0,912	1,427
— de protoxyde de fer......	0,026	0,037
— de protoxyde de manganèse.	?	?
Sulfate de soude..................	0,035	0,035
Phosphate de soude...............	0,281	0,117
Arséniate de soude...............	traces	traces
Borate de soude..................	?	?
Chlorure de sodium...............	0,008	0,016
Silice...........................	0,062	0,100
Matière organique................	traces	traces
	4,280	5,128

(BOUQUET, 1854.)

	Source Andral.	Source du Mont-Carmel.
	Gram.	Gram.
Acide carbonique libre...........	2,178	1,885
Bicarbonate de chaux.............	0,516	0,666
— de magnésie.........	0,268	0,198
— de soude............	0,381	0,424
— de potasse...........	0,003	0,005
— de protoxyde de fer...	0,035	0,030
Sulfates de soude et de chaux.....	0,050	0,090
Chlorure de sodium.............	0,030	0,025
Iodure et bromure alcalins.......	non douteux	non douteux
Silice, alumine, phosphates terreux, principe arsenical sans doute uni au fer ou à la soude, matière organique..................	0,110	0,101
	3,571	3,424

(O. HENRY père et fils et GONOD, 1858.)

Les eaux de Chateldon sont surtout des eaux digestives; moins médicamenteuses que les eaux bicarbonatées sodiques d'une minéralisation notable, elles sont tolérées par beaucoup d'estomacs qui ne supportent pas ces dernières. Lorsque la DYSPEPSIE [voy. ce mot] est accompagnée de phénomènes gastralgiques prononcés, les eaux bicarbonatées calciques sont généralement les mieux appropriées. Les eaux de Chateldon présentent des applications analogues dans les cas de gravelle ou de catarrhe vésical où l'état des reins ou de la vessie ne permet pas une médication active. Ces eaux paraissent avoir été employées avec avantage dans le cours des fièvres intermittentes (Desbret), sans doute comme succédanées des antipériodiques.

Il y a à Chateldon un petit établissement thermal, mais très peu fréquenté.

CHATELGUYON (France, Puy-de-Dôme, arrond. de Riom). A 7 kilomètres de cette ville.

Chlorurée sodique et *ferrugineuse bicarbonatée.* Tempér., de 23° à 35° cent.

Sept sources :

Source de la *Prairie*		28°
—	du *Ruisseau*	23
—	de la *Vernière*	35
—	de la *Planche* (rive droite)	35
—	d'*Azan* ou du *Gargouilloux*	26
—	*Intermittente*, au-dessus du Gargouilloux	25
—	*Brosson*	29°,75

La plus importante de ces sources est celle de la *Vernière;* en voici la composition :

	Eau : un litre.
Bicarbonate de soude	traces
— de magnésie	0,2460
— de chaux	1,8027
— de fer	0,2228
Sulfate de soude	0,5850
— de chaux	0,0800
— d'alumine	traces
Chlorure de sodium	2,4000
— de magnésium	0,6230
Apocrénate de fer	traces
Alumine	0,0200
Matière organique	traces
Perte	0,1530
	6,1325

(NIVET, 1844.)

Une analyse récente de l'eau de la source *Brosson* a donné les nombres suivants :

	Eau : un litre.
	Gram.
Acide carbonique libre	1,550
Chlorure de sodium	1,874
— de potassium	0,160
— de magnésium	0,989
Iodure de bromure de sodium	0,002
Bicarbonates de chaux et de strontiane	1,937
— de magnésie	0,345
— de protoxyde de fer } — de manganèse }	0,0489
Sulfate de soude	0,610
Arséniate de fer	traces
Silice et alumine	0,166
Matière organique	?
	7,2819

(E. GONOD, 1859.)

Il existe à Chatelguyon deux établissements thermaux désignés du nom de leurs propriétaires, *Barse* et *Brosson*, et fréquentés particulièrement par les habitants de l'Auvergne. C'est à tort sans doute que l'un de nous, s'appuyant sur une analyse de M. Barse, avait rangé ces eaux parmi les sulfatées sodiques. La proportion de sulfate de soude indiquée par ce chimiste, près de 2 grammes par litre, ne se retrouve point dans les analyses que nous rapportons ici. Nous ferons remarquer, du reste, que la prédominance légère des chlorures sur les bicarbonates, et la faible proportion du sulfate de soude, paraissent peu en rapport avec les propriétés physiologiques les plus saillantes de ces eaux.

Les eaux de Chatelguyon occupent dans les anciens traités relatifs aux eaux minérales (Jean-Ban, 1774; Raulin, 1805) une place plus considérable que dans les ouvrages modernes. Ce sont cependant des eaux minérales dont les propriétés et l'action thérapeutique méritent de fixer l'attention. Elles sont notablement laxatives, et en même temps toniques à la manière des eaux ferrugineuses.

Suivant M. Aguilhon, les eaux de Chatelguyon possèdent *au plus haut degré*, et plus qu'aucune autre eau minérale en France, la propriété purgative. Ceci nous paraît un peu exagéré. S'il en était ainsi, il ne faudrait pas en élever la dose, de trois ou quatre, à huit, douze et même vingt verres. Ces doses considérables ont évidemment pour effet de faire prédominer l'action purgative. Lorsque l'on recherche soit l'action digestive, soit l'action tonique, on a recours à des doses infiniment moindres, et fractionnées. Comme il arrive auprès de toutes les eaux purgatives, les effets en sont infiniment variés, et il faut parfois en aider l'action par l'addition de quelque sel neutre. Quelquefois la sécrétion des reins est augmentée d'une manière remarquable. La peau devient assez souvent le siége d'un travail fluxionnaire et éruptif, qui offre de la ressemblance avec celui de la scarlatine et de la miliaire. M. Aguilhon, à qui nous empruntons ces renseignements, fait remarquer que ces phénomènes de *poussée* se produisent même chez les malades qui ne font usage de ces eaux qu'en boisson.

Voici, d'après Deval, les circonstances dans lesquelles les eaux de Chatelguyon conviendraient spécialement : « Employées en bains et en douches, elles produisent des effets surprenants contre les rhumatismes articulaires chroniques, dans les engorgements lymphatiques des articulations ou tumeurs blanches, dans les rétractions des muscles ou des tendons, dans les paralysies partielles ou générales, dans l'atrophie des membres et dans les fausses ankyloses. Prises en boisson et dans les mêmes circonstances qui réclament les eaux de Vichy, elles ont une action toute spéciale dans les affections des viscères du bas-ventre, connues sous le nom d'obstructions, telles que celles du foie, de la rate, des glandes mésentériques. Les affections chroniques de l'estomac, des intestins (gastrites et gastro-entérites), les leucorrhées ou flueurs blanches, les chloroses, les engorgements scrofuleux, ont été combattus avec avantage dans beaucoup de circonstances. » (*Annuaire de thérapeutique*, 1843.)

Nous n'élevons pas de doute touchant l'opportunité de ces eaux vis-à-vis de certaines manifestations scrofuleuses, mais nous sommes loin d'être édifiés sur la comparaison de leurs applications avec celles des autres eaux minérales, qui sont spéciales pour le traitement de la scrofule. Les eaux de Chatelguyon paraissent cependant se rapprocher du groupe formé par certaines eaux chlorurées sodiques et bicarbonatées, comme Saint-Nectaire, la Bourboule, eaux minérales qui appartiennent précisément à la même région géographique. Plus purgatives et plus ferrugineuses à la fois que ces dernières, elles doivent être préférées peut-être quand un état anémique très prononcé est joint au lymphatisme ou à la scrofule.

Les eaux de Chatelguyon sont employées transportées à titre d'eaux laxatives. Mais nous ne pouvons admettre, avec M. Aguilhon, que leur action purgative soit bien supérieure à celle des eaux de Pullna, et qu'elles puissent marcher de niveau avec l'eau de Sedlitz artificielle (*Annuaire de thérapeutique*).

CHATENOIS (France, Bas-Rhin, arrond. de Schelestadt).

Chlorurée sodique. Froide.

Deux sources ayant la même origine et la même constitution.

Eau : un litre.	Source Bininger.	Source Bückel.
Acide carbonique libre	traces	traces
— sulfhydrique	traces sensibles	moins sensibl.
	Gram.	Gram.
Chlorure de sodium	3,200	3,263
— de magnésium	0,078	0,066
— de potassium	0,010	0,010
Sulfate de soude	0,086	0,088
— de magnésie	0,050	0,070
— de chaux	0,020	0,024
— de soude } Bicarbonate de soude }	0,050	0,050
— de chaux	0,410	0,320
— de magnésie	0,270	0,198
— de fer } — de manganèse }	0,020	0,021
Bromure } Iodure } alcalins	traces fort sensibles	id.
Matière organique unie à un peu de fer } Silice et silicate d'alumine }	0,020	0,020
	4,214	4,131

(O. Henry.)

L'eau minérale de Chatenois possède la plus grande analogie avec l'eau de Niederbronn, qui appartient au même département. On l'a classée parmi les eaux salines bromo-iodurées. Elle est en outre arsenicale, car M. Chevallier y a signalé l'existence de ce métalloïde. Enfin M. Nicklès y a découvert récemment des traces non douteuses d'un fluorure.

CHAUDES-AIGUES (France, Cantal, arrond. de Saint-Flour). A 32 kilomètres de cette ville.

Bicarbonatée sodique. Tempér., 57° à 81°,5 cent.

Les sources jaillissent de roches volcaniques, et sont en assez grand nombre. Voici les principales :

Source du *Par*	81°,5
— de l' *Estende* ou *Bonde du moulin*	72
Grotte du *Moulin du Ban*	62
Sources *Felgère*	57° et 70°
Source du *Remontalou*	»
— *la Condamine*	»

La station de Chaudes-Aigues est celle qui, en France, possède les eaux les plus chaudes ; aussi portaient-elles autrefois le nom de *Aquæ calentes*.

Eau : un litre.	Source de la Bonde du moulin.	Source de la Grotte du moulin.	Principale source de la maison Felgère.
Sulfhydrate qui se forme à l'aide de la chaleur	traces	traces	traces
	gr.	gr.	gr.
Carbonate de soude	0,5930	0,5920	0,5915
— de chaux	0,0470	0,0460	0,0460
— de magnésie	0,0077	0,0079	0,0080
Oxyde de fer	0,0055	0,0057	0,0060
Chlorure de magnésium	0,0069	0,0067	0,0069
— de sodium	0,1302	0,1325	0,1355
Silice	0,1080	0,1085	0,1127
Silicate de chaux	0,0017	0,0020	0,0013
Matière organique	traces	traces	traces
— bitumineuse	0,0065	0,0060	0,0060
Sel de potasse (traces) et perte	0,0333	0,0325	0,0310
	0,9398	0,9398	0,9449

(CHEVALLIER.)

Il est hors de doute que les carbonates inscrits par M. Chevallier à l'état de sels neutres existent dans ces eaux à l'état de bicarbonates, car ce chimiste, analysant le gaz spontané de la source du *Par*, lui a trouvé la composition suivante :

Acide carbonique	78
Oxygène	5
Azote	17
	100

D'après des recherches ultérieures, M. Chevallier estime que toutes les eaux de Chaudes-Aigues contiennent environ un quart de milligramme d'arsenic par litre.

La source du *Par* a été analysée par M. Blondeau, de Rodez.

	Eau : un litre.
	Gram.
Carbonate de soude	0,471
— de chaux	0,050
— de magnésie	0,010
Oxyde de fer	0,001
Sulfate de soude	0,045
— de chaux	0,014
— de magnésie	0,006
Sulfure d'arsenic	traces
— de fer	traces
Chlorure de sodium	0,063
— de magnésium	0,007
Bromure de sodium	0,020
Iodure de sodium	0,018
Silicate de soude	0,082
Silice	0,013
Alumine	0,001
Matière organique	0,010
	0,811

L'analyse qui précède diffère essentiellement, on le voit, de celles de M. Chevallier.

M. Blondeau inscrit aussi le sulfure d'arsenic comme faisant partie intégrante de cette eau minérale. Il a été amené à ce résultat en étudiant le sédiment qui se forme sur le sol, et qui est constitué de la manière suivante :

Soufre	33,5
Fer	41,0
Arsenic	25,5
	100,0

Il s'agirait donc d'un sulfure double d'arsenic et de fer ou pyrite arsenicale. L'opinion de ce chimiste ne peut être admise en principe, car tout porte à supposer que le sulfure de fer arsenical s'est formé par suite de la dissociation des principes élémentaires de l'eau en présence de l'air, et de la même manière que l'arséniate de fer qui est contenu dans le dépôt ocracé de presque toutes les eaux minérales ferrugineuses bicarbonatées.

L'eau de la source de la *Condamine* n'a pas encore été l'objet d'un examen suivi ; d'après MM. Dufresse de Chassaigne et Podevin, elle serait très ferrugineuse, ce qui la différencie des autres sources.

Les eaux de Chaudes-Aigues sont prises en boisson, en bains, douches, étuves. Mais l'établissement thermal est loin de présenter l'importance et le développement qu'on aurait dû lui donner. On utilise encore ces eaux d'une manière purement industrielle. On se sert des eaux de la grande source du *Par* pour tremper la soupe, pour faire cuire les œufs, et pour préparer les aliments sans combustible. Ces mêmes eaux dégraissent parfaitement la laine, à laquelle elles donnent une blancheur éclatante; mais elles sont principalement employées, l'hiver, à chauffer, au moyen de canaux ingénieusement pratiqués, les rez-de-chaussée des maisons appelées *maison caoudo*, maisons chaudes. Pendant l'été, cette eau est dirigée dans la rivière. M. Berthier prétend que les eaux thermales de Chaudes-Aigues tiennent lieu à ses habitants d'une forêt de chênes qui aurait au moins 550 hectares. M. Felgère les a utilisées avec succès pour produire l'incubation artificielle (Patissier, *Manuel des eaux minérales naturelles*, 1837).

La spécialité des eaux de Chaudes-Aigues est le traitement des rhumatismes et des névralgies. Elle nous paraît se rapprocher beaucoup de celle qui appartient aux eaux de Bourbon-Lancy.

C'est au rhumatisme musculaire que les eaux de Chaudes-Aigues paraissent surtout convenir (Dufresse de Chassaigne). Nous pensons qu'elles doivent être spécialement recherchées chez des individus excitables et névropathiques. Quant aux rhumatismes articulaires, leur opportunité paraît se rencontrer surtout à la suite du rhumatisme articulaire, quand on a de la peine à se débarrasser du gonflement et surtout de l'endolorissement des jointures. Nous exposons ailleurs les observations qui ont été faites à Chaudes-Aigues, touchant l'existence d'une endocardite, et la résolution possible des altérations locales qui en sont la suite [voy. Cœur (maladies du)].

M. Dufresse de Chassaigne a obtenu de bons effets des eaux de Chaudes-Aigues dans des cas peu nombreux de névralgies diverses, et surtout dans des cas nombreux de sciatiques et de névralgies crurales. Nous ne saurions, d'après les observations de cet auteur, discerner quelque différence, relativement aux indications, entre les applications de ces eaux et de celles de Néris ou de Bourbon-Lancy, qui constituent également des médications très efficaces de ces névralgies spéciales.

Les eaux de Chaudes-Aigues ont donné de bons résultats dans des cas de *paralysie*, de *dartres* anciennes, de *scrofules*, de *plaies dartreuses*, de *syphilis*. Nous ne voyons là que les résultats d'une médication hydrothérapique, communs à la plupart des eaux thermales faiblement minéralisées et à température élevée.

CHAUFFAGE DES EAUX MINÉRALES. Dans un grand nombre de cas, soit que l'eau minérale se trouve à une température native inférieure à celle de la douche ou du bain, soit que l'on doive doser les bains, on est dans l'obligation de la chauffer préalablement. Cette opération, alors même qu'elle est faite avec perfection, porte une atteinte plus ou moins grande à la composition initiale des eaux. Elle en dégage plus ou moins complétement les gaz natifs. Les ferrugineuses (carbonatées et crénatées), les carbonatées calciques, fournissent des dépôts qui témoignent de leur altération. Les bicarbonatées alcalines sont elles-mêmes atteintes. Les sulfureuses, et notamment les hydrosulfuriquées, se modifient rapidement.

On a cherché depuis longtemps et l'on cherche encore sinon à combattre entièrement, du moins à réduire ces effets. Un des meilleurs procédés consiste à élever rapidement la température de l'eau minérale, en l'associant avec une certaine quantité d'eau douce préalablement chauffée à une haute température. Ce mode est pratiqué dans plusieurs établissements.

On a varié les modes de chauffage ; on a abandonné la caléfaction à feu nu pour y substituer le serpentinage à la vapeur par tuyaux ou lentilles.

Le serpentinage est supérieur sans contredit à l'action du feu nu. Dans ce dernier mode, l'eau minérale à chauffer se trouve forcément, pendant la nuit et pendant les temps morts du service, en contact avec des massifs de maçonneries longuement échauffés. De là une cause d'altération dont l'action est constante, prolongée et funeste. Par le serpentinage on peut, dans une certaine limite, se soustraire à cette cause ; on évite aussi l'altération due aux coups de feu que l'on ne saurait éviter dans le feu nu.

On devra, dans l'application du chauffage aux eaux minérales, rechercher les moyens propres à éviter une action trop immédiate et trop rapide de la température, et surtout à soustraire l'eau pendant les temps morts au chauffage prolongé. C'est dans ce sens que doivent être dirigées les tentatives de perfectionnement. Le serpentinage à la vapeur remplit ce but. Il n'a que l'inconvénient de surprendre l'eau minérale dans le début.

On a recours au serpentinage à l'eau chaude, au moyen d'appareils ou de chaudières de circulation, dont le fonctionnement est du genre de celui du bain-marie immergé. On modère à volonté l'action caléfiante ; mais, bien moins rapidement qu'avec la vapeur, on parvient à supprimer cette action.

Enfin on a proposé et l'on réalise actuellement, pour des eaux sulfureuses, le chauffage à la vapeur, mais restreint sur les lieux et au moment de l'emploi. Ce moyen, qui paraît avoir de l'avenir, et que M. J. François va tenter sur de nouvelles sources tempérées, sans emploi à Baréges, consiste à recevoir l'eau à chauffer dans un manchon métallique dont le centre est occupé par un tuyau de vapeur. On conçoit qu'en régularisant l'admission de l'eau à chauffer d'une part, et de la vapeur d'autre part, on puisse limiter et régler l'action caléfiante, au point d'obtenir un écoulement constant à une température constante.

Ces echerches présentent un grand intérêt pour l'hydrologie minérale.

On comprend en effet que, si l'on arrivait à chauffer l'eau minérale pa une action immédiate, facultativement limitée, n'opérant que sur les lieu d'emploi et au moment de l'emploi, on réduirait notablement, si mêm dans certains cas, comme celui d'une alimentation constante, on n'annu lait les altérations dues à l'action caléfiante prolongée. Il y aurait là u service signalé rendu à l'exploitation et à l'administration de nos eaux sul fureuses, qui constituent, et par le nombre et par la diversité, nos ressourcc hydro-minérales les plus considérables, sans analogues sur le continer européen. Espérons que les efforts faits dans ce but seront couronnés d succès, et que ce succès marquera une phase nouvelle et perfectionné dans le chauffage des eaux minérales de température native insuffisante

CHAUFFAGE DU LINGE. Une des conditions hygiéniques du bai et de la douche, c'est l'usage de linge chauffé vers 50°. On assèche l peau avec rapidité, on régularise ses fonctions, et l'on combat ainsi l'hu midité successive.

Le linge doit être chauffé moins par action directe de la chaleur qu par étuvée, dans un bain d'air chaud ne dépassant pas 60° à 65°. Au del le ligneux serait altéré.

Deux dispositions sont recommandées.

Si l'on dispose d'un courant de vapeur, le linge à chauffer sera plac sur des lesses à claire-voie, renfermées dans des armoires ou placards au bas desquels on installera soit un serpentin, soit une lentille de vapeur Dans le cas où l'on n'a pas de vapeur, on dispose un fourneau à la houill ou au bois, dont la flamme est reçue dans des conduits de fonte à larg section, noyés dans un bain de sable. Au-dessus de ce bain, le linge chauffer est placé dans des caisses de tôle ou de zinc, ouvrant par l haut. Par ces deux dispositions, on chauffe rapidement et sans excès d température.

Le chauffage à feu nu dans des cages d'osier est aussi recherché. I chauffe rapidement, avec économie; mais il exige des précautions contr les accidents. Il convient à un service partiel ou limité. Les deux mode qui précèdent sont recommandés pour le cas d'un roulement considé rable.

CHAUFONTAINE (Belgique, prov. de Liége, canton de Fleron) Village sur la rive droite du Vesder, dans une agréable vallée à 5 kilo mètres E. de Liége. Station du chemin de fer de Bruxelles à Cologne Sources *thermales* très fréquentées. Tempér., 32° à 34° cent. [Voy BELGIQUE.]

CHAUMONT (France, Maine-et-Loire, arrond. de Baugé).

Bicarbonatée mixte. Froide.

Une source dite *Fontaine rouillée.*

Eau : un litre.

	Gram.
Bicarbonate de chaux	0,025
— de magnésie	0,042
— de fer	0,017
— de manganèse	traces
Sulfate de chaux	0,040
— d'alumine	0,008
Chlorure de sodium	0,150
— de calcium	0,058
— de magnésium	0,010
Silice	0,017
Matière organique	0,033
	0,400

(Ménière et Godefroy.)

CHAUX. Les nombreuses analyses exécutées jusqu'à ce jour ont montré que toujours la chaux existe sous les états les plus divers dans les eaux minérales; et comment en serait-il autrement, dès qu'on sait que les sels de cette base forment l'une des parties constituantes de notre sol (carbonate, sulfate, silicate)?

La proportion de sels de chaux dissous dans les eaux minérales est très variable, et dépend de la nature du sol d'où elles jaillissent. D'après la classification de A. Brongniart, les eaux des terrains primitifs contiennent des sels à base de chaux (sauf le carbonate). Celles des terrains moitié cristallisés, moitié compactes et constitués par tous les terrains de transition, sont plus riches en sels calcaires que les précédentes. Dans les terrains de sédiments inférieurs, moyens et principalement supérieurs, les sels de chaux sont toujours très abondants, notamment le sulfate. Quant aux terrains à base de porphyre, de trachyte, de basalte et volcaniques, les eaux minérales sont aussi très riches en sels calcaires, mais le bicarbonate l'emporte sur tous les autres.

La chaux est très souvent l'une des parties dominantes des eaux minérales : aussi quelques auteurs en ont-ils tenu compte dans leurs classifications. On la trouve inscrite dans les analyses à l'état de bicarbonate, de sulfure, de sulfate, de phosphate, de silicate double ou simple, de chlorure et de fluorure, et souvent sans distinction de classe et d'origine des eaux minérales. On voit, par exemple, le bicarbonate de chaux dans les eaux sulfatées et chlorurées, et le sulfate dans les eaux bicarbonatées.

S'il est fort difficile de découvrir le mode de combinaison de toute la chaux trouvée par l'analyse, il est présumable cependant qu'une grande proportion de cet oxyde s'est unie avec l'acide prédominant. Toutes les fois, par exemple, qu'une eau minérale est très chargée d'acide carbonique, d'acide sulfurique et de chaux, il est permis de supposer qu'elle contient du bicarbonate et du sulfate de chaux. Mais nous admettons difficilement l'existence du chlorure de calcium et du silicate de chaux dans les eaux sursaturées d'acide carbonique, ainsi que le font quelques chimistes. Il nous semble plus rationnel de représenter l'acide chlorhydrique à l'état de chlorure alcalin, et la chaux à l'état de bicarbonate. Quant au silicate de chaux, sa prompte décomposition par l'acide carbonique, et même par les bicarbonates donne tout lieu de croire qu'il n'y existe pas davantage. Dans toute eau minérale renfermant de l'acide carbonique, la silice doit donc être considérée à l'état de liberté et la chaux à l'état de bicarbonate.

La base qui nous occupe est l'une de celles que l'on arrive à reconnaître et à doser avec le plus de certitude. Toutes les fois qu'une eau contient une proportion de chaux appréciable à la balance, l'oxalate d'ammoniaque y détermine un précipité d'oxalate de chaux extrêmement peu soluble.

Pour la doser, on commence par faire concentrer l'eau minérale jusqu'à siccité avec une petite quantité d'acide nitrique et d'acide chlorhydrique. On sépare ainsi la silice en reprenant le résidu par de l'eau acidulée et en filtrant le mélange. La liqueur est additionnée d'un excès d'ammoniaque caustique qui précipite tout le fer que l'on isole, et qu'au besoin on recueille afin d'en déterminer le poids. On verse ensuite de l'oxalate d'ammoniaque qui forme de l'oxalate de chaux ; ce sel est recueilli sur un filtre sans plis, lavé avec de l'eau légèrement ammoniacale, séché entre deux feuilles de papier à filtrer, et enfin placé dans un creuset de platine pesé à l'avance. On l'arrose de quelques gouttes d'acide sulfurique, et l'on chauffe le creuset au rouge jusqu'à ce que l'excès d'acide sulfurique soit volatilisé. On obtient comme résidu du sulfate de chaux qui, par un calcul très simple, sert à reconnaître la proportion de chaux. Ce mode opératoire n'est susceptible que d'une cause d'erreur, c'est quand la strontiane existe à côté de la chaux ; dans ce cas cette dernière est notée trop haut : mais il faut ajouter que la strontiane ne se trouve dans les eaux minérales qu'à dose très minime, et que la légère augmentation de poids qu'elle occasionne représente à peine les erreurs inévitables dans toute expérience chimique.

Quelques chimistes dosent la chaux en précipitant directement l'eau par l'oxalate d'ammoniaque, recueillant le précipité, et le chauffant au rouge afin d'en obtenir la chaux caustique. Cette pratique conduit toujours à des erreurs sensibles, d'abord parce que l'oxalate de chaux est un peu soluble, ensuite parce qu'on n'est jamais sûr d'avoir chassé tout l'acide carbonique formé par la décomposition de l'acide oxalique.

On a encore indiqué de déterminer la quantité de chaux par la méthode des volumes, et cela en se servant d'une solution titrée d'oxalate d'ammoniaque. Ce mode opératoire ne présente pas plus de chance d'exactitude que le précédent, et en outre il est aussi long à effectuer, car il faut attendre après chaque affusion de la liqueur normale que le liquide se soit éclairci avant d'en ajouter de nouvelle, et l'oxalate de chaux est encore assez long à se déposer.

CHAVES (Portugal, prov. de Tras-os-Montes). Ville à 64 kilomètres de Bragance. Bains d'eaux *sulfureuses*, à 54° cent. Cette ville existait, du temps des Romains, sous le nom d'*Aquæ Flaviæ*. On y trouve encore des ruines de bains antiques.

CHELTENHAM (Angleterre, comté de Glocester). Ville à 150 kilomètres de Londres. Grande variété de sources.

1° *Chlorurées* et *sulfatées sodiques*, 2° *sulfatées magnésiennes*, 3° *chlorurées* et *carbonatées mixtes* (*ferrugineuses*). Temp. entre 7° et 19° cent.

Parmi ces sources on en distingue quatre principales, divisées elles-mêmes en plusieurs filets, souvent différant dans leur composition, et que nous désignerons par des numéros, préférablement aux qualifications locales, le plus souvent défectueuses.

A. Eau Originelle ou Vieux-Puits (*original Spa*, or *Old-Well*).

Eau : un litre.

	n° 1	n° 2	n° 3	n° 4
	gr.	gr.	gr.	gr.
Chlorure de sodium.....	6,161	2,400	1,869	5,075
— de calcium.....	0,659	0,388	0,323	0,521
— de magnésium..	0,266	0,547	0,348	0,761
Sulfate de soude........	1,545	5,555	4,534	6,257
	8,631	8,890	7,074	12,544

Il y a une autre dépendance de cette source dans laquelle le chlorure de sodium prédomine encore davantage (Faraday, 1823). On s'accorde à reconnaître à l'eau du *Vieux-Puits* des propriétés purgatives; seulement il est à remarquer que l'ingestion d'une assez grande quantité d'eau minérale est nécessaire pour obtenir de semblables effets, circonstance commune, du reste, à la plupart des eaux minérales de ce genre.

C'est d'ailleurs la source minérale la plus anciennement connue à Cheltenham. Le hasard la fit découvrir, il y a environ cent ans : mais la circonstance qui la mit le plus en vogue fut la cure que son usage en boisson procura à Georges III. Aussi la nomme-t-on encore *Old-Royal-Well*.

B. Puits *Thompson ou de Montpellier* (*Thompson-Well* or *Montpellier Spa*), découvert en 1806, et divisé en sept sources :

	Source n° 1	Source n° 2	Source n° 3	Source n° 4	Source n° 4 bis.	Source n° 5	Source n° 6
	gr.	gr.	gr.	gr.	gr.	gr.	gr.
Chlorure de sodium.....	2,961	3,748	3,429	5,563	5,457	1,029	7,254
Sulfate de soude.......	1,561	3,014	2,815	1,825	1,555	»	1,304
— de magnésie....	0,424	0,763	0,647	1,558	1,826	4,992	»
— de chaux.......	0,136	0,318	0,348	0,286	0,222	0,318	0,212
Bicarbonate de soude....	0,116	»	»	0,117	0,252	0,199	0,189
Oxyde de fer..........	0,030	0,042	0,041	»	»	0,040	»
Iodure de sodium......	traces	0,015	0,015	traces	0,025	0,035	0,020
Chlorure de calcium	»	»	»	»	0,879	1,390	0,986
— de magnésium.	»	»	»	»	0,796	1,115	0,478
Carbonate de fer et de magnésie...........	»	»	»	0,116	» 0,338	»	»
	5,228	7,900	7,295	9,465	11,350	9,118	10,443
	cc.	cc.	cc.	cc.	cc.	cc.	cc.
Gaz acide carbonique....	13,5	2,16	2,16	7,56	4,26	6,26	30,78
Hydrogène sulfuré......	»	8,64	3,74	»	traces	»	»

(Cooper.)

Ces eaux, prises à jeun, à des doses diverses, et selon les indications, purgent suffisamment.

C. Entre les sources *Thompson* et le *Vieux-Puits*, on trouve encore l'*eau de Sherborne*, dont les filets contiennent à peu près les mêmes principes que les précédentes sources, en des proportions diverses.

D. La source de *Pittville*, qui marque 19°,5 au thermomètre centigrade, a été l'objet d'analyses très contradictoires. La plus récente, celle de MM. Abel et Rowney (*Annuaire* de Millon et Reiset, 1850), mérite d'être signalée comme donnant connaissance d'une minéralisation peu fréquente.

	Eau : un litre.
	Gram.
Sulfate de potasse....................	0,04216
— de soude....................	1,61238
Chlorure de sodium....................	6,87419
Bromure de sodium....................	0,04704
Iodure de sodium....................	traces
Carbonate de soude....................	0,28783
— de magnésie....................	0,16271
— de chaux....................	0,11003
Phosphate de chaux....................	traces
Silice....................	0,03965
Acide crénique....................	0,00513
Matière extractive....................	0,04999
	9,23111
	Cent. cub.
Acide carbonique....................	58,63
— sulfhydrique....................	traces

E. Enfin, des sources fortement ferrugineuses sont signalées dans la même localité.

La variété des eaux de Cheltenham présente donc un assez vaste champ d'application aux praticiens. C'est particulièrement en boisson qu'elles sont employées, et cela, dans la chlorose et l'anémie, dans les gastralgies et les dyspepsies, dans les obstructions abdominales et les engorgements du foie. Beaucoup d'Anglais, éprouvés par le climat des Indes et les influences tropicales, usent avantageusement de ces eaux, soit à dose purgative, soit à dose altérante. Malheureusement la mode ou le caprice, plutôt que les saines notions d'un traitement rationnel, dirigent les nombreux visiteurs de Cheltenham. Cette localité est surtout fréquentée pendant l'automne, et elle devient alors, grâce à la beauté de ses environs, de ses promenades, et à l'affluence d'élite qu'elle attire, une très agréable résidence.

On extrait des sources de Cheltenham les sels purgatifs vendus sous le nom de *sels de Cheltenham.*

CHEMILLÉ (France, Maine-et-Loire, arrond. de Beaupréau).
Ferrugineuse bicarbonatée. Froide.

Eau : un litre.

	Source de la Sorinière.	Source de la Chapronnière.
Acide carbonique et azote	indét.	indét.
Bicarbonate de chaux	0,013	0,058
— de magnésie	0,012	»
— de fer	0,017	0,025
— de manganèse	0,008	0,017
Sulfate de magnésie	0,025	»
— de fer	0,008	0,005
— d'alumine	0,033	0,053
Chlorure de calcium	0,017	0,050
— de magnésium	»	0,042
Silice	0,050	0,050
Matière organique azotée	0,017	0,033
	0,200	0,333

(Ménière et Godefroy.)

Les sources de Chemillé laissent sur le sol un dépôt abondant de sesqui-oxyde de fer. Le dépôt de l'une d'elles *la Chapronnière* (voy. ce mot) a indiqué des traces d'arsenic.

On remarque qu'aucune de ces eaux ne contient de bases alcalines; ce résultat nous semble tellement extraordinaire, que nous ne pouvons nous empêcher de le signaler. D'une autre part, leur faible minéralisation, sauf la proportion considérable de fer qu'elles contiennent, tend plus à les rapprocher des eaux douces que des eaux minérales. Ajoutons enfin que, d'après la manière dont les acides et les bases sont représentés, il est fort difficile de leur assigner une place dans une classification quelconque.

CHEMINÉES. Voy. GÉOLOGIE. RÉGIME SOUTERRAIN.

CHENNAILLES. Voy. SAINT-AMANT ROCHE-SAVINE.

CHERBOURG (France, Manche, chef-lieu d'arrond.). A 370 kilomètres de Paris.

Bains de mer.

CHEZAH (Algérie, près d'Aïn-Nouisy, prov. d'Oran, arrond. de Mostaganem). A 16 kilomètres de cette ville.

Chlorurée sodique. Tempér. ?

	Eau : un litre.
	Gram.
Chlorure de sodium	2,66
— de potassium	indiqués
— de magnésium	
Sulfate de soude	0,54
— de chaux	0,70
Carbonate terreux	1,00
Acide silicique, alumine, oxyde de fer, indices, matière organique	0,12
	5,02

(O. HENRY.)

L'eau de cette source a été analysée dans le laboratoire de l'Académie de médecine et avec le résidu préparé à Alger. M. O. Henry ne considère pas les résultats qu'il annonce comme définitifs, car il n'a eu à sa disposition qu'une très petite quantité de matière. Il y aurait, ainsi qu'il le dit, à rechercher dans une plus grande quantité du résidu, la présence de l'iode, du brome et de l'arsenic.

CHIANCIANO (Toscane, prov. d'Arezzo). Bourg à 7 kilomètres de Monte-Pulciano, dans la vallée de la Chiana.

Sulfatée calcique. Tempér. entre 15° et 36° cent.

Simon signale du sulfate d'alumine, en proportions diverses, dans les quatre sources dont l'analyse est donnée ci-après.

Les plus chaudes sont celles de Sainte-Agnès. Elles sourdent toutes d'une roche travertine. Ces bains, très fréquentés, étaient établis dès le XIVe siècle et appelés à cette époque *Bagni-di-Chianciano*, *Bagni di Santa Agnese*. On les désignait au moyen âge sous le nom de *Bagni-di-Sellena*. Ils sont plus spécialement employés dans les affections rhumatismales et les maladies de la peau. Les sources qui contiennent quelques principes ferrugineux sont conseillées comme médication tonique et reconstituante. Celle *del Palazzo*, la plus froide, sert exclusivement à l'usage interne.

Eau : un litre.

	Acqua di Santa-Agnese.	Acqua-Santa	Acqua Casuccini.	Acqua dell Palazzo.
Température........	36° c.	29°	30°	15°
	gram.	gram.	gram.	gram.
Sulfate de soude......	0,458	0,261	0,131	0,103
— de magnésie.	0,131	0,183	0,103	0,078
— de chaux...	0,939	0,939	0,706	0,628
Chlorure de sodium...	0,039	0,017	0,026	0,013
— de magnésium	0,052	0,035	0,013	0,026
— de calcium...	0,026	0,017	0,013	0,013
Carbonate de magnésie.	0,196	0,209	0,183	0,122
— de chaux...	0,524	1,099	1,047	0,838
— de fer.....	0,035	0,074	0,017	0,131
	2,400	2,834	2,239	1,952
Acide carbonique.....	40cc,5	285cc,4	10cc,2	43cc,0
Hydrogène sulfuré....	traces	traces	»	»

(Giuly.)

CHICHIMEQUILLO (Amérique du Sud, Mexique). Bourg, près duquel se trouvent les *Aguas de Comangillas*, source *thermale*, à 96°,4 cent., sortant d'une montagne formée de basalte et de brèches basaltiques (Humboldt).

CHICLANA (Espagne, prov. de Cadix). Ville, sur le Liro, à 26 kilomètres de Cadix.

Deux sources principales *sulfatées calciques*. Tempér., 19° cent.

1° *Fuerte amarga* (*source amère*).

	Eau : 2 azumbres (4 litres 6)		*Eau : un litre.*
	pouc. cub.		cent. cub.
Gaz sulfhydrique..........	55	=	35
	gram.		gram.
Chlorure de sodium........	0,506	=	0,0061
— de magnésium.....	0,074	=	0,0004
Carbonate de magnésie.....	0,750	=	0,0095
Sulfate de chaux...........	1,051	=	0,0106
— d'alumine..........	0,013	=	0,0001
Soufre..................	0,058	=	0,0003
Matière résiniforme........	0,003	=	traces
	2,455	=	0,0272

2° *Source de Braque.*

	Eau : un quartilho (4 litres).		*Eau : un litre.*
Gaz sulfhydrique................	petite quantité.		
	grains.		gram.
Chlorure de magnésium.....	0,299	=	0,0034
— de sodium........	2,501	=	0,0298
Sulfate de soude..........	1,000	=	0,0130
— de chaux...........	0,761	=	0,0089
Carbonate de chaux....... — de magnésie...	0,699	=	0,0089
	5,260	=	0,0640

(Alonso Garcia.)

On suppose, d'après l'examen du sol et de leur direction, indépendamment des analogies de l'analyse chimique, que ces sources proviennent d'une même origine. Ces eaux sont employées en boisson et en bains, soit tempérés, soit à la température native. Un établissement bien installé les dessert. On en exporte une grande quantité, pour l'usage interne, dans les environs. C'est principalement au traitement des maladies de peau qu'elles s'approprient, et cependant les eaux de cette station peuvent être comparées à des eaux douces de la plus grande pureté, sous le rapport de la petite proportion de matières minérales qu'elles renferment.

CHILI (Amérique du Sud). Cette contrée, particulièrement volcanique et souvent bouleversée par des tremblements de terre, compte beaucoup d'eaux thermales et minérales. La vallée de l'Estero de Los Banos, dans la cordillère de Donna Anna, se fait remarquer, entre autres, par le nombre de ses sources *chaudes* et *chlorurées sodiques*. C'est au milieu des granites, au voisinage de roches stratifiées et recouvertes d'efflorescences salines, qu'elles apparaissent, à une hauteur de 3258 mètres, au-dessus du niveau de la mer. Les moins chaudes ont une température de 26° cent. D'après M. Domeyko (*Annales des mines*, 4ᵉ sér., tome IX, p. 525), elles déposent des quantités considérables de sels. Ces sels, déliquescents par leur nature, produisent une telle sécheresse dans la vallée, que le psychromètre placé à l'ombre d'une pauvre chaumière construite à l'usage des malades qui viennent s'y baigner (le 11 janvier 1844), donna, à midi, 10° de différence entre les deux thermomètres, la température atmosphérique étant de 16°,4. On n'a pas découvert dans ces eaux la moindre trace d'iode et de brome. Leurs propriétés médicales paraissent consister principalement en effets purgatifs, et cependant dans quelques-unes la proportion des principes salins est en quelque sorte impondérable.

CHIMBORAZO (le) (Amérique du Sud, Rép. de l'Équateur). De cet ancien volcan, le plus haut sommet de la chaîne des Andes, sortent des sources qui laissent dégager des gaz hydrogène sulfuré et carbonique (Boussingault). On trouve une source thermale sur le côté nord.

CHIMIQUES (caractères). Sous le nom de caractères chimiques, on entend parler des réactions qui se produisent, lorsque les eaux minérales sont mises en présence des agents ordinaires de la chimie. Par ce mélange, tantôt le réactif donne lieu à un précipité plus ou moins apparent et diversement coloré, ou à des colorations sans dépôt, tantôt il se dégage des gaz, tantôt enfin les eaux acquièrent une odeur qu'elles ne possédaient pas auparavant.

C'est en partant de l'ensemble des caractères chimiques observés à l'aide des réactifs, que l'on arrive à découvrir, mais très approximativement, la nature des principes qui font partie intégrante des eaux minérales, à classer celles-ci en familles naturelles, et enfin qu'on est mis sur la voie de leurs propriétés médicales : c'est sous un autre terme l'analyse *qualitative*, qui précède le plus ordinairement l'analyse *quantitative*.

Les caractères chimiques des eaux minérales ne peuvent être nettement établis que lorsqu'on s'est livré avec soin à l'analyse quantitative, car les réactions qu'on obtient avec beaucoup d'entre elles se confondent souvent au point qu'on ne peut plus apprécier la nature des principes qui les minéralisent en plus grande partie ; citons quelques exemples. Les eaux comprises par les auteurs dans la classe des eaux bicarbonatées sont parfois si riches en chlorures, que la précipitation de l'acide carbonique par le chlorure de baryum ammoniacal, augmentée de la précipitation de l'acide sulfurique, et du chlore par le nitrate d'argent, a lieu dans des proportions à peu près identiques. Nous en dirons autant des eaux bicarbonatées comparées aux eaux riches en bicarbonates et en sulfates, qui déposent autant de carbonate que de sulfate de baryte ; on conçoit que, dans cette circonstance, la balance est le seul guide pour distinguer d'une manière certaine ces caractères ou propriétés chimiques, partant pour classer les eaux.

Dans l'examen des eaux minérales rangées par grandes classes, nous décrivons leurs caractères ou propriétés chimiques [voy. BICARBONATÉES, CHLORURÉES, SULFATÉES, SULFURÉES, FERRUGINEUSES (EAUX)].

CHINE. La constitution géologique de la Chine est encore peu connue ; à plus forte raison, n'a-t-on que des données vagues sur le nombre et la composition des sources minérales qui abondent, à ce qu'il paraît, sur le sol de ce vaste empire. Si aucun volcan en activité proprement dite ne peut être cité en Chine, il est avéré que les terrains volcaniques y occupent un espace considérable. L'hydrogène carboné s'échappe de la terre en maint endroit ; des mines inépuisables de houille et de sel gemme sont répandues partout. Les eaux thermales, dont les Chinois d'ailleurs semblent faire beaucoup plus de cas que des eaux froides, sont vraisemblablement en rapport avec ces conditions géologiques. Alibert

(*Précis historique sur les eaux minérales les plus usitées*) a donné un extrait des *Observations de physique et d'histoire naturelle de l'empereur Kang-Hi*, dans lequel on trouve d'excellents préceptes de médecine hydrologique. Le P. Du Halde, savant missionnaire, raconte les détails d'un séjour de Sa Majesté Impériale à des bains d'eaux chaudes, situées près de Pékin, en décembre 1691. On cite encore [voy. Alibert, *loc. cit.*] la fontaine *Hong-Chan*, située non loin du fleuve Jaune, et qui serait, dit-on, colorée en rouge par du sulfure de mercure; celle de *Hing-Tchou*, thermale et sulfurée, au nord de Pékin, l'une des plus fréquentées; et, en troisième lieu, dans la Tartarie chinoise, de l'autre côté de la Grande-Muraille, une eau froide, ferrugineuse et gazeuse, dont la station est le rendez-vous des grands de la cour et des hautes classes.

CHIO (Ile de la Turquie d'Asie). Dans la mer de l'Archipel, au nord de cette île, les eaux *d'Halmyris, sulfatées sodiques* froides, sont très recherchées par les habitants comme purgatives, dans les affections de la peau et les obstructions abdominales, particulièrement au printemps. Les eaux thermales de *Tsesmé*, à peu de distance de la bourgade de ce nom, ont une plus grande importance. On les nomme encore *Hamman*. Elles sont très abondantes. Leur composition les range parmi les *chlorurées sodiques* (iodo-bromurées). Leur température varie entre 48° et 53° cent. Ces variations de chaleur tiennent à leur proximité de la mer, dans laquelle elles se déversent, et qui se mêle à elles lorsque les vents d'ouest soufflent avec intensité. Parfois, la source de Tsesmé exhale une odeur d'hydrogène sulfuré, due à l'altération qu'elle subit par la présence de matières organiques. M. le professeur Landerer (d'Athènes) assure que si ces eaux étaient convenablement aménagées, elles deviendraient une des stations thermales les plus remarquables du Levant. Beaucoup de malades de Chio et des autres îles de l'Archipel s'y rendent, mais ne trouvent aucune ressource matérielle en cet endroit et prennent leur bain à peu près en plein air. Citées par Pausanias, les eaux de Tsesmé avaient du renom dans l'antiquité grecque.

CHIRURGICALES (affections). Les affections chirurgicales figurent en grand nombre dans le cadre des applications thérapeutiques des eaux minérales, soit qu'elles dépendent d'une diathèse, soit qu'elles résultent d'une lésion traumatique. La minéralisation des sources thermales et la variété des moyens balnéaires répondent aux diverses indications qui les concernent. L'importance de chaque sujet en particulier est appréciée dans un article spécial [voy. ANKYLOSE, ARTHRITE, BLESSURES DE GUERRE, CAL, ULCÈRES].

CHLORE. Le chlore en combinaison avec les métaux alcalins et terreux est l'un des principes élémentaires et constants de toutes les eaux minérales. Si on compulse en effet les nombreuses analyses exécutées jusqu'à ce jour, on ne trouve pas une seule eau minérale qui ne renferme au moins des traces d'un chlorure.

Ces sels, lorsqu'ils existent en proportion très notable, servent à caractériser un grand nombre d'eaux minérales que l'on a rangées pour cela parmi les *Eaux chlorurées* [voyez ce mot]. Comme type des eaux de cette classe, on cite l'*eau de mer*, qui ne contient pas moins de 20 gr. de chlore par litre de liquide.

Le chlore est représenté dans les analyses en combinaison avec le sodium, le potassium, le magnésium, le calcium et l'ammoniaque. Nous doutons cependant que le chlorure de calcium puisse se rencontrer dans une eau minérale à côté d'autres principes minéralisateurs qui donnent toujours lieu par leur mélange à des sels insolubles. Nous en dirons autant du chlorure de fer, que l'on voit inscrit dans quelques analyses d'eaux étrangères et à côté de carbonates alcalins ou terreux.

Le chlorure de sodium est de tous ces sels celui que l'on signale le plus souvent et en plus grande quantité dans les eaux minérales. Il a pour origine le sel gemme enfoui dans les couches profondes du sol, et dont la formation remonte sans nul doute à la même époque que celle des roches.

En parlant de la composition de l'air marin, nous avons dit que l'eau des mers abandonnait toujours et mécaniquement à l'atmosphère des côtes, du chlorure de sodium, lequel a pu être reconnu à des distances très considérables de son lieu de provenance. Il en est de même des vapeurs minérales qui se dégagent des sources thermales. Toujours l'analyse constate dans l'eau de condensation des traces plus ou moins appréciables de chlore, combiné probablement de la même manière que dans l'eau qui le fournit.

Le chlore à l'état d'acide chlorhydrique et libre a été signalé dans quelques sources minérales, situées dans le voisinage des volcans. Nous citerons par exemple les sources de Parama de Ruiz, de Chucandino, de Guinche et de Saint-Sébastien (Amérique).

Ce métalloïde se reconnaît et se dose à l'aide du sel insoluble qu'il produit avec l'argent. Quelque minime que soit la quantité d'un chlorure dissous dans l'eau, le nitrate d'argent donne toujours lieu d'abord à un trouble, ensuite à un précipité qui consiste en chlorure d'argent dont l'insolubilité même dans les acides énergiques est nulle ou à peu près.

Pour ce genre d'opération, on se sert de nitrate très acide d'argent, et le dépôt de chlorure d'argent, si le chlorure alcalin est abondant, ne tarde pas à se déposer sous la forme d'un précipité très blanc, caséeux, qu'on lave avec soin et qu'on sèche ensuite à la température de 150° à

200° environ. C'est seulement lorsqu'il a perdu toute son eau d'interposition qu'on en détermine le poids, et les résultats qu'on obtient sont toujours très concordants.

Lorsqu'on dose le chlore d'une eau sulfurée, on observe que le précipité n'est pas toujours d'un blanc parfait, parce qu'il se dépose en même temps un peu de sulfure d'argent que l'excès d'acide du réactif n'a pu dissoudre. On remédie à cet inconvénient en faisant bouillir le mélange des sels avec de l'acide nitrique étendu d'eau, et le chlorure d'argent qui reste est ensuite très pur.

CHLOROSE. Il semble au premier abord que la chlorose réclame spécialement les eaux ferrugineuses : mais il n'en est pas ainsi. Les eaux ferrugineuses n'offrent à la chlorose qu'une médication fort imparfaite. Les eaux de cette classe en effet ne représentent guère qu'une médication simplement ferrugineuse, et l'on ne trouve pas en général aussi développées près d'elles, que près d'un grand nombre de sources appartenant à d'autres classes, les qualités thérapeutiques accessoires, empruntées à la constitution complexe de l'eau elle-même, aux agents balnéo-thérapiques, aux conditions hygiéniques et climatiques. Or on sait que les ferrugineux ne sont que d'une utilité très secondaire dans la chlorose. Pour guérir la chlorose, en dehors des tendances spontanées que développent les évolutions naturelles de l'organisme, il faut agir sur celui-ci soit par un ébranlement rapide, physique ou affectif du système nerveux, soit par un ensemble de modificateurs hygiéniques ou thérapeutiques; et à ce titre, la plupart des eaux minérales actives peuvent rendre également de grands services dans le traitement de la chlorose.

Celles qui nous paraissent constituer la médication la plus effective dans ce sens, sont les eaux *sulfurées*, et en particulier celles des Pyrénées, envisagées avec toutes les conditions hygiéniques que l'on y peut rencontrer, c'est-à-dire le climat, l'altitude si salutaire par elle-même, l'exercice, l'équitation, la distraction prise surtout dans le sens affectif. *Cambo* et *Castera-Verduzan*, qui offrent une combinaison de sources sulfurées et de sources ferrugineuses, conviennent parfaitement en pareil cas. Les eaux sulfurées, dans un certain nombre de stations, comme *Luchon*, *Cauterets*, *Amélie*, offrent le précieux avantage de permettre d'approprier le traitement à des conditions très variées de constitution, par la variété des sources qu'elles possèdent. En effet, il faut prendre garde à l'élément névropathique qui existe quelquefois à un haut degré chez les chlorotiques, et qu'un traitement trop excitant viendrait encore exaspérer.

Lorsque la chlorose se manifeste chez de très jeunes sujets, et dès avant la puberté, les *bains de mer*, surtout si l'on a affaire à une constitution très lymphatique, seront préférés aux eaux sulfureuses. Nul doute alors que les eaux *chlorurées* fortes ne puissent rendre également des services importants. Lorsque les fonctions digestives sont spécialement troublées, les eaux de *Vichy* et sans doute celles de *Vals*, sont très utiles. Il y a des chlorotiques, lorsque leur constitution n'est pas trop affaiblie, s'ils sont bilieux plutôt que lymphatiques, à qui les eaux de *Vichy*, même les sources non ferrugineuses, conviennent très bien, à plus forte raison les sources de cette station où le fer existe en notable proportion. MM. Eulenberg (de Coblenz) et Döring (d'Ems) recommandent dans des circonstances analogues les eaux d'Ems et de Karlsbad.

CHLORURÉES (Eaux). Les eaux minérales chlorurées sont, de toutes les eaux comprises dans les différentes classes, les plus riches en principes fixes. Elles sont aussi plus souvent tempérées et thermales que froides. Dans toutes, l'élément dominant est le chlorure de sodium; puis viennent le chlorure de magnésium, les bicarbonates et sulfates alcalins et terreux. Nous ne rencontrons donc, dans la classification, qu'une seule espèce d'eaux chlorurées, les eaux *chlorurées sodiques*.

Elles sont toujours très limpides, incolores et inodores; tout au plus en connaît-on en France quatre ou cinq, qui répandent l'odeur de l'hydrogène sulfuré. Leur saveur est sensiblement salée, et quelquefois amère suivant la proportion du chlorure de magnésium.

La majorité des eaux chlorurées arrive sur le sol avec de l'acide carbonique et de l'azote, qui les font bouillonner dans les puits.

Presque toutes sont ferrugineuses; mais on remarque qu'elles déposent moins d'oxyde rouge de fer que les eaux bicarbonatées et sulfatées, et plusieurs donnent naissance à des quantités très considérables de conferves vertes.

Les eaux qui nous occupent, au contact des réactifs, se comportent à peu près de la même manière que les eaux bicarbonatées et sulfatées.

Papier bleu de tournesol. — Coloration rouge, toujours très peu intense.

Papier d'acétate de plomb. — Coloration nulle, à moins qu'il ne se rencontre de l'acide sulfhydrique.

Teinture de noix de galle, dissolution de tannin. — Réaction nulle ou à peu près.

Teinture de campêche. — Coloration en rouge du liquide, par suite de l'existence des bicarbonates.

Potasse et ammoniaque. — Précipité blanc de carbonates de chaux et de magnésie.

Chaux et baryte. — Précipités blancs de carbonates de chaux et de baryte et de sulfate de baryte.

Acides minéraux. — Ces réactifs dégagent le plus souvent de l'acide carbonique; avec les eaux franchement chlorurées, le dégagement est nul, parce que le gaz carbonique se redissout dans la masse du liquide.

Acide oxalique. — Précipité blanc plus ou moins apparent d'oxalate de chaux.

Chlorure de baryum.—Précipité toujours sensible de sulfate de baryte.

Nitrate d'argent.—Précipité blanc très abondant de chlorure d'argent.

Chlorure d'or. — Réaction nulle le plus ordinairement.

Exposées à l'action de la chaleur, les eaux minérales chlorurées dégagent le plus souvent de l'acide carbonique et du gaz azote et oxygène. La concentration du liquide produit un dépôt dans lequel on constate du carbonate et du sulfate de chaux, et du carbonate de magnésie.

CHLORURÉES SODIQUES (Eaux). Les eaux *chlorurées sodiques* peuvent être distinguées entre elles d'après la quantité d'*acide carbonique* ou *d'hydrogène sulfuré* qu'elles dégagent, et d'après leur degré relatif de *minéralisation*.

Leur qualité gazeuse ou non est importante à considérer dans ce sens, que l'acide carbonique libre qu'elles renferment vient d'une part faciliter leur usage, et de l'autre, leur ajouter des propriétés particulières. En effet, des eaux renfermant une proportion considérable de chlorures, 8 ou 10 grammes ou davantage, ne sont pas aisément tolérées par l'estomac, si elles ne se trouvent en même temps chargées d'acide carbonique ; et celles-ci ne sauraient manquer d'être préférées, alors que l'état des fonctions digestives mérite une attention particulière. Or la plupart des eaux chlorurées sont gazeuses, mais à des degrés divers, et la proportion d'acide carbonique qu'elles renferment ne se trouve déterminée que dans un certain nombre d'analyses. Cependant nous savons que les eaux chlorurées de l'Allemagne sont généralement beaucoup plus riches que les nôtres en acide carbonique. Il n'existe point d'eaux minérales plus gazeuses, même dans la classe des bicarbonatées, que celles de Nauheim, Kissingen, Wiesbaden. En France, Bourbon-l'Archambault, la Bourboule, Saint-Nectaire, sont aussi très notablement gazeuses, bien qu'à un moindre degré. Parmi les eaux non gazeuses, ou du moins à un si faible degré qu'il n'y ait pas à en tenir compte en thérapeutique, nous signalerons Kreuznach, Salins et l'eau de mer. Aussi a-t-on eu l'idée de charger artificiellement d'acide carbonique l'eau de mer et celle de Salins, pour en rendre l'usage interne plus facile.

La considération de l'hydrogène sulfuré est importante auprès des eaux chlorurées sodiques, puisque les propriétés des eaux sulfureuses viennent alors s'ajouter à celles des eaux chlorurées. De même que le dégagement de l'acide carbonique est en rapport avec l'existence de bicarbonates, celui de l'hydrogène sulfuré est en rapport avec l'existence de sulfates facilement décomposables en sulfures, et rencontrant des circonstances propices à leur décomposition. Il n'y a qu'un petit nombre d'eaux chlorurées qui dégagent de l'hydrogène sulfuré, et pour la plupart ce dégagement est si faible, et en quelque sorte si superficiel, qu'il n'y a pas à en tenir compte. Nous ne connaissons que deux stations véritablement sulfureuses, *Uriage* et *Aix-la-Chapelle*, et nous en faisons une division des eaux chlorurées sodiques.

Enfin, la proportion des principes minéralisateurs est également très importante à considérer. Les eaux chlorurées présentent en effet les différences les plus grandes à ce point de vue : elles offrent les exemples des eaux les plus minéralisées qui existent (*Hammam-Melouane*, 30 grammes; *Nauheim*, 17 grammes; *Hombourg*, 16 grammes, etc.) et des moins minéralisées que la classification puisse admettre (*Luxeuil* 1gr,1; *Bourbon-Lancy*, 1gr,7; *Wildbad*, 0gr,2, etc.). On comprend que des conditions aussi opposées ne puissent être négligées. A mesure que l'on descend dans le degré de minéralisation, il est évident que les caractères thérapeutiques attachés à la qualité de chlorurées sodiques doivent s'affaiblir : il en est effectivement ainsi, et les eaux chlorurées sodiques faiblement minéralisées se rapprochent beaucoup plus, dans leurs applications, des eaux faiblement minéralisées des autres classes, que des eaux fortement minéralisées de leur propre classe. Voici comment peuvent se ranger suivant leur degré de minéralisation les principales d'entre elles.

Au-dessous de 2 grammes.	De 2 à 4 grammes.	Au-dessus de 4 grammes.
Bourbon-Lancy.	Bourbon-l'Archambault.	Balaruc.
Luxeuil.	La Bourboule.	Bourbonne.
Hammam-Meskoutine.	Saint-Nectaire.	Uriage.
Wildbad.	Niederbronn.	Salins.
Gastein.	Soulz.	Hammam-Melouane.
	Baden-Baden.	Kreuznach.
	Selters.	Nauheim.
	Aix-la-Chapelle.	Wiesbaden.
		Soden.
		Hombourg.
		Kissingen.
		Wildegg.
		Cheltenham.
		Ischia.

Nous appellerons eaux chlorurées faibles celles qui sont au-dessous de 2 grammes, et fortes celles qui excèdent ce chiffre, dans quelque proportion que ce soit. Cette distinction est du reste tout à fait en rapport avec les applications thérapeutiques.

Considérées au point de vue des principes formels de la classification, les eaux chlorurées ne forment qu'une division, puisque la soude y constitue la seule base prédominante. Cependant nous avons cru devoir y introduire une division artificielle fondée sur le caractère particulier que donne à quelques-unes d'entre elles leur qualité sulfureuse, et nous admettons ainsi : des eaux *chlorurées sodiques simples*, et des eaux *chlorurées sodiques sulfureuses*.

Certaines eaux présentent une proportion à peu près égale en chlorures et en bicarbonates sodiques. Cette circonstance, notable en thérapeutique, nous a paru devoir être prise en considération spéciale, et estimant, d'après les principes que nous avons posés ailleurs [voy. CLASSIFICATION], que ces eaux minérales devaient être particulièrement rattachées à leur principe le plus fixe, nous en faisons une autre sous-division de la classe des chlorurées, laquelle se trouve ainsi constituée :

Eaux *chlorurées sodiques simples ;*

Eaux *chlorurées sodiques et sulfureuses ;*

Eaux *chlorurées et bicarbonatées sodiques ;*

Les eaux de la *Bourboule* et celles de *Saint-Nectaire* représentent le type de ces dernières.

Le chlorure de sodium qui existe en proportion quelconque dans la presque totalité des eaux minérales, paraît emprunté par celles-ci aux terrains qu'elles traversent, ce sel se trouvant, comme on le sait, un des principes les plus généralement répandus dans le sol. Mais les eaux chlorurées sodiques doivent les caractères prédominants de leur minéralisation à des causes plus particulières, c'est-à-dire à des bancs de sel gemme ou à des terrains houilliers qu'elles traversent : ce sont donc toujours en définitive des eaux de lixiviation.

Elles se trouvent assez inégalement répandues sur notre territoire. Dans la région centrale de la France [voy. FRANCE (DISTRIBUTION GÉOGRAPHIQUE)], on rencontre Bourbon-l'Archambault, la Bourboule et Saint-Nectaire ; aux deux extrémités de la chaîne des Pyrénées, vers l'abaissement des montagnes, un groupe, comprenant à l'ouest (Hautes et Basses-Pyrénées), des eaux peu importantes, telles que Tercis, Saubuse, Salies (en Béarn) ; à l'autre extrémité, la seule station notable de Balaruc. Dans la région du sud-est quelques stations éparses (Isère), parmi lesquelles nous remarquons Uriage et Lamotte ; enfin la quatrième région hydrologique est la plus riche en eaux chlorurées, et nous offre Bourbonne, Salins, Soulz, Niederbronn, Bourbon-Lancy, Luxeuil, et quelques autres à peine exploitées, comme Chatenois, Forbach, etc.

Mais il faut traverser le Rhin pour trouver la véritable région des eaux chlorurées sodiques : dans le duché de Nassau et à l'entour se rassemblent, dans un cercle étroit, les eaux minérales les plus remarquables de cette classe, telles que Wiesbaden, Soden, Hombourg, Nauheim, Kreutznach, etc.

Les eaux chlorurées sodiques ne présentent pas une caractéristique thérapeutique aussi formelle que les eaux sulfureuses. Parmi celles-ci, il suffit que, dans une eau à peine minéralisée, il existe une proportion quelconque de sulfure, pour qu'aussitôt les propriétés essentielles des eaux de cette classe se manifestent d'une manière évidente. Il n'en est plus de même ici. Les applications thérapeutiques, comme les effets physiologiques, attribuées aux eaux chlorurées sodiques, supposent que le chlorure de sodium y existe en une certaine proportion, et ce que nous avons à dire à ce sujet ne saurait effectivement se rapporter qu'aux eaux chlorurées sodiques *fortes*.

Les eaux chlorurées sodiques représentent une médication *reconstituante;* c'est-à-dire qu'elles agissent à la manière d'agents toniques et stimulants à la fois, sur les surfaces digestive et cutanée, et semblent poursuivre une action analogue jusque sur les phénomènes les plus intimes de l'assimilation. C'est en vertu sans doute de cette action qu'elles possèdent des propriétés résolutives assez caractérisées. Elles réveillent à un haut degré l'action de la peau. Elles développent l'appétit et rendent nécessaire une alimentation substantielle. Elles développent les sécrétions intestinale et urinaire. Elles activent la circulation abdominale et provoquent les manifestations hémorrhoïdales et menstruelles, quelquefois, celles-ci surtout, avec exagération. Les eaux chlorurées sodiques représentent encore une médication *altérante ;* c'est-à-dire qu'elles modifient dans un sens très particulier certaines altérations toutes spéciales de l'organisme.

C'est surtout à la classe des chlorurées sodiques qu'appartiennent les eaux minérales purgatives [voy. PURGATIVES (EAUX)]. Cependant cette action purgative est généralement assez bornée. Pour l'obtenir, il faut employer les eaux froides ou les eaux chaudes refroidies, et les donner à dose un peu élevée. Mais cette action purgative est rarement cherchée. On s'attache plutôt à l'éviter en administrant les eaux à dose fractionnée, et à leur température native. Comme lorsque ces eaux ne purgent pas, elles constipent souvent, on remédie à cet inconvénient, en y ajoutant quelque sel neutre, ou en donnant de temps à autre l'eau minérale sous une forme évacuante.

C'est près des eaux chlorurées sodiques surtout que l'on fait usage de bains à température élevée. Aussi observe-t-on assez fréquemment de ces éruptions variées que l'on nomme *poussées*, érythèmes ou exanthèmes pustuleux, lesquelles nous paraissent dues plus souvent à la température élevée du bain qu'à la nature de l'eau minérale. L'addition des

EAUX-MÈRES (voy. ce mot) aux bains accroît encore beaucoup cette disposition.

La plupart des eaux chlorurées sodiques sont plus usitées comme mode externe d'administration que comme usage interne. Il en est ainsi de la plupart des eaux minérales à température très élevée. Les sources non gazeuses, quoique froides, ne sont guère usitées encore que sous forme balnéaire.

La spécialisation thérapeutique des eaux chlorurées sodiques s'applique formellement au lymphatisme et à la scrofule.

Nous devons mentionner ensuite, parmi les applications les plus communes des eaux de cette classe, les paralysies, le rhumatisme, la pléthore abdominale, les blessures.

Le traitement du lymphatisme ou de la scrofule par les eaux chlorurées est un traitement spécial, en ce qu'il dépend essentiellement des qualités médicamenteuses, propres à cette classe d'eaux minérales. Sans doute leurs qualités excitantes et reconstituantes trouvent à s'exercer utilement dans la plupart des cas de ce genre : mais leur action essentielle dépend de propriétés spéciales qu'elles possèdent en vertu de leur constitution propre.

C'est au contraire en raison de leurs propriétés excitantes et résolutives ou de leur température élevée, qu'elles s'appliquent au traitement des autres groupes pathologiques que nous avons mentionnés. Il s'agit beaucoup moins, dans ces derniers cas, d'une action médicamenteuse spéciale, que d'une action physiologique, laquelle peut se reproduire près d'eaux minérales différentes, sinon toujours avec la même opportunité, du moins dans un sens analogue. Nous renvoyons, pour le complément de cette étude, aux articles concernant les principales stations chlorurées sodiques, et les divers états pathologiques que nous venons de mentionner.

Ce qui précède ne concerne pas les eaux chlorurées sodiques faibles. Les applications thérapeutiques de celles-ci seront exposées à l'article FAIBLES (EAUX). Cependant ces dernières, quelque peu minéralisées qu'elles soient, ne sont pas sans retenir quelque chose des propriétés de la classe à laquelle elles appartiennent. Aussi dans les cas où, par suite de quelque circonstance ou constitutionnelle, ou accidentelle, l'usage d'une médication aussi active que celle des eaux chlorurées sodiques fortes, se trouve contre-indiqué, on doit chercher parmi les eaux faibles de la même classe le moyen de suppléer aux premières, et quelquefois de préparer leur usage.

CHORANCHE (France, Isère). A 20 kilomètres de Saint-Marcellin. *Sulfurée calcique*? Froide.

	Eau : un litre.
	Lit.
Azote	0,00800
Acide carbonique	0,03714
— sulfhydrique libre et combiné	0,01435
	Gram.
Carbonate de chaux	0,181
— de magnésie	0,019
— de strontiane	0,002
— de fer	0,005
Sulfate de soude	0,042
— de chaux	0,035
— de magnésie	0,012
— d'alumine	0,033
Chlorure de sodium	0,123
— de calcium	0,007
— de magnésium	0,003
Iode	traces
Silicate d'alumine	0,210
	0,692
	(NIEPCE.)

Cette eau minérale semble très peu sulfureuse, car un échantillon qui avait, il est vrai, subi le transport dans des bouteilles, n'a pas fourni de traces d'un principe sulfureux ; du moins M. Gueymard, l'auteur de l'analyse, n'en fait pas mention. Elle jouit dans le pays d'une certaine réputation pour les rhumatismes et la paralysie.

CHORILLOS (Amérique du Sud, Pérou). A 8 kilomètres de Lima. *Bains de mer* fréquentés.

CHRONIQUES (Maladies). Nous nous proposons, dans cet article, d'exposer, sous une forme aussi condensée que possible, l'ordre d'idées suivant lequel nous envisageons la pathogénie des maladies chroniques dans ses rapports avec les indications qui sont relatives au traitement de ces maladies, et en particulier à leur traitement par les eaux minérales.

Les maladies chroniques naissent presque toujours chroniques d'emblée. Ce n'est que dans le plus petit nombre des cas qu'elles succèdent à des maladies aiguës prolongées ou incomplétement guéries. Et lorsqu'on cherche à remonter à leur étiologie et à reconnaître les causes de leur développement, on s'aperçoit ordinairement qu'il n'y a qu'un rapport très éloigné entre ces causes et leur mode d'action d'une part, et d'une autre part le siége ou la nature de la maladie elle-même. Dans beaucoup de circonstances même, le rapport qui peut unir ces causes à l'apparition du mal devient fort difficile à saisir, ou même on demeure dans l'impossibilité d'assigner des causes à la maladie ; celle-ci semble s'être développée spontanément, *proprio motu.*

Cela vient de ce que les maladies chroniques puisent leur origine dans des conditions générales de l'organisme, plus ou moins appréciables à nos sens, et dépendant, non plus, comme les maladies aiguës, d'accidents saisissables dont tel organe ou telle fonction a reçu visiblement l'atteinte, mais de changements profonds, lentement développés, dans l'harmonie indispensable à la marche régulière et normale de la vie, de changements dont les causes déterminantes, multiples et éloignées, demeurent le plus souvent inaperçues.

Parmi ces changements, il en est qui constituent des *diathèses*, c'est-à-dire des états assez nettement définis, non pas sans doute dans leur essence, mais dans leurs caractères et dans leurs résultats, si bien qu'une fois les premiers reconnus, les seconds peuvent certainement en être déduits et annoncés d'avance.

Il y a ensuite les *constitutions* qui sont aux diathèses ce que les constitutions médicales sont aux épidémies. Moins puissantes comme causes et moins assurées dans leurs effets, elles impriment une direction particulière aux dérangements de la santé, comme elles indiquent une marche spéciale à la thérapeutique, mais sans offrir, comme les diathèses, cette sorte de nécessité aux conséquences qu'elles déterminent, ne créant qu'une simple prédisposition, et pouvant demeurer étrangères aux phénomènes qui se développent à côté sans en subir aucunement l'empreinte.

Mais il arrive souvent que les maladies chroniques apparaissent sans que leur origine puisse se rattacher à l'existence d'une diathèse ou d'une constitution dominante. Cependant il faut bien admettre qu'elles ont trouvé dans l'économie des conditions favorables à leur développement.

S'il nous est impossible d'arriver à une définition complète et satisfaisante de la vie, de l'organisme, de la santé, de la maladie, cependant il nous est permis de nous faire une idée de ces grands phénomènes, et de formuler la notion plus ou moins abstraite que nous en possédons, d'une manière conforme à cette idée générale.

Ainsi cette multiplicité de réactions chimiques, de mouvements vitaux, d'actions physiques, qui se succèdent sans interruption chez les êtres organisés, ne nous donne-t-elle pas l'idée que le maintien de la santé consiste essentiellement dans un équilibre parfait entre ces phénomènes sans nombre, de manière qu'une mesure exacte et une proportion harmonieuse président incessamment à leurs échanges et à leur succession? L'histoire physiologique et pathologique de la circulation, des sécrétions, du système nerveux lui-même, ne nous montre-t-elle pas qu'une interruption mécanique, qu'une exagération ou un ralentissement partiel, qu'un excès d'activité ou d'inertie, entraînent aussitôt des phénomènes inverses et tellement certains, qu'ils président à une foule de résultats thérapeutiques ou hygiéniques, susceptibles d'être annoncés d'avance et souvent prévus d'une manière à peu près certaine? Et tout cela n'est-il pas d'accord avec cette même idée, que l'intégrité et la régularité des phénomènes chimiques, physiques et vitaux, dont se compose l'organisme au point de vue le moins abstrait, c'est-à-dire le plus saisissable possible, ne sont autre chose qu'une affaire d'équilibre et de proportion?

Or il est facile de comprendre combien ces lois d'équilibre et d'harmonie doivent être fréquemment offensées dans les conditions où placent chacun de nous les transmissions héréditaires, les accidents de la vie, le milieu artificiel où nous demeurons, les irrégularités sans nombre de notre existence; la distance enfin qui nous sépare de l'idéal que nous pouvons nous faire de l'être organisé, primitivement créé. Dans ce dédale de l'organisme, si la physionomie connue de la diathèse ou de la constitution nous révèle parfois quelque chose de la direction vicieuse suivant laquelle l'état physiologique s'est laissé entraîner, souvent aussi nous ignorons dans quel sens ont dévié sourdement ces phénomènes qui constituent, non pas la vie, mais l'être vivant.

Les maladies chroniques, considérées au point de vue où nous nous plaçons, ne sont donc autre chose, dans le plus grand nombre de cas au moins, que la manifestation ou le symptôme d'un état morbide général de l'économie. S'il faut bien, car on est toujours obligé de donner une forme même aux abstractions que l'esprit conçoit le mieux; s'il faut bien, pour que la nomenclature, c'est-à-dire la nosologie, nous soit intelligible, les désigner du nom du phénomène dominant ou de l'organe directement affecté, il faut savoir que le nom donné par la nomenclature, que la place assignée par la nosologie, sont, dans le plus grand nombre des cas, un artifice nécessaire pour nous servir de point de repère, mais qui ne rend qu'une partie souvent secondaire de ce qu'il doit exprimer.

Mais si c'est en vertu d'un changement subi dans la proportion ou l'harmonie des éléments dont se compose notre organisation, que se développent la plupart des maladies chroniques, celles-ci, à mesure qu'elles se constituent, qu'elles s'emparent d'un appareil d'organes ou d'un ensemble de fonctions, viennent ajouter une cause nouvelle de trouble et d'altération à celle qui préexistait à l'état latent. On sait le retentissement qu'exerce sur le reste de l'économie la persistance d'une maladie de l'utérus, de la vessie, d'une affection dyspeptique. La part est souvent facile à saisir de ce qui revient à la cause morbide initiale et de ce qui appartient à la maladie déterminée qui en est résultée. La thérapeutique en fait son profit et y puise des sources d'indications distinctes.

Ainsi, lorsque l'on veut analyser le problème pathologique constitué par une maladie chronique, pour en comprendre la pathogénie ou pour en instituer la thérapeutique, on doit avoir l'œil ouvert à la fois sur les phénomènes morbides déterminés qui caractérisent la maladie, et auxquels celle-ci emprunte les signes physiques et les symptômes qui lui appartiennent, et à la fois sur l'ensemble de l'économie dont il faut s'efforcer de pénétrer la manière d'être, si l'on ne veut pas être dominé par la maladie, et se traîner péniblement à sa suite, comme il arrive si souvent dans ces sortes de traitements.

Telles sont les idées générales qui nous paraissent devoir présider à l'étude des maladies chroniques, au double point de vue de la pathogénie et des indications thérapeutiques. On en trouvera le complément aux articles : INDICATIONS. MÉDICATION THERMALE. MINÉRALES (EAUX).

CICATRISANTES (Propriétés). C'est lorsqu'un état diathésique ou autre entrave ou suspend le travail de cicatrisation d'une plaie quelconque, que la suractivité empruntée à la médication thermale est efficace [voy. PLAIES. ULCÈRES]. Les eaux sulfatées et les eaux chlorurées sodiques (*Baréges*, *Bourbonne*) se partagent cette spécialisation. C'est surtout dans les conditions d'atonie, le plus souvent reliées à un vice général, qu'on peut apprécier leur influence. A l'aide des bains minéraux associés à la boisson, à des fomentations, et, avec réserve dans quelques cas, à des douches locales, les phénomènes de fluxion sécrétoire et nutritive se reproduisent de nouveau ; la partie malade revient de plus en plus à des conditions simples, le travail cicatriciel se régularise, et l'exsudation plastique de lymphe coagulable est bientôt suivie du développement vasculaire qui favorise la formation du tissu inodulaire. Quoique l'action topique ne puisse être mise en doute, il n'en résulte pas moins, de l'étude des faits, qu'elle a une part secondaire, et que les effets généraux du traitement doivent entrer davantage en ligne de compte. La constitution se raffermit ou reçoit une nouvelle impulsion de la combinaison d'une minéralisation et d'une thermalité puissantes. Les circonstances hygiéniques contribueront encore à atteindre ce but qu'il s'agit parfois de ne point dépasser. A plus forte raison, verra-t-on la cicatrisation devenir rapide et complète, si les plaies ou les ulcères dépendent d'une cachexie accidentelle, le SCORBUT, par exemple [voy. ce mot]. Les observations recueillies par l'un de nous à l'hôpital de Balaruc (*Annales de la Soc. d'hydrolog.*, t. III), et confirmées depuis, à Bourbonne, par M. Cabrol, ont prouvé combien le retour des fonctions générales accélère les phénomènes de réparation. Il est resté acquis également dans cette même occasion, que l'hypothèse des propriétés fluidifiantes du sel marin disparaît devant la pratique, les eaux chlorurées sodiques thermales fermant les plaies des scorbutiques comme celles des scrofuleux. Il va sans dire que la cicatrisation d'ulcères spécifiques, comme sont ceux de la syphilis, ne s'obtiendrait qu'autant que la maladie aurait été préalablement traitée d'une manière rationnelle.

CILAOS. Voy. RÉUNION (ILE DE LA).

CIOTAT (la) (France, Bouches-du-Rhône, arrond. de Marseille). A 29 kilomètres de cette ville.

Bains de mer.

CIRCUITS DES SOURCES. Voy. RÉGIME SOUTERRAIN.

CIRRHOSE. On sait combien le diagnostic de la cirrhose est difficile à établir pendant les premières périodes de cette maladie. Nous croyons admissible que les eaux minérales puissent exercer une action salutaire sur les conditions morbides qui caractérisent le début de la cirrhose, et en particulier les eaux qui exercent une action spéciale sur l'appareil hépatique, Vichy ou Karlsbad, par exemple; mais nous ne connaissons point de faits relatifs à cette application thérapeutique. Quant à l'application de ces mêmes eaux à une période plus avancée de la cirrhose, et alors qu'il existe des phénomènes d'hydropisie, nous l'avons toujours vue exercer une action plutôt nuisible qu'utile, et nous ne pensons pas que la médication thermale offre alors aucune ressource qu'il convienne de tenter.

CITARA. Voy. ISCHIA.

CIVILLINA (Italie, prov. vénitiennes), près Venise.

Ferrugineuse sulfatée. Froide. Découverte vers 1824.

Eau : un litre.

	Grains.		Gram.
Sulfate de chaux..........	1,6640	=	0,086
— de magnésie........	0,3830	=	0,018
— de fer.............	3,0815	=	0,161
Deutosulfate de fer........	2,4880	=	0,138
Silice....................	0,0030	=	0,001
	7,6195	=	0,404

(MELANDRI.)

On a recommandé cette eau minérale dans le traitement de la leucorrhée, de la diarrhée chronique et de la pellagre. Mais la proportion notable de sels de fer qu'elle contient doit en limiter l'usage.

D'après le professeur Ragazzini, l'eau minérale de Civillina ne provient pas d'une source, mais de l'eau de pluie et de neige et d'une fontaine voisine riche en sulfate et en arséniate de fer, fournis l'un et l'autre dans l'origine par la décomposition d'un sulfo-arséniure de fer; aussi la considère-t-il comme un agent inconstant dans ses effets.

CIVITA-VECCHIA (États romains). Ville à 61 kilomètres de Rome. On cite aux environs les bains *sulfureux et thermaux* de Palazzi et une grotte où les malades vont s'exposer à des émanations également sulfureuses, sorte d'étuve naturelle qu'on prétendait habitée par un serpent divin, et qui est dite pour cela *Grotte du Serpent.* Les mêmes localités sont désignées sous le nom de *Centum Cellis* par les anciens balnéologues.

CLASSIFICATION. Pour qu'une classification soit bonne, il faut autant que possible que les divisions qu'elle admet et les termes qu'elle emploie, rapprochent des analogies naturelles, comportent une signification utile, expriment sous une forme brève des idées claires, faciles à retenir, enfin empruntent leur nomenclature à la langue scientifique, c'est-à-dire universelle.

Si l'on envisage les eaux minérales relativement à leur température, à leur degré de minéralisation, à leur origine géologique, leur distribution géographique ou leurs attributions thérapeutiques, on reconnaît aisément que chacun de ces points de vue peut devenir le sujet de divisions intéressantes, mais ne saurait fournir les éléments d'une véritable classification, ou les principes d'une nomenclature acceptable. Nous ne saurions trouver ces éléments et ces principes qu'en nous adressant à la constitution chimique des eaux minérales.

Si nous exceptons quelques tentatives informes de classification basées sur les propriétés thérapeutiques attribuées aux eaux minérales, c'est en effet de la composition chimique de ces dernières qu'ont dérivé toutes les classifications essayées ou admises jusqu'à ce jour. Seulement leur point de départ et la nomenclature qu'elles ont suivie n'offrent rien que de vague et d'irrégulier, et la plus récente et la plus rationnelle en même temps, celle adoptée par l'*Annuaire des eaux minérales de la France*, n'échappe pas à une partie des reproches que méritent celles qui l'ont précédée. Nous allons, en empruntant à cette dernière classification les principes sur lesquels elle est constituée, essayer de la compléter dans le sens le plus en rapport avec la signification pratique et raisonnée des eaux minérales.

La constitution chimique des eaux minérales étant très complexe, puisque quelques-unes d'entre elles renferment de quinze à vingt principes différents, il est évident que la classification ne peut tenir compte que des principaux d'entre ces derniers, c'est-à-dire des principes *prédominants*.

Les corps chimiques qui existent dans les eaux s'y trouvent, par suite de leurs combinaisons réciproques, à l'état de sels, sauf quelques rares exceptions, l'acide carbonique, la silice, etc. Le caractère hypothétique qui plane sur les formules par lesquelles on représente ces combinaisons ne saurait porter sur celles dont la prédominance peut servir à caractériser les eaux. Il est donc généralement facile de déterminer avec précision la combinaison saline qui prédomine dans une eau minérale. C'est cette détermination qui servira de base à la classification.

Le nombre des corps chimiques dont la prédominance peut être prise en considération est fort limité. Les acides et les bases dont la présence a été constatée dans les eaux minérales peuvent être rangés ainsi :

Acides dont l'existence est douteuse, ou tout exceptionnelle, ou en apparence insignifiante [voy. ACIDES].

Azotique.	Crénique.
Borique.	Géique ou humique.
Hyposulfureux.	Acétique.
Sulfureux.	Butyrique.
Fluorhydrique.	Formique.
Apocrénique.	Propionique.

Acides importants pour leur fréquence, leur proportion ou leur valeur thérapeutique :

Carbonique.	Bromhydrique.
Arsénieux ou arsénique.	Chlorhydrique.
Phosphorique.	Iodhydrique.
Silicique ou silice.	Sulfhydrique.
Sulfurique.	

Sur ces derniers, nous n'en trouvons que quatre dont la prédominance formelle puisse être mise à profit pour la classification. Ce sont les acides :

Carbonique.	Chlorhydrique.
Sulfurique.	Sulfhydrique.

Parmi les *bases* nous pouvons mettre de côté, comme très rares, ou sans signification appréciable, les suivantes :

Strontiane.	Alumine.
Baryte.	Cobalt.
Lithine.	Cuivre.
Étain.	

Il ne nous reste comme bases notables par leur fréquence ou leur signification que les suivantes :

Soude.	Magnésie.
Potasse.	Manganèse.
Chaux.	Fer.

Mais parmi celles-ci, la potasse peut être éliminée, attendu la très faible proportion dans laquelle elle existe, par suite de lois peu connues de la constitution des eaux minérales, car les couches d'où celles-ci proviennent sont souvent très riches en potasse. Cependant il pourrait se faire que cet alcali tînt dans ces eaux une place un peu plus grande qu'il ne semblerait résulter de l'ensemble des analyses connues.

Nous nous trouvons donc en présence d'un nombre de corps très restreint, pour établir la classification, si celle-ci ne doit tenir compte que des prédominances :

Acides.	*Bases.*	
Carbonique.	Soude	alcaline.
Sulfurique.	Chaux, Magnésie	terreuses.
Chlorhydrique.	Fer, Manganèse	métalliques.
Sulfhydrique.		

En présence de ces acides et de ces bases, lesquels forment par leurs rapprochements mutuels un nombre assez considérable de combinaisons différentes, quelle part ferons-nous aux uns et aux autres dans la classification? Si l'on considère, dit l'*Annuaire des eaux de la France*, que les bases que nous venons de citer, et qui accompagnent habituellement les acides dans les eaux minérales, n'y sont que par suite de l'action de ces acides eux-mêmes sur des minéraux décomposables, on est conduit, lorsqu'on se place au point de vue purement chimique, à établir les grandes divisions dans les eaux minérales, d'après la nature de l'élément *acide* dominant. Nous ajouterons que l'importance justement accordée par l'*Annuaire* aux *acides*, au point de vue purement chimique, se remarque également au point de vue de la signification thérapeutique.

En effet, la qualité de sulfhydratée ou sulfurée, de bicarbonatée, de chlorurée, de sulfatée, imprime généralement aux eaux minérales un caractère thérapeutique beaucoup plus formel que leur qualité basique, alcaline ou terreuse, sodique ou calcique : ce qui ne veut pas dire qu'il n'existe pas de considérations générales à rattacher à la qualité de sodique ou de calcique; mais que celles-ci sont infiniment moins importantes et moins tranchées que si elles dépendaient de l'acide prédominant.

Nous établirons donc les classes des eaux minérales d'après la prédominance des acides, ce qui nous donnera les quatre classes suivantes :

Carbonatées ou bicarbonatées.	Chlorurées.
Sulfatées.	Sulfurées.

Les bases, de leur côté, nous serviront à établir les divisions de ces classes, et nous pourrons avoir, dans chaque classe, des eaux :

Sodiques.	Magnésiques.
Calciques.	

Seulement, comme chacun de ces acides ne se combine pas aussi volontiers avec chacune de ces bases, les différentes classes ne présentent pas toutes des divisions identiques. Ainsi les eaux chlorurées ne contiennent qu'une division : chlorurées sodiques; les sulfatées présentent seules des divisions et sodiques, et calciques, et magnésiques. Les carbonatées et les sulfurées sont ou sodiques ou calciques. Il arrive quelquefois que la prédominance des bases ne soit pas nettement accusée, et que l'analyse présente une proportion à peu près égale de bases sodiques ou terreuses. Nous faisons de ces eaux une division d'eaux *mixtes :* carbonatées mixtes, sulfatées mixtes.

Nous n'avons pas encore parlé du rôle que nous assignons au fer dans la classification ; nous devons auparavant présenter quelques considérations sur l'esprit qui préside à la classification elle-même, telle que nous la comprenons.

Que faut-il entendre par *prédominance* d'un principe chimique dans les eaux, au point de vue de la classification? Faut-il entendre la prédominance du chiffre fourni par l'analyse dans un sens absolu ? Non certainement. Dans la classe la mieux déterminée, celle des eaux sulfurées, la prédominance en chiffre n'appartient pas le plus souvent au *sulfure* lui-même, mais à un chlorure, à un carbonate, ou à un sulfate; et dans les cas où cette prédominance numérique existe en réalité, elle est à peine prononcée. Mais comme on ne pouvait, pour quelques milligrammes de supériorité, rattacher à la classe des chlorurées, ou des sulfatées, ou des carbonatées, des eaux telles que Luchon, Baréges, Bonnes, Amélie, etc., il a bien fallu attribuer la prédominance plutôt au caractère du principe minéralisateur qu'à sa quantité. Il peut ainsi arriver que cette dernière considération se trouve subordonnée à la première. Voici donc un élément particulier, la valeur thérapeutique, introduit dans la classification. Il y a un inconvénient à cela, c'est qu'il y apporte quelque chose d'arbitraire. Mais il y a ce grand avantage aussi, c'est qu'il vient substituer une classification significative, intelligente, à une classification brute. Et nous allons voir par la suite que cette appréciation de la valeur relative des éléments prédominants dans une eau minérale fournit le seul moyen de résoudre certaines difficultés inhérentes au principe même de la classification. Nous allons appliquer ces remarques à la considération du fer.

Le fer ne se montre jamais qu'en faible proportion dans les eaux minérales, ce qui dépend sans doute des conditions qui président à son existence même dans ces eaux. Il s'y trouve toujours à côté de carbonates ou de sulfates, prédominants pour le chiffre, mais presque toujours très secondaires sous le rapport de la qualité thérapeutique.

L'*Annuaire*, envisageant le principe de la prédominance au point de vue du chiffre, bien qu'il eût été obligé d'y transgresser à propos des eaux sulfureuses, n'a pas admis les eaux ferrugineuses à titre de classe, mais les a partagées entre deux classes, les carbonatées et les sulfatées, à titre de simple division.

Ce procédé a le double inconvénient de subordonner à la qualité de carbonate ou de sulfate des eaux minérales dont la qualité ferrugineuse est toute la signification, et surtout de séparer, dans deux classes très éloignées, des eaux appartenant évidemment à une même famille; car, qu'elles soient sulfatées ou carbonatées, les eaux ferrugineuses ont des applications identiques : aussi doit-on retourner par exception, à propos des eaux ferrugineuses, ce que nous avons dit des rapports généraux des bases avec les acides, au point de vue thérapeutique. Et si, parmi les eaux sulfurées, par exemple, la qualité sulfurée domine entièrement la qualité sodique ou calcique; parmi les ferrugineuses, au contraire, la qualité ferrugineuse domine entièrement la qualité carbonatée ou sulfatée.

Nous admettrons donc une cinquième classe, *eaux ferrugineuses*, pour laquelle, à l'inverse des autres, nous caractérisons la classe par la considération de la base, et les divisions par la considération des acides.

Ferrugineuses carbonatées.	Ferrugineuses sulfatées.

On a fait à la classification chimique des eaux minérales, basée sur la prédominance d'un principe, plusieurs objections sur lesquelles nous devons nous arrêter.

Lorsque l'on prend pour caractéristique d'une eau minérale un seul des principes qui la constituent, on n'en donne qu'une idée incomplète, et surtout on rapproche, sous une dénomination identique, des eaux minérales souvent fort différentes sous le rapport de la proportion absolue ou relative des agents minéralisateurs, ou sous le rapport de la présence ou de l'absence de tel principe important en thérapeutique, bien que très secondaire au point de vue de leur propre constitution.

Cela est vrai; mais à moins de créer des dénominations inacceptables, il faut absolument renoncer à comprendre dans la nomenclature même une faible portion de la constitution si complexe des eaux minérales.

Cependant il ne faut pas s'exagérer la valeur de cette remarque.

Les eaux minérales d'une classe donnée, et dans cette classe, d'une des divisions admises, offrent en général un ensemble de conditions chimiques assez analogues pour pouvoir être prévues, dans de certaines limites au moins. Ensuite la caractéristique due à la prédominance du principe qui fixe la classe ou la division a généralement une signification thérapeutique déterminée par elle-même. Cette observation ne veut pas dire qu'elle concentre en elle-même cette signification, bien que ceci puisse être vrai de beaucoup d'applications des eaux sulfurées, par exemple. Mais nous voulons simplement exprimer que cette caractéristique entraîne avec elle un ensemble de conditions auxquelles se rattache une série d'applications thérapeutiques. C'est même là un point de vue sur lequel on a négligé d'insister à propos de la classification chimique des eaux minérales. Nous prétendons que cette classification, malgré ses imperfections, est une classification *naturelle*, parce qu'elle présente un caractère thérapeutique très déterminé. Nous devons nous contenter en ce moment de cette remarque. Ce point de vue sera développé à l'article *Spécialisation*, qui servira de complément à l'étude de la classification.

Ensuite on peut, en dehors du principe même de la classification, établir dans chaque classe les divisions qui seront nécessaires à des points de vue différents, pour en faire comprendre les applications thérapeutiques. C'est ainsi que nous avons admis des eaux FORTES ou des eaux FAIBLES [voy. ces mots], dans les classes des BICARBONATÉES et des CHLORURÉES [voy. ces mots], divisions très naturelles elles-mêmes, très en rapport avec l'application thérapeutique, divisions qui n'appartiennent pas à la classification, mais qui viennent la compléter.

L'objection la plus sérieuse qui puisse être faite à la classification est celle-ci : que les principes prédominants sur la considération desquels elle est basée peuvent se montrer en nombre multiple, de manière à rendre très difficile, sinon impossible, une détermination qui doit porter sur une prédominance unique.

Nous avons déjà résolu cette difficulté au point de vue des bases, en créant des divisions à bases mixtes, alors qu'il n'existe de prédominance formelle en faveur des bases ni alcalines ni terreuses.

On se trouve beaucoup moins souvent en présence d'une pareille difficulté, à propos des acides : elle ne se présente même guère qu'au sujet des eaux chlorurées sodiques. Voici comment elle nous paraît devoir être résolue :

Parmi les sels qui caractérisent les eaux minérales, les uns sont fixes et les autres ne le sont pas. Les chlorures sont fixes, les bicarbonates ne le sont pas, les sulfures le sont moins encore. Lorsque nous nous trouvons en présence de deux acides, ou plutôt de deux sels dont la prédominance en chiffre ou en valeur thérapeutique nous laisse indécis, nous rattachons l'eau minérale à la classe appartenant au sel le plus fixe. Il faut faire attention, du reste, que ce caractère de fixité se trouve presque toujours joint à une prédominance numérique effective. C'est ainsi que les eaux d'Uriage et d'Aix-la-Chapelle ont été jusqu'ici rangées parmi les sulfurées. L'un de nous, le premier, les a rattachées aux chlorurées sodiques, considérant que leur prédominance considérable en chlorure de sodium leur assigne des propriétés chlorurées sodiques prédominantes, et cela d'autant plus que le caractère altérable qui appartient à leur qualité sulfurée fait de cette dernière une sorte de qualité transitoire qui ne saurait primer la précédente.

De même certaines eaux présentent une double prédominance en chlorure de sodium et en bicarbonate de soude, si bien que les uns les rangent parmi les chlorurées sodiques, les autres parmi les carbonatées: ainsi Saint-Nectaire, la Bourboule. D'après le même principe, et considérant que leur qualité bicarbonatée est spontanément altérable, tandis que leur qualité chlorurée est fixe, nous les rangeons parmi les chlorurées; et le principe sur lequel nous nous appuyons est sans doute exact, car il arrive pour ces eaux, comme pour celles d'Uriage et d'Aix-la-Chapelle, que leurs applications thérapeutiques dominantes sont précisément celles de la classe des chlorurées. Ainsi nous admettons dans la classe des chlorurées, laquelle n'offrait qu'une seule division basique, chlorurée sodique, trois divisions, d'après la prédominance d'acides multiples :

Chlorurées sodiques simples.
Chlorurées sodiques sulfureuses.
Chlorurées sodiques bicarbonatées.

On a proposé d'introduire dans la classification la considération de quelques principes chimiques, tels que l'iode, le brome ou l'arsenic, dont l'importance thérapeutique a paru de nature à dominer certaines eaux minérales, et à leur imprimer un caractère tout particulier. Nous ne sommes pas de cet avis. L'*iode* joue un si faible rôle dans les eaux minérales, qu'il ne nous paraît pas mériter une place à part; et si, dans quelques circonstances rares, on le voit s'élever à une proportion un peu notable, c'est à peine si l'on est seulement fixé sur les véritables conditions de son existence [voy. IODE]. Le *brome* appartient à la plupart des eaux chlorurées sodiques, et ne saurait servir utilement à en distinguer quelques-unes. Quant à l'*arsenic*, sur lequel l'attention s'est surtout portée depuis plusieurs années, nous ne voyons pas quelle place il pourrait prendre à part dans la classification. L'arsenic est sans doute un des corps les plus répandus dans les eaux minérales. Il a été rencontré dans la plupart des eaux bicarbonatées sodiques et des eaux ferrugineuses où on l'a cherché, dans un certain nombre aussi d'eaux chlorurées et d'eaux sulfatées. Les différences de proportions qui se trouvent signalées dans les analyses quantitatives se tiennent dans des limites fort peu étendues; et il faut le dire, c'est surtout alors qu'il s'est rencontré dans des eaux faiblement minéralisées, que l'arsenic a paru mériter de prendre une place dans la nomenclature. Or, comme il s'y trouve toujours en très infime proportion, ce ne pourrait être qu'à titre de prédominance thérapeutique ou physiologique. Mais il faudrait au moins que le rôle thérapeutique ou physiologique de l'arsenic, dans les eaux minérales, fût quelque peu défini; or, c'est ce qui n'a pas été fait, pas plus pour les eaux faiblement minéralisées, comme le Mont-Dore ou Plombières, où sa participation à l'action thérapeutique a surtout été invoquée, que pour les eaux très minéralisées d'ailleurs, de Vichy et de la Bourboule, dont la qualité arsenicale, chimiquement plus élevée en apparence, est beaucoup plus négligée dans l'appréciation thérapeutique [voy. ARSENIC].

Ce n'est pas là du reste une question qu'il faille considérer comme jugée actuellement. Dans notre opinion, il n'y a pas lieu aujourd'hui d'introduire dans la classification les éléments dont nous venons de parler. Mais si quelque jour, la part qu'ils prennent à la constitution de certaines eaux minérales venait à acquérir une importance mieux déterminée, et si leur part dans l'action thérapeutique venait à se définir, il pourrait y avoir lieu de créer à leur sujet des classes ou des divisions nouvelles, sans porter aucune atteinte aux principes de la classification.

En attendant, le tableau suivant nous paraît tenir compte d'une manière assez complète des formes les plus importantes que revêt la minéralisation des eaux minérales.

PREMIÈRE CLASSE. — EAUX SULFURÉES.

1re division. — *Eaux sulfurées sodiques.*
2e division. — — *sulfurées calciques.*

Il n'y a point d'autres divisions à établir dans cette classe, la différence des bases étant le seul point qui se prête à une systématisation rigoureuse.

DEUXIÈME CLASSE. — EAUX CHLORURÉES.

1re division. — *Eaux chlorurées sodiques.*
2e division. — — *chlorurées sodiques bicarbonatées.*
3e division. — — *chlorurées sodiques sulfureuses.*

La soude prédominant toujours comme base, dans cette classe, on n'y trouve aucune division à établir, au point de vue des principes de la classification. Cependant il y a trop d'intérêt à tenir compte de la prédominance multiple des chlorures et des bicarbonates, d'une part, du rapprochement des chlorures avec un principe sulfureux, d'une autre part, pour ne pas introduire des divisions très naturelles, puisqu'elles sont commandées par l'action thérapeutique.

TROISIÈME CLASSE. — EAUX BICARBONATÉES.

1re division. — *Eaux bicarbonatées sodiques.*
2e division. — — *bicarbonatées calciques.*
3e division. — — *bicarbonatées mixtes.*

Cette classe doit porter le nom de *bicarbonatées*, la théorie admettant, conformément aux faits observés, que les carbonates se trouvent toujours, sauf exception peut-être, accompagnés d'un excès d'acide carbonique. Les bicarbonatées sodiques ont été intitulées dans l'*Annuaire*, eaux *acidules alcalines*; les calciques et les mixtes, eaux *acidules simples.* Nous avons dit ailleurs [ACIDULES et ALCALINES (EAUX)] pourquoi cette nomenclature devait être abandonnée. Il suffit, à l'appui de cette opinion, de comparer le vague de ces dernières expressions avec la clarté et la signification de celles que nous proposons.

On peut, dans chacune des divisions de cette classe, ajouter une sous-division consacrée aux eaux bicarbonatées qui renferment une proportion de fer suffisante pour qu'il en soit tenu compte, sans l'être assez pour attirer ces eaux dans la classe des ferrugineuses.

QUATRIÈME CLASSE. — EAUX SULFATÉES.

1re division. — *Eaux sulfatées sodiques.*
2e division. — — *sulfatées calciques.*
3e division. — — *sulfatées magnésiques.*
4e division. — — *sulfatées mixtes.*

C'est la seule classe dans laquelle nous trouvions à établir une division d'eaux magnésiques. Quelques-unes des eaux de cette classe dégagent un peu d'hydrogène sulfuré par suite de la décomposition d'une portion de leurs sulfates. Mais parmi toutes celles que nous connaissons, il n'en est point chez lesquelles cette circonstance se trouve assez prononcée pour mériter une place dans la classification.

CINQUIÈME CLASSE. — EAUX FERRUGINEUSES.

1re division. — *Eaux ferrugineuses bicarbonatées.*
2e division. — — *ferrugineuses sulfatées.*
3e division. — — *ferrugineuses manganésiennes.*

Quelques sources ferrugineuses offrent une proportion assez notable de manganèse, pour qu'il convienne d'en faire une division spéciale.

La classification que nous venons d'exposer semble posséder les qualités que nous avons attribuées à une classification méthodique, et tout en admettant qu'elle soit susceptible de quelques perfectionnements, nous avons la conviction qu'il est impossible de la formuler sur d'autres bases. Cette classification est éminemment naturelle : car, d'une part, elle est en rapport avec les conditions d'origine et de formation des eaux minérales, et d'une autre part, elle est en remarquable conformité avec les propriétés thérapeutiques de celles-ci.

L'étude de la spécialisation thérapeutique des eaux minérales, ou simplement de leurs applications les plus habituelles, ramène à chaque instant les groupes d'eaux minérales que leur analogie de constitution ou leurs caractères les plus saillants rapprochent dans la classification.

C'est d'après ce point de vue que nous avons présenté les différentes classes des eaux minérales, et leurs divisions, dans un ordre déterminé, et qui se trouve exprimer d'une manière très précise le degré qu'elles occupent dans l'échelle des spécialisations, procédant des eaux sulfurées, auxquelles appartient la spécialisation la plus formelle, puis des eaux chlorurées, aux eaux bicarbonatées et aux sulfatées, ces dernières ne pouvant plus revendiquer d'action thérapeutique spéciale en raison même de leur constitution propre. Quant aux eaux ferrugineuses, leur importance secondaire en thérapeutique thermale, et le mode particulier suivant lequel leur classe se trouve constituée, leur assignent une place à part et à la fin de la classification.

Tableau de la classification des eaux minérales.

PREMIÈRE CLASSE. — EAUX SULFURÉES.

1re division. — *Sulfurées calciques.*
2e division. — — *sodiques.*

DEUXIÈME CLASSE. — EAUX CHLORURÉES.

1re division. — *Chlorurées sodiques.*
2e division. — — — *bicarbonatées.*
3e division. — — — *sulfureuses.*

TROISIÈME CLASSE. — EAUX BICARBONATÉES.

1re division. — *Bicarbonatées sodiques.*
2e division. — — *calciques.*
3e division. — — *mixtes.*

QUATRIÈME CLASSE. — EAUX SULFATÉES.

1re division. — *Sulfatées sodiques.*
2e division. — — *calciques.*
3e division. — — *magnésiques.*
4e division. — — *mixtes.*

CINQUIÈME CLASSE. — EAUX FERRUGINEUSES.

1re division. — *Ferrugineuses bicarbonatées.*
2e division. — — *sulfatées.*
3e division. — — *manganésiennes.*

MM. Pétrequin et Socquet ont fait connaître dernièrement une classification sur laquelle nous devons nous arrêter un instant. Ils admettent cinq classes d'*eaux minérales naturelles* :

Sources *alcalines*, *salines*, *sulfureuses*, *ferrugineuses*, *iodurées-bromurées.*

On trouvera dans l'article qui précède la critique toute faite par avance de cette classification, qui n'est, à part la dernière des divisions qu'elle admet, que la reproduction des plus anciennes. Nous avons dit, à l'article ALCALINES (EAUX), pourquoi une pareille désignation nous paraît inacceptable, dans une classification des eaux minérales. Quant à la classe des eaux *salines*, il suffit de faire remarquer qu'elle comprend en même temps les eaux chlorurées et les eaux sulfatées, pour en faire apprécier la valeur [voy. SALINES (EAUX)]. Nous ne comprenons pas quelle raison a pu engager à réunir, sous une désignation qui n'offre par elle-même aucune signification, des eaux minérales telles que celles de Bourbonne, Balaruc, Kissingen, Kreuznach, etc., d'une part, et d'une autre part les eaux de Bagnères-de-Bigorre, Ussat, Contrexéville, etc., c'est-à-dire des eaux minérales qui présentent, parmi les différentes classes, les conditions les plus opposées de constitution chimique, et surtout d'applications thérapeutiques. Admettre des eaux *salines* et des eaux *alcalines* dans la nomenclature, c'est ramener l'hydrologie au temps de Raulin et d'Alibert, c'est-à-dire c'est faire table rase de tout ce que les progrès de l'analyse chimique et de l'analyse thérapeutique des eaux minérales ont si péniblement rassemblé depuis quarante ans.

Quant aux eaux *bromurées* et *iodurées*, les courts développements dans lesquels les honorables médecins de Lyon entrent à leur sujet ne nous ont point paru de nature à modifier les raisons pour lesquelles nous ne les avons point admises à titre de classe. Seulement, si l'on reconnaît une classe d'eaux iodurées, il nous semblerait logique d'admettre également une classe d'eaux *arsenicales*.

CLAVÉE (la) (France, Vienne, arrond. de Loudun).

Sulfurée sodique. Tempér., 12° cent.

	Eau : un litre.
	Gram.
Sulfure de sodium	0,0029
Chlorure de magnésium	0,0136
— de sodium	0,0290
Sulfate de chaux	0,0190
— de magnésie	0,0053
— de soude	0,0101
Carbonate de protoxyde de fer	0,0660
— de chaux	0,1390
— de magnésie	0,0118
Silice	0,0110
Glairine. { matière organique soluble	0,0040
Glairine. { — insoluble	0,0180
Perte	0,0093
	0,3390

(POIRIER, 1857.)

L'auteur de cette analyse pense que le soufre est uni dans l'eau de la Clavée avec le sodium, mais il n'ose l'affirmer. Si l'on réfléchit que la chaux l'emporte sur la soude, et que la proportion de l'acide carbonique est très notable, comparativement aux eaux minérales franchement sulfurées sodiques, on est conduit à considérer cette eau minérale comme sulfurée calcique, d'autant plus qu'elle jaillit de terrains de transition et dans le même rayon ou à peu près que la source *Bournand*, laquelle, d'après M. Poirier, est à base de sulfure de calcium.

La découverte de cette source remonte à trois ou quatre ans.

CLERMONT (France, Puy-de-Dôme). Altitude, 407^m,20.

Ferrugineuse bicarbonatée.

Sources nombreuses dont voici les principales avec leur température :

	Degrés.
1° Source de Jaude	22,25
2° — de l'Hôpital	21,50
3° — du Champ des Pauvres	21,75
4° — de Sainte-Claire	19,0
5° — de Saint-Allyre	19 à 24
6° — du Puits de la Poix	14 environ

Une analyse récente des sources de *Jaude*, de *Saint-Allyre* et de *Sainte-Claire*, exécutée par l'un de nous, a donné les résultats suivants :

Eau : un litre.

	Jaude.	Saint-Allyre. Source de la Cour.	Saint-Allyre. Source du Jardin.	Sainte-Claire.
	Gram.	Gram.	Gram.	Gram.
Air atmosphérique	indét.	indéterm.	indéterm.	indéterm.
Acide carbonique libre	1,752	1,631	1,633	0,751
Bicarbonate de chaux	0,944	1,375	1,407	1,357
— de magnésie	0,400	0,668	0,659	0,656
— de soude	0,360	0,765	0,712	0,622
— de potasse	0,031	0,034	0,040	0,023
— de protoxyde de fer	0,051	0,033	0,039	0,028
Sulfate de potasse	0,077	0,100	0,100	0,105
— de strontiane	0,002	0,004	0,004	0,004
Chlorure de sodium	0,674	1,051	1,073	1,147
Iodure de potassium	traces	traces	traces	traces
Arséniate de soude	traces	traces	traces	traces
Phosphate de soude	0,002	0,002	0,002	0,002
Silice	0,096	0,109	0,100	0,088
Alumine	0,004	0,004	0,004	0,003
Matière organique	indiquée	indiquée	indiquée	indiquée
	4,453	5,436	5,773	4,784

(Lefort, 1859.)

Le tableau que nous donnons ici montre suffisamment que toutes les sources qui jaillissent sur le territoire de la ville de Clermont-Ferrand ont entre elles la plus grande analogie et qu'elles ont un centre commun.

A part la source de Jaude, les trois autres sont situées dans un rayon très restreint.

La source de Jaude est utilisée seulement en boisson et encore par un petit nombre de buveurs. La grande quantité de sel de fer qu'elle renferme la rend cependant intéressante pour combattre les affections qui nécessitent l'emploi des ferrugineux.

Les sources de Saint-Allyre sont très nombreuses, mais il n'y en a guère que trois qui méritent d'être signalées : ce sont 1° la *petite source incrustante* ou *source de Saint-Arthème*, dont le débit est de 23 000 litres par vingt-quatre heures et qui sert à la fabrication des incrustations [voy. DÉPÔTS] ; 2° la *grande source incrustante*, désignée par nous sous le nom de *source de la Cour*, pour la différencier de la suivante; son débit est de 207 360 litres par vingt-quatre heures. Elle est conduite à l'aide d'une rigole d'une longueur de 70 mètres jusqu'à l'endroit où l'on prépare les incrustations. D'après M. Nivet, cette eau est tonique et stimulante, mais un préjugé ridicule empêche les habitants de Clermont de s'en servir dans la crainte qu'elle n'engendre des calculs ou qu'elle n'incruste les intestins; 3° la source des *bains* possédant un débit de 244 480 litres par vingt-quatre heures. Elle alimente un établissement de bains fréquenté à peu près exclusivement par les habitants de Clermont. Comme l'eau n'a guère qu'une température de 20° cent., on la réchauffe artificiellement. Le docteur Bertrand a conseillé l'emploi des bains de cette source dans les cas d'entorses négligées et de tumeurs blanches non douloureuses. Leur action stimulante est quelquefois tellement prononcée, dit M. le docteur Nivet, qu'ils font rougir la peau et occasionnent des picotements très marqués.

A 5 ou 6 kilomètres de la ville de Clermont-Ferrand et sur le territoire appartenant encore à cette ville, se trouve le *puits de la Poix*. Cette source, qui s'éloigne considérablement, par la nature des principes minéraux qu'elle émet, de toutes les eaux minérales de l'Auvergne, contient une proportion très notable de chlorure de sodium, de sulfate de soude, de sulfure de sodium et par suite d'acide sulfhydrique. L'eau entraîne en outre avec elle du bitume liquide ou malthe dont on tire parti pour les arts.

Le volume de l'eau est peu abondant et varie suivant les saisons de l'année. D'après M. E. Gonod, 1 litre d'eau contient de 25 grammes jusqu'à 90 grammes de sels fixes, entre autres des iodures et des bromures. M. Nivet la considère comme trop active pour qu'on puisse l'administrer à l'intérieur. Mais il serait possible de s'en servir après l'avoir débarrassée du bitume qui la surnage, pour préparer des bains médicinaux. Il croit avec raison que la présence du bitume la rendrait efficace dans certaines affections de la peau.

Analysée à une époque de sécheresse, l'eau du *puits de la Poix* a donné à M. Nivet les résultats suivants :

	Eau : un litre.
	Gram.
Bicarbonate de soude	traces
— de magnésie	0,2350
— de chaux	2,8899
— de fer	0,1800
Sulfate de soude	7,9481
Chlorure de sodium	70,9170
— de potassium	traces
— de magnésium	0,5713
Sulfure de sodium	0,3869
Soufre et silice	traces
Bitume et matière organique	0,1520
Perte	0,2597
	83,5399

Gaz dissous.

	Lit.
Acide carbonique	0,7648
— sulfhydrique	0,0107
Azote et oxygène	0,0500

CLIFTON (Angleterre, comté de Glocester). Petite ville à 3 kilomètres de Bristol, à 190 de Londres ; agréablement située.

Sulfatée sodique. Tempér., 24° cent.

	Eau : un gallon.		*Eau : un litre.*
	Grains.		Gram.
Carbonate de chaux	13,50	=	0,198
Sulfate de soude	16,15	=	0,215
— de chaux	7,50	=	0,096
Chlorure de magnésium	7,25	=	0,091
— de calcium	3,80	=	0,050
	47,30	=	0,650
	Pouc. cub.		Cent. cub.
Gaz acide carbonique	30	=	20,25

(CARRICK, 1797.)

Cette analyse, d'après le docteur Lee, devrait être reprise de nouveau. Il est à remarquer que, lors du tremblement de terre de Lisbonne, la source de Clifton était devenue si trouble et si rougeâtre, qu'elle n'était plus potable et donnait lieu à des frayeurs superstitieuses dans la contrée. La station de Clifton se recommande principalement par les agréments de son site et par sa proximité de Bristol.

CLIMAT. Parmi les conditions hygiéniques inhérentes au traitement thermal, le climat ne doit pas être négligé. M. de Humboldt définit ainsi le climat : « L'ensemble des variations atmosphériques qui affectent nos organes d'une manière sensible : la température, l'humidité, les changements de la pression barométrique, le calme de l'atmosphère, les vents, la tension plus ou moins forte de l'électricité atmosphérique, la pureté de l'air ou la présence des miasmes plus ou moins délétères, enfin le degré de transparence et de sérénité du ciel (*Cosmos*). » Les stations thermales des Pyrénées sont surtout intéressantes au point de vue de l'ALTITUDE [voy. ce mot]. Nous en dirons autant de celles de la région Caucasienne, et de quelques-unes de l'Auvergne et de la Suisse. Mais la plupart des stations thermales importantes de l'Europe sont situées dans un climat moyen. L'appréciation des qualités qui peuvent appartenir sous ce rapport à la plupart d'entre elles ne saurait être envisagée à un point de vue général. Les stations de l'Algérie pourront emprunter aux circonstances du climat auquel elles appartiennent, des qualités dignes de recherche.

COAMO (Grandes-Antilles, île de Porto-Rico). Village renommé pour ses eaux *thermales sulfureuses.*

COBALT. Jusqu'à présent le cobalt n'a été reconnu dans une eau minérale que par M. Poggiale, et en opérant avec les dépôts de la source ferrugineuse crénatée d'Orezza (Corse). Quant à celle de Neyrac, qui, d'après M. Mazade, renfermerait du cobalt accompagné du nickel et de plusieurs autres substances peu communes, l'un de nous a prouvé que ce métal avait été confondu avec du cuivre accidentel.

Pour reconnaître le métal qui nous occupe en ce moment, on traite une grande quantité de dépôt naturel par de l'acide chlorhydrique afin d'isoler la silice, les matières siliceuses, etc. La solution est versée dans un grand excès d'ammoniaque qui se colore en bleu par suite de la production du chlorure de cobalt ammoniacal; le résidu insoluble est mis de nouveau en digestion dans l'ammoniaque qui s'empare des dernières portions de cobalt.

La liqueur bleue est évaporée et enfin desséchée au bain de sable. On reprend la matière par de l'eau aiguisée d'acide nitrique bouillant. Il se forme du nitrate de cobalt que l'on convertit en carbonate au moyen d'un léger excès de carbonate de soude. Le carbonate de cobalt est chauffé au rouge dans un creuset de platine et l'oxyde est essayé au chalumeau avec le sel de phosphore. A la flamme d'oxydation on obtient une perle bleue.

Pour être assuré que l'on n'a pas affaire à du cuivre, il est indispensable, avant le traitement de la solution chlorhydrique par l'ammoniaque, d'y faire passer un courant prolongé d'hydrogène sulfuré. Par ce moyen on isole tout le cuivre à l'état de sulfure, tandis que le sulfure de cobalt reste en dissolution à la faveur de l'excès d'acide chlorhydrique.

Il a encore été donné plusieurs procédés pour isoler le cobalt, soit du nickel, soit du fer et du manganèse; nous renverrons aux ouvrages spéciaux pour la manière dont ce genre d'analyse se pratique.

COCONUCO (Amérique du Sud, Nouvelle-Grenade). Village sur la route qui conduit de Popayan au volcan de Puracé. Source thermale, *sulfurée* et *bicarbonatée sodique*, sortant avec force de la roche trachytique qui constitue le sol de toute la contrée, avec un dégagement tellement considérable d'hydrogène sulfuré et de gaz acide carbonique qu'il serait imprudent de séjourner trop longtemps dans son voisinage.

Température : 72°,8 cent.

Analyse de M. Boussingault :

	Eau : un litre.
Hydrogène sulfuré }	grande quantité
Acide carbonique }	
	Gram.
Sulfate de soude	0,00389
Chlorure de sodium	0,00275
Bicarbonate de soude	0,00069
Carbonate de chaux	0,00010
Carbonate de magnésie, de manganèse, silice	traces
	0,000743

Cette source n'est pas usitée dans le pays. La roche d'où elle sort, en formant un ruisseau considérable, est recouverte par une concrétion que l'eau dépose elle-même. M. Boussingault a analysé également ce dépôt, qui contient, d'après lui :

	Gram.
Carbonate de chaux	0,742
— de manganèse	0,210
— de magnésie	0,040
Sulfate de soude	0,008
	1,000

La présence du manganèse en aussi notable proportion dans une eau thermale est digne de remarque.

CŒUR (maladies du). Les eaux minérales offrent-elles des moyens de traiter avec quelque efficacité les maladies du cœur ? C'est là une question qu'il ne conviendrait pas de juger *à priori*, mais sur laquelle nous ne possédons malheureusement que peu de renseignements. Cependant il faut établir des distinctions à ce sujet. On entend généralement par maladie du cœur une lésion organique consistant ou en un épaississement des parois musculaires de cet organe, ou en un rétrécissement des orifices cardiaques, par suite de l'épaississement de leurs tissus, ou de dépôts qui s'y sont formés. On admet que dans un grand nombre de cas ces altérations, celles des valvules surtout, sont le résultat d'une affection rhumatismale. Ces lésions doivent être considérées pendant la période de leur formation plastique, ou après l'accomplissement de cette dernière. Il ne faut pas oublier que certaines altérations de constitution du sang, et en particulier l'état anémique, déterminent des symptômes qu'il n'est pas toujours facile de distinguer de ceux d'une lésion organique, et quelquefois accompagnent une lésion organique commençante, en particulier dans le rhumatisme.

Nous admettons que les eaux minérales appropriées puissent intervenir utilement dans deux circonstances : leurs propriétés résolutives peuvent s'adresser aux épaississements et aux dépôts des orifices et des valvules, et les amoindrir ou les faire disparaître ; leurs propriétés reconstituantes, en rendant au sang des qualités normales, facilitent la circulation, et améliorent l'état organique du cœur en aidant à son fonctionnement.

Nous devons avouer cependant que si l'intervention reconstituante des eaux minérales ne peut être contestée, et par suite l'influence qu'elle peut exercer sur les fonctions du cœur, nous ne saurions en dire autant à propos des lésions organiques, même commençantes, et se présentant dans les conditions en apparence les plus favorables pour subir un travail de résolution.

Nous ne possédons sur ce sujet que des renseignements assez incomplets, et qui ne nous permettent pas d'affirmer les propriétés des eaux minérales sur le sujet qui nous occupe. Nous ne pouvons mieux faire que de reproduire les seuls documents que nous ayons à notre disposition. M. Vernière et M. Dufresse de Chassaigne ont fait à *Saint-Nectaire* et à *Chaudesaigues* des observations analogues, et dont voici le résumé : « Dans les premiers temps de ma pratique à Saint-Nectaire, dit M. Vernière, ce n'était pas sans inquiétude que je voyais des rhumatisants atteints de désordres graves de la circulation, s'administrer des bains qui ne passent pas sans raison pour excitants ; je voyais ces mêmes malades, oubliant les conseils de ma prudence, les prendre à une température qui me paraissait incompatible avec leur état. Plus tard ce n'était pas sans étonnement que je les trouvais moins oppressés et offrant des battements de cœur moins forts et plus réguliers... Tous les malades dont l'affection du cœur avait une origine rhumatismale éprouvèrent de l'amendement. J'ai vu chez la plupart l'oppression diminuer ou disparaître, les battements de cœur tumultueux et confus se régulariser et bientôt laisser distinguer les deux bruits du cœur avec la plus grande netteté. J'ai vu les bruits de souffle les plus rudes s'adoucir insensiblement et quelquefois disparaître, le volume du cœur lui-même, constaté avec le plus grand soin par la percussion, diminuer considérablement et le champ de la matité se rétrécir. Ce dernier fait, positivement constaté, est-il le résultat d'une diminution réelle du volume du cœur ? Un changement si considérable dans le volume de cet organe ne pourrait pas s'être accompli dans l'espace de vingt jours.

» Si le cœur paraît moins gros, c'est parce que les valvules, siége essentiel de l'affection, ont subi un travail de résolution qui a diminué leur épaisseur et par suite agrandi l'ouverture des passages qu'elles circonscrivent. Le cœur, par l'effet de l'élargissement de toutes les ouvertures qui livrent passage au sang, a pu se débarrasser en grande partie du liquide qui distendait ses parois et revenir sur lui-même. Bien que l'altération des valvules soit le plus ordinairement la dernière à disparaître, et qu'elle survive le plus souvent à toutes les traces de maladie dans les articulations, je l'ai vue dans quelques cas, chez les jeunes sujets, lorsque la maladie n'était pas ancienne, se résoudre la première : les pulsations exagérées avaient disparu, les bruits anormaux avaient cessé, lorsque les articulations étaient encore le siége d'un peu de gonflement, de roideur et de douleur.

» Les effets du traitement des affections rhumatismales du cœur, dans les conditions dont je viens de parler, sont d'autant plus favorables que la maladie est plus récente et le sujet moins avancé en âge. J'ai pu néanmoins constater de très bons effets dans de vieux rhumatismes, chez des malades qui avaient déjà dépassé leur cinquantième année. Il est rare que chaque nouveau traitement n'amène pas un peu d'amendement; mais si cet amendement ne suffit pas toujours pour compenser complétement la tendance naturelle de la maladie vers une terminaison fatale, il réussit du moins à diminuer ces souffrances et à les éloigner.

» Lorsqu'une affection rhumatismale grave a profondément modifié la texture des tissus fibreux du cœur, au point de créer des dispositions peu en harmonie avec celles qui sont indispensables au jeu régulier de ses fonctions, on comprend aisément que l'action résolutive des eaux soit sans efficacité pour rétablir l'intégrité première de l'organe, faire disparaître, par exemple, une ossification étendue ou certaines hypertrophies qui tiennent à l'insuffisance des orifices du cœur. » (Vernière, *première Lettre sur les eaux de Saint-Nectaire*, 1852.)

Nous avons reproduit textuellement cette citation, parce qu'elle nous a paru exprimer mieux que l'analyse que nous aurions pu en faire nous-mêmes, le résumé des observations recueillies par M. Vernière (*Bulletin de l'Académie impériale de médecine*, t. XX), et l'interprétation qu'en a tirée cet observateur. Nous ne connaissons, de la pratique de M. Dufresse de Chassaigne, que trois observations reproduites dans le *Bulletin de l'Académie* conjointement avec celles de M. Vernière. Il s'agit d'individus sujets à des attaques de rhumatisme, et présentant, depuis une attaque récente, des symptômes cardiaques, tels que bruit de frottement très prononcé, intermittences, battements précipités, oppression, dans un cas même jambes œdémateuses le soir. Les douleurs rhumatismales avaient alors disparu ou se trouvaient très amoindries. Comme dans les observations de M. Vernière, les signes fournis par l'auscultation étaient généralement plus prononcés que les troubles fonctionnels de la circulation elle-même. Chez la plupart de ces malades on voyait, sous l'influence du traitement thermal, les palpitations, l'oppression, les bruits anormaux, diminuer ou même disparaître assez rapidement. Aucun accident n'est mentionné.

Bien que les bruits anormaux et les palpitations que l'on observe à la suite du rhumatisme aigu, traité par les émissions sanguines surtout, ne soient pas toujours inflammatoires, ou dus à une cause organique, mais soient souvent l'indice d'un état simplement anémique, néanmoins nous ne pensons pas que l'on puisse contester à quelques-uns des faits présentés par M. Vernière et par M. Dufresse de Chassaigne, le caractère de véritables endocardites. Nous admettons donc parfaitement l'influence favorable du traitement thermal. Cependant ne doit-on pas tenir compte de la date probablement récente de ces endocardites, et de la facilité avec laquelle l'endocardite rhumatismale disparaît souvent, tout spontanément, ou du moins par la simple intervention des circonstances hygiéniques indiquées dans la période de retour d'un rhumatisme aigu? D'un autre côté, il est permis de penser, bien que cela ne puisse être prouvé facilement, que l'intervention du traitement thermal aura pu rendre plus complète la résolution de ces endocardites, et ainsi prévenir plus sûrement ces lésions organiques persistantes qui tirent si souvent leur origine d'endocardites rhumatismales. On voit qu'il doit être assez difficile, sans de nouvelles observations recueillies avec grand soin, de préciser quelque chose sur les différents côtés de cette question thérapeutique.

Nous n'ajouterons qu'une seule remarque. La constitution des eaux de Saint-Nectaire permet de leur attribuer des propriétés résolutives assez actives, pour que l'on puisse faire jouer à celles-ci tel rôle que l'on voudrait dans les modifications subies par les phénomènes, et sans doute par les altérations cardiaques. Mais il n'en est pas de même des eaux de Chaudesaigues. Ces eaux, qui appartiennent aux bicarbonatées sodiques *faibles*, sont très peu minéralisées. Leur efficacité dans le traitement du rhumatisme nous paraît devoir être attribuée surtout à leur température très élevée, et aux modes suivant lesquels on les administre. Les malades de M. Dufresse de Chassaigne prenaient tous les jours d'un litre à un litre et demi d'eau minérale, un bain à 30°, c'est-à-dire à température peu élevée, et tous ont pris encore, avec ou sans permission, des bains d'étuves, qu'ils toléraient du reste parfaitement. M. Vernière employait les bains de Saint-Nectaire à une température plus élevée, de 28° à 29° Réaumur, c'est-à-dire de 35° à 36° centigrades; point de douches ni de bains de vapeur; et, circonstance assez remarquable, il n'est fait mention de l'usage interne des eaux dans aucune de ses observations. Rien dans ces traitements ne paraît s'écarter du traitement ordinaire du rhumatisme, auquel on ne cherche que dans des cas tout particuliers à imprimer une direction résolutive. Seulement l'existence de phénomènes cardiaques a généralement engagé à en amoindrir l'activité.

M. Patissier a communiqué sur le sujet qui nous occupe, quelques observations inédites ou peu connues, qui semblent concorder avec les précédentes (*Bulletin de l'Académie impériale de médecine*, t. XX). M. Bertrand a signalé les avantages des bains du *Mont-Dore* dans les lésions du cœur en apparence très graves, dues à une métastase rhumatismale sur le cœur ou ses enveloppes; après avoir soumis le malade à un régime sévère, il pratiquait quelques saignées, prescrivait une infusion de digitale, puis il avait recours aux demi-bains tempérés et aux douches chaudes sur les pieds; sous l'influence de ce traitement, les mouvements du cœur devenaient réguliers et la dyspepsie se dissipait. Falvart de Montluc avait consigné la même remarque dans plusieurs comptes rendus inédits sur les eaux de *Néris*. M. Dupré à *Cauterets* et M. Izarié aux *Eaux-Chaudes* ont aussi recueilli quelques faits qui militent en faveur des bains thermaux dans le traitement de l'endocardite rhumatismale. Pour nous, ces diverses citations, et les observations plus explicites dont nous avons parlé, nous paraissent propres à mettre en lumière plutôt la tolérance que l'efficacité directe des eaux minérales, dans les cas en question.

Nous n'avons parlé jusqu'ici des lésions organiques du cœur, qu'en les supposant à leur origine et susceptibles encore de subir un travail de résolution. Nous ne pensons pas qu'une fois parvenus à l'état d'*induration*, les épaississements des valvules ou des orifices du cœur puissent être aucunement modifiés par le traitement thermal, non plus que l'hypertrophie du cœur. Cependant un médecin de Vichy, M. Nicolas, dans un mémoire sur l'*Utilité des alcalins et surtout des eaux minérales de Vichy contre certaines affections organiques du cœur*, a cherché à démontrer que les eaux de *Vichy*, par leurs propriétés excitantes à la fois et par leurs qualités chimiques, étaient propres à résoudre les engorgements du cœur en général, depuis les concrétions polypiformes qui se forment dans l'endocardite aiguë « jusqu'à l'hypertrophie simple ou complexe, l'induration et l'épaississement des valvules, le rétrécissement des orifices, lorsque ces affections (c'est *lésions* qu'il fallait dire) sont à la deuxième période de leur marche chronique, et qu'elles n'ont pas encore dépouillé les tissus de leurs propriétés organiques spéciales. C'est surtout dans leurs rapports avec le rhumatisme et la goutte que M. Nicolas considère les maladies du cœur comme indiquant l'usage des eaux de Vichy. Trente-trois observations sont jointes à son mémoire : mais la plupart laissent des doutes sur l'exactitude du diagnostic et sur la portée des résultats obtenus; et quand nous en trouvons une dizaine dans lesquelles un bruit de souffle caractérisé et attribué plusieurs fois à un rétrécissement valvulaire, disparaît entièrement, ainsi que la majeure partie ou la totalité des symptômes cardiaques, en vingt ou vingt-cinq jours de traitement thermal, même avec l'addition de la digitale, nous sommes obligés de douter de l'existence d'une lésion organique, surtout chez quelques malades qui se sont trouvés du premier coup complétement guéris.

Quoi qu'il en soit, tous ces faits tendent à prouver que les eaux minérales peuvent être parfaitement tolérées dans les affections organiques du cœur, et que leur emploi peut souvent exercer une influence favorable sur l'appareil symptomatique qui accompagne celles-ci. C'est ici que nous croyons devoir attribuer une part beaucoup plus grande à leur action reconstituante qu'à leur action résolutive. Il suffit en effet de considérer un instant les troubles de la circulation et de la respiration qui peuvent accompagner l'altération la plus commune de la constitution du sang, la diminution des globules, pour se faire une idée des désordres considérables qui doivent résulter de la combinaison d'une pareille altération de la constitution du sang, avec une lésion organique du cœur. Pour nous, nous ne doutons pas qu'une grande partie des symptômes cardiaques, irrégularité, accélération du pouls, dyspnée, chez les individus atteints de lésions organiques du cœur, ne soient sous la dépendance directe d'un état anémique. La saignée et la digitale étaient exclusivement employées autrefois; aujourd'hui l'on a plus souvent recours aux préparations ferrugineuses. C'est dans ce dernier sens que nous comprenons l'utilité des eaux minérales dans les maladies organiques du cœur qu'elles ne peuvent en aucune façon guérir, mais qu'elles soulagent.

Elles offrent encore cette application très utile, et elles agissent réellement alors comme résolutives, de combattre les engorgements passifs qui accompagnent si souvent les lésions organiques du cœur, les engorgements du foie en particulier.

Telles sont, suivant nous, les véritables indications des eaux minérales dans les maladies organiques du cœur. On voit par conséquent que celles-ci sont loin de constituer par elles-mêmes une contre-indication générale à leur emploi. Nous ne voyons qu'une circonstance où le traitement thermal se trouve absolument contre-indiqué : c'est lorsqu'il existe une anasarque un peu étendue, et habituelle déjà ; à plus forte raison s'il existe des épanchements séreux. [Voy. CONTRE-INDICATION. HYDROPISIE.]

Nous avons parlé de l'indication du traitement thermal : il nous reste maintenant à spécifier sous quelle forme celui-ci peut être employé.

Les indications étant d'opérer à la fois une action résolutive et reconstituante, les eaux bicarbonatées sodiques et ferrugineuses semblent les mieux applicables. D'un autre côté, comme il y aurait de graves inconvénients à apporter quelque élément perturbateur dans la circulation, dont le mécanisme se trouve déjà grandement compromis, il convient de n'avoir recours qu'aux modes les plus simples d'administration des eaux.

Les endocardites rhumatismales peuvent sans doute se prêter à l'application des traitements spécialement indiqués par le rhumatisme; nous l'avons vu à *Saint-Nectaire* (chlorurée et bicarbonatée sodique) et à *Chaudesaigues*. Cependant nous avons dû émettre quelques doutes sur la part directe que le traitement thermal lui-même avait pu prendre, près de ces deux stations, à la résolution de l'endocardite. Mais quand il s'agit d'altérations organiques toutes faites, et sans doute irrémédiables, le choix de l'eau minérale est important. Nous croyons devoir écarter les eaux sulfureuses de toute application de ce genre. Bien que l'on paraisse avoir traité des endocardites rhumatismales avec succès près de *Saint-Sauveur*, de *Cauterets*, d'*Enghien*, de *Saint-Honoré*, nous croyons les bicarbonatées et chlorurées faibles préférables alors. Dans les autres circonstances, les eaux sulfureuses ne présentent une médication suffisamment effective, ni contre l'état anémique, ni contre les engorgements concomitants, pour qu'il convienne d'y recourir, et il serait à craindre que leur action se dépensât exclusivement dans le sens de l'excitation.

Les eaux de *Vichy*, d'*Ems*, de *Saint-Alban*, du *Boulou*, de *la Malou*, etc., nous paraissent spécialement indiquées. Nous avons pu constater souvent la parfaite tolérance des eaux de *Vichy*, dans le cours de lésions organiques du cœur ; et les observations publiées par M. Nicolas, si elles ne nous ont pas paru propres à faire partager les opinions de leur auteur sur certains points, sont du moins de nature à prouver cette parfaite tolérance. Nous ne saurions multiplier les exemples d'applications, parce que l'on n'a guère publié d'observations dans ce sens.

Quant aux modes particuliers d'application des eaux, c'est là un point de pratique très important. La règle est de commencer par les modes les plus simples, l'usage interne, à faibles doses, fractionnées surtout, les bains essayés à température très douce, et surtout de la moitié inférieure du corps; peut-être quelques douches sur les extrémités inférieures. En un mot, c'est là une question de direction individuelle qui réclame beaucoup de surveillance et de précautions.

Nous devons signaler cependant une circonstance où l'existence d'une maladie organique du cœur constitue une contre-indication assez générale à l'emploi des eaux minérales : c'est alors qu'elle se rencontre en même temps qu'une diathèse à manifestations mobiles, comme la goutte ou le rhumatisme, c'est-à-dire certaines formes de rhumatisme. Le traitement thermal agit quelquefois d'une manière perturbatrice ; et comme l'existence d'une lésion organique dans un organe essentiellement actif comme le cœur, constitue un véritable appel, pour tout déplacement des manifestations régulières de quelque état diathésique que ce soit, il en résulte quelquefois des accidents fort graves, et toujours un certain péril auquel il ne convient généralement pas de s'exposer. Ceci s'applique spécialement à la GOUTTE [voy. ce mot].

COEZE ou **COISE** (États Sardes, Savoie). A 19 kilomètres de Chambéry, à 60 kilomètres de Grenoble.

Bicarbonatée sodique. Froide. Tempér., 12°,5 cent.

Elle jaillit dans la vallée de l'Isère, sur la rive gauche de cette rivière, où les habitants la désignent sous le nom d'eau de la *Sauce*.

Eau : un litre.

Gaz.

	Cent.cub.		Pouc. cub.
Acide carbonique	4,80	=	0,0095
Oxygène	4,40	=	0,0063
Hydrogène protocarboné	14,75	=	0,0171
Azote	20,65	=	0,0262
	44,60	=	0,0591

Sels.

Bicarbonate de soude	0,8136
— de potasse	0,0045
— d'ammoniaque	0,0151
— de magnésie	0,0191
— de chaux	0,0115
Sulfate de magnésie	0,0033
Phosphate de chaux	traces
Silicate d'alumine	0,0162
Iodure de magnésium	0,0077
Bromure de magnésium	0,0015
Chlorure	0,0034
— de sodium	0,0041
Crénate de fer	0,0020
	0,9020

Glairine.

Soluble dans l'alcool	0,0074
Insoluble dans l'alcool	0,0048
	1,0122

(PYRAME MORIN.)

L'eau de Coëze est reconnue depuis longtemps comme possédant des propriétés antigoîtreuses. Aussi les habitants du village de Longemalle qui viennent d'assez loin puiser l'eau à cette source pour leurs usages journaliers sont les seuls de la commune de Coëze qui n'offrent pas de goîtreux ni de crétins. C'est là un fait important qui a été signalé avec soin par la commission sarde sur le goître et le crétinisme des États Sardes. L'analyse de M. Pyrame Morin, en signalant des quantités très notables d'iodure et de bromure de magnésium, vient confirmer ces heureux résultats.

COIN (Espagne, prov. de Malaga).

Plusieurs sources *sulfureuses* froides non exploitées, et dont l'analyse n'a pas été publiée.

COLBERG (Prusse, prov. de Poméranie). Ville à 3 kilomètres et demi de la Baltique.

Saline importante avec des bains d'eaux mères, et établissement de *bains de mer*.

COLIQUE. La colique est toujours un symptôme d'un état organique ou d'un trouble fonctionnel quelconque, durable ou passager. Nous ne pouvons donc que renvoyer à des articles spéciaux : HÉPATIQUE (COLIQUE). NÉPHRÉTIQUE (COLIQUE). ENTÉRALGIE, etc.

COLIQUE HÉPATIQUE. Voy. BILIAIRES (CALCULS). HÉPATIQUE (COLIQUE).

COLIQUE NÉPHRÉTIQUE. Voy. GRAVELLE et NÉPHRÉTIQUE (COLIQUE).

COLLIOURE (France, Pyrénées-Orientales, arrond. de Céret). A la base du fort Saint-Elme.

Ferrugineuse bicarbonatée. Tempér., 16° 9 cent.

Anglada a décrit dans son *Traité des eaux minérales des Pyrénées-Orientales* les propriétés physiques et chimiques de l'eau de Collioure qu'il considère comme minéralisée par du carbonate de fer et en proportion très notable. A part l'élément ferreux, cette eau se rapproche beaucoup des eaux douces.

COLOMBAJO (Toscane).

Sulfatée calcique. Tempér., 18° cent.

	Eau : 16 onces.		*Eau : un litre.*
	Grains.		Gram.
Sulfate de chaux	3,732	=	0,394
— de soude	1,599	=	0,168
Chlorure de sodium	0,533	=	0,056
— de calcium	0,266	=	0,026
— de magnésium	traces	=	traces
	13,32	=	0,544
	Pouc. cub.		Cent. cub.
Gaz acide carbonique	4,264	=	153,5
— Hydrogène sulfuré	traces	=	traces

(GIULI.)

D'après Simon, cette source, auprès de laquelle on rencontre beaucoup de dépôts de soufre, contient :

	Grains.		Gram.
Sulfate de fer..............	1,865	=	0,096
Sulfate d'alumine............	1,066	=	0,056
	Pouc. cub.		Cent. cub.
Hydrogène sulfuré libre......	4,268	=	167

Nous manquons de détails sur son installation.

COMMUNICATIONS SOUTERRAINES. Voy. RÉGIME SOUTERRAIN.

CONCARNEAU (France, Finistère, arrond. de Quimper). A 20 kilomètres de cette ville.

Bains de mer.

CONCRÉTIONS. Voy. DÉPOTS DES EAUX.

CONDILLAC (France, Drôme, arrond. de Montélimar).

Bicarbonatée calcique. Tempér., 13°.

Eau : un litre.

	Source Anastase.	Source Lise.
	Lit.	Lit.
Acide carbonique libre.............	0,348	0,530
— sulfhydrique................		sensible à la source.
	Gram.	Gram.
Bicarbonate de chaux.............	1,359	0,954
— de magnésie..........	0,035	traces
— de soude.............	0,166	0,155
Sulfate de soude................	0,175	0,090
— de chaux...............	0,053	»
Chlorure de sodium.............. } — de calcium............ }	0,150	0,170
Sel de potasse................ } Azotate.................... } Iodure..................... }	traces	traces
Silicate de chaux et d'alumine.......	0,245	0,715
Carbonate et crénate de fer.........	0,010	0,031
Matière organique...............	traces	traces
	2,193	2,115

(O. HENRY, 1852.)

Ces eaux contiennent encore de l'arsenic et du manganèse, car l'auteur de cette analyse a retrouvé des traces de ces substances en opérant avec les dépôts spontanés.

Il y a deux sources récemment découvertes, dont l'une, la source *Anastasie*, fournit 2500 litres par vingt-quatre heures.

Les eaux de Condillac sont souvent employées comme boisson de table. Cependant quelques auteurs vantent leurs effets dans la gravelle, le catarrhe chronique de la vessie, les dyspepsies et les convalescences laborieuses. Il n'y a pas d'établissement thermal.

CONDUITES. Voy. TUYAUX.

CONDUITE DES EAUX MINÉRALES. Dans l'aménagement des eaux minérales, l'une des causes les plus actives de leur altération est le mouvement des eaux dans les conduites d'amenée (de l'émergence au réservoir) et dans les conduites de distribution (du réservoir aux lieux d'emploi).

En règle générale, on doit retarder tout commencement de décomposition. L'altération, une fois commencée, procède avec rapidité. On la combat utilement en s'opposant au contact de l'air et de la lumière, au dégagement des gaz natifs libres, ou combinés. Pour arriver à ce but, il convient de faire fonctionner les conduites à tuyau-plein. Cette condition n'est pas toujours praticable; dans ce cas on devra écarter le contact de l'air, par l'écoulement à tuyau-plein aux extrémités d'amont et d'aval des conduites.

L'écoulement à tuyau-plein a aujourd'hui trois spécimens : l'un se rapporte aux eaux bicarbonatées, c'est la conduite de la source des *Dames* à Vichy (2600 mètres); l'autre se rapporte à la classe des sulfurées sodiques, ce sont les conduites de coulage direct d'Amélie-les-Bains (Thermes militaires) (680 mètres) ; enfin le troisième, appliqué à la source d'*Alun* d'Aix-les-Bains (eau sulfhydriquée), règne sur un développement de 268 mètres.

La conduite des *Dames* de Vichy est en fonte : celles d'Amélie-les-Bains sont en bois et en plomb ; enfin celle de la source d'*Alun* à Aix-les-Bains, est en ciment de Grenoble. Le mouvement de l'eau dans les conduites d'Amélie et d'Aix s'opère sans perte sensible du principe sulfureux. La perte du gaz acide carbonique dans le trajet de la source des *Dames* à Vichy est à peine appréciable.

Le fonctionnement à tuyau-plein s'obtient soit par le refoulement à l'amont (conduite des *Dames* à Vichy. — J. François et Rudler), soit par le remou opéré à l'aval, ou échelonné sur le trajet (conduite d'Amélie-les-Bains. — J. François et Lacroix). Le refoulement s'opère par des pompes simplement foulantes, après règlement de l'écoulement à l'aval. On doit le préférer pour les eaux à gaz libres, ou de facile dégagement. Le remou se pratique par des robinets régulateurs à cadran.

Dans l'installation des conduites à tuyau-plein, on doit éviter les points culminants formés par une pente ascendante suivie d'une pente descendante. Une pente toujours ascendante est à rechercher, ou bien l'ascension après la descente.

Si l'on opère par remou sur une file descendante et que l'on doive, à raison de la hauteur à racheter, étayer les robinets de remou, on fera toujours suivre chacun des robinets d'une soupape de dégagement destinée à évacuer les gaz accumulés, ou à combattre les effets d'engorgement.

Les conduites actuelles de descente des eaux de *César* et des *Espagnols* de Cauterets présentent un exemple remarquable de conservation. Le problème à résoudre offrait des difficultés. Les eaux de ces sources sont des sulfurées sodiques facilement altérables. En outre elles sont à 290 mètres de l'établissement qu'elles alimentent, et pour y arriver, elles ont à racheter une hauteur verticale de 95 mètres.

On y a adopté le mode d'écoulement à tuyau-plein à l'amont et à l'aval, au moyen de robinets de remou, combiné avec l'écoulement à section libre dans le trajet, sans aucun contact avec l'air extérieur. Les conduites sont en terre cuite dure de la Tour de Salvigny, montée au ciment de Vassy et consolidée par un manchon de béton. La perte de température n'est que de 1°,5 ; celle de la sulfuration à peine appréciable (environ 0,60 ou 6/10 pour 100). Antérieurement et avec les anciennes conduites en bois, on perdait en température 5°,2 et en sulfuration 33 à 34 pour 100. Ce résultat, d'une haute importance pour Cauterets, établit un précédent précieux pour le mouvement des eaux sulfureuses.

Le choix de la nature des conduites dépend de la nature des eaux, de la pression à laquelle on a à résister, des limites de la température initiale.

Si l'on doit se préoccuper de la conservation de la température, toutes circonstances égales d'ailleurs, on devra préférer les conduites en bois injecté, goudronnées à l'extérieur, en papier bitumé.

Pour les salines, les alcalines, les chlorurées et les sulfureuses, on emploiera avec avantage à l'amenée, le ciment fort, la terre cuite forte (Salvigny-Ollweiller), le bois de pin, ou de sapin injecté. Si l'on emploie le bois, on aura soin, pour faciliter les remplacements factices, de faire les joints bisautés selon le mode usité à Luchon et à Amélie (J. François.)

Dans les conduites de distribution le mouvement des eaux n'est plus constant comme à l'amenée; il est alternatif, souvent interrompu par le jeu des robinets de prise. De là des à-coups, des chocs de bélier qui fatiguent les conduites et obligent à la résistance. Aussi les conduites de distribution sont presque toujours métalliques ; selon la nature des eaux et selon la pression à vaincre, on emploie le bois, la fonte, le cuivre, le plomb, la poterie forte soutenue par un manchon de ciment ou de béton. Pour les sulfureuses on évitera la fonte et le cuivre, on donnera la préférence au plomb dont l'altération s'arrête dans les premiers instants. On recommande les conduites de plomb étamé. Les files de cuivre rouge et de cuivre jaune sont d'une installation facile. On les emploie pour les salines simples, pour les carbonatées alcalines.

La perte de température se combat, par l'usage de conduites en bois, ou par la superposition aux conduites ordinaires, soit d'un manchon d'air avec caisson de bois, soit de pâte calorifuge (bitume, mélange d'argile et de bourre), soit de cordes, de filasse goudronnée, soit enfin d'un manchon de mortier ou de béton, recouvert de bitume.

Par ces moyens divers, on arrive à réduire la perte de température jusqu'à un millième de degré centigrade, par mètre parcouru.

CONFERVACÉES. Voy. MATIÈRES ORGANIQUES.

CONFERVES. Voy. MATIÈRES ORGANIQUES.

CONQUEST (le) (France, Finistère, arrond. de Brest). A 28 kilomètres de cette ville.

Bains de mer.

CONSÉCUTIFS (Effets). Les effets salutaires des eaux minérales se font sentir, pour la plus grande partie, après l'achèvement du traitement thermal lui-même. Ceci est un fait de notoriété, mais n'a pas encore été considéré comme acquis à la science. Cependant l'expérience de tous les jours n'en ramènerait pas à chaque instant de nouveaux exemples, que l'on pourrait *à priori* être assuré que les choses ne sauraient se passer autrement. En effet, un traitement thermal a toujours une durée très limitée, et que l'on accommode plutôt encore à la qualité du traitement, qu'à la marche et à la nature même de la maladie. Les changements imprimés par une médication quelconque dans la marche et le développement d'une maladie chronique, et souvent ancienne, ne sont jamais immédiats, et ne commencent en général à se montrer qu'à une époque à laquelle un traitement thermal est habituellement terminé. Il n'en serait sans doute pas ainsi, si au lieu de s'appliquer suivant le mode continu et limité, à peu près universellement usité, le traitement thermal s'administrait par intervalles, et pendant une durée de temps qui pourrait se trouver ainsi beaucoup plus prolongée. Il est plus d'une raison qui s'opposent à une telle pratique. Mais nous ne doutons pas que, dans certains cas au moins, celle-ci ne produisît des résultats que l'on n'obtient pas du mode habituellement suivi.

Il est cependant un certain nombre de résultats immédiats qui se remarquent pendant l'administration des eaux minérales. Ce sont ceux qui dépendent particulièrement de leurs qualités excitantes. Ils se font sentir sur les grandes fonctions de l'économie, la digestion, la circulation, les sécrétions cutanées, sur la calorification, sur l'état dynamique. Très précieux sans doute, en ce qu'ils sont comme le premier témoignage de l'action reconstituante des eaux minérales, ils sont pour ainsi dire superficiels, et il n'y a pas toujours à compter sur leur durée. Mais quant à l'action spéciale des eaux minérales, celle que l'on fait rentrer dans l'action *altérante* qui leur est attribuée, ses effets se font plutôt apercevoir après l'achèvement du traitement thermal, et quelquefois à une époque assez éloignée. Il ne saurait en être autrement. En effet, ces propriétés dites *altérantes* sont supposées s'adresser aux phénomènes les plus intimes de la nutrition et de l'assimilation, et ne peuvent par conséquent se manifester que d'une façon lente et graduelle. En outre, c'est aux changements imprimés aux caractères généraux de l'organisme, que doit être attribuée surtout l'influence exercée sur les phénomènes morbides dominants, et les effets de cette action indirecte ne peuvent être nécessairement que consécutifs.

Ces deux points de vue, qui résument les côtés les plus importants de l'action thérapeutique des eaux minérales, donnent une idée très juste de ce qu'il faut entendre par effets *primitifs* ou *consécutifs* du traitement thermal. Aux effets primitifs se rattachent l'action excitante des eaux minérales, et ses diverses conséquences ; aux effets consécutifs, leur action spéciale et véritablement médicamenteuse.

Cependant l'action excitante des eaux ne se traduit pas toujours uniquement par des effets primitifs. Il peut arriver que, un certain temps après un traitement thermal, même parfaitement toléré, il survienne des phénomènes d'excitation générale, allant quelquefois jusqu'à l'état fébrile, et même jusqu'aux caractères d'une maladie aiguë, se rapportant ou non à l'état morbide primitif. Mais ces phénomènes consécutifs ne diffèrent de ceux que l'on observe pendant le traitement lui-même, qu'en ce que ceux-ci se maintiennent dans un état parfaitement physiologique, tandis que les derniers prennent plutôt un caractère pathologique. Ceux-ci semblent le résultat d'une réaction violente de l'organisme ; et il faut dire que, s'il n'est pas toujours en notre pouvoir de les prévenir, cependant ils tiennent souvent à un traitement trop prolongé, ou mal mesuré dans ses modes d'administration. Il est rare, du reste, surtout si l'on n'a pas eu à se reprocher de faute dans la direction du traitement, que les accidents dont nous parlons offrent précisément un caractère fâcheux. Ils semblent le plus souvent au contraire une manifestation régulière et salutaire, et c'est d'eux que l'on voit fréquemment dater le retour complet à la santé.

CONSERVATION DES EAUX MINÉRALES. La conservation des eaux minérales, en tant qu'il s'agit de les défendre contre des travaux offensifs, ou bien d'en améliorer les conditions d'existence, est définie par la loi du 14 juillet 1854 et par le décret impérial du 8 septembre suivant. Cette loi, envisageant les eaux minérales comme sources de santé et de richesse publiques, les défend dans des cas déterminés contre les atteintes à leur régime normal, par la déclaration d'intérêt public et par un périmètre de protection. (*Loi des eaux minérales*, Décret impérial du 8 septembre 1856). [LÉGISLATION, RÈGLEMENT.]

On entend également par *conservation* des eaux minérales le but vers lequel tendent les attributions du médecin inspecteur, telles qu'elles résultent des articles 3 à 8 de l'ordonnance royale du 18 juin 1823. Le point de vue sanitaire, ou de pratique médicale, est ici plus particulièrement en jeu. Il s'agit en effet du maintien des eaux dans les conditions que cette pratique a démontrées être les plus convenables pour leur administration bien entendue. Ainsi comprise, la conservation des eaux minérales, c'est l'aménagement et l'appropriation, depuis l'émergence jusqu'aux lieux d'emploi, mais sous la tutelle de la pratique médicale, de la pratique éclairée par l'observation, en vue du plus grand effet utile pour la santé publique.

La *conservation* des eaux minérales s'entend aussi dans le sens de la permanence du principe minéralisateur, ou de l'agrégat minéral natif, depuis l'émergence jusqu'aux lieux d'emploi.

Bien que cette question se trouve traitée aux articles qui se rapportent à l'*aménagement*, à la *conduite*, aux *réservoirs*, à la *réfrigération*, etc., nous croyons utile d'indiquer ici les conditions générales de la conservation des eaux minérales.

Ces eaux, on le sait, sont employées soit sur place en boisson, en bain, douche, etc., soit en boisson à distance de la source. De là deux ordres de faits à l'endroit de la conservation de l'agrégat minéral, envisagé au point de vue de tous ses éléments fixes et gazeux.

Examinons d'abord la question de conservation des eaux employées à distance de la source.

Jusqu'à présent l'expédition des eaux a été pratiquée en bouteilles ou cruchons, remplis à l'émergence, avec plus ou moins de précautions, mis en caisse ou en wagon, pour parvenir aux intermédiaires opérant la distribution à la consommation. On s'est récrié contre ce mode ; on l'a blâmé et comme onéreux au consommateur, et comme destructif de l'agrégat minéral.

Au point de vue de la conservation des principes minéralisateurs, on a proposé de réduire le contact de l'air à l'embouteillage, soit par l'emploi du tube plongeur, soit par le vide dans le vase à remplir, soit par le remplissage préalable de ce vase par un gaz d'une innocuité reconnue. Ces propositions, on le voit, tendent à réduire l'action de l'air ambiant sur des eaux telles que les sulfureuses et ferrugineuses. A l'égard des bicarbonatées calciques, ferrugineuses et autres, avec ou sans acide carbonique libre, on a proposé l'embouteillage sous pression, soit par le liquide lui-même reçu dans un réservoir, ou dans une colonne de captage, soit par l'intermédiaire d'une pompe foulante. On a indiqué pour ces eaux, comme pour les ferrugineuses diverses, même pour les salines proprement dites, l'addition d'acide carbonique.

D'un autre côté, sous le rapport de l'économie à apporter en faveur du consommateur, on a proposé la suppression de l'embouteillage et de l'encaissement, et leur remplacement par le transport en vases de capacité plus grande (tonneaux, bonbonnes, touriles, vases de gutta-percha, sacs imperméables, etc.), remplis avec recours aux moyens conservateurs énumérés ci-dessus pour l'embouteillage perfectionné, soit pour conserver la pression, soit pour éviter le contact de l'air extérieur.

La substitution des vases de capacité, à l'embouteillage et à l'encaissement, a pour objet non-seulement une conservation plus complète de l'eau minérale expédiée, mais encore l'économie dans l'expédition pour généraliser l'emploi des eaux minérales à distance de la source, multiplier les buvettes du genre de celle de Labassère dans les centres de population, dans les hôpitaux, hospices et maisons de santé. On a pensé pouvoir également, par ce moyen, rendre possible l'emploi des eaux, à distance des sources, pour inhalation, de même pour bains coupés, dans des cas déterminés, ainsi pour les bains additionnés d'eaux mères des salines, ou bien d'eaux très chargées d'un élément minéralisateur essentiel (Challes, etc.).

Tous ces efforts, tendant à généraliser l'usage des eaux minérales loin des sources et à les rendre accessibles à toutes les classes, ont un but trop utile pour ne pas être encouragés. Des hommes intelligents y consacrent leur activité. Bien que jusqu'à ce jour les résultats en soient très circonscrits, nous pensons que ces efforts doivent être poursuivis et qu'ils aboutiront. On y arrivera du moment où l'on aura formulé pratiquement, c'est-à-dire économiquement, les moyens de puiser à la source et de transporter l'eau puisée sur les lieux de consommation sans altération sensible. Nous associant à ces efforts, nous recommandons l'usage du tube plongeur à l'embouteillage, en vue de limiter le contact de l'air. L'expérience a démontré que les sources voisines de la température ordinaire (12 à 15 degrés centigrades) se conservaient bien plus complétement que celles puisées à une température plus élevée. Aussi proposerons-nous avec les hommes les plus compétents, de recourir à la réfrigération préalable, de 10 à 14°, par serpentinage avant embouteillage, par interposition d'un serpentin mobile entre la source et le vase à remplir.

L'expulsion préalable de l'air du vase à remplir et son remplacement par un gaz conservateur (azote, ou air désoxygéné pour les sulfureuses, acide carbonique pour les ferrugineuses et les bicarbonatées diverses, suivant la proposition de M. Porret), quand on pourra les pratiquer facilement et sans dépense sensible, autre que la main-d'œuvre, pourront constituer un moyen de bonne conservation, en vase de capacité.

Mais il est un ordre de recherches que nous recommandons et dans lequel M. l'ingénieur J. François, qui en est le promoteur, a déjà obtenu des résultats intéressants. Nous voulons parler du vase de capacité unissant la légèreté à la flexibilité, exempt d'air intérieur avant remplissage, pouvant se remplir par gonflement et se vider par compression à la façon d'une vessie. Un tel vase peut donc se remplir et se vider sans nul contact de l'air extérieur. Nous sommes portés à penser que c'est surtout par l'application économique de ce moyen que l'on arrivera à généraliser l'usage des eaux minérales, à distance de la source.

Quelles que soient la nature et la forme du vase à remplir, le remplissage sous la pression du liquide, ou sous celle d'une pompe foulante, constitue un moyen de conservation que l'on doit chercher à rendre pratique.

Nous terminons ici nos indications sommaires, relatives à la conservation des eaux d'expédition, destinées à un usage éloigné de la source, pour aborder la conservation des eaux utilisées sur place. Ce sujet implique quatre espèces de mesures conservatrices relatives :

1° A l'émergence;

2° Dans le trajet de l'émergence aux réservoirs ;

3° Dans les réservoirs;

4° Des réservoirs aux lieux d'emploi.

Les mesures à pratiquer à l'émergence doivent consister dans l'éloignement de toutes les causes d'altération, telles que le mélange des infiltrations froides, le contact de l'air extérieur, etc. Ces mesures sont indiquées aux articles spéciaux : *Recherche*, *Captage*, *Aménagement*, *Emergence*.

Le trajet de la source aux réservoirs devra se faire en tuyau plein, sous pression du liquide, et hors de tout contact ambiant. La pression est indispensable pour les bicarbonatées à gaz libre, alcalines, sulfureuses ou ferrugineuses; on devra s'attacher à rapprocher le réservoir de la source, et à le superposer à la source même, toutes les fois qu'on pourra le faire. Nous avons indiqué à l'article CONDUITE les remarquables progrès qui viennent d'être réalisés dans cet ordre de faits.

Le plus haut intérêt se rattache à la conservation de l'eau dans les réservoirs. Cette question acquiert la plus grande importance pour les eaux de la France. On sait en effet que notre pays domine toutes les autres contrées par ses sources sulfureuses.

Dans les réservoirs, en raison des fluctuations de niveau pendant le service, fluctuations qui entraînent un renouvellement incessant de l'air intérieur, les altérations les plus prononcées se développent. On a vainement essayé les flotteurs solides (bois, liége, etc.); on a proposé les flotteurs liquides (huiles diverses, oléine, etc.). On doit peu compter sur ces moyens d'une pratique remplie de difficultés. On a depuis longtemps proposé l'usage du gazomètre mis en rapport avec l'intérieur des réservoirs et rempli d'un gaz d'une innocuité reconnue sur l'eau à conserver (acide carbonique pour les bicarbonatées diverses, pour les ferrugineuses; azote ou air désoxygéné pour les sulfureuses). La première application en a été faite, en 1852, pour la buvette de Labassère, sur les données de MM. Chambert, Filhol et J. François. A cette époque un projet de gazomètre avait été préparé par eux pour la conservation des eaux des réservoirs de Luchon. Des difficultés financières en arrêtèrent la réalisation qui n'est d'ailleurs qu'ajournée.

La conservation des sulfureuses en réservoir a été depuis et jusqu'à ce jour, le but de recherches de la part de MM. Filhol, O. Henry, Chevallier père, J. François, Poggiale. La solution de la question paraît prochaine. On a trouvé le moyen de faire avec économie et rapidité de l'air désoxygéné et de l'agglomérer à l'intérieur d'un gazomètre. Des efforts persévérants sont actuellement poursuivis pour hâter cette solution.

Ce sera un immense service rendu à l'application thérapeutique et par suite à l'avenir de nos eaux sulfureuses, que leur conservation en réservoir, et nous faisons les vœux les plus sincères pour la prochaine mise en pratique des procédés actuellement en expérimentation.

Le trajet des eaux du réservoir au lieu d'emploi ayant presque toujours lieu sous pression du liquide et à tuyau plein, la conservation des eaux n'y présente d'autre difficulté que le choix et l'installation bien entendus des conduites de distribution. Toutes les fois qu'on le pourra, on rapprochera les lieux d'emploi des réservoirs. Cette condition bien remplie est, pour quelques établissements, la base première de la réputation dont ils jouissent.

Telles sont, dans leur ensemble, les indications sommaires que nous voulions résumer sur la pratique de la conservation de nos eaux minérales. [Voy. pour les détails les mots AMÉNAGEMENT. CAPTAGE. CONDUITE. RÉSERVOIR].

CONSTANTINOGORSK (États-Russes, Caucase). Petite ville, à 4 kilomètres de laquelle se trouve la colline Makhuka, d'où jaillissent les principales sources du Caucase. On y a formé un bel établissement de bains qui est très fréquenté de tous les points de l'empire [voy. CAUCASE].

CONSTIPATION. Le fait de la constipation dépend immédiatement, dans le plus grand nombre, si ce n'est dans la totalité des cas, de l'une des deux circonstances suivantes : ou insuffisance des sécrétions intestinales, ou atonie, c'est-à-dire action insuffisante des parois intestinales. En effet l'évacuation des matières alvines réclame deux conditions pour s'opérer d'une manière normale : la présence de produits de sécrétion propres à faciliter l'issue des matières excrémentitielles ; et un mouvement péristaltique de l'intestin lui-même. La constipation peut donc être rattachée directement ou à une lésion humorale, insuffisance des sécrétions, ou à une lésion dynamique, insuffisance des contractions.

La constipation se lie à un très grand nombre d'états de santé différents : et s'il est vrai que le retard ou l'irrégularité dans les évacuations alvines soit une cause habituelle de malaises et de souffrances, il n'est pas moins vrai qu'il s'opère rarement un dérangement quelconque dans les autres fonctions de l'économie, sans qu'il en résulte de la constipation. Il peut suffire qu'une sécrétion quelconque soit altérée en quelque chose, pour que les sécrétions intestinales se ressentent du désordre apporté dans l'harmonie des phénomènes chimiques de l'organisme : il suffit que le système nerveux se trouve affecté d'une manière quelconque, pour que la motilité de l'intestin le soit pareillement.

En un mot, la constipation prend une certaine part, accidentelle ou permanente, à la plupart des désordres, fonctionnels ou autres, graves ou légers, dont l'organisme devient le siége. Il résulte de là que la constipation est très rarement autre chose que la conséquence d'un état anormal, dont le siége doit être recherché ailleurs que dans l'intestin lui-même. Aussi le traitement direct de la constipation n'est-il presque jamais qu'un traitement palliatif. Les évacuants en particulier, de quelque manière qu'ils procèdent, ne sont qu'un expédient. Les médicaments propres à activer les sécrétions intestinales, ou à rendre du ton à l'intestin lui-même, agissent d'une manière un peu plus radicale, mais insuffisante encore, s'ils ne sont employés concurremment avec une médication adressée aux causes premières de la constipation.

La médication thermale ne saurait être dirigée ici suivant d'autres indications. Les eaux minérales laxatives (*Hombourg*, *Kissingen*, *Niederbronn*, etc.), auxquelles on a une si grande tendance à recourir, sont généralement une mauvaise médication de la constipation, à moins qu'elles ne se trouvent propres à modifier en même temps les conditions vicieuses de l'économie auxquelles est due la constipation. Les eaux qui comme *Vichy*, *Vals*, *Andabre*, *Châteauneuf*, *Royat*, etc., agissent à la fois comme excitant des sécrétions biliaires et intestinales, et comme tonique sur l'intestin, bien que non purgatives, et quelquefois même propres à accroître d'abord la constipation, sont en définitive d'un usage beaucoup plus souvent salutaire que les eaux laxatives. Il nous semble que les eaux à la fois bicarbonatées et chlorurées sodiques, comme *Saint-Nectaire*, *Châtel-Guyon*, *Vic-sur-Cère*, *Vic-le-Comte*, *la Bourboule*, etc., n'ont pas été suffisamment recommandées dans ce sens.

En résumé, l'on voit que le traitement de la constipation est au fond un traitement analytique, comme aurait dit Barthez, et que les eaux minérales n'offrent guère à son sujet plus de ressources que les autres agents de la thérapeutique. Seulement il arrive souvent que les circonstances desquelles dépend la constipation, rentrent dans les indications des eaux minérales.

CONSTITUTION. L'état physiologique ou normal ne présente pas dans l'organisme un type unique. On est convenu de donner le nom de *tempérament* aux apparences les mieux définissables qu'il peut revêtir. C'est ainsi qu'on admet un tempérament *lymphatique*, *bilieux*, *nerveux*, *pléthorique*, *mixte*. Tous ces tempéraments ne sont que des modalités diverses d'un état parfaitement physiologique et régulier, et leurs caractères propres impriment simplement des physionomies différentes à l'état de santé.

Cependant, que ces caractères particuliers viennent à se marquer à un degré de plus, et la limite de l'état physiologique sera dépassée, bien que l'état pathologique ne se trouve pas atteint. Cette exagération des tempéraments est ce que nous appelons des *constitutions*. Les constitutions lymphatique, nerveuse ou névropathique, bilieuse, ne sont autre chose que l'exagération des tempéraments correspondants. Les caractères de ces tempéraments, caractères extérieurs et caractères intimes, seront donc pareillement exagérés. Il en résulte une disposition déterminée à certains phénomènes pathologiques, ou si l'on veut une direction vicieuse imprimée aux actes de l'économie, pour peu qu'une cause quelconque vienne à en troubler l'harmonie. Les constitutions doivent donc être envisagées dans le sens des prédispositions qu'elles font dominer, prédispositions dont les manifestations principales consistent dans les caractères qu'elles impriment aux phénomènes pathologiques accidentels. Il y a cette différence entre les constitutions et les diathèses, que celles-ci constituent un état morbide formel, dont les manifestations peuvent être intercurrentes et attendre également des causes occasionnelles, mais revêtent nécessairement une forme déterminée d'avance ; tandis que les constitutions peuvent demeurer indéfiniment compatibles avec une bonne santé, et communiquent seulement une empreinte, souvent plus essentielle qu'apparente, aux actes pathologiques qui surviennent accidentellement.

La question thérapeutique permet d'établir pareillement des rapprochements et des distinctions entre les constitutions et les diathèses. Celles-ci peuvent assurément être modifiées ou retardées dans leurs manifestations par l'intervention de conditions hygiéniques ou médicamenteuses appropriées ; mais ce n'est guère que dans un sens et dans une proportion relatives, et auxquelles on ne saurait que rarement assigner de portée curative : tandis que les constitutions indiquent toujours une direction parfaitement déterminée dans le régime ou dans l'emploi des moyens thérapeutiques, qui les maintiennent à l'état physiologique, ou qui en combattent avec succès les tendances morbides.

Les eaux minérales nous offrent par excellence les moyens de modifier les états constitutionnels, soit qu'il s'agisse de prévenir les conséquences que ceux-ci peuvent entraîner dans l'évolution de l'organisme, soit qu'il s'agisse de combattre la part qu'ils prennent à la persistance de tel état morbide. Bien qu'il soit nécessaire d'apporter dans l'idée des constitutions, et de leurs rapprochements avec les tempéraments, quelque chose d'artificiel auquel l'organisme ne saurait se prêter en réalité, cependant on ne saurait nier que les points de vue qui y président ne soient vrais d'une manière générale, puisque nous trouvons une concordance parfaite à établir entre les constitutions admises, et les divisions naturelles qu'établissent entre les eaux minérales leurs caractères prédominants.

La constitution lymphatique s'accommode bien en général des propriétés excitantes communes à la généralité des eaux minérales, et des conditions hygiéniques inhérentes à tout traitement thermal. Cependant les eaux sulfureuses et les chlorurées lui conviennent d'une manière très particulière ; tandis que les eaux peu minéralisées, les bicarbonatées sodiques, les eaux sédatives si communes parmi les sulfatées, leur sont généralement peu salutaires. La constitution névropathique au contraire réclame spécialement ces dernières, les eaux à base calcique en général, les sulfatées en particulier, et les eaux peu minéralisées et riches en matière organique. La constitution bilieuse indique les eaux bicarbonatées ou sulfatées sodiques. La constitution pléthorique, beaucoup moins accessible que les précédentes aux agents de la thérapeutique, s'accommode surtout des eaux faiblement minéralisées et en particulier des eaux bicarbonatées sodiques.

Les eaux minérales peuvent être recherchées, au point de vue des constitutions, dans deux ordres de faits différents : tantôt pour modifier une constitution prédominante et prévenir ainsi les conséquences fâcheuses qui pourraient résulter d'une telle prédominance ; tantôt pour combattre la part que l'état constitutionnel a pu prendre dans le développement ou la persistance d'un état morbide quelconque. Il arrive même souvent, dans ce dernier cas, que l'indication thérapeutique dérivant de la maladie en question, considérée sous le rapport nosologique, se trouve entièrement subordonnée à celle que commande l'état constitutionnel.

CONTRACTURES. Lorsque les muscles destinés à fléchir les articulations deviennent rigides, en vertu d'un certain état de raccourcissement, on les dit contracturés. La contracture peut affecter des muscles qui obéissent encore à la volonté ou des muscles complétement paralysés. Pour ce qui regarde ce dernier cas, voyez PARALYSIE. Le rhumatisme musculaire s'accompagne souvent de contractures qu'on a vues prendre un caractère ambulant et se porter sur des organes essentiels à la vie : il est clair que la médication thermale n'interviendrait point dans une période d'acuité, sinon à des intervalles suffisants pour permettre de conjurer le retour des accès. On aura, au contraire, utilement recours à elle lorsque la contracture tend à devenir chronique, qu'elle est limitée et que la rétraction du muscle ne s'effectue pas encore. C'est ce qui se remarque dans le torticolis produit par la contracture rhumatismale du rhomboïde ou des muscles rotateurs de la tête. C'est également la conséquence de quelques névralgies. [Voy. FACIALE (NÉVRALGIE)]. A ces circonstances on peut opposer la judicieuse application des moyens balnéaires et de la thermalité qui font la réputation légitime de certaines stations (*Aix-en-Savoie*, *Bourbon-Lancy*, *Mont-Dore*, *Néris*, *Plombières*). Les douches à percussion, générales et locales, soit chaudes, soit écossaises, combinées avec les étuves et le massage, rendent alors de véritables services. On peut leur associer au besoin l'excitation électro-cutanée. Chez les sujets lymphatiques ou affaiblis, à thermalité égale, les sources très minéralisées, soit sulfurées, soit chlorurées sodiques, devront être préférées. Les boues minérales (*Saint-Amand*, *Dax*, *Barbotan*, *Acqui*) trouvent aussi leur indication dans le traitement de ces complications du rhumatisme. [Voy. RHUMATISME.] — Les contractures se rattachent, d'autre part, aux phénomènes hystériques [Voy. HYSTÉRIE]; aux symptômes d'une cachexie grave [Voy. SCORBUT]; ou bien elles sont consécutives aux maladies articulaires ou à des lésions traumatiques [Voy. TUMEURS BLANCHES. BLESSURES DE GUERRE.]

CONTRE-INDICATION. Il y a peu de contre-indications absolues aux eaux minérales. La plupart ne sont relatives qu'à l'usage de telles eaux minérales ou de tel mode de leur application. Il ne saurait donc en être question qu'à propos de ces sujets divers ou des états morbides dans lesquels on peut avoir recours à la médication thermale. En effet, il n'est guère de maladies rentrant dans le cercle légitime d'application des eaux minérales, auxquelles on ne puisse arriver à accommoder celles-ci sous un mode quelconque. Les contre-indications des eaux minérales pourraient même se résumer dans cette proposition un peu banale : que les eaux minérales ne sont bien tolérées que dans les circonstances et sous les formes où elles sont indiquées. [Voy. INDICATIONS.]

Nous dirons ailleurs [Voy. TOLÉRANCE] comment leur usage intempestivement adressé demeure rarement indifférent, c'est-à-dire détermine presque toujours des résultats fâcheux à des degrés divers. Ceci ne s'adresse pas seulement au rapport qui peut exister entre une maladie donnée et un traitement thermal en particulier, mais à toutes sortes de conditions d'époque, de forme de la maladie, c'est-à-dire à l'*opportunité* des eaux minérales qu'il ne faut pas confondre avec l'*indication*. [Voy. OPPORTUNITÉ.] C'est ainsi qu'un traitement thermal est généralement nuisible aux personnes bien portantes qui viennent à faire usage sans nécessité, quelquefois même un usage très restreint, des eaux minérales. Et ceci ne s'applique pas seulement aux eaux minérales les plus actives et les plus médicamenteuses. Il en est de même de l'usage externe de ces eaux très peu minéralisées que l'on appelle mal à propos *indifférentes*. On dit même que les bains de *Forges-sur-Briis*, ces eaux chimiquement négatives, auxquelles on refuse tout caractère minéralisateur, ne sont point toujours supportés passivement par des individus bien portants, mais nerveux et excitables. Cependant nous ne saurions garantir cette dernière observation.

Il est pourtant quelques considérations utiles auxquelles peut donner lieu l'examen des contre-indications générales des eaux minérales. Il semble que l'action physiologique du traitement thermal ne peut s'accomplir dans un sens normal, que si elle trouve à s'exercer vis-à-vis de conditions conformes à sa modalité. Si elle vient à se heurter vis-à-vis de conditions qui se soustrayent à son influence, elle va s'épuiser dans une autre direction, et provoquer des réactions étrangères au cercle qui devait l'enfermer. Cet ordre d'idées, bien qu'un peu abstrait, est celui qui explique le mieux la tolérance des médicaments en général, et celle des eaux minérales en particulier, dans les circonstances que nous avons énumérées plus haut. Seulement on comprend que lorsque c'est à l'existence d'un état morbide incurable qu'est due l'intolérance des eaux minérales, ou, si l'on veut, la déviation de leur action physiologique régulière, ce doit être en général aux dépens de la maladie elle-même. Aussi voit-on communément, lorsque les eaux minérales sont employées dans des maladies incurables par leur nature ou le degré auquel elles sont parvenues, celles-ci redoubler d'activité : cela se voit dans les maladies dites organiques, ou bien dans des maladies arrivées à un certain degré de gravité.

Lorsque l'on recourt aux eaux minérales dans une maladie chronique grave, à une époque trop avancée, et alors que les ressources de l'organisme épuisé ne sauraient plus se prêter à un travail de retour ou de résolution, l'on ne fait généralement que hâter une issue funeste, alors qu'à une époque plus opportune elles eussent pu contribuer à enrayer ou au moins à ralentir la marche des accidents. Aussi est-il de précepte, alors que l'on ne peut se soustraire entièrement à la nécessité d'administrer un traitement thermal dans de pareilles circonstances, de le réduire à sa plus simple expression, de manière qu'il laisse, s'il est possible, l'organisme indifférent à son action. C'est là certainement un des points de pratique les plus délicats dans la médecine thermale que de discerner, dans les cas graves où l'intervention des eaux minérales pourrait fournir encore une ressource suprême, l'époque où l'épuisement de l'organisme assignerait une influence funeste à l'application de toute médication active. Nous avons observé de nombreux exemples à l'appui de ce que nous avançons, parmi les cas de cancer, de tubercules hépatiques, de cirrhose, d'albuminurie, de diabète, de phthisie pulmonaire, de cachexies variées.

Cependant la contre-indication des eaux minérales, dans les maladies en apparence incurables par elles-mêmes, n'est pas absolue. Le traitement thermal paraît propre à modifier, dans un sens favorable, certains phénomènes pathologiques plus ou moins directement liés à la maladie principale; on peut alors recourir à lui avec avantage, pourvu toutefois qu'il se trouve dirigé avec beaucoup d'attention et de prudence; c'est ainsi qu'un traitement thermal indiqué peut modifier très utilement un état dyspeptique chez des cancéreux, le catarrhe pulmonaire chez des tuberculeux, alors même que ces derniers ne laissent entrevoir aucune chance de retour à la santé.

Une fois ces faits étudiés, nous serons assez embarrassés pour formuler quelque contre-indication générale à l'usage des eaux minérales. L'*hydropisie* peut cependant nous en fournir un exemple. En effet, l'existence d'une hydropisie générale, ou la tendance à la généralisation d'une hydropisie, nous paraît une contre-indication formelle à l'usage de tout traitement thermal. Il n'en est pas de même d'une hydropisie, anasarque ou épanchement localisé, pourvu que le traitement puisse convenir lui-même à la cause de laquelle elle dépend. [Voy. ANASARQUE. ASCITE. HYDROPISIE.]

Quant aux diathèses à manifestations mobiles et menaçant des organes importants [voy. GOUTTE. RHUMATISME], aux affections du cœur, aux dispositions apoplectiques, etc. [voy. CŒUR (MALADIES DU). APOPLEXIE], nous ne saurions y voir d'éléments de contre-indications absolues aux eaux minérales. Nous renverrons encore aux articles INDICATIONS. OPPORTUNITÉ. ENFANCE. VIEILLESSE. GROSSESSE, etc.

CONTREXÉVILLE (France, Vosges, arrond. de Mirecourt). A 20 kilomètres de cette ville, à 30 de Bourbonne, à 380 de Paris.

Sulfatée calcique. Froide.

Trois sources, dont la principale, la source du *Pavillon*, a une température de 12° et un débit de 52 000 litres par vingt-quatre heures.

SOURCE DU PAVILLON.	*Eau : un litre.* Gram.
Acide carbonique libre	0,019
Oxygène	indétermin.
Bicarbonate de chaux	0,675
— de magnésie	0,220
— de soude	0,197
— de fer et de manganèse	0,009
— de strontiane	indices
Sulfate de chaux	1,150
— de magnésie	0,190
— de soude	0,130
— de potasse	indices
Chlorure de sodium — de potassium	0,140
— de magnésium	0,040
Iodure, bromure	indices
Alumine et silice	0,120
Azotate	indices
Phosphate de chaux ou d'alumine Matière organique et arsenic Perte	0,070
	2,941

	SOURCE DES BAINS. Gram.	SOURCE DU QUAI. Gram.
Bicarbonate de chaux — de magnésie	0,940	0,980
— de soude	1,060	0,170
Sulfate de chaux	1,200	1,250
— de magnésie — de soude	0,340	0,300
Chlorures alcalins et terreux	0,140	0,160
Fer et manganèse, évalués	0,005	0,005
Acide silicique Alumine Sel de potasse Phosphate Matière organique Perte	0,310	0,320
	3,155	3,186

(O. HENRY.)

Les sources des *Bains* et du *Quai* ont, comme on voit, la plus grande analogie, et elles se rapprochent beaucoup de celle du *Pavillon*.

Aux substances indiquées par M. O. Henry, il faut ajouter l'arsenic que M. Chevallier a trouvé dans le résidu de l'eau elle-même, et le fluor signalé par M. Nicklès, en proportion plus grande que dans l'eau de Plombières.

Il est à regretter que M. O. Henry se soit contenté d'inscrire pour un seul nombre plusieurs principes de ces eaux ; on ne sait pas, par ce moyen, la part qui revient à chacun d'eux.

L'établissement ne renferme que sept cabinets de bains et trois salles de douches. Il est ouvert du 1er juin au 10 septembre (Rotureau). Mais nous ne voyons pas de raison pour limiter ainsi le traitement qu'on y peut suivre.

La spécialité des eaux de Contrexéville est très formelle : elle s'applique au traitement de la *gravelle* et du *catarrhe vésical*. Ces eaux ont également été fort recommandées dans la *goutte*. Enfin leur usage peut accessoirement modifier quelques autres états morbides, mais sur lesquels elles n'ont très certainement qu'une action très indirecte.

Ces eaux sont surtout usitées en boisson ; mais il serait utile, dans bien des cas, de les administrer en bains et en douches plus qu'on ne le fait.

Elles sont prises généralement à doses élevées et rapprochées. Leur premier effet, et le plus constant, est un effet diurétique. La quantité d'urine rendue paraît excéder la proportion de l'eau minérale ingérée. En outre, sous l'influence de boissons abondantes, et très facilement tolérées, on voit souvent survenir un peu de diarrhée, des sueurs abondantes, et des phénomènes d'excitation générale : accélération de la respiration, de la circulation, excitation des fonctions génitales, augmentation des règles, etc.

Chez les individus affectés de gravelle, on voit presque constamment des émissions abondantes de sable rouge paraître rapidement, les douleurs rénales se dissiper, les coliques néphrétiques s'éloigner ou cesser entièrement.

Cette action très salutaire de l'eau de Contrexéville sur la gravelle est incontestée et incontestable. Mais quelle en est la portée? Est-ce une action curative ou une action simplement palliative? En d'autres termes, le traitement agit-il sur les conditions organiques (diathésiques) qui président à la formation de la gravelle, ou seulement sur leurs manifestations? M. Patissier, faisant remarquer la faible proportion et la nature des principes actifs que recèle l'eau de Contrexéville, s'étonne des qualités lithontriptiques qui ont été jusqu'ici attribuées à cette eau minérale. « L'eau de Contrexéville, dit-il, est tellement amie de l'estomac, que ses hôtes peuvent impunément en boire *dix litres* dans une matinée. Par conséquent la spécialité antilithique de cette eau dépend uniquement de l'énorme quantité de liquide qui traverse, en un temps donné, les voies urinaires, dont il opère en quelque sorte le lessivage. Cette action physique explique parfaitement l'expulsion assez prompte des graviers, et la disparition de la phlogose chronique qui peut exister dans les reins ou la vessie. L'eau de Contrexéville n'agit donc pas chimiquement sur la gravelle, qu'elle ne dissout pas, mais qu'elle expulse en augmentant la faculté contractile de la vessie. Ainsi se trouve désormais résolue l'importante question relative à la valeur des vertus lithontriptiques departies aux eaux de Contrexéville. » (*Rapport sur le service médical des établissements thermaux*, in *Mémoires de l'Académie impériale de médecine*, 1854.) Cette manière de voir paraît aujourd'hui celle des médecins de Contrexéville : ils comparent l'action de ces eaux sur les voies urinaires à un rinçage (M. Baud), ou à l'action d'un irrigateur (M. Treuille). M. Baud affirme, contrairement à l'opinion de ses prédécesseurs, que les eaux de Contrexéville n'exercent aucune action dissolvante sur la gravelle (*Eaux minérales de Contrexéville*, 1857). Ce n'est pas sur ce point que roule la question curative de la gravelle. Nous ne reconnaissons d'action directement dissolvante à aucune eau minérale, pas même aux eaux bicarbonatées sodiques. L'action curative est celle qui s'exerce, non point dans l'appareil urinaire lui-même où se concentrent simplement les manifestations de la maladie, mais sur les conditions générales de l'organisme desquelles dépend sa production (voy. GRAVELLE). Les auteurs que nous avons cités ne sont pas très explicites sur ce point ; mais il est difficile d'attribuer une action assez formellement médicamenteuse pour modifier un état diathésique, à des eaux auxquelles on fait jouer le rôle que nous avons indiqué plus haut. Cependant nous ne nierons pas que la pénétration de liquides abondants, et non absolument inertes, dans les voies circulatoires, et l'activité particulière imprimée à la généralité des sécrétions, ne puisse ralentir, pour un temps au moins, les causes productives de la gravelle ; et, si elles se trouvent combinées à des conditions appropriées, contribuer au moins à l'interruption de la maladie. Mais nous n'hésitons pas, ces réserves faites, à refuser aux eaux de Contrexéville une action réellement curative de la gravelle. Elles se distinguent sous ce rapport des eaux de Vichy et des eaux analogues, dont les effets apparents sont moins rapides, mais dont l'action intime est beaucoup plus formelle, et s'exerce davantage dans le sens de la curation.

Il n'en est pas de même du catarrhe des voies urinaires. Les eaux sulfatées calciques possèdent généralement des qualités sédatives, qui s'accommodent très bien aux conditions souvent difficiles que présente le catarrhe vésical, accompagné de névralgie de la vessie, d'irritabilité inflammatoire de cet organe, de dysurie. Il en est de même du catarrhe rénal, bien que celui-ci se prête mieux à l'application de moyens plus actifs et d'eaux minérales plus excitantes. Contrexéville paraît posséder des qualités très spéciales dans les cas de ce genre. Pourvu que les eaux ne soient pas prises à doses trop élevées, il est rare qu'elles ne soient pas bien tolérées, et leur passage incessant par les voies urinaires semble exercer sur ces organes une action topique très salutaire. Nous ne leur assignerons pas de propriétés directement résolutives sur les lésions organiques dont s'accompagne souvent le catarrhe de la vessie, non plus que sur l'engorgement de la prostate; mais ces états morbides doivent ressentir une influence très bienfaisante des modifications directement exercées sur l'état catarrhal.

La question du traitement de la *goutte* par les eaux de Contrexéville nous paraît appeler quelques réserves. Nous avons peine à admettre que des eaux pareillement minéralisées exercent sur la diathèse goutteuse l'action prononcée qui leur est attribuée par les auteurs, en particulier par M. Mamelet et par M. Baud. Il est probable que l'action élective exercée par ce traitement sur les fonctions urinaires et l'activité imprimée aux fonctions de la peau sont propres à atténuer les manifestations goutteuses : telle est sans doute l'explication des résultats favorables annoncés par les auteurs que nous avons cités plus haut, et par d'autres encore. Mais nous ne saurions reconnaître aux eaux de Contrexéville une action diathésique sur la goutte, alors que nous n'avons pu lui en attribuer une semblable sur la gravelle elle-même. M. Baud affirme même que les exemples les plus heureux de l'efficacité de Contrexéville sont fournis par des individus affectés de goutte chronique, et profondément affaiblis par l'abus d'un traitement alcalin. Nous verrons ailleurs ce qu'il faut penser de ces effets attribués à l'abus du traitement alcalin [voy. GOUTTE. VICHY]; mais pour ce qui est de cette part considérable faite aux eaux de Contrexéville, nous pensons que c'est encore une question à étudier, et, sans vouloir en rien atténuer l'importance des résultats annoncés par des observateurs spéciaux, nous ne pouvons nous empêcher d'émettre quelques doutes sur la portée qui leur a été attribuée.

Enfin, l'usage des eaux de Contrexéville s'est montré quelquefois salutaire, comme celui de la plupart des eaux minérales, dans des cas de dyspepsie, de gastralgie, de désordres divers des fonctions hépatiques; mais ces faits ne sauraient créer une spécialité d'application à côté de celle si marquée que nous avons reconnue à ces eaux minérales.

CONVALESCENCE. La convalescence, définie avec justesse par le professeur Chomel un état intermédiaire à la maladie qui a cessé et à la santé qui n'existe pas encore, offre un certain nombre de points communs avec les affections chroniques. Nous n'avons pas à entrer dans le détail des phénomènes qui l'accompagnent et qui varient nécessairement avec ceux de la maladie qui l'a précédée. Les eaux minérales seront indiquées toutes les fois qu'il faudra aider l'économie à reprendre des forces perdues, ou bien la relever du ressentiment d'ébranlement et d'impressionnabilité qu'elle garde souvent pendant un temps très long. Il en sera de même lorsque, concurremment avec les conditions générales du sujet, l'exercice de certaines fonctions aura diminué ou disparu. Restituer, par exemple, à la peau ses propriétés perspiratoires, à l'estomac sa faculté de sécrétion et de digestion, au système nerveux l'équilibre de ses influences, aux organes sexuels leur activité normale; enfin, et par-dessus tout, redonner au sang des qualités qui le rendent propre à l'entretien et au jeu régulier de la vie : tel est le problème à résoudre chez les convalescents, à quelque âge, sexe ou tempérament qu'ils appartiennent. Les eaux, soit *ferrugineuses* (*Luxeuil*, *Spa*, *Pyrmont*, *Marienbad*), soit *sulfurées* (*Luchon*, *Cauterets*, *Amélie*, *Ax*, *Saint-Sauveur*, *Baden*), soit *chlorurées sodiques* (*Bourbonne*, *Bourbon-l'Archambault*, *Uriage*, *Aix-la-Chapelle*, *Wiesbaden*), présentent à ces divers points de vue des ressources incontestables [voy. CHLORURÉES SODIQUES, FERRUGINEUSES, SULFURÉES (EAUX)]. Si la convalescence est entravée par une grande irritabilité, comme cela se voit à la suite des fièvres graves d'une certaine durée, particulièrement chez les enfants et chez les femmes, les eaux thermales à faible prédominance, soit *sulfatées sodiques* (*Plombières*, *Bains*, *Saint-Gervais*), soit *sulfatées calciques* (*Bigorre*, *Ussat*, *Bagnols*), soit *chlorurées sodiques* (*Bourbon-Lancy*, *Luxeuil*), sont indiquées avec avantage. Dans le cas où les accidents dyspeptiques l'emporteraient sur tous les autres, les eaux *bicarbonatées sodiques* (*Vichy*) doivent être préférées. Enfin, les *bains de mer* s'appliquent à des circonstances déterminées, là surtout où le lymphatisme imprime son cachet. A titre analogue, l'emploi des *eaux-mères* ne saurait être passé sous silence (*Kreuznach*, *Nauheim*, *Salins*). Il devient inutile d'insister sur le bénéfice que les convalescents trouveront dans le déplacement, le voyage, l'air salubre des champs, des montagnes ou des côtes, et dans le repos ou les distractions d'un genre calme que peuvent offrir les diverses stations auxquelles on les adressera.

COPHOSE. Voy. SURDITÉ.

CORCOLES (Espagne, prov. de Guadalajara). Eaux réputées salines, sans qu'aucune analyse authentique en ait été publiée. Tempér., 20° cent.

Peu fréquentée, médiocrement installée, cette source, qui était connue et exploitée sous la domination romaine, a une certaine vogue pour le traitement des affections syphilitiques; mais les rhumatisants y figurent en plus grand nombre.

CORDÉAC (France, Isère, arrond. de Grenoble), à 50 kilomètres de cette ville.

Sulfurée sodique.? 1 source.

Une analyse bien incomplète assigne à l'eau minérale de Cordéac les principes minéraux dominants qui suivent :

	Eau : un litre.
	Gram.
Carbonate de soude } Chlorure de sodium }	0,7144
Carbonate de magnésie	0,0340
— de fer	0,0016
	0,7500

(GUEYMARD.)

L'*Annuaire des eaux de la France* dit que cette source a une odeur et une saveur sulfhydriques prononcées, et qu'elle laisse des traces abondantes de soufre. C'est ce qui nous la fait considérer comme sulfureuse, et sans doute à base de soude. Ce sujet mérite de nouvelles recherches; nous ne connaissons même pas la température de l'eau.

CORENC (France, Isère), à 2 kilomètres de Grenoble.

Sulfurée calcique. Tempér., 15° cent.

	Eau : un litre.
	Litre.
Azote	0,01123
Acide carbonique	0,04903
— sulfhydrique	0,01525
	Gram.
Carbonate de chaux	0,060
— de magnésie	0,085
Sulfate de chaux	0,027
— de magnésie	0,035
— de soude	0,127
Chlorure de sodium	1,420
— de calcium	0,053
Iode	traces
Matière bitumineuse	traces
	1,807

(NIEPCE).

Cette source n'a qu'un faible débit. L'auteur de son analyse ne signale pas la silice et le fer qui sans doute existent dans cette eau, car elle jaillit au pied de rochers calcaires.

Il ne paraît pas d'ailleurs qu'elle ait reçu jusqu'à ce jour aucune application médicale.

CORMONS (États autrichiens, Illyrie), bourg sur l'Isonzo.

Chlorurée calcique. Temp., 14° cent.

	Eau : une livre.		Eau : un litre.
	Grains.		Grani.
Chlorure de calcium.........	5,350	=	0,771
— de magnésium......	0,750	=	0,108
Carbonate de soude.........	1,850	=	0,267
Acide silicique.............	0,350	=	0,054
Silicate de soude...........	0,730	=	0,100
	9,030	=	1,300
Gaz azote.................. } Matière extractive............. }	quantité inappréciable.		

(TAGLIALEGNI, 1828).

CORNEILLA-DE-LA-RIVIÈRE (France, Pyrénées-Orientales, arrond. de Perpignan). A 17 kilomètres de cette ville.

Ferrugineuse bicarbonatée. Tempér., 17° cent.

Anglada, qui s'est livré seulement à l'analyse qualitative de l'eau de cette source, lui a reconnu tous les caractères propres aux eaux ferrugineuses bicarbonatées, mais peu minéralisées.

La source porte dans la localité le nom de *Fontaine de Laverne*, et elle est peu fréquentée.

CORNETS. Les cornets représentent le mode le plus primitif de l'instrument et de la pratique de la ventouse. Ils consistent en une petite corne creuse, percée à son extrémité mince d'une ouverture à travers laquelle l'opérateur aspire l'air par succion. C'est ainsi qu'on en usait du temps de Galien, et en Égypte au XVIe siècle, au dire de Prosper Alpin. Il y a apparence que dans les pays peu civilisés la simplicité du moyen l'a maintenu en honneur. On fait un grand usage de ce procédé près des sources minérales du Bourbonnais, *Néris*, *Bourbon-l'Archambault*, etc. Les habitants de la campagne surtout croiraient n'avoir point suivi un traitement thermal convenable s'ils ne s'étaient couverts de cornets avant, pendant et après leur cure. C'est donc une méthode traditionnelle plutôt que fondée sur des indications légitimes. Les médecins ont néanmoins l'occasion fréquente de l'employer d'une manière rationnelle.

CORSE (Ile de). Cette île est traversée du N. au S. par une grande chaîne granitique. La composition des nombreuses sources minérales qu'elle renferme est en rapport avec ses données géologiques. Celles-ci se rangent principalement dans la classe des eaux *sulfurées*. La plupart sont thermales. Celles de Pietrapola atteignent même une température de 58°0. On y compte également beaucoup de sources *ferrugineuses bicarbonatées*.

CORTEGADA (Espagne, province de Orense), village où sortent du terrain granitique plusieurs sources, les unes *sulfureuses* et chaudes (tempér., 26° à 38° cent.), les autres *ferrugineuses bicarbonatées* (tempér., 23° à 25° cent.). On les associe, les unes en bains, les secondes en boissons, dans le traitement des affections gastro-intestinales. Il y a beaucoup de rhumatisants également dans cette localité, où l'affluence s'accroît de plus en plus.

COS (Ile de). Dans la mer Égée, près de la côte de l'Asie mineure (Anatolie).

Il existe dans l'île de Cos un grand nombre de sources minérales dont quelques-unes sont remarquables pour la minime proportion de matières salines qu'elles contiennent. Les sources de Delphes, de l'Aréthuse et de la grotte du Serpent-de-Lerne ont joui dans l'antiquité d'une très grande réputation.

M. Landerer nous a fourni quelques renseignements sur la composition des sources suivantes appartenant toutes aux *chlorurées sodiques.*

Eau : un litre.	Eau des bains de Diane à Éleusis.	Source de Pyrène.	Eau du lac sacré de Délos.
	cc.	cc.	cc.
Acide sulfhydrique	traces	»	»
— carbonique	»	»	»
	Gram.	Gram.	Gram.
Chlorure de sodium	2,230	1,274	2,974
— de magnésium	0,318	»	0,531
Bromure de magnésium } Iodure de sodium }	0,005	»	traces
Sulfate de magnésie	0,743	»	0,318
Sulfate de chaux } Carbonate de chaux }	»	0,068	0,159
Sulfate de soude	0,424	»	»
	3,720	1,342	3,982

(Landerer, 1847.)

L'auteur de ces analyses ne donne aucun détail sur les températures de l'eau de ces sources ni sur leur aménagement et leur emploi thérapeutique.

COUCHONS (France, Pyrénées-Orientales).

Ferrugineuse bicarbonatée. Tempér., 15° cent.

Cette source, qui porte dans le pays le nom de *la Fon de las Pich.-rottes*, est fréquentée par un petit nombre de buveurs; son débit est du reste peu abondant. Pas d'analyse qualitative; Anglada a seulement trouvé qu'elle contenait peu de fer.

COUDES (Puy-de-Dôme, arrond. d'Issoire).

Deux sources récemment autorisées jaillissant à une petite distance du village de Coudes et sur les bords de la Couze.

Bicarbonatée sodique. Temp. froide.

	Source de la Saulcée. Gram.	Lit.	Fontaine jaillissante. Gram.	Lit.
Acide carbonique libre.....	2,098	1,060	1,620	0,740
Bicarbonate de soude......	0,926		0,620	
— de potasse.....	0,290		0,260	
— de chaux......	0,732		0,513	
— de magnésie...	0,280		0,190	
Arséniate de soude...	indiqué très manifestement		indices *idem*.	
Sulfate de soude........ — de chaux........	0,140		0,100	
Chlorure de sodium.......	0,030		0,600	
Silice et silicates........ Alumine.............. Phosphate terreux....... Sesquioxyde de fer...peu. Matière organique.......	0,075		0,080	
	5,571		3,983	

(O. Henry, 1859.)

Ainsi qu'on peut le reconnaître, les deux sources ne diffèrent que par une proportion très sensiblement supérieure d'*acide carbonique* libre et de *bicarbonates de soude* dans la source n° 1. Quant à leur débit, il a été établi par l'ingénieur des mines à 31 600 litres par vingt-quatre heures pour la première, et 25 900 litres pour la seconde, quantité dont la somme égale 57 500 litres.

Les eaux de Coudes viennent prendre rang à côté de plusieurs du même genre très bien minéralisées, telles que celles de Royat, Chabetout, Chateauneuf, et reconnues depuis longtemps comme d'utiles agents thérapeutiques.

COULEUR DES EAUX MINÉRALES. Les eaux minérales, en général, examinées sur leur lieu d'origine et en petite quantité, sont toujours incolores. Lorsqu'elles sont réunies en grande masse, dans les piscines, les baignoires et les bassins de réfrigération, elles paraissent verdâtres, effet que l'on attribue presque toujours à un effet d'optique. On sait, en effet, que tous les amas d'eau, les lacs, les étangs et les rivières, se présentent à nous avec une teinte verte ou bleuâtre.

Quelques eaux minérales possèdent des colorations spéciales qui tiennent à la nature des substances qui les minéralisent. Nous avons déjà dit que la teinte bleue de l'une des sources d'Ax (Ariége) provenait, suivant les uns, de l'ardoise en poudre impalpable et tenue en suspension dans l'eau, et, suivant les autres, à du soufre [voy. Bleuissement]. Quelques sources arrivent à la surface du sol tout à fait troubles et avec une teinte jaune rougeâtre : c'est quand elles ont entrainé avec elles des matières minérales argileuses ou sablonneuses. Parmi celles-ci se trouve la source de Nérac (Ardèche).

A part un petit nombre d'exceptions, toutes les eaux minérales comprises dans les classes des bicarbonatées, sulfatées et chlorurées, vues à leurs griffons, n'ont rien qui les distingue des eaux douces. Toutes les eaux sulfurées sont également dans le même cas; mais il en est autrement lorsque plusieurs de ces dernières ont reçu l'action de l'oxygène de l'air; elles acquièrent une teinte opaline qui a pour origine la précipitation d'une partie du soufre à l'état de division extrême. On leur donne alors le nom d'*eaux blanchissantes* [voy. ce mot].

Quelques eaux sulfureuses deviennent encore légèrement jaunâtres tout en restant transparentes : telle est celle de Baréges qui a été exposée pendant un certain temps à l'air. Le monosulfure s'est converti en partie en polysulfure, qui a, on le sait, une teinte jaune prononcée. On met cette réaction hors de doute en traitant l'eau minérale par un acide minéral, il se dépose du soufre, et l'eau blanchit. Une coloration jaune ou blanche dans une eau minérale sulfurée est donc le meilleur indice de son altération [voy. DÉGÉNÉRESCENCE].

COUPAGE. La méthode dite du *coupage* a été proposée, soit dans le but de donner à une eau minérale froide ou peu thermale le degré de chaleur nécessaire pour son administration en bains et en douches, soit pour refroidir celle dont la chaleur native serait trop élevée. On coupe, dans le premier cas, en ajoutant à l'eau minérale vierge, dans les baignoires, une quantité d'eau ordinaire chauffée à 100° jusqu'à ce que le mélange marque 33° environ, terme moyen (O. Henry). Par l'addition d'un quart d'eau chaude, rien n'est sensiblement modifié dans la composition d'une eau minérale assez chargée de principes. Comme le fait remarquer M. Henry, beaucoup de sources même sont trop fortes à l'état de pureté, et le mélange permet de les approprier aux indications de la pratique. Quant au refroidissement par coupage, il offre l'avantage d'éviter les altérations ou les modifications fâcheuses que l'exposition dans des bassins à l'air libre fait subir aux eaux trop chaudes. Malheureusement ces procédés, quelque utiles qu'ils paraissent, entreront difficilement dans les usages des établissements thermaux. On redoute, et non sans motifs, l'effet moral que leur emploi peut produire sur le public imbu de beaucoup de préjugés à cet égard. Il est à désirer que le coupage soit reconnu généralement pour l'emporter en application et en résultats sur les autres systèmes de CHAUFFAGE et de REFROIDISSEMENT [voy. ces mots].

COUPEROSE. V. ACNÉ.

COURCELLES (France, Calvados, arrond. de Caen, près de cette ville).

Bains de mer.

COURMAYEUR (États sardes, div. et prov. d'Aoste). Bourg à 28 kilomètres d'Aoste. Altitude : 1218 m. — Plusieurs sources, les unes *carbonatées mixtes*, les autres *sulfatées mixtes*. Tempér., entre 17° et 35° cent. — Près de la *Saxe*, village qui touche au bourg, il y a une source qui exhale une forte odeur hépatique ; mais on en fait peu d'usage. — Des analyses nouvelles ont été publiées, en 1840, sur ces diverses sources. Leurs propriétés thérapeutiques sont invoquées dans le traitement des maladies herpétiques et strumeuses, sans parler d'un trop grand nombre d'attributions contradictoires qu'on leur a données. Mais Courmayeur, situé dans une vallée pittoresque, au pied du Mont-Blanc, est plutôt le rendez-vous des touristes qu'une station fréquentée par les malades.

COURPIÈRE (France, Puy-de-Dôme, arrond. de Thiers).

Bicarbonatée ferrugineuse. Froide.

Plusieurs sources s'échappent du pied d'un monticule situé près de la ville de Courpière ; leur température varie entre 13°,5 et 14°. Voici l'analyse de l'une d'elles appelée fontaine *du Salé* :

	Eau : un litre.
	Gram.
Bicarbonate de soude	2,6154
— de chaux	0,7185
— de magnésie	0,6977
— de fer	0,0415
Sulfate de soude	0,0594
Chlorure de sodium	0,0572
Silice	0,0750
Apocrénate de fer	traces
Matière organique	traces
Perte	0,1774
	4,4421

(Nivet.)

Il est probable que ces eaux renferment en outre de l'arsenic, ainsi que nous l'avons observé dans toutes les eaux ferrugineuses de l'Auvergne.

La composition de ces eaux est intéressante ; les sources bicarbonatées sodiques aussi formellement minéralisées ne sont pas communes en Auvergne. Les habitants du voisinage font un assez grand usage des eaux de Courpière. Les applications de celles-ci doivent se rapprocher de celles des eaux de Vichy, et en particulier des sources froides et ferrugineuses de cette station, c'est-à-dire qu'elles constituent certainement une boisson salutaire aux individus dyspeptiques, anémiques, affectés de gravelle urique, ou d'engorgements abdominaux. Nous devons signaler la proportion relativement assez notable de sels de magnésie et de sulfate de soude que ces eaux présentent.

COURRIÈRE (la). Voy. Durtal.

COURS (France, Gironde, arrond. de Bazas).

Ferrugineuse bicarbonatée. Froide.

	Eau : un litre.
Acide carbonique	quant. indét.
	Gram.
Carbonate de chaux	0,184
— de protoxyde de fer	0,030
Sulfate de chaux	0,009
Chlorure de sodium	0,018
Acide silicique	0,011
Matière organique	0,006
Perte	0,005
	0,263

(Espic et Boucherie.)

La source de Cours, de découverte assez récente, alimente un établissement où l'on trouve plusieurs cabinets de bains et une buvette. Elle a quelque analogie avec la source de Casteljaloux et elle est employée dans les mêmes circonstances.

COURTOMER (France, Orne, arrond. de Domfront), à 4 kilomètres de Bagnoles.

Ferrugineuse. Froide.

Cette eau, dont nous ne connaissons pas l'analyse, est souvent associée aux bains de Bagnoles, où on la transporte en bouteilles (Pâtissier).

COXALGIE. On admet généralement que le mal de la hanche, coxalgie, ou fémoro-coxalgie, se rapproche beaucoup par ses caractères anatomiques et pathologiques de ceux des tumeurs blanches des autres articulations. Dans la plupart des cas, cette affection complexe se rattache à une maladie générale, et le plus ordinairement aux scrofules. Le traitement thermal est donc subordonné à ces conditions [voy. Scrofules. Tumeurs blanches].

CRAVEGGIA (États sardes, Piémont, prov. de Pallanza).

Sulfatée sodique. Tempér., 27° cent.

Deux sources, jaillissant à peu de distance l'une de l'autre, dans la vallée de Vegezzo, et différant peu dans leur température.

1° Acqua Calda.	*Eau : un litre.*
	Gram.
Sulfate de soude	0,197
Acétate de soude	0,031
Sulfate de chaux	0,046
Carbonate de chaux	0,043
Bitume	0,010
Alcali (potasse ?) environ	0,010
	0,337

(Vauquelin, 1819.)

2e Source.	Eau : 7 litres.		Eau : un litre.
	Grains.		Gram.
Sulfate de soude............	1,22	=	0,0042
Acétate de soude mêlé d'un peu de potasse.............	0,18	=	0,0001
Sulfate de chaux...........	0,35	=	0,0002
Carbonate de chaux.........	0,35	=	0,0002
Matière résineuse...........	0,35	=	0,0002
	2,45	=	0,0051

(Ragazzoni.)

Lorsqu'on compare ces deux analyses, on voit que la seconde, exécutée par le professeur Ragazzoni, se calque tout à fait sur celle de Vauquelin, sauf la proportion des principes minéralisateurs qui est plus considérable dans la première.

Nous ferons remarquer la présence de l'acétate de soude, sel qui a été signalé seulement par Vogel et Scherer dans l'eau de Bruckenau. M. Ragazzoni a émis, il est vrai, dans un second mémoire quelques doutes sur l'existence de ce sel dans l'eau de Craveggia.

L'eau de Craveggia est employée en bains et en boisson; elle passe pour très facile à digérer et pour rétablir rapidement les fonctions digestives. C'est surtout aux formes torpides des diathèses strumeuse et arthritiques qu'on l'a appliquée avantageusement. Grâce à des aménagements mieux entendus, cette station devient plus fréquentée qu'elle ne l'avait été pendant longtemps.

CRANSAC (France, Aveyron, arrond. de Villefranche), à 24 kilomètres de Rodez.

Sulfatée calcique. Froide.

Les sources qui jaillissent dans cette station thermale sont au nombre de cinq, et elles ont toutes la même origine et la même constitution. Les deux principales portent les noms de *haute* et *basse Richard*. Voici leur composition :

Eau : un litre.	Source Haute Richard.	Source Basse Richard.
	Gram.	Gram.
Sulfate ferroso-ferrique.......	0,750	0,05
— de manganèse..........	0,507	0,28
— d'alumine............		
— de chaux.............		
— de magnésie..........		
— de soude.............	2,843	6,15
— d'alumine et d'ammoniaq.		
Chlorures, silicate ou silice, traces		
Acide sulfurique, excédant		
Principe arsenical...........		
	4,100	6,48

(O. Henry.)

Il est assez digne de remarque que M. O. Henry n'ait pas cru devoir indiquer la proportion exacte des sulfates alcalins et terreux, ainsi que des chlorures. Par ce moyen, son travail échappe à tout contrôle. Comme cette manière d'interpréter les résultats obtenus est évidemment défectueuse et qu'elle ne rend pas un compte suffisant des sels qui minéralisent ces eaux, nous allons transcrire les analyses exécutées par M. Blondeau (de Rodez), et cela à des époques différentes de l'année.

Eau : un litre.

	Source basse Richard.		Source haute Richard.	
	Août 1849.	Avril 1850.	Août 1849.	Avril 1855.
	gr.	gr.	gr.	gr.
Sulfate de potasse	0,021	0,015	0,012	0,008
— de soude	0,011	0,010	0,006	0,007
— de chaux	2,413	1,318	0,863	0,825
— de magnésie	2,291	1,016	0,936	0,640
— d'alumine	2,079	1,801	2,325	2,227
— de peroxyde de fer	»	»	0,012	0,015
— de manganèse	»	»	traces	traces
Sulfure d'arsenic	traces	traces	0,00025	0,00905
Chlorhydrate d'ammoniaque	0,012	0,021	0,014	0,009
Iodhydrate d'ammoniaque	0,009	0,006	0,011	0,008
Silice	0,005	0,004	0,003	0,002
	4,191	6,841	4,18225	3,75005

(Blondeau.)

Les analyses de M. Blondeau diffèrent beaucoup, on le voit, de celles de M. O. Henry; à cet égard, une discussion s'est élevée entre ces deux chimistes sur la proportion de manganèse contenu dans les eaux de Cransac. Pour M. O. Henry, ces dernières renferment des proportions très notables de fer et de manganèse qui justifieraient leurs propriétés thérapeutiques; pour M. Blondeau, au contraire, elles contiendraient une très petite quantité de sulfate de peroxyde de fer et des traces seulement de manganèse. Quant à leurs propriétés thérapeutiques, ce dernier chimiste les attribue au sulfure d'arsenic maintenu en dissolution par le chlorhydrate et l'iodhydrate d'ammoniaque, principe arsenical qui posséderait une action plus énergique que celle de l'acide arsénieux. Enfin, M. Rivot s'est livré à ce même genre d'étude, et s'il a pu donner raison à M. O. Henry en ce qui concerne le manganèse, il lui a donné tort pour le fer. Pour M. Rivot, les eaux des cinq sources de Cransac contiennent depuis 0,04 jusqu'à 0,45 d'oxyde de manganèse, mais pas la plus légère trace d'oxyde de fer. Toutes ces contradictions méritent d'attirer l'attention des chimistes ; aussi pensons-nous qu'il serait intéressant de recommencer les analyses de toutes les sources, ou au moins des deux principales.

Les sources minérales de Cransac, comme celles du voisinage, ne sont autres que des eaux dites *de mine*. Elles résultent directement de la lixiviation, par les infiltrations pluviales, de détritus du terrain houiller (grès et schistes houillers ; charbon, tous plus ou moins chargés de pyrites et de matières bitumineuses). Ces détritus provenant soit d'éboulements, soit de remblais ou dépôts d'anciennes exploitations houillères, sont en ignition, surtout à la montagne du *Feu*, sur le versant de laquelle sourdent les sources *Richard* (*haute* et *basse*).

Par un résultat naturel de la constitution des terrains, les eaux extérieures s'y amassent en cuvettes, pour de là s'infiltrer lentement dans les détritus en ignition, et donner naissance aux eaux minérales, par voie de filtrage et de lixiviation au travers des terres brûlantes ou brûlées.

Le sol présente de distance en distance des crevasses par lesquelles se dégagent de la vapeur d'eau et des fumées très acides sensiblement aromatiques, constituées, d'après M. O. Henry, par des sulfates d'alumine, de soude, de chaux, de fer, du chlorhydrate d'ammoniaque et des traces de manganèse, et aussi, d'après M. Blondeau, par de l'acide sulfurique et de l'iodhydrate d'ammoniaque. Nous devons dire toutefois que l'existence de l'iode dans les schistes brûlés n'a pas été confirmée par M. O. Henry.

Les eaux de Cransac, surtout la source *Basse*, laissent, après la déglutition, un arrière-goût atramentaire dû, on le pense généralement, à un élément bitumeux, dont la présence s'explique très bien par le mode de formation particulier à ces eaux. On s'étonne que les analyses ne signalent aucun fait de ce genre.

Outre les sources dont nous venons de parler, il en existe plusieurs autres qui, exploitées autrefois, ont été l'objet de captages nouveaux. De ce nombre est la source du *Fraysse*, qui sourd, comme les précédentes, dans la vallée de Cransac. Elle a la composition suivante :

	Eau : un litre.
	Gram.
Sulfate de magnésie	0,503
— de chaux	0,499
— d'alumine	0,369
— de manganèse	0,155
— de fer	0,045
— de soude	0,248
— de potasse	traces
Chlorure de magnésium	0,011
Silice et phosphate (traces)	0,005
	1,835

(POUMARÈDE.)

Si l'eau de la source du *Fraysse* contient les mêmes principes minéralisateurs, ou à très peu de chose près, que celle des autres sources, il est évident qu'elle est moins minéralisée; c'est aussi ce qui en fait une eau à part. Sous ce rapport, elle peut réussir là où les autres échouent.

Depuis longtemps, on connaît à Cransac une source minérale désignée sous le nom de *source Galtier*, située au *mas de Mouly*, et qui partage toutes les propriétés médicales des eaux *basse* et *haute Richard* de cette station. Sa proximité des précédentes faisait supposer qu'elle avait la même composition; c'est ce que M. O. Henry a vérifié dernièrement.

La source *Galtier* est bien captée et d'un débit abondant, et elle se trouve dans des conditions plus avantageuses que les autres sources de Cransac sous le rapport de sa conservation. On sait, en effet, que cette station se trouve sérieusement menacée depuis quelque temps par l'exploitation de la houille qui sert à alimenter les forges de Decazeville et d'Aubin, et il est à craindre que les eaux ne disparaissent à la suite des travaux souterrains qu'on pratique journellement.

Les sources minérales de Cransac subissent, à l'époque des grandes sécheresses, une concentration telle que la proportion des principes minéraux se trouve plus que quadruplée. Or, comme elles sont sensiblement arsenicales, il en résulte qu'elles acquièrent des propriétés très actives et qu'elles peuvent même amener une intoxication véritable; aussi est-il indispensable que le médecin désigne, selon le tempérament de chacun, selon la nature de l'affection qui lui est soumise, la source dont les principes sont le plus appropriés pour la combattre et la quantité qui lui convient [voy. TOXIQUES (EAUX)].

Les eaux de Cransac n'avaient été administrées qu'en boisson jusqu'à ces dernières années; on les prend maintenant en bains et en douches. On y utilise encore, sous la dénomination d'*étuves sulfureuses naturelles*, des émanations sulfureuses placées dans le voisinage des feux souterrains, et produites par les exhalaisons qui résultent de la combustion des schistes pyriteux et des autres couches minérales : ce sont des excavations pratiquées dans le sein de la terre, où l'on a installé une boîte fumigatoire dans laquelle s'asseoit le malade, après quoi l'on ferme deux battants de trappe échancrés de manière à s'adapter autour du cou et à ne laisser que la tête hors de l'étuve. Une cellule en bois peint ou un petit bâtiment abrite chaque étuve. On y amène en chaise à porteur les malades qui le demandent; les autres s'y rendent à pied, munis de manteaux ou de couvertures. La température de ces étuves est de 32° à 48°. On en modère ou on en gradue la chaleur au moyen d'une petite soupape, très utile surtout dans celles où le thermomètre s'élève au-dessus de 36°. La température, dans chaque étuve, est à peu près constante et ne subit guère de variation que celle que produit la marche très lente des feux souterrains, de sorte que ce n'est qu'après un assez long usage que la chaleur abandonne un certain nombre d'entre elles, par suite de l'éloignement du foyer intérieur. Lorsque ce cas se présente, l'on se voit obligé de les changer de place ou d'en pratiquer de nouvelles (Auzouy, *Aperçu méd. et pittor. sur les eaux minérales et les étuves de Cransac*, 1854).

Les deux sources de Cransac représentent, malgré une grande analogie de composition, deux médications assez différentes, l'une et l'autre caractérisées par l'existence de sulfates de fer, de manganèse, de chaux et magnésie, sans compter le sulfate d'alumine ; mais nous voyons dans l'une, la *source Basse*, dominer les sulfates calcaires et magnésiques, et dans l'autre, la *source Haute*, dominer les sels de fer et de manganèse. L'une donc est surtout tonique et reconstituante, l'autre est laxative. C'est la combinaison de ces deux actions qui constitue la médication propre des eaux de Cransac.

La prédominance du manganèse est certainement un des caractères les plus saillants de ces eaux ; mais nous ne savons pas encore quelle en est la portée thérapeutique, et si la présence du manganèse donne aux eaux de ce genre quelque prédominance sur les eaux ferrugineuses. Le sulfate de fer est généralement assez difficile à tolérer par l'estomac lorsqu'il forme le principe le plus actif d'une eau minérale. M. Gendrin pense que le voisinage des sels de magnésie corrige cet inconvénient, surtout avec la possibilité de joindre à la source ferrugineuse l'usage de la source laxative.

L'action purgative est fort recherchée à Cransac. Les eaux de la *source Basse* sont prises à dose élevée, de six à douze ou quinze verres par jour pendant huit à quinze jours, suivant la gravité et l'ancienneté de la maladie. L'auteur que nous venons de citer a présenté à ce sujet des observations dignes d'attention : « Il ne me suffit pas, dit-il, de voir des cas de maladie guéris après l'ingestion de ces eaux à doses purgatives continuées pendant un assez grand nombre de jours.... Sans parler des malades qui peuvent être gravement incommodés par une médication aussi active, il ne faut pas perdre de vue qu'un grand nombre, le plus grand nombre peut-être, des malades atteints d'affections chroniques qui vont aux eaux ne peuvent retirer d'utilité du médicament que par son action altérante exercée sur toutes les fonctions organiques ; cette action altérante est toujours affaiblie par la continuité des évacuations alvines prolongées au delà du terme indiqué par la nécessité de faire cesser des états saburraux chroniques, si communs dans les cachexies.... » (*Lettre de M. Gendrin à M. Ducoux*, 1847.) Ces remarques sont d'une grande valeur. L'action altérante, ou l'action propre, quelle qu'elle soit, à une médication quelconque, est empêchée par l'action purgative prolongée; aussi la plupart des eaux minérales purgatives sont-elles peu usitées dans ce sens. Il ne paraît pas en être de même à Cransac, « où cette source (*basse Richard*) jouit d'une faveur et d'une popularité justement méritées : elle est la boisson de la grande majorité des malades » (Auzouy). On sait que la qualité purgative est une chose fort recherchée des malades, effectivement; mais nous ne rencontrons pas, dans la plupart des écrits sur Cransac, l'empreinte d'une direction médicale méthodique et impérieuse. Or, quand nous voyons recommander l'usage de la *source Basse* dans les obstructions, l'ictère, l'embarras gastrique, les dyspepsies, les gastralgies chroniques, la constipation, le spleen, l'hypochondrie, les vers intestinaux, le ténia surtout, les engorgements du foie et de la rate, les rhumatismes, les névralgies, les migraines, les paralysies, etc., il n'y a pas de doute que dans un grand nombre de ces cas la médication altérante ne fût mieux indiquée que la médication purgative.

Il doit y avoir quelque parti intéressant à tirer de cette médication complexe, et qui se présente à Cransac sous une forme assurément peu commune. Quelle est sa véritable portée dans les divers traitements qui viennent d'être énumérés? Voilà ce qui n'a point encore été étudié.

Deux points principaux nous paraissent devoir fixer l'attention dans la médication par les eaux de Cransac : c'est le traitement de la diarrhée et celui des fièvres intermittentes.

Le sulfate de fer a été employé avec succès dans les *diarrhées* atoniques, dans celles des enfants rachitiques (Gendrin), dans des périodes avancées de la *dysentérie.* « Astringentes et toniques, dit M. Auzouy, les eaux de la *source Haute* guérissent les gonorrhées persistantes, les diarrhées séreuses ou anémiques et les cachexies muqueuses en général. L'expérience a prouvé qu'elles sont un puissant prophylactique quand règnent les épidémies de dysentérie... » (Auzouy, *loc. cit.*). Ce sont là de bien brèves indications pour un sujet aussi important. Un ancien médecin de Cransac, Murac, prétend également « que le nombre des buveurs (sans doute du voisinage) augmente à Cransac lorsqu'il se déclare des fièvres bilieuses, putrides, des dysentéries épidémiques. C'est dans le cas de ces maladies imminentes que l'on peut assurer que les eaux de Cransac réussissent comme prophylactiques » (Ducoux, *Notice sur les eaux minérales de Cransac*, 1847). C'est probablement de la source purgative que l'on faisait alors usage. L'action des eaux de Cransac dans la diarrhée est assurément un sujet très digne d'étude.

Les eaux de Cransac passent encore, comme celles de Campagne et quelques autres, pour être efficaces dans le traitement de la *fièvre intermittente* elle-même. Nous extrayons du mémoire de M. Ducoux le passage suivant, emprunté à M. Bras, médecin en chef de l'hôpital de Villefranche : « Les eaux de Cransac sont d'une efficacité certaine contre les fièvres intermittentes rebelles, mal traitées dès le début, ou qui ont résisté au quinquina, ainsi que contre les engorgements chroniques des viscères abdominaux, suite de ces fièvres. Nous avons été à même de nous convaincre de cette vérité, soit dans notre pratique civile, soit dans notre service à l'hospice de Villefranche, sur un grand nombre de militaires venus d'Afrique, porteurs pour la plupart d'énormes engorgements de la rate et du foie. C'est surtout en raison de cette action antipériodique et résolutive que les eaux de Cransac sont intéressantes... » [voy. INTERMITTENTE (FIÈVRE)].

Nous avons décrit les *étuves naturelles* de Cransac : on paraît les avoir employées avec succès dans le rhumatisme, les affections cutanées rebelles, les tumeurs blanches, surtout celles de nature scrofuleuse (Ducoux). Leur usage modifierait assez profondément la diathèse rhumatismale elle-même. La médication par les étuves est très active, et, mal dirigée ou mal indiquée, peut devenir dangereuse.

CRÈCHES (France, Saône-et-Loire, arrond. de Mâcon). A 4 kilomètres de cette ville.

Ferrugineuse bicarbonatée. Froide.

Les sources de Crèches sont au nombre de trois, et portent les noms de : n° 1, *source au-dessous du pont ;* n° 2, *source au-dessus du pont ;* n° 3, *source du déversoir ;* elles ont été isolées depuis une dizaine d'années seulement, et leurs griffons sont situés dans un pré sur le bord d'un ruisseau.

M. Rivot a trouvé dans toutes une telle analogie de composition, que nous nous contentons d'indiquer seulement le résultat qu'il a obtenu avec la source n° 1 au-dessous du pont :

	Eau : un litre. Gram.
Acide carbonique	0,270
— sulfurique	0,071
— chlorhydrique	0,022
Protoxyde de fer	0,023
Chaux	0,130
Magnésie	0,021
Soude	0,040
	0,577

Il est à regretter que, dans l'intérêt de la thérapeutique, M. Rivot n'ait pas fait connaître le mode de combinaison probable des substances qu'il a signalées. D'après la proportion relative des acides et des bases, il semble hors de doute que ces sources appartiennent aux eaux ferrugineuses bicarbonatées. On ne voit pas figurer non plus dans l'analyse qui précède quelques-uns des éléments propres à toutes les eaux, telles que la silice et la matière organique ; sont-elles imprégnées d'arsenic et d'iode? voilà ce que M. Rivot ne dit pas. Il y aurait donc intérêt à soumettre ces sources à un nouvel examen.

CREDO (France, Gironde, près Villandrault, arrond. de Bazas). *Ferrugineuse bicarbonatée*. Froide.

	Eau : un litre.
Acide carbonique	indét.
Air atmosphérique	
	Gram.
Carbonate de chaux	0,137
— de fer	0,012
Crénate de fer	0,018
Sulfate de chaux	0,014
Chlorure de sodium	0,033
Acide silicique et matière organique	0,016
	0,230

(FAURÉ.)

La source de Credo est, avec celle de Cours, la plus réputée parmi les eaux minérales de la Gironde.

CRÉNATÉES (Eaux). M. Fontan, se fondant sur l'existence, cependant très hypothétique, du crénate de fer dans beaucoup d'eaux minérales, a compris sous le nom d'eaux crénatées certaines sources ferrugineuses, comme celles de Bagnères de Bigorre, de Cambo, de Gantis, de Labarthe, de Siradan, de Burgalaïs dans les Pyrénées ; de Borcette, d'Aix-la-Chapelle et d'Aix en Savoie.

Cet auteur se fonde sur ce que les eaux très chargées d'acide crénique traitées par du nitrate d'argent produisent un précipité pourpre, constitué, entre autres sels, par du crénate d'argent. Cette réaction nous semble loin d'être démonstrative, car on connaît assez de matières organiques qui se comportent de la même manière ; aussi la dénomination d'eaux crénatées n'a-t-elle pas prévalu dans le langage hydrologique [voy. CRÉNATES].

CRÉNATES. L'acide crénique, comme nous l'avons dit en parlant de l'acide apocrénique, est un produit dérivant de l'humus, et découvert pour la première fois par Berzelius dans les eaux de Porla, en Suède.

Depuis la publication du mémoire de ce chimiste, les auteurs se sont empressés, à tort ou à raison, d'admettre l'acide crénique, et mieux les crénates, dans les eaux minérales, et comme cet acide possède la propriété de s'unir avec une grande facilité à l'oxyde de fer, on a supposé qu'il existait dans les sources à l'état de crénate de fer.

Voici les propriétés que Berzelius a reconnues à l'acide crénique : il est soluble dans l'eau et dans l'alcool absolu en toutes proportions ; sa solution, évaporée dans le vide, laisse une masse jaunâtre, transparente, sans la moindre trace de cristallisation. Après sa dessiccation, il est jaune foncé et paraît cristallin au premier abord; mais, en l'observant attentivement, on voit que sa masse est constituée par des fissures parallèles. Il n'a point d'odeur; appliqué sec sur la langue, il a une saveur piquante légèrement acide, puis astringente. Son caractère acide est si peu prononcé qu'étant dissous dans l'eau sa saveur est seulement astringente. Il réagit assez fortement sur la teinture de tournesol; exposé à l'air, il s'altère dans sa constitution et donne lieu à de l'acide apocrénique par le fait de la combustion d'une partie de l'hydrogène et de l'absorption de l'oxygène, d'après l'équation suivante,

$$\underbrace{2(C^{12}H^{6}O^{6})}_{\text{Acide crénique.}} + \underbrace{O^{24}}_{\text{Oxygène.}} = \underbrace{C^{24}H^{6}O^{24}}_{\text{Acide apocrénique.}} + \underbrace{6HO}_{\text{Eau.}}$$

Aucune des combinaisons qu'il forme avec les bases alcalines n'est cristallisable; toujours elles ressemblent à des matières brunes extractiformes solubles dans l'eau et insolubles dans l'alcool absolu, et qui se colorent encore davantage au contact de l'air : ce sont alors des apocrénates qui se sont produits.

Avec l'acétate neutre de plomb, il donne du crénate de plomb d'une couleur jaunâtre. Avec les sels de protoxyde de fer, on n'observe pas de réaction, parce que le crénate de ce métal est soluble dans l'eau. Au contraire, avec les sels de sesquioxyde de fer le précipité est instantané, et il forme avec les sels de cuivre un précipité vert clair. Nous verrons tout à l'heure cette réaction mise à profit pour la recherche de l'acide crénique.

Les chimistes ont souvent conclu à l'existence de l'acide crénique dans les eaux minérales par l'analyse des dépôts qu'elles produisent sur le sol. Cette pratique n'est pas rationnelle, car il peut se rencontrer dans ces précipités des matières capables de fournir de l'acide crénique par le fait d'une absorption de l'oxygène de l'air. C'est le cas de l'humus que traversent certaines sources dans les couches superficielles du sol.

M. Fontan fait jouer à l'acide crénique un rôle assez important dans la minéralisation des eaux. Ainsi, d'après cet auteur, la minime proportion d'acide sulfhydrique que dégagent à leurs griffons plusieurs eaux minérales bicarbonatées, comme celles de Vichy, de Schwalbach et de Spa, aurait pour origine l'acide crénique qui a détruit une petite quantité de sulfates.

On constate la présence de l'acide crénique dans les eaux de la manière suivante : on fait concentrer plusieurs litres d'eau minérale avec une dissolution de potasse caustique; on filtre pour séparer les précipités de carbonates de chaux et de magnésie, et dans la liqueur on ajoute de l'acétate de cuivre neutre. La production d'un dépôt brunâtre est l'indice de l'existence de l'acide apocrénique, comme nous avons dit [voy. APOCRÉNATES]. Après avoir filtré le liquide, on y verse du carbonate d'ammoniaque en léger excès, et on chauffe. S'il se forme un précipité vert bleuâtre, il est dû à du crénate de cuivre.

Ce genre d'analyse ne peut être qu'approximatif, car le crénate de cuivre n'est pas d'une insolubilité dans l'eau telle qu'on puisse le doser d'une manière exacte; aussi est-ce avec étonnement que nous voyons dans plusieurs analyses l'acide crénique inscrit pour un nombre quelconque. D'une autre part, on se demande si pendant la concentration de l'eau minérale toujours imprégnée de matières organiques solubles, avec la potasse caustique, l'acide crénique et l'acide apocrénique ne peuvent pas se former. C'est une question sur laquelle nous appelons l'attention des chimistes.

CRÉNIQUE (Acide). Voy. CRÉNATES.

CREUTZNACH. Voy. KREUZNACH.

CRISES. Ce que l'on appelle la doctrine des crises et des jours critiques s'applique essentiellement aux maladies aiguës; cependant, on admet encore que la guérison des maladies chroniques peut être annoncée, ou déterminée, par l'apparition de phénomènes morbides, ou physiologiques soudains, auxquels on donne le nom de *crises* lorsqu'ils précèdent effectivement un changement formel dans la marche de la maladie. L'apparition de phénomènes critiques est essentiellement spontanée. Le traitement le mieux entendu est celui qui n'y apporte aucun obstacle, ou qui même est dirigé de manière à la favoriser.

Les eaux minérales ont-elles quelque chose à revendiquer dans la terminaison des maladies chroniques au moyen de phénomènes critiques? Nous n'hésitons pas à répondre par la négative, non pas que nous pensions que l'administration opportune des eaux minérales constitue précisément un obstacle à l'apparition de phénomènes critiques : la plupart des eaux minérales, et le mode d'administration qui nous paraît le plus habituellement préférable, agissent au contraire dans une parfaite concordance avec l'évolution spontanée des phénomènes organiques qui président à l'apparition des crises. Mais nous voulons dire que l'on observe très rarement de phénomènes critiques, à proprement parler, pendant ou après les traitements thermaux, et que le mode, suivant lequel les eaux minérales amènent des modifications heureuses dans la marche des maladies chroniques, est tout à fait étranger à ce que l'on peut appeler l'intervention des crises.

Les crises, dans la doctrine d'Hippocrate, consistaient dans l'expulsion violente de la matière morbifique. La manière dont les modernes ont entendu les crises est différente : elle attribue aux phénomènes critiques le caractère d'une dérivation, supposant que la maladie est enrayée dans son cours par l'apparition de phénomènes transitoires qui la déplacent.

Voici dans quel sens l'on a pu voir dans les eaux minérales une indication propre à favoriser ou à développer des phénomènes critiques. Les eaux minérales nous présentent un double mode d'action : une action spéciale, celle que les eaux sulfureuses exercent sur l'état herpétique, les eaux chlorurées sodiques sur les scrofules, les eaux bicarbonatées sur la diathèse urique, etc.; puis une action excitante, qui peut dans quelques circonstances être un moyen utile, mais qui n'est le plus souvent qu'un effet inévitable de l'application des eaux, accessoire au mode d'action définitif et intime des eaux minérales.

Ce sont les manifestations de cette action excitante que l'on a prises souvent pour des phénomènes critiques. La FIÈVRE THERMALE, la POUSSÉE [voy. ces mots], ont été considérées, à tort, selon nous, dans le sens de phénomènes critiques. Le mouvement général provoqué par la fièvre thermale, la dérivation cutanée représentée par les diverses éruptions de la poussée, peuvent être quelquefois par eux-mêmes des phénomènes salutaires ; mais il suffit de considérer combien les cas où ils se présentent sont rares eu égard à ceux où ils font défaut, et le peu de rapport qu'ils présentent avec l'issue heureuse ou non du traitement, pour se convaincre que le caractère en question ne saurait leur être attribué. Nous en dirons autant des sueurs abondantes, des diarrhées, qui surviennent quelquefois dans le cours du traitement thermal; on ne saurait davantage les transformer en phénomènes critiques.

Il est certains traitements qui paraissent se rapprocher davantage du caractère propre à ces derniers. C'est ainsi que M. Bertrand a rapporté maint exemple de l'emploi des eaux du Mont-Dore, à température élevée, c'est-à-dire sous une forme un peu violente, dans des cas où il s'agissait de rappeler certaines manifestations ou cutanées, ou rhumatismales, ou goutteuses. Le succès, dans ce sens, d'un pareil traitement ne comporte pas nécessairement l'idée de crises favorables, à moins que ce mot ne soit fort détourné de son acception primitive. La méthode de Balaruc, comme on l'appelait autrefois, et qui consistait spécialement dans l'emploi d'une température élevée, devait produire effectivement des effets violents, mais auxquels leur production artificielle enlevait le caractère précisément critique.

Ce que nous venons de dire n'empêche pas que l'on ne puisse citer quelques exemples de phénomènes véritablement critiques et salutaires, survenus dans le cours de maladies chroniques, pendant ou après un traitement thermal; mais nous prétendons que ces cas sont très rares, et que ce n'est que très secondairement que le traitement thermal a pu les favoriser lui-même.

CRITIQUES (Accidents). Voy. CRISES.

CROFT (Angleterre, comté d'York), village sur la Tees.

Sulfurée. Tempér., 11° cent.

Deux sources; l'ancienne contient 19grains,4 (1gr,255) de matières fixes pour une pinte (473 gram.), et un quart de pouce (6cc,5) de gaz hydrogène sulfuré, minéralisation assez faible. La nouvelle, d'après une analyse de M. West, diffère de la précédente par une plus notable proportion de gaz sulfhydrique, 2,78 pouces cubes (55cc,4), ce qui représente une sulfuration plus grande que dans aucune autre source de l'Angleterre.

Les bains se prennent dans une sorte de piscine assez vaste. — Station renommée dans le nord de la Grande-Bretagne.

CROISIC (le) (France, Loire-Inférieure, arrond. de Savenay), à 32 kilomètres de Saint-Nazaire. Chemin de fer de Paris à Saint-Nazaire.

Bains de mer. — Il y a un établissement complétement installé.

CROL (le) (France, Aveyron). Près du village de Cransac et de la petite ville d'Aubin.

Sulfatée ferrugineuse et manganésienne. Froide.

	Eau : un litre. Gram.
Sulfate ferreux	0,540
— ferrique	0,285
— manganeux	0,330
— de magnésie	0,300
— de chaux	0,070
— d'alumine	traces
Matière organique azotée	0,010
	1,535

(POUMARÈDE.)

L'eau du Crol possède la plus grande analogie avec celle de Cransac; du reste, elles ont leur point d'émergence dans la même vallée et au bas de la même colline.

CROTOY (le) (France, Somme, arrond. d'Abbeville), à 226 kilomètres de Paris, 25 d'Abbeville. — Chemin de fer du Nord.

Bains de mer.

CRUCHON. Voy. BOUTEILLE.

CRUSTACÉES (Dartres). Voy. PEAU (MALADIES DE LA).

CRYPTOGAMES. Voy. ORGANIQUES (MATIÈRES).

CUBA (Amérique Centrale, Antilles). Cette île, traversée dans toute sa longueur par une chaîne de montagnes, présente un sol calcaire et sablonneux, mais riche en minerais métalliques. On y trouve des salines abondantes et beaucoup d'eaux chaudes minérales. C'est particulièrement dans la partie occidentale, à 160 kilomètres environ de la Havane, que se rencontrent les principales sources, toutes *thermales* et *sulfureuses;* quelques-unes seraient *sulfatées magnésiennes*. Les eaux de *San-Diego*, dont la température s'échelonne de 22° à 35° cent., sont les plus renommées. Le docteur Sanchez Rubio (*Dissertat.*, 1817) signale encore celles de *Guanabacoa* et de *Madruga*, dont la composition, indépendamment du gaz hydrogène sulfuré, comprend du carbonate de chaux, du carbonate de magnésie, du sulfate de chaux et du sulfate de magnésie. Il n'y a point de renseignements précis sur les aménagements de ces sources, ni sur leur emploi thérapeutique; mais elles passent pour être fréquentées.

CUDOWA (Prusse, prov. de Silésie). Village à 368 mètres au-dessus du niveau de la mer, dans le voisinage des montagnes de Glatz, au milieu d'une contrée délicieuse.

Ferrugineuse bicarbonatée. Tempér., 12° cent.

Trois sources différant peu entre elles.

Eau : un litre.

	TRINKQUELLE.	GASQUELLE.	OBERBRUNN.
	Gram.	Gram.	Gram.
Bicarbonate de soude	1,148	1,150	0,886
Sulfate de soude cristallisé	0,649	0,654	0,098
Chlorure de sodium	0,108	0,111	0,082
— de calcium	0,003	0,003	0,003
Carbonate de chaux	0,433	0,442	0,354
Phosphate de chaux	0,006	0,005	0,005
Carbonate de magnésie	0,144	0,047	0,110
Carbonate de fer	0,255	0,264	0,201
Arséniate de fer	0,001	0,001	0,001
Carbonate de manganèse	0,002	0,002	0,002
Silice	0,084	0,035	0,072
	2,833	2,764	2,814
		Cent. cub.	
Acide carbonique libre		465,5	

(DUFLOS.)

La présence de l'arsenic dans ces eaux, en quelque minime proportion qu'il puisse être, a paru rendre compte de leurs propriétés médicales; mais cette opinion reste à l'état d'hypothèse. On les emploie en boisson et en bains. Cette station, connue depuis 1662, est très bien aménagée.

CUIVRE. Le cuivre n'a été signalé que dans un très petit nombre de sources minérales, et encore dans certaines d'entre elles ne s'y trouvait-il qu'accidentellement. En 1708, Frédéric Hoffmann découvrit que les eaux de Neusohl (Hongrie) contenaient du cuivre combiné avec l'acide sulfurique en quantité telle que lorsqu'on y plongeait une lame de fer, celle-ci se recouvrait d'une couche de cuivre métallique; aussi n'étaient-elles pas employées pour l'usage interne à cause de leur propriété émétique.

Dans le cours de ces dernières années, M. Walchner indiqua que les eaux minérales de la forêt Noire déposaient de l'oxyde de fer dans lequel il avait constaté l'existence du cuivre, et du résultat de ses recherches il conclut que toutes les eaux minérales ferrugineuses étaient non-seulement arsenicales, mais encore cuivreuses.

L'opinion de M. Walchner a été le sujet d'expériences qui, si elles ne lui ont pas toujours donné raison, ont cependant fait admettre le cuivre comme principe minéralisateur de certaines sources. Ainsi, M. Chatin a isolé du cuivre des dépôts de la source ferrugineuse de Trianon et de la source ferrugineuse de Luxeuil; M. Keller l'a aussi découvert dans l'eau de Bruckenau (Bavière), M. Will dans l'eau de Rippoldsau, M. Marchand dans l'eau de Valmont (Seine-Inférieure), M. Liebig dans l'eau d'Aix-la-Chapelle, M. Fresenius dans l'eau de Wiesbaden, et M. Filhol dans toutes les sources de Bagnères de Luchon. Ce métal a été aussi trouvé dans quelques eaux d'Espagne, mais qui n'ont pas eu d'applications médicales. MM. Malagutti, Durocher et Sarzeau l'ont enfin indiqué dans les fucus qui croissent dans l'Océan et sur les côtes de Saint-Malo.

Le cuivre possède-t-il une diffusion aussi grande que M. Walchner le suppose? Telle est la question que MM. Chevallier et Gobley ont étudiée, et il résulte de leurs nombreuses analyses que la loi posée par ce chimiste ne peut être considérée comme exacte, car beaucoup de dépôts ferrugineux ne contiennent pas de cuivre. M. Filhol a confirmé les conclusions de MM. Chevallier et Gobley au sujet des dépôts ferrugineux des sources des Pyrénées.

Les espèces minérales à base de cuivre ou contenant des proportions minimes de sels cuivriques sont en effet assez communes pour que les sources qui les lavent entraînent avec elles des parcelles de ce métal; mais il y a à rechercher s'il ne peut se trouver accidentellement dans les eaux. Nous citerons à cet égard les études de M. Bouquet, desquelles il résulte que le cuivre signalé par M. O. Henry dans l'eau de l'une des sources à Vichy a pour origine les robinets servant à distribuer l'eau minérale : c'est donc un point qui mérite de fixer toute l'attention de l'analyste.

Le procédé servant à reconnaître le cuivre dans les dépôts est des plus simples : on traite par l'acide chlorhydrique une certaine quantité de dépôts spontanés, et la solution étendue d'eau est soumise à un courant prolongé d'hydrogène sulfuré; il se précipite du sulfure noir de cuivre qu'on lave avec de l'eau aiguisée d'acide sulfhydrique, et le dépôt est ensuite dissous dans l'acide nitrique. Le nitrate métallique, additionné d'un excès d'ammoniaque, produit une liqueur d'un beau bleu céleste.

CUMBAL (Volcan de) (Amérique du Sud, prov. de Los Pastos), à 3219 mètres au-dessus du niveau de la mer, très près de la ligne équinoxiale. Entre ce volcan et le glacier de Chile, on connaît une eau thermale fort abondante, très chaude, et dégageant de l'hydrogène sulfuré et de l'acide carbonique (Boussingault).

CURE. Le mot *cure* est communément usité en Allemagne comme synonyme de traitement thermal. Cette expression est préférable au mot *saison*, qui est employé en France dans un sens analogue, fort éloigné de sa propre signification [Voy. SAISON].

CURE DE RAISIN. Voy. RAISIN.

CURE DE PETIT-LAIT. Voy. PETIT-LAIT.

CUSSET (France, Allier, arrond. de la Palisse), à 3 kilomètres de Vichy.

Bicarbonatée sodique. Tempér. des trois sources, 16°,8.

Il y a trois sources à Cusset : celle de l'*Abattoir*, forée, en 1844, jusqu'à 93^{m},50 et inutilisée aujourd'hui, et celles de *Sainte-Marie* et d'*Élisabeth*, récemment obtenues par un forage poursuivi jusqu'à 115^{m},57 pour la première, et 90 mètres pour la seconde, et alimentant un établissement thermal assez complétement installé. Les eaux de Cusset font partie du régime des eaux de Vichy : leur origine est sans doute identique ; leur composition et leurs applications thérapeutiques sont sensiblement les mêmes. Elles doivent être rangées dans le groupe des sources ferrugineuses de Vichy. [Voy. VICHY.]

Eau : un litre.

	Puits de l'Abattoir.	Puits Sainte-Marie.	Puits Elisabeth.
	Gram.	Gram.	Gram.
Acide carbonique libre dissous...	1,405	1,642	1,770
Bicarbonate de soude..........	5,130	4,733	4,837
— de potasse.........	0,274	0,262	0,253
— de magnésie.......	0,532	0,463	0,460
— de strontiane.......	0,005	0,003	0,003
— de chaux..........	0,725	0,692	0,707
— de protoxyde de fer..	0,040	0,053	0,022
— de manganèse......	traces	traces	traces
Sulfate de soude............	0,291	0,340	0,340
Phosphate de soude..........	traces	traces	traces
Arséniate de soude...........	0,003	0,003	0,003
Borate de soude............	traces	traces	traces
Chlorure de sodium	0,534	0,453	0,468
Silice..................	0,032	0,025	0,034
Matière organique bitumineuse..	traces	traces	traces
	8,971	8,669	8,897

(BOUQUET, 1854.)

CUTANÉES (Affections). Voy. PEAU (MALADIES DE LA).

CUVE DE JAUGEAGE. Voy. JAUGEAGE.

CUXHAVEN (république de Hambourg). Bourg à 112 kilomètres de Hambourg, sur la rive gauche de l'embouchure de l'Elbe, dans la mer du Nord.

Bains de mer. — Établissement bien organisé.

CYTHNOS. Voy. KYTHNOS.

CZARCKOW (Prusse, prov. de Silésie), village du cercle de Pless.

Ferrugineuse bicarbonatée. Tempér.?

	Eau : 16 onces.		*Eau : un litre.*
	Grains.		Gram.
Chlorure de sodium........	0,088	=	0,0063
— de magnésium.....	0,155	=	0,0190
— de calcium........	0,116	=	0,0130
Carbonate de magnésie.....	0,153	=	0,0189
— de chaux........	0,286	=	0,0311
— de fer...........	0,730	=	0,0853
Silice....................	0,425	=	0,0554
	2,044	=	0,2290
			(ZELLNER.)

Quoique l'auteur de cette analyse ne le mentionne pas, il est probable que l'eau minérale de Czarckow contient en outre de l'acide carbonique en excès qui maintient les carbonates de fer et de chaux à l'état de bicarbonates.

Plusieurs sources, de composition analogue, sourdent dans cette localité. — Ces eaux sont conseillées dans les affections goutteuses.

CZIGELKA (Hongrie, comitat de Saros), village à 10 kilomètres de Bartfeld, dans une vallée entourée de hautes montagnes.

Bicarbonatée sodique froide.

En cet endroit, sur un sol aride, aux limites de la Hongrie et de la Gallicie, surgissent plusieurs sources, dont la principale, désignée sous le nom de *Ludwigs-Quelle* (source de Louis), a une température de 7° cent. seulement. Le professeur Tognio y a signalé une très notable quantité de carbonate de soude, des carbonates de chaux, de magnésie et de fer, des chlorures et des iodures de sodium, du sulfate de soude en petite proportion, beaucoup de silice, et du gaz acide carbonique libre. D'après l'analyse du docteur Sarossy, sur un litre d'eau, il y aurait 20 grammes de carbonate de soude, ce qui peut être regardé comme une minéralisation considérable.

L'installation de cette source est imparfaite. C'est en boisson seulement qu'on en use.

D

DALKEY (Irlande, comté de Dublin).

Bains de mer fréquentés.

DANEVERT (Suède, près d'Upsal). Source *ferrugineuse bicarbonatée* froide.

DARTRES. Voy. ECZÉMA. LICHEN. PEAU (MALADIES DE LA). PSORIASIS.

DARUVAR (États autrichiens, Esclavonie). Ville au nord de Szirats, dans une belle vallée.

Bicarbonatée mixte. Tempér. de 40° à 47° cent.

Plusieurs sources, ne différant entre elles que par quelques degrés de chaleur. Nous donnons l'analyse de la principale, l'*Antonius-Quelle* :

	Eau : 16 onces.		*Eau : un litre.*
	grains.		gram.
Sulfate de potasse	0,028	=	0,003
— de soude	0,435	=	0,043
— de magnésie	0,092	=	0,009
Chlorure de magnésium	0,027	=	0,003
Carbonate de magnésie	0,220	=	0,022
— de chaux	1,966	=	0,205
— de fer	0,098	=	0,009
— de manganèse	0,041	=	0,004
Phosphate d'alumine	0,081	=	0,008
Silice	0,361	=	0,036
	3,349		0,342
	Pouc. cub.		Cent. cub.
Gaz acide carbonique libre	1,49	=	53,6

(WAGNER.)

Deux établissements de bains bien installés desservent ces eaux. On y fait aussi des applications de boues. — Leurs indications rentrent dans celles des eaux faiblement minéralisées, ou indifférentes, selon l'expression allemande. (Seegen.)

DAWLISH (Angleterre, comté de Devon, sur la Manche).

Bains de mer fréquentés.

DAX (France, Landes, arrond. de Dax). A 40 kilomètres de Bayonne et 130 de Bordeaux.

Sulfatée mixte. Tempér. 31° à 61° cent.

Les sources qui jaillissent dans cette localité sont très nombreuses, mais on y signale surtout la *Fontaine chaude*, les *sources des Fossés de la ville*, les *sources des Baignots* et les *sources Adouriennes*. La *Fontaine chaude* est la seule qui ait été analysée. La température de ces sources est variable, et décroît généralement beaucoup en hiver, à cause des infiltrations des eaux pluviales et de l'Adour.

	Eau : un litre.
	Gram.
Carbonate de magnésie	0,027
Sulfate de soude	0,151
— de chaux	0,170
Chlorure de sodium	0,032
— de magnésium	0,095
	0,475

(Thore et Meyrac.)

M. Meyrac, dans un travail postérieur, a encore retrouvé dans les conferves de cette source des traces d'iodures et de bromures alcalins : ce sont donc des éléments à ajouter aux précédents.

La proportion des sulfates de soude et de chaux indiquée dans cette analyse nous prouve suffisamment que l'eau minérale de Dax doit être classée parmi les eaux sulfatées mixtes, et que c'est à tort que l'*Ann. des eaux de la France* la range parmi les eaux chlorurées.

Il y aurait du reste intérêt à faire l'analyse de l'eau de toutes les sources, car la différence qui existe dans la température de celles-ci permet de supposer qu'elles n'ont pas une composition tout à fait identique.

Il y a deux établissements thermaux, appelés établissement de *Saint-Pierre* et établissement de *Bibi*. Ces établissements renferment un assez grand nombre de baignoires, et plusieurs piscines destinées les unes au bain d'eau minérale, les autres au bain de *boue*. Ces établissements sont remarquables par les prix peu élevés qu'ils réclament : ils rendent donc de grands services aux classes peu aisées.

Les boues de Dax appartiennent spécialement au limon végétal. On en tire un parti précieux, ainsi que de la température élevée des eaux, dans le traitement du rhumatisme musculaire et articulaire, et des suites d'entorses et de fractures.

Cette station fut l'objet d'un établissement, pendant la domination Romaine dans les Gaules, sous le nom d'*Aquæ Tarbellicæ*.

DAXINE. Voy. Organiques (matières).

DÉBIT. Le débit d'une source minérale est, comme pour un cours d'eau, l'expression du volume fourni pendant l'unité de temps (une seconde), ou pendant un temps déterminé (soit une minute, soit une heure, soit vingt-quatre heures).

Au point de vue pratique, il y a tout avantage à exprimer le débit par le volume fourni dans vingt-quatre heures, indiqué en litres ou en mètres cubes (1,000 litres), selon l'importance de ce débit. Il donne immédiatement l'appréciation des ressources que peuvent offrir une ou plusieurs sources pour le roulement journalier d'un établissement thermal. Ce mode d'évaluation tend à se généraliser ; il établit directement ce que l'on peut appeler la *puissance balnéaire* d'un établissement ou d'une station.

Dans cet ordre d'idée, on a dû se préoccuper de la fixation de l'*unité balnéaire*. La formule de cette unité, la plus généralement admise jusqu'à ce jour, serait le bain de 333 litres à 34 ou 35 degrés centigrades.

Dans les établissements où les bains s'administrent sans addition d'eau non minérale, V étant le débit total des sources par vingt-quatre heures, exprimé par litres, la puissance balnéaire est $\frac{V}{333}$. Si le débit est exprimé en mètres cubes, cette puissance est $\frac{V}{3}$.

Dans les établissements où l'on pratique le coupage par de l'eau non minérale, la puissance balnéaire est le tiers du débit des sources augmenté du volume de l'eau additionnée nécessaire pour ramener le mélange à 35°. V étant le débit des sources, t leur température ; V′ le volume de l'eau additionnée, t' sa température, la valeur de V′ est représentée par $V\frac{35-t}{t'-35}$. La puissance balnéaire est alors exprimée par la formule :

$$\frac{V}{3}\left(1+\frac{35-t}{t'-35}\right)$$

qu'il sera toujours utile d'établir et de consulter pour la construction et pour l'appropriation d'établissements thermaux.

DÉCOMPOSITION (Eaux par). Voy. ACCIDENTELLES (EAUX) et DÉGÉNÉRÉES (EAUX).

DÉGÉNÉRÉES (Eaux). L'expression d'*eaux minérales dégénérées* s'applique exclusivement aux eaux sulfurées dans lesquelles le principe minéralisateur essentiel, le sulfure ou l'acide sulfhydrique, est notablement modifié dans sa composition primitive ; elle est par le fait synonyme d'eaux *altérées* ou *décomposées*.

Les eaux dégénérées possèdent des propriétés qui les différencient beaucoup de celles de même nature et de même origine, mais qui jaillissent de leurs griffons : les unes sont louches, opalines, blanches ou bleuâtres, ce sont les *eaux blanchissantes ;* les autres, tout en conservant leur transparence ou à peu près, ont acquis une teinte jaune verdâtre et sont désignées par quelques auteurs sous le nom d'*eaux polysulfurées.*

Si la décomposition du principe sulfuré est seulement partielle, les eaux dégénérées répandent une odeur d'acide sulfhydrique plus prononcée que lorsqu'elles apparaissent à la surface du sol ; dans le cas d'une dégénérescence plus profonde, elles perdent la plus grande partie de l'odeur qui les caractérise à la source ; mais dans les unes comme dans les autres des composés nouveaux apparaissent.

Les eaux dégénérées n'ont jamais une composition constante à toutes les époques de l'année; aussi sont-elles des agents sur lesquels la pratique médicale sait peu de chose. Cependant M. Filhol ne regarde pas les bains d'eaux minérales dégénérées comme inactifs; car, dit-il, les malades y sont plongés dans un véritable lait de soufre, et le soufre divisé, comme il l'est dans cette circonstance, doit avoir une action beaucoup plus efficace que dans son état ordinaire.

La proportion des combinaisons et des matières qui se sont produites pendant la *dégénérescence* [voy. ce mot] est en rapport avec la nature de l'eau minérale, sa richesse en sulfure et l'intervention plus ou moins active de l'oxygène ambiant. On admet que les eaux blanchissantes, outre le soufre qui reste en suspension dans leur masse, renferment des hyposulfites, des sulfites, peut-être même un peu de polysulfure. Dans les eaux polysulfurées, le polysulfure alcalin en est le principe minéralisateur dominant; puis viennent des hyposulfites et des sulfites. Dans les unes et dans les autres, si la dégénérescence est profonde l'analyse constate une quantité plus grande de sulfates que dans les eaux intactes.

Comme le phénomène de la dégénérescence n'a lieu que lorsque les eaux ont reçu le contact de l'atmosphère ou qu'elles ont été mélangées avec des eaux douces ou des eaux minérales de nature différente, il en résulte que l'on y trouve une quantité plus notable de carbonates que dans celles qui sont pures.

L'un des caractères des eaux dégénérées blanchissantes, outre leur couleur spéciale, est de déposer le soufre partout où elles s'écoulent avec de l'air. Ces incrustations d'un nouveau genre, et dont l'épaisseur atteint parfois plusieurs centimètres, sont cristallines et d'un jaune prononcé : on les observe principalement, en France, à Aix et à Luchon. Les eaux dégénérées polysulfurées, au contraire, précipitent moins de soufre que les précédentes, parce que le métalloïde s'est combiné à la partie du monosulfure non décomposé : de ce nombre sont les sources de Cauterets et de Baréges.

Tout ce que nous venons de dire se rapporte aux eaux sulfurées sodiques; mais les eaux sulfurées calciques éprouvent à peu près par les mêmes causes des altérations ou dégénérescences qu'il est utile de connaître. Nous prendrons comme exemple les eaux d'Enghien, si bien étudiées par MM. de Puisaye et Leconte.

Ces auteurs ont vu que les eaux d'Enghien, exposées à l'action de l'air et de la lumière, déposaient du soufre par suite de la combustion de l'hydrogène de l'acide sulfhydrique sous l'influence de l'oxygène atmosphérique : dans cette condition, les eaux présentent une légère teinte verdâtre d'autant plus visible que la source est plus riche en acide sulfhydrique. Ils ont vu encore que par l'intermède des corps poreux et même solides, l'oxygène et l'acide sulfhydrique pouvaient donner lieu à de l'acide sulfurique. Celui-ci se combine avec la chaux qui entre dans la composition des pierres de taille ou des moellons dont sont environnées les sources, et forme ces excroissances de sulfate de chaux que l'on découvre sur les margelles des puits.

D'où vient maintenant que les eaux sulfurées dégénérées possèdent entre elles des différences aussi tranchées? en un mot, pourquoi le mode de dégénérescence n'est-il pas le même dans les unes comme dans les autres? C'est ce que nous allons essayer de démontrer dans l'article suivant.

DÉGÉNÉRESCENCE DES EAUX. Le phénomène de la dégénérescence des eaux minérales sulfurées est connu depuis près d'un siècle, mais la cause qui le produit est restée pendant quelque temps l'objet de doutes qui disparurent, du moins en partie, après le travail de Bayen sur les eaux de Luchon.

Campardon attribuait la dégénérescence à la présence de la matière organique azotée, onctueuse au toucher, qui reçut dans la suite le nom de *sulfuraire*.

Bayen vit là un effet de la décomposition partielle du sulfure alcalin par l'air, puis de l'action du carbonate alcalin sur les sels calcaires dissous dans les eaux qui sont mélangées avec les premières. Les expériences que Bayen entreprit pour découvrir la vérité sont des plus intéressantes, et les conclusions qu'il en tire ont servi beaucoup aux auteurs qui l'ont suivi dans cette voie. « Il est donc constant que la couleur lactescente qui survient aux eaux de Luchon est l'effet produit par le mélange de deux eaux chargées de matières différentes, qui agissent l'une sur l'autre, se décomposent et forment un nouveau sel qui reste en dissolution, tandis que le soufre et la terre nagent dans la liqueur jusqu'à ce que, par un long repos, ils gagnent le fond et y forment un sédiment. »

Anglada est le premier qui ait compris que l'oxygène de l'air était, en thèse générale, l'agent essentiel de la décomposition ou dégénérescence des eaux minérales sulfurées. Voici comment il s'exprime : « 1° L'air que les eaux entraînent dans leur cours souterrain, et qui se renouvelle d'autant plus qu'elles se rapprochent davantage de leur point d'émergence, dénature par son oxygène une portion de l'hydro-sulfate de soude, en même temps que l'azote enlève une petite quantité d'acide hydrosulfurique pour s'échapper avec lui. 2° C'est sur cette portion d'acide hydro-sulfurique qui a rompu le lien de la combinaison, que s'exerce l'action d'une autre partie d'air atmosphérique pour en compléter la décomposition et précipiter du soufre. » . . . .

MM. Fontan et Filhol, tout en reconnaissant l'action énergique de l'oxygène de l'air sur le principe sulfuré, ont cependant modifié quelques points de la théorie d'Anglada.

Le premier de ces auteurs, au sujet de la précipitation du soufre, est d'avis que l'acide sulfhydrique, considéré comme libre par Anglada alors que l'oxygène de l'air a déjà réagi sur le sulfure alcalin, est à l'état de sulfhydrate de sulfure, et que l'air, toujours imprégné d'acide carbonique, détruit ce sel en eau, en polysulfure, puis et subsidiairement en carbonate, en hyposulfite, et enfin en soufre. C'est cet élément qui, disséminé dans la masse du liquide, lui donne l'apparence d'un lait de soufre.

M. Filhol croit que l'air n'est pas le seul agent de décomposition du monosulfure alcalin dans les eaux pyrénéennes, mais encore la silice à l'état de liberté qui existe dans certaines eaux sulfurées possédant au plus haut degré la propriété de blanchir. La silice détruit donc le sulfure en donnant lieu à du silicate et à de l'acide sulfhydrique, en même temps que l'acide carbonique ambiant produit une petite quantité de carbonates. L'acide sulfhydrique est détruit à son tour par l'oxygène atmosphérique en eau, et en soufre qui se précipite avec une certaine proportion de silice en excès et peut-être à la faveur de la matière organique. Le rôle le plus important que M. Filhol fait jouer dans la dégénérescence serait donc dévolu à l'acide silicique. En effet, d'après les théories d'Anglada et de M. Fontan, toutes les eaux sulfurées devraient blanchir ; or on sait que cela n'est pas. Les sources de Luchon et d'Ax sont celles qui jouissent le plus de la propriété de blanchir, mais l'analyse constate aussi qu'elles sont les plus riches en silice. D'une autre part, la proportion du sulfure de sodium est entièrement indépendante du phénomène en question ; car si l'eau de Luchon est plus riche en sulfure de sodium que celle d'Ax, cette dernière est moins riche que celle de Barèges, qui produit seulement du polysulfure et ne blanchit pas. Toute la différence provient donc de ce que, dans les eaux sulfurées sodiques riches en silice, la proportion de soufre qui se dépose est trop considérable pour former avec le sulfure de sodium du polysulfure. Dans les eaux de Barèges, au contraire, l'acide silicique étant en moins grande quantité, le soufre, à mesure que l'oxygène de l'air l'isole de l'acide sulfhydrique, se redissout dans la masse du liquide.

MM. Bertrand fils et Aubergier ont formulé chacun une hypothèse que nous devons indiquer. Pour le premier de ces auteurs, le monosulfure alcalin, en présence de l'oxygène ambiant, produit d'abord de l'acide sulfureux et ensuite de l'acide sulfhydrique. Ces deux acides, en réagissant l'un sur l'autre, donnent de l'eau, de l'acide sulfurique et du soufre d'après l'équation suivante :

$$2(SO^2) + SH = SO^3 + HO + S.$$

M. Aubergier pense que l'oxygène de l'air convertit le soufre du monosulfure en hyposulfite, puis en sulfite; mais pendant que la seconde réaction s'opère, l'acide carbonique de l'atmosphère chasse les gaz sulfureux et sulfhydrique de leurs combinaisons primitives. Or ceux-ci, par leur décomposition mutuelle, donnent lieu, comme d'après la théorie de M. Bertrand, à du soufre, à de l'eau et à de l'acide sulfurique.

M. Poggiale a fait connaître dans ces derniers temps, au sujet de l'altération de l'eau minérale d'Amélie-les-Bains, une théorie qui peut s'appliquer aussi à la dégénérescence de toutes les eaux sulfurées sodiques. Pour ce chimiste, l'air imprégné d'acide carbonique sature la soude du silicate, et l'acide silicique mis en liberté décompose le sulfure de sodium et transforme le soufre en acide sulfhydrique. Il est vrai que l'on ne comprend plus par ce moyen la fixité de l'acide sulfhydrique, tandis que dans les autres sources il est décomposé en eau et en soufre.

La dégénérescence des eaux minérales sulfurées commence dès que les sources ont le contact de l'air, et si elle ne s'annonce pas par le blanchiment ou la teinte jaune des eaux, elle ne doit pas être isolée de celle qui donne lieu à un dépôt de soufre et à la production d'un polysulfure. En effet, comme le monosulfure de sodium pur est inodore, il est à croire que beaucoup d'eaux sulfurées qui répandent une odeur légère d'acide sulfhydrique ont déjà une minime portion de leur sulfure altéré ou dégénéré par l'air souterrain. Pour admettre le contraire, il faudrait supposer que la dégénérescence ne s'établit que lorsque les eaux minérales ne subissent plus la pression de l'intérieur du sol. Le meilleur exemple d'un commencement de dégénérescence dans les couches profondes du sol nous est fourni par la source de Cadéac, qui jaillit avec une teinte jaune verdâtre prononcée.

Le mélange des eaux douces froides avec les eaux sulfurées a encore pour résultat d'augmenter la dégénérescence de ces dernières. Dans ce cas, l'élément sulfuré absorbe l'oxygène dissous et l'acide carbonique : on suppose même que les sels de chaux et de magnésie des eaux douces concourent dans une certaine limite à la décomposition du sulfure alcalin.

Puisque pour nous *dégénérescence* est synonyme d'*altération*, nous sommes forcés d'admettre que les eaux sulfurées calciques éprouvent le même phénomène; mais alors la théorie de M. Filhol ne peut leur être appliquée, car elles contiennent toujours une proportion d'acide silicique minime par rapport à celle des eaux sulfurées calciques. La réaction doit donc consister dans la combustion spontanée de l'acide sulfhydrique, tout formé, suivant les uns, en partie à l'état de sulfure de calcium, suivant les autres, par l'oxygène ambiant, tandis que le soufre en grand excès se dépose.

Le phénomène qui nous occupe en ce moment s'accomplit parfois dans un temps tellement court que les eaux sulfurées les moins chargées de sulfure se décomposent plus ou moins pendant qu'elles coulent dans les baignoires. C'est pour éviter cette altération que dans beaucoup de stations thermales les eaux sulfurées se rendent dans les baignoires par la partie inférieure : il n'y a ainsi que la partie la plus superficielle de l'eau qui, se trouvant au contact de l'air des salles, subit une modification dans sa constitution. Au nombre des eaux sulfurées les plus promptes à se dégénérer, il faut ranger celles des Pyrénées orientales, qui sont très peu chargées de sulfure de sodium.

DEINACH (Allemagne, Wurtemberg). Village du cercle de la Forêt-Noire, au pied d'une montagne, à 4 kilom. de Calw et 8 kilom. de Wildbad.

Bicarbonatée mixte. Froide.

Ces eaux renferment des bicarbonates de soude, de chaux, d'alumine et de fer, et du gaz acide carbonique libre (Osann). On les emploie en boisson, tantôt seules, tantôt mêlées à du lait, dans les dyspepsies, la chlorose, l'anémie et les affections dépendant du trouble menstruel.

DENSITÉ. Toutes les eaux minérales, sans distinction de classe et d'origine, ramenées à la température ordinaire, possèdent toujours une densité ou pesanteur spécifique un peu plus forte que celle de l'eau distillée avec laquelle on la compare.

Si, dans certains cas, la détermination de la densité des eaux peut être invoquée pour reconnaître approximativement la somme de leurs principes fixes dissous, dans d'autres aussi elle conduit à des résultats des plus erronés : c'est par exemple lorsque les eaux minérales sont plus riches en gaz qu'en sels minéraux.

La différence que l'on observe entre la densité des eaux minérales et de l'eau distillée, ramenées l'une et l'autre à la même température, est généralement très minime. Ainsi, tandis qu'un litre de la seconde prise comme type pèse 1000 grammes, les autres pèsent 1,0010 à 1,0200. Il existe cependant dans les eaux des quatre grandes classes que l'on a formées des différences qu'il est bon de connaître.

Les eaux minérales bicarbonatées et sulfatées variant notablement, quant à la somme de leurs principes minéralisateurs, leur densité varie depuis 1,0010 jusqu'à 1,0050.

Les eaux sulfurées sodiques sont celles qui se rapprochent le plus de l'eau distillée. La moyenne de leur pesanteur spécifique est de 1,0002, tandis qu'avec les eaux sulfurées calciques elle est environ de 1,0012.

Les eaux franchement chlorurées sont celles qui accusent la pesanteur spécifique la plus considérable, à l'exception toutefois de l'eau des mers, et cette densité est en rapport avec la somme des matières qui les minéralisent. Voici quelques exemples pris au hasard :

Provenance.	Principes fixes.	Densité.
	Gram.	Gram.
Eau de la mer Morte............	227,69	1,1940
— Méditerranée......	38,62	1,0285
Source de Salzbrunnen à Nauheim.	25,00	1,0165
— de Kurbrunnen à Nauheim.	17,40	1,0138
Eau de Wiesbaden.............	8,45	1,0062
— de Soden.................	2,25	1,0025

La manière de procéder à la détermination de la densité d'une eau minérale est des plus simples : elle exige seulement un appareil dit *à densité* et une balance sensible à un demi-milligramme.

L'appareil se compose d'un flacon A de verre très mince, d'une contenance de 40 ou 50 grammes, et que ferme un bouchon ou tube creux C usé à l'émeri. Celui-ci est marqué d'un trait circulaire D qui indique le point d'affleurement du liquide soumis à l'expérience.

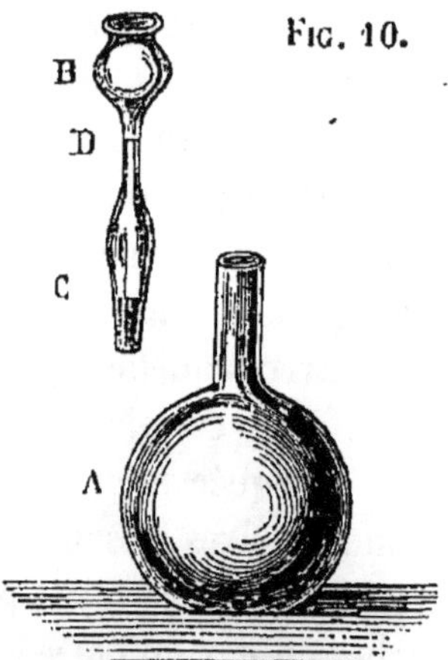

Fig. 10.

Le flacon et son bouchon sont lavés avec soin, essuyés et séchés en les exposant dans un bain de sable chauffé à 150° environ. Lorsque toute l'humidité intérieure et extérieure est chassée, on pose l'appareil complet sur le plateau de la balance et l'on en prend le poids d'une manière très exacte. Le flacon est ensuite rempli d'eau distillée marquant 15° centigr., on y superpose le bouchon, et l'on enlève à l'aide d'un morceau de papier joseph toute l'eau comprise dans le renflement B et jusqu'au trait circulaire D. Après avoir enlevé toute l'eau qui recouvre l'appareil, on le pèse de nouveau. L'augmentation de poids indique le volume de l'eau distillée, et l'on se base sur ce qu'un centimètre cube représente presque exactement un gramme d'eau distillée amenée à la température de 15°.

On enlève l'eau distillée et on la remplace par de l'eau minérale. Comme il est important d'amener celle-ci à la température de 15°, on plonge l'appareil dans le même liquide qui a servi à refroidir l'eau distillée. Cette troisième pesée sert à déterminer la pesanteur spécifique de l'eau minérale que l'on compare alors à celle de l'eau distillée. L'exemple suivant montre les calculs nécessaires pour ce genre d'opération.

Supposons un appareil à densité qui, lorsqu'il est vide et parfaitement sec, pèse à la température ordinaire 40gr,4795.

Rempli d'eau distillée à 15°, son poids s'élève à....	80,050
Il contient donc en eau distillée	39,5705
Plein d'eau minérale, l'appareil pèse............	80,0885
Il y a donc en eau minérale......................	39,6090

On dit alors :

$$39{,}5705 : 39{,}6090 :: 1000 : x$$

$$\frac{39{,}6090}{39{,}5705} = 1{,}0009$$

Un litre, ou 1000 cent. cubes de l'eau minérale, pèse donc 1,0009 cent. cube.

DÉPLACEMENT UTÉRIN. Voy. UTÉRUS (MALADIES DE L').

DÉPOT. Déjà, en parlant des *boues*, nous avons fait connaître la composition, la nature et l'emploi des substances limoneuses, argileuses, ferrugineuses et confervoïdes, que beaucoup d'eaux minérales abandonnent spontanément, soit sur le sol où elles s'écoulent, soit dans les bassins où on les recueille. Nous allons compléter cet article par l'examen des dépôts qui ont un emploi moins direct, et qui se forment toutes les fois que les eaux minérales ont reçu l'action destructive de l'air et qu'elles ont subi une évaporation spontanée.

Les dépôts sont artificiels ou naturels; mais les premiers sont le plus souvent désignés par le nom de RÉSIDU SALIN [voy. ce mot].

Les dépôts naturels ou spontanés prennent des noms différents suivant le lieu où on les rencontre, la forme qu'ils affectent, et la composition qu'ils possèdent : tels sont les *travertins*, les *concrétions*, les *incrustations*, les *stalactites*, les *stalagmites*, les *sédiments* et les *dépôts boueux* ou *limoneux*.

Comme, à part les derniers, ils sont presque tous à base de carbonate de chaux, et que le mode de formation est à peu près le même pour tous, nous indiquerons d'abord les circonstances qui président à leur précipitation.

Et d'abord disons que les eaux minérales bicarbonatées sont de toutes celles qui donnent lieu aux dépôts les plus abondants, et que plus elles sont riches en bicarbonate de chaux, plus ceux-ci sont prompts à se former.

Lorsque le gaz carbonique qui maintient certains de leurs sels en solution ne subit plus l'action compressive de l'intérieur du sol, une partie se dégage peu à peu dans l'atmosphère, tandis qu'une autre portion reste en solution. D'une autre part, l'évaporation partielle et spontanée que les eaux éprouvent en s'écoulant a pour but de laisser volatiliser une nouvelle quantité de gaz carbonique, et en même temps de modifier sensiblement l'union primitive des acides avec les bases ; des sels plus solubles et de nature différente restent en dissolution, tandis que d'autres combinaisons moins solubles se précipitent. Voilà pour l'action en quelque sorte mécanique ; mais celle-ci est toujours subordonnée à une action chimique. Par son oxygène et par son acide carbonique, l'air atmosphérique détruit quelques-uns des sels, entre autres le bicarbonate de fer. Une fois cette action chimique provoquée, tous les autres sels s'en ressentent, et comme précédemment il se forme des sels solubles et des sels insolubles ou dépôts.

Les dépôts spontanés n'ont pas une constitution identique non-seulement à toutes les époques de l'année, mais encore sur les différents points du sol où ils se sont produits. C'est ce que l'on constate de la manière la plus évidente auprès des sources ferrugineuses bicarbonatées. A une petite distance des griffons, les dépôts peuvent ne contenir que des traces d'oxyde de fer ; un peu plus loin, cet oxyde devient tellement abondant, qu'il colore fortement le sol en rouge ; enfin il arrive un moment où l'eau minérale, dépouillée en totalité de son sel de fer, donne un dépôt blanc ou seulement grisâtre.

Travertins et *concrétions*. Nous entendons sous ces noms les masses de dépôt qui se produisent, soit dans les canaux servant à conduire les eaux minérales au dehors ou dans leurs bassins ordinaires, soit sur le sol. Dans le voisinage de certaines sources, ils ont comme augmenté la croûte solide du globe ; nous citerons comme exemple le travertin sur lequel est bâtie la plus grande partie de la ville de Vichy.

Les travertins ou concrétions sont constitués principalement par du carbonate de chaux fibreux. Leur dureté est extrême lorsqu'ils sont de création ancienne ; leur teinte est d'un blanc jaunâtre ou rougeâtre, mais nullement identique dans toute leur épaisseur ; on y distingue plusieurs couches qui dénotent qu'ils se sont formés à diverses époques de l'année. L'eau froide est sans action sur eux ; les acides, au contraire, les dissolvent en dégageant de l'acide carbonique, et en laissant à l'état insoluble de la silice, du sable, de l'argile, et des traces de matières organiques.

Les travertins et les concrétions se forment toujours en plus grande abondance l'été que l'hiver, et leur composition est souvent différente, suivant qu'ils se sont formés avant ou après le jaillissement de l'eau. M. Bouquet s'est chargé de nous fournir un exemple de ce que nous disons ici. Toutes les sources de Vichy, sauf les proportions des sels, peuvent être considérées comme minéralisées par les mêmes principes, et cependant leurs travertins ne sont jamais identiques partout.

Les dépôts de la nature de ceux que nous indiquons sont l'une des causes des changements de composition, de température et de débit que les sources éprouvent à certaines époques et avant l'émergence de l'eau. C'est le principal obstacle que les ingénieurs ont à vaincre pour la bonne conservation des sources. C'est, en effet, par l'accumulation des travertins que les sources finissent pas s'obstruer et par changer de direction.

Nous rangerons encore parmi les concrétions les amas de soufre cristallin que les eaux minérales sulfureuses abandonnent dans les conduits servant à leur aménagement.

Incrustations. Ces dépôts ne sont, par le fait, que des travertins ou des concrétions ; mais comme ils sont l'objet d'une préparation spéciale, nous avons dû les étudier à part.

Les eaux minérales qui les produisent en très grande abondance, et qui ont reçu par cela même l'épithète d'*incrustantes*, se trouvent dans le département du Puy-de-Dôme, à Saint-Allyre, à Saint-Nectaire et à Gimeaux. Elles se distinguent de toutes les autres eaux par la grande quantité de bicarbonate de chaux, et sans doute par la grande mobilité de leurs principes minéralisateurs.

La fabrication des incrustations constitue en Auvergne une branche d'industrie importante dont la nature fait tous les frais. Voici comment elle s'exécute :

Les eaux des sources sont reçues dans des rigoles découvertes remplies de copeaux de bois et de graviers de la grosseur d'une noix à celle d'un œuf. Ces rigoles ont une longueur proportionnée au débit de la source et à la proportion du sel que l'eau contient. A Saint-Allyre, par exemple, là où l'eau jaillit avec abondance, elles n'ont pas moins de 70 à 80 mètres de long ; à Saint-Nectaire, au contraire, elles sont moins longues parce que l'eau est un peu plus incrustante, ensuite parce que le débit des sources servant à cet usage est moindre.

L'eau minérale, par le choc réitéré qu'elle subit sans cesse, dépose la plus grande partie de son fer et une petite quantité de carbonate de chaux très friable qui recouvre la partie supérieure des graviers. Elle tombe ensuite en couche mince et de cascade en cascade sur des escaliers qu'elle ne tarde pas à incruster, puis sur de grosses pierres, où elle jaillit dans tous les sens. Autour de ces pierres, sont placés les objets que l'on veut soumettre à l'incrustation. L'eau ainsi divisée se volatilise partiellement, tandis que l'acide carbonique libre et celui du bicarbonate de chaux se dégagent. Le carbonate neutre de chaux qui en résulte s'accumule couche par couche sur les modèles, y cristallise, et acquiert une dureté très grande. Les moules des portraits ou de sujets analogues dont on veut prendre l'empreinte sont en creux et enduits d'une légère couche d'un corps gras, afin qu'on puisse ensuite le retirer. Ils sont le plus souvent de soufre ; mais, depuis quelques années, on se sert de moules de gutta-percha, qui donnent souvent des incrustations du plus admirable effet par la délicatesse des traits mis ainsi en relief.

Toutes les saisons ne sont pas convenables pour ce genre d'industrie ; ainsi, pendant l'hiver, les incrustations ont toujours une teinte brune plus ou moins rougeâtre, et sont moins dures qu'en été.

La composition chimique des incrustations de l'Auvergne se rapproche beaucoup des travertins de Vichy et sans doute de beaucoup d'autres. Une analyse d'un dépôt de ce genre préparé avec soin à Gimeaux (Puy-de-Dôme), a donné pour 100 parties :

	Gram.
Carbonate de chaux	89,93
— de magnésie	00,16
— de strontiane	00,03
Sulfate de chaux	00,08
Oxyde de fer	00,02
Silice, alumine	traces
Chlorure de magnésium	traces
Eau	09,78
	100,00

(LEFORT, 1859.)

Les eaux d'Ems, qui se rapprochent beaucoup, quant à la composition, des eaux minérales de l'Auvergne, donnent aussi lieu à des dépôts ou incrustations qui ont la plus grande analogie avec les premières.

Stalactites et *stalagmites*. Ces deux variétés des dépôts ont la plus grande ressemblance avec les incrustations ; comme ces dernières, elles sont constituées surtout par un carbonate de chaux d'une très grande dureté et cristallisé.

Les stalactites ne diffèrent des stalagmites que par la manière dont elles se sont formées. Les premières sont le résultat de l'évaporation de l'eau qui coule goutte à goutte à travers les pentes des rochers et dans des grottes situées à la base des montagnes. Elles se forment d'autant plus rapidement, que les eaux sont plus imprégnées de bicarbonate de chaux ; elles sont allongées, coniques, creuses ou pleines intérieurement, lisses ou hérissées de cristaux de carbonate de chaux fibreux, et imitent des girandoles qui ont parfois une longueur de plusieurs décimètres.

Les stalagmites se produisent toujours par les mêmes causes, mais seulement sur le sol. En cela elles se confondent tout à fait avec les incrustations ; elles sont mamelonnées, à structure stratiforme et ondulée, d'une dureté telle qu'on peut les tailler et même les polir. Il arrive souvent que les stalactites et les stalagmites finissent par se joindre et par former de véritables colonnes qui décorent les grottes.

Sédiments. Les sédiments sont les matières pulvérulentes que les sources apportent avec elles des entrailles de la terre. Dans ce cas, les eaux sont à peu près troubles comme à Neyrac (Ardèche). Ils résultent toujours soit de la désagrégation des roches, soit des terrains dits sédimentaires, siliceux, argileux ou calcaires lessivés par les eaux. Un exemple remarquable nous est fourni par l'eau minérale de *San Vignone* (Toscane), qui s'échappe dans l'origine d'une roche schisteuse mêlée de serpentine et appartenant à l'ancienne formation des Apennins. On a calculé que chaque année il se déposait une couche de sédiment calcaire ayant plus de 160 millimètres d'épaisseur ; l'eau de Saint-Allyre ne forme guère que $0^{m},028$ à $0^{m},143$ de travertin.

Dépôts boueux ou *limoneux*. Sans parler des dépôts boueux, argileux ou ferrugineux employés en médecine (voy. BOUES MINÉRALES), presque toutes les eaux minérales précipitent, dans leurs bassins de réception ou sur le sol, des matières qui proviennent de la décomposition partielle des principes minéraux.

La grande classe des eaux minérales ferrugineuses bicarbonatées imprime son cachet partout où elle se rencontre. Dans l'intérieur et sur les margelles des puits, et sur le sol, elles abandonnent un dépôt rouge, constitué surtout par de l'oxyde de fer hydraté, de la matière organique, du carbonate et du sulfate de chaux, de la silice, de l'alumine et du sable. Le dépôt de la source de l'*enclos des Célestins*, à Vichy, considéré ici comme type, a donné à M. Bouquet le résultat suivant :

	Gram.
Carbonate de chaux	10,85
— de magnésie	6,03
— de manganèse	traces
Acide arsénique	6,96
— phosphorique	traces
Sesquioxyde de fer	47,40
Quartz et mica	2,06
Silice gélatineuse	1,04
Eau et matière organique	25,72
	100,06

Toutes les fois que les eaux minérales renferment des principes qui, par leur décomposition secondaire, donnent naissance à des sels peu solubles, on est sûr de retrouver ces principes dans les dépôts : nous ajouterons même que c'est en opérant avec ceux-ci que souvent les chimistes ont pu conclure à l'existence de quelques substances particulières dans les eaux. Nous citerons à cet égard le dépôt de la source ferrugineuse de Luxeuil, qui a permis de reconnaître la baryte des eaux de cette station.

Nous avons vu précédemment que, d'après M. Bouquet, 100 grammes de dépôt ferrugineux de l'eau de l'*enclos des Célestins*, à Vichy, contenait $6^{gr},96$ d'acide arsénique. Ce composé est en effet l'une des parties constituantes et constantes des dépôts de toutes les eaux ferrugineuses, et même des autres classes. Aussi est-ce à tort, selon nous, que l'on cherche à les introduire dans la thérapeutique sous le nom de *dragées* ou de *pastilles ferrugineuses* (voy. PASTILLES MINÉRALES).

Les dépôts ferrugineux contiennent encore très souvent de l'acide apocrénique, produit par les eaux minérales à l'état d'acide crénique, ou encore par la décomposition spontanée des matières organiques entraînées par les sources. C'est ce qui les a fait désigner par quelques médecins sous le nom d'*apocrénate de fer*.

Si les eaux minérales sont absolument privées d'acide sulfurique ou de sulfure, les dépôts boueux ont une teinte rouge dont l'intensité est en rapport avec la proportion de l'élément ferreux. Dans le cas contraire, ils ont une teinte brune ou noire, et ils contiennent du sulfure de fer et même du soufre.

DÉRIBIER. Voy. YDES.

DÉRIVATION. Voy. RÉVULSION.

DERMATOSES. V. PEAU (MALADIES DE LA).

DESAIGNES (France, Ardèche, arrond. de Tournon). A 34 kilomètres de cette ville.

Bicarbonatée sodique, froide.

Eau : un litre.

	Lit.
Acide carbonique libre	1,25
	Gram.
Bicarbonate de soude	4,130
— de potasse	0,510
— de chaux } — de magnésie }	0,146
Bisilicate de soude } — de potasse } — d'alumine }	0,250
Sulfates alcalins	indices
Chlorure de sodium } — de potassium }	0,145
Phosphate, lithine, peu } Acide silicique, peu } Oxyde de fer, traces ; principe arsenical } Matière organique et perte }	0,065
	5,246

(O. HENRY.)

L'eau de la source de Desaignes se rapproche assez de celle de Vals, située dans le même département; elle paraît avoir été connue du temps des Romains. Nous ignorons ses applications.

DIABÈTE. On a eu l'occasion de traiter des diabétiques près d'un assez grand nombre de stations thermales. M. Niepce a communiqué à la *Société d'hydrologie médicale de Paris* (t. I) deux observations desquelles il semble résulter que l'usage des eaux d'*Allevard* aurait pu n'être pas sans influence sur la disparition du sucre. Si M. Kuhn a rangé le diabète parmi les contre-indications des eaux de Niederbronn, l'un de nous n'a eu qu'à se louer, dans un cas de ce genre, de l'usage des eaux de *Balaruc*, et M. Regnault de celles de *Bourbon-l'Archambault*. Enfin, dans un certain nombre de monographies ou de notices récentes sur des stations de nature variée, on trouve le diabète mentionné parmi les cas où le traitement thermal aurait été employé avec avantage.

Cependant nous devons reconnaître que ce n'est qu'auprès des stations de *Vichy*, de *Karlsbad* et des *bains de mer*, que le traitement qui nous occupe a été l'objet d'observations nombreuses et suivies; et dans l'état de la question, nous ne pouvons étendre cette étude au delà de ce petit nombre de localités. Il n'est, en effet, permis d'attacher aucune importance à des observations isolées en semblable matière. Ce que nous savons de la marche de cette maladie, et ce que nous en ignorons surtout, font un devoir de n'admettre qu'avec une grande réserve les conclusions hâtives que l'on serait tenter de tirer d'un nombre de faits insuffisants.

Nous nous dispenserons d'entrer dans aucun détail touchant la marche du diabète et les explications diverses que l'on a données de sa formation. Les recherches multipliées dont ce sujet a été l'occasion depuis ces dernières années, bien connues d'ailleurs, offrent plutôt un intérêt physiologique que pathologique; et celles des théories proposées qui semblent le plus en rapport avec les résultats thérapeutiques que nous allons exposer sont précisément les plus oubliées aujourd'hui.

Nous dirons plus loin combien les renseignements fournis au sujet de l'action du traitement marin dans le diabète sont incomplets. Ceux relatifs au traitement de *Karlsbad*, qui sont parvenus à notre connaissance, laissent regretter le défaut de précision qui caractérise la plupart des documents thérapeutiques empruntés à nos confrères d'outre-Rhin. Nous nous trouvons donc obligés de nous en tenir à peu près à l'exposé du traitement par les eaux de *Vichy*, d'après les observations publiées par M. Petit et par l'un de nous.

Il y a deux choses à considérer chez les diabétiques mis en traitement : le fait de la présence du sucre dans l'urine, et celui de symptômes divers. Il n'existe pas toujours un rapport exact entre ces deux ordres de faits.

Il est un grand nombre de diabétiques chez qui la présence du sucre dans l'urine s'accompagne de tout le cortége de symptômes que l'on connaît, et sur lesquels nous n'avons pas besoin d'insister. Il en est d'autres, et l'occasion de les reconnaître se multiplie à mesure que l'attention des médecins se fixe davantage sur les plus légers indices de la maladie, chez lesquels l'urine renferme une quantité notable de sucre, bien que leur santé ne paraisse pas en avoir subi d'atteinte déterminée, et quelquefois même sans que les signes essentiels de la glycosurie, l'accroissement de la soif et de la proportion des urines, paraissent en rapport avec ce phénomène. On peut à peine dire que ces individus soient malades. Il y a donc là un problème nouveau apporté dans la question de la glycosurie. Ces cas, si légers en apparence, offrent un singulier contraste avec le tableau tracé jusqu'ici d'une des maladies les plus graves et les plus infailliblement mortelles que l'on connaisse.

Lorsqu'un diabète est reconnu, le premier soin est de soumettre le malade au régime diététique dont l'expérience a proclamé la nécessité. A peu près constamment, ce simple changement de régime suffit pour amener une réduction immédiate et notable dans la proportion du sucre et dans les symptômes existants. Cependant on ajoute habituellement à ce régime diététique un ensemble de moyens médicamenteux et hygiéniques dont le caractère général est de tonifier les tissus et de stimuler les grandes fonctions de l'économie, et aussi d'activer l'oxygénation du sang. On a reconnu également que l'eau de Vichy (transportée) prenait une part utile à l'ensemble de ce traitement, et dans quelques circonstances son usage a paru exercer une influence très immédiate sur les symptômes observés, et en particulier sur la proportion du sucre.

Cela étant, il était facile de prévoir que le traitement thermal de *Vichy*, réunissant à l'action médicamenteuse de cette eau minérale l'ensemble des conditions hygiéniques et des moyens hydrothérapiques que comporte un semblable traitement bien dirigé, devait procurer des résultats avantageux dans le diabète. Il en est effectivement ainsi; et, depuis quelques années, un très grand nombre de diabétiques, à des degrés divers, sont dirigés vers cette station thermale.

Lorsque le diabète s'est développé, ou plutôt a été reconnu dans une saison propice, il arrive souvent que la médication thermale se trouve intervenir dès le début du traitement lui-même, et concurremment avec les autres moyens indiqués, lesquels se trouvent habituellement réduits alors au régime diététique approprié.

Dans les cas de ce genre, les effets du traitement thermal se confondent avec ceux du régime nouveau; mais il arrive beaucoup plus ordinairement que les malades envoyés à Vichy se trouvaient, depuis un temps plus ou moins long, en voie de traitement, et avaient déjà vu la maladie, ou du moins ses symptômes apparents, subir un degré notable d'amélioration.

On sait cependant que la portée du traitement le mieux combiné ne dépasse pas, dans un grand nombre de cas au moins, certaines limites. Les symptômes locaux ou généraux n'éprouvent qu'un retour incomplet.

Le moindre accident dans le régime diététique ou dans les autres circonstances hygiéniques ramène une rechute. Les forces musculaires, la virilité, la vue enfin, s'amoindrissent peu à peu ou demeurent dans un état permanent d'affaiblissement; et si l'on voit aujourd'hui, beaucoup moins qu'autrefois, les malades succomber directement aux progrès graduels de la maladie, l'altération profonde subie par l'organisme les livre sans résistance à toutes les causes morbides auxquelles les diabétiques, comme les autres, se trouvent fortuitement exposés.

C'est dans de telles circonstances que l'intervention du traitement thermal permet d'en apprécier la véritable portée et d'en étudier les effets immédiats.

Le résultat le plus constant du traitement thermal de Vichy est de réduire rapidement la proportion de sucre décelée dans l'urine par les procédés ordinaires d'investigation, quelquefois même d'en amener la disparition complète. Le temps nécessaire pour obtenir ce résultat varie beaucoup. Dans la plupart des cas, la diminution du sucre est très graduelle, et se fait remarquer à chaque examen; d'autres fois elle s'arrête à un degré déterminé. La disparition complète du sucre ne s'obtient que dans le plus petit nombre des cas, et en général alors qu'il n'existait déjà qu'en faible proportion.

L'action du traitement thermal sur les différents symptômes de la maladie est beaucoup plus tranchée encore. Alors même que le sucre a persisté en proportion notable, la soif diminue avec une grande rapidité, le sommeil reparaît, la quantité des urines se réduit, et les forces se rétablissent en quelques jours dans une proportion souvent considérable. L'appareil digestif est particulièrement modifié : l'appétit se régularise, les digestions se font plus facilement, la constipation diminue.

Ces résultats sont généralement très marqués et très satisfaisants. Mais quelle est leur portée définitive? Nous avons bien rencontré quelques cas de glycosurie passagère, c'est-à-dire où la présence du sucre dans l'urine et de quelques symptômes diabétiques a paru céder à la combinaison du traitement thermal et du régime approprié, et ne s'est pas reproduite pendant plusieurs années. Tout en admettant que le traitement thermal ait dû prendre à cela une part effective, nous sommes portés à croire que de semblables observations pourront se multiplier, même en dehors d'une pareille intervention. Mais nous devons déclarer que nous ne connaissons pas un seul fait de diabète bien caractérisé, ayant duré un certain temps, et ayant guéri radicalement sous l'influence des eaux de Vichy.

Ce que nous avons rencontré seulement un grand nombre de fois, ce sont des diabétiques qui, s'étant maintenus dans un état tolérable, grâce à la régularité du régime et à la bonne entente des soins hygiéniques et thérapeutiques, ne retrouvaient que dans la répétition annuelle du traitement thermal de Vichy un certain degré de force, d'appétit, d'activité musculaire, cérébrale et génésique, que le reste de leur traitement était impuissant à leur procurer.

En résumé, les eaux de Vichy n'offrent au diabète qu'un traitement palliatif, mais qui s'adresse très directement aux caractères les plus essentiels de la maladie, et qui vient seconder à un très haut degré les ressources imparfaites que l'hygiène et la thérapeutique peuvent lui fournir. Cette action des eaux de Vichy, si incomplète qu'elle soit, est cependant assez formelle pour que l'on place leur usage parmi les indications les plus constantes du traitement du diabète.

Les eaux de *Vichy* s'emploient en bains, souvent en douches, chez les diabétiques. Toutes les sources peuvent se trouver indiquées, suivant les cas, mais les sources ferrugineuses de préférence.

Quant aux contre-indications, elles sont en petit nombre. Si la maladie est arrivée à un degré très avancé, si l'atteinte subie par le système nerveux est très profonde, il faut craindre l'intervention d'une médication trop active; et s'il est difficile de fixer les limites au delà desquelles le traitement thermal se trouvera contre-indiqué, au moins ne faudra-t-il alors l'employer qu'avec beaucoup de précautions. Les réserves que nous faisons en ce moment sont, du reste, applicables à toutes les maladies chroniques (voy. CONTRE-INDICATIONS). Dans les cas de ce genre, il semble que certaines eaux minérales, comme *la Malou*, *Gastein*, *Néris* même, dont l'action reconstituante, due moins à leur minéralisation qu'à des conditions mal définies encore, paraît se rapprocher de celle de l'hydrothérapie, mais ne nécessite pas de la part de l'organisme des effets de réaction dangereux, il semble alors que des eaux minérales de ce genre pourraient intervenir utilement. Cependant l'expérience n'a pas encore prononcé sur ce sujet.

L'existence de tubercules pulmonaires ou d'accidents cérébraux chez les diabétiques nous paraît établir une contre-indication formelle à tout traitement thermal.

Ce que nous savons des eaux de *Karlsbad* paraît se rapprocher beaucoup, au point de vue des indications, des contre-indications et du pronostic, de ce que nous venons d'exposer au sujet de Vichy. Nous ne saurions admettre cependant que les eaux de *Vichy* et celles de *Karlsbad* représentent un traitement identique dans le diabète ; mais nous ne pouvons suppléer à ce que ne nous apprennent pas les monographies allemandes.

On trouvera, à l'article KARLSBAD, les seules notions que nous possédons sur ce sujet.

Les *bains de mer* ont été fort employés dans le diabète ; mais leur action sur les phénomènes essentiels de la maladie paraît être beaucoup moins directe que celle des eaux de *Vichy*. « Les bains de mer, dit M. Gaudet, ne doivent être considérés, chez les diabétiques, que comme un auxiliaire excellent à la reconstitution de l'état général, quand on est en mesure de l'obtenir. » Pour nous, les *bains de mer* sont indiqués chez les individus chez qui la faiblesse n'est pas en rapport avec la proportion de sucre trouvée dans l'urine, et dont la constitution antérieure laissait à désirer ; mais ils ne fournissent qu'un adjuvant très imparfait au traitement de la glycosurie elle-même.

DIARRHÉE. La diarrhée ne rentre guère dans le ressort thérapeutique des eaux minérales. Il n'est cependant pas une notice relative à une eau ferrugineuse quelconque qui ne mentionne la diarrhée atonique ou séreuse parmi les cas qui en réclament l'application. Mais on n'a jamais publié, à notre connaissance au moins, aucune série d'observations propres à nous édifier à ce sujet [voy. CRANSAC]. Nous pensons donc qu'il convient d'attendre avant de répéter, comme le font la plupart des ouvrages sur les eaux minérales, des assertions complétement dénuées de preuves.

Le docteur Gans, médecin à *Karlsbad*, a adressé à l'un de nous une communication de laquelle il résulterait que « les eaux de Karlsbad agissent d'une manière toute spéciale, presque spécifique, dans les diarrhées où les fonctions paraissent se faire assez régulièrement, mais où la seconde digestion est accompagnée d'évacuations bilieuses ; cette diarrhée est facilement ramenée par de légères causes d'excitation : il y a de la sensibilité dans l'abdomen. Sous l'influence des bains et de l'eau du *Sprudel* à petites doses, on verrait graduellement ces accidents disparaître avec une grande rapidité. » (*Traité thérapeutique des eaux minérales*, 1857.)

On a vu les eaux de *Vichy* réussir dans des diarrhées bilieuses, mais non permanentes, et paraissant plutôt liées à une lésion de l'appareil hépatique qu'à une maladie de l'intestin [voy. FOIE (MALADIES DU)]. Nous renverrons également à l'article ENTÉRITE pour ce qui concerne certaines autres diarrhées.

DIATHÈSE. Il faut distinguer la diathèse elle-même de ses manifestations, lesquelles peuvent ne se produire que par intervalles, ou peuvent attendre, pour apparaître, l'intervention d'une cause occasionnelle.

Les diathèses constituent une manière d'être générale de l'organisme, acquise ou héréditaire, bien que leurs manifestations puissent être très localisées. Chaque diathèse est caractérisée par une série de phénomènes morbides, revêtant une forme déterminée, et affectant quelque siége d'élection. Les indications thérapeutiques qui se rattachent aux diathèses ont donc à s'adresser soit à l'état diathésique, soit à ses manifestations spéciales; mais les agents médicamenteux dont nous pouvons disposer n'ont guère de prise que sur ces dernières. Quant aux états diathésiques eux-mêmes, ce n'est, à peu de chose près, que par les ressources de l'hygiène que nous parvenons à les modifier; ainsi le régime, les habitudes, le changement de milieu, de climat. Les eaux minérales, par leur caractère de médication générale, altérante, quelquefois perturbatrice, sont plus propres qu'aucun autre agent de la thérapeutique à concourir à un pareil résultat.

Ceci ne veut pas dire que les eaux minérales revêtent facilement un caractère curatif à l'endroit des diathèses. Celles-ci sont rarement susceptibles d'une véritable guérison. La diathèse syphilitique cependant doit à son caractère accidentel de pouvoir entièrement disparaître. La scrofule s'éteint souvent d'elle-même après une certaine période de la vie. Les diathèses rhumatismale, dartreuse et même tuberculeuse, peuvent peut-être s'éteindre complétement lorsqu'elles s'étaient développées sous l'influence de conditions éventuelles et non préexistantes; mais ces cas sont rares, et dans les circonstances les plus favorables l'organisme en garde habituellement une empreinte ineffaçable. La diathèse goutteuse est plus résistante encore à toute action thérapeutique; et quant à la diathèse cancéreuse, elle ne rentre pas elle-même dans le cercle d'application des eaux minérales.

Un des caractères les plus précieux de la médication thermale, c'est précisément de s'appliquer utilement à ces états généraux de l'organisme desquels dépendent les maladies les plus graves et les plus persistantes. Si elles ne réussissent pas communément à les détruire, du moins elles les atténuent dans leur essence, elles en affaiblissent les manifestations, et, lorsqu'elles ne peuvent mieux faire, elles retardent l'instant où l'organisme épuisé cesse de résister aux efforts destructeurs qui le minent.

Chacune des diathèses que nous venons d'énumérer trouve dans des classes déterminées d'eaux minérales, ou dans des conditions déterminées du traitement thermal, la médication spéciale qui lui convient. Ainsi nous pouvons rapprocher les eaux sulfurées de la diathèse dartreuse, les bicarbonatées sodiques de la diathèse goutteuse, les chlorurées sodiques de la diathèse scrofuleuse, les sulfurées et les chlorurées sodiques de la diathèse tuberculeuse; enfin, les eaux à température élevée de la diathèse rhumatismale.

Nous n'entrerons pas ici dans de plus grands développements; nous renvoyons aux articles qui concernent chacun de ces groupes morbides et ces différentes séries d'eaux minérales. Nous renverrons aussi à l'article

CONSTITUTION, les considérations qui sont relatives au traitement des diathèses s'appliquant également à celui des constitutions morbides.

DIEDENOW (Prusse, Poméranie).

Bains de mer, à une des embouchures de l'Oder dans la Baltique.

DIEMERINGEN (France, Bas-Rhin).

Chlorurée sodique. Tempér., 12°.

Il existe à Diemeringen deux sources qui jaillissent, à la base du muschelkalk, des couches de sel gemme. Pas d'analyse complète : on sait seulement que l'une d'elles contient environ 3 pour 100 de sels fixes, dont le principal est le chlorure de sodium.

DIEPPE (France, Seine-Inférieure).

Bains de mer.

L'établissement appartient à la ville. Un établissement hydrothérapique a été récemment installé.

DIEU-LE-FIT ou **PONT-DE-BARRET** (France, Drôme, arrond. de Montélimart). A 24 kilomètres de cette ville.

Bicarbonatée calcique. Froide.

Eau : un litre.

	Lit.
Acide carbonique libre	0,354
Air atmosphérique	traces
	Gram.
Bicarbonate de chaux	1,4940
— de magnésie	0,1470
— de soude	0,0450
Sel de potasse	0,0200
Oxyde de fer, carbonaté sans doute et crénaté	0,0098
Sulfate de soude — de chaux	0,0600
Chlorure de sodium — de magnésium	0,0900
Silice Alumine	0,0400
Matière organique azotée	inapp.
	1,9058

(O. HENRY.)

Cette source, assez peu utilisée, traverse des schistes remplis de sulfates de fer et de magnésie en efflorescence.

DIEZGO (Espagne, prov. de Ciudad-Real).

Bicarbonatée sodique. Tempér., 15° cent.

DIGNE (France, Basses-Alpes). A 2 kilomètres de Digne.

Sulfurée calcique? Tempér., 33° à 42° cent.

Six sources qui jaillissent à la base d'un rocher appartenant au lias.

Une analyse déjà ancienne assigne à l'eau minérale de cette station la composition suivante :

Eau : un litre.

	Cent. cub.
Acide sulfhydrique	20
— carbonique	quant. indét.
	Gram.
Carbonate de chaux	0,170
— de magnésie	0,090
Sulfate de magnésie	0,250
— de soude	0,925
— de chaux	0,320
Chlorure de sodium	1,785
— de magnésium	0,990
	4,530

(Laurent, 1812.)

L'eau de cette station a été l'objet, dans ces derniers temps, de quelques recherches entreprises à Paris par M. O. Henry ; mais les résultats qu'il a obtenus ne lui ont pas paru assez concluants pour qu'il pût les faire connaître. Ainsi ce chimiste n'aurait pas retrouvé de traces du caractère sulfureux attribué à ces eaux ; aussi est-il d'avis que l'analyse soit faite de nouveau et sur place.

Digne possède un établissement thermal en mauvais état qui renferme trois piscines, sept baignoires et une douche. Il est fréquenté principalement par les malades du département.

DINAN (France, Côtes-du-Nord).

MM. Patissier, Boutron, et l'*Annuaire des eaux minérales de la France*, signalent, à un kilomètre de la ville de Dinan, une source minérale appelée *la Coninaie*, sur la composition de laquelle on a peu de renseignements. D'après M. Bigeon, elle contiendrait des carbonates de chaux et de fer, du sulfate de chaux, des chlorures de sodium, de calcium et de magnésium, et de l'acide silicique. On ignore encore sa température.

DINKHOLD (Allemagne, duché de Nassau). Près de Branbach, dans une jolie situation.

Bicarbonatée calcique. Tempér. ?

	Eau : 16 onces.		*Eau : un litre.*
	Grains.		Gram.
Sulfate de soude	1,800	=	0,189
Chlorure de sodium	1,320	=	0,138
Carbonate de soude	2,240	=	0,236
Sulfate de chaux	0,770	=	0,080
Carbonate de chaux	4,170	=	0,441
Sulfate de magnésie	0,930	=	0,096
Matière extractive	0,820	=	0,085
Silice	0,100	=	0,010
	12,250		1,275
	Pouc. cub.		Cent. cub.
Gaz acide carbonique libre	31,120	=	1120,3

(Klipstein.)

Ces eaux sont recommandées par le docteur Thilenius dans la pléthore abdominale, les affections hémorrhoïdaires et les troubles dépendants de la dysménorrhée.

DINSDALE (Angleterre, comté d'York). Sur le bord de la Tees, à peu de distance de Croft, dans une situation agréable.

Sulfatée calcique. Tempér., 11° cent.

D'après M. Walker, une pinte d'eau (473 gram.) contient 26grains,93 (1gr,640) de matières fixes, et 25 pouces cubes (450 cent. cubes) d'hydrogène sulfuré, avec une petite proportion de gaz acide carbonique. Le sulfate de chaux prédomine dans sa composition.

On emploie ces eaux en bains. Elles sont renommées dans le nord de l'Angleterre pour le traitement des dyspepsies et des affections intestinales.

DIPSO. Voy. ÆDEPSE.

DISTRIBUTION. Le mot *distribution*, en matière d'eau minérale, s'entend non-seulement des locaux balnéaires disposés selon les convenances médicales, mais aussi, et surtout, du mouvement des eaux depuis les sources ou depuis les réservoirs jusqu'aux lieux d'emploi.

Pour le premier cas, voyez les mots APPROPRIATION, ARCHITECTURE THERMALE.

Le mouvement des eaux de la source ou du réservoir sur les lieux d'emploi se pratique en tuyau plein. Les conduites, ayant à résister aux chocs de bélier résultant de l'occlusion fréquente des robinets, doivent être résistantes, en même temps que leur matière ne doit exercer ni subir aucune action modificatrice de la nature des eaux à distribuer. En traitant le mot CONDUITE DES EAUX MINÉRALES, nous avons indiqué la matière des conduites à adopter suivant la nature des eaux. Nous indiquerons plus particulièrement ici les dispositions générales les plus convenables à la distribution pour chaque mode d'emploi.

La distribution aux *buvettes* a été indiquée au mot BUVETTE.

A l'égard de la distribution aux *bains*, les conduites à diamètre progressivement décroissant de l'amont à l'aval doivent être calculées de telle sorte que, l'eau s'élevant à un quart ou un cinquième de la hauteur totale du réservoir alimentaire, et déduction faite de toutes pertes de charge, les baignoires d'une même travée puissent se remplir en trois ou quatre minutes. L'admission de l'eau dans la baignoire se fera sur l'une des parois, à une faible hauteur du fond, au moyen de robinets captifs. Par ces dispositions, on facilite le renouvellement de l'eau, le maintien de la température normale; on réduit le contact et le brassage avec l'air extérieur; enfin, on épargne au malade les effets souvent funestes de l'abus du volume et surtout de la température. Elles sont d'un emploi rigoureusement recommandé, pour les eaux qui, telles que les sulfureuses, s'altèrent au contact de l'air. Elles présentent d'ailleurs l'avantage de rendre facile l'administration dans le bain de douches locales mobiles, de douches d'injection et d'irrigation.

La distribution aux *piscines* se pratique par des conduites spéciales, disposées de manière à fonctionner pour renouvellement de l'eau et pour écoulement constant. L'admission par le bas, avec trop-plein supérieur, est de rigueur. Il est convenable que la prise du trop-plein supérieur soit voisine du fond : on évite ainsi les différences de température entre les zones inférieures et supérieures de la piscine.

Pour les *douches*, la distribution exige des dispositions toutes spéciales. On doit pouvoir y varier facultativement la température, ou la maintenir invariable. Ces résultats ne peuvent s'obtenir que par des conduites largement alimentées, sans de grandes oscillations dans le niveau des réservoirs, ou bien par des conduites spéciales pour chaque douche, ou enfin par des bâches de mélange reliées directement aux douches.

La bâche de mélange, alimentée par les réservoirs, emprunte à la chute totale et la réduit ; on ne peut y recourir que quand on dispose d'une chute plus que suffisante à la pression normale. Elle est d'un bon emploi ; elle se prête au maintien comme à la variation facultative de la température. On en rencontre de bonnes applications à Uriage, à Vichy, à Néris, à Saint-Honoré, etc.

L'alimentation des douches par prises directes aux réservoirs se pratique soit pour les douches fortes, soit quand la chute est limitée, soit enfin quand l'eau alimentaire se trouve à une température normale. Dans ces cas, il est de règle d'isoler l'alimentation de chaque douche, en recourant à des conduites spéciales à chacune d'elles; car la solidarité amène des variations anormales. Si l'on ne peut recourir aux conduites spéciales, on doit alors relier les réservoirs aux prises de chaque douche par des conduites à large diamètre, faisant en quelque sorte prolongement des réservoirs et pouvant débiter, toutes pertes de charge déduites, trois à quatre fois le volume maximum qu'exigerait l'alimentation simultanée de toutes les douches. On trouve des applications de ces principes aux douches des *Thermes* de la ville de Bagnères, à Aix-les-Bains (*Nouveaux-Princes*), à Amélie-les-Bains (thermes militaires), etc.

DIVES. Voy. BRUCOURT.

DIZENBACH (Wurtemberg, cercle du Danube).

Carbonatée calcique. Tempér. ?

Analyse non publiée. — Station bien aménagée et fréquentée.

DOBBELBAD (États autrichiens, Styrie). Village du district de Gratz, près de cette ville.

Ferrugineuse bicarbonatée. Tempér., 28 à 35° cent.

Deux sources principales.

	Eau : 16 onces.		Eau : un litre.
	Grains.		Gram.
Carbonate de chaux...........	2,400	=	0,252
Sulfate de soude.............	0,933	=	0,096
Carbonate de soude...........	0,400	=	0,040
Carbonate de fer.............	0,266	=	0,026
	3,999	=	0,414
Gaz acide carbonique..........	quant. indéterm.		

(West.)

Ces eaux, bien aménagées et déjà connues au XIIIe siècle, s'emploient à l'intérieur, en bains et sous forme de vapeurs. On les prescrit particulièrement dans les états névropathiques et les affections cutanées. (Osann.)

DOBERAN (Allemagne, grand-duché de Mecklembourg-Schwerin). Bourg à 11 kilomètres de Rostock et 4 kilomètres de la Baltique, dans une vallée agréable. — Station très fréquentée de *bains de mer*, avec établissement disposé sur une langue de terre nommée Heiligendamm, et où l'on trouve toutes les conditions désirables du traitement marin, belle plage, bains de mer chauds, appareils de douches. Un hospice est réservé aux indigents. — Plusieurs sources minérales froides :

1° *Chlorurée sodique* (sulfureuse). Tempér., 7° cent.

2° *Chlorurée sodique* et *magnésienne*. Tempér., 6° cent.

3° *Ferrugineuse bicarbonatée*. Tempér., 7° cent.

A. Source dite *sulfureuse* (*Schwefelquelle*).

	Eau : 16 onces.		Eau : un litre.
	Grains.		Gram.
Chlorure de sodium..........	42,496	=	4,510
— de magnésium	13,384	=	1,418
— de calcium.........	1,066	=	0,111
— de potassium.......	0,121	=	0,012
Sulfate de soude............	1,777	=	0,186
— de magnésie..........	6,137	=	0,650
— de chaux.............	5,670	=	0,601
Carbonate de magnésie.......	1,572	=	0,166
— de chaux..........	2,921	=	0,308
— de fer............	0,202	=	0,020
Soufre......................	0,140	=	0,014
Matière extractive	0,258	=	0,274
Silice......................	0,400	=	0,040
	76,144	=	8,310
	Pouc. cub.		Cent. cub.
Gaz hydrogène sulfuré........	5,301	=	190,8
Gaz acide carbonique.........	5,810	=	209,1
Gaz hydrogène carboné........	0,829	=	29,8
	11,940	=	429,7

(Hermbstadt.)

B. Source dite *Amère* (*Bittersalzquelle*).

	Eau : 16 onces.		Eau : un litre.
	Grains.		Gram.
Chlorure de sodium........	109,502	=	11,629
— de potassium.......	0,100	=	0,010
— de magnésium.....	16,208	=	1,719
— de calcium........	5,075	=	0,536
Sulfate de chaux............	10,600	=	1,125
— de magnésie.........	9,213	=	0,977
Carbonate de chaux.........	1,470	=	0,153
— de magnésie......	2,736	=	0,289
Sulfate de soude............	3,782	=	0,399
Carbonate de fer............	0,350	=	0,035
Silice..................	0,200	=	0,020
Matière extractive...........	0,880	=	0,091
	160,116	=	16,983
	Pouc. cub.		Cent. cub.
Gaz acide carbonique........	3,572	=	128,5
Gaz hydrogène carboné......	0,832	=	29,9
	4,404	=	158,4

(HERMBSTADT.)

C. Sources *ferrugineuse*, au nombre de trois.

	Eau : 16 onces.		Eau : un litre.
	Grains.		Gram.
Chlorure de sodium...........	0,784	=	0,081
Sulfate de soude..............	0,551	=	0,058
Chlorure de magnésium........	0,075	=	0,007
Sulfate de magnésie...........	0,050	=	0,005
Carbonate de chaux..........	2,000	=	0,212
— de magnésie........	1,011	=	0,107
— de fer..............	0,813	=	0,084
Matière extractive...........	0,125	=	0,012
Silice.....................	0,650	=	0,068
	6,059	=	0,634
	Pouc. cub.		Cent. cub.
Gaz acide carbonique..........	4,516	=	162,5
Gaz hydrogène carboné........	0,594	=	21,3
	5,110	=	183,8

(HERMBSTADT.)

L'emploi de ces diverses eaux est combiné avec les bains de mer et complète les ressources de cet établissement.

DOCCIO (Toscane). A 20 kilomètres de Sienne.

L'analyse n'a pas été publiée. D'après Santi, cette source dégage à la fois du gaz acide carbonique et de l'hydrogène sulfuré, et elle incruste de soufre toutes les matières environnantes. La température est de 43° cent. Elle est usitée en bains par les habitants du pays.

DOFANA (Toscane, dans le Val-d'Arbia).

Chlorurée sodique. Tempér., 32° cent.

	Eau : 16 onces.		*Eau : un litre*
	Pouc. cub.		Cent. cub.
Acide carbonique	4,573		248
	Grains.		Gram.
Sulfate de soude	21,830	=	4,328
— de chaux	4,268	=	0,562
Chlorure de sodium	42,640	=	8,324
— de calcium	5,331	=	0,623
Carbonate de soude	0,533	=	0,061
— de chaux	7,196	=	0,868
— de protoxyde de fer	1,066	=	0,141
	82,864	=	14,907

(GIULY.)

DOMATS (France, Yonne, arrond. de Sens). A 19 kilomètres de cette ville.

On y cite une petite fontaine dont les eaux ont la réputation de guérir les ophthalmies. Composition inconnue.

DOMBHAT. Voy. RODNA.

DOMBURG (Hollande, prov. de Zeelande). Près de Middelburg, sur la côte de l'île de Walcheren.

Bains de mer.

DOMÈNE (France, Isère, arrond. de Grenoble). A 11 kilomètres de cette ville.

Sulfurée? et *chlorurée sodique*. Tempér., 46° cent.

	Eau : un litre.
	Lit.
Acide carbonique	0,0271
— sulfhydrique	0,0117
	Gram.
Carbonate de chaux	0,133
— de magnésie	0,007
Sulfate de soude	0,039
— de chaux	0,007
— de magnésie	1,145
Chlorure de sodium	3,419
— de calcium	0,008
— de magnésium	0,002
Bromure alcalin	traces
Matières organiques	traces
	4,760

(NIEPCE.)

Cette source, découverte depuis 1850 seulement, jaillit dans un sol marécageux et avec un faible débit.

Il est à supposer que l'eau appartient aux eaux chlorurées et qu'elle emprunte son acide sulfhydrique aux matières près desquelles elle est placée. Ce qui nous confirme dans cette opinion, c'est qu'à l'époque où M. Niepce s'est livré à l'analyse, la source n'était pas captée. Sa température élevée la rend digne d'intérêt.

DOMERAY (France, Maine-et-Loire, arrond. de Baugé).

Ferrugineuse bicarbonatée. Tempér., 11°.

	Eau : un litre.
Acide carbonique	indét.
Azote	indét.
Bicarbonate de chaux	0,133
— de magnésie	0,150
— de fer	0,017
Sulfate de chaux	0,033
— de magnésie	0,017
— de manganèse	0,025
— de fer	0,013
— d'alumine	0,045
Chlorure de calcium	0,017
Silice	0,067
Matière organique azotée	0,017
	0,534

(Ménière et Godefroy.)

On a en outre constaté la présence de l'arsenic dans les dépôts.

DOMÈVRE-SUR-VÉZOUSE (France, Meurthe, arrond. de Lunéville). A 35 kilomètres de cette ville.

Une source, autrefois en renom, coule à peu de distance de cette localité. Elle est citée par Carrère et Bucholez comme séléniteuse et douée de propriétés laxatives et résolutives : sa composition nous est inconnue.

DORFGEISMAR (Allemagne, duché de Hesse-Darmstad), près de Cassel.

Ferrugineuse. Tempér., 12° cent.

	Eau : 16 onces.		*Eau : un litre.*
	Grains.		Gram.
Sulfate de soude	1,040	=	0,106
Chlorure de sodium	1,400	=	0,126
Sulfate de chaux	1,040	=	0,106
Carbonate de chaux	3,440	=	0,362
— de magnésie	3,600	=	0,381
Silice	3,000	=	0,318
Oxyde de fer	0,500	=	0,053
Matière extractive	0,125	=	0,012
	14,145	=	1,464
	Pouc. cub.		Cent. cub.
Gaz acide carbonique	8,00	=	288

(Mönch.)

DORNA (Vallée de) (États autrichiens, Galicie). Cette vallée est très riche en sources *ferrugineuses bicarbonatées.* Deux d'entre elles, celles de Dorna-Watra et de Dorna-Kandreny, sont particulièrement réputées. L'une et l'autre appartiennent à la classe des eaux ferrugineuses bicarbonatées calciques, et il est peu probable que la seconde renferme du chlorure de fer, ainsi que l'indique l'auteur de son analyse.

1° Source de *Dorna-Kandreny.*

	Eau : 16 onces.		*Eau : un litre.*
	Grains.		Gram.
Carbonate de soude	5,04	=	0,571
Chlorure de calcium	0,05	=	0,005
— de sodium	0,38	=	0,038
Carbonate de chaux	6,08	=	0,720
— de fer	0,04	=	0,040
Silice	1,00	=	0,106
	12,59	=	1,480
	Pouc. cub.		Cent. cub.
Gaz acide carbonique	49,8	=	1072,8

2° Source de *Dorna-Watra.*

	Grains.		Gram.
Sulfate de chaux	0,090	=	0,0054
Chlorure de magnésium	0,110	=	0,0110
— de sodium	0,330	=	0,0330
Sulfate de soude	0,150	=	0,0151
Carbonate de chaux	0,430	=	0,0430
— de magnésie	0,460	=	0,0461
Chlorure de fer	0,138	=	0,0138
Carbonate de fer	0,538	=	0,0565
Matière extractive	0,070	=	0,0054
	2,316	=	0.2293
	Pouc. cub.		Cent. cub.
Gaz acide carbonique	6,00	=	216

(Pluschk.)

Ces eaux s'emploient en bains et en boisson. C'est ordinairement par celles moins minéralisées de *Dorna-Kandreny* qu'on débute. Elles se transportent. Osann les recommande dans les maladies nerveuses, dépendant vraisemblablement de l'anémie et de la chlorose, et dans les scrofules. La goutte est mise au même rang, mais sans motif suffisant.

DORRES (France, Pyrénées-Orientales, arrond. de Prades).

Sulfurée sodique. Tempér., 40 à 41°.

Les sources de Dorres connues encore sous le nom de *Prades*, dit l'*Annuaire des eaux de la France*, se rendent dans trois fosses formant de véritables baignoires naturelles, dont profitent les gens du pays. On a néanmoins commencé il y a peu de temps à y construire un petit établissement thermal.

La composition de ces eaux est inconnue. M. Roux dit seulement qu'elles contiennent par litre 0gr,0205 à 0gr,0192 de sulfure de sodium.

Près de ces sources, est située celle *du Pré*, qui marque 35° 7 et qui renferme 0gr,0155 de sulfure de sodium par litre.

DOTIS (ou Tota) (États autrichiens, Hongrie). Bourg du Comitat de Comorn.

Sulfureuse. Thermale.

Il y a un établissement de bains. On y trouve beaucoup de vestiges romains.

DOUARNENEZ (France, Finistère, à 20 kilom. de Quimper). *Bains de mer.*

DOUCHE. Désignation générique du mode d'administration des eaux par lequel on percute ou lotionne partie ou totalité du corps. Ce mode affecte les formes les plus diverses.

La douche est *générale*, quand son application s'étend au corps entier avec ou sans la tête. Elle est *partielle* ou *locale*, quand elle s'applique sur une ou sur plusieurs parties déterminées du corps.

Elle est dite *forte*, *ordinaire* ou *moyenne*, *faible*, selon l'intensité de la percussion, déterminée par la pression de l'eau. Une douche, pour être forte, exige une pression de 8 mètres *a minima.* La douche est ordinaire sous une pression de 3 à 6 mètres. Enfin, une douche de 3 mètres et au-dessous est réputée faible. Chacune de ces variétés est indiquée selon l'effet à obtenir.

On a encore divisé les douches, d'après le but recherché, en *percutantes*, *résolutives*, *révulsives*, *de lotion*, *de réaction.*

La douche percutante a pour objet principal un effet de massage général ou partiel. Elle est ordonnée sous une pression généralement forte et à une température soutenue (38 à 43 degrés). Sa durée est de 10 à 20 minutes.

La douche résolutive, indiquée pour résoudre les tumeurs, pour exciter ou modifier les sécrétions, peut être, selon le cas ou selon la nature des eaux, forte ou faible. Sa température est le plus fréquemment de 37 à 38 degrés. Sa durée est de 15 à 25 minutes.

La douche est révulsive quand l'effet à obtenir doit se traduire par une révulsion, par un appel des forces vitales sur un ou sur des points déterminés. Elle affecte la forme partielle et s'administre sous pression soutenue (5 à 8 mètres et plus) et à une température de 38 à 43 degrés. Sa durée est de 10 à 15 minutes.

La douche de lotion est le plus souvent partielle ou locale. Sa température est modérée, de 30 à 36 degrés, et sa pression faible. On l'applique notamment sur les ulcères, sur les plaies de mauvaise nature, pour en déterminer ou en activer la cicatrisation. Sa durée est de 15 à 25 et quelquefois 30 minutes.

La douche de réaction est appliquée dans les cas où l'on a à obtenir des effets devant résulter, soit de l'action rapide de températures extrêmes, chaude ou froide, soit aussi de l'action successive de ces températures. La durée en est le plus souvent limitée de 3 à 6 et 8 minutes, moindre quelquefois [voy. HYDROTHÉRAPIE].

L'action de la douche se diversifie non-seulement par la pression, par la température et par la durée, mais aussi par le mode d'action et par la forme de l'appareil distributeur. Selon que cet appareil est fixe ou mobile, la douche est elle-même *fixe* ou *mobile*.

La douche fixe se compose d'un appareil distributeur auquel on donne une direction verticale ou inclinée, soit par un mouvement de rotule ou de genouillère, soit par le fait d'un tuyau flexible et court.

La douche devient mobile par interposition d'un tuyau flexible de 1 à 2 1/2 et 3 mètres; à l'extrémité duquel se fixe l'appareil distributeur.

Une douche est *simple* quand l'appareil distributeur débite l'eau minérale telle qu'elle est fournie par la source ou par le réservoir alimentaire, sans variation de la température.

La douche devient *mixte* quand l'appareil distributeur permet d'en diversifier la température par addition d'eau tempérée ou froide.

L'appareil distributeur d'une douche simple comprend un robinet de prise, suivi d'une genouillère ou d'un organe flexible, auquel se relie la lance fixe. Cette lance doit recevoir à volonté des ajutages ou des jetons percés d'un ou de plusieurs trous, ainsi que des pommes d'arrosoir de diamètres déterminés, à fond plat ou convexe. On obtient ainsi à volonté soit un jet unique, qui varie, quant au diamètre, de 5 à 15 et quelquefois 20 millimètres, soit plusieurs jets de 1 1/2 à 3 millim., soit enfin un faisceau de jets de 1 à 1 1/2 millim., parallèles ou divergents, selon la forme des pommes d'arrosoir.

Dans la douche mobile, la lance fixée à l'extrémité libre d'un tuyau flexible doit pouvoir recevoir les mêmes organes que la lance fixe. Quelquefois la lance mobile porte un robinet dit *à main*, qui reçoit également tous les organes et permet de varier et de saccader l'intensité d'action de la douche. La lance mobile sert non-seulement à déplacer l'action de la douche, mais à la rendre fouettante.

Dans la douche mixte, la variation facultative de la température s'obtient de plusieurs manières. Si la distribution s'y opère par le mode de bâche de mélange [voir BACHE et DISTRIBUTION], on additionne plus ou moins soit d'eau chaude, soit d'eau tempérée ou froide. Si la douche est directement alimentée par les réservoirs, l'appareil distributeur s'augmente d'une prise et d'un robinet au moyen desquels on additionne l'eau chaude d'une quantité voulue d'eau froide ou tempérée. Le mélange doit s'opérer à l'aval des deux robinets de prise au moyen d'une calotte à branches courbes et convergentes vers le tuyau qui porte la genouillère et la lance. On dispose généralement les robinets de prise à trois eaux de manière à pouvoir obtenir à volonté soit une température déterminée invariable, soit une température variable, soit encore une température déterminée d'une part, plus, d'autre part, un jet de froide ou de tempérée. On a quelquefois, comme à Amélie-les-Bains, ménagé près de l'appareil distributeur un troisième robinet d'eau froide ou tempérée pouvant recevoir un tuyau flexible avec lance mobile.

Pour ces dispositions, on trouve dans la douche mixte le moyen de réaliser la douche mobile à double lance ou à deux jets : l'un chaud, l'autre froid ou tempéré, tous deux de température déterminée. On obtient ainsi la douche dite *jumelle*, mobile ou fouettante, que l'on désigne dans le Nord et dans l'Est sous le nom de *douche écossaise.*

A l'article CABINET DE DOUCHE, nous avons indiqué les dispositions à rechercher dans la construction des locaux des douches. Il nous reste à fournir des renseignements généraux sur les modes principaux d'administration des douches fixes ou mobiles.

La grande douche ou douche spéciale, établie dans un cabinet *ad hoc*, avec bassin et vestiaire, doit pouvoir être à volonté fixe ou mobile. On doit pouvoir y administrer la douche jumelle (*écossaise*), et, en dehors de l'appareil distributeur, y disposer d'un jet froid ou tempéré et d'un jet à température variable.

C'est ainsi que dans les *nouveaux bains* d'Aix (Savoie), outre le distributeur de la grande douche de pression, on dispose d'un jet chaud, d'un jet froid et d'une douche dite mitigée, de faible pression et de température facultative. Cette dernière sert à la lotion, à la révulsion, au massage.

On a le soin de munir l'appareil distributeur d'une série d'arrosoirs de 20 à 35 centimètres de diamètre faisant *bains de pluie.* Quelquefois, comme à Aix, on ne se borne pas au bain de pluie, on y installe la douche en *panier écossais*, espèce de bain de pluie à température saccadée.

La grande douche se donne au malade, soit que ce dernier reste assis sur son siége ou sur un escabeau de douche, soit qu'il reste étendu sur un lit élastique de sangle ou de caoutchouc. Ce lit est placé dans le bassin de la douche. Dans quelques établissements, le malade est placé dans une baignoire isolée au milieu du local, et sur laquelle, selon le besoin, on place un lit élastique.

L'usage du lit de douche est général à Bourbonne. La distension des membres résultant de la position allongée y est réputée très favorable au massage par le jet que l'on promène à la main sur telles ou telles parties du corps, selon l'affection à combattre. Le lit de douche, comme l'escabeau (type d'Aix), fait partie essentielle du mobilier d'une grande douche. Les installations de cette douche doivent faciliter la pratique du massage à la main, comme succédané de l'action de la douche. Aussi le bassin de la douche doit-il permettre la pose convenable du lit ou de la baignoire avec lit. D'une manière générale, le décubitus, favorable au relâchement des muscles, sera recherché spécialement dans les douches partielles et résolutives.

La douche étant souvent indiquée avec ou après le bain, on a multiplié les bains avec douche [voir CABINET DE BAIN (p. 345)]. Généralement on y installe la douche mixte ordinaire. Il y a toutefois tendance marquée à y produire la douche mixte forte et la douche écossaise (jumelle), afin de parer à l'inconvénient du déplacement du malade se rendant après le bain au cabinet de la douche forte.

La douche partielle, la douche résolutive, la douche de lotion souvent, seront administrées de préférence avant le bain. La douche générale, la douche révulsive, la douche de réaction, seront administrées après le bain. La température de la douche qui précède le bain ne doit jamais excéder la température de ce dernier, et se tiendra rarement au-dessous. Les mêmes rapports ne sont pas nécessaires, pour la douche qui suit le bain.

Nous avons, dans ce qui précède, traité de la douche proprement dite, à laquelle on a attribué diverses dénominations, telles que horizontale, latérale, inclinée, verticale, montante, etc., suivant la direction dominante de son action fixe. Nous ne nous arrêterons pas à ces dénominations peu intéressantes par elles-mêmes; nous dirons seulement que les directions spéciales d'une douche fixe sont obtenues par une série d'engins spéciaux, parmi lesquels figurent les porte-lance à vis et à crémaillère (types d'Aix), dont nous recommandons l'usage.

Il nous reste à parler de certaines douches ayant un mode d'action spécial; telles sont :

1° La douche ascendante;

2° La douche locale;

3° La douche d'injection;

4° La douche de cercle;

5° La douche de lame;

6° La douche de siége.

Douche ascendante. Nous n'ajouterons à l'article que nous avons déjà consacré à ce sujet [voy. ASCENDANTE (DOUCHE)], que quelques considérations relatives à l'installation.

La force percutante de ces douches doit être limitée, et surtout facultativement régularisée par le malade. La douche utérine doit avoir ses limites de pression possible comprises entre $0^m,60$ et 2 mètres; pour la douche rectale, de $0^m,80$ à 3 mètres; enfin, pour la douche externe, de $0^m,60$ à 5 mètres.

La température de ces douches est d'une indication importante. Elle est généralement comprise entre 28 et 33 degrés. Pour certains usages externes, on l'élève jusqu'à 36 et 37 degrés centigrades.

Les engins d'une douche ascendante sont : un réservoir de température convenable ou une bâche de mélange de 40 à 60 litres, et un appareil distributeur relié à la bâche par une conduite de prise. Cet appareil se compose, savoir :

D'un robinet de prise à béquille, facile à graduer ;

D'un coude dégorgeur;

D'une série de canules droites et courbes, à un et à plusieurs trous de 1 1/2 à 3 millimètres, pour usage interne;

D'un raccord conique avec série de canules flexibles droites et courbes, à un ou à plusieurs trous, pour le même usage ;

De canules droites et courbes à contre-courants pour lotions locales internes dans les cas d'affections fistuleuses ;

D'une série de petites pommes d'arrosoirs de 2 à 2 1/2 centimètres de diamètre, à fond plat, percées de trous de 1/2 à 3/4 de millimètre, pour usage externe.

L'appareil distributeur est fixe ou mobile. Il doit être installé de manière à pouvoir être lavé à grande eau et entretenu facilement dans un état de propreté marquée.

Douche d'injection. La douche d'injection, que l'on appelle également *douche d'irrigation*, se prend soit dans un local spécial, soit aussi et le plus souvent dans le bain. Sa pression doit être modérée et comprise entre $0^m,50$ et $1^m,50$. La température en est modérée et comprise entre 26 et 33 degrés centigrades. Il est de rigueur que le malade puisse en régulariser le jet au moyen d'un robinet à main, de forme spéciale, dit robinet d'injection, qui reçoit à volonté des canules droites ou courbes, rigides ou flexibles, à un ou plusieurs trous.

Ce robinet est fixé à un tuyau flexible qui prend l'eau soit à une conduite spéciale, soit à l'admission des robinets alimentaires des baignoires, soit enfin à des bâches mobiles spéciales dont on peut à volonté varier la hauteur au-dessus de la baignoire.

Douche locale. La désignation générique de douche locale s'applique à toutes les douches spécialement destinées à agir sur un organe ou sur une partie déterminée du corps. On range généralement parmi les douches locales proprement dites, les douches buccales, nasales, faciales, celles des yeux, de l'oreille, etc., etc.

Leur température et leur pression varient entre de très larges limites, selon l'indication médicale. On doit donc pouvoir les varier et les régulariser avec facilité.

Si la douche locale doit s'appliquer au traitement de maladies cutanées, ou de plaies, ou de fractures et blessures aux extrémités (bras et jambes), on fait le plus souvent usage de l'appareil connu sous le nom de *douche locale fixe.* Il se compose d'une borne d'un mètre de hauteur, au pied de laquelle est une cuvette de pierre ou de marbre : à cette borne et à $0^{m},80$ du sol est fixée une culotte à coude vertical et à double robinet, de prise chaude et froide, pour régulation de la température du jet ; ce dernier est vertical ; il peut affecter toutes les formes des grandes douches. En vertu des ajutages et pommes d'arrosoir de ces dernières, la douche locale fixe admet des arrosoirs ovales de dimensions diverses.

Le malade, placé devant la cuvette, est garanti par un écran à pieds, percé de trous à coulisse, ou à bourses de toile imperméable.

Pour tous autres emplois que ceux indiqués ci-dessus à l'égard de la douche locale fixe, on a recours à la *douche locale mobile.* Cette dernière, comme pour l'injection, fait prise d'eau soit sur une conduite spéciale, soit sur l'admission des robinets alimentaires des baignoires, soit enfin sur des bâches mobiles dont on peut à volonté varier la hauteur.

L'appareil distributeur comprend : un raccord, avec ou sans robinet de prise, fixé à l'extrémité d'un tuyau flexible ; un tuyau flexible de 15 à 18 millimètres ; un robinet à main de forme spéciale, pouvant recevoir tous jetons, ajutages, canules, et pommes d'arrosoirs rondes et ovales, à jets parallèles, propres à remplir l'indication médicale.

Les douches dites de *cercle*, de *lame* et de *siége*, étant jusqu'à ce jour à peu près exclusivement usitées dans les établissements hydrothérapiques, nous renvoyons à l'article HYDROTHÉRAPIE.

Pour les douches de vapeur et d'acide carbonique, voir les articles ÉTUVES. VAPEUR. TROMPE. CARBONIQUE (ACIDE).

DOUVRES (Angleterre, comté de Kent). A 113 kilomètres de Londres.

Bains de mer très fréquentés.

DRAGÉES MINÉRALES. Voy. PASTILLES MINÉRALES.

DRENNON-SPRING (États-Unis, Kentucky).

Station *thermale* très fréquentée et renommée pour les beautés de son site. — La composition de cette source est sommairement indiquée comme *sulfureuse* et *saline.*

DRIBOURG ou **DRIBURG** (Prusse, Westphalie). Ville à 19 kilomètres de Paderborn et dans une belle vallée, dont les dispositions et la formation géologique sont très analogues à celle de *Pyrmont* [voyez ce mot], peu distante d'elle.

Sulfatée mixte et *ferrugineuse bicarbonatée.* Tempér., 10° cent.

On compte dans cette localité plusieurs sources riches en principes ferriques et très gazeuses.

La principale est la source de la *Boisson* ou *Élise* (*Trink* ou *Elisenquelle*).

	Eau : 16 onces.		Eau : un litre.
	Grains.		Gram.
Sulfate de soude............	6,20	=	0,657
— de chaux............	9,25	=	0,981
— de magnésie..........	6,50	=	0,690
Carbonate de chaux..........	6,50	=	0,690
— de magnésie.......	0,50	=	0,053
— de fer...........	0,85	=	0,088
Chlorure de sodium.........	1,00	=	0,106
— de potassium......	traces	=	traces
— de calcium........	traces	=	traces
— de magnésium......	0,50	=	0,053
	31,80	=	3,318
	Pouc. cub.		Cent. cub.
Gaz acide carbonique libre....	30,50	=	1807,9

(WITTING, 1854.)

On emploie également à l'intérieur une autre source, l'*Hersterquelle*, laquelle, d'après Witting, renferme peu de bicarbonate de fer (0,02 centigrammes pour 1 litre d'eau).

Ces eaux se prennent à la dose de trois à huit verres, tantôt pures, tantôt mêlées à du lait chaud. On les administre aussi en bains. Les divers établissements, élevés près des sources, sont aménagés convenablement. On y trouve des appareils de douches et des bains de vapeur.

Dans le voisinage de Dribourg, sur un sol marécageux, se rencontre une source sulfureuse (*Satzer Schwefelquelle*) dans laquelle des boues abondantes s'imprègnent des principes suivants :

	Pour 16 onces.		Pour un litre.
			Gram.
Sulfate de chaux.............	0,30	=	0,030
Carbonate de chaux..........	4,42	=	0,466
— de magnésie........	2,66	=	0,282
Chlorure de calcium.........	0,50	=	0,053
Alumine..................	0,62	=	0,065
Silice....................	7,25	=	0,768
Matière extractive...........	1,25	=	0,131
Ligneux..................	8,50	=	0,902
Humine, soufre, etc..........	74,25	=	7,884
Bitume...................	traces	=	traces
	99,75	=	10,581

Ces boues noirâtres, et exhalant une odeur hépatique prononcée, sont chauffées, à l'aide d'un courant de vapeur, à 34° ou 38° cent. Elles servent à des applications topiques.

Enfin, en plusieurs endroits, aux environs de cette localité, on signale des dégagements considérables de gaz acide carbonique.

Cette station possède donc des ressources variées de médication, auxquelles s'ajoutent les avantages d'un climat doux et d'une situation pittoresque. Il n'est pas nécessaire d'insister sur les indications auxquelles répondent les propriétés reconstituantes et toniques des sources ferrugineuses et gazeuses, et l'action résolutive et révulsive qu'on peut obtenir de l'emploi des boues. Malheureusement ces ressources de bien des genres ne sont pas appréciées comme elles le méritent. Dribourg est assez peu fréquentée. C'est au XVIIe siècle seulement qu'on a commencé à parler de la valeur de ces eaux.

DRIZE (Suisse), canton de Genève), sur la route d'Annecy, près Carouge.

Ferrugineuse bicarbonatée. Temp., 14° cent.

Cette source a été signalée par le professeur Tengry en 1785. Nous ne reproduisons pas son analyse qui mériterait d'être révisée.

DUIVON (France, Loire). A 1 kilomètre du village des Molières, il jaillit dans cette localité une source froide *bicarbonatée mixte* qui n'est pas exploitée et qui a quelque analogie avec l'eau de Saint-Alban. On la considère cependant comme moins riche en acide carbonique que cette dernière. Pas d'analyse.

DUMBLANE (Écosse, comté de Perth). Ville à 7 kilom. de Stirling.

Chlorurée sodique. Tempér. ?

	Eau : une pinte.		*Eau : un litre.*
	Grains.		Gram.
Chlorure de sodium.........	24,00	=	2,519
— de calcium.........	18,00	=	1,912
Sulfate de chaux............	3,50	=	0,371
Carbonate de chaux.........	0,50	=	0,053
Oxyde de fer...............	0,17	=	0,017
	46,17	=	4,902

Cette eau, découverte en 1814, est usitée en bains et surtout en boisson, tantôt comme médication purgative et diurétique, tantôt comme altérante. Les scrofules et les maladies de la peau à forme torpide lui sont particulièrement adressées.

DUNKERQUE (France, Nord). A 83 kilomètres de Lille, 351 de Paris.

Bains de mer.

DUNMORE (East-) (Irlande, comté de Waterford). A 17 kilomètres de Waterford.

Bains de mer.

DÜRKHEIM (Bavière). Ville du Palatinat, dans la montagne de Haardt, sur l'Isenach.

Chlorurée sodique. Froide.

Sept sources, différant peu de composition entre elles. Les deux suivantes sont employées pour l'usage interne.

Eau : un litre.

	Bleichlerunnen.	Fitzsche B.
	Gram.	Gram.
Chlorure de sodium............	12,850	5,224
— de potassium..........	0,048	0,036
— de calcium............	1,580	1,930
— de magnésium.........	0,190	0,301
Bromure de sodium............	0,013	0,006
Iodure de sodium..............	0,001	traces
Sulfate de chaux...............	0,025	0,024
Carbonate de chaux............	0,232	0,334
— de fer...............	0,012	0,006
Silice..........................	0,005	traces
	14,966	7,861
		Cent. cub.
Acide carbonique..............	»	170,64

On utilise pour les bains les sources salines de Philippshalle, situées dans les environs, et leurs eaux mères. Celles-ci renferment par litre 289gr,71 de principes salins, parmi lesquels on a signalé : bromure de sodium 5gr,310 ; iodure de sodium 0gr,579.

Seegen fait observer que ces eaux sont inférieures en bromure à celles de KREUZNACH et d'ELMEN [voy. ces noms], et s'adressent aux mêmes formes morbides, mais à un moindre degré de gravité. La diathèse scrofuleuse remplit la principale spécialisation de cette station, recommandable par la douceur de son climat et ses bonnes conditions hygiéniques.

DURTAL (France, Maine-et-Loire, arrond. de Baugé).

Ferrugineuse bicarbonatée. Temp., 11° et 12° cent.

Les sources de la commune de Durtal jaillissent dans deux endroits nommés l'un le *Bouillant*, l'autre la *Courrière*. Voici leur composition :

Eau : un litre.

	Source de la Courrière.	Source du Bouillant.
Acide carbonique............ / Azote.....................	indét.	indét.
	Gram.	Gram.
Bicarbonate de chaux..........	0,045	0,158
— de magnésie........	0,042	0,075
— de fer.............	0,013	0,017
Sulfate de chaux..............	0,050	0,013
— de magnésie............	0,033	0,017
— de manganèse..........	0,017	traces
— de fer................	0,017	0,020
— d'alumine.............	0,033	»
Chlorure de calcium...........	0,042	0,008
Silice..........................	0,042	0,008
Matière organique azotée.......	0,017	0,008
	0,351	0,324

(MÉNIÈRE et GODEFROY.)

A ces substances, il convient d'ajouter l'arsenic trouvé dans le limon des eaux.

Les sources de Durtal ont la plus grande analogie, quant à la somme des principes fixes, avec toutes celles qui jaillissent dans le département de Maine-et-Loire, et dont les eaux ont été examinées par MM. Ménière et Godefroy. Mais la plupart de ces analyses ne nous paraissent pas complètes, car on n'y voit pas figurer la soude ou la potasse, éléments propres à toutes les eaux.

DÜSTERBNROOK (Danemark, duché de Holstein).

Établissement de *bains de mer* sur le golfe de Kiel.

DYSENTÉRIE. Les eaux minérales peuvent être employées utilement à la suite des dysentéries prolongées, alors que l'organisme a subi une atteinte profonde dont il ne peut se relever qu'à l'aide d'une médication reconstituante énergique. Mais nous admettrions plus difficilement qu'elles pussent convenir dans le cours de la dysentérie elle-même, malgré quelques assertions que nous reproduirons plus loin.

Nous empruntons à un travail du docteur Finot, extrait des *Mémoires de méd., chir. et phar. milit.*, les considérations suivantes, relatives à l'appropriation des eaux de *Vichy* aux cas de ce genre. Les eaux de Vichy combattent avantageusement la cachexie paludéenne; elles conviennent à la fin des fièvres intermittentes, des diarrhées, des dysentéries et des ophthalmies.... Il y a indication positive : 1° dans les dysentéries chroniques avec constitution moyenne, tempérament mixte, bilieux, mais peu irritable, et surtout avec les tempéraments lymphatique et scrofuleux; dans les diarrhées anciennes à forme bilieuse ou séreuse; dans les entéralgies, soit primitives, soit consécutives aux maladies endémiques; dans les entéro-colites chroniques lorsque, les selles sanguines et le ténesme ayant disparu, il ne reste ni chaleur abdominale, ni point fixe douloureux, ni autre signe de phlegmasie aiguë; dans la cachexie paludéenne de nos plaines d'Afrique, compliquée de tous ces états organo-pathologiques, avec ou sans marasme, pourvu qu'il n'y ait pas coexistence d'altérations anatomiques profondes....

Les eaux de *Weissembourg* sont recommandées par le docteur Jonquières dans la dysentérie, mais à une époque beaucoup plus rapprochée du début de la maladie. « L'effet curatif de l'eau de Weissembourg est plus marqué, dit-il, dans la dysentérie chronique succédant à la période aiguë. Le ténesme, les selles sanguinolentes et renfermant des débris de muqueuse intestinale, disparaissent rapidement sous l'influence de l'eau thermale prise intérieurement et extérieurement. » On voit que l'eau de *Weissembourg* représenterait un traitement de la dysentérie elle-même, tandis que les eaux de *Vichy* se rapporteraient plutôt aux suites de la dysentérie. Il en serait ainsi de la source des *Cèdres*, qui aurait même été employée dans la dysentérie aiguë, et des eaux de *Cransac* [voy. CÈDRES (SOURCE DES) et CRANSAC].

DYSMÉNORRHÉE. La dysménorrhée peut dépendre de bien des causes diverses : c'est à ces causes que doit être adressé le traitement thermal. Cependant il y a deux points de vue généraux qui présideront à l'intervention de ce dernier. Dans un grand nombre de circonstances, la dysménorrhée tient à un état d'affaiblissement ou d'insuffisance de l'organisme, dont les fonctions utérines subissent spécialement l'influence, et qui se rattache plus ou moins directement à la CHLOROSE [voy. ce mot]. Il faut, dans ces cas, recourir à des eaux actives, qui seront, suivant les circonstances, les eaux sulfureuses, les eaux ferrugineuses, les eaux chlorurées sodiques ou les bains de mer. Ces derniers trouvent habituellement leurs meilleures applications chez les jeunes sujets à l'époque de la puberté; les eaux sulfureuses conviennent mieux si l'on veut déterminer une vive excitation; les eaux chlorurées, qui exercent une action congestive très manifeste vers l'appareil utérin, conviennent surtout aux femmes lymphatiques ou scrofuleuses, et pourront s'employer alors à température élevée ; les eaux ferrugineuses réussissent dans certains états chlorotiques très simples et peu anciens.

Mais la dysménorrhée peut tenir à des conditions fort différentes, et s'accompagner d'une sorte d'éréthisme nerveux ou sanguin, avec tendance à des congestions irrégulières. Le meilleur moyen de ramener l'équilibre dans les fonctions, tout en exerçant une action sédative sur l'ensemble du système, est de recourir moins à une médication effective qu'à un véritable traitement hydrothérapique, représenté par les eaux thermales peu minéralisées, dont l'action sédative se combine parfaitement avec une tendance fluxionnaire modérée vers l'appareil utérin. Les eaux de *Néris*, de *Plombières*, de *Bourbon-Lancy*, de *Luxeuil*, de *La Malou*, conviennent alors. Les qualités ferrugineuses des eaux de La Malou et de certaines sources de Luxeuil pourront dans certains cas être mises à profit. S'il existe une disposition particulière aux douleurs utérines, nous recommanderons surtout les eaux sulfatées, telles que *Bagnères-de-Bigorre*, *Ussat*, *Encausse*, *Baden* (Suisse), etc.

DYSPEPSIE. L'histoire de la dyspepsie résume à elle seule presque toute celle des eaux minérales. En effet, il n'est guère de maladie chronique qui ne s'accompagne d'un certain degré de dyspepsie, et il n'est guère de station thermale où l'on ne voie se rétablir les digestions troublées. Nous essaierons de résumer d'une manière concise cette histoire de la dyspepsie, qui touche à tant de points de pratique, mais dont il devra nous suffire d'exposer ici les principales indications.

Il est impossible de s'occuper de la dyspepsie sans la définir, ce mot ayant été pris dans des acceptions fort différentes.

L'œuvre de la digestion réclame le concours de conditions multiples dont l'intégrité est nécessaire pour la régularité de son accomplissement. Des sécrétions variées se font à la surface de l'estomac et du duodénum, appropriées à la nature diverse des aliments, pour leur imprimer, par une action soit physique, soit chimique, les conditions nécessaires à leur pénétration dans le torrent de la circulation et à leur élaboration définitive. Ce travail préparatoire doit être facilité par des mouvements réguliers de l'appareil digestif lui-même, qui multiplient les contacts de la masse alimentaire et en facilitent l'imbibition. Ces phénomènes de sécrétion et de motilité réclament l'intervention d'une circulation et d'une innervation actives, dont le défaut amène infailliblement dans leur accomplissement un trouble momentané ou habituel. Ce trouble, s'il ne dépend d'aucune altération organique appréciable de l'appareil où s'opèrent ces phénomènes compliqués, constitue la *dyspepsie*.

La dyspepsie peut donc reconnaître autant d'éléments divers qu'il entre de conditions variées dans l'accomplissement de la digestion : insuffisance ou altération des sécrétions, ou de telle ou telle d'entre elles, trouble ou insuffisance dans les mouvements péristaltiques; le point de départ de ces conditions morbides se trouvant soit dans un dérangement primitif de l'appareil digestif lui-même, soit dans une altération, locale ou générale, de quelqu'un des appareils ou des grandes fonctions de l'intégrité desquels l'accomplissement régulier de la digestion se trouve solidaire.

Quant aux symptômes de la dyspepsie, ils sont nécessairement aussi variés que les troubles fonctionnels desquels ils peuvent dépendre spécialement. Sollicités quelquefois par une seule espèce d'aliments, ou par des conditions étrangères à la nature de ces derniers, comme l'heure des repas, ou leur irrégularité, ou les circonstances qui les accompagnent, ils portent tantôt sur tel ou tel acte de la digestion, ou affectent parfois l'ensemble du système, ou spécialement les fonctions cérébrales, etc. Nous ne mentionnerons pas ici les phénomènes douloureux proprement dits, ceux-ci appartenant à la *gastralgie*, qui peut exister elle-même isolément, ou accompagner la dyspepsie [voy. GASTRALGIE].

Ces préliminaires établis, et ils suffisent pour faire comprendre l'ordre de faits dont il s'agit ici, nous devons étudier la thérapeutique thermale de la dyspepsie dans deux circonstances : 1° alors que la dyspepsie s'est développée primitivement; 2° alors qu'elle est survenue dans le cours de telle ou telle modification générale ou locale de l'organisme, ou sous son influence.

Dyspepsie primitive. — La dyspepsie primitive reconnaît presque toujours des causes hygiéniques, vie trop sédentaire, circonstances morales dépressives, repas irréguliers, pris dans des conditions défavorables à la digestion, etc. Il résulte de là qu'il suffit souvent de placer le malade dans des circonstances meilleures pour déterminer la disparition des phénomènes dyspeptiques : ainsi un séjour à la campagne, un voyage, des vacances; seulement, l'influence favorable ressentie de ce changement de vie ou de milieu est toujours passagère, et le retour aux habitudes premières ne manque pas de ramener la dyspepsie.

Un traitement thermal approprié, en même temps qu'il comporte cette amélioration dans les conditions hygiéniques auxquelles nous venons de faire allusion, y ajoute une action thérapeutique dont l'influence est plus durable, et quelquefois curative. Nous disons quelquefois curative, car elle ne saurait toujours mettre absolument à l'abri des conséquences du régime fâcheux où le malade se laisse presque toujours entraîner de nouveau.

Si les conditions meilleures que les dyspeptiques rencontrent dans un changement de milieu et d'habitude, et dans un régime plus hygiénique, suffisent en général pour corriger, ne fût-ce que momentanément, les désordres fonctionnels de la dyspepsie, il ne faut pas s'étonner si la plupart des stations thermales peuvent revendiquer des guérisons, apparentes au moins, de dyspepsie. Les observateurs qui y résident s'en tiennent trop souvent aux résultats immédiats qu'il est permis de constater, et ne vont pas s'enquérir de leur durée. Cependant nous ne saurions nier que la médication excitante et la médication hydrothérapique rencontrées près de la plupart des stations thermales ne puissent ajouter quelque chose aux bonnes conditions hygiéniques qui s'y rassemblent.... Mais ce n'est pas ainsi qu'on doit procéder pour instituer le traitement thermal de la dyspepsie. Ce qu'il importe, c'est d'établir quelles sont les eaux minérales près desquelles on a le plus de chances d'obtenir la guérison définitive, ou la correction la plus durable possible, des accidents dyspeptiques.

La plupart des eaux minérales qui renferment de l'acide carbonique libre sont propres au traitement de la dyspepsie. L'acide carbonique est certainement, parmi les principes divers que nous présentent les eaux minérales, celui qui s'adapte le mieux à l'état dyspeptique.

Les eaux minérales bicarbonatées sont donc par excellence celles qui conviennent au traitement de la dyspepsie; mais il convient d'établir des distinctions entre elles.

Celles qui ne doivent leur valeur médicamenteuse qu'à l'acide carbonique qu'elles tiennent en solution et qu'elles dégagent, et qu'à cause de cela on a désignées sous le nom d'*eaux acidules simples*, vulgairement eaux *gazeuses*, n'ont qu'une très faible portée thérapeutique. Elles aident effectivement à la digestion, mais d'une manière tout immédiate et limitée à leur usage actuel; aussi les appelle-t-on eaux *digestives*, et en fait-on des *eaux de table* [voy. GAZEUSES (EAUX)]. Ces eaux appartiennent aux bicarbonatées calciques, ou aux bicarbonatées mixtes peu minéralisées; ainsi *Condillac*, *Saint-Galmier*, *Schwalheim*, etc. Quelques-unes doivent à la présence d'un peu de fer une action mieux déterminée, comme *Chateldon*, *Saint-Pardoux*, *Orezza*, *Sylvanès*, etc.

Quelques eaux minérales, mixtes ou renfermant au-dessous de leurs bases terreuses une base sodique notable, représentent une médication plus effective de la dyspepsie, comme *Pougues*, *Royat*, *Médague*, etc.

Mais si l'on veut opposer à une dyspepsie ancienne, opiniâtre, inhérente à des habitudes hygiéniques permanentes, une médication formelle, c'est aux eaux bicarbonatées sodiques qu'il faut recourir, *Vichy*, *Saint-Alban*, *le Boulou*, *Ems*, *Bilin*, etc.

Le traitement thermal de la dyspepsie simple ou primitive peut donc se formuler ainsi : eaux *bicarbonatées*, représentant elles-mêmes une médication d'autant plus active et plus formelle que l'on s'élève des bicarbonatées *calciques* aux bicarbonatées *mixtes*, et de celles-ci aux bicarbonatées *sodiques*. C'est-à-dire qu'ici, comme nous aurons trouvé plus d'une occasion de le signaler ailleurs, la prédominance des bases sodiques sur les bases terreuses désigne une médication plus effective.

Quelques remarques compléteront les observations générales que nous devons nous contenter de présenter ici.

Il faut se garder d'envisager la dyspepsie au point de vue restreint d'une affection locale. Telle est, comme nous l'avons déjà signalé, la solidarité qui unit la digestion à l'accomplissement des grandes fonctions de l'économie, que lorsqu'une dyspepsie existe depuis longtemps et à un degré notable, elle est devenue une maladie générale dans laquelle le dérangement des fonctions de l'estomac ne constitue plus qu'une fraction dans l'ensemble des fonctions languissantes ou perverties.

Le traitement de la dyspepsie devient alors un traitement fort compliqué, et la tendance que l'on a à en faire surtout un traitement interne n'est pas toujours exacte. Les bains, les bains actifs et prolongés, les douches, enfin l'ensemble des procédés que la balnéothérapie tient à notre disposition, doivent souvent jouer un rôle dominant dans le traitement de la dyspepsie. Nous ne saurions trop appeler l'attention sur ce point de vue, qui n'est pas suffisamment répandu dans la pratique.

Un des sujets de considération les plus importants pour le choix d'une eau minérale dans la dyspepsie est le degré de sensibilité névropathique ou de l'appareil digestif lui-même, ou de l'ensemble de l'économie. Nous ne parlons pas ici de la gastralgie proprement dite, mais de la complication de la gastralgie avec la dyspepsie, ou simplement de l'excitabilité nerveuse particulière qui peut se rencontrer chez les dyspeptiques comme dans toutes les maladies chroniques, mais qui revêt chez eux une importance toute particulière.

Les eaux minérales franchement bicarbonatées sodiques et fortement minéralisées ne sont pas généralement applicables alors. *Vichy*, si précieux dans le traitement de la dyspepsie par les sources variées qu'il possède et par le développement qu'on y peut donner au traitement externe, ne convient plus s'il y a quelque prédominance névropathique : *Ems*, *La Malou*, *Saint-Alban*, *Pougues*, ces deux dernières stations surtout, se trouveront indiquées de préférence.

Nous n'avons pas besoin d'insister sur les indications qui pourront résulter de la coexistence d'un état anémique ou chlorotique. Les indications sont du reste faciles à remplir, la plupart des eaux bicarbonatées renfermant du fer, et quelques stations présentant en particulier certaines sources notablement ferrugineuses, comme les sources de *Mesdames* et *Lardy* à Vichy.

Dyspepsie consécutive ou compliquée. — Il n'est guère de maladie chronique dont la prolongation n'entraîne un certain degré, et quelquefois considérable, de dyspepsie. Il arrive alors en général que le traitement thermal approprié à la maladie primitive, constitutionnelle ou autre, fait disparaître la dyspepsie; cependant cela n'est pas constant. Souvent la dyspepsie a pris une telle importance qu'il faut la traiter à part, et quelquefois commencer par son traitement spécial; mais dans la généralité des cas on voit disparaître, près des eaux sulfurées, la dyspepsie, si commune dans le catarrhe pulmonaire et dans certaines dermatoses; près des eaux de *Néris*, de *Luxeuil*, de *Plombières*, de *Bourbon-Lancy*, où le traitement externe est pourtant fort prédominant, la dyspepsie des névropathiques, des rhumatisants, des paralytiques; près de *Bourbonne*, de *La Motte*, d'*Uriage*, la dyspepsie des scrofuleux ou des rhumatisants.

Les médecins qui ont exposé leur pratique près de ces différentes stations n'ont pas, en général, apporté une attention suffisante aux faits que nous signalons ici. Voyant que chez les malades soumis à leur observation les phénomènes dyspeptiques disparaissaient, ils ont écrit que les eaux sulfurées, sulfatées, chlorurées, convenaient à la dyspepsie, entraînant ainsi leurs lecteurs dans une confusion dont ils n'avaient pas su se défendre eux-mêmes.

Cependant la présence d'un état dyspeptique notable sera toujours prise en considération lorsqu'il s'agira de la détermination d'une eau minérale chez un individu atteint d'une maladie chronique quelconque. Il semblerait que les eaux sulfurées calciques qui dégagent de l'acide carbonique devraient se trouver alors mieux appropriées que les sulfurées sodiques, plutôt azotées que carboniques. Ce que nous savons de la pratique d'*Enghien*, des *Eaux-Bonnes*, d'*Euzet*, viendrait même à l'appui de cette dernière supposition ; mais nous ne nous trouvons pas en mesure de la généraliser d'une manière absolue. M. Hédouin a d'ailleurs réclamé en faveur des applications très spéciales de la source de *Hontalade* (sulfurée sodique), à Saint-Sauveur, dans la dyspepsie. Cependant les assertions de cet observateur sur ce sujet ne nous paraissent pas devoir être acceptées sans plus ample informé.

Les eaux chlorurées sodiques très gazeuses, comme la *Bourboule*, *Saint-Nectaire*, *Bourbon-l'Archambault*, *Niederbronn*, en France, *Wiesbaden*, *Hombourg* surtout, en Allemagne, offrent certainement aux dyspeptiques une médication efficace. Nous doutons néanmoins qu'elles puissent s'accommoder au traitement de la dyspepsie aussi bien que les bicarbonatées. Nous en dirons autant des eaux sulfatées sodiques de la Bohême, *Karlsbad* et *Marienbad*. En Allemagne, où les eaux bicarbonatées comme *Vichy*, *Saint-Alban*, *Pougues*, et tant d'autres que nous possédons en France, font à peu près défaut, il a bien fallu recourir à des eaux minérales d'une autre nature. Peut-être ces eaux, purgatives à des degrés divers, conviennent-elles assez bien à certaines formes muqueuses ou pituiteuses de la dyspepsie ; mais nous pensons qu'il faut les réserver spécialement aux cas où la dyspepsie accompagne un état lymphatique ou scrofuleux. S'il s'agit d'un de ces états d'atonie, surtout chez de jeunes sujets, qui se trouvent très bien des eaux chlorurées sodiques fortes, et des bains additionnés ou non d'eaux mères, nous n'hésiterons pas, en vue de la dyspepsie, à donner la préférence aux bains de mer et au séjour marin.

Ajoutons encore une recommandation : c'est que chez les dyspeptiques il ne faut généralement pas rechercher les eaux fortement minéralisées.

DYSURIE. Voy. VÉSICAL (CATARRHE).

DZOUNGARIE (Empire Chinois). Les montagnes de cette vaste contrée offrent des traces d'anciens volcans. On signale dans la partie ouest des sources *thermales* et *sulfureuses*, fréquentées par les Kirguises. L'une est celle d'Arrasan, située dans une vallée, à 3000 pieds au-dessus du niveau de la mer ; température : 37° cent. Un grand bassin naturel la reçoit, et elle se perd ensuite dans le sable. L'autre, également remarquable par un dégagement d'hydrogène sulfuré et par sa chaleur de 43° cent., sourd dans l'ancien lit du lac Ssassyk-kul et sur un sol marécageux. Elle a été l'objet d'une sorte d'aménagement, avec conduites et baignoires grossières dans une cabane, de la part des habitants nomades de ces steppes qui s'y rendent au printemps.

E

EAU DE MER. Les eaux qui, par leur incessante accumulation sur des points donnés du globe, constituent les mers, sont considérées, avec juste raison, comme le premier type des eaux minérales d'après l'acception que l'on attache à ce mot. Ce sont elles, en effet, qui possèdent la minéralisation la plus forte, et qui sont les plus riches en chlorure de sodium ; aussi les place-t-on à la tête des eaux minérales *chlorurées* les mieux définies.

L'aspect de l'eau de mer varie du bleu au vert bleuâtre. On observe que, dans certaines régions, elle a une couleur un peu différente ; ainsi, l'eau de la mer Rouge et du lac de Mora possède une légère teinte rougeâtre qui, d'après Ehrenberg et de Candolle, provient d'oscillaires. Il en est de même de l'eau puisée sur les côtes de la Californie. Quant à la teinte bleuâtre de l'eau de la Méditerranée et verdâtre nuancé de bleu de l'Océan, on l'attribue le plus souvent à un effet d'optique.

La saveur de l'eau de mer est, comme on sait, amère, fortement saumâtre, nauséabonde, et tout à fait en rapport avec la proportion des principes dissous.

Sa densité varie de 1,0005 à 1,0300.

Comme pour les eaux douces répandues à la surface du sol, les eaux des mers n'ont jamais une température constante. Des expériences nombreuses ont montré que la température moyenne de la Méditerranée, près des côtes de France et à la surface, était de 15°. Quant à l'Océan, la température moyenne annuelle de la surface est supérieure à celle de l'air de la côte.

Il est reconnu encore que toujours les eaux des mers sont moins chaudes à de grandes profondeurs qu'à la surface. D'après le capitaine Sabine, l'eau de l'Océan marquait 28° à la surface et seulement 7°,5 cent. à la profondeur de 1833 mètres. Cette observation a été confirmée par Aimé, de Humboldt, Williams, etc. Aimé a établi que la température *minima* des couches profondes de la Méditerranée était égale à la moyenne des températures de l'hiver à la surface.

L'origine des principes minéraux de l'eau qui nous occupe en ce moment reconnaît deux causes : la première, des eaux des rivières, qui subissent là tous les effets d'une concentration active ; la seconde, des amas de sel gemme enfouis dans les profondeurs de ce milieu.

Les eaux des mers n'ont jamais une composition identique, et ces variations sont d'autant plus sensibles que les eaux sont plus rapprochées des côtes; cela se conçoit facilement, par l'intervention des eaux douces des rivières et des fleuves, par l'évaporation incessante que l'eau subit, par les courants qui s'établissent à certaines profondeurs, enfin par les animaux et les végétaux qui y croissent.

De tous les sels de la mer, le chlorure de sodium est celui qui subit le moins de variations quant à sa proportion. Les sulfates, au contraire, offrent des différences très notables. M. Forchammer, auquel on doit ces intéressantes observations, a vu encore que, lorsque le fond des mers était de nature argileuse, l'eau devenait plus riche en chaux et plus pauvre en magnésie. C'est qu'alors, dit-il, une partie du carbonate de chaux est remplacée par de la magnésie, provenant du sulfate magnésique dissous, et il se forme un silicate double de magnésie et d'alumine insoluble. Si le fond de la mer est formé de coquillages, de craie ou de sable quartzeux, la proportion de magnésie ne change pas. Cette circonstance contribue à restituer à l'eau de mer le carbonate de chaux que lui enlèvent les coquillages, et que l'eau ne peut retrouver qu'après la destruction de ces derniers, lorsque leur poussière a été mélangée avec de l'argile.

Nous avons rappelé plus haut que les eaux des mers étaient de toutes les plus riches en principes minéraux. La proportion de ces derniers s'élève en moyenne, par litre d'eau, de 35 à 36 grammes, parmi lesquels le chlorure de sodium entre pour 30 grammes environ. Il faut en excepter toutefois l'eau de la mer Morte, qui ne contient pas moins de 227,6 de sels minéraux pour la même quantité de liquide.

Malgré la sensibilité des réactifs dont la chimie dispose, on ne voit pas généralement figurer l'iode parmi les principes minéraux que l'eau de mer renferme toujours, puisque c'est de ce milieu que l'industrie se le procure. Il est donc certain que sous ce rapport les recherches des auteurs ne sont pas à l'abri des reproches. Comme faits intéressants à signaler ici, nous rappellerons que l'argent et le cuivre ont été découverts dans l'eau de l'Océan par MM. Malaguti, Durocher et Sarzeau.

Nous reproduisons la composition que les auteurs assignent aux eaux des mers principales, tout en regrettant de n'avoir à enregistrer que des résultats ou anciens ou incomplets.

Océan Atlantique. — Bouillon-Lagrange, Vogel, Murray et Gay-Lussac se sont livrés à l'examen de l'eau de l'Océan; mais les résultats qu'ils indiquent sont trop anciens pour que nous les transcrivions ici. Nous préférons donc relever l'analyse de l'eau du bassin d'Arcachon, qui, malgré son mélange avec l'eau de la rivière la Leyre, peut être considérée comme pure :

	Eau : un litre.
	Gram.
Chlorure de sodium	27,965
— de magnésium	3,785
— de calcium	0,325
Iodure et bromure	indét.
Sulfate de magnésie	5,575
— de chaux	0,225
— de soude	0,485
Carbonate de chaux / — de magnésie	0,315
Matière organique animalisée	0,052
	38,727

(FAURÉ.)

La proportion des principes minéraux signalée par M. Fauré est à peu près la même que celle trouvée par Gay-Lussac, soit 36gr,3 pour un litre de liquide.

Manche. Eau puisée au Havre, à quelques kilomètres de la côte :

	Eau : un litre.
	Gram.
Chlorure de sodium	25,704
— de magnésium	2,905
Bromure de magnésium	0,030
— de sodium	0,103
Sulfate de chaux	1,210
— de magnésie	2,462
— de potasse	0,094
Carbonate de chaux	0,132
Silicate de soude	0,017
Carbonate et phosphate de magnésie / Oxydes de fer et de manganèse	traces
	32,657

(MIALHE et FIGUIER.)

Méditerranée. Eau puisée de 3000 à 5000 mètres de la côte de Cette et à 1 mètre de profondeur ; sa température était de 21°, et sa densité de 1,0258 :

	Eau : un litre.
	Gram.
Chlorure de sodium	30,182
— de potassium	0,518
Chlorure de magnésium	3,302
Bromure de sodium	0,570
Carbonate de chaux	0,118
Sulfate de magnésie	2,541
— de chaux	1,392
Oxyde de fer	0,003
	38,625

(USIGLIO, 1849.)

MM. Usiglio et Donny ont analysé dans ces derniers temps l'eau de la Méditerranée puisée dans la rade d'Hyères et dans le golfe de Fox, à 2000 mètres de la côte, et ils sont arrivés à démontrer que dans ce golfe l'eau était un peu plus riche en principes salins, 39gr,340 au lieu de 38gr,625.

Mer Morte. L'eau de la mer Morte a été analysée par un grand nombre de chimistes qui sont tous arrivés à des résultats très différents. Nous indiquons ici l'analyse la plus récente, exécutée par un savant dont le nom fait justement autorité :

	Eau : un litre.
Densité	1,194
	Gram.
Chlorure de magnésium	107,288
— de sodium	64,964
— de calcium	35,392
— de potassium	16,110
Bromure de magnésium	3,306
Sulfate de chaux	0,424
Sel ammoniac	0,013
	227,697

(BOUSSINGAULT, 1856.)

M. Boussingault a spécialement attiré l'attention sur la quantité de brome que contient l'eau de la mer Morte, puisqu'un mètre cube renfermerait de 3 à 4 kilogrammes de bromure de magnésium. Ce résultat l'amène à conclure que, si le brome trouvait une large application industrielle, c'est dans la mer Morte qu'il faudrait l'aller chercher. D'une autre part, il ne doute pas qu'en raison même de cette proportion considérable de bromure de magnésium, l'eau doive être douée de certaines propriétés thérapeutiques différentes de celles des autres mers. C'est ce que ferait, du reste, supposer l'assertion de Pline, qui affirme que de riches habitants de Rome faisaient apporter, pour se baigner, de l'eau du lac Asphaltique, à laquelle ils attribuaient des vertus médicinales particulières.

Mer du Nord. Eau puisée près de Foehr, duché de Schleswig. Pesanteur spécifique, 1,0221.

	Eau : un litre.
	Gram.
Chlorure de sodium	20,497
— de calcium	0,372
— de magnésium	1,695
— de potassium	0,331
Sulfate de magnésie	2,375
Silice	0,091
Résine et corps extractif	0,053
Brome	traces
	25,414

(DUMÉNIL, 1846.)

Clemm, Backs, Muller, ont analysé également l'eau de la mer du

Nord, mais puisée dans des localités opposées; aussi les résultats que ces chimistes indiquent sont-ils bien différents de ceux de M. Duménil.

Mer Caspienne :

	Eau : un litre.
	Gram.
Chlorure de sodium	36,731
— de potassium	0,761
— de magnésium	6,324
Bromure de magnésium	traces
Sulfate de chaux	4,903
— de magnésie	12,389
Bicarbonate de chaux	1,705
— de magnésie	0,129
	62,942

(GOBEL, 1839.)

Afin de faciliter la conservation de l'eau de mer destinée à être transportée, et afin de masquer sa saveur désagréable, M. Pasquier a eu l'idée de la rendre gazeuse sans altérer en rien sa constitution primitive. Voici pour cela comment il procède :

Il puise l'eau de mer à plusieurs kilomètres des côtes et à une certaine profondeur; il la filtre ensuite pour la dépouiller de toutes les substances animales et végétales qu'elle tient en suspension, et qui sont cause de sa prompte altérabilité; enfin, il la charge de gaz acide carbonique.

Un certain nombre de bouteilles de cette eau de mer gazeuse mises à la disposition de M. Rayer ont prouvé :

1° Que l'eau de mer gazeuse était un purgatif puissant; ainsi, à la dose d'une bouteille, elle a purgé aussi bien qu'une même quantité d'eau de Sedlitz à 32 grammes;

2° Que les malades l'ont prise sans répugnance et l'ont trouvée agréable au goût;

3° Qu'aucun accident, aucune incommodité, n'ont suivi son administration.

M. Rayer a conclu de ses observations que l'eau de mer épurée et gazeuse peut être employée avec avantage dans tous les cas où les purgatifs salins sont indiqués. Il a remarqué, de plus, qu'elle avait une action spéciale et favorable sur les individus atteints d'affections scrofuleuses.

Dans ces derniers temps, M. Moride (de Nantes) a pensé qu'en évaporant l'eau de mer à une basse température, il pourrait conserver et transporter à des distances voulues tous ses principes minéralisateurs et organiques sans pour cela la priver de ses propriétés thérapeutiques. D'après les calculs de ce chimiste, 5 kilogrammes du produit de la concentration saline semi-liquide de l'eau de mer sont l'équivalent en principes minéralisateurs de 150 litres d'eau de l'Océan, de sorte que cette quantité de matières salines, délayée dans 145 litres d'eau douce, reconstitue un volume égal d'eau de mer naturelle.

L'Académie de médecine, appelée à juger l'importance de l'eau de mer concentrée, a été d'avis qu'elle pouvait rendre quelques services et à la manière des eaux mères des salines. Ce mélange de sels marins peut être administré en bains froids, tempérés ou chauds, et dans un état de concentration approprié à l'âge et au tempérament des individus.

EAUX-BONNES (France, Basses-Pyrénées, arrond. d'Oleron). A 40 kilomètres de Pau et à 800 de Paris. Altitude, 790 m.

Sulfurée sodique. Temp. de 12° 80 à 32°.

Sept sources dont voici les noms avec la température et le débit, d'après M. J. François, auquel on doit leur captage en roche.

	Température.	Débit par 24 heures.
Source de la buvette	32°,75	9,086
— supérieure..............	28°,20	6,192
— inférieure..............	30°,50	15,840
Nouvelle source du rocher.......	28 à 31	12,540
Source froide ou du bois........	12°,80	8,640
Source d'Ortech n° 1...........	23°,10	23,072
— n° 2...........	19°,80	
		75,370

Les eaux des différentes sources des Eaux-Bonnes sont en ce moment l'objet d'études importantes de la part de M. Filhol. Voici la composition que ce chimiste assigne à l'eau de la source de la buvette ou *source vieille*, de toutes la plus importante.

	Eau : un litre. Gram.
Sulfure de sodium........................	0,0210
— de calcium......................	traces
Sulfate de chaux.........................	0,1750
— de potasse.....................	traces
— de soude.......................	
— de magnésie....................	
Chlorure de sodium.......................	0,2640
Silicate de soude........................	0,0310
Silice...................................	0,0320
Borate de soude..........................	traces
Iode.....................................	
Fer (probablement à l'état de sulfure)......	
Matière organique........................	0,0480
	0,5710

(FILHOL, 1859.)

La station des Eaux-Bonnes est, dans les Pyrénées, l'une des plus fréquentées. Un projet général de travaux d'améliorations est arrêté et en cours d'exécution. Les principaux traits de ce projet se rapportent tant au nouvel établissement de la source d'Ortech (vallée du *Valentin*) qu'à l'annexe des thermes qui, outre des salles spéciales de bains de pieds, doit renfermer un promenoir couvert relié à la buvette et à une série de salles d'inhalation.

Par suite de travaux récents, la buvette, agrandie et rapprochée de la montagne, donne son eau à moins d'un mètre du griffon, et l'air n'ayant aucun accès dans le trajet, la composition de l'eau est la même à la buvette qu'au griffon (Filhol). Ajoutons, enfin, que le gaz qui se dégage des sources n'est que de l'azote pur.

Les Eaux-Bonnes sont l'objet d'un commerce important au dehors; on les exporte dans des bouteilles d'un quart, d'un demi, et d'un litre. Il se fabrique aussi des pastilles obtenues, dit-on, avec le produit de l'évaporation des eaux; mais il suffit de se rendre compte de la prompte décomposition des eaux sulfurées par la chaleur pour s'apercevoir que la médecine n'a aucun parti avantageux à tirer de cette préparation [voy. PASTILLES MINÉRALES].

On remarque que de toutes les eaux sulfurées de la chaîne des Pyrénées, les Eaux-Bonnes sont celles qui contiennent le plus de chlorure de sodium. M. Filhol attribue la grande proportion de ce sel au voisinage des sources salées de Salies, en Béarn. On a calculé qu'un bain de 300 litres ne renfermait pas moins de 85^{gr},50 de chlorure de sodium.

Il est assez remarquable qu'un des établissements les plus renommés et les plus suivis des Pyrénées soit encore aujourd'hui un des plus incomplétement installés de cette région. Il n'y a aux Eaux-Bonnes que 9 cabinets de *bains* ou de *douches*, et 2 salles où se prennent les *bains de pieds*. Le traitement externe y est donc à peu près nul, tandis qu'avant les Bordeu, il y était au contraire presque exclusivement usité. La cause en est dans la faible quantité d'eau minérale dont on dispose, et, il faut le dire, dans la nature des maladies qu'on y traite spécialement, et qui paraissent réclamer surtout un traitement interne. Cependant nous pensons que c'est à tort que l'usage des bains serait systématiquement négligé aux Eaux-Bonnes : les demi-bains, suivant le procédé suivi à Cauterets, y rendraient sans doute, dans bien des cas où l'on s'en prive, des services auxquels la pratique banale des *bains de pieds* ne saurait suppléer. Nous avons signalé du reste les projets d'agrandissement de cette installation, qui sont en cours d'étude.

La *source vieille* est celle dont on fait à peu près exclusivement usage à l'intérieur. En boisson, ces eaux se prescrivent ordinairement à très faible dose d'abord, une ou deux cuillerées à soupe par exemple, et les malades doivent en augmenter progressivement la quantité, mais dépasser rarement trois et au plus quatre verres, pris le matin à jeun et de quart d'heure en quart d'heure ou de demi-heure en demi-heure.

Quelques personnes les supportent très bien pures; mais la plupart les coupent de lait ou d'infusion béchiques, et les édulcorent avec du sirop de gomme, de guimauve ou de Tolu (Rotureau). Il n'y a point de salles d'inhalation, bien que ce mode doive trouver aux Eaux-Bonnes de nombreux sujets d'application. Les eaux de la *source vieille* sont quelquefois administrées en gargarisme.

Ce traitement est donc un des plus simples qui se puissent imaginer. Il se réduit à l'usage interne d'un médicament, sans aucun des artifices que les procédés balnéothérapiques permettent en général d'ajouter à un traitement thermal. Il convient seulement de ne pas perdre de vue que ce médicament, aux Eaux-Bonnes comme aux autres stations de cette région, s'administre dans des conditions de milieu, de climat, d'altitude fort particulières, et très nouvelles pour la plupart des malades qui viennent y recourir.

L'action physiologique des Eaux-Bonnes, c'est-à-dire leur action sur l'organisme considérée en dehors des modifications thérapeutiques qu'elles peuvent exercer sur les organes malades, a été étudiée avec beaucoup de soin par le docteur Andrieu. Nous emprunterons à l'excellent mémoire de cet auteur le tableau suivant, qui met parfaitement en relief certains des caractères de cette médication.

Les forces générales sont augmentées, l'agilité est plus grande, le sommeil est agité, l'intelligence est plus active. Les battements du cœur deviennent plus nombreux et plus forts; le pouls est plus ample, plus fréquent et plus dur; les règles et le flux hémorrhoïdal coulent plus abondamment, se manifestent pour la première fois ou se rétablissent, s'ils ont été précédemment supprimés. Le mouvement hémorrhagique se dirige du centre vers les surfaces, le sang s'échappe par les fosses nasales, par les bronches, etc., etc.; l'appétit devient énergique, le plan musculaire intestinal se réveille de sa torpeur ou exagère sa puissance contractile. Deux grands systèmes continus de l'économie, ceux en qui se concentre plus spécialement la vie, le système nerveux et le système circulatoire, ont évidemment subi, dans les forces qui les animent, une modification qui se manifeste par une exagération de leur activité normale. Les sécrétions sont à leur tour profondément modifiées; l'exhalation cutanée augmente; il en est de même de l'excrétion urinaire. Les muqueuses se fluxionnent et rougissent, les flueurs blanches, les catarrhes nasal, laryngé, bronchique, prennent momentanément une intensité nouvelle; l'expectoration devient plus abondante, des sécrétions pathologiques de la peau se créent, se rétablissent ou s'exagèrent. (*Essai sur les Eaux-Bonnes*, 1847.)

Les Eaux-Bonnes doivent donc être considérées comme des eaux notablement excitantes. Cette qualité leur est bien réellement inhérente, puisqu'elle est mise en jeu par le mode d'administration le plus simple, l'usage interne.

Nous verrons plus loin quelle part doit être faite à cette qualité excitante dans les indications et les contre-indications de ces eaux. Cependant nous devons dès à présent noter qu'elle leur est commune avec toutes les eaux sulfureuses. Ce ne serait qu'une question relative, et, sous ce rapport, les Eaux-Bonnes se distinguent de Cauterets, de Luchon, d'Amélie, où l'on trouve des eaux beaucoup moins stimulantes, moins fixes en même temps, et par conséquent applicables à des cas qu'il faut rayer de la pratique des Eaux-Bonnes.

Mais cette qualité stimulante n'est elle-même qu'un accessoire des propriétés spéciales des Eaux-Bonnes, dues à leur nature sulfureuse, et plus particulièrement à leur constitution individuelle.

L'analyse récente de M. Filhol, en nous représentant plus fidèlement que les précédentes cette constitution, est-elle de nature à nous éclairer beaucoup sur ce sujet? Nous ne saurions le dire. Le degré de sulfuration des Eaux-Bonnes, inférieur à celui de Luchon, d'Amélie, du Vernet, mais peut-être plus fixe que dans ces dernières, se rapproche de celui de Cauterets. Sulfurées sodiques comme toutes ces eaux, il nous paraît difficile d'attacher une signification très particulière aux traces de sulfure de calcium qui s'y trouvent signalées.

Le chlorure de sodium y existe en proportion plus notable, 0,26, que dans les autres eaux sulfurées sodiques, sauf Saint-Honoré, 0,3. Nous ne trouvons même de proportion plus élevée parmi les sulfurées calciques, qu'à Allevard, 0,50; à Schinznach, 0,6; à Greoulx surtout, 1,5. Il faut tenir compte de cette prédominance relative; mais rien n'autorise à lui attribuer une signification très particulière.

Il n'est peut-être pas une seule station thermale dont les applications se trouvent aussi nettement définies que celles des Eaux-Bonnes. La plupart des indications communes des eaux sulfureuses pourraient sans doute trouver à s'y remplir aussi convenablement qu'ailleurs. L'ancienne réputation des Eaux-Bonnes prouve qu'elles s'appliquent parfaitement au traitement externe des plaies et blessures. Mais aujourd'hui les affections de l'appareil respiratoire y sont à peu près exclusivement traitées. C'est donc d'elles que nous aurons à tenir compte dans cet article. La phthisie pulmonaire, le catarrhe bronchique, les angines, l'asthme, telles sont les affections qui résument les applications actuelles et ordinaires des Eaux-Bonnes.

Au premier rang, vient la phthisie pulmonaire, dont l'idée est inséparable de celle des Eaux-Bonnes. Ce n'est pas ici le lieu de faire l'histoire du traitement thermal de la phthisie ; ce doit être l'objet d'un article spécial [voy. PHTHISIE PULMONAIRE]. Nous devrons seulement insister sur les indications particulières qui doivent faire préférer les Eaux-Bonnes aux autres stations thermales auxquelles on peut adresser des phthisiques.

Nous avons vu plus haut que les Eaux-Bonnes étaient excitantes à un degré notable. Elles se trouvent donc contre-indiquées toutes les fois qu'une médication excitante ne saurait intervenir sans danger.

Il est un certain nombre de phthisiques qui se trouvent en pareil cas, par suite de conditions empruntées, ou à la constitution originelle, ou aux circonstances particulières de la maladie, dépendantes de sa forme, de sa période actuelle, ou de phénomènes fortuits; c'est-à-dire que les phthisiques à tempérament sanguin, à constitution névropathique, disposés aux congestions sanguines, aux hémoptysies actives, doivent être exclus des Eaux-Bonnes. Il en sera de même dans toutes les périodes actives de la maladie, d'éclosion ou de ramollissement, lorsqu'il existe de la fièvre, de la douleur ou des accidents aigus quelconques.

On ne recourra donc à ce traitement que chez les phthisiques scrofuleux ou lymphatiques, à fibre molle, à disposition anémique, à nervosité languissante, ou encore aux périodes inactives de la maladie, quels qu'en soient les caractères anatomiques actuels, lorsque la tuberculisation ne paraît pas en voie présente d'accroissement, lorsque les engorgements du tissu pulmonaire revêtent un caractère purement passif, lorsque l'état catarrhal n'offre lui-même aucun caractère d'acuité.

Nous pouvons affirmer : 1° que les cas si fréquents où, sous l'influence des Eaux-Bonnes, la tuberculisation a paru activée dans sa marche, appartenaient à la première catégorie; 2° que, lorsque l'on s'en tiendra aux faits de la seconde catégorie, on obtiendra des Eaux-Bonnes tout ce que l'on peut tirer d'un pareil traitement, sans courir aucun risque d'aggraver la maladie.

Il ne faut pas oublier en effet, et peut-être tout le monde n'en est-il pas suffisamment convaincu, que le traitement thermal, très précieux dans beaucoup de cas de phthisie, peut devenir très dangereux alors qu'il est mal appliqué, et que c'est une des fautes les plus graves que l'on puisse commettre que d'y recourir d'une manière banale.

Quelle est la portée curative réelle des Eaux-Bonnes dans la phthisie pulmonaire, et dans quel sens peut-elle être comprise? Nous devons renvoyer cette appréciation à l'article PHTHISIE, afin d'éviter les répétitions. Nous ferons seulement remarquer ici que l'action de ces eaux paraît se porter spécialement sur les trois points suivants : 1° reconstitution de l'état général, modification de l'état scrofuleux ou lymphatique et des fonctions qui en subissent le plus directement l'empreinte ; 2° résolution de l'état catarrhal bronchique ; 3° résolution des engorgements pulmonaires.

Les Eaux-Bonnes paraissent, avec les eaux de Baréges, celles qui sont le mieux applicables aux scrofuleux et aux lymphatiques. Cependant leur mode d'action doit être fort différent, puisque les eaux de Baréges représentent surtout un traitement externe et les Eaux-Bonnes un traitement interne. Quoi qu'il en soit, le tableau que nous avons tracé précédemment de l'action physiologique des Eaux-Bonnes donnera une idée de l'influence active qu'elles exercent sur l'ensemble des fonctions, et de l'action reconstituante qu'on peut leur attribuer. Nous parlerons tout à l'heure des modifications qu'elles impriment à l'état catarrhal des bronches. Quant aux engorgements du tissu pulmonaire, pneumonie chronique, indurations, infiltrations, tous les médecins qui ont exercé aux Eaux-Bonnes témoignent de la rapidité avec laquelle des parties du poumon malades et imperméables à l'air reprennent leur apparence normale.

On comprend dès lors qu'un traitement capable de modifier ainsi l'état constitutionnel ou diathésique qui préside à la maladie, l'état catarrhal qu'une solidarité très prochaine unit au développement et aux transformations du tubercule, les engorgements du tissu pulmonaire, causes eux-mêmes d'une aggravation si notable dans le pronostic, on comprend, disons-nous, qu'un semblable traitement puisse avoir une portée réelle dans la marche de la phthisie pulmonaire.

Un mot encore à propos de l'*hémoptysie*. On a souvent accusé les Eaux-Bonnes de faciliter l'hémoptysie, et c'est là un sujet d'inquiétude pour beaucoup de praticiens ; mais la question a toujours été mal posée à ce propos. Il est très vrai que l'on observe quelquefois des hémoptysies aux Eaux-Bonnes ; mais dans le plus grand nombre des cas, c'est chez les phthisiques que nous avons rangés dans notre première catégorie, et auxquels les Eaux-Bonnes ne doivent jamais être administrées. Ce n'est donc pas par la faute de la médication qu'il arrive un pareil accident, mais par la faute de ceux qui en ont méconnu les contre-indications. Il faut encore tenir compte des irrégularités dans le régime, de l'usage non méthodique des eaux, des courses exagérées dans les montagnes, etc., etc.

Les Eaux-Bonnes conviennent parfaitement dans le *catarrhe pulmonaire*. Les indications spéciales que nous avons assignées précédemment à leur emploi retrouvent ici leur application ; seulement il y a moins de risque à les méconnaître que chez les phthisiques, et l'état catarrhal par lui-même se prêtant plus directement à la médication sulfureuse, leur champ d'application se trouve beaucoup plus étendu. Les premiers effets des Eaux-Bonnes sur le catarrhe sont manifestement d'excitation ; les suivants sont des effets de résolution. La toux augmente souvent dès les premiers jours du traitement, quels que soient d'ailleurs son caractère et sa nature, qu'elle soit sèche ou grasse, continue ou quinteuse, spasmodique ou inflammatoire. L'expectoration devient plus abondante en même temps qu'elle est ordinairement plus facile. Il s'opère une sécrétion plus copieuse de mucus ou de matière purulente à la surface des voies aériennes.

Pour ce qui concerne les intéressantes applications des Eaux-Bonnes aux angines, nous renvoyons aux articles ANGINE et surtout GLANDULEUSE (ANGINE). Quant à l'ASTHME [voy. ce mot], nous ne pensons pas que l'on obtienne aux Eaux-Bonnes de meilleurs résultats à son sujet que près des autres stations sulfureuses.

EAUX-CHAUDES (France, Basses-Pyrénées). A 4 kilomètres des Eaux-Bonnes et 800 kilomètres de Paris; chemin de fer de Bordeaux. Altitude, 680 mètres.

Sulfurée sodique. Temp. de 10°,5 à 36°,4.

Six sources, dont voici les noms, la température et la sulfuration au griffon.

	Température.	Sulfure de sodium par litre.
Source Mainvielle	10°,5	0,0053
— de l'Arressecq	24°,5	0,0081
— Baudot	25°,9	0,0081
— du Clot	36°,4	0,0090
— de l'Esquirette	35°,0	0,0084
— du Rey	33°,5	0,0090

Les Eaux-Chaudes n'ont été jusqu'à ce jour l'objet que d'un petit nombre d'expériences chimiques. On ne connaît qu'une seule analyse de l'eau de ces sources, celle de la source *Baudot ;* en voici les résultats :

	Eau : un litre. Gram.
Sulfure de sodium	0,0087
Chlorure de sodium	0,1150
Sulfate de chaux	0,1030
Silicate de chaux	0,0050
— de magnésie	traces
— d'alumine	traces
Sulfate de soude	0,0420
Carbonate de soude	0,0350
Iode et glairine	traces sensibles
	0 3087

(FILHOL. 1852.)

La source *Mainvieille* jaillit à une petite distance du village des Eaux-Chaudes, à la base d'un rocher granitique et sur un plateau élevé. Elle est seulement utilisée en boisson. Celle de l'*Arressecq*, qui sort également du granit, se déverse à l'aide de deux tuyaux de bronze dans une cuvette percée à son fond et tapissée de soufre et de barégine. Elle est utilisée en boisson, en douches locales et en applications topiques (Rotureau).

L'eau de la source *Baudot*, la plus fréquentée par les buveurs des Eaux-Chaudes, a son point d'émergence sous un pavillon divisé en deux parties : l'une pour la buvette, l'autre pour les douches locales.

La source du *Clot* est captée dans un bassin hermétiquement fermé, duquel partent des tuyaux qui conduisent l'eau minérale à la buvette, aux bains et aux douches. Elle alimente 7 baignoires, 1 cabinet de bain et de douches, 2 cabinets de grande douche, et enfin plusieurs douches ascendantes. Malgré les soins employés pour éviter sa décomposition, l'eau de la source du Clot qui, au griffon, accuse 0gr,0090 de sulfure de sodium, n'en contient plus que 0gr,0016 à la buvette, et dans les baignoires que 0gr,0019 à 0gr,0021.

L'eau de l'*Esquirette* forme deux sources désignées sous les noms de *chaude* et *tempérée*. La source de l'Esquirette chaude alimente une buvette renfermée dans le nouvel établissement et, avec la source tempérée, 7 baignoires, 2 appareils de douches locales, 2 cabinets de grande douche, 3 salles de bains et de douches, 2 salles de douches ascendantes utéro-vaginales et 1 cabinet de douche rectale (Rotureau). Les douches utéro-vaginales reçoivent en outre une partie de l'eau de la source du Clot. Conduite sous le robinet de la buvette, l'eau de l'Esquirette ne marque plus que 0gr,00130 de sulfure de sodium, et sous le robinet d'une baignoire, 0gr,00160 à 0gr,00169.

La source du *Rey* se trouve au milieu du corridor et à quelques mètres de la porte d'entrée de l'ancien établissement. L'eau minérale est reçue dans un bassin, d'où elle est ensuite distribuée à sept baignoires et à une buvette située dans l'intérieur de l'établissement thermal. Pendant ce trajet, elle subit une altération sensible : ainsi, tandis qu'au griffon elle contient 0gr,0090 de sulfure de sodium, elle n'en marque plus que 0gr,00260 à la buvette et 0gr,00228 à 0gr,00235 dans les baignoires.

L'établissement thermal est très bien installé. Il renferme une piscine assez spacieuse pour contenir 30 personnes à la fois, et alimentée par le trop-plein des sources qui arrivent à l'établissement et par un jet continu de la source de l'Esquirette tempérée ; une trentaine de baignoires, des douches de forces diverses, des douches ascendantes et des bains de vapeur.

Les sources les plus employées en boisson sont celles de *Baudot*, de l'*Esquirette* et du *Rey*. Les plus actives seraient celles du *Rey* et du

Clot, et celles de l'*Esquirette* les moins excitantes. L'*Esquirette*, les eaux du *Clot* et du *Rey* alimentent spécialement les bains et les douches.

Les applications des Eaux-Chaudes se rattachent naturellement aux applications communes des eaux sulfureuses; mais elles paraissent se rapprocher plutôt des eaux sédatives de Saint-Sauveur et de certaines sources de Luchon et de Cauterets que des eaux plus excitantes de Baréges, des Eaux-Bonnes et des sources les plus actives des stations que nous venons de nommer. C'est ainsi qu'elles sont très avantageusement employées dans les affections utérines, leucorrhées, métrites chroniques, le choix des sources et leur température particulière permettant de modifier le traitement suivant qu'il existe une prédominance lymphatique ou névropathique.

Les rhumatismes chroniques, les dermatoses, les accidents attribués à la syphilis larvée, aux empoisonnements métalliques, peuvent être traités aux Eaux-Chaudes avec succès (Izarié); mais ces eaux conviennent de préférence aux rhumatismes nerveux (Astrié), aux affections dartreuses facilement excitables avec appel de congestions sanguines vers la peau. Quant aux cas de syphilis, etc., nous pensons qu'ils ne doivent être adressés de préférence aux Eaux-Chaudes que lorsqu'il existe quelque raison propre à faire redouter des eaux sulfureuses plus actives.

Les Eaux-Chaudes sont sans doute applicables aux affections chroniques, catarrhales ou autres, de l'appareil respiratoire; mais le voisinage des Eaux-Bonnes restreint beaucoup leur pratique sur ce sujet. Du reste, ces deux stations se complètent l'une l'autre. Leur rapprochement, qui permet à des omnibus de parcourir en une heure à peine la distance qui les sépare, met beaucoup de malades à même de combiner le traitement externe très bien établi aux Eaux-Chaudes avec l'usage interne des Eaux-Bonnes.

EAUX MÈRES. On désigne sous le nom d'eaux mères (*Mutterlaugen*, en allemand), le résidu d'évaporation des salines où l'on exploite le chlorure de sodium pour la consommation générale. L'extraction du sel s'opère soit des bancs de sel gemme, qui existent à un haut degré de puissance dans l'Est de la France, soit de terrains porphyritiques et houillers qui paraissent alimenter la plupart des salines de la vallée rhénane, soit de l'eau de mer.

L'eau salée, obtenue au moyen de forages artésiens ou par des prises de puisement, est élevée à l'aide d'appareils hydrauliques jusqu'au faîte de bâtiments particuliers, qui portent le nom de *bâtiments de graduation*. De distance en distance, sont disposées des traverses ou lattes qui supportent des fagots d'épines. L'eau de la saline, soumise ainsi à l'évaporation spontanée, et après sept ou huit graduations successives, acquiert un premier degré de concentration variable suivant la saison, la quantité de sels dissous primitivement, et selon l'importance des établissements. Quel que soit le mode de cette préparation, à l'air libre ou non, c'est toujours par un système de migration continuelle et de division infinie du liquide qu'elle a lieu, jusqu'à ce que le degré voulu soit atteint.

Pendant cette opération, il se précipite sur les fascines des dépôts de sulfate et de carbonate de chaux plus ou moins colorés par de l'oxyde de fer, et que l'on enlève de temps à autre. On achève la concentration de l'eau en la versant dans des chaudières de fonte et en la faisant bouillir jusqu'à ce qu'elle marque de 20 à 25 degrés. Il se forme une nouvelle quantité de dépôt, ou *schlot*, que l'on sépare par décantation, tandis que les cristaux de chlorure de sodium sont laissés à nu. Ce qui résiste à la cristallisation compose l'*eau mère*. C'est alors, après éclaircissement, un liquide sirupeux, de couleur brune ou jaunâtre, d'une densité de 1,1 à 1,3, sans odeur bien caractéristique, d'une saveur âcre et très saumâtre.

En Allemagne, les deux principaux centres d'exploitation des eaux mères sont *Kreuznach* et *Nauheim;* du moins, c'est là que leur emploi médical a pris une véritable portée. La Suisse, comme nous le verrons, a suivi ce mouvement, et la station de *Lavey* est spécialement consacrée à cet usage des eaux mères. Chez nous, on ne compte encore qu'un établissement du même genre dans le Jura, *Salins*, quoique le département de la Meurthe, à Dieuze, celui des Basses-Pyrénées, à Salies, indépendamment des salines de nos côtes, ne nous laisseraient rien à envier, sous ce rapport, aux pays voisins.

Les analyses des eaux mères n'ont été publiées qu'en petit nombre; elles tiendront place dans chacun des articles consacrés aux stations où on les utilise. Nous pouvons remarquer, mais cela sous un aperçu fort général et sujet à révision, que la composition des eaux mères et celle des eaux salées d'où elles proviennent sont assez analogues entre elles, aux proportions près. Les chlorures y dominent pour une proportion considérable, à côté des sulfates et des carbonates. La soude y offre une prépondérance remarquable; on y trouve aussi de la chaux et de la magnésie. Le fer et le brôme s'y montrent en proportion très variable, et il peut être difficile d'y déceler leur présence. L'iode y a été rarement constaté. Ce sont bien plutôt des eaux bromurées qu'iodurées. Ces traits communs souffrent quelques dissemblances de détail, sur lesquelles nous aurons à revenir.

D'ailleurs les eaux mères ne sont pas employées telles que le procédé d'évaporation les fournit. On les étend toujours d'eau douce ou d'eau minérale, selon les nécessités de la prescription ; seulement, étant pris un exemple à Nauheim, où l'on verse depuis 4 jusqu'à 20 litres d'eau mère dans un bain, comme 1 kilogramme de celle-ci ne contient pas moins de 383 grammes de matières salines, il en résulte que chaque bain renferme depuis 1k,600 jusqu'à 8 kilogrammes de sels, parmi lesquels on compte 16 à 80 grammes de bromures de sodium et de magnésium. Ces données ont leur valeur.

Nous mentionnerons qu'en particulier, à Kreuznach, on fait subir à l'eau mère une réduction suffisante pour qu'elle prenne une consistance à peu près solide. Durcie de la sorte, elle est transportée dans des tonneaux à moins de frais que lorsqu'on l'expédie à l'état liquide. Préalablement dissoute dans de l'eau pure, elle sert à préparer des bains minéraux à distance.

Quant aux vapeurs qui se développent pendant l'évaporation de l'eau mère et qu'on a proposé de faire respirer aux malades, rien de moins avéré que l'importance de ce mode d'inhalation, qui figure ici pour mémoire.

C'est en Allemagne que l'application thérapeutique des eaux mères a été utilisée pour la première fois. La date et l'origine de leur emploi restent obscures. Ce qu'il y a de certain, c'est que depuis longtemps, dans les grands établissements des bords du Rhin, on ajoutait à l'eau minérale le résidu de l'évaporation des salines, lorsque M. Fontan, en 1840, et M. le professeur Trousseau, en 1846, ont fait connaître et ont préconisé chez nous cette pratique. M. Rotureau croit devoir conclure de ses recherches que les premiers essais remontent à une vingtaine d'années, et que c'est aux salines de Kreuznach qu'en revient l'initiative. Depuis lors, ce nouvel agent médical a pris faveur près des sources chlorurées sodiques de l'Allemagne du nord. *Kreuznach* et *Nauheim*, non-seulement se sont approprié l'exploitation de leurs eaux mères, réputées comme les plus riches en principes actifs, mais encore en approvisionnent par expédition un certain nombre d'autres stations. C'est ainsi qu'à *Hombourg* et à *Wiesbaden*, grâce aux emprunts que facilite la proximité des salines dont nous venons de parler, on compose des bains fortement minéralisés. Il en est de même à *Bocklet*, au voisinage de *Kissingen*, en Bavière. Nous pourrions encore citer les eaux mères d'*Elmen*, de *Sassendorf*, en Prusse, de *Salzungen*, dans le duché de Saxe-Meiningen, plus faibles cependant que les précédentes. Dès 1839, M. H. Lebert publiait les observations remarquables d'effets obtenus en associant les résidus des salines de *Bex* aux eaux de *Lavey*. Dans divers autres établissements de la Suisse, la même méthode est suivie avec d'autant plus d'avantage qu'elle supplée à une minéralisation parfois insuffisante. Enfin, en France, l'installation très digne d'intérêt des bains de *Salins* (Jura), tend à nous affranchir d'une sorte de tribut prélevé par l'étranger.

Les eaux mères sont employées à l'intérieur, en boisson, et à l'extérieur, soit en bains, soit en applications locales.

Il ne semble pas que l'usage interne se soit beaucoup répandu, depuis que M. Lebert eut, le premier, l'idée de le prescrire. Tous les praticiens s'accordent à reconnaître qu'une répugnance invincible des malades s'oppose trop souvent à l'ingestion de l'eau mère, quelque soin que l'on prenne d'en amoindrir les proportions ou d'en masquer la saveur désagréable par des artifices variés. M. Rotureau rejette complétement cette forme d'administration pour les mêmes motifs, et il la déclare abandonnée partout.

C'est donc appliquées à l'extérieur que les eaux mères s'emploient le plus communément. Selon qu'on laisse en contact avec la peau, pendant plus ou moins de temps, des compresses imbibées de cette matière plus ou moins pure, on provoque des effets de révulsion, dont M. Rotureau recommande la grande énergie, notamment comme moyen résolutif. Mais les bains généraux, additionnés d'eau mère, constituent la partie principale de ce traitement. Aussi bien à Salins qu'en Allemagne, on commence par des bains d'eau salée simple; puis on ajoute à ces bains des eaux mères, en commençant par un litre ou même un demi-litre, et en élevant la dose, suivant les cas, jusqu'à 8 ou 10 litres à Nauheim (Rotureau), 20 à 30 à Kreuznach (Prieger). M. Germain et M. Carrière indiquent, comme dose ordinaire pour chaque bain d'adulte, l'addition de 25 à 30 litres à 150 litres d'eau salée ; M. Lebert, à Lavey, celle de 12 à 18. Il s'entend, du reste, que ces quantités se règlent sur l'âge, le sexe, le tempérament, sur la maladie et sur l'idiosyncrasie des malades.

Nous devons à M. Rotureau une étude très exacte des phénomènes physiologiques que détermine le bain additionné d'eau mère, selon le mode d'administration, la dose et la durée, autant de circonstances qu'il faut surveiller attentivement. Ces symptômes se résument en une puissante stimulation, laquelle peut produire de fâcheux effets congestifs et causerait des accidents graves, si l'on n'y apportait point de précaution. Aussi, il est de précepte de ne jamais excéder, par l'addition d'eau mère le cinquième de l'eau du bain tout entier. D'après M. Carrière (*Recherches sur les Eaux minérales sodo-bromur. de Salins*, 1856), la tolérance s'établit assez promptement, quand les bains sont convenablement mitigés et prescrits avec prudence; l'eau donne même bientôt une sensation douce et onctueuse à la peau, au lieu des picotements plus ou moins vifs que provoquaient les premières immersions. Les conséquences de cette excitation sagement proportionnée sont, dans les cas le plus favorables, et surtout en présence de maladies asthéniques, de réveiller les forces vitales et de donner une nouvelle impulsion aux activités fonctionnelles.

Ceci posé, s'il fallait énumérer toutes les affections annoncées comme irrésistibles à l'emploi des eaux mères, nous risquerions de déconsidérer un moyen précieux, à coup sûr, mais qui gagnera à se spécialiser d'une manière plus formelle. Jusqu'ici leurs attributions thérapeutiques se rapportent très précisément aux maladies qui dérivent du tempérament lymphatique ou de la diathèse scrofuleuse. C'est encore à titre de médication tonique et reconstituante qu'on les conseille dans le traitement de la chlorose et de l'anémie, et qu'on a cru devoir étendre leur application à une foule de cas sur lesquels l'expérience doit se prononcer plus nettement par la suite.

En ce qui concerne la scrofule, considérée dans toutes ses formes et toutes ses périodes, même les plus graves et les plus invétérées, les observations que nous devons à MM. Lebert, Cossy, Germain, Carrière et Rotureau, s'accordent à relever des résultats fort avantageux, soit dans le sens de la guérison, soit au moins dans celui d'une amélioration radicale. Depuis le simple engorgement ganglionnaire jusqu'aux manifestations si variées et si désastreuses de l'état diathésique avancé, des faits heureux paraissent justifier l'attention que les médecins apportent de plus en plus à ce mode de traitement. Seulement il ne faut pas perdre de vue qu'il en est de l'usage des eaux mères comme de celui d'autres agents thérapeutiques. Si des changements considérables ont lieu dès les premiers jours de la cure, on ne peut avoir de prise sur une diathèse bien déterminée qu'à l'aide du temps et en s'efforçant avec persévérance, pendant une durée plus ou moins longue, plusieurs années souvent, et aux époques opportunes, de modifier la constitution morbide des individus affectés de tumeur blanche, de carie, de lupus, etc. [Voy. SCROFULE.]

En présence des bons effets recueillis dans la pratique des eaux mères, on a cherché la raison thérapeutique de leur efficacité. Il y a encore beaucoup à apprendre sur ce sujet. Pour la plupart des médecins, l'eau mère n'est que l'extrait pour ainsi dire de l'eau minérale d'où elle provient. Cette façon d'envisager le résidu de l'évaporation des eaux chlorurées serait admissible si le procédé ne différait sensiblement selon les localités et les circonstances. L'analyse chimique nous rend elle-même incertains là-dessus. Ainsi, le chlorure de magnésium prédomine dans les eaux mères de Bex et de Nauheim ; celles de Salins sont fort riches en chlorure de sodium, tandis qu'à Kreuznach on ne signale qu'une proportion relativement inférieure de ce sel et, par compensation, une abondance remarquable de chlorure de calcium. S'il s'agit des bromures, les dissemblances sont au moins aussi frappantes, non-seulement par comparaison entre les diverses stations, mais dans les recherches des chimistes sur l'eau mère d'une même saline. Ces contradictions tiennent-elles à ce que l'évaporation opérée dans de vastes chaudières comporte divers degrés d'ébullition et de cuisson, qu'il n'est pas possible d'obtenir d'une façon uniforme ni mathématique dans chaque établissement ? C'est, il faut l'avouer, un élément important qui nous manque dans l'appréciation d'un agent médical que celui de son identité, en tout lieu et peut-être à toute époque d'emploi. Rappelons encore qu'il s'en faut que le mode d'addition des eaux mères au bain soit partout le même. Nous avons vu la moyenne de la quantité additionnée varier à Salins et à Kreuznach. A propos de cette dernière station, M. Engelmann (*Kreuznach, ses sources*, etc., 1858) insiste sur ce que les baignoires diffèrent beaucoup de largeur dans les diverses maisons de bains, les unes contenant 350 litres d'eau, les autres 200 à peine. Il est évident que si les malades n'y prennent point garde ou que les médecins s'enquièrent peu de ces conditions, ceux-là courront risque de suivre des prescriptions irrationnelles, et ceux-ci commettront des erreurs préjudiciables à bien des points de vue.

« Restait à savoir, dit M. Trousseau, en souvenir de son voyage aux bords du Rhin (*Traité de thérap. et de mat. médic.*, 1855), lequel des sels contenus dans les eaux mères pouvait, à bon droit, revendiquer l'honneur de certaines cures. » Malheureusement le savant professeur, prenant tour à tour à partie le traitement des accidents syphilitiques et des engorgements chroniques par l'eau mère, reste indécis sur le rôle des bromures alcalins qui, quoique en proportion énorme, ne lui semblent que secondaires, et sur celui des iodures, dont l'évaluation chimique est loin d'expliquer l'intervention thérapeutique. Et cependant les propriétés *anesthésiques* des bromures de potassium et de sodium, signalées par de bons expérimentateurs, lui paraîtraient avoir une large part dans l'amendement ou la guérison à Kreuznach, à Nauheim, etc., de certaines maladies d'ailleurs incurables. Il est à regretter que ces aperçus ne nous tirent guère d'incertitude sur l'influence prédominante de tel ou tel des éléments du composé complexe que représente l'eau mère.

M. Germain (*Sources minér., eaux mères sodo-brom. de la saline de Salins*, 1854) se fonde sur la prédominance du chlorure de sodium pour assigner une supériorité notable aux eaux mères de Salins. C'est également la prétention des médecins de Kreuznach, qui sont portés à négliger la grande proportion de bromures qu'ils ont à leur disposition.

Mais, comme l'a fait remarquer l'un de nous (Durand-Fardel, *Ann. de la Soc. d'hydrolog.*, t. II), on ne peut s'empêcher de recourir à l'une ou à l'autre de ces deux hypothèses; ou les bromures constituent un médicament très actif, et, suivant la remarque de M. Germain, ils existeraient en trop forte proportion dans les eaux mères de Kreuznach et seraient plus faciles à doser au moyen d'eaux mères moins chargées de ce principe; ou les bromures sont moins actifs qu'on ne le pense, et l'on peut se rappeler en effet les doses considérables auxquelles M. Puche a pu les administrer, et alors ce ne serait pas à la proportion des bromures qu'il faudrait précisément mesurer l'efficacité des eaux mères.

Pour M. Carrière (*loc. cit.*), « les eaux mères ne sont pas une eau minérale composée par la nature et qui serait employée au traitement des maladies telle qu'elle sortirait de sa source; elles sont les résidus de l'évaporation de l'eau minérale naturelle. » Le même médecin les a qualifiées d'eaux minérales de *seconde main*. « Or, ajoute-t-il, ces résidus ne constituent pas à eux seuls l'étoffe du bain, ils en forment l'élément principal qui n'entre jamais dans la masse d'eau naturelle ou salée qu'à des doses assez modérées. C'est un médicament dont la quantité se règle sur les effets qu'on veut produire. A ce compte, on peut, avec des eaux mères faibles, atteindre les mêmes résultats qu'avec des eaux mères fortes. »

Nous citons textuellement ces opinions parce qu'elles serviront à dégager un problème pour lequel l'engouement de la nouveauté ou des idées préconçues ont peut-être retardé jusqu'ici la solution la plus légitime. Mais il reste encore plus d'un côté de la question à éclairer. Dans le cours d'une discussion sur le traitement thermal des scrofules (*Annales de la Soc. d'hydrolog.*, t. V), M. Gerdy a judicieusement exprimé que ce serait une erreur de vouloir établir une proportion exacte entre le chiffre des principes dissous dans une source et l'importance de ses propriétés. Suivant lui, lorsque les eaux ont atteint un certain degré de minéralisation, elles n'ont pas beaucoup à gagner par l'élévation de ce degré. Il y a là, eu égard à plusieurs points de physiologie et de thérapeutique, matière à sérieuses recherches. [Voy. ABSORPTION. TRAITEMENT THERMAL. MINÉRALISATION. SATURATION.]

Toujours est-il que l'addition des eaux mères peut rendre de véritables services près des sources peu dotées en minéralisation. C'est ce qu'on voit à Lavey, par exemple. Mélangées aux eaux chlorurées sodiques fortes, au contraire, elles permettent sans doute une action énergique sur certaines formes diathésiques, à caractère torpide entre autres. Mais dans ce cas même, ou mises en œuvre à peu près isolément, l'emportent-elles sur la médication thermale proprement dite? C'est ce que l'observation est loin de nous avoir démontré. En dernière analyse, et jusqu'à plus ample information, l'introduction des eaux mères dans la pratique doit passer pour une médication complémentaire. A ce compte, il est utile d'insister sur les ressources offertes par nos salines de l'Est, celles du Béarn, aussi bien que par les marais salants qui à l'ouest et au midi enrichissent nos plages maritimes. La voie récemment ouverte en ce sens se recommande donc doublement comme tendant à déplacer le monopole de certaines stations allemandes, et comme prêtant à des études qui fixeront un point intéressant de la médecine hydrologique.

EAUX MINÉRALES. *Définition.* — On doit entendre par *eaux minérales* « toutes celles qui, en raison soit de leur température bien supérieure à celle de l'air ambiant, soit de la quantité et de la nature spéciale de leurs principes salins et gazeux, sont ou peuvent être employées comme agents médicamenteux » (Lefort). Nous adoptons cette caractéristique, parce qu'elle a l'avantage de concilier les exigences de la médecine, de la chimie et de la géologie, appelées à un concours simultané dans ce sujet d'étude.

Suivant Al. Brongniart (*Dict. des scienc. nat.*, 1819), la composition et le gisement des sources dites *minérales* sont dans un rapport suffisant pour qu'on se fasse une juste idée de ces dernières. Depuis lors, en généralisant les résultats de savants travaux et les idées émises par MM. Berzelius et Élie de Beaumont, on a pu considérer les eaux minérales comme les représentants plus ou moins affaiblis des émanations qui ont laissé les traces de leur existence dans toutes les périodes géologiques (*Annuaire des eaux de France*).

M. Chevreul a cherché à distinguer les *eaux minérales* des eaux regardées comme *pures* (*Dict. des sienc. natur.*, t. XIV). C'est ce que les anciens chimistes tentaient eux-mêmes de faire, sans pouvoir mieux y réussir. Ainsi, Macquer (*Dict. de chimie*, 1778) convient qu'en prenant le nom d'eaux minérales dans le sens le plus général et le plus étendu, on devrait le donner à toutes les eaux qui se trouvent chargées naturellement de quelques substances hétérogènes qu'elles ont dissoutes dans l'intérieur de la terre. Il définit comme eaux minérales celles « dans lesquelles les épreuves de chimie font découvrir des substances gazeuses, sulfureuses, salines ou métalliques. » Avec M. Chevreul, on appellerait *eau minérale* toute eau qui, dans son cours souterrain, a été placée dans des circonstances qui lui ont permis de se charger plus ou moins de gaz, de sels, de substances organiques même, et d'acquérir par là une saveur et d'autres propriétés que ne possèdent pas les eaux naturelles qui s'approchent de l'état de pureté (*loc. cit.*). Mais, ainsi que l'a remarqué bientôt M. Chevreul lui-même, et comme les auteurs de l'*Annuaire*, en reproduisant ces expressions de l'éminent chimiste, le font observer avec justesse, toutes les eaux, même les plus pures, contiennent une certaine quantité de matières étrangères. La distinction à établir entre une eau minérale, si l'on ne s'en tenait qu'aux données chimiques, deviendrait donc d'une difficulté extrême. D'ailleurs chaque jour l'analyse découvre des principes méconnus jusque-là dans un grand nombre d'eaux minérales. Il arrive aussi qu'à l'aide de réactifs mieux déterminés ou mieux employés on rectifie bien des erreurs. Il en résulte des faits comparatifs qui dépouillent telle source de ses prétentions de minéralisation pour lui laisser de simples propriétés de thermalité, et élèvent le rang de telle autre dans l'ordre hydrologique. En dernier ressort, à ces égards, nous ne saurions reconnaître rien d'absolu dans le terme généralement consacré d'*eaux minérales*.

S'il s'agit de définir les eaux minérales au point de vue thérapeutique, on est encore arrêté par les inconvénients d'une désignation qui a le tort de confondre ensemble les eaux plus ou moins chargées en principes effectifs. Il y a souvent très peu de différence entre l'eau qui sert aux emplois économiques et celle dont le médecin applique les propriétés au traitement des maladies. Déjà Scudamore (*Chemic. and Medic. Report.*, 1820) insistait sur ce que toutes les eaux qui surgissent à la surface du sol et qui se sont imprégnées au contact des couches souterraines, pourraient être nommées *minérales*. Il en exceptait l'eau de pluie. « Cependant, ajoute-t-il, en s'en tenant à son acception médicale, cette même expression représente toutes les eaux possédant soit une certaine proportion de matières fixes ou gazeuses, soit une température spéciale, et signalées pour ces causes comme capables de produire des effets remarquables sur l'organisme humain. » L'usage a prévalu jusqu'ici pour caractériser de la sorte les eaux minérales, quoique ce langage manque de précision et qu'en les qualifiant de *médicamenteuses* ou mieux de *médicinales*, on eût indiqué plus sûrement la corrélation de leur constitution et de leur rôle dans l'art de guérir.

Caractères physiques. — Les caractères ou propriétés physiques que les eaux minérales possèdent et qui s'impriment à nos sens sont : la *couleur*, l'*odeur*, la *saveur*, la *limpidité*, l'*onctuosité*. Quelques auteurs admettent encore la *densité* qui, à notre point de vue, appartient plutôt aux caractères chimiques.

Si quelques-uns de ces caractères ne sont propres qu'à certaines eaux de même nature et de même origine, ou à peu près, les eaux appartenant à la classe des sulfurées par exemple, il en est beaucoup d'autres dont la ligne de démarcation est des plus difficiles à tracer, à ce point que toutes les propriétés physiques d'une eau se retrouvent dans une autre, quoique ayant une constitution un peu différente : de ce nombre sont les eaux bicarbonatées non ferrugineuses, qui, physiquement, se confondent avec un grand nombre d'eaux chlorurées et avec plusieurs variétés d'eaux sulfatées. On conçoit alors que dans cette circonstance l'énoncé des caractères chimiques soit le moyen le plus sûr pour découvrir leur nature véritable.

Couleur [voy. COULEUR DES EAUX MINÉRALES].

Odeur. — Il est rare de rencontrer des sources minérales qui ne répandent pas une odeur quelconque.

Les eaux sulfurées sont, de toutes, celles qui possèdent l'odeur la plus forte et tout à fait en rapport avec la nature du principe qui sert à les caractériser. Faible et peu prononcée dans les eaux qui contiennent du monosulfure de sodium pur, cette odeur devient au contraire très pénétrante dans les eaux chargées d'acide sulfhydrique comme les eaux dégénérées et les eaux sulfurées calciques.

Les eaux minérales appartenant aux autres classes laissent souvent dégager, lorsqu'on les examine à la source, une odeur plus ou moins prononcée d'acide sulfhydrique. Celui-ci provient de la décomposition d'une minime quantité de sulfate par la matière organique soluble ; mais cette odeur disparaît souvent peu de temps après que les eaux ont reçu le contact de l'air, et augmente au contraire si, étant de nature très altérable, elles sont conservées pendant un certain temps dans des vases bouchés.

D'autres fois ces eaux possèdent une légère odeur soit bitumineuse, soit marécageuse, très éphémère dans la grande majorité des cas, et qui est là comme un indice de la nature du sol qu'elles ont traversé avant de jaillir à sa surface. On sait que les sources d'Euzet répandent une odeur de bitume si prononcée qu'elles ont reçu l'épithète de *bitumineuses*.

Saveur.—Si, dans des circonstances spéciales, le goût suffit déjà pour servir à distinguer beaucoup d'eaux minérales, très souvent aussi il devient insuffisant. On ne doit pas perdre de vue, en effet, que les eaux minérales d'une même classe n'ont jamais ou presque jamais une composition identique. Ici l'acide sulfhydrique prédominant masquera la saveur des autres sels ; là, l'acide carbonique atténuera la saveur des chlorures ; plus loin, le fer, quoique en proportion très minime, annihilera plus ou moins complétement la saveur des bicarbonates, etc., etc.

On ne peut donc à cet égard formuler que des généralités encore bien imparfaites, et tel palais qui se croit infaillible pour distinguer tout de suite la proportion relative et très approximative de quelques-uns des principes consécutifs, se trouvera, selon nous, très souvent en défaut.

Les eaux minérales sulfurées considérées dans leur ensemble donnent immédiatement la sensation d'une saveur plus ou moins franche qui disparaît bientôt après pour faire place à un arrière-goût salin, douceâtre ou fade et quelquefois sensiblement amer.

Les eaux bicarbonatées, en raison de l'acide carbonique libre qu'elles contiennent, ont une saveur piquante, aigrelette, d'autant plus sensible qu'elles sont plus froides et par conséquent sursaturées de gaz carbonique. A cette saveur en succède une autre, dite saline, si la base dominante est la soude, et terreuse, si c'est la chaux et la magnésie qui les minéralisent en plus grande partie.

Les eaux franchement chlorurées laissent au palais une saveur d'abord alcalescente puis saumâtre. Comme beaucoup de celles-ci renferment de l'acide carbonique libre et des bicarbonates, il en résulte que le goût n'est pas toujours un signe caractéristique de leur nature véritable.

Les eaux sulfatées ont généralement une saveur qui se rapproche sensiblement de celle des eaux chlorurées, surtout si elles ne sont pas ferrugineuses.

Les eaux minérales bicarbonatées et sulfatées très riches en sels de fer sont, de toutes, celles que caractérise la saveur la plus tranchée. A la dose de 2 à 3 centigrammes de sel ferreux ou ferrique, elles possèdent une saveur styptique, atramantaire, que tout le monde connaît; mais il ne faudrait pas en conclure de là qu'elle est la même pour toutes. Il existe un grand nombre de sources considérées à juste titre comme ferrugineuses et qui cependant n'accusent pas au goût la présence du fer en proportion notable. C'est que dans cette circonstance le sel métallique se trouve masqué par d'autres sels et par l'acide carbonique ; aussi moins les eaux sont saturées de principes salins, plus la saveur propre au fer est facile à distinguer.

Limpidité. — Généralement les eaux minérales jaillissent de leurs griffons très limpides, et surtout lorsqu'elles proviennent des terrains primitifs ou volcaniques. Si leur point d'émergence est au contraire dans les terrains secondaires et tertiaires, elles entraînent parfois des parcelles de matières minérales en poudre très ténue qui troublent leur transparence. C'est ainsi que la source des bains de Neyrac (Ardèche), qui, au sortir du granit, lave plusieurs couches de sable fin et d'humus, s'épanche sur le sol tout à fait trouble. Il arrive encore assez souvent que les eaux ferrugineuses bicarbonatées perdent leur limpidité par de l'oxyde de fer qui reste en suspension dans leur masse et qui se dépose dès que les eaux sont à l'état de repos.

Onctuosité. — Ce caractère a été attribué tour à tour et souvent tout à la fois ou partiellement aux silicates, au monosulfure de sodium et à la matière organique. Il est digne de remarque que ce sont précisément les eaux de la chaîne des Pyrénées, les plus riches en matière organique, qui sont les plus onctueuses.

L'eau de la source *Elupia*, à Moligt, est peut-être celle qui possède au plus haut degré la propriété d'être onctueuse au toucher.

D'après M. Filhol, les eaux sulfurées très chaudes ne seraient généralement pas onctueuses au toucher. Ce résultat ferait, jusqu'à un certain à point, supposer que, dans la grande majorité des cas, les sels minéraux et la matière organique ne jouent aucun rôle dans ce phénomène, et que le calorique seul en fait tous les frais. On a cru observer, par exemple, que les eaux tempérées rendaient la peau plus onctueuse au toucher que les eaux à thermalité considérable. Cette question mérite d'être plus approfondie qu'on ne l'a fait jusqu'à ce jour.

Nous citerons seulement, pour mémoire, une explication donnée par des auteurs d'après laquelle les sécrétions acides du corps se combineraient avec les bases des eaux pour former un savon spécial. Si cette théorie était exacte, presque toutes les eaux minérales seraient onctueuses, et en outre ce phénomène serait plus appréciable avec les eaux riches en alcalis qu'avec celles qui sont peu minéralisées; or on sait que c'est tout le contraire qui a lieu.

Aux propriétés physiques que nous venons d'énumérer, nous joindrons l'action que l'électricité exerce sur certaines eaux minérales.

MM. Baumgartner et Marian Roller sont les premiers auteurs qui, en 1828, soumirent les eaux minérales à l'action d'un courant électrique, et ils virent que, tandis que l'eau ordinaire se décompose en deux volumes d'hydrogène et en un volume d'oxygène, les eaux de Gastein donnaient trois volumes d'hydrogène au pôle négatif et un volume d'oxygène au pôle positif. MM. Baumgartner et Roller assurent n'avoir rencontré cette singulière propriété qu'avec les eaux minérales de Gastein.

M. Leconte, expérimentant de la même manière avec les eaux sulfurées d'Enghien, a obtenu au pôle positif $2^{cc},3$ d'oxygène, et au pôle négatif $15^{cc},6$ d'hydrogène, résultat qui confirme, du moins en partie, celui indiqué avec l'eau de Gastein. Ce chimiste a observé, en outre, qu'avec une pile à auge de trente éléments, et après dix minutes, l'eau minérale avait perdu la plus grande partie de son principe sulfuré, et qu'il s'était formé du monosulfure de calcium par la réaction de l'acide sulfhydrique sur le bicarbonate de chaux. Une partie de ce monosulfure se rend avec l'hydrogène au pôle négatif, tandis que l'autre portion contenue dans le pôle positif se décompose, sous l'influence de l'oxygène naissant, à l'état d'hyposulfite ; de là la disparition de l'odeur dans l'eau de ce tube signalée par M. Leconte. C'est en s'aidant de cette réaction que M. Leconte a pu affirmer que les eaux d'Enghien étaient minéralisées par de l'acide sulfhydrique et non par du monosulfure de calcium.

Quant à l'action que l'air exerce sur les eaux minérales, nous renverrons aux articles des *Eaux* BICARBONATÉES, CHLORURÉES, SULFURÉES et SULFATÉES [voy. ces mots].

Caractères chimiques et géologiques. — La constitution générale des eaux minérales étant étroitement liée à l'ordre dans lequel nous croyons convenable de les classer, nous renvoyons à l'art. CLASSIFICATION pour cet exposé.

L'étude de l'origine de ces sources prête également, abstraction faite des hypothèses qu'elle a suggérées, à leur division en groupes assez distincts. Si les analogies qui ont servi à les rapprocher n'ont pas toute la rigueur scientifique qu'on voudrait trouver en pareille matière, du moins peuvent-elles servir de jalons, en attendant que le problème si complexe du gisement des eaux souterraines soit dégagé de ses trop nombreuses inconnues. Nous reproduirons à notre tour, comme document resté peut-être en arrière des opinions et découvertes plus récentes, mais souvent invoqué à titre de modèle, le classement des sources, donné par Alex. Brongniart (*Dict. des scienc. nat.*, t. XIV), pour établir leur rapport avec les terrains d'où elles sortent.

1° *Terrains primitifs.* — Les eaux qui sourdent des terrains primitifs contiennent de l'acide sulfhydrique, de l'acide carbonique, de la silice libre, du carbonate et d'autres sels à base de soude, des sels à base de chaux (sauf le carbonate) et peu de fer. Dans cette classe sont comprises toutes les eaux à température élevée; telles sont la plupart des eaux sulfurées des Pyrénées (*Eaux-Bonnes*, *Cauterets*, *Baréges*, *Luchon*), et celles de *Chaudesaigues* et de *Vic* dans le Cantal.

2° *Terrains moitié cristallisés, moitié compactes, renfermant presque tous les terrains de transition.* — On y trouve rarement des eaux sulfurées. Dans celles qui en jaillissent, l'acide carbonique existe en assez grande abondance, ainsi que les sels de soude. Elles contiennent plus de chaux et d'oxyde de fer que les eaux des terrains primitifs, mais elles sont moins chaudes. Exemples : *Vichy*, *Néris*, *Bourbon-l'Archambault*, *Cambo*, *Bourbon-Lancy*, *Cransac*, *Saint-Gervais*, les eaux sulfurées d'*Aix-la-Chapelle*, et les eaux ferrugineuses acidules de *Spa* et de *Seltz*.

3° *Terrains de sédiment inférieurs.* — Les eaux qui naissent de ces terrains ont beaucoup d'analogie avec les précédentes; cependant l'acide sulfhydrique a presque disparu, et la proportion de silice et d'acide carbonique a diminué sensiblement. Les principes dominants sont les sels de soude, à l'exception du carbonate; mais le sulfate de chaux se montre dans toutes. Sont comprises dans cette classe les eaux de *Bagnères-de-Bigorre*, *Ussat*, *Bagnols*, *Luxeuil*, *Plombières*, *Aix* (en Savoie), *Niederbronn*, *Pyrmont*.

4° *Terrains de sédiment moyens.* — Les eaux de ces terrains possèdent tous les caractères des eaux de sédiment inférieur; elles sont un peu sulfurées, comme à *Gréoulx*, et assez chlorurées, comme à *Balaruc* et à *Bourbonne-les-Bains*. Cette catégorie semble du reste comprendre presque toutes les autres, puisqu'on y trouve, à côté des eaux sulfurées et chlorurées, des eaux bicarbonatées et sulfatées, comme à *Pougues*, à *Aix* (en Provence) et à *Saint-Amand* (Nord). Elles sont aussi tantôt froides, tantôt chaudes.

5° *Terrains de sédiment supérieurs.* — Les eaux des terrains de sédiment supérieurs sont froides; elles contiennent du carbonate de chaux et de magnésie, du sulfate et du carbonate de fer. Quelques-unes sont très sulfatées, comme celles de *Passy*; d'autres carbonatées, acidules et ferrugineuses, telles que les eaux de *Forges*, *Provins*, *Segray* (Loiret). C'est de cette nature de terrain que sourdent les sources sulfurées d'*Enghien*, minéralisées par du sulfure de calcium provenant de la décomposition du sulfate de chaux au moyen de matières organiques.

6° *Terrains à base de porphyre, de trachyte et de basalte.* — De ces terrains sourdent des eaux qui ont la plus grande analogie avec celles des terrains primitifs. Elles sont tantôt froides et tantôt chaudes. Les principes que l'on y rencontre en plus grande quantité sont l'acide carbonique, l'acide sulfhydrique, de la silice, des carbonates alcalins et terreux; enfin les produits des déjections volcaniques, tant anciennes que modernes. On y trouve à peine le sulfate de chaux et les sels à base de magnésie ou de fer. Les sources du *Mont-Dore*, de *Saint-Allyre*, *Royat*, *Vic-le-Comte*, *Chatelguyon*, en France, jaillissent des terrains de cette nature.

7° *Pays volcaniques.* — Les eaux qui s'échappent des localités possédant des volcans encore en activité sont plus chaudes que les précédentes; l'acide carbonique, la silice, l'acide sulfhydrique y abondent, ainsi que les carbonates de soude et de chaux, et jusqu'à de l'acide sulfurique libre. Les sources les plus remarquables de ces terrains existent dans les environs de Naples. Les eaux des *geysers* d'Islande et celles d'une partie de l'Amérique du Sud, de la Martinique, de Saint-Domingue, ont la même origine. A Java et dans les Cordillères, quelques-unes contiennent de l'acide sulfurique libre.

Al. Brongniart, en tirant de ces sept groupes ainsi représentés quelques conclusions générales, convenait « qu'il résulte de ces règles mêmes,

» déduites en partie des faits connus, que les généralités qu'on peut éta-» blir sur la position des eaux minérales ne présentent quelque espoir de » vérité que pour les terrains les plus inférieurs et pour les supérieurs. » Depuis l'époque où ce savant géologue écrivait, l'hydrologie minérale a emprunté de nouvelles bases aux analyses chimiques, et d'ailleurs les circonstances de gisement de beaucoup de sources ont été mieux déterminées. Comme nous le signalerons dans d'autres articles, la formation des sources n'est pas toujours en rapport exact avec les terrains dans lesquels on les voit jaillir, et leur composition dépend souvent autant des migrations qu'elles accomplissent à travers des couches de diverse nature que de leur point d'émergence primitive. La thermalité d'ailleurs de ces eaux déjoue parfois les plus belles hypothèses. On distingue, en outre, aujourd'hui, sous le nom d'*eaux minérales artésiennes*, les eaux obtenues par le secours de l'art, et qui se différencient des eaux dites *minérales naturelles*. La théorie de Brongniart, quelque ingénieuse qu'elle puisse être, demande donc une révision sinon complète, du moins rectificative en plusieurs points de détail [voy. GISEMENT. ORIGINE. CALORIQUE DES EAUX MINÉRALES. MINÉRALISATION. ROCHES CONGÉNÈRES].

Les eaux minérales, envisagées sous un point de vue général, ont-elles une composition invariable à toutes les époques de l'année? Tel est le problème que l'on a cherché à résoudre dans ces derniers temps.

Pour beaucoup d'auteurs, certaines eaux minérales auraient subi et subissent encore tous les jours des modifications dans leur constitution; en voici quelques exemples :

D'après Berzelius, les eaux de Steinbad, à Tœplitz, ne contiendraient plus autant de sels minéraux qu'autrefois. Dans les eaux de Rippoldsau, Sultzer n'a pu retrouver la même proportion de carbonate de magnésie et de sulfate de soude indiquée peu de temps auparavant par Klaproth. Suivant Hermann, la plus grande partie de la chaux des sources salées de Halle aurait été remplacée par de la magnésie. A Schœnnleck, le sulfate de soude disparaît peu à peu. Les eaux de Pyrmont, dit Struve, sont alcalines et gypseuses pendant l'été seulement; et enfin, d'après M. Fontan, l'une des sources de Borcette ne serait sulfureuse que pendant l'été.

L'analyse des dépôts spontanés n'a pas moins servi que l'analyse des eaux à mettre les chimistes sur la voie des changements survenus par suite du temps, sinon dans la nature, du moins dans la proportion de quelques-uns des principes entraînés par les sources. On sait, par exemple, que les incrustations de Saint-Nectaire ne sont plus aussi riches en silice qu'autrefois, et que beaucoup de travertins n'ont pas la même constitution à la partie supérieure qu'à la partie inférieure.

Les causes de ces perturbations journalières dans la minéralisation s'expliquent surtout : 1° par les changements de direction que les sources éprouvent lorsque leurs canaux viennent à s'obstruer : les eaux se chargent ou se débarrassent ainsi d'une certaine proportion de sels minéraux que l'analyse y décèle; 2° par l'intervention des sources d'eaux douces avoisinantes et des eaux pluviales, qui, tout en atténuant d'autant le degré de minéralisation, changent plus ou moins la nature des eaux minérales qu'elles rencontrent dans les couches superficielles ou profondes de la terre.

Le débit, la nature des eaux, et enfin les saisons, ont encore une influence marquée sur les variations de composition des eaux minérales. On comprend tout de suite que plus une source a un débit abondant, moins les principes qu'elle apporte avec elle sont sujets à s'altérer ou à varier dans leur quantité, et cela parce que l'eau minérale s'écoulant en grande masse subit pendant un temps moins long le contact des couches intérieures du globe; si elle ne perd pas une partie des principes qui la minéralisent, elle n'en acquiert pas davantage : c'est le cas des filets d'eau minérale situés aux environs des sources abondantes non sulfureuses. Dans les premiers, on y reconnaît très souvent de l'acide sulfhydrique provenant de la décomposition des sulfates pendant le temps que l'eau met pour arriver à la surface du sol. Plus une eau minérale est de nature altérable, plus elle est susceptible de se modifier dans sa composition primitive : telles sont les sources sulfurées, qui, pendant leur mouvement ascensionnel, absorbent l'oxygène de l'air confiné dans les couches superficielles de la terre. L'élévation et l'abaissement de la température ambiante, se faisant sentir, comme on sait, à des profondeurs variables du sol, suivant la nature du terrain, ont encore pour effet, cela n'est pas douteux, de retarder ou de hâter la décomposition de quelques-uns des sels dissous.

On doit donc conclure de tout ceci que la composition chimique d'une eau minérale ne peut être absolument invariable; mais il convient aussi d'ajouter que, dans la grande majorité des cas, les variations sont peu importantes, au point que l'analyse est parfois impuissante à les reconnaître et que l'art médical doit peu s'en préoccuper.

Caractères physiologiques et thérapeutiques. — Les eaux minérales étant admises à titre de médicament, on devait chercher à se rendre compte de leur action sur l'économie. C'est le fait de toute application rationnelle en matière médicale; mais sur ce terrain, il est déjà peu aisé, pour ne pas dire impossible, de tirer de la nature du médicament un sens rigoureux et catégorique. A plus forte raison démêlera-t-on difficilement les propriétés intrinsèques et absolues des agents complexes qui composent la médication thermale. Nous avons, il est vrai, cherché à rapprocher et à classer les eaux minérales d'après la caractéristique d'un principe prédominant. La nécessité de la méthode nous y obligeait, et l'on ne saurait nier que l'élément dominant dans une eau quelconque, fer, soufre, chlorure de sodium, etc., ne détermine une partie des effets qu'elle est appelée à produire et des indications qu'elle remplit. Si l'on s'en tenait à cette seule donnée, il suffirait de recourir aux nombreuses observations expérimentales publiées sur l'action de ces substances simples ou composées en présence des divers systèmes organiques. Un triage, ou bien un accord effectué entre leurs effets physiologiques et thérapeutiques deviendrait le guide le plus sûr dans la pratique. Plusieurs hydrologues l'ont compris ainsi, et recommandent de diriger l'application des eaux minérales dans cette voie.

Malheureusement, quelque louable que soit cette tentative, elle est loin d'atteindre son but. Sans parler des influences accessoires, qui mériteraient une appréciation particulière, un certain nombre de principes minéralisateurs sont communs à la plupart des eaux minérales; d'autres matières étrangères, organisées ou non, sont comprises souvent dans le même véhicule; enfin la thermalité caractérise beaucoup d'entre elles. Fera-t-on le départ des propriétés physiologiques inhérentes à chacune de ces puissances modificatrices? Un tel travail, restreint même à une série ou classe d'eaux et appuyé sur les meilleures circonstances d'expérimentation, n'aboutit déjà qu'à une dissémination de notions peu propre à préciser le traitement. S'il fallait le reproduire pour chaque source minérale prise à part, ce serait se perdre dans cette analyse infinitésimale dont un système fameux a arboré les abus.

Ce n'est pas à dire pour cela, que les eaux minérales n'offrent rien, dans leur influence médicatrice, qui ne puisse être analysé. Personne ne contestera, à coup sûr, l'importance du contact de la peau ou de la muqueuse gastro-intestinale avec une eau chargée de principes toujours actifs, et dans laquelle le calorique joue un rôle plus ou moins essentiel. Si les conditions de l'ABSORPTION [voy. ce mot] sont encore obscures, nous n'en reconnaissons pas moins la modification produite et diversifiée à l'aide de l'eau minérale et de ses modes d'emploi, sur les deux surfaces les plus étendues, les plus sensibles et les plus sympathiques du corps humain. A la vérité, pour nous, le mouvement fébrile qui vient compliquer, dans certains cas, le cours du traitement thermal, doit être dépouillé des prérogatives de manifestation critique et favorable trop complaisamment concédées [voy. FIÈVRE THERMALE]. Mais il est bien certain que les effets diaphorétiques, diurétiques, purgatifs, consécutifs au réveil des actions fonctionnelles ou organiques, méritent une sérieuse attention, et que le succès dépend de l'habileté avec laquelle le médecin des eaux utilise leur développement. Nous en dirions autant des propriétés réparatrices, dépendant tantôt de la minéralisation de certaines sources, tantôt des procédés hydrothérapiques eux-mêmes, le plus souvent du concours synergique de ces conditions. Et ce qui est vrai au point de vue morbide et curatif s'entendra encore pour les contre-indications qui ressortent de la nature des eaux et de l'intensité des troubles dynamiques ou autres, provoqués par leur usage.

Ceci nous amène aux véritables termes de la question. C'est qu'indépendamment de leur type prédominant : 1° les eaux minérales mises en œuvre représentent un ensemble de principes et d'actions s'exerçant sur les phénomènes les plus intimes de la nutrition, et donnant lieu de la sorte soit à des combinaisons irréductibles, soit à des mouvements vitaux insaisissables; 2° elles doivent toujours être considérées relativement aux idiosyncrasies qu'on leur soumet. Nous vérifierons le premier de ces objets à propos de leur application thérapeutique, dont on ne saurait le séparer. L'autre point lui-même se rattache encore mieux peut-être à la discussion de la valeur des indications curatives, puisque les maladies chroniques, comme l'ont exprimé MM. Trousseau et Pidoux, s'individualisent très peu dans leur sujet, et que le traitement de ces états constitutionnels originels ou acquis, et véritablement idiosyncrasiques, comprend presque tout le champ de la médecine thermale.

En résumé, à notre avis, les renseignements recueillis ou annoncés sur les effets physiologiques des eaux minérales n'ont qu'une valeur relative. Il faut en tenir compte, mais partiellement et à la condition de ne négliger aucune des circonstances sous l'empire desquelles ils se sont produits, soit chez l'homme sain, soit dans l'organisme malade. Et encore, même avec cette réserve, les verrons-nous toujours rentrer dans les principaux traits de notre thérapeutique, à savoir, ceux des médications altérante, substitutive et reconstituante [voy. MÉDICATION THERMALE].

Une eau minérale quelconque soumise à l'étude ou au choix du praticien sera envisagée sous le triple aspect : 1° de sa composition et de sa thermalité; 2° des modes d'administration qu'elle réclame ou qui lui sont appropriés; 3° des conditions topographiques et hygiéniques dont elle s'entoure. C'est la marche que nous avons suivie dans les articles de ce Dictionnaire, relatifs à chaque station minéro-thermale en particulier, autant du moins que le permettaient les renseignements publiés sur chacune d'elles et l'état présent des connaissances hydrologiques. Cette méthode est la plus simple : aucune autre ne saurait éclairer sûrement des recherches qu'on regarde généralement comme difficiles ou vaines au milieu de monographies contradictoires, empreintes trop souvent d'une partialité fâcheuse.

« Les eaux minérales, a écrit l'un de nous (*Traité thérap. des eaux. min. de France et de l'étranger*, 1857), considérées soit dans l'ensemble de leurs divisions chimiques, soit pour quelques-unes, individuellement, offrent, en général, une série plus ou moins étendue d'applications qui leur sont propres, spéciales, et qui les indiquent d'une manière particulière dans un certain ordre d'états pathologiques. »

Bien des exemples confirment cette proposition, et, pour ne nous arrêter qu'aux plus saillants, nous citerons les eaux chlorurées sodiques, inséparables du traitement de la diathèse scrofuleuse ; les eaux sulfurées, évidemment applicables aux affections de l'appareil respiratoire ; ou encore, si l'on ne veut envisager que la cure d'une maladie déterminée, nous rappellerons l'incontestable action des eaux bicarbonatées sodiques dans certaines formes de coliques hépatiques. « La première chose à faire est donc de dégager la spécialisation des eaux minérales vis-à-vis des principaux faits pathologiques auxquels elle s'adresse, et de la séparer des diverses applications auxquelles elles peuvent encore servir. » (Durand-Fardel, *loc. cit.*) L'importance d'un pareil sujet en hydrologie médicale, autant que la nouveauté des résultats auxquels il nous semble devoir prêter dans la pratique, comporte des développements et une discussion qu'on trouvera à l'article SPÉCIALISATION.

Mais cette spécialisation elle-même se relie d'une part à l'étude de la constitution des eaux minérales, de l'autre à leur mode d'emploi. La CLASSIFICATION [voy. ce mot], ainsi que nous avons cru devoir l'adopter, est destinée à indiquer parmi elles les groupes les plus naturels formés à l'aide des données chimiques, sans jamais perdre de vue la prédominance médicatrice de tel ou tel de leurs éléments. Quelque artificielle qu'elle soit encore, cette mise en ordre des agents dont nous disposons a la prétention de ne point séparer les eaux ou les groupes d'eaux équivalentes de leur spécialité capitale. C'est ce que la comparaison de ces groupes avec divers états diathésiques tend à établir dans le cours de ces articles. Enfin, à côté des spécialités d'action, il en est de secondaires, souvent communes à un grand nombre d'eaux, parfois simplement caractéristiques de quelques-unes, toujours essentielles à considérer. Le *traitement thermal* se règle sur celles-ci comme sur les premières ; il se fonde aussi sur la diversité des procédés que l'art met à notre disposition, autant de conditions appelées à faire varier les rapports de causes à effets. Nous les avons réservées également pour un exposé particulier [voy. TRAITEMENT THERMAL].

Lorsque, d'après le vœu de la Société royale de médecine de Paris, Carrère rédigeait, en 1785, un *Catalogue raisonné* de tous les ouvrages publiés jusqu'à cette époque sur les eaux minérales, on s'étendait volontiers sur les propriétés multiples d'une seule et même source. Celle-ci passait à la fois pour apéritive, diurétique, diaphorétique, résolutive, détersive et vulnéraire. Telle autre est indiquée comme tonique et détersive dans ses applications à l'extérieur, tandis que, prise intérieurement, elle devient adoucissante, incisive et apéritive. Peu après, avec l'autorité de Fr. Hoffmann, l'interprétation chimique prit la place de l'analyse médicale introduite par Bordeu dans l'étude des eaux. On sait combien, au commencement de ce siècle, la vogue s'attacha aux imitations artificielles des eaux minérales. Les chimistes les plus considérables s'efforcèrent de donner la suprématie à ces produits factices sur les sources originales. Une certaine défaveur est même sortie du débat soulevé par ces prétentions et a régné longtemps au sujet de l'utilité des eaux minérales. Mais aujourd'hui il n'est personne qui ne reconnaisse la véritable place en thérapeutique du remède naturel, et l'infériorité de la copie que fournit le laboratoire. Beaucoup de travaux et de traités estimés ont contribué à donner l'impulsion qui se propage, en tenant un milieu équitable entre les exagérations exclusives et les préventions peu justifiables. On ne saurait mieux dire que ne l'a fait Alibert, dans son *Précis historique sur les eaux minérales les plus usitées*, 1826 : «Ce qui a introduit tant d'erreurs dans l'administration des eaux minérales, c'est qu'on a négligé de retracer l'histoire des maladies qu'on a cherché à combattre par ce moyen. » Cette doctrine, éclairée par l'expérience et l'observation, nous semble renfermer tout l'avenir de l'hydrologie médicale.

EAUX MINÉRALES ARTIFICIELLES. Si dans cet ouvrage, exclusivement destiné aux eaux minérales naturelles, nous consacrons quelques lignes aux eaux minérales artificielles, c'est afin de faire ressortir, ainsi que l'ont déjà tenté plusieurs auteurs, les différences profondes qui existent entre les unes et les autres.

L'art d'imiter les eaux minérales naturelles a pris naissance dans le XVIIe siècle. Il est dû à deux Anglais, Howarg et Jenny, qui, sous le règne de Charles II, s'assurèrent par une patente la propriété de la préparation des eaux ferrugineuses.

Cette industrie, passée peu à peu inaperçue, reprit une nouvelle faveur vers la seconde moitié du siècle dernier, et après que Bergmann eût fait connaître l'origine et la nature de l'acide aérien ou acide carbonique. De cette époque date la fabrication des eaux gazeuses qui devait prendre par la suite et de nos jours une si grande extension. Disons aussi que Leroy, Duchanoy, Bouillon-Lagrange, Soubeiran et plusieurs autres auteurs dont les noms faisaient autorité, en livrant à la publicité des ouvrages spéciaux sur la manière la plus rationnelle d'imiter les eaux minérales, n'ont pas peu contribué à répandre l'usage des eaux artificielles.

Bergmann est encore le premier chimiste qui ait tenté de préparer des eaux sulfurées en se servant d'acide sulfhydrique; mais les bains sulfureux artificiels ne prirent une certaine importance qu'après les expériences de Bayen sur les eaux de Luchon.

Ainsi qu'on le prévoit déjà, ce sont les eaux minérales naturelles le plus en réputation qu'on a essayé d'imiter. On vit même, dans la première moitié de ce siècle, un établissement se fonder à Paris, où beaucoup d'eaux minérales artificielles destinées tant à l'intérieur qu'à l'extérieur étaient obtenues avec les sels que les chimistes supposaient exister dans les eaux naturelles : de ce nombre sont surtout les eaux de Vichy, de Seltz, de Spa, de Sedlitz, de Pullna, de Plombières, de Baréges, etc.

Tout le monde sait que les eaux minérales naturelles, sous le rapport de leurs propriétés physiques, chimiques et médicales, possèdent une manière d'être que, malgré la perfection de l'analyse, on n'est pas parvenu et l'on ne parviendra jamais à imiter, même approximativement; et cependant, malgré l'espèce d'anathème porté sur ces dissolutions de sels minéraux, qui ne sont, à tout prendre, que des produits pharmaceutiques, plusieurs sont encore fréquemment employées. Quelques exemples vont nous montrer que l'analogie de ces solutions avec les eaux minérales n'est pas possible.

On a indiqué une formule d'eau de Vichy artificielle en dissolvant des proportions déterminées de carbonate de soude neutre, de chlorures de sodium et de calcium, de sulfates de soude et de magnésie, de tartatre double de potasse et de fer dans de l'eau que l'on sursature ensuite d'acide carbonique. On va même jusqu'à donner le nom d'eau de Vichy artificielle pour la boisson et en bains à une simple solution de bicarbonate de soude. Personne ne contestera que les sources de Vichy ne contiennent du bicarbonate de soude tel que l'industrie le prépare. Mais les autres sels, par suite des échanges multiples qui s'opèrent entre les acides et les bases, sont-ils la représentation même approximative de ceux existant dans l'eau minérale naturelle? Voilà où commence l'erreur.

La thérapeutique fait, on le sait, un usage fréquent de bains de Baréges au moyen du polysulfure de potassium, ou bien en mélangeant de l'hydrosulfate de soude cristallisé avec du carbonate de soude et du chlorure de sodium; mais rien dans la nature et la proportion de ces sels ne rapproche l'eau minérale naturelle de Baréges de celle que l'on obtient ainsi.

Ce que nous disons ici des eaux de Vichy et des bains de Baréges s'applique à toutes les eaux artificielles [voy. GAZEUSES (EAUX)]. Les auteurs qui ont fait connaître des formules d'eaux minérales artificielles ont eu en vue de faire entrer en dissolution les sels les plus actifs, les mieux définis et les plus abondants des eaux minérales naturelles. Mais il ne faut pas oublier que les eaux minérales en général empruntent leurs diverses propriétés non à la présence d'une ou de plusieurs substances, mais à l'ensemble des matières qui les constituent. Or, qui peut nous prouver que les sources ne renferment pas d'autres substances complétement inconnues jusqu'à ce jour ?

En résumé, que l'art médical tire un parti avantageux d'un ou de plusieurs sels minéraux que l'on sait exister dans les eaux minérales naturelles, c'est ce que nous n'essayerons pas de discuter. Mais ce qu'on doit rayer du langage hydrologique, c'est l'expression d'eaux minérales artificielles : car, sous le rapport chimique, le rapprochement entre les premières et les secondes n'est pas possible ; d'une autre part, cette dénomination a le tort grave de faire croire à une identité de propriétés thérapeutiques que l'on sait positivement ne pas exister.

EAUX MINÉRALES DE TABLE. Voy. GAZEUSES (EAUX).

ÉBEAUPIN (Loire-Inférieure, arrond. de Nantes). A 4 kilomètres de Nantes.

Ferrugineuse bicarbonatée. Tempér., 13° cent.

	Eau : un litre.
	Lit.
Acide carbonique	0,106
	Gram.
Chlorure de calcium	0,003
— de magnésium	0,040
— de sodium	0,006
Carbonate de chaux	0,006
— de magnésie	0,024
— de fer	0,064
Alumine	0,011
Silice	0,011
Matière extractive	0,006
	0,271

(HECTOT et DUCOMMUN.)

L'analyse de l'eau minérale d'Ébeaupin a été répétée depuis par MM. Bobierre et Moride. Quoique ces chimistes se soient contentés de faire connaître la nature et la somme des substances élémentaires, laissant de côté toute interprétation théorique qu'on voudra leur donner, ils pensent que l'eau de cette source, comme du reste la plupart de celles du département de la Loire-Inférieure, peut être considérée comme minéralisée par des bicarbonates de chaux et de fer, des sulfates de soude et de chaux, des chlorures de sodium et de magnésium, et du silicate d'alumine.

MM. Bobierre et Moride ont trouvé qu'un litre d'eau d'Ébeaupin contenait 0,004 de protoxyde de fer équivalant à 0,008 de bicarbonate de ce métal. Malgré la proportion très minime de ce sel comparativement à celle des eaux dites ferrugineuses, on ne doit pas moins ranger l'eau qui nous occupe parmi les eaux ferrugineuses, car la somme de tous les principes fixes ne s'élève pas à plus de 0,193 suivant MM. Bobierre et Moride, et de 0,271 d'après MM. Hectot et Ducommun.

Des observations intéressantes de l'emploi avantageux de ces eaux dans la cachexie consécutive aux fièvres intermittentes automnales, ont été publiées par M. Férat (*Mém. de la Soc. de médecine de Bruxelles*, t. III, 1810).

ÉCHAILLON (France, Isère, arrond. de Grenoble). A 15 kilomètres de Grenoble, sur la rive gauche de l'Isère, vis-à-vis de Voreppe.

Sulfurée calcique. Tempér., 19° cent.

	Eau : un litre.
Azote avec un peu d'oxygène	indét.
Acide carbonique libre	0,1429
— sulfhydrique	0,0653
	Gram.
Bicarbonate de chaux — de magnésie	0,261
Sulfates de soude, de chaux et de magnésie	0,118
Chlorure de sodium — de potassium — de magnésium	0,377
Iodure très sensible Bromure	indiqués
Acide silicique Alumine	0,033
Phosphate Sulfure et hyposulfites calcaires Fer et manganèse (sulfurés ?) Matière organique azotée et sulfurée	0,019
	0,808

(O. HENRY.)

Cette source jaillit au pied de rochers formés d'un calcaire néocomien et est habituellement recouverte par les eaux de l'Isère.

L'eau d'Échaillon a été analysée depuis M. O. Henry par M. Niepce ; mais si les résultats annoncés par ce dernier auteur se rapprochent beaucoup de ceux de M. O. Henry pour quelques sels, ils en diffèrent aussi pour d'autres matières. Ainsi, M. Niepce ne signale pas la silice, le fer, le manganèse, l'alumine, l'iode, le brome, etc. Il est seulement à regretter que M. O. Henry n'ait pas cru devoir indiquer la proportion de chacun des sels inscrits dans son analyse. En réunissant sous un même chiffre les bicarbonates de chaux et de magnésie, les chlorures de sodium, de potassium et de magnésium, par exemple, on ne sait pas la part qui revient à chacun d'eux.

ÉCHAILLON (États sardes, Savoie). A peu de distance de Saint-Jean-de-Maurienne, au pied d'une haute montagne.

Chlorurée et *sulfatée sodique.* Tempér., 40° à 43° cent.

Nous n'avons pas la composition quantitative de cette source. Le professeur Giobert, qui en fit l'analyse en 1822, y signala une notable proportion de gaz acide carbonique libre, et sur 1 kilogr. d'eau, $8^{gr},164$ de principes fixes, consistant en carbonates de chaux, de magnésie, de fer, sulfates de chaux, de soude, de magnésie, chlorures de sodium et de magnésium. Depuis, en 1840, M. Calloud a constaté, en outre, dans les mêmes eaux, la présence d'iodures de sodium et de magnésium. A la dose de quelques verres, elles produisent des effets purgatifs et augmentent la sécrétion des urines. — Pas d'instaltation suffisante.

ECQUEVILLEY (France, Haute-Saône).

Chlorurée sodique. Tempér.?

Une courte notice est consacrée, dans l'*Annuaire des eaux de la France*, à l'eau minérale d'Ecquevilley. Analyse incomplète d'Ébelmen.

	Gram.
Sulfate de soude	0,047
Chlorure de sodium	3,530
— de calcium	0,127
	3,704

Elle jaillit du terrain des marnes irisées.

ECTHYMA. Dans sa forme chronique, l'ecthyma, divisé en *infantile* et en *cachectique*, est rapporté presque exclusivement à l'influence de mauvaises conditions hygiéniques. Quand il s'agira de relever la constitution, les eaux *sulfurées* et *chlorurées sodiques sulfureuses* viendront en aide au traitement local.

ÉCUILLÉ (France, Maine-et-Loire, arrond. d'Angers).

Ferrugineuse bicarbonatée. Froide? Deux sources.

	Eau : un litre.	
	Vieille source.	Source de la Planche.
	Gram.	Gram.
Acide carbonique et azote	indét.	indét.
Bicarbonate de chaux	0,075	0,050
— de magnésie	0,083	0,067
— de fer	0,013	0,017
Sulfate de chaux	0,050	0,050
Sulfate d'alumine	0,042	»
Chlorure de sodium	»	0,033
— de calcium	0,017	0,025
— de magnésium	0,025	0,033
Acide silicique	0,033	0,050
Matière organique	0,062	0,075
	0,400	0,400

(MÉNIÈRE et GODEFROY.)

L'eau de la *Vieille source* alimente un lavoir, et possède une odeur sulfureuse due à la réduction des sulfates par la matière organique. La source de *la Planche* est plus abondante et arrive trouble à la surface du sol. Elle contient en suspension de l'hydrate de peroxyde de fer, dans lequel MM. Ménière et Godefroy ont constaté l'existence de l'arsenic.

ECZÉMA. Quels que soient son siége et ses formes, l'eczéma passe pour la maladie la plus commune parmi les affections cutanées. C'est celle qui s'adresse le plus fréquemment à la médication des eaux minérales. Nous aurons ailleurs à nous occuper de la diathèse dont elle représente le type le plus déterminé, et nous essayerons alors de faire la part des divers modes de traitement hydro-thermal en présence des manifestations variées de l'herpétisme [voy. PEAU (MALADIES DE LA)].

D'une manière générale, on sait que la marche de l'eczéma est ordinairement chronique. Dans les cas les moins fréquents, où il s'accompagne de phénomènes d'acuité, mouvement fébrile, courbature, malaise, etc., autant de symptômes analogues aux prodromes des fièvres éruptives, tout, jusqu'à la durée rapide de cet état, écarte l'intervention des eaux minérales et de la mer. Il ne saurait être question ici que d'une forme nettement accusée. Dans ce qu'on entend, en effet, par eczéma chronique, il y a lieu à une succession plus ou moins continue et prolongée d'éruptions, ayant une signification tout à fait aiguë dans leurs symptômes locaux et généraux. Le traitement, qui est de notre ressort, provoque lui-même le plus souvent ces sortes d'exacerbations; c'est la condition presque partout sous-entendue de son efficacité. Nous admettons aussi, avec M. Hardy (*Leçons sur les maladies de la peau*, 1858), le mélange possible sur un même individu des différents passages d'évolution par lesquels passe l'eczéma avant d'arriver définitivement à l'état squameux. Que les croûtes, qui caractérisent le second degré, persistent encore ou aient été remplacées sur beaucoup de points au moins par cette desquamation épidermique, qu'un examen superficiel confondrait si facilement avec celle du pityriasis, il n'est point de contre-indication absolue à y rattacher. Les variétés d'eczéma, groupées d'après les aspects de l'éruption et prises à tort quelquefois pour des maladies distinctes, non plus que celles qui se déduisent de sa configuration, ne modifieront pas les considérations du traitement thermal ou marin. Nous en dirions autant des variétés de siége, tout en mentionnant la fréquence, chez les enfants, de l'eczéma du cuir chevelu, du sein et des parties génitales chez la femme. Quant aux complications, il n'en est pas de particulières à cette maladie et qui ne puissent se retrouver dans la plupart des dermatoses. Les questions d'alternance et de répercussion sous l'influence du traitement seront examinées à l'article général. Nous réservons, pour les mêmes motifs, le point capital de la diathèse, soit acquise, soit héréditaire; seulement, on remarquera par avance que les prescriptions de notre pratique s'appuient surtout sur la physionomie spéciale que donne aux sujets eczémateux, comme à ceux atteints d'autres maladies de la peau, tantôt une simple disposition herpétique, tantôt une constitution lymphatique ou une tendance aux scrofules; d'autres fois cet ensemble de phénomènes nerveux qu'on connaît sous le nom d'éréthisme. Le choix des stations thermales ou du littoral marin lui-même dépendra de l'appréciation de ces circonstances importantes.

Les eaux sulfurées sodiques, divisées, comme nous le verrons, en celles qui conservent leur principe à l'état de sulfure ou de polysulfure, et qui sont par cela même très excitantes (*Baréges*), et celles qui s'altèrent rapidement et acquièrent ainsi des propriétés sédatives (*Saint-Sauveur*, *Molitg*), ne peuvent donc convenir indistinctement à la cure de l'eczéma. Il est des localités où, selon l'expression de M. Alibert, inspecteur des eaux d'Ax, on rencontre une véritable gamme sulfureuse apte à remplir beaucoup d'indications (*Ax*, *Luchon*). Les eaux sulfurées calciques ont aussi leurs échelons, depuis *Schinznach*, la plus énergique, jusqu'aux moins minéralisées (*Baden*), ou sulfatées simplement, comme *Saint-Gervais* (en Savoie), en prenant pour intermédiaires les eaux d'une activité moyenne (*Enghien*, *Gréoulx*, *Acqui*). Les expressions diverses de l'herpétisme, en ce qui regarde l'eczéma, trouveront là des appropriations nombreuses. Si l'on a affaire à une caractérisation lymphatique ou scrofuleuse, les bains de mer du Nord, ou de la région méridionale, selon qu'il y a ou non à redouter une action répercussive, offrent des avantages réels. Ils ont l'inconvénient, en commun avec les eaux chlorurées sodiques fortes, d'entraîner des effets résolutifs trop prononcés et parfois trop prompts du côté de l'affection locale. Cette manière d'envisager leur influence sera appréciée comme elle mérite de l'être.

Nous dirons aussi pourquoi l'union des deux médications spéciales, sulfureuse et chlorurée sodique, nous semble devoir être préférée dans la majeure partie des cas d'eczéma. Les résultats obtenus près des sources douées de cette double attribution sont très dignes d'attention (*Aix-la-Chapelle, Uriage*). L'observation a appris que, dans ces stations, quelques bains modifient rapidement les dartres squameuses humides, ou eczéma de Willan, même les plus intenses. M. Gerdy rapproche ce qui se passe alors de l'influence des bains de mer, sur une moindre proportion toutefois. Il a même vu des signes d'une légère congestion intérieure se produire pendant cette période et réclamer de la surveillance. Bientôt, sous l'influence excitante du traitement, une recrudescence plus ou moins forte se manifeste sur les régions malades. Il n'est pas de meilleur modérateur de ce rappel de vivacité dans l'irritation extérieure que la continuation des bains minéraux. Il peut y avoir encore des alternatives de plus ou moins de durée dans la diminution et le retour de l'exacerbation et de la sédation. Mais bientôt, en tenant compte de la date des affections, des dispositions individuelles, etc.; on voit la résolution s'établir et la guérison s'assurer.

L'eczéma est, en définitive, l'exemple le plus frappant de ce qu'une médication hydro-minérale mesurée, et surtout continuée et répétée selon qu'il convient, peut gagner sur les manifestations d'une des diathèses les plus rebelles aux ressources thérapeutiques. Presque toujours c'est par la méthode balnéaire qu'on procède en pareil cas. Les douches chaudes et les étuves servent à diriger vers la peau un mouvement fluxionnaire qui devient quelquefois utile, moins souvent dans l'eczéma qu'à l'occasion de dartres sèches et anciennes. C'est la même idée qui a vraisemblablement fait adopter l'immersion prolongée près de certaines localités (*Louesche*), et l'association dans d'autres de tous les moyens capables de stimuler la diaphorèse (*Aix en Savoie*). Nous pensons que ces derniers modes sont admissibles toutes les fois qu'un état diathésique ne domine pas le développement des affections eczémateuses; mais ce doit être l'exception. Les mêmes réflexions s'appliquent à l'emploi des eaux à faible minéralisation (*Bains*, *Néris*, *Plombières*, *Gastein*, *Pfeffers*, *Wildbad*), lesquelles répondront à l'intercurrence de symptômes névropathiques dans la production d'un eczéma. Quant aux sources bicarbonatées sodiques (*Vichy*, *Ems*, *Schlangenbad*), nous ne reconnaissons pas leur spécialisation comme dûment avérée à cet égard. Enfin, on comprend que la propriété purgative de plusieurs eaux, *Niederbronn*, etc. [voy. AMÈRES (EAUX)], puisse être mise à profit à titre d'action dérivative du côté du tube intestinal. C'est ce qui se pratique du reste à *Uriage* et ailleurs, en partant de ce principe que la liberté des évacuations alvines et la stimulation modérée de la muqueuse gastro-intestinale contribuent, dans beaucoup de circonstances, à la cure des dermatoses. Nous n'avons pas besoin d'insister sur la facilité de récidive à laquelle sont exposés les malades porteurs d'eczéma, et sur la nécessité de revenir souvent à une médication rationnelle, aidée du régime diététique qui ne s'en sépare point.

EILSEN (Allemagne, princip. de Schaumbourg-Lippe). Village près d'Arnsberg, au pied du Harrlberg, dans une belle vallée.

Sulfatée calcique. Tempér., 15° centigr.

Sources nombreuses, diversement sulfurées, et qui réclament de nouvelles analyses. La principale, la *Julianenquelle*, est composée ainsi qu'il suit :

	Eau : 16 onces.		Eau : un litre.
	Grains.		Gram.
Sulfate de soude............	5,0873	=	0,6270
— de chaux...........	17,1933	=	2,1330
— de magnésie.........	4,4933	=	0,5640
Carbonate de chaux.........	1,5413	=	0,1900
— de magnésie	0,1866	=	0,2290
Chlorure de magnésium......	2,0500	=	0,2540
Phosphate de chaux.........	0,0080	=	0,0001
Oxyde de fer..............	0,0080	=	0,0001
Acide silicique............	0,0746	=	0,0062
	30,6424	=	4,0034
	Pouces cubes.		Cent. cubes.
Gaz hydrogène sulfuré........	2,096	=	75,4
— acide carbonique.........	2,151	=	77,4
Hydrogène carboné...........	0,110	=	3,9
Oxygène..................	0,080	=	2,8
	4,811	=	159,5

(Dumesnil.

Ces eaux s'emploient en boisson, mêlées à du lait chaud, et on les chauffe à 33° ou 34° centigr. pour l'usage des bains. Il y a deux salles d'inhalation. Dans la première, une pompe foulante placée sur la source amène l'eau sulfureuse froide, laquelle jaillit à une certaine hauteur et se divise à travers une pomme d'arrosoir pour retomber dans un bassin ; division d'où résulte un dégagement d'hydrogène sulfuré. L'autre salle reçoit, par un mécanisme analogue, de la vapeur d'eau mêlée au gaz : c'est ce qu'on appelle, à Eilsen, l'inhalation humide et chaude. C'est d'ailleurs par cette sorte d'étuve que les malades débutent, comme étant plus facile à supporter.

Ces inhalations, et l'eau minérale mêlée au lait, sont recommandées dans les catarrhes chroniques et la phthisie laryngée (Seegen).

En outre, dans la même localité, on met à profit les *boues* déposées au fond des sources. La composition de ces *boues* est ainsi représentée :

	Eau : 16 onces.		Eau : 1000 parties.
	Grains.		
Acide humique..........	298,910	=	35,26
Fibres végétales..........	200,590	=	24,90
Matière résineuse fétide.....	6,060	=	0,74
Terre bitumineuse.........	4,308	=	0,52
Soufre..................	29,578	=	3,67
Sulfate de chaux..........	52,540	=	6,52
Carbonate de chaux	40,420	=	4,99
Eau....................	7031,194	=	921,42
Perte..................	16,400	=	1,98
	7680,000	=	1000,00
	Pouc. cub.		Cent. cub.
Gaz hydrogène sulfuré..........	0,22	=	7,9

(Dumesnil.)

On délaye cette fange avec de l'eau minérale et on la chauffe à l'aide d'un courant de vapeur. Elle est utilisée en bains ou applications topiques dans les affections rhumatismales chroniques, les paralysies liées au rhumatisme, les tumeurs blanches, et quelques rares maladies de la peau.

La situation d'Eilsen est fort agréable, et ses aménagements sont bien appropriés aux besoins des malades.

EIMBECK (Allemagne, Hanovre).

Bicarbonatée calcique. Tempér., ?

	Eau : 16 onces.		*Eau : un litre.*
	Grains.		Gram.
Sulfate de soude	0,300	=	0,030
— de chaux	0,100	=	0,010
Chlorure de sodium	1,210	=	0,136
— de magnésium	0,100	=	0,010
Carbonate de chaux	1,500	=	0,159
— de fer	0,250	=	0,026
Matière extractive	0,950	=	0,098
	4,410	=	0,469

(Dumesnil.)

ELBE (île d'). Dans la Méditerranée, sur les côtes de la Toscane. — Le terrain de cette île, si riche en mines de fer et en salines productives, appartient aux formations secondaires et tertiaires, et est hérissé de montagnes granitiques. On n'y cite que peu de sources minérales, *ferrugineuses sulfatées*, comme celle de Rio, ou *chlorurées sodiques*, comme celle de Saint-Jean, près du golfe de Porto-Ferrajo. Aucune d'elles n'est thermale. Des restes romains attestent qu'on les utilisait anciennement. Elles sont à peu près délaissées aujourd'hui.

ÉLÉMENTS MINÉRALISATEURS ou **CONSTITUANTS** Voy. PRINCIPES MINÉRALISATEURS.

ÉLÉVATION des eaux. Dans l'aménagement des eaux minérales, l'élévation à un niveau nécessaire pour leur distribution aux lieux d'emploi prend une place importante.

On sait qu'à quelques rares exceptions près, une source minérale débite d'autant moins, qu'on la met en charge plus grande sur son émergence naturelle. Dans le plus grand nombre des cas, une mise en charge exagérée en compromettrait le régime normal. On combat, dans certains cas, les pertes dues à la mise en charge, soit par un captage approfondi, soit par recours au sondage. On tend par ces moyens à réduire les pertes latérales qui se font au voisinage de la surface, et l'on arrive à élever l'émergence de manière à la mettre en rapport avec les besoins de la distribution.

Mais ce mode d'élévation est loin d'être toujours praticable. Dans ce cas, on doit recourir aux moyens artificiels. La pompe est de tous les appareils élévatoires le plus usité. Le choix de la pompe la plus convenable présente un haut intérêt. L'aspiration a pour résultat direct de provoquer le départ des gaz natifs libres; aussi doit-on éviter l'usage de la pompe aspirante pour les eaux à gaz libres, telles que celles qui renferment de l'acide carbonique, du gaz sulfhydrique, de l'azote, etc. Pour ces eaux, l'emploi de la pompe foulante à piston immergé, ou plongeon, est recommandé, ou plutôt rigoureusement indiqué. On ne doit tolérer la pompe aspirante que pour l'élévation des eaux à principes fixes. Le recours à la Gensoule, ou à tout autre appareil fonctionnant au moyen du vide par condensation de la vapeur, enfin à l'élévation par pression directe de la vapeur sur le liquide à élever, ne peut être admis que pour les eaux à sels fixes et inaltérables par la chaleur.

On a conseillé l'usage de la vis d'Archimède, du siphon hélicoïdal, comme agitant peu l'eau et l'élevant sans mouvement brusque. Mais ces engins multiplient le contact de l'air, exigent de l'espace, et ne peuvent prévaloir sur la pompe foulante, dont la course du piston resterait toujours inférieure au niveau de l'eau à élever.

Le choix des moteurs des pompes est assez indifférent, pourvu que ces moteurs remplissent la condition de permanence et de suffisance d'action. Si l'on dispose d'un cours d'eau régulier, on a avantage à employer comme moteur une turbine qui exige peu d'espace et fait peu de bruit. Un moteur à vapeur est à préférer quand l'eau à élever doit, au moins en partie, être chauffée, et surtout quand on a à desservir des bains ou douches de vapeurs.

ÉLIMINATION. Élimination des principes minéralisateurs introduits dans l'économie par l'usage des eaux minérales. L'*alcalisation* des urines, dans laquelle on a vu un témoignage de saturation chimique de l'économie, n'est autre chose qu'un phénomène d'*élimination* [voy. SATURATION. URINES].

ELISABETHBAD (Prusse), près de Prenzlau.

Ferrugineuse bicarbonatée. Tempér. ?

	Eau : 16 onces.		*Eau : un litre.*
	Grains.		Gram.
Carbonate de chaux	2,10	=	0,255
Chlorure de sodium	0,90	=	0,108
— de calcium	0,30	=	0,018
— de magnésium	0,40	=	0,024
Silice	0,50	=	0,060
Matière extractive	0,70	=	0,084
Carbonate de fer	0,90	=	0,108
	5,80	=	0,857

(HERMBSTADT.)

Établissement avec bains, appareils de douches et de vapeurs. C'est surtout en bains qu'on emploie ces eaux, s'adressant aux individualités impressionnables et aux états névropathiques.

ELMEN (Prusse, prov. de Saxe). Village près Salza.

Chlorurée sodique. Tempér., 13° centigr.

Plusieurs sources salines importantes au voisinage d'eaux à différents degrés de minéralisation permettent de varier l'emploi de celles-ci, soit en bains, soit à l'intérieur.

	Eau ; un litre.	
	Source de boisson.	Source de bains.
	Gram.	Gram.
Chlorure de sodium	21,434	39,860
— de potassium	0,067	0,120
— de magnésium	0,297	0,555
Bromure de magnésium	0,151	0,480
Iodure de sodium	traces	traces
Sulfate de soude	0,269	0,468
— de magnésie	0,376	0,702
— de chaux	1,113	1,200
— de potasse	0,078	0,140
Carbonate de potasse	0,036	0,254
— de fer	0,022	0,053
Silice	0,004	0,005
	23,847	43,837
	Cent. cub.	Cent. cub.
Gaz carbonique	37,4	45

(STEINBERG.)

Les eaux mères contiennent par litres :

	Gram.
Chlorure de sodium	7,125
— de magnésium	137,500
Bromure de magnésium	141,265
Iodure de sodium	0,152
Sulfate de magnésie	11,248
Chlorure de manganèse	0,316
Chlorure de fer	0,122
Acide silicique	0,060
Bitume, matière extractive	0,360
Résidus salins	0,065
	2485,12

La richesse de ces eaux mères en bromure est très remarquable. On gradue leur mélange avec l'eau du bain, selon les cas déterminés, depuis un quart de livre du pays jusqu'à plusieurs livres de la même mesure.

Il y a à Elmen une installation pour les bains de vapeur saline, de telle sorte que, dans le traitement des affections des organes respiratoires, on peut faire intervenir une atmosphère chargée de chlorure de sodium et mesurée selon les indications.

Les applications de ces sources rentrent dans celles des eaux chlorurées sodiques fortes et des eaux mères.

ELÖPATAK ou **ARAPATAK** (États autrichiens, Transylvanie). Village à 20 kilom. de Kronstadt, dans une belle vallée. — Cinq sources, dont deux seulement sont employées en boisson.

Ferrugineuse bicarbonatée. Tempér., 11° centigr.

Eau : un litre.	Stammbrunnen.	Neubrunnen.
	Gram.	Gram.
Bicarbonate de soude	1,045	0,751
Carbonate de chaux	0,959	1,127
— de magnésie	0,635	0,470
— de fer	0,169	0,247
Chlorure de sodium	0,024	0,055
— de potassium	0,024	0,016
Phosphate d'alumine	0,024	0,033
Silice	0,036	0,026
	2,916	2,725
	Cent. cub.	Cent. cub.
Acide carbonique	1155,0	840

(SCHNELL et STERNER.)

Nous remarquerons, avec le docteur Seegen, une heureuse alliance de sels alcalins avec le principe ferrique dans ces eaux. Elles doivent être mieux tolérées par l'estomac que beaucoup d'analogues. On a moins à redouter, en vertu de leur minéralisation, les effets de la constipation qui complique souvent l'emploi des ferrugineux. Cela seul mériterait une préférence spéciale à cette station, qui, faute de voies commodes de communication, est peu fréquentée encore. Le climat y est doux, grâce à l'abri des montagnes. Quelques maisons, où l'on trouve des cabinets de bains, sont à la disposition des malades. Dans les environs, des sources salines et d'autres riches en gaz acide carbonique permettent d'associer diverses médications, selon les cas déterminés.

ELORRIO (Espagne, prov. de Biscaye). Bourg à 45 kilom. de Bilbao.

Sulfatée mixte. Tempér., 15° centigr.

	Eau : une livre de Castille.		*Eau : un litre.*
	Grains.		Gram.
Sulfate de soude	6,00	=	0,637
— de chaux	3,98	=	0,419
Chlorure de calcium	0,50	=	0,053
Carbonate de magnésie	2,00	=	0,212
— de chaux	2,00	=	0,212
— de fer	1,06	=	0,121
Bitume	0,41	=	0,050
Silice	0,05	=	0,005
	16,00	=	1,709
	Pouc. cub.		Cent. cub.
Gaz hydrogène sulfuré	24,63	=	886,6
— acide carbonique	0,36	=	12,9

(HIGINIO DE ARENAZA, 1829.)

Établissement suffisamment organisé. — Spécialisation : maladies de la peau.

ELSTER (Allemagne, royaume de Saxe). Village du cercle de Zwickau, non loin de la frontière de Bohême, dans une charmante vallée, et entouré de montagnes boisées. — 414^{m},59 au-dessus du niveau de la mer.

Sulfatée sodique (ferrugineuse). Tempér. de 10° à 13° centigr.

Sources nombreuses. Deux nouvelles ont été ajoutées en 1851 aux quatre principales qui étaient anciennement exploitées. Nous donnons la composition des plus minéralisées d'entre elles.

	Eau : un litre.		
	Trinquelle.	Albertsbrunnen.	Salzquelle.
	gr.	gr.	gr.
Sulfate de soude	2,407	2,578	5,188
Chlorure de sodium.....	1,525	0,864	1,314
— de potassium...	0,010	0,014	0,058
Carbonate de soude.....	0,315	0,478	0,528
— de chaux.....	0,115	0,083	0,063
— de magnésie...	0,127	0,080	0,058
— de fer.......	0,035	0,032	0,028
Silice................	0,033	0,024	0,021
	4,567	4,153	7,263
Acide carbonique	1022,4	576,6	900

(Stein, 1852.)

Les eaux d'Elster, plus ou moins riches en principes salins et en fer, permettent une grande variété dans leur administration à l'intérieur. On fait servir les diverses sources indistinctement au mélange des bains. Il y a également des *boues* qui séjournent pendant l'hiver dans les réservoirs et servent à des applications topiques.

L'établissement thermal a reçu tous les aménagements désirables, et l'on trouve, dans cette localité, les ressources les plus complètes d'existence et de distraction. La cure de petit-lait peut y être faite.

Les indications thérapeutiques de ces eaux se partagent entre la pléthore abdominale, les dyspepsies et les affections nerveuses dépendant de la chlorose et de l'anémie. On utilise les boues dans les paralysies rhumatismales et les maladies articulaires, mais moins efficacement qu'à Franzensbad, station qui est souvent mise en parallèle avec celle-ci [voy. Franzensbad].

EMBELLE (France, Cantal, arrond. de Mauriac).

Ferrugineuse bicarbonatée. Froide?

Il existe près du hameau de la Baraquette trois sources minérales qui jaillissent des roches primitives, et qui contiennent, comme principes minéraux essentiels, des bicarbonates alcalins et terreux, et du bicarbonate de fer; mais leur constitution n'est pas autrement connue.

On a fondé un petit établissement, fréquenté par les habitants des environs. Les eaux sont conseillées dans les engorgements viscéraux, les gastralgies et la convalescence des fièvres paludéennes. On les connaît encore sous les noms de sources de la *Baraquette*, du *Beil* et de la *Forest*.

EMBOUTEILLAGE des eaux minérales. Le remplissage des bouteilles auprès des sources se pratique généralement de deux manières.

Quand les abords des réservoirs ou des puits sont faciles, et que les eaux émergent à la surface du sol, ou à peu près, on y plonge les bouteilles, qui se remplissent aussitôt et que l'on bouche ensuite.

Si, au contraire, les sources filtrent à travers les fissures des rochers sur le versant d'une montagne ou d'une colline par exemple, on les circonscrit dans une muraille de maçonnerie, et, à la base de celle-ci, on place une cannelle qui sert à conduire l'eau au dehors. C'est par cette cannelle, souvent de bois, quelquefois de métal, mais alors à tort, que l'on remplit les bouteilles.

Ces deux moyens sont défectueux. L'eau minérale, pendant qu'elle coule dans le vase, déplace de l'air atmosphérique, dont une partie de l'oxygène se dissout dans le liquide.

MM. J. François et Filhol se sont livrés à cet égard à plusieurs expériences qui méritent d'être prises en grande considération.

1° Ils ont observé que l'état du ciel influait sur la bonne conservation des eaux minérales ayant des principes peu stables, telles que les sulfureuses et les ferrugineuses. Il est de fait que, pour les eaux ferrugineuses bicarbonatées, le temps d'orage est contraire à leur conservation. Pour les eaux sulfureuses, un temps brumeux, les vents de sud-est, sud-ouest, sont accompagnés d'un affaiblissement des principes sulfureux, et sont contraires à l'embouteillage et à la bonne conservation. Le contraire a lieu par un ciel pur et par les vents d'est, du nord et du nord-est. Il n'est donc pas indifférent de choisir pour l'embouteillage le temps par lequel les eaux apparaissent dans les meilleures conditions de stabilité chimique.

2° Les eaux à principes instables, et notamment les sulfureuses, gagnent, sous le rapport de la conservation, à être puisées à une température peu élevée, voisine de la température ordinaire. MM. O. Henry et Filhol en ont fait la remarque, sanctionnée d'ailleurs par l'expérience. Une même eau sulfureuse, toutes choses égales d'ailleurs, se conserve d'autant plus qu'elle a été puisée à une température plus basse. Sous l'influence de la thermalité, l'eau puisée n'est pas seulement exposée à l'altération pouvant provenir du contact de l'air, mais à la réaction de l'oxygène natif et de la silice libre sur le principe sulfureux, réaction toujours favorisée par la température. M. J.-François en a fait l'observation à Luchon et à Bonnes ; il a été ainsi conduit à proposer de pratiquer l'embouteillage au moyen d'un serpentin réfrigérant interposé entre le robinet de prise et la bouteille ou le vase en remplissage. Ce serpentin, alimenté par de l'eau froide de 11° à 15° (condition facile à remplir en pays de montagne), se compose d'un seau, ou d'une caisse de bois ou de zinc contenant un serpentin formé par un tuyau de plomb étamé de 15 millim. d'épaisseur, ayant de 10 à 20 mètres de développement, selon la température de l'eau à refroidir. On prend d'ailleurs les mesures propres à assurer l'écoulement à tuyau plein dans le serpentin, sans aucun entraînement ni contact de l'air extérieur.

3° Dans l'embouteillage, on doit combattre les effets de brassage et d'intumescence qui se produisent à l'intérieur du vase par la chute de l'eau minérale, en armant le dégorgeoir du robinet de prise d'un tube plongeant vers le fond du vase à remplir. Cette mesure, trop rarement usitée, est indispensable, notamment pour les eaux sulfureuses.

4° On ne saurait trop multiplier les moyens de conservation des eaux sulfureuses destinées au transport. On a proposé de remplir préalablement la bouteille ou le vase d'un gaz inerte envers le principe sulfureux : tel serait l'air désoxygéné. (J. François, Porret.)

L'emploi de ce moyen suppose la production simple, économique et facile d'air désoxygéné, sur le lieu d'embouteillage.

Nous sommes heureux d'apprendre que des recherches suivies sont tentées en vue d'une application réellement pratique. Si ce projet vient à se réaliser, les eaux sulfureuses d'expédition arriveront sur les lieux d'emploi dans un état parfait de conservation, et leurs qualités curatives ne seront aucunement compromises.

Le procédé appliqué aux Eaux-Bonnes par MM. J. François et Filhol peut avoir lieu pour les eaux bicarbonatées ; et c'est également en remplissant les bouteilles de bas en haut par un tube plongeur que les eaux si gazeuses de Schwalbach sont mises en bouteilles. Par ce moyen, l'eau et le gaz carbonique libre déplacent la colonne d'air du vase sans subir de barbotage et sans être au contact de l'air, sauf la couche la plus superficielle du liquide.

ÉMERGENCE. L'hydrologie thermale emploie le mot *émergence* pour désigner à la fois le mode d'émission ascensionnelle et le point d'apparition au sol d'une eau minérale thermale. On dit aussi : *point d'émergence*, *niveau d'émergence*, du lieu où paraît une eau minérale, ou du niveau auquel elle s'élève, soit spontanément, soit artificiellement sur son point d'émission. On lui donne encore le nom de *griffon*.

EMMAÜS (Bains d'). Voy. TABARIEH.

EMPFING (Bavière), près de Traunstein.

Bicarbonatée calcique. Tempér., ?

	Eau : 16 onces.		Eau : un litre.
	Grains.		Gram.
Bicarbonate de soude..........	0,10	=	0,012
Chlorure de sodium..........	0,20	=	0,024
Azotate de potasse..........	0,10	=	0,012
Carbonate de chaux..........	1,40	=	0,176
— de magnésie.......	0,20	=	0,024
Matière extractive..........	traces	=	traces
	2,00	=	0,243

(VOGEL.)

EMPHYSÈME. Voy. ASTHME.

EMS (Allemagne, duché de Nassau). Ville à 6 kilom. de Coblentz et 48 kilom. de Wiesbaden, au pied nord-ouest de la pointe du Taunus, sur les bords de la Lahn, dans une riante vallée qui est abritée contre les vents de l'ouest et du nord ; à 95 mètres au-dessus du niveau de la mer.

Dans les anciens documents, le nom de cette localité est écrit tantôt *Eimetz*, tantôt *Embesse*, ou *Empst* et *Embs*, sans qu'on puisse assigner à aucune de ces dénominations une étymologie satisfaisante. On suppose que Pline a désigné les bains d'Ems sous le titre de *Fontes calidi Mattiaci.*

Bicarbonatée sodique. Tempér. de 29°,5 à 47°,5.

Sources nombreuses, dont les principales sont :

1° *Krähnchenbrunnen* (source du Robinet). Tempér., 29°,5 centigr.

2° *Fürstenbrunnen* (source des Princes), 35°,2.

3° *Kesselbrunnen* (source de la Chaudière), 46°,2.

4° *Bubenquelle* (source aux Garçons), 31°,5.

5° *Neuquelle* (source Nouvelle), 47°,5.

Il y a quelques années, on comptait vingt et une sources à Ems. Elles sont en beaucoup plus grand nombre actuellement, jaillissant sur l'une et l'autre rive de la Lahn, et jusque dans le lit même de la rivière. Toutes présentent exactement les mêmes propriétés physiques et la même composition chimique. M. A. Becquerel (*Ann. de la Soc. d'hydrologie*, t. V) leur attribue une seule et même origine, quoique celles de la rive droite sortent isolément des cavités d'un roc de grauwacke. Suivant lui (*loc. cit.*), cette communauté d'origine, qui n'est niée par aucun des médecins qui se sont occupés de la question, explique l' tion à peu près identique de toutes les sources, indépendamment de leurs dissemblances de température.

Nous donnons, d'après les analyses faites en 1851 par M. Frésénius, la composition de quatre d'entre elles; celle de la cinquième, le *Bubenquelle*, est identique avec les précédentes.

	KRÄHNCHEN BRUNNEN.	FÜRSTEN-BRUNNEN.	KESSEL-BRUNNEN.	NEUQUELLE
Acide carbonique..........	$109^{cc},8$	$69^{cc},9$	$67^{cc},7$	$77^{cc},2$
	gr.	gr.	gr.	gr.
Bicarbonate de soude.......	1,93198	2,03167	1,97884	2,09252
— de chaux.......	0,22456	0,23254	0,23605	0,23319
— de magnésie....	0,19598	0,19997	0,18698	0,21089
— de fer.........	0,00217	0,00265	0,00362	0,00311
— de manganèse...	0,00094	0,00078	0,00062	0,00156
— de stront. et baryte	0,00015	0,00028	0,00048	0,00034
Chlorure de sodium........	0,92241	0,98450	1,01179	0,94894
Sulfate de potasse..........	0,04279	0,03925	0,05122	0,05684
— de soude...........	0,00179	0,00219	0,00080	0,00141
Phosphate d'alumine.......	0,00042	0,00044	0,00012	0,00142
Silice	0,04945	0,04919	0,04740	0,04925
Carbonate de lithine........	traces	traces	traces	traces
Iodure de sodium..........	faibles tr.	faibles tr.	faibles tr.	faibles tr.
Bromure de sodium........	tr. dout.	tr. dout.	tr. dout.	tr. dout.
	3,37264	3,54346	3,51792	3,59947

(FRÉSÉNIUS.)

M. Terreil s'est livré dans ces derniers temps à l'analyse des principales sources d'Ems. Mais comme il a opéré seulement avec de l'eau transportée, nous avons quelque lieu de croire que les recherches de M. Frésénius sont plus exactes, et dans tous les cas plus complètes. M. Terreil ne signale pas plusieurs principes inscrits dans le travail de son devancier, comme l'oxyde de manganèse, la strontiane, la baryte, l'acide phosphorique, la lithine, l'iode et peut-être le brome. L'autorité de M. Frésénius en matière d'analyse chimique est trop bien reconnue pour qu'on puisse supposer de telles erreurs de sa part.

Ces eaux, examinées à leur sortie des fentes du rocher, sont douces, onctueuses au toucher, claires et parfaitement limpides. Elles conservent longtemps cette limpidité, dit M. Becquerel, surtout celle provenant du *Kränchen*, qui contient plus d'acide carbonique que les autres. Comme quelques-unes des eaux de l'Auvergne, celles de Saint-Nectaire par exemple, elles produisent des concrétions ou incrustations très dures, disposées en couches lamelleuses, qui engorgent rapidement les bassins, et surtout les tuyaux de distribution. On est obligé de veiller à ce que ces conduits ne s'oblitèrent pas. M. Terreil a étudié ces concrétions, et il résulte de son analyse, que nous reproduisons, qu'elles sont constituées presque exclusivement par du carbonate de chaux, ainsi qu'il suit :

Carbonate de chaux	88,58
Carbonate de magnésie	4,35
Silice Alumine	2,66
Peroxyde de fer	0,84
Chlorure de sodium Carbonate de soude Sulfate de soude Substances organiques	0,60
Eau	2,91
	99,94

M. Terreil a également analysé un sédiment blanchâtre qui se dépose en plus ou moins grande abondance à la surface des eaux refroidies, sous forme pulvérulente. Cette crasse n'est autre que du carbonate calcaire à peu près pur, abandonné par le dégagement d'un excès d'acide carbonique.

Enfin, sur les parois des fentes des rochers d'où jaillissent les sources d'Ems, dans les conduits et dans les bassins de captage, se forment des conferves, d'une couleur verte ou brune, avec la consistance d'une espèce de bouillie informe. M. Montagne a fait de ces conferves une variété nouvelle du genre *Hygrocrocis*, l'*H. amisiana*. (*Ann. de la Société d'hydrol.*, t. V.)

Parmi les sources désignées plus haut, il en est deux qui sont aménagées pour l'usage en boisson, savoir : le *Kesselbrunnen*, la plus abondante de toutes, fournissant 1300 mètres cubes d'eau en vingt-quatre heures, et le *Krähnchen*, qui contient une proportion supérieure de gaz acide carbonique, et sert beaucoup à l'expédition au dehors. Ces eaux passent pour très agréables au goût et d'une digestion plus facile que les autres, la dernière surtout. A proximité d'elles sont des écoulements d'un grand nombre de sources, employées indistinctement pour l'usage des bains. Pendant la nuit, on les recueille dans de vastes réservoirs, afin d'avoir toujours à disposer d'une suffisante quantité d'eau minérale refroidie. Quoique remarquable par sa chaleur élevée et sa richesse en principes fixes, le *Neuquelle* n'a pas encore reçu de dénomination spéciale ; il dessert un établissement de récente création. Quant au *Bubenquelle*, sur le renom duquel nous aurons à nous prononcer plus loin, c'est une sorte de jet d'eau de 11 millimètres de diamètre, et qui jaillit à près d'un mètre de hauteur du fond d'un bassin, pour constituer une véritable douche ascendante naturelle.

Les bains d'Ems sont distribués dans cinq établissements : 1° le *Kurhaus*, ou établissement ancien ; 2° le *Steirnene Haus* (maison de pierre), qui, comme le *Kurhaus*, fait partie des domaines du grand-duc; 3° l'hospice du *Bain des pauvres;* 4° les *Quatre-Tours;* 5° le *Badhaus*, ou établissement nouveau. L'établissement du *Kurhaus* est de beaucoup le plus considérable; mais c'est dans la dernière entreprise, le *Badhaus*, qu'on trouve les meilleures conditions de confort. Du reste, le nombre des baignoires dépasse la centaine à Ems. On ne cite pas sans raison l'élégance des cabinets, qui peuvent tous, et à tout instant, être abondamment pourvus d'eau thermale à la température voulue. La provision d'eau nécessaire à cet effet est amenée des différentes sources par des machines hydrauliques et rassemblée dans onze réservoirs de réfrigération. Il y a, en outre, une douche d'affusions assez puissante, et plusieurs pompes à douche portative, dont le tuyau peut être introduit dans chaque cabinet de bain; mais nous avons tout lieu de douter que l'utilisation de ces appareils soit complétement passée dans les habitudes médicales de la localité. On peut en dire autant du vaporarium, dont l'essai a été tenté au *Kurhaus*.

La boisson et le bain résument donc la pratique thérapeutique d'Ems. Il règne encore tant d'hypothèses sur les données de cette médication, qu'avant de passer en revue les indications de ces eaux, on ne saurait négliger l'appréciation de leurs effets physiologiques, abstraction faite des maladies pour lesquelles elles sont prescrites.

A Ems, comme ailleurs, chaque source avait reçu de la tradition ignorante le privilége de propriétés particulières. Le docteur Vogler s'est déjà élevé avec raison contre de telles prétentions, et il les ramène toutes à un ordre uniforme d'action. Ce même médecin (*De l'usage des eaux minér.*, 1841) suppose qu'un adulte boit, le matin à jeun, d'un litre à un litre et demi d'eau à la température de la source (25° à 38° cent.), dans lesquels sont contenus de 2 à 3 grammes de bicarbonate de soude. Les principaux effets immédiats de cette ingestion sont dus, suivant lui, à la chaleur de l'eau qui augmente la transpiration cutanée, et par suite retarde plutôt qu'elle n'accélère les évacuations alvines. En même temps, les urines deviennent plus abondantes, sans se troubler ni se colorer davantage, mais en s'alcalisant d'une manière notable. Par la continuation de cette méthode, et selon l'idiosyncrasie des sujets, des phénomènes d'irritation, en particulier du côté des voies gastro-intestinales, se manifestent et demandent à être surveillés. C'est ce que nous avons étudié d'une manière générale à propos des eaux BICARBONATÉES [voy. ce mot]. M. A. Becquerel, d'après son expérience personnelle et les faits qu'il a recueillis dans la pratique de M. le docteur d'Ibell, confirme (*loc. cit.*) ces résultats, empruntés à l'action des eaux d'Ems prises à l'intérieur, à des doses progressivement croissantes. Il n'a pas vu néanmoins survenir, sous leur influence, des accidents qu'on a trop volontiers peut-être stigmatisés du titre de cachexie alcaline ou sodique. S'il se produit de l'anémie, c'est consécutivement à l'emploi exagéré des eaux *intùs* et *extrà*, et au trouble des fonctions digestives qui s'y rattache. La cessation d'une médication irrationnelle a bientôt dissipé ces symptômes. Il n'y a rien là qui ne s'observe près de toutes les sources plus ou moins minéralisées par le *natron*, ainsi que l'appellent les Allemands.

Les bains d'Ems ont été signalés comme capables de produire une excitation générale de l'organisme, et l'on s'en étonnerait, à ne juger que d'après les renseignements fournis par la chimie. Ems tient évidemment le milieu entre les eaux fortes et les eaux faibles de la même classe. Les motifs pris dans la composition de ces sources ne semblent pas suffisants pour appuyer leur prétendu pouvoir de stimulation par usage externe. Il n'en est pas de même de la thermalité. M. Becquerel remarque qu'un bain pris à Ems, à la température de 35°, 36° à 37°, détermine le même jour un état caractérisé par de l'agitation, de l'insomnie, l'accélération du pouls, et même par un léger mouvement fébrile momentané. Si l'expérience est répétée d'une manière soutenue, les phénomènes d'acuité s'exaspèrent, et peuvent donner lieu à une fièvre continue simple, de plus ou moins de durée. De 28° à 32° centigr., les mêmes effets se produisent, mais avec moins d'intensité, et ce n'est qu'à l'aide de bains froids et tièdes, c'est-à-dire de 25° à 28° centigr., qu'on arrive à rendre la médication tolérable, et, nous le comprenons sans peine, très attrayante par la sensation de bien-être qu'elle procure. Toutes les eaux minéro-thermales, administrées selon ces différentes graduations, provoqueraient des symptômes semblables, auraient les mêmes inconvénients, conduiraient à la fatigue et à de la courbature, voire même à un défaut d'assimilation et à l'amaigrissement, par l'action continue de bains pertinemment *chauds*. [Voy. BAINS.]

L'usage des bains d'Ems ne saurait donc revendiquer une spécialisation décisive ; mais aussi, ce qu'il faudra répéter souvent en pareil cas, le maniement du mode balnéaire uni aux propriétés médicamenteuses de sources importantes peut rendre d'utiles et de réels services. C'est en se mettant à ce point de vue qu'il nous semble plus légitime de faire la part large et équitable à Ems dans le traitement des maladies chroniques. D'ailleurs, comme nous le rappelle M. Becquerel, il y a pendant le bain d'eau bicarbonatée sodique absorption du liquide, et passage dans le sang d'une certaine quantité de soude qui est ensuite éliminée par les urines. Nous ne reproduirons que pour mémoire l'opinion répandue parmi nos confrères d'Ems, et adoptée par M. d'Ibell, à savoir : que ces eaux sont, en vertu de leur composition, un moyen spécifique pour saturer les acides en surabondance dans l'économie. C'est là une de ces inspirations émanées de la doctrine localisatrice, contre laquelle on ne saurait trop s'élever. [Voy. SATURATION. URINES.]

Toutes les guérisons obtenues à Ems, a écrit le docteur Spengler (*Études balnéolog. sur les thermes d'Ems*, 1855), peuvent être ramenées à la classe des affections catarrhales chroniques. Sans suivre l'auteur de cette proposition dans les développements théoriques qu'il lui donne, et sans y attacher un sens aussi absolu, nous n'hésitons pas à l'accepter. Tous les témoignages sont unanimes sur ce point. M. Becquerel regarde comme hors de toute contestation la guérison par les eaux d'Ems des catarrhes, soit avec simple sécrétion, soit avec persistance d'un certain degré d'inflammation chronique. Agissent-elles avec plus d'efficacité que les eaux sulfurées auxquelles s'applique la même spécialisation? Faute de termes exacts de comparaison, c'est une question à réserver. Mais bien certainement les indications changent avec l'une et l'autre médication. Ainsi aux Eaux-Bonnes ou à Enghien, par exemple, on tendra à remonter l'état général de l'organisme, tout en modifiant les conditions morbides de la muqueuse bronchique. Nous savons du docteur Vogel (*loc. cit.*) que les eaux d'Ems sont moins stimulantes, et qu'elles doivent leur renom, dans la cure des maladies de poitrine, à une douceur comparative, comme à la méthode prudente de leur emploi. Aussi est-on fondé à admettre d'une manière générale que le tempérament pléthorique et les prédispositions aux névropathies rentrent plutôt dans le ressort de ces sources bicarbonatées sodiques que dans celui de leurs émules; à plus forte raison, si des phénomènes dyspeptiques viennent compliquer l'affection catarrhale, tantôt avec altération des sécrétions dans l'appareil digestif, tantôt sous forme de gastralgie pénible. La minéralisation d'Ems lui donne même la prééminence alors sur celle de Vichy, dont l'activité trop grande est moins facilement tolérée.

M. Rotureau (*Des princip. eaux minér. de l'Europe*, 1858) a voulu voir, dans la présence du chlorure de sodium parmi les principes fixes de ces eaux, un motif pour les conseiller comme toniques, et les distinguer nettement de ce qu'il entend par eaux bicarbonatées sodiques franches. Nous relevons cette opinion, parce qu'elle se présente avec insistance, et sert de texte à l'exclusion formelle d'Ems dans le traitement de la phthisie pulmonaire à toutes ses périodes. M. Becquerel a suffisamment démontré que les eaux d'Ems contenant en moyenne un millième de sel marin, c'était aller un peu trop loin que de tirer de cette faible proportion une caractéristique quelconque. Nous pensons avec lui que la présence d'une notable quantité d'acide carbonique et la haute température de ces eaux, de laquelle on a pu abuser parfois, invitent davantage à la circonspection, et rentrent d'ailleurs dans les données de toute médication thermale.

Si les médecins de la localité, obéissant à une opinion déjà ancienne, ont trop préconisé la guérison des tubercules pulmonaires par les eaux d'Ems, il faut se garder de tomber dans un excès contraire. Les faits étudiés avec le plus grand soin par M. Becquerel (*loc. cit.*) sont extrêmement encourageants. Il reste au moins acquis que, dans la phthisie au premier degré, les résultats favorables deviennent la règle, et qu'en tenant compte des bons effets reconnus dans les affections catarrhales des bronches et du larynx, on doit obtenir la modification de la marche de la phthisie, de celle même des bronchites ou des congestions accidentelles qui la compliquent ou l'exaspèrent.

MM. Trousseau et Lasègue (*Études thérap. sur les eaux minér. des bords du Rhin*, 1847) avaient déjà recommandé les eaux d'Ems chez les phthisiques sujets aux fluxions sanguines, aux épistaxis, aux palpitations. Le docteur Vogler, tout en prescrivant les plus grands ménagements dans la direction du traitement, ne balance pas non plus à accueillir les individus qui joignent à la cachexie tuberculeuse une grande affectibilité et, selon ses expressions, un vif éréthisme du système vasculaire. Ces indications se comprennent d'elles-mêmes.

En Allemagne, on attache une grande importance au catarrhe des voies digestives, auquel se rattachent pour nos voisins toutes les affections des viscères abdominaux. On admet même des inflammations catarrhales de la vésicule du fiel et du canal cholédoque, avec des caractères idiopathiques, en y reliant la polycholie, les calculs biliaires, le foie gras. En ce qui regarde les lésions de la muqueuse gastro-intestinale, sympathiques ou essentielles, les renseignements nous manquent ou se réduisent à des affirmations. Il est néanmoins raisonnable de croire que là où Vichy est trop excitant, les eaux d'Ems trouveront leur application par la combinaison de la boisson et du bain. Nous en dirons autant des congestions chroniques du foie, des hépatites chroniques, des calculs biliaires, de l'hypertrophie du foie sans lésion organique proprement dite.

La troisième série d'affections catarrhales auxquelles Ems convient comprend les catarrhes chroniques des voies urinaires et des organes génitaux. Nous n'avons pas à donner, à cet égard, d'autres détails que n'en comporte la médication alcaline [voy. BICARBONATÉES (EAUX)]. Cependant les maladies de l'utérus sont tellement liées aux inflammations catarrhales de la membrane muqueuse de cet organe, qu'il faut savoir gré à M. Becquerel d'avoir contrôlé par lui-même les prétentions élevées de longue date dans les thermes d'Ems pour la cure de ces états morbides. Les conclusions du mémoire auquel nous faisons tant de précieux emprunts établissent la valeur des eaux d'Ems comme médication résolutive, dans le traitement des affections utérines, qu'on ait affaire à une inflammation chronique de l'organe ou de ses annexes, avec ou sans engorgement, ou à ces métrites entretenues par des récidives de congestion, si fréquentes et si rebelles. Comme la plupart des eaux également minéralisées, elles permettent de consolider des résultats déjà obtenus, en relevant les forces, en calmant la susceptibilité organique, et par suite en rétablissant le libre jeu des fonctions. C'est ainsi que l'aménorrhée et la dysménorrhée, qu'elles soient ou non dépendantes d'une lésion matérielle, s'adressent à cette médication.

Ces considérations nous dispensent d'entrer dans une longue explication à propos de la renommée du *Bubenquelle*, à Ems, à l'encontre de la stérilité. Nous savons que c'est une véritable douche ascendante fournie par la nature. Tout appareil disposé de la même façon et dans le même but donnerait des effets semblables, et certainement ouvrirait le champ aux mêmes abus. Nul doute que, dans les cas d'atonie des organes sexuels, on n'obtienne par l'usage de ce jet d'eau chaude, convenablement dirigé, le rétablissement d'une activité fonctionnelle qui se faisait attendre ou regretter.

Nous mentionnerons encore deux attributions tirées de la qualité bicarbonatée sodique d'Ems, la diathèse urique avec toutes ses variétés et les affections goutteuses. Sans plus de développements, qui trouveront leur place ailleurs [voy. GOUTTE. GRAVELLE], nous partageons l'avis de M. Becquerel, qui ne regarde pas ces eaux comme véritablement antigoutteuses, et qui ne les conseille dans le traitement de la goutte que comme diminutif des eaux de Vichy.

Une même restriction comprend la maladie de Bright et le diabète, affections sur lesquelles la thérapeutique hydro-thermale n'a pas encore dit son dernier mot. M. d'Ibell assure avoir obtenu des succès à Ems dans ces circonstances.

Enfin, il y a toutes réserves à garder : 1° sur les maladies de la peau auxquelles les différents auteurs de monographies d'Ems, et en particulier M. Spengler, ont accordé une place beaucoup trop large dans leur énumération nosologique ; 2° sur les scrofules et le rachitisme, qu'on peut s'étonner de voir figurer en si grand nombre dans la clientèle d'Ems, tandis que l'Allemagne offre tant de ressources de beaucoup supérieures pour leur traitement ; 3° pour les anémiques et les chlorotiques que les praticiens d'Ems eux-mêmes adressent volontiers aux eaux ferrugineuses de Schwalbach.

C'est à la fin du mois de juin jusqu'à la mi-août qu'on se rend à Ems. M. d'Ibell réclame contre cette coutume. Le printemps et l'automne lui paraissent mieux convenir, en raison de l'encaissement de la vallée étroite entre des roches schisteuses et sans autre ouverture qu'au midi. Une atmosphère relativement douce serait en effet plus conforme à la situation de la plupart des malades qui recourent à Ems et ont à redouter les congestions, les diarrhées, etc. [Voy. SAISON.]

La station thermale d'Ems occupe un des premiers rangs en Europe par l'accord des sites les plus délicieux avec la réunion de tout ce qui constitue l'existence confortable et élégante des classes aisées. Des restes nombreux attesteraient que ces thermes avaient déjà une célébrité à l'époque où les Romains étaient maîtres des bords du Rhin.

L'eau d'Ems s'expédie en très grande quantité au dehors : les deux sources du *Krähnchen* et du *Kesselbrunnen* servent surtout à cet usage.

EN-CARLADEZ. Voy. VIC-SUR-CÈRE.

ENCAUSSE (Haute-Garonne, arrond. de Saint-Gaudens). A 8 kilomètres de cette ville.

Sulfatée calcique. Tempér., 22° cent.

Trois sources, dont deux appartiennent à la commune et sont tout à fait identiques ; la troisième, ou la source d'*Argut*, est la propriété d'un particulier et possède une composition peu différente des précédentes.

Eau : un litre.

	Grande et petite source.	Source d'Argut.
	Lit.	
Azote et oxygène / Acide carbonique	0,005	0,005
	Gram.	
Carbonate de chaux	0,0270	0,0258
— de magnésie	0,0155	0,0150
Sulfate de potasse	traces	traces
— de soude	0,0204	0,0189
— de chaux	2,1390	2,1130
— de magnésie	0,5420	0,4610
Chlorure de sodium	0,3202	0,3225
Silicate de soude	traces	»
Acide silicique	0,0100	0,0120
Iode	»	traces
Oxyde de fer	traces	traces
Arsenic	traces	»
Matières organiques	traces	traces
	3,0741	2,9682

(FILHOL.)

Il existe à Encausse un établissement thermal où l'eau est administrée en bains et en boisson.

Les eaux d'Encausse participent aux propriétés générales des eaux sulfatées, et conviennent beaucoup aux affections utérines accompagnées d'excitabilité nerveuse ou inflammatoire de l'utérus. Elles conviennent également aux hystériques et aux individus très névropathiques, affectés de dermatoses diverses, de troubles fonctionnels variés des organes abdominaux, et qui ne sauraient supporter des eaux plus spéciales, mais plus actives.

Les eaux d'Encausse passent pour guérir la fièvre intermittente. « Le médecin inspecteur actuel, M. Comparan, dit M. Patissier, a confirmé par de nouvelles observations l'efficacité des eaux d'Encausse contre les fièvres intermittentes opiniâtres, efficacité signalée depuis longtemps par M. Doneil, et reconnue par tous les médecins des localités voisines. C'est donc un fait acquis à la science que cette action fébrifuge des eaux d'Encausse; elle se manifeste tantôt par des urines copieuses, tantôt par des selles fréquentes; quelquefois il ne s'opère aucune crise appréciable. Cette action médicatrice est plus prononcée dans la jeunesse que chez les adultes. Si la fièvre d'accès résiste à la boisson des eaux, on a lieu de soupçonner l'existence de tumeurs dans l'abdomen. » (*Rapport sur le serv. méd. des établ. therm.*, dans *Mém. de l'Acad. imp. de méd.*, 1854.) Ces faits paraissent très intéressants et ont pour eux une véritable notoriété. Cependant il ne sera possible d'accepter les propriétés fébrifuges des eaux d'Encausse que lorsqu'elles auront été présentées sous une forme suffisamment explicite [voy. INTERMITTENTES (FIÈVRES).

ENFANCE. L'enfance, depuis la naissance jusqu'à la quatorzième année de la vie, offre des caractères physiologiques extrêmement nets. Comme toute thérapeutique, la médication minéro-thermale, dont nous ne séparons pas le traitement marin, doit se subordonner à ces conditions spéciales; mais on reconnaîtra sans peine que les ressources de la pratique hydriatrique sont assez variées pour suivre le développement de l'organisme dans ses périodes, le seconder quand il s'arrête ou se ralentit, et surtout pour combattre ces états acquis ou héréditaires, cachexies ou diathèses, au milieu desquels les plus énergiques élans de la nature s'épuisent si souvent.

Hufeland considérait les maladies de l'âge tendre comme devant être traitées d'après les principes fondamentaux de la pathologie et de la thérapeutique générales. Nous en convenons, et nous disons encore avec lui, que le traitement le plus simple est le meilleur chez les enfants. A ce compte, les eaux minérales et la mer mettent à la disposition du médecin : 1° des principes médicamenteux, chlorure de sodium, brome, iode, soufre, fer, autant d'agents d'une spécialité appréciable et incontestée; 2° des moyens balnéaires dont l'emploi peut être gradué, surveillé, toujours proportionné aux circonstances morbides, et surtout adapté à la grande susceptibilité des jeunes sujets; 3° des adjuvants hygiéniques, air des côtes ou des montagnes, insolation, exercice. Nous devons y adjoindre la diversité de température de l'eau, qui constitue un précieux instrument de traitement de plus. Quoi de moins empirique? Aussi, par une exception assez remarquable en thérapeutique, ces modes de médication s'appliquent aussi bien à l'individu dont la santé générale pèche par un défaut d'équilibre qu'à ceux chez lesquels la lésion organique ou fonctionnelle est évidente.

L'enfance, comparée aux âges suivants, présente l'association d'une vie active, en quelque sorte exubérante avec un état imparfait des organes et une régularité moindre des fonctions. C'est en ces termes que M. Barrier (*Traité pratique des malad. de l'enfance*, 1843) a adopté les vues élevées de Hufeland. Il arrive souvent que l'une des deux quantités l'emporte sur l'autre : tantôt il y a surexcitation et prédominance de cette activité vraiment vitale; tantôt c'est la lenteur avec laquelle l'économie fait son évolution ou s'harmonise qui imprime à l'enfant un cachet de torpeur et de faiblesse auquel personne ne se trompe : dans les deux cas, il faut intervenir. Est-ce effet de transmission héréditaire, ou suite d'un concours de mauvaises conditions hygiéniques, ou les deux influences se confondent-elles pour un même résultat? Cette détermination est importante à bien des égards, mais elle n'empêchera pas que le traitement par les eaux minérales ou la mer ne doive être ou sédatif, ou excitant, selon l'une ou l'autre acception, et qu'en définitive il ne s'agisse d'une reconstitution à effectuer.

Le plus ordinairement, c'est le lymphatisme qui a recours, avec ses traits distinctifs, à l'efficacité des modificateurs généraux. Nous n'avons pas à décrire ici cet état, compatible jusqu'à un certain point avec le libre jeu de la santé, et dont on a fait un tempérament suffisamment caractérisé. D'ailleurs, les limites qui le séparent des scrofules sont encore assez vagues, et ce que nous pourrions dire de lui s'entendrait aussi bien des manifestations strumeuses [voy. SCROFULES]. Qu'il soit question d'un degré plus ou moins prononcé du tempérament lymphatique, ou de localisation des scrofules aux ganglions lymphatiques, aux os, à la surface de la peau, aux muqueuses, aux organes des sens, etc., la médication se base toujours sur l'impressionnabilité du système tégumentaire et la rapidité des sympathies nerveuses chez l'enfant. On sait combien l'absorption et l'exhalation s'exercent activement alors, quelquefois aux dépens de la calorification. Il y a donc intérêt à provoquer et à entretenir du côté de la surface de la peau des habitudes, pour ainsi dire, de réaction, en vertu desquelles on obtient des révulsions salutaires et une plus égale répartition des actes fonctionnels de l'organisme. Quant aux liens possibles entre l'amélioration d'un organe malade et les modifications exercées à propos sur un organe sain, c'est la portée fondamentale de la méthode dérivative. Nous ne trouvons rien, à ces différents points de vue, qui, dans l'objet de notre étude, ne s'approprie et à l'étiologie et à la thérapeutique des affections de l'enfance.

Les eaux sulfureuses (*Luchon*, *Ax*, *Enghien*, *Schinznach*) exercent, comme l'a très bien remarqué M. Astrié (*Thèse inaug.*, 1852), une action sur l'ensemble des fonctions générales qu'elles relèvent. C'est à la fois l'innervation qui se réveille sous leur influence stimulante, et l'appareil sanguin qui en reçoit une impulsion nouvelle. Si, comme nous l'examinerons ailleurs [voy. SCROFULES. SULFURÉES (EAUX)], elles n'ont qu'un rôle secondaire dans le traitement des diathèses, il reste acquis, chez les enfants, qu'elles modifient favorablement leur économie, et que, sur le terrain intermédiaire au lymphatisme et aux scrofules, on doit attendre de bons effets de leur emploi.

Les eaux chlorurées sodiques thermales, ou froides (*Balaruc*, *Bourbonne*, *La Bourboule*, *Niederbronn*, *Soden*), soit avec un caractère sulfureux (*Uriage*, *Aix-la-Chapelle*), soit notablement gazeuses (*Bourbon-l'Archambault*, *Nauheim*, *Kissingen*), ont une valeur qui n'est plus mise en doute toutes les fois qu'il faut s'opposer aux progrès du tempérament lymphatique, ou réparer les désordres dus à son exagération. Elles représentent d'ailleurs les plus minéralisées d'entre les eaux minérales [voy. CHLORURÉES SODIQUES (EAUX)]. A côté du chlorure de sodium qui fait leur caractéristique formelle, l'iode et le brome s'y trouvent le plus souvent combinés en proportions et sous des formes réellement médicamenteuses. Près de certains établissements thermaux, on accroît encore la virtualité de ces principes par l'addition d'eaux mères salines (*Kreuznach*, *Lavey*, *Nauheim*, *Salins*). En présence de la diathèse presque particulière aux premiers âges de la vie, et dont les traits se résument en une sorte d'atonie de tous les systèmes et en une prédisposition aux manifestations du vice scrofuleux, nous n'hésitons pas à proclamer la supériorité de la médication chlorurée sodique sur toutes les autres.

Les eaux ferrugineuses (*Luxeuil*, *Pyrmont*, *Spa*) pourront servir d'auxiliaires dans beaucoup de cas, surtout lorsque la faiblesse portera sur les fonctions digestives et assimilatrices, et qu'il faudra les ranimer au plus tôt, en rendant du même coup au sang ses qualités plastiques. Il est du reste peu de stations thermales auprès desquelles on ne trouve quelque fontaine minéralisée par le fer. Enfin, un autre complément nous est apporté par les eaux réputées comme iodurées et bromurées (*Challes*, *Saxon*, *Wildegg*). L'usage interne de ces sources paraît devoir entrer dans la pratique, lorsque l'expérience, encore assez récente pour elles, aura prononcé sur leur spécialisation.

Mais c'est le traitement marin qui réclame l'enfance, comme étant la période d'âge à laquelle il convient entre toutes. Ses priviléges sont confirmés par le temps et par l'observation de tous les jours. M. Roccas (*Des bains de mer, etc.*, 1857) fait ressortir avec raison que la pratique de la mer, habitation et mouvement en plein air marin, a toujours une influence bienfaisante sur les enfants à prédominance lymphatique. Il n'en est pas de même des bains, sur l'usage et l'administration desquels des réserves sont très nécessaires. Vis-à-vis de formes torpides, ou d'une sorte d'arrêt de développement dans les organes et les fonctions, nul doute que l'indication ne soit positive. M. Quissac (*De l'abus des bains de mer*, 1853) admet lui-même que dans ces conditions, de six à seize ans, les bains de mer doivent être considérés comme spécifiques. M. Gaudet (*Rech. sur l'usage et les effets hygién. et thérap. des bains de mer*, 1844) va plus loin ; il croit que bientôt cette pratique sera employée comme le meilleur moyen d'éducation physique dans l'enfance. On ne saurait nier que les qualités de l'air [voy. AIR MARIN), s'ajoutant aux influences d'une hydrothérapie minérale puissante et d'exercices journaliers, ne fournissent des éléments de résistance contre les prédispositions morbides auxquelles les jeunes sujets sont soumis pour la plupart [voy. RACHITISME, SCROFULES]. Les règles relatives à ce mode de traitement trouveront leur place aux articles qui les concernent [voy. MARIN (TRAITEMENT)].

Les bains de mer conviennent-ils à toutes les formes de tempérament, et indistinctement à toutes les périodes de l'enfance? M. Gaudet lui-même reconnaît qu'il est des enfants strumeux, à la peau brune, aux yeux noirs, au visage pâle, supportant bien moins facilement l'action de ces bains que d'autres auxquels il assigne par opposition le type *blond* dans la variété des scrofuleux. D'après lui, les réactions sont moins complètes chez les premiers que chez les seconds; mais il y a surtout à tenir compte de leur impressionnabilité, et notre savant confrère (*loc. cit.*) n'a pas été sans voir alors les phénomènes d'excitation générale dépasser ce qu'il est naturel d'attendre. Nous croyons, pour en avoir rencontré des exemples, que l'action déprimante du froid n'est pas également tolérée par les jeunes sujets, et qu'il y aurait inconvénient, sinon danger, à provoquer des phénomènes réactifs dans un organisme rebelle. Que l'activité cérébrale ait été poussée au delà des bornes convenables par un travail intellectuel prématuré, et qu'il s'ensuive un ralentissement d'énergie dans les fonctions nutritives, un véritable état anémique (Roccas, *loc. cit.*), les bains de mer contribueront bientôt, avec l'éloignement des causes du mal et une alimentation fortifiante, à rétablir l'équilibre perdu. Nous ne pensons pas qu'il en soit de même pour les enfants à humeur et sensibilité vives, chez lesquels une tension continuelle du système nerveux, reçue héréditairement ou entretenue par des méprises d'éducation, demande de la part des parents et du médecin une surveillance et une attention particulières. Chez la plupart, il y a une précocité de croissance et d'impressionnabilité générale, autant de motifs pour multiplier les précautions dans le traitement de leurs affections. M. Gaudet a constaté des symptômes d'excitabilité nerveuse chez les enfants de cette classe soumis à la mer. Tout en prescrivant de sages ménagements pour eux, il assure que, après quelques épreuves, soit sous l'influence de l'habitude, soit par l'appropriation modifiée du bain, les troubles physiques et moraux disparaissent, et que des saisons courtes, mais répétées, procurent de véritables avantages en pareil cas. Il a même vu des maladies spasmodiques, comme la chorée et ses variétés, s'atténuer par cette méthode, sans que la sensibilité ait été trop stimulée par l'action excitante des bains de mer.

Toutes choses égales d'ailleurs, il nous semble que la médication thermale, dans les circonstances déterminées qui viennent d'être passées en revue, présente autant de ressources et fait naître moins de craintes. Les eaux sulfurées, comme les eaux chlorurées sodiques, peuvent être administrées à des températures mesurées rationnellement, sans rien enlever à leur minéralisation. Le bain et la douche se diversifient au gré des indications. On dose les eaux mères comme une préparation magistrale. Parmi ces sources, l'étendue et les facilités du choix se plient à toutes les exigences. Entre les eaux salines *fortes* (*La Bourboule*, *Bourbonne*, *Balaruc*, *Kreuznach*, *Nauheim*) et les plus faibles (*Néris*, *Bourbon-Lancy*), il y a des intermédiaires permettant une accommodation variée (*Aix-la-Chapelle*, *Uriage*, *Baden-Baden*). Les eaux sulfurées s'échelonnent d'une manière analogue, et nous signalerons même des stations où, comme à *Luchon* par exemple, des degrés nombreux de composition et de thermalité se rencontrent réunis. Enfin, il est, parmi les eaux sulfatées, ou carbonatées calciques ou mixtes, des eaux qui peuvent se prescrire utilement chez les sujets nerveux ou dans les maladies dépendant des centres encéphalo-rachidiens [*Bagnères-de-Bigorre*, *Plombières*, *Baden* (Suisse)]. Les conditions d'air, de site et d'altitude devront être prises également en considération dans la détermination de ce choix de station [voy. ALTITUDE. ADJUVANTS), aussi bien que pour l'élection du littoral de l'Océan ou de la Méditerranée.

Reste à savoir à quel âge on peut commencer la médication des eaux minérales et le bain de mer. La question ne s'est guère agitée jusqu'ici que relativement à cette dernière pratique. M. Roccas (*loc. cit.*) a examiné avec beaucoup de soin les avis des auteurs très divergents sur ce point. Entre M. Gaudet, affirmant que les bains de mer sont rigoureusement praticables depuis la première année de l'existence, et M. Quissac, qui les refuse avant quatre ou cinq ans au moins, il y a l'opinion conforme à beaucoup d'autres en thérapeutique, celle qui ne pose point de règle absolue. M. Roccas l'adopte, mais il énonce comme principe général et peu capable d'exceptions, qu'on ne doit pas baigner à la mer les enfants robustes avant l'âge de trois ans, délicats, avant cinq ans. Nous serons moins exclusifs en ce qui regarde le traitement thermal; il peut s'appliquer à de très jeunes sujets, bien entendu avec l'observance des règles de prudence que leur constitution et leur état morbide réclament. M. Gerdy (*Études sur les eaux min. d'Uriage*, 1849) a souvent constaté pendant les trois ou quatre premières années de la vie des enfants l'emploi avantageux des bains d'eaux minérales, à l'encontre de ces états indéterminés de débilité et de langueur fonctionnelle qui ne sont ni la santé ni la maladie. Des faits semblables s'observent certainement ailleurs et sont tellement familiers aux praticiens, qu'ils n'ont pas jugé à propos de fixer l'attention de leurs confrères sur eux.

Avec Hufeland, on admet en général que la dernière période de l'enfance se confine entre sept et quatorze ans. Au delà, elle touche à la puberté; de nouveaux points de vue, non moins essentiels que les précédents, se déduisent alors de la médication thermale [voy. PUBERTÉ].

ENFER. Nom donné, dans certaines localités, et plus particulièrement dans l'établissement d'Aix en Savoie, à des étuves qui se remplissent de vapeur par l'effet d'une chute ou d'une douche d'eau thermale, et dont la température est très élevée.

ENGHIEN (France, Seine-et-Oise, arrond. de Pontoise, canton de Montmorency). A 11 kilomètres de Paris, ligne du chemin de fer du Nord.

Altitude, 48^{m}.

Enghien est la seule station thermale importante qui se rencontre aux alentours de Paris. Cette circonstance n'a pas peu contribué sans doute au développement qu'elle a pris et à la réputation qui lui appartient justement. Cependant nous devons faire remarquer que ce voisinage même prive cette station des avantages que les stations analogues des Pyrénées, par exemple, doivent à leur éloignement des grands centres de population, à leur altitude, enfin à leurs conditions topographiques et climatériques.

Sulfurée calcique. Tempér., 10° à 14° cent.

Cinq sources principales : sources *Cotte*, *Deyeux*, *Péligot* ou de la *Rotonde*, *Nouvelle* ou source *Bouland*, de la *Pêcherie*.

Eau : un litre.

	SOURCE COTTE.	SOURCE DEYEUX.	SOURCE PÉLIGOT.	SOURCE BOULAND.	SOURCE de la PÊCHERIE.
	gr.	gr.	gr.	gr.	gr.
Azote	0,019560	0,021260	0,023290	0,022640	0,014790
Acide carbonique libre	0,119580	0,117680	0,139550	0,121300	0,181540
— sulfhydrique libre	0,025541	0,029410	0,015695	0,024755	0,046281
Carbonate de potasse	»	»	»	»	0,016750
— de soude	»	»	»	»	0,067747
— de chaux	0,217850	0,181110	0,189580	0,228200	0,297772
— de magnésie	0,016766	0,058204	0,007482	0,058333	0,087232
Sulfate de potasse	0,008903	0,006362	0,009108	0,010493	»
— de soude	0,050310	»	0,042777	0,031904	»
— de chaux	0,319093	0,354200	0,276964	0,358228	0,176129
— de magnésie	0,090514	0,013089	0,091848	0,022214	»
— d'alumine	0,039045	0,033017	0,033320	0,045443	0,022098
Chlorure de sodium	0,039237	0,032157	0,036527	0,060989	0,043003
— de magnésium	»	0,007210	»	»	»
Acide silicique	0,028782	0,015104	0,017924	0,038385	0,050978
Oxyde de fer	traces	traces	traces	traces	traces
Matière organique azotée	indéter.	indéter.	indéter.	indéter.	indéter.
	0,975201	0,868803	0,884065	1,022884	1,004320

(DE PUISAYE et LECONTE.)

Les eaux d'Enghien ont été examinées par plusieurs chimistes, qui ne se sont pas toujours entendus sur l'état de combinaison du soufre : ainsi, tandis que MM. O. Henry, Fremy père et Longchamp inscrivent du sulfure de calcium avec de l'acide sulfhydrique libre, Fourcroy, Delaporte, et MM. de Puisaye et Leconte admettent uniquement de l'acide sulfhydrique sans la plus légère trace d'un sulfure quelconque.

Le débit des cinq sources d'Enghien est très variable. Ainsi, d'après MM. de Puisaye et Leconte, il a été, au mois de février 1853, de 61 824 litres, et au mois de septembre 1852, de 26 915 litres en vingt-quatre heures. Ce résultat n'a pas lieu de surprendre, lorsqu'on connaît l'origine de cette eau minérale, qui est tout accidentelle.

Les sources d'Enghien sont parfaitement captées et aménagées. Celles de *Cotte*, *Deyeux* et *Péligot* sont situées l'une près de l'autre; la source *Bouland* est éloignée de quelques mètres, et la source de la *Pêcherie*, la plus éloignée, est située dans un bassin servant de réservoir aux eaux du lac. Toutes sont à 2^{m},80 au-dessous de ce dernier, et ont sans doute une origine commune, bien que MM. de Puisaye et Leconte ne partagent pas cette manière de voir.

Les eaux de cette station se minéralisent à l'aide du sulfate de chaux qui forme la partie constituante du sol dit *parisien*, et des matières organiques. Elles répandent d'ailleurs une légère odeur marécageuse qui suffit à elle seule pour indiquer leur mode de formation. Mais tel n'est pas l'avis de MM. de Puisaye et Leconte. Pour ces auteurs, les sources ont leur point d'origine dans les couches inférieures du terrain *parisien*, au-dessous du gypse, ou dans les terrains crétacés. Ils ne paraissent pas éloignés de croire que par la présence des matières combustibles de nature différente, renfermant, la plupart, des pyrites qui les rendent spontanément inflammables, les sulfures donnent naissance à des sulfates de fer, d'alumine, de chaux et de magnésie, lorsque la quantité d'oxygène fournie par l'air est suffisante. Si, au contraire, l'oxygène fait défaut, du moins en partie, les matières organiques se carbonisent, les pyrites abandonnent le tiers de leur soufre, et toutes les conditions pour la production du sulfure de carbone se trouvent réunies; mais le sulfure de carbone, en présence des substances riches en silice, se convertit en sulfure de silicium, qui, par son contact avec l'eau, donne de l'acide silicique et de l'acide sulfhydrique, que les sources entraînent avec elles. Ajoutons, en terminant, que MM. de Puisaye et Leconte ne s'appuient que sur des hypothèses, qui, il faut bien l'avouer, ne nous paraissent pas très vraisemblables; car, lorsque nous voyons le mode de minéralisation de l'eau sulfurée de Pierrefonds, nous nous demandons si les eaux d'Enghien ne se forment pas de la même manière, c'est-à-dire par la transformation du sulfate de chaux sous l'influence des matières organiques.

L'établissement d'Enghien est l'un des mieux installés pour la médication hydro-thermale. Il se compose de quatre corps de bâtiments : le premier, qui fait face au lac, sert à loger l'administration et renferme des appartements pour les baigneurs. Le second, perpendiculaire au premier, est destiné aux douches et au service des bains. Il se compose de vingt cabinets de bains, et de dix cabinets de douches pour les deux sexes. Une galerie couverte règne le long de ce bâtiment, dont le premier est exclusivement occupé par les cabinets de bains, et le rez-de-chaussée par ceux des douches.

Le troisième corps de bâtiment, sans faire immédiatement suite au précédent, est parallèle au premier et sert aux bains mitigés; il y a dix baignoires, une chambre pour bains de vapeur et bains russes, différents appareils pour douches à vapeur et bains médicamenteux. Une salle d'inhalation y a été récemment ajoutée.

Le quatrième sert d'habitation aux malades et aux employés de l'administration.

L'eau de toutes les sources se rassemble dans deux réservoirs ayant une profondeur de 5 mètres environ, dont l'un reçoit le produit des quatre premières sources, et l'autre celui de la *Pêcherie* et de quatre autres sources non découvertes qui coulent par des fissures de terrain. Une fois arrivée dans ces réservoirs, l'eau se trouve aspirée par quatre corps de pompe mus par une machine à vapeur de la force de deux chevaux, et vient se rendre dans de grandes cuves de bois destinées à la recevoir; elle y est chauffée au moyen de la vapeur, à la température de 65° à 70° centigrades. La machine à vapeur occupe la partie inférieure d'une tour, dont le premier et le second étage sont destinés aux réservoirs de l'eau des bains, et le troisième à ceux des douches (*Des eaux d'Enghien au point de vue chimique et médical*, de Puisaye et Leconte, 1853). La quantité d'eau minérale transportée est très considérable.

Les effets physiologiques des eaux d'Enghien ont été étudiés avec beaucoup de soin par MM. de Puisaye et Leconte (*loc. cit.*). Rien dans cette étude n'apparaît de bien propre à distinguer ces eaux des autres eaux sulfureuses. Ce qu'il y a de plus manifeste dans leur action, c'est l'excitation se portant, à des degrés divers suivant les individus, sur le système nerveux, le système circulatoire, l'appareil digestif, les reins, la peau, etc. : agitation, insomnie, douleurs névralgiques, surtout si l'on en fait un usage non méthodique; circulation plus active, accroissement de la calorification, rétablissement ou augmentation des hémorrhagies périodiques; accroissement de l'appétit, facilité plus grande des digestions, quelquefois symptômes de gastralgie ou d'embarras gastrique; augmentation de la transpiration cutanée, quelquefois véritable poussée, ou éruption vésiculeuse ou pustuleuse, parfois fébrile. Ces effets varient naturellement suivant les sujets et suivant les modes d'administration des eaux, principalement la température du bain; mais leur caractère général n'en est pas moins manifeste, et peut-être plus facile à définir que leurs propriétés spéciales ou thérapeutiques, qui s'adressent aux phénomènes pathologiques.

Les auteurs que nous avons cités rangent sous des titres divers les effets résultant de l'application des eaux d'Enghien. Celles-ci représentent, suivant eux, une médication : 1° *stimulante*, 2° *perturbatrice*, 3° *révulsive*, 4° *modificatrice*, 5° *tonique*, 6° *adjuvante*. Cette énumération signifie que les eaux d'Enghien peuvent remplir des indications fort différentes, suivant : 1° leur mode d'emploi; 2° les conditions constitutionnelles ou pathologiques auxquelles on les adresse. Il ne faudrait pas croire qu'un champ aussi large appartînt à toutes les eaux minérales, et en particulier à toutes les eaux sulfureuses. Pour ne citer qu'un exemple, il est certain qu'on n'ira pas chercher à Saint-Sauveur une médication perturbatrice, révulsive ou stimulante. D'un autre côté, il est incontestable que les eaux de Cauterets et de Luchon, par exemple, avec leurs sources très chaudes et les gradations de température qu'elles présentent, en même temps que leurs nuances de minéralisation et de constitution, fournissent des moyens beaucoup plus développés de réaliser ces médications diverses que les eaux froides et presque identiques des diverses sources d'Enghien. Quant à la qualité calcique de celles-ci, nous dirons à l'article SULFURÉES (EAUX) que nous sommes peu en mesure de faire la part distincte des bases sodiques ou calciques dans les eaux de cette classe. Ajoutons encore que la faible altitude et la situation d'Enghien privent cette station des avantages hygiéniques que les stations des Pyrénées empruntent à leurs conditions climatériques et topographiques.

Nous suivrons dans l'énoncé des applications thérapeutiques des eaux d'Enghien l'ordre proposé par M. de Puisaye. Cet auteur signale d'abord les *affections diathésiques*, parmi lesquelles il comprend les diathèses *scrofuleuse*, *tuberculeuse*, *syphilitique*, *herpétique*, *rhumatismale* et *goutteuse*.

M. de Puisaye rejette justement l'emploi des eaux d'Enghien, comme de toutes les eaux sulfureuses, dans la *goutte*. Quant au *rhumatisme* et à la *syphilis*, nous admettons parfaitement qu'on puisse à Enghien traiter utilement ces affections ; mais les eaux minérales à haute thermalité et, suivant des cas très opposés, à minéralisation plus puissante, ou quelquefois, au contraire, à propriétés plus sédatives, devront leur être généralement préférées. Nous en dirons autant du lymphatisme et de la scrofule. Nous admettons pleinement que les formes scrofuleuses, ou lymphatiques surtout, de certaines affections dont nous parlerons tout à l'heure, rentrent dans l'indication des eaux d'Enghien. Mais ces mêmes eaux tiennent certainement en hydrologie une place assez secondaire dans le traitement de la scrofule et du lymphatisme considérés en eux-mêmes.

Les eaux d'Enghien présentent, au contraire, à la diathèse herpétique une médication parfaitement légitime et efficace. C'est aux formes vésiculeuse et pustuleuse qu'elles s'appliquent le mieux, tandis que la forme squameuse est l'une des plus rebelles à leur action. Elles sont employées avec d'autant plus d'avantage, dans les affections herpétiques, qu'elles sont administrées aussitôt après la période aiguë (*Des eaux d'Enghien...*).

La diathèse *tuberculeuse* nous rapproche encore d'une des applications les plus formelles des eaux d'Enghien, les affections catarrhales. Nous dirons ailleurs [voy. PHTHISIE PULMONAIRE] comment, sans l'y circonscrire absolument, nous rattachons étroitement le traitement de la phthisie à celui des affections catarrhales de l'appareil pulmonaire. Il nous suffit en ce moment d'exposer la pratique spéciale des eaux d'Enghien, et nous ne pouvons mieux faire que de reproduire encore un des excellents résumés dont M. de Puisaye fait suivre chacun de ses chapitres : 1° Les eaux d'Enghien conviennent dans la phthisie pulmonaire. L'époque la plus favorable à leur administration est la deuxième période, en raison du ramollissement des tubercules et de la crainte moins grande du renouvellement de l'hémoptysie. 2° On doit suspendre l'usage des eaux sulfurées s'il se manifeste une accélération dans le pouls, ou si l'on a à craindre quelque congestion pulmonaire; renoncer à leur emploi s'il survient de la diarrhée ou des sueurs abondantes qui ne soient justifiées par aucun état de crise, et qui certainement alors sont l'indice d'un état colliquatif. 3° Les eaux d'Enghien doivent être administrées à faible dose, et graduellement augmentées, si la tolérance s'établit; le traitement ne doit pas durer plus d'un mois. 4° Enfin, les eaux sulfurées constituent à elles seules tout le traitement, ou bien, selon les indications, on leur associe divers autres agents thérapeutiques.

Dans les affections *catarrhales* de l'appareil respiratoire, les eaux d'Enghien exercent une action directe et immédiate très prononcée sur l'état local des bronches. Elles constituent une excellente médication de la bronchite chronique ou catarrhale; cependant il ne faut pas que celle-ci s'accompagne d'une irritabilité fluxionnaire ou nerveuse trop prononcée. De même encore conseillerons-nous plutôt Amélie, les Eaux-Bonnes, Luchon, Schinznach, lorsque la constitution devra être profondément modifiée; mais, dans les cas moyens, Enghien nous paraît suffire à toutes les indications.

Les catarrhes utérin, vaginal, même vésical, peuvent être utilement modifiés par les eaux d'Enghien; mais celles-ci ne présentent pas dans le traitement de ces affections d'efficacité prédominante. Nous en dirons autant des engorgements utérins ou métrites chroniques. Le traitement des névroses paraît subordonné à la considération de l'état général. Ces eaux présentent, en effet, dans leurs propriétés modérément excitantes, un élément quelquefois précieux d'application à certaines névroses, chez des sujets affaiblis ou lymphatiques, mais à condition d'apporter de grandes précautions dans leur usage, et de savoir tirer un parti habile des divers modes auxquels on peut en soumettre l'emploi.

ENGUISTEIN (Suisse, canton de Berne). A 10 kilomètres de Berne. *Carbonatée calcique* (ferrugineuse). Froide.

	Eau : 150 onces.		*Eau : un litre.*
	Grains.		Gram.
Carbonate de chaux	20,00	=	0,212
— de magnésie	1,08	=	0,018
— de fer	1,02	=	0,010
Sulfate de soude	0,25	=	0,002
— de chaux	0,50	=	0,005
Chlorure de sodium / — de magnésium	1,25	=	0,012
	24,90	=	0,259
	Pouc. cub.		Cent. cub.
Gaz acide carbonique	15,55	=	59,09
Azote	4,69	=	17,06

(PAGENSTECHER.)

On ne se sert ordinairement de cette eau qu'en bains, plus rarement en boisson. Une source voisine, celle de Wikartswyl, *ferrugineuse bicarbonatée*, est mieux supportée à l'intérieur et préférée par les malades. — Établissement suffisamment organisé; site agréable. — Médication fortifiante.

ENN (France, Pyrénées-Orientales, arrond. de Prades). A 34 kilom. de cette ville. Tempér., 50° centigr.

Anglada considère l'eau d'Enn comme de l'eau douce, mais thermale. Elle n'a aucune odeur sulfurée, pas de traces de carbonate alcalin et de sels calcaires; les réactifs ordinaires n'y indiquent que des proportions très minimes de sulfates et de chlorures. Anglada trouve dans cette eau une occasion très favorable pour comparer l'efficacité des eaux douces que la nature a pris soin de chauffer elle-même avec les eaux douces échauffées à l'aide de nos moyens ordinaires. Le débit de la source est très abondant, et elle n'abandonne sur le sol ni de matières organiques ni de sédiment. Cependant il serait bon de reprendre cette question au point de vue analytique. Les emplois d'eaux douces thermales, et à ce degré, sont trop restreints pour que l'on attribue sans plus ample informé des propriétés réelles aux eaux dont nous venons de parler.

ENTÉRALGIE. L'entéralgie revêt des formes très variées et tout à fait parallèles à celles de la GASTRALGIE [voy. ce mot] : douleur fixe et continue, vive ou sourde, ou survenant par intervalles ou même par accès fort tranchés, quelquefois d'une extrême intensité, et pouvant simuler des accès de diverse nature, tels que des coliques hépatiques ou néphrétiques, ou même le volvulus. Les coliques nerveuses ne sont qu'une des formes de l'entéralgie; car celle-ci comprend sous une même dénomination, qui par conséquent n'est pas toujours exacte, des névroses qui n'ont pas toutes leur siége dans l'intestin. La névralgie utérine est une de celles qui se distinguent le plus nettement de l'entéralgie [voy. UTÉRUS (MALADIES DE L')].

Nous empruntons à un ouvrage publié par l'un de nous l'exposé suivant des indications du traitement thermal dans l'entéralgie.

1° L'entéralgie se rencontre chez des individus rhumatisants, soit porteurs de rhumatismes actuels, soit n'offrant plus aucune autre manifestation rhumatismale. 2° Elle se montre chez des individus affaiblis par un genre de vie énervant, par des privations, par un travail extrême uni à la misère. 3° On l'observe enfin sur des constitutions éminemment névropathiques.

Voilà les trois ordres de considérations qui doivent diriger dans l'application du traitement thermal.

Les entéralgies rhumatismales réclament les eaux minérales à température élevée qui conviennent dans le traitement du rhumatisme ; ainsi il faudra recourir aux sources minéralisées, comme le *Mont-Dore*, *Chaudes-Aigues*, *Néris*, *Bourbon-Lancy*, *Bagnères-de-Bigorre*, *Plombières*, etc.

Les eaux de *Vichy* réussissent très bien chez les individus dyspeptiques, affaiblis, et réclamant une médication reconstituante et active. Enfin, dans les cas où les douleurs sont très vives, permanentes et l'élément névropathique très développé, les eaux très sédatives et à base calcique de préférence sont indiquées, telles que : *Ussat*, *Foncaude*, *Baden* (Suisse), *Bagnères-de-Bigorre* surtout, et *Plombières*. Les eaux d'*Evaux* et de *Saint-Gervais* peuvent encore être utilisées dans les cas de ce genre. (*Traité thérap. des eaux minér.*, 1857.)

Nous terminerons par une remarque. C'est qu'il faut être généralement très réservé sur l'usage interne des eaux minérales, quelles qu'elles soient, dans le traitement de l'entéralgie, et que les douches modérées sur la région douloureuse procurent habituellement d'excellents résultats.

ENTÉRITE. Il est fort difficile de retracer le traitement thermal de l'entérite chronique. Ce mot est souvent employé pour désigner des conditions morbides fort mal déterminées, et les auteurs qui ont cru devoir signaler l'entérite parmi les cas où telle ou telle eau minérale a été administrée avec avantage, se sont généralement bornés à des indications tellement vagues, qu'on ne sait quelle portée assigner à leurs assertions. Ce qui semble résulter de cela d'abord, c'est que les eaux minérales n'offriraient pas d'aussi grandes ressources dans les maladies de l'intestin que dans certains groupes morbides afférents à d'autres organes ou appareils. Cependant nous pensons qu'un pareil sujet mériterait des études conçues dans un esprit d'observation plus rigoureux, et qui permettrait aux praticiens de se fixer sur ce qu'ils peuvent attendre des eaux minérales dans l'ordre de faits en question. C'est ainsi qu'une notoriété incontestable est attachée aux eaux de *Plombières*, relativement au traitement des maladies de l'intestin. Mais les auteurs qui ont écrit en grand nombre sur cette station thermale ont négligé complétement de nous éclairer au sujet d'une partie aussi importante de la pratique qui s'y fait.

Les seuls documents sur lesquels nous puissions nous appuyer pour retracer le traitement thermal de l'entérite sont empruntés à un ouvrage publié par l'un de nous, et à la pratique de *Vichy*. En voici le résumé succinct.

Les principaux symptômes sur lesquels a été établi le diagnostic de l'entérite chronique étaient les suivants : Douleurs dans quelque point de l'abdomen ; diarrhée ou alternatives de diarrhée et de constipation ; digestions difficiles ou douloureuses. Les douleurs abdominales étaient constantes et affectaient le caractère de coliques ou un caractère fixe et continu, les coliques occupant dans presque tous les cas la généralité de l'abdomen ou la région ombilicale, les douleurs fixes généralement localisées à quelque point du gros intestin, surtout du côté du côlon ascendant. La nature des évacuations était presque toujours ou glaireuse ou pseudomembraneuse, ou l'une et l'autre à la fois. Chez la plupart des malades, mais non chez tous, les digestions se faisaient mal. Les résultats du traitement ont été généralement très satisfaisants. C'est sur le traitement externe qu'il a fallu insister, et quelquefois exclusivement. Le traitement a paru mieux réussir dans les cas où la diarrhée était continue ou habituelle, ou bien où la constipation était continue ou prédominante, que dans les cas caractérisés par des alternatives de diarrhée et de constipation (Durand-Fardel, *Traité thérapeutique des eaux minérales*, 1857, p. 567 à 571).

ENTORSE. Les suites de l'entorse ou du tiraillement violent des parties molles et des ligaments qui entourent une articulation ginglymoïdale rentrent seules dans les attributions du traitement par les eaux minérales. Dans beaucoup de cas, on obtient des effets résolutifs des applications topiques de boues et de limon, des douches d'eau sulfureuse ou chlorurée sodique (*Baréges*, *Bourbonne*). Quelquefois, même après un traitement rationnel, et en particulier pour l'entorse la plus fréquente, celle de l'articulation du pied, un état de roideur et de tension persiste dans les ligaments et rend très difficiles et très incomplets les mouvements du membre affecté. Les moyens qui viennent d'être indiqués, auxquels on associe souvent les douches et les bains de vapeur, sont également recommandés. Enfin, il est reconnu que les accidents graves qui se manifestent à la suite des entorses sont surtout à craindre chez les sujets scrofuleux, ou tout au moins atteints de lymphatisme. La médication minéro-thermale se conformera aux influences et aux résultats de ces prédispositions [voy. ARTHRITE. SCROFULES. TUMEURS BLANCHES].

ÉPERVIÈRE (France, Maine-et-Loire, arrond. d'Angers).

Ferrugineuse bicarbonatée. Froide ?

	Eau : un litre.
Acide carbonique et azote	indét.
	Gram.
Bicarbonate de chaux	0,050
— de magnésie	0,058
— de fer	0,013
— de manganèse	0,017
Sulfate de chaux	0,058
— de magnésie	0,058
Chlorure de calcium	0,067
Acide silicique	0,012
Matière organique azotée	0,025
	0,358

(MÉNIÈRE et GODEFROY.)

Il est assez extraordinaire que MM. Ménière et Godefroy n'aient pas trouvé dans l'eau de cette source de traces de soude. Elle abandonne sur le sol un dépôt ferrugineux qui, analysé par M. Ménière, a donné par 5 grammes :

	Gram.
Matière organique	2,40
Oxyde de fer	0,90
Silice	0,85
Sels divers	0,65
Principe arsenical	indices
Perte	0,20
	5,00

La source d'Éperviève porte aussi le nom de *Saint-Sylvain.*

ÉPILEPSIE. Sur l'autorité de Celse, de Cælius Aurelianus et de Hufeland, les bains de mer ont été recommandés dans le traitement de l'épilepsie. De toutes les observations publiées sur ce sujet tant à l'étranger qu'en France, aucune ne fait preuve de succès formel et concluant, et les auteurs qui écrivent aujourd'hui sur le traitement marin passent cette attribution sous silence. Nous en dirons autant de l'application des eaux minérales. Déjà Bordeu avait vu l'état de malades épileptiques s'aggraver à Baréges. En Allemagne, il ne semble pas qu'à Bruckenau, à Dribourg, ni à Karlsbad, on ait obtenu quelque résultat même temporairement favorable. Le docteur Lersch, qui recueille ces faits (*Einleitung in die Mineralquellenlehre*, 1857), arrive aux mêmes conclusions que nous. Dans les circonstances où l'on a pu obtenir un amendement de l'épilepsie, les moyens hydrothérapiques proprement dits ont eu toute la part d'action. C'est en se mettant à leur point de vue qu'on pourrait espérer de combattre cette affection pour la cure de laquelle toutes les ressources de la thérapeutique ont été vantées tour à tour.

ÉPINAY (l') (France, Seine-Inférieure, arr. du Havre). A 3 kilom. de Fécamp.

Ferrugineuse bicarbonatée. Tempér., 15° centigr.

	Eau : un litre
Carbonate de fer	0,064
— de chaux	0,136
— de magnésie	0,042
Chlorure de potassium	0,021
— de calcium	0,042
Acide silicique	0,042
	0,347

(GERMAIN.)

L'auteur de cette analyse dit n'avoir pu constater la présence de sulfates dans l'eau de l'Épinay. Nous ferons remarquer en outre qu'il ne parle pas de la soude, principe que l'on sait être propre à toutes les eaux minérales. Il est aussi intéressant de voir figurer une proportion aussi grande de carbonate de fer, vu la faible minéralisation de l'eau.

Le travail de Germain, déjà ancien, mérite donc une nouvelle révision, d'autant plus que la manière dont il a été entrepris n'est pas à l'abri de plusieurs observations importantes.

EPPENHAUSEN (Prusse, Westphalie).

Sulfatée calcique. Tempér. ?

	Eau : 16 onces.		*Eau : un litre.*
	Grains.		Gram.
Sulfate de chaux	2,000	=	0,212
Chlorure de sodium	0,600	=	0,063
Carbonate de chaux	0,600	=	0,063
Carbonate de fer	0,333	=	0,033
	3,533	=	0,371
	Pouc. cub.		Cent. cub.
Gaz acide carbonique	2,500	=	90

(STUCKE.)

Ces eaux sont employées dans les affections rhumatismales et goutteuses.

EPSOM (Angleterre, comté de Sussex). Village à 20 kilomètres de Londres.

Sulfatée magnésienne. Tempér. ?

Il n'y a pas d'analyse récente de ces eaux, célèbres depuis longtemps, mais aujourd'hui exportées plutôt qu'employées sur les lieux. D'après Saunders (1805), une demi-pinte anglaise (236 gramm.) d'eau d'Epsom contiendrait au plus deux scrupules (2gr,590) de sulfate de magnésie. Aussi, pour obtenir des effets purgatifs, est-il nécessaire d'en boire une assez grande quantité dans un court espace de temps. Les chlorures de calcium et de magnésium, le sulfate de chaux, complètent cette minéralisation. C'est au XVIIIe siècle seulement que la renommée des sels extraits de la source d'Epsom s'est étendue en Europe. Depuis lors, le nom seul reste au sulfate magnésien dans les usages pharmaceutiques. Quant aux tentatives d'exploitation de cette station minérale, elles ont complétement échoué.

EPTINGEN (Suisse, canton de Bâle-Campagne).

Sulfatée magnésienne. Tempér., 7° centigr.

	Eau : 16 onces.		*Eau : un litre.*
	Grains.		Gram.
Sulfate de magnésie.........	3,390	=	0,393
— de chaux...........	3,130	=	0,331
Chlorure de calcium.........	0,100	=	0,010
Carbonate de chaux.........	1,380	=	0,141
— de fer...........	traces	=	»
Silice....................	0,030	=	0,011
	8,030	=	0,876
			(STAHELI.)

Simon range ces eaux parmi les eaux *amères* faibles. Établissement de médiocre importance.

ERDÖBÉNYE (Hongrie, comitat de Zemplim). Bourg à 12 kilom. de Tokay.

Ferrugineuse sulfatée. Tempér. ?

Plusieurs sources, découvertes en 1820, et dont la composition a été déterminée par le professeur Tognio. L'une d'elles contient une assez notable proportion d'alun. L'installation des bains tend à s'améliorer dans cette localité.

ERLACHBAD (États autrichiens, Tyrol).

Sources *thermales*, fréquentées.

La composition de ces eaux n'est pas indiquée.

ERLAU (Hongrie). Chef-lieu du comitat, à 112 kilom. de Pesth.

Chlorurée sodique. Tempér., 32° centigr.

Sources très abondantes, appartenant les unes à la ville, les autres à l'archevêché, et comprises dans deux établissements distincts avec baignoires et piscines. Les caractères physiques de ces eaux n'offrent rien de particulier. D'après les analyses successives qui en ont été faites, les chimistes n'hésitent pas à les ranger parmi les eaux INDIFFÉRENTES [voy. ce mot], et on les assimile, quant à leur usage médical, à celles de Gastein et de Pfeffers. La localité et les environs présentent beaucoup de ressources de distraction. Au temps de la domination turque, c'était déjà une station thermale fréquentée.

ERLENBAD (Allemagne, grand-duché de Bade). A 3 kilom. d'Achern, près de Sarbach.

Chlorurée sodique. Tempér., 23° centigr.

Une seule source donnant par vingt-quatre heures 28 000 litres d'eau.

	Eau : un litre.
	Gram.
Acide carbonique libre	0,07436
Azote	0,01149
Chlorure de sodium	1,41361
— de potassium	0,08293
— de lithium	0,00644
Bicarbonate de chaux	0,30737
— de magnésie	0,00798
— ferreux	0,00426
Sulfate de chaux	0,34543
— de magnésie	0,08318
— de soude	0,07303
Silice	0,02095
Manganèse, iode, acide phosphorique, matières organiques	traces
	2,43103

(BUNSEN.)

La situation de l'établissement thermal est pittoresque, et l'on a conseillé ce séjour même pendant l'hiver, à cause de sa température douce et de son air pur. Ces eaux, assez fréquentées, sont recommandées dans les affections rhumatismales et goutteuses qu'accompagne un état névropathique.

ERR (France, Pyrénées-Orientales).

Ferrugineuse bicarbonatée. Tempér., 8°,12 centigr.

Cette eau minérale, sur laquelle il n'a pas été fait d'analyse chimique quantitative, est, au dire d'Anglada, très fréquentée par les habitants de la contrée. La source est peu abondante.

ESCALDAS (France, Pyrénées-Orientales, arrond. de Prades). A 88 kilomètres de Perpignan.

Sulfurée sodique.

Deux sources principales : *Colomer*, 46°; *Merlat*, 33°,10, qui alimentent deux établissements distincts.

Eau : un litre.

	COLOMER.	MERLAT.
Sulfure de sodium	0,0333	indét.
Carbonate de soude	0,0274	0,0479
— de potasse	0,0117	»
— de chaux	0,0003	0,0064
— de magnésie	0,0005	»
Chlorure de sodium	0,0064	0,0218
Sulfate de soude	0,0181	0,0945
— de chaux	0,0003	»
Silice	0,0390	0,0261
Glairine	0,0075	0,0261
Perte	»	0,0070
	0,1445	0,2298

(ANGLADA.)

D'après M. Roux, la source *Colomer* serait minéralisée par 0,0186 et la source *Merlat* par 0,0155 de sulfure de sodium.

Le débit de la grande source qui alimente l'établissement *Colomer* est considérable, puisqu'il ne s'élève pas à moins de 795 000 mètres cubes par vingt-quatre heures. Celui de la source *Merlat* est beaucoup moindre. Du reste, Anglada estime qu'elles ont une origine commune, car elles sont à une distance de deux cents pas l'une de l'autre, et, de plus, leurs propriétés physiques et chimiques sont à peu près les mêmes.

Sur le territoire d'Escaldas jaillit une troisième source, désignée sous le nom de *Tartère Margail*, et située à une faible distance des deux premières. D'après Anglada, qui n'en a pas poursuivi l'examen d'une manière approfondie, elle serait moins sulfurée que les sources de *Colomer* et de *Merlat*, quoique sa température soit la même que celle de la source *Merlat* (33°,12). Elle est, du reste, sans utilité.

Les propriétés thérapeutiques de l'eau des différentes sources d'Escaldas sont les mêmes que celles reconnues aux eaux sulfurées de la chaîne des Pyrénées.

Les établissements de *Colomer* et de *Merlat* réunissent la plupart des conditions exigées dans la médication hydro-minérale, telles que baignoires et douches.

ESCOULOUBRE (France, Aude, arrond. de Limoux).

Sulfurée sodique. Tempér., 29° à 45°.

En parlant des eaux minérales de Carcanières, nous avons dit que les sources se répandaient sur le territoire du département de l'Aude et dans la commune d'Escouloubre. Les sources de cette dernière station, au nombre de trois, sont situées sur la rivière de l'Aude, qui les sépare de celles de Carcanières, placées sur la rive gauche. Elles possèdent les degrés de température et de sulfuration suivants :

	Température.	*Eau : un litre.*
Source de la douche..........	45°	0,027342
— Mathieu..............	40°	0,014913
— du Bain fort..........	37°	0,014913
Buvette....................	29°	0,012429

La station d'Escouloubre contient cinq ou six cabinets de bains fréquentés par la classe pauvre.

Ces eaux n'ont été l'objet que d'une seule analyse par Reboul, mais elle nous paraît tellement défectueuse, que nous ne croyons pas devoir la reproduire ici.

ESKI-CHERER (Turquie d'Asie, Anatolie). Bourgade à 39 kilom. de Kutahieh, où l'on trouve des sources *sulfureuses thermales* et de très beaux restes de bains anciens.

ESPAGNE. L'Espagne représente un vaste plateau très élevé, surmonté de plusieurs chaînes de montagnes qui dépendent du système des Pyrénées. C'est un des pays les plus riches en eaux minérales qu'on puisse citer. Sur une superficie de 460 453 kilom. carrés, elle compte 232 sources en plus que le nombre de celles répandues sur le sol de la France, avec 530 402 kilom. carrés de superficie. M. Rubio, auquel on doit un excellent ouvrage sur ce sujet (*Tratado compl. de las fuentes mineral. de la Espana*,1853), en porte le recensement approximatif à deux mille environ. Il les a rangées synoptiquement d'après une nomenclature différente en plus d'un point de celle que nous adoptons [voy. CLASSIFICATION]. C'est ainsi que ce savant médecin admet des eaux nitrogénées, minéralisées en grande partie par le gaz azote; nous ne saurions adopter cette manière de voir [voy. NITROGÉNÉES (EAUX)]. Quoi qu'il en soit, après les eaux ferrugineuses, ce sont les eaux sulfureuses froides qu'on rencontre le plus souvent en Espagne, en nombre quatre fois plus grand que celui des eaux sulfureuses thermales. Les eaux chlorurées sodiques sont moins fréquentes; on en signale 137, et quant aux eaux bicarbonatées sodiques, leur chiffre se réduit à 4. La température de ces diverses sources est comprise entre 3° centigr., comme la plus basse, et 70° à la limite la plus élevée. Leur gisement n'a pas été suffisamment étudié, ou du moins n'est déterminé que pour 113 d'entre elles. Il est à remarquer que, sur 42 eaux thermales sulfureuses ou chlorurées sodiques, 13 seulement sortent du terrain primitif; 26 sources, notablement chargées d'acide carbonique, appartiennent à deux régions volcaniques : l'une dans la Nouvelle-Castille, l'autre en Catalogne. Ces faits, très dignes d'intérêt, méritent d'être approfondis et éclairés par des études ultérieures.

Les eaux minérales de l'Espagne ont été utilisées par les Romains et sous la domination arabe, à en juger par les restes multipliés de ces époques qu'on découvre dans leur voisinage. Après un abandon complet et prolongé, le gouvernement, depuis 1817, s'est efforcé de réglementer leur exploitation. 89 établissements sont sous la surveillance de médecins-directeurs, désignés officiellement. L'État en possède 4 et le domaine royal 2. On ne saurait trop louer les progrès accomplis dans l'installation de ces derniers et offerts en modèle aux autres propriétés, lesquelles se partagent entre des institutions religieuses, des provinces, des communes et des particuliers. Plusieurs d'entre eux sont ouverts aux indigents; malheureusement il y a beaucoup à faire encore pour l'amélioration de cette branche d'utilité publique.

Nous ne pouvions ni reproduire la longue énumération des sources minérales de l'Espagne, ni relater chacune en particulier, d'autant plus qu'un grand nombre de ces eaux sont tout à fait négligées. Nous avons surtout tenu un compte exact de celles qui ont la garantie administrative d'une direction médicale, en choisissant parmi les autres stations celles qui offrent quelque intérêt au point de vue de l'hydrologie.

ESPARRAGUERA. Voy. PUDA (LA).

ESTOHER (France, Pyrénées-Orientales, arrond. de Prades.) A 9 kilomètres de cette ville.

Ferrugineuse bicarbonatée. Tempér., 15° centigr.

Anglada, qui a examiné l'eau de cette source au point de vue qualitatif seulement, la considère comme très ferrugineuse. Les réactifs versés dans l'eau minérale n'y ont pas indiqué de traces de chlore et de chaux, tandis que la proportion d'acide sulfurique a été trouvée très notable.

Elle jaillit d'une roche schisteuse, et les habitants l'utilisent en boisson et en irrigation.

ESTOMAC (Maladies de l'). Les eaux minérales constituent une médication importante et très répandue dans les maladies fonctionnelles de l'appareil digestif, *dyspepsie*, *gastralgie*, etc.; mais rien ne nous autorise à penser jusqu'à présent qu'elles possèdent une véritable efficacité dans les maladies organiques de l'estomac. On sait combien les altérations qu'il est permis de rapporter à la *gastrite chronique*, tant qu'elles sont superficielles et commençantes surtout, sont difficiles à discerner, pendant la vie, de la gastralgie, et surtout de certaines dyspepsies douloureuses. Il est donc présumable que des cas de ce genre ont plus d'une fois été pris pour de simples dyspepsies, et peut-être ont fourni les exemples les plus saillants de dyspepsies résistant au traitement thermal. Nous sommes, il est vrai, disposés à admettre qu'un certain degré d'*épaississement* de la muqueuse elle-même ou du tissu cellulaire sous-muqueux peut céder à des eaux minérales appropriées et résolutives, aux bicarbonatées sodiques surtout; mais personne n'a encore publié d'observations confirmatives de cette supposition, que nous ne présentons ici que comme telle. Quant aux *ramollissements* de la muqueuse, nous ne connaissons aucun fait qui les rattache à la médication thermale. Nous en dirons autant des *ulcérations* de l'estomac, bien que M. Rotureau prétende que les eaux de Karlsbad peuvent guérir les ulcères rongeants serpigineux de l'estomac, ce qui nous paraît invraisemblable.

De toutes les affections cancéreuses, le *cancer* d'estomac est celui qui se rencontre de beaucoup le plus souvent près des stations thermales, soit que son existence eût été méconnue, soit que l'on eût espéré en obtenir la résolution. Ce que nous avons dit à l'article CANCER trouve ici son application. Le cancer d'estomac ne saurait, à nos yeux, indiquer le traitement thermal à aucune de ses périodes, et, dans le plus grand nombre des cas, ne devrait à son intervention qu'un redoublement d'activité. [Voy. CANCER. DYSPEPSIE. GASTRALGIE. VOMISSEMENTS.]

ÉTAIN. L'étain, et mieux l'oxyde d'étain, est l'une des susbtances que l'on a reconnues d'une manière exceptionnelle dans les eaux minérales.

M. Will, analysant les dépôts des eaux de Rippoldsau (grand-duché de Bade); M. Keller, les dépôts des sources de Rackozy et de Pandur à Kissingen (Bavière); M. van Kerckhoff, l'eau de la source de Mondorff, près de Luxembourg, ont signalé la présence de traces d'étain.

Ce métal a sans nul doute pour origine des dépôts métallifères particuliers que lessivent les sources minérales.

La recherche de l'oxyde d'étain engagé dans les principes minéraux et ordinaires des eaux ne laisse pas que d'être entourée de plusieurs difficultés; nous empruntons au mémoire de M. Will le procédé qui lui a servi pour isoler et doser cette substance, mélangée avec le plomb, l'antimoine et le cuivre (*Annuaire* de Millon et Reiset, 1848, p. 207).

Une quantité indéterminée du dépôt fut traitée par l'acide hydrochlorique, puis on chauffa la dissolution limpide avec de l'acide sulfureux en excès, jusqu'à ce que l'odeur de cet acide eût disparu. Un courant d'acide sulfhydrique produisit un précipité brunâtre, qui fut recueilli sur un filtre pesé. Une partie des sulfures fut ensuite oxydée par l'acide nitrique fumant; la proportion d'acide sulfurique, déterminée par la méthode ordinaire, donna la quantité des cinq métaux contenus dans un poids connu de peroxyde de fer.

Une autre portion des sulfures pesés fut mise en dissolution avec du sulfhydrate de potasse; les sulfures d'arsenic, d'antimoine et d'étain s'étant dissous, il ne restait que ceux de plomb et de cuivre, qui, traités par l'acide nitrique, furent dosés par les moyens connus.

Quant aux sulfures dissous dans le sulfhydrate de potasse, ils furent précipités par un acide, recueillis, séchés et calcinés avec un excès de cyanure de potassium; l'arsenic s'étant volatilisé, il ne restait plus que de l'antimoine et de l'étain, qui étaient en partie réduits à l'état métallique. La portion fixée dans la scorie fut précipitée par le zinc; le dépôt métallique fut pesé, puis dissous dans un mélange de chlorate de potasse et d'acide hydrochlorique; l'antimoine fut précipité par une lame d'étain, puis recueilli et pesé.

ÉTRETAT (France, Seine-Inférieure). A 206 kilomètres de Paris, 30 du Havre, 18 de Fécamp.

Bains de mer.

ÉTUVE. On désigne sous le nom générique d'*étuve*, un ou plusieurs locaux attenants, dont le milieu est élevé à une température suffisante pour provoquer la transpiration cutanée (36° à 50° et 55°).

Si le milieu est chauffé soit par introduction d'air chaud, soit par caléfaction extérieure du sol ou des parois, on désigne le local sous le nom d'*étuve sèche*.

On désigne sous le nom d'*étuve humide*, un local dont le milieu est échauffé par l'introduction de vapeur aqueuse par le sol ou les parois.

On peut, à l'article BAIN, voir combien l'étuve sèche, plus ou moins associée à l'immersion, jouait un rôle important dans l'hygiène des Romains et des Grecs, et comment ceux-ci sont aujourd'hui encore imités en cela par les peuples de l'Orient, du nord de l'Europe et des contrées asiatiques. Les anciens ont installé l'étuve sèche jusque dans les thermes où les eaux minérales alimentaires n'avaient pas une chaleur suffisante pour l'étuve humide.

Cette dernière figure dans presque toutes les ruines de thermes dont l'eau était de température suffisante à la formation de vapeur spontanée, de 35 degrés et plus. Elle était presque toujours installée près de l'émergence des sources les plus chaudes et à l'amont des bassins des piscines. Les locaux composant l'étuve reposaient sur un bassin d'eau chaude, dont ils n'étaient séparés que par un dallage formant le sol. Ce dallage était supporté sur des dés de granit, de grès ou de terre cuite, rectangulaires ou cylindriques. On y entretenait, à l'état de renouvellement constant, une nappe d'eau chaude de 30 à 60 centimètres de hauteur, dont le plan supérieur était de 25 à 30 centimètres au-dessous de la face inférieure du dallage, lequel était formé, soit par des pierres plates jointives, soit par des voûtes déprimées avec chape de béton faisant sol aux étuves.

La vapeur fournie par l'eau chaude léchait la partie inférieure du dallage, puis s'élevait dans des cheminées de poterie placées verticalement dans les parois latérales et près de la surface intérieure de ces parois. Dans le cas où la chaleur était suffisante, on avait à volonté l'étuve sèche ou humide, selon que l'on dégageait la vapeur à l'intérieur ou à l'extérieur des locaux. Dans l'étuve humide, la vapeur se dégageait à l'intérieur, soit par des ouvertures en forme de puits, carrés ou circulaires, ménagés au dallage, soit par les cheminées des parois, vers 70 centimètres à 1 mètre au-dessus du dallage. Les cheminées des parois présentaient une section quadrangulaire de 12 à 18 centimètres de côté. Elles étaient quelquefois presque jointives, d'autres fois espacées à la distance de 40 centimètres à 1 mètre. On voit des spécimens de ces bassins de chauffage intérieur, ou *hypocaustes*, dans les caves de la maison Chabert, à Aix-les-Bains. On en a rencontré dans les substructions gallo-romaines de Luchon, de Saint-Honoré, d'Evaux, de Néris, etc. [voy. BAINS].

Pendant une longue suite de siècles et jusqu'à nos jours, les étuves de nos établissements thermaux ont été, soit des restes, soit des imitations plus ou moins perfectionnées des étuves des anciens. C'était soit l'étuve avec ou sans gradins, soit la boîte de vapeur établie sur des bassins inférieurs, faisant hypocauste.

Mais l'emploi de la vapeur dans le traitement thermo-minéral venant à étendre ses applications, on songea à améliorer les dispositions des étuves. D'abord, on a eu recours aux locaux circulaires ou polygonaux, reposant sur hypocauste, avec des cellules et siége à claire-voie sur les parois : telles sont les étuves du Vernet, d'Aix-les-Bains, etc. Dans ces dernières années, on en a amélioré et étendu les dispositions. L'étuve proprement dite s'est composée d'un vestibule d'accès, faisant *tepidarium*, avec ou sans hypocauste, d'une ou de plusieurs salles avec gradins et tambour de prise de vapeur ; enfin d'un ou de plusieurs locaux contenant chacun une boîte de vapeur pour bain total, moins la tête, ou pour bain partiel. Dans quelques étuves on a ajouté des vestiaires et des cabinets avec lit de repos. Ces dispositions ont été plus ou moins complétées dans les étuves de Luchon, d'Amélie-les-Bains, de Bagnères, de Luxeuil, de Néris, etc.

Nous n'avons parlé jusqu'ici que des étuves à vapeur spontanée, c'est-à-dire spontanément fournie par l'émission, ou par l'évaporation libre de bassins inférieurs, ou d'hypocaustes. Il existe depuis quelques années d'autres étuves alimentées par de la vapeur d'eau minérale fournie par des chaudières ou générateurs de vapeur. On y a été conduit par la nécessité d'une plus forte tension pour obtenir le bain de vapeur avec fumigation, ainsi que la douche de vapeur, et aussi pour avoir des bains de vapeur à température facultative, réglée par prise de vapeur. On a successivement appliqué la vapeur forcée à l'étuve à gradins, à la boîte de vapeur, à la douche générale ou partielle et au bain russe. Les étuves de ce genre les plus complètes sont celles de l'hôpital Saint-Louis, à Paris, du Mont-Dore, de Royat, de Bagnères-de-Bigorre, d'Amélie-les-Bains, etc. Celles de Bagnères, les plus achevées, se composent du vestibule, du tepidarium à hypocauste, de l'étuve à gradins et à tambour de prise, de la caisse de vapeur, de la douche générale, du bain russe complet, et d'un grand nombre de cabinets avec lits de repos et de massage chauffés à la vapeur. Sur tous les points, on fonctionne à volonté avec la vapeur d'eau minérale spontanée ou forcée, avec ou sans fumigation.

Quelques étuves ou bains de vapeur totaux ou partiels sont alimentées par la vapeur exaltée, obtenue par chute de l'eau minérale, avec ou sans appareils à trompe, dans l'hypocauste. Telles sont les étuves de Bagnères, d'Amélie-les-Bains, et les vapeurs Berthollet d'Aix-les-Bains.

ÉTUVES NATURELLES. On entend par *étuves naturelles* des excavations du sol dans lesquelles s'accumulent des vapeurs humides ou sèches, et pouvant servir à des usages médicaux. Tantôt ces vapeurs se dégagent spontanément d'une source thermale, ordinairement souterraine; tantôt elles font issue à travers les fissures d'un terrain volcanique. Leur composition varie d'après leur origine; du moins, si l'on s'en rapporte à des renseignements assez peu précis, la plupart représentent à un état de division très grand l'eau qui les fournit; quelques-unes n'ont pas offert d'autres éléments que ceux de l'eau distillée; enfin, les émanations non aqueuses étant presque toujours dues à la combustion de pyrites ou de schistes pyriteux, elles sont regardées comme sulfureuses. Ces questions d'analyse chimique demanderaient une révision nouvelle. Quant à la thermalité, elle correspond au foyer de production.

Les Romains avaient en grande estime ces moyens de sudation. C'est surtout sur le territoire de Naples, de Pouzzoles, de Baïa, qu'on retrouve des restes de constructions antiques au voisinage d'étuves naturelles (*stufe sudatori* des Italiens). On cite celles de San-Germano, sur le bord du lac d'Agnano [voy. AGNANO]. Mais les plus célèbres étaient les étuves de Néron ou bains de *Tritoli*, dans un rocher au-dessus de la mer, entre le lac Lucrin et le golfe de Baïes. La chaleur s'élève dans ces dernières jusqu'à 50° centigr., celle de la source étant même de 85°, et il est difficile d'endurer longtemps les effets d'une atmosphère chargée d'humidité et de vapeurs brûlantes, telle qu'on est appelé à la subir dans le souterrain encore existant aujourd'hui. Peu de personnes entreprennent une épreuve aussi pénible, et les étuves *Posidaniennes*, appelées depuis *Étuves de Néron*, sont à peu près délaissées.

Nous en dirons autant des étuves nombreuses de l'île d'Ischia [voy. ISCHIA].

En France, il n'y a qu'une station où l'on tire parti des émanations chaudes de la terre : c'est à Cransac, dans le département de l'Aveyron; la proximité de vastes houillères qu'on suppose embrasées depuis des siècles donne lieu à des exhalaisons qui sont utilisées en étuves partielles [voy. CRANSAC]. On trouvera à l'article CRANSAC des renseignements sur leur mode d'installation, ainsi que sur les propriétés thérapeutiques qui leur sont attribuées.

EUGANÉENS (Thermes). Voy. ABANO.

EUZET-LES-BAINS ou **YEUZET** (France, Gard, arrond. d'Alais). A 16 kilomètres de cette ville.

Sulfurée calcique. Tempér., de 13° à 18°.

Trois sources : *Lavalette*, 13° centigr.; la *Marquise*, 18° centigr.; la *Comtesse*, 13° centigr.

	Eau : un litre:	
	Source Lavalette.	Source de la marquise.
	Lit.	
Acide sulfhydrique libre..........	0,0047	traces
	Gram.	Gram.
Bicarbonate de chaux............ — de magnésie........	0,733	0,776
Sulfate de chaux................	1,660	1,933
Sulfate de magnésie............ — de soude..............	0,491	0,466
Chlorure de sodium........... — de magnésium........	0,080	0,030
Silice, oxyde de fer, phosphate, matière organique, bitume, *sensible* et perte...............	0,166	0,135
	3,130	3,340

(O. HENRY.)

La source de la *Comtesse* n'a été, que nous sachions, l'objet d'aucun examen suivi.

Les trois sources d'Euzet contiennent de l'acide sulfhydrique, mais en proportion variable. Voici, à cet égard, le résultat obtenu par M. le docteur Auphan :

Iode absorbé en milligrammes par litre :

Source de la *Marquise*..............	3	en moyenne.
— de la *Comtesse*...............	11	—
— de *Lavalette*.................	9	—

La source de la *Marquise* a un débit de 25 000 litres par vingt-quatre heures, débit plus que suffisant pour alimenter les baignoires, douches et étuves de l'établissement thermal.

La source de la *Comtesse* jauge environ 15 000 litres dans une journée, et la source *Lavalette* 18 000. L'eau de cette dernière est la seule qui soit exportée.

La *Marquise* fournit l'eau des bains. La *Comtesse* alimente une piscine carrée de 10 mètres de côté, où l'eau est chauffée seulement par les rayons solaires, ce qui lui donne une température moyenne de 24 cent. Enfin, l'eau de *Lavalette* est destinée à la boisson.

Les eaux d'Euzet sont remarquables par la proportion notable de matière bitumineuse qu'elles contiennent : aussi les voit-on inscrites sous le nom d'*eaux sulfuro-bitumineuses* dans la notice de M. le docteur Auphan. « Sur les lieux, malgré l'odeur sulfureuse plus pénétrante, l'odeur bitumineuse est assez prononcée pour être sensible à quelques pas de la source ; et, en outre, la saveur franchement asphaltique de l'eau ne peut laisser aucun doute sur l'existence d'une quantité relativement assez considérable du principe balsamique dont nous parlons. »

Nous signalerons également la proportion de sulfate de chaux qu'elles renferment, très supérieure à celle de la plupart des eaux sulfurées.

A 1 kilomètre des sources d'Euzet et dans la commune de Saint-Jean de Ceyrargues, jaillit une source que l'on suppose avoir la même composition que les précédentes, et qui alimente quatre baignoires placées dans un bâtiment d'une construction très irrégulière.

L'eau de la source de *Saint-Jean de Ceyrargues* est plus riche en principe sulfureux que les trois sources d'Euzet, car un litre d'eau a absorbé 17 milligrammes d'iode. Elle répand, comme les autres, une odeur manifeste de bitume, et possède une température variable selon la saison : ainsi, pendant l'été, elle marque 18° et 19°, et pendant l'hiver 8° seulement.

Son débit est peu considérable, et elle est surtout fréquentée par les paysans des environs, qui la considèrent comme plus active dans le traitement de certaines maladies de la peau. Elle n'a encore été l'objet d'aucun examen chimique.

Les quatre sources que nous venons de faire connaître déposent dans leurs réservoirs une substance blanchâtre, floconneuse, que M. Auphan croit être de la sulfuraire.

Les eaux d'Euzet ont été fort peu étudiées jusqu'ici, et à peine mentionnées dans les traités généraux, bien que cette station thermale ne soit pas sans importance; cependant elles ont fait récemment l'objet d'un travail assez étendu de la part de M. Auphan (*Considér. méd. sur les eaux sulfuro-bitumineuses à bases de chaux et de magnésie d'Euzet-les-Bains*, 1858), travail auquel nous ferons quelques emprunts.

Cet auteur attribue aux eaux d'Euzet une action très marquée dans le traitement des affections catarrhales de l'appareil respiratoire. L'importance qu'il attache, à ce sujet, à la qualité bitumineuse de ces eaux n'est point acceptée par M. O. Henry, ni par M. de Puisaye (*Ann. de la Soc. d'hydr. méd. de Paris*, t. V). Quoi qu'il en soit, les eaux d'Euzet seraient remarquables par leur parfaite innocuité et par la dose élevée à laquelle on pourrait les administrer impunément dans les cas de phthisie même. Elles sont à peine excitantes, et produisent en général une action légèrement laxative. Ces circonstances tendent à établir une différence assez notable entre elles et les autres eaux sulfurées communément employées dans les affections de ce genre, en particulier les Eaux-Bonnes.

Il semblerait cependant résulter des observations de M. Auphan que c'est dans le traitement de la dyspepsie que les eaux d'Euzet réussissent le mieux. Dans la dyspepsie muqueuse et flatulente, l'eau minérale est administrée à une dose encore élevée, de huit à douze verres par jour, avec des lotions froides sur la surface du corps et des douches également froides sur l'épigastre. Dans la dyspepsie gastralgique, la dose à l'intérieur est infiniment moindre et les bains doivent être pris à un degré tempéré.

M. Auphan déclare que les eaux d'Euzet ne conviennent nullement dans les dermatoses *humides*, ou dans la diathèse herpétique humide. Elles conviennent, au contraire, très bien dans la diathèse herpétique *sèche*, c'est-à-dire dans les affections papuleuses ou squameuses, lichen, prurigo, les diverses formes de psoriasis (*loc. cit.*). Dans les cas de ce genre, l'eau minérale est administrée à dose purgative, et les bains sont pris à une température voisine de l'*indifférente*. Nous ne pouvons nous empêcher d'émettre quelques doutes sur l'exactitude de la proposition qui concerne l'efficacité des eaux d'Euzet dans le traitement des affections squameuses. Ce que nous savons de la ténacité et de la résistance habituelle des dermatoses de ce genre nous paraît difficilement conciliable avec de telles assertions. Nous devons supposer que l'auteur s'est laissé quelquefois imposer par des résultats superficiels et passagers, comme on en obtient si souvent au moyen de traitements thermaux même peu actifs par eux-mêmes, ou qu'il se sera trop pressé de généraliser quelques bons résultats obtenus près de formes plus légères et plus faciles à guérir que d'autres. Les eaux d'Euzet n'exercent point d'action spéciale sur la diathèse scrofuleuse.

ÉVACUANTES (Eaux). Voy. PURGATIVES (EAUX).

ÉVAUX (France, Creuse, arrond. d'Aubusson). A 36 kilomètres de Guéret et à 380 de Paris. Altitude, 466 mètres.

Sulfatée sodique. Huit sources.

	Température.
Source de *César*	55°
— *Nouvelle*	47°
— de l'*Escalier*	46°,5
— du *Petit Cornet*	51°
— du *Bain du milieu*	45°,5
— de la *Douche de vapeur*	51°,5
— de la *Mare* ou du *Bain carré*	48°
— de la *Piscine ronde*	26°

Toutes les sources d'Évaux présentent à leurs griffons une légère odeur d'acide sulfhydrique qui ne tarde pas à disparaître, à l'exception toutefois de celle du *Petit-Cornet*, qui conserve ce caractère beaucoup plus longtemps.

Le gaz spontané qui se dégage des puits a été trouvé composé de :

Acide carbonique	3,5
Azote	86,6
Oxygène	9,9
	100,0

Voici la composition des sept sources principales :

Eau : un litre.

SUBSTANCES MINÉRALISANTES.	SOURCE César	SOURCE Petit-Cornet, source sulfureuse.	SOURCE Nouvelle.	SOURCE du Milieu.	SOURCE de la douche de vapeur.	SOURCE de l'Escalier.	SOURCE de la Mare ou Bain carré.
Azote, avec un peu d'oxygène.	indét.	indét.	indét.	indét.	indét.	indét.	indét.
Sulfate de soude.	gr. 0,71700	0,70700	1,185	1,015	0,744	0,960	0,925
— de potasse.	0,00500	0,00500					
Chlorure de sodium.	0,16740	0,17620	0,267	0,258	0,160	0,250	0,258
— de potassium.	0,00600	0,00860					
Bisilicate de soude.	0,11700	0,15000	0,191	0,146	0,120	0,134	0,192
Sulfhydrate de sulfure de sodium.	indices.	0,00789	indices	indices	indices	indices	indices
Bicarbonate de soude.	0,05000	0,05500	0,040	0,031	0,017	0,060	0,080
— de chaux.	0,15200	0,25800					
— de magnésie.	0,04500	0,10200	0,162	0,220	0,361	0,270	0,141
— de strontiane.	0,00400	0,00350					
— de fer et de manganèse.	0,00050	0,00050	traces	traces	traces	traces	traces
Silicate ? de lithine.	0,00150	0,00110	traces	indices	indices	indices	indices
Phosphate soluble.	traces	traces	traces	traces	traces	traces	traces
Sulfate de chaux.	0,02000	0,02000	0,108	0,122	0,320	0,150	0,213
Silice, alumine (silicate).	0,07000	0,64000					
Matière organique azotée.	sensib.	sensib.	sensib.	sensib.	sensib.	sensib.	sensib.
Bromure et iodure ? alcalin.	sensib.	sensib.	sensib.	sensib.	sensib.	sensib.	sensib.
	1,35520	1,53969	1,953	1,790	1,742	1,824	1,789

(O. HENRY.)

L'établissement principal comprend vingt-cinq cabinets de bains, quinze douches et une salle pour les bains de vapeur. Il existe encore deux autres bâtiments dans lesquels sont renfermées plusieurs baignoires, et dont l'un est plus spécialement réservé aux pauvres.

M. O. Henry a conclu de ses expériences que toutes les eaux d'Évaux provenaient d'un seul et même réservoir; que, d'après la proportion notable de silice qu'elles contiennent, elles devaient être considérées comme des eaux sulfatées et silicatées sodiques; que les conferves qui végètent dans les puits appartiennent aux genres *Anabaina* et *Zygnema*, et renferment de l'iode.

Suivant M. Tripier, les eaux minérales d'Évaux peuvent être employées utilement contre les fausses ankyloses, le rhumatisme chronique, les dartres, la paralysie, les engorgements des viscères abdominaux, les affections nerveuses, la lithiasie, les scrofules, les maladies syphilitiques anciennes, les ulcères invétérés, en un mot contre la plupart des maladies chroniques (*Thèses de Montpellier*, n° 11, 1830). La véritable spécialité des eaux d'Évaux est le rhumatisme chronique, musculaire et articulaire, et, sous ce rapport, nous pensons qu'elles sont aussi actives que beaucoup de stations plus célèbres. Elles passent encore pour convenir très bien dans les formes scrofuleuses du rhumatisme; mais nous pensons que l'on a exagéré l'influence qu'elles peuvent exercer sur l'état scrofuleux lui-même.

ÉVIAN (États sardes, Savoie). Ville à 32 kilomètres de Genève, sur la route du Simplon, au bord du lac Léman.

Bicarbonatée mixte. Tempér., 12° centigr. — Deux sources.

1° Source *Cachat :*

	Eau : un litre.
	Gram.
Bicarbonate de chaux	0,101
— de magnésie	0,017
— de soude	0,137
Chlorure de sodium	traces
Glairine	quant. indét.
	0,155
	Mill. cub.
Gaz acide carbonique libre	24

(BARRUEL, 1844.)

2° Source *Bonne-Vie :*

Bicarbonate de chaux	0,2210
— de magnésie	0,0150
— de soude	0,0200
— de potasse	0,0070
Phosphate de soude	0,0017
Chlorures alcalins	traces
Gaz acide carbonique	0,0970
	0,3617

(ÉCOLE DES MINES, 1851.)

Comme on le voit, ces deux sources ne diffèrent que par quelques millièmes dans les quantités des mêmes principes minéralisateurs. M. Glénard (de Lyon) a constaté que le résidu obtenu par l'évaporation d'un litre de chacune d'elles est absolument identique (1 décigr. pour 1 litre). Mais, en présence d'une minéralisation restreinte à environ 25 millièmes de gramme de ces mêmes principes fixes, il est difficile de ranger l'eau d'Évian, comme on l'a fait, à côté des eaux bicarbonatées sodiques les mieux caractérisées, telles que Vichy ou Ems. La proportion d'acide carbonique libre qu'elle renferme ne saurait non plus la distinguer suffisamment. Faute d'une prédominance significative, et eu égard aux bases de notre classification, nous jugeons que cette eau, à peine autrement minéralisée que bien des eaux dites potables, appartient aux bicarbonatées mixtes.

Rien, dans ses propriétés physiques, ne dénote la valeur thérapeutique de l'eau d'Évian. Transparente et parfaitement limpide, elle n'a ni saveur ni odeur spéciale, et la sensation qu'elle fait éprouver à la peau est absolument celle que donne l'eau des sources froides; toutefois une certaine notoriété s'est attachée d'abord à la fontaine *Cachat* depuis le commencement de ce siècle, et plus récemment la source *Bonne-Vie* a partagé une vogue qui tend à se propager.

Si nous reproduisions la série d'affections que MM. Andrier et Dupraz, dans leurs notices respectives, ont signalées comme étant du ressort d'Évian, cette énumération comprendrait à peu près toutes les lésions organiques ou fonctionnelles des appareils digestif, biliaire et urinaire, auxquelles se joignent la goutte, les névroses et les maladies cutanées. Sans demander de renseignements impossibles ici à l'analyse chimique, encore faut-il se garder d'étendre les limites d'un dynamisme passablement obscur. Les auteurs même que nous citions plus haut en ont été réduits à voir dans l'absence de sulfate de chaux une cause de prééminence pour Évian, et les motifs invoqués par eux sont précisément ceux qui militent ailleurs pour telle ou telle propriété élective des eaux sulfatées calciques. Il est donc plus sage de tirer la seule résultante que les études et les observations publiées jusqu'à ce jour sur les eaux d'Évian permettent d'accueillir, à savoir, que leur action est véritablement sédative, et qu'il devient avantageux d'en user soit vis-à-vis d'organes irritables ou agacés, soit envers des idiosyncrasies très impressionnables.

C'est de la sorte qu'elles sont applicables au traitement des affections chroniques du tube digestif et des voies urinaires. La gastralgie, la dyspepsie accompagnée d'éructations acides, le pyrosis, et ce qu'on entend par irritation chronique de l'intestin, d'une part; le catarrhe vésical, la disposition aux coliques néphrétiques, et l'endolorissement de la vessie consécutif à la présence de calculs ou aux manœuvres de la lithotritie, de l'autre : tel est le cadre déjà assez étendu de la spécialisation d'Évian. Il est arrivé aussi de voir disparaître promptement à Évian cette sorte d'éréthisme qui accompagne un grand nombre de névroses devenues chroniques, état spasmodique cédant devant les moyens appropriés, comme les sécrétions exagérées des muqueuses se régularisent dans les mêmes circonstances, sans que la qualité alcaline ou autre de l'eau minérale y participe réellement; mais nous ne saurions admettre l'intervention de ce traitement contre les diathèses, ainsi qu'on l'a voulu : tout au plus pallierait-il quelque manifestation constitutionnelle. Il n'y a pas de preuves suffisantes pour justifier la prétendue efficacité des eaux d'Évian dans aucune forme de goutte, ni dans les conditions générales relatives à la production de la gravelle ou des calculs biliaires.

On les prend en boisson et en bains; l'usage à l'intérieur a la plus grande place dans la pratique de cette station. On y prescrit l'eau minérale, à jeun, par verrées de 120, 150 et 180 grammes à la fois, répétées de quart d'heure en quart d'heure. Le nombre de ces verrées peut varier de huit à vingt dans la même journée. Quant aux bains, il est fort à craindre que, suivant la remarque de M. James, l'eau chauffée ne se dépouille de ses principes salins, et n'agisse plus qu'à la manière des bains domestiques. Nous en dirons autant des douches variées qu'on utilise dans cette localité, plutôt à un point de vue hydrothérapique que comme agent spécial.

Deux établissements desservent les sources d'Évian. Dans le plus ancien, on trouve quatorze cabinets de bains et des appareils de douches. Les bains de *Bonne-Vie*, plus récents, rivalisent avec ceux-ci d'installation et d'agréments.

Ces eaux sont expédiées en assez grande quantité.

La situation d'Évian, déjà fort attrayante par elle-même et à proximité des sites les plus recherchés de la Suisse et de la Savoie, concourt à sa fréquentation.

Dans le voisinage existe la source ferrugineuse d'Amphion, alliée souvent à l'usage des eaux d'Évian [voy. AMPHION].

EXERCICE. L'exercice est, parmi les conditions hygiéniques que comporte un traitement thermal complet, une de celles dont un médecin habile peut tirer le plus grand parti dans le traitement des maladies chroniques. Beaucoup trop négligé près de la plupart de nos stations, il est généralement soumis en Allemagne à des règles méthodiques qui, tout en en assurant la mesure, ont peut-être l'inconvénient de lui enlever quelquefois le caractère de distraction qui devrait toujours y présider.

Les médecins allemands réglementent en particulier l'exercice à propos de l'usage interne des eaux. Il semble, près de certaines stations, que les eaux minérales ne sauraient être assimilées sans un exercice d'une durée déterminée. Ceci n'est pas exact, et les occasions ne manquent pas de s'assurer que des eaux minérales de toutes nature peuvent être parfaitement tolérées en l'absence d'aucun exercice. On voit tous les jours des malades retenus à la chambre par diverses circonstances, boire les eaux minérales les plus actives sans aucun inconvénient, et en obtenir les résultats ordinaires. Cependant nous ne nions pas que l'exercice ne convienne d'une manière générale, surtout à propos des eaux purgatives.

Nous mentionnerons encore l'exercice dans le bain, c'est-à-dire dans la piscine. Spécialement recommandé dans certaines affections articulaires ou musculaires, il accroît d'une manière sensible l'activité du bain, soit que l'on considère son action sur la peau, ou l'absorption des principes minéralisateurs ; aussi serait-il à souhaiter qu'un plus grand nombre de stations thermales possédassent des *piscines natatoires* [voy. HYGIÉNIQUES (CONDITIONS). PISCINE].

EXPÉDITION. Voy. CONSERVATION. TRANSPORT.

F

FACHINGEN (Allemagne, duché de Nassau). Village sur la rive gauche de la Lahn.

Bicarbonatée sodique. Tempér., 10° centigr.

	Eau : une livre.		*Eau : un litre.*
	Grains.		Gram.
Carbonate de soude.......	17,0022	=	1,8050
— de chaux.......	2,0160	=	0,2130
— de magnésie..:.	1,5462	=	0,1630
— de fer.........	0,0800	=	0,0060
— de lithium......	0,0006	=	0,0001
— de strontiane ...	0,0008	=	0,0001
Sulfate de soude..........	0,1372	=	0,0132
Phosphate de soude.......	0,0500	=	0,0050
— de lithium......	0,0002	=	0,0001
— de chaux.......	0,0004	=	0,0001
— d'alumine......	0,0003	=	0,0001
Silice	0,2610	=	0,0264
Fluorure de calcium	0,0027	=	0,0002
Chlorure de sodium.......	4,5574	=	0,4835
— de calcium	0,0034	=	0,0003
	25,6584	=	2,7161
	Pouc. cub.		Cent. cub.
Gaz acide carbonique libre ...	32,9	=	1184,4

(KASTNER.)

On compte deux sources, dépendant du groupe du Taunus et sortant de la grauwacke. Découvertes en 1745, elles s'emploient peu sur place, mais sont l'objet d'une expédition assez considérable au dehors. Leur goût agréable et rafraîchissant en fait une boisson recherchée, et leur minéralisation les recommande dans les dyspepsies, et en général dans le traitement des maladies de l'appareil digestif.

FACIALE (Paralysie). En ce qui regarde la paralysie ou hémiplégie faciale coexistant avec la paralysie d'une moitié du corps, voy. PARALYSIE. Il ne peut être question de celle qui dépend de causes traumatiques ou d'altérations de texture dans le trajet du nerf de la septième paire. Mais une paralysie plus ou moins rapide de tous les muscles de la face survient au milieu des apparences d'une bonne santé, quelquefois sous l'influence d'émotions morales, le plus souvent par l'impression du froid humide. La paralysie rhumatismale de la face est fréquemment adressée aux eaux minérales. Nous pouvons avancer que tout traitement thermal bien dirigé, quelle que soit la composition de l'eau, convient dans ces circonstances. Il s'agit, en effet, d'une part, de détourner le mouvement fluxionnaire qui s'est établi dans la continuité du nerf, et, de l'autre, de ranimer l'action musculaire par des excitants locaux. Les stations où la thermalité et les modes balnéaires sont le mieux combinés devront être préférées (*Aix en Savoie*, *Néris*). Les eaux sulfurées, administrées en douches et en bains (*Luchon*, *Baréges*), produiront des effets très favorables de révulsion, et l'on ne saurait non plus négliger l'auxiliaire utile que la propriété purgative de certaines eaux chlorurées sodiques et sulfatées magnésiennes (*Niederbronn*, *Balaruc*, *Hombourg*, *Kissingen*, *Püllna*) apportera dans la cure d'une maladie d'ailleurs assez rebelle.

FAIBLES (Eaux minérales). On donne le nom d'*eaux minérales faibles* à des eaux thermales très faiblement minéralisées, et dans lesquelles aucun principe minéralisateur ne l'emporte d'une manière manifeste. Les eaux sulfurées sont, il est vrai, et en général, très peu minéralisées; des eaux ferrugineuses peuvent ne pas l'être davantage. Mais il suffit d'un principe sulfureux ou ferrugineux notable pour leur assigner des propriétés thérapeutiques formelles. Il n'en est plus de même des eaux *faibles*, ainsi désignées en opposition avec les eaux *fortes*, lesquelles sont caractérisées par une minéralisation considérable et par une prédominance chimique bien tranchée. Cette dénomination d'eaux *faibles* n'est peut-être pas très exacte, attendu que ces eaux minérales offrent encore, dans le cercle thérapeutique qui leur est assigné, une activité prononcée, et qui n'est pas toujours en rapport avec leur constitution apparente. Mais nous n'avons pas trouvé d'expression plus convenable pour remplacer une désignation généralement acceptée, et que nous préférons à celle d'*indifférente*, plus usitée en Allemagne [voy. INDIFFÉRENTES (EAUX)].

Nous disons à l'article FORTES (EAUX) que cette dernière dénomination n'offre par elle-même qu'une signification toute relative à la nature des eaux qu'elle concerne, puisqu'elle donne tout simplement à entendre que ces eaux présentent au plus haut degré les caractères chimiques de la classe à laquelle elles appartiennent, et les caractères thérapeutiques corrélatifs.

Mais les eaux *faibles* comportent un ensemble de circonstances qui tend au contraire à les rapprocher les unes des autres, et leur assigne une physionomie tellement commune, que nous avons hésité si nous ne les détacherions pas des classes diverses dont chacune d'elles dépend, pour les réunir dans la classification à titre de classe particulière.

Il ne peut y avoir prédominance formelle d'un principe quelconque là où la minéralisation générale est réduite à de minimes proportions. Quelques centigrammes d'un sulfure suffiront sans doute pour caractériser une eau minérale, mais non quelques centigrammes d'un bicarbonate, d'un chlorure ou d'un sulfate quelconque; aussi voyons-nous les propriétés thérapeutiques de ces différentes eaux *faibles*, bien qu'il faille, en définitive, les comprendre parmi les bicarbonatées, ou les chlorurées, ou les sulfatées, tendre à se détacher des propriétés thérapeutiques propres à chacune de leurs classes respectives, pour se rapprocher entre elles; et si l'on range les eaux minérales de chaque classe par ordre de minéralisation, on trouvera au bas de chaque tableau une série d'eaux minérales que l'on pourra grouper toutes ensemble, pour en former la famille des eaux *faibles*.

Le premier caractère de ces eaux est donc une faible minéralisation, et le défaut de prédominance formelle et significative.

Un second, moins absolu, mais presque constant, est une température élevée. En effet, on peut admettre que la plupart de ces eaux doivent à leur thermalité au moins une grande partie des propriétés que l'on attendrait vainement de leur constitution.

Un troisième caractère est un défaut de propriétés médicamenteuses déterminées, et, par suite, de spécialisation thérapeutique nettement accusée, si ce n'est cependant en ce qui peut dépendre de leur température élevée.

Un quatrième caractère enfin est de se prêter presque uniquement à l'usage externe, et de réclamer un développement tout particulier des moyens balnéo-thérapiques.

Il ne saurait y avoir rien d'absolu dans la plupart de ces caractéristiques. La minéralisation à peu près négative d'une eau minérale peut être compatible avec l'existence de conditions non encore déterminées, et qui lui assignent des propriétés particulières. Nous ne pouvons prétendre que l'analyse de ces diverses eaux minérales, seul élément offert à notre appréciation, nous reproduise toujours avec exactitude leur propre constitution. Beaucoup de ces analyses sont très imparfaites, et nous savons que les analyses, même le plus habilement exécutées, ne donnent pas encore aujourd'hui le dernier mot de la constitution réelle des eaux minérales. L'ensemble des caractères que nous venons d'assigner aux eaux faiblement minéralisées ne doit être envisagé qu'à un point de vue très général et sous toutes réserves.

Le défaut de spécialisation exclusive fait précisément que ces eaux sont applicables à un grand nombre de cas très divers. Elles constituent une sorte d'hydrothérapie, chaude ou tempérée, peu effective peut-être, mais salutaire à un grand nombre d'altérations de la santé. Elles empruntent même à leur propre constitution ou à leurs modes d'application des qualités absolument ou relativement sédatives, d'autant plus précieuses qu'elles conservent généralement quelques-unes des propriétés reconstituantes des eaux plus minéralisées, et ne deviennent débilitantes que si l'on en pousse à l'excès les modes d'administration. C'est auprès des eaux minérales de ce genre que l'on trouve à traiter les affections douloureuses, à modifier les constitutions névropathiques. Ce sont elles qui permettent d'appliquer la médication thermale à des individus à qui telle circonstance de la santé ou de la constitution ne laisserait pas tolérer une médication plus active. Il est un grand nombre de maladies externes, parmi les dermatoses, les plaies, les lésions fonctionnelles du système musculaire, des articulations, qui, réclamant plutôt une hydrothérapie appropriée qu'une médication énergique, trouvent parmi les eaux *faibles* d'excellentes applications.

On trouvera, du reste, aux articles consacrés aux principales eaux minérales *faibles* (ainsi BAINS, BOURBON-LANCY, FONCAUDE, GASTEIN, LUXEUIL, NÉRIS, WILDBAD, etc.), des renseignements plus complets sur les ressources que peut fournir une telle médication.

Nous renverrons également aux articles suivants : BICARBONATÉES (EAUX). CHLORURÉES SODIQUES (EAUX). CLASSIFICATION. MÉDICATION THERMALE. MINÉRALISATION. SULFATÉES (EAUX).

FALCIAJ (Toscane). Dans le val di Chiana.

Ferrugineuse bicarbonatée. Tempér., 17° centigr.

	Eau : 16 onces.		*Eau : un litre.*
	Grains.		Gram.
Carbonate de soude.........	4,800	=	0,508
— de magnésie......	3,732	=	0,394
— de chaux.........	1,066	=	0,112
— de fer...........	0,533	=	0,056
Chlorure de sodium.........	traces	=	traces
	1,013	=	1,070
	Pouc. cubes.		Cent. cubes.
Gaz acide carbonique........	6,446	=	233,5

(GIULY.)

Ces eaux laissent déposer un sédiment ocracé abondant au contact de l'air.

FALSET (Espagne, prov. de Tarragone). Source, nommée aussi la *Fontvella*, dans laquelle on a signalé du chlorure de calcium, du carbonate de potasse et du sulfate de magnésie, sans en indiquer les proportions. Elle est employée comme digestive.

FARNBUHL (Suisse, canton de Lucerne). Bains à 2500 pieds au-dessus du niveau de la mer. L'analyse quantitative n'a pas été indiquée. On dit seulement que l'eau contient du soufre, du fer et de la magnésie. Elle s'emploie dans les maladies cutanées.

FAVUS. Voy. PEAU (MALADIES DE LA).

FÉCAMP (France, Seine-Inférieure, arrond. du Havre). A 220 kilomètres de Paris, 43 du Havre ; chemin de fer de l'Ouest. Ville de 12 000 habitants.

Bains de mer très fréquentés, appartenant à une société.

FELDAFING (Bavière). Village au bord du lac de Starnberg, à peu de distance de Munich.

Sulfurée calcique. Tempér., 8° centigr.

	Eau : 16 onces.		Eau : un litre.
	Grains.		Gram.
Carbonate de chaux	6,2	=	0,99
— de magnésie	3,2	=	0,51
Sulfate de soude	1,3	=	0,17
Chlorure de sodium	0,9	=	0,10
— de magnésium	0,5	=	0,06
Carbonate de potasse	0,6	=	0,07
Acide silicique	0,9	=	0,10
Matière extractive	0,2	=	0,02
	13,8	=	2,02
	Pouc. cub.		Cent. cub.
Hydrogène sulfuré	0,28	=	15,2

(DITTERICH, 1857.)

Cette source, sur laquelle on n'a que des renseignements récents, est proposée comme facile à transporter.

FELLATHALE (États autrichiens, Illyrie, province de Carinthie). Quatre sources peu différentes entre elles, sortant du calcaire, au nord et au pied des Alpes carinthiennes.

Bicarbonatée sodique. Tempér., 9° centigr.

	Eau : 16 onces.		Eau : un litre.
	Grains.		Gram.
Carbonate de soude	24,960	=	2,648
— de magnésie	0,800	=	0,083
— de chaux	9,040	=	0,960
Chlorure de sodium	1,740	=	0,183
Sulfate de soude	3,890	=	0,410
	40,430	=	4,284
	Pouc. cub.		Cent. cub.
Gaz acide carbonique	38,320	=	1379,5

(GROMATZKY.)

Ces eaux s'emploient à l'intérieur et en bains, particulièrement dans les affections goutteuses et dans les maladies de la peau.

FELSO-BAJOM. Voy. BASSEN.

FENEU (Maine-et-Loire, arrond. d'Angers). Près du village de Feneu.

Ferrugineuse bicarbonatée. Froide.

Plusieurs sources dont deux méritent d'être signalées; ce sont les sources de *Seine* et de *Launay*.

	Eau : un litre.	
	Source de Seine.	Source de Launay.
	Gram.	Gram.
Acide carbonique et azote	indét.	indét.
Bicarbonate de chaux	0,017	0,050
— de magnésie	0,008	0,008
— de fer	0,017	0,017
— de manganèse	traces	0,050
Sulfate de soude	»	0,042
— de chaux	0,033	0,017
— de magnésie	»	0,017
— de manganèse	traces	»
— de fer	»	0,008
— d'alumine	0,042	0,017
Chlorure de calcium	0,033	0,025
— de magnésium	0,042	0,042
Silice	0,017	0,033
Matière organique azotée	»	traces
	0,209	0,368

(Ménière et Godefroy.)

Ces chimistes ont en outre constaté des traces d'arsenic dans le dépôt des sources.

FER. Le fer constitue l'un des éléments les plus constants des eaux minérales, à quelque classe qu'elles appartiennent, ce métal, à l'état d'oxyde ou de combinaison saline, se rencontrant dans toutes les parties du globe.

Le peu de solubilité et de stabilité de l'oxyde et des sels de fer les plus répandus, comme le carbonate, font que ces sources ne peuvent jamais s'en charger que d'une faible proportion, mais insuffisante pour leur communiquer des propriétés formelles. Même à cette dose, les sels de fer communiquent aux eaux minérales des propriétés thérapeutiques dont on a reconnu depuis longtemps l'importance.

Le fer existe dans les eaux tantôt à l'état de sel de protoxyde, tantôt en partie à l'état de sel de protoxyde et de sel de sesquioxyde, tantôt tout entier, et, dans des cas exceptionnels, à l'état de sel de sesquioxyde.

Les eaux bicarbonatées sont celles dans lesquelles on constate le plus fréquemment la présence d'un sel de fer en proportion notable. Ceci s'explique par la solubilité du bicarbonate de protoxyde de fer à la faveur de l'excès d'acide carbonique libre et des bicarbonates alcalins. Mais ce métal peut aussi s'y trouver partiellement à l'état de bicarbonate de sesquioxyde : tel est le cas des sources qui reçoivent le contact de l'air atmosphérique à travers les fissures des couches superficielles de la terre.

Beaucoup d'eaux minérales, comprises dans la classe des eaux chlorurées et riches en acide carbonique et en bicarbonates alcalins, sont parfois aussi chargées de sel de fer que les précédentes, et tout porte à supposer que le métal y est dissous également à l'état de bicarbonate. Quelle que soit la proportion des chlorures alcalins, nous ne saurions admettre dans les eaux chlorurées l'existence du chlorure de fer, ainsi qu'on le voit représenté dans quelques analyses. On sait, en effet, que le chlorure de fer ne peut être mis au contact d'un carbonate alcalin ou terreux, sans donner lieu à un chlorure soluble et à du carbonate de fer.

Dans les eaux sulfatées et très ferrugineuses, on a inscrit quelquefois le fer à l'état de sulfate. C'est dans les eaux de cette classe que la proportion de fer a été trouvée en quantité vraiment extraordinaire : telles sont celles de Cransac, de Passy et d'Auteuil, dans lesquelles on admet un sulfate double de protoxyde et de sesquioxyde de fer ou oxyde ferroso-ferrique. D'après M. O. Henry, l'eau minérale de Passy ne contiendrait pas moins de 0,039 à 0,412 d'oxyde de fer, et l'eau d'Auteuil de 0,715 de sulfate d'alumine et de fer ou alun ferrique.

Les eaux minérales sulfurées sont généralement peu riches en fer, et c'est toujours à l'état de sulfure qu'on le représente dans les analyses.

Outre le bicarbonate, le sulfate et le sulfure, on admet encore dans les eaux minérales de l'arséniate, du phosphate, du crénate et de l'apocrénate de fer. Enfin on suppose que, dans les eaux très riches en matière organique, le fer est uni avec cette dernière, hypothèse qui, pour le dire en passant, nous semble très peu vraisemblable.

Le fer se reconnaît toujours très facilement dans les eaux minérales qui le contiennent en proportion un peu notable. Pour cela on emploie plusieurs agents chimiques qui possèdent une sensibilité extrême, et qui donnent lieu à des réactions très tranchées [voy. FERRUGINEUSES (EAUX)].

Son dosage se pratique de la manière suivante.

Plusieurs litres d'eau sont évaporés jusqu'à siccité, avec addition d'acide chlorhydrique et d'acide nitrique. Le résidu est traité par l'acide chlorhydrique, et étendu de quarante fois son volume d'eau distillée. On jette le mélange sur un filtre qui sépare toute la silice, et, dans la liqueur filtrée on ajoute de l'ammoniaque. Celle-ci précipite tout l'oxyde de fer impur. On redissout le résidu dans une petite quantité d'acide chlorhydrique, et la solution est de nouveau traitée par l'ammoniaque. Si, à la suite de cette deuxième opération, l'oxyde de fer n'est pas d'un rouge-brique foncé, on en conclut qu'il contient de l'alumine. Dans ce cas, on le chauffe au bain de sable avec quelques grammes de potasse caustique à l'alcool. Cet alcali dissout toute l'alumine, et ne touche pas à l'oxyde de fer ; celui-ci, lavé avec de l'eau tiède, est jeté sur un filtre sans plis, placé sur le couvercle d'un creuset de platine et chauffé au rouge avec une goutte ou deux d'acide nitrique, afin de faire passer tout le fer à l'état de sesquioxyde, et enfin pesé.

Si l'eau minérale contenait du manganèse, le dépôt peut être imprégné de l'oxyde de ce métal; voici alors comment on arrive à l'isoler.

Le précipité d'oxyde de fer et d'oxyde de manganèse est dissous dans l'acide chlorhydrique, et l'on neutralise presque exactement la liqueur à l'aide de l'ammoniaque caustique. On ajoute ensuite quelques gouttes d'une solution concentrée de succinate d'ammoniaque qui précipite tout le fer à l'état de succinate ferrique, tandis que le succinate de manganèse reste en solution. Le sel ferrique est recueilli, lavé avec de l'eau légèrement ammoniacale, placé dans un creuset de platine taré à l'avance, chauffé à une température élevée et pesé. Afin d'être assuré que le carbone de l'acide succinique n'a pas réduit une portion de l'oxyde ferrique, on chauffe de nouveau le résidu avec quelques gouttes d'acide nitrique. Le résultat que l'on obtient est généralement très satisfaisant.

S'il nous était permis de juger par analogie, nous dirions que très souvent la proportion d'oxyde de fer, signalée dans les analyses des auteurs, est un peu trop élevée. Pour ce genre d'expériences, on n'opère généralement pas avec une quantité d'eau minérale suffisante. En traitant, au contraire, plusieurs litres de liquide pour en isoler le fer, on évite plusieurs chances d'erreurs.

Souvent on se contente de peser l'oxyde de fer obtenu après une seule précipitation par l'ammoniaque, et sans le faire digérer à chaud avec une solution de potasse caustique; ce mode opératoire est vicieux, en ce qu'on dose, comme oxyde de fer, de l'alumine, un peu de magnésie et de sulfate de chaux, si les liqueurs ne sont pas convenablement étendues.

FÉRON (France, Nord, arrond. d'Avesne).

Bicarbonatée calcique. Deux sources froides.

Analyse de l'eau de la fontaine de *Féron.*

	Eau : un litre.
	Cent. cub.
Acide carbonique	16
Air atmosphérique	16
	Gram.
Carbonate de chaux	0,1800
Chlorure de magnésium }	0,0365
— de sodium }	
Sulfate de chaux	0,0085
Sulfate de magnésie	0,0515
Silice, oxyde de fer	traces
	0,2765

(TORDEUX, 1809.)

Analyse de l'eau de la *Grande fontaine.*

Chlorure de magnésium	0,061
Sulfate de soude	0,002
Carbonate de chaux	0,271
Silice	0,010
	0,344

(Fodéré.)

Les abords de cette source présentent des vestiges ferrugineux.

FERRIÈRE (la) (France, Isère, arrond. de Grenoble). A 58 kilom. de cette ville.

Sulfurée calcique. Froide.

	Eau : un litre.
	Litre.
Azote	0,00900
Acide carbonique	0,06221
— sulfhydrique libre et combiné	0,01948
	Gram.
Carbonate de chaux	0,037
— de magnésie	0,009
— de fer	0,002
Sulfate de soude	0,038
— de chaux	0,017
— de magnésie	0,149
Chlorure de sodium	0,513
— de calcium	0,034
— de magnésium	0,003
Iode	0,007
Glairine	indét.
Matière bitumineuse	traces
	0,809

(Niepce.)

La source de la Ferrière jaillit du schiste talqueux, sur les bords du glacier de la Valloire.

FERRIÈRES (France, Loiret, arrond. de Montargis). A 10 kilom. de cette ville.

Il y a une source *ferrugineuse.*

FERRIQUE (Acide). Longchamp, faisant jouer au sesquioxyde de fer un rôle acide, analogue à celui de l'alumine, avait émis l'opinion que, dans les dépôts spontanés des eaux minérales, il pouvait exister une combinaison définie entre cet oxyde et la chaux, c'est-à-dire un *ferrate de chaux;* mais le temps s'est chargé de montrer que l'hypothèse de Longchamp ne reposait sur aucun fondement sérieux.

FERRUGINEUSES (Eaux). L'*Annuaire des eaux de la France* n'a pas admis de classe d'eaux ferrugineuses. Il a fait de celles-ci deux subdivisions, des bicarbonatées (*alcalines* de l'*Annuaire*) et des sulfatées (*salines sulfatées* de l'*Annuaire*). Nous avons exposé à l'article CLASSIFICATION les motifs qui nous ont décidés à faire de ces eaux une classe à part, prenant, à l'inverse des autres classes, la considération de la base pour déterminer la classe, et celle de l'acide pour les subdivisions, et à ajouter à ces dernières une division à part pour les eaux notables par leur qualité manganésienne, ce qui nous donne pour les eaux ferrugineuses trois divisions :

Ferrugineuses bicarbonatées,
Ferrugineuses sulfatées,
Ferrugineuses manganésiennes.

Nous avons également exposé, dans le même article, comment la classe des eaux ferrugineuses ne pouvait être déterminée par la présence du fer, toutes les eaux minérales, presque sans exception, renfermant du fer, ni par la prédominance absolue du fer, ce principe existant toujours en proportion très faible et secondaire, mais bien sur la prédominance thérapeutique, suivant la formule suivante : On doit entendre par *eaux ferrugineuses*, en hydrologie médicale, non pas les eaux où il existe du fer en une proportion quelconque, mais seulement celles où, tandis que le fer existe en proportion thérapeutique, *les autres principes se trouvent en proportion trop faible pour assigner à ces eaux des caractères spéciaux.*

Des eaux ferrugineuses existent en très grand nombre sur tous les points du sol et dans les terrains de toutes les formations ; mais si nous ne tenons compte que des plus notables, c'est-à-dire de celles dont l'analyse est connue, nous voyons qu'elles occupent en majorité le nord et l'ouest de la France, et généralement le nord de l'Europe. Cependant la région subpyrénéenne présente quelques sources ferrugineuses intéressantes. La plupart sont froides, et elles n'atteignent jamais une température très élevée.

La proportion de fer est toujours très faible, les sources les plus notables, comme eaux ferrugineuses, atteignant à peine et ne dépassant presque jamais 5 centigrammes de sels de fer pour 1000 grammes.

Dans les eaux ferrugineuses, le fer est inscrit le plus souvent à l'état de bicarbonate de protoxyde, quelquefois de sulfate ; M. Fontan a proposé d'admettre une classe d'eaux ferrugineuses CRÉNATÉES [voy. ce mot] ; mais cette dénomination n'a pas prévalu dans le langage hydrologique.

Voici les propriétés physiques et chimiques qui appartiennent aux eaux ferrugineuses.

Tant qu'elles n'ont pas reçu le contact de l'air, elles se conservent parfaitement incolores ; mais exposées à l'air libre, ou bien conservées depuis quelque temps dans des bouteilles, elles laissent déposer tout ou partie de leur fer à l'état de sesquioxyde hydraté, suivant les uns, de carbonate de sesquioxyde, suivant les autres. Comme l'arséniate de sesquioxyde est extrêmement peu soluble, il en résulte que, dans les eaux imprégnées d'acide arsénique, et mieux d'un arséniate alcalin, le dépôt ferrugineux est le plus souvent arsenical.

Leur saveur est légèrement atramentaire, styptique, et en rapport avec la proportion de fer qu'elles contiennent.

Les sources ferrugineuses déposent toujours une quantité notable d'oxyde rouge sur le sol qu'elles parcourent, ou sur les parois des appareils qui les recèlent; mais cette circonstance ne suffit pas pour assigner à une eau minérale sa place dans la classification, attendu qu'elle ne saurait donner qu'une idée très inexacte de la proportion de fer contenue dans cette eau; attendu, en d'autres termes, qu'une eau très secondairement ferrugineuse peut fournir un dépôt beaucoup plus apparent qu'une eau beaucoup plus notable dans ce sens.

En effet, la production de ce dépôt se lie : 1° à la température de la source; 2° à la nature et à la quantité des principes minéralisateurs. Toutes choses égales d'ailleurs, une eau minérale dépose d'autant plus d'oxyde de fer qu'elle est à une température plus élevée, qu'elle contient moins d'acide carbonique et de bicarbonates, et enfin qu'elle est moins chargée de principes fixes. Il peut donc se trouver qu'une source sera très ferrugineuse en apparence, tandis que l'analyse n'y découvrira pas plus de 1 à 2 centigrammes de bicarbonate de fer.

Quelques agents chimiques possèdent une sensibilité très grande pour découvrir ce métal: de ce nombre sont : la teinture de noix de galle et la solution de tannin, les cyanures rouge et jaune de potassium et de fer, le chlorure d'or et le sulfocyanure de potassium, qui tous produisent des colorations ou des précipités caractéristiques.

Ainsi la *teinture de noix de galle* et la *solution de tannin* colorent les eaux ferrugineuses en bleu violacé, mais seulement lorsque celles-ci ont leur sel de fer à l'état de sel ferrique. Dans les eaux exclusivement à base de protoxyde de fer, la réaction est nulle dans le premier moment.

Le *cyanure rouge* avec les eaux ferrugineuses précipite en bleu plus ou moins foncé.

Le *cyanure jaune*, au contraire, est sans action sur celles qui sont minéralisées par un sel de protoxyde; s'il existe un sel ferrique, la réaction a lieu de la même manière qu'avec le cyanure rouge.

Le *chlorure d'or* colore les eaux qui nous occupent en violet. Le sel d'or est réduit, et de l'or métallique en poudre noire se précipite au bout de quelques instants.

Le *sulfhydrate d'ammoniaque* est de tous les réactifs que nous venons d'indiquer celui qui donne le résultat le moins satisfaisant. C'est seulement lorsque les eaux sont très riches en fer qu'il se produit du sulfure de fer, mais insoluble; il en est de même du *sulfocyanure* de potassium, qui colore en rouge vif certaines eaux très ferrugineuses, comme celles de Passy.

L'étude des eaux ferrugineuses et l'appréciation de leur action thérapeutique paraissent, au premier abord, beaucoup plus simples que celles des autres eaux minérales.

Les eaux minérales ferrugineuses sont usitées dans des maladies ou dans des états simplement constitutionnels, où le sang présente un appauvrissement de son élément ferreux ou globulaire. Il semble donc que, dans l'usage de ces eaux minérales, comme dans celui de tout traitement ferrugineux, on n'ait d'autre objet en vue que d'apporter directement au sang l'élément qui lui fait défaut; cependant la thérapeutique de la chlorose et de l'anémie n'est point là tout entière.

Ce serait se faire une idée inexacte de ces conditions de l'économie, que de les considérer exclusivement au point de vue de l'insuffisance des globules et de l'élément ferreux du sang. Ce qui fait alors défaut à l'organisme, ce n'est point le fer, qu'il est toujours facile d'introduire en quantité très suffisante par l'alimentation, c'est la *faculté de l'assimiler;* c'est là ce qui frappe si souvent d'impuissance la médication ferrugineuse. Dans une anémie accidentelle, les ferrugineux peuvent aisément contribuer à hâter la reconstitution du sang, parce que rien ne vient s'opposer à leur assimilation. Il en pourra être de même dans les chloroses légères, où la disposition contraire de l'organisme est facile à surmonter.

Mais dans les chloroses, ou les chloro-anémies profondes et constitutionnelles, il n'en est plus ainsi. Mais ce que l'on n'obtient pas du fer, on l'obtient de traitements plus complets, de l'emploi de toniques variés, de moyens hydrothérapiques, de bains de mer, des voyages, du changement de climat, de circonstances intellectuelles ou affectives, de moyens hygiéniques enfin. S'il peut être utile alors d'employer concurremment les ferrugineux, c'est que ceux-ci, indépendamment de la question de leur pénétration et de leur maintien dans le sang, exercent peut-être une action tonique salutaire ; et ensuite qu'ils se trouvent ainsi toujours prêts à pénétrer au moment plus favorable où l'organisme, modifié par d'autres circonstances, consentira à se prêter à leur assimilation.

Envisagée sous ce point de vue, l'administration des eaux minérales ferrugineuses exige sans doute, autant que pour toutes les autres, afin d'être efficace, l'intervention de modificateurs généraux de l'économie. Bien que la forme sous laquelle existe le fer dans les eaux minérales présente une perfection à laquelle nos préparations médicamenteuses ne sauraient atteindre, cependant il est difficile d'admettre que, en tant que médication ferrugineuse, le champ de leur action puisse s'étendre beaucoup au delà de ces dernières.

Il est assez remarquable que les eaux minérales ferrugineuses, malgré leur grand nombre, bien que le fer soit un des médicaments les plus usités et dont l'indication se rencontre le plus communément, et bien que les maladies où on l'emploie soient fréquemment d'une opiniâtreté désespérante, il est remarquable que les eaux ferrugineuses soient, de toutes les eaux minérales, les moins recherchées. Si l'on en excepte Spa, que la mode et l'agrément du séjour désignent peut-être plus encore que l'activité thérapeutique, et encore Schwalbach, les eaux minérales ferrugineuses sont généralement délaissées, alors même que la médication thermale jouit de la plus grande faveur.

Voici pourquoi il en est ainsi : c'est que si les eaux ferrugineuses n'ont à agir que par le fer qu'elles contiennent, elles n'offrent guère à la thérapeutique qu'une formule de plus à ajouter à toutes celles qui composent déjà la médication ferrugineuse.

Ce que l'on aurait donc à attendre de l'usage thermal des eaux ferrugineuses, ce serait une médication beaucoup plus complexe, empruntée à la combinaison des éléments minéralisateurs unis au fer, aux moyens hydrothérapiques entrant dans toute médication thermale complète, aux conditions hygiéniques que comporte habituellement une telle médication.

Mais il arrive que la plupart des eaux qui méritent la désignation de ferrugineuses sont faiblement minéralisées, et ne paraissent pas, pour la plupart du moins, compenser par une qualité particulière la faible proportion qui leur appartient ; il arrive que la plupart d'entre elles, froides (12 thermales sur 80) et peu abondantes, ne se prêtent nullement aux ressources que l'usage externe, les bains et les douches viennent ajouter aux eaux minérales les mieux caractérisées ; il arrive enfin que les conditions de déplacement, de distraction, d'exercice, que comporte la médication thermale cherchée au loin se rencontrent aussi bien près d'autres eaux minérales, et dans des circonstances fort supérieures sous le rapport hygiénique, les eaux ferrugineuses appartenant presque toutes à la région du nord de la France et de l'Europe, et aux pays de plaines.

FEURS (France, Loire, arrond. de Montbrison). A un kilom. sud-est de Feurs.

Ferrugineuse bicarbonatée. Froide.

Cette eau minérale est située dans le milieu d'un champ, où quelques personnes de Feurs et des villages voisins viennent la boire. Pas d'analyse ; on sait seulement qu'elle abandonne une grande quantité d'oxyde de fer, et qu'elle répand une odeur sensible d'acide sulfhydrique, provenant de la décomposition des sulfates. Elle jaillit, en effet, du terrain tertiaire. La source porte dans la localité le nom d'*Eau des quatre*.

FEZ (Afrique septentrionale, Maroc).

Eaux *sulfureuses* thermales et sources *ferrugineuses*. — Bains très fréquentés. — Aucun renseignement sur la composition chimique et la température réelle de ces eaux.

FIDÉRIS (Suisse, canton des Grisons). Village, dans une gorge de montagnes, sur le ruisseau de Rachitz.

Ferrugineuse bicarbonatée. Tempér., 9° centigr.

	Eau : 16 onces.		*Eau : un litre.*
	Grains.		Gram.
Carbonate de soude.........	5,520	=	0,586
— de chaux.........	1,520	=	0,161
— de fer............	0,180	=	0,018
Chlorure de sodium..........	0,020	=	0,002
Sulfate de soude.............	2,550	=	0,271
Acide silicique..............	0,980	=	0,101
	10,77	=	1,139
	Pouc. cub.		Cent. cub.
Gaz acide carbonique........	27	=	972

(Capeller.)

Bains très fréquentés. — Ces eaux sont employées en boisson et à l'extérieur, dans le traitement des affections de l'appareil digestif et de ses annexes.

FIESTEL (Prusse, Westphalie). Village du cercle de Lübbecke. Plusieurs sources, dont trois sont réservées pour l'usage thérapeutique.

Sulfatée calcique. Tempér. de 12° à 14°.

	Eau : 16 onces.		*Eau : un litre.*
	Grains.		Gram.
Carbonate de soude.........	3,364	=	0,354
— de magnésie......	0,093	=	0,009
— de fer...........	0,174	=	0,017
— de manganèse.....	traces	=	traces
Sulfate de soude............	1,478	=	0,153
— de magnésie.........	0,696	=	0,072
— de chaux............	13,619	=	1,445
Chlorure de sodium.........	0,086	=	0,008
— de magnésium.......	0,100	=	0,011
— de calcium........	0,136	=	0,013
Phosphate de potasse...... — de chaux........	traces	=	traces
Silice......................	0,107	=	0,010
Résine.....................	0,021	=	0,001
Matière extractive..........	0,571	=	0,058
	20,445	=	2,151
	Pouc. cub.		Pouc. cub.
Gaz acide carbonique........	0,8722	=	31,1
Hydrogène sulfuré...........	0,7300	=	26,2

(Witting, 1829.)

La composition des sources, désignées sous les noms de *Trinkbrunnen* (source de boisson), de *Badequelle* (source des bains), et d'*Augenquelle* (source aux yeux), les différencie fort peu. Nous donnons l'analyse de la dernière, comme type, en admettant toutefois les réserves de Vetter, qui n'accorde qu'une médiocre confiance à ce travail chimique.

Dans la même localité, on se sert de *boues* minérales, qui, d'après Witting, renferment sur 100 parties :

Acide humique	4,00
Soufre	0,75
Sels solubles	3,33
Carbonates de fer et de manganèse	3,45
Carbonate de chaux	12,41
— de magnésie	7,75

Ces eaux et ces boues ont les spécialisations de leur minéralisation.

FIÈVRE THERMALE. Alors que l'idée de la médication thermale était dominée par l'idée de spécificité, on faisait jouer un rôle considérable à la *fièvre thermale*, c'est-à-dire aux phénomènes morbides qui se montrent quelquefois dans le cours ou à la suite d'un traitement thermal.

Aujourd'hui que les circonstances physiologiques ou pathologiques qui s'observent près des stations thermales sont mieux étudiées et plus sainement appréciées, nous ne pensons pas qu'il reste dans l'esprit de personne que la fièvre thermale prenne une part essentielle dans l'évolution des phénomènes morbides dont la curation est recherchée. La fièvre thermale est un accident dont l'apparition peut dépendre de toutes sortes de circonstances inhérentes, soit à la nature des eaux employées, soit à leur mode d'administration, soit aux conditions actuelles de l'organisme en traitement, ou bien de pures éventualités.

M. Pétrequin, qui paraît avoir fait une étude particulière de ce sujet, décrit ainsi les effets physiologiques des eaux alcalines, c'est-à-dire bicarbonatées :

« Le premier effet, dit-il, est l'*excitation*. Le second est la *réaction*, une sorte de fièvre éphémère dont la durée et l'intensité paraissent en proportion directe de l'excitation minéro-thermale, d'une part, et de la sensibilité individuelle, de l'autre. La troisième phase est la *sédation*. La quatrième phase a lieu lorsque le traitement a été énergique, ou la cure longue et le sujet impressionnable... Il se développe une fièvre qu'on a appelée *fièvre thermale*... » (*Traité général prat. des eaux minér.*, 1859.)

Nous ferons remarquer d'abord que l'expression de fièvre thermale s'applique aussi bien à la fièvre de réaction, qui survient aux premières périodes du traitement, qu'à la fièvre qu'on observe à la fin; ensuite qu'il est assez singulier que cet auteur ne mentionne la fièvre thermale qu'à propos des eaux bicarbonatées, et la passe sous silence à propos des eaux chlorurées et des eaux sulfurées.

La succession de phénomènes que nous venons d'exposer s'observe certainement quelquefois, mais dans une faible mesure pour l'immense majorité des cas. L'excitation du début ne se traduit habituellement que par de la fatigue, de la courbature, parfois une diminution passagère de l'appétit; et si la sédation qui la suit, et que l'on pourrait encore appeler la tolérance, est précédée d'une réaction, nous affirmons que cette réaction est presque toujours insensible, et surtout non fébrile. Quant à la fièvre terminale, celle à laquelle seule M. Pétrequin accorde le nom de fièvre thermale, cet auteur convient lui-même qu'elle ne se montre que dans des circonstances toutes particulières.

Maintenant cette fièvre est-elle inhérente au traitement lui-même? Non, certainement. Lorsqu'elle se montre, c'est que le traitement a été dirigé trop vivement, les eaux prises à trop forte dose, ou qu'on a abusé de la thermalité. Sans doute il est des individus particulièrement impressionnables, et chez qui une action thérapeutique un peu vive détermine très aisément de la réaction et de la fièvre; mais ce sont là des cas exceptionnels, et encore est-il presque toujours permis de prévenir un tel effet, lorsqu'on a su le prévoir et accommoder le traitement à la circonstance.

Près de la plupart des eaux sulfureuses, il est beaucoup plus difficile que près des eaux bicarbonatées de se garantir contre l'excitation et la fièvre qui peut en résulter. C'est là surtout qu'on peut l'étudier, et particulièrement dans certaines dermatoses où l'action topique du bain se fait sentir trop vivement, ou bien lorsque l'indication de modifier profondément les fonctions de la peau a conduit à employer un traitement très actif. Nous en dirons autant des eaux chlorurées employées à température élevée, comme Bourbon-l'Archambault, Bourbonne, Balaruc, etc. Les accidents fébriles y sont également beaucoup plus fréquents que près des eaux bicarbonatées. M. Pétrequin a, du reste, parfaitement su faire la part de l'excitation *thermale*, due à la thermalité des eaux, et de l'excitation *minérale*, due à la minéralisation.

En résumé, la fièvre thermale n'est autre chose qu'un accident de la médication, qu'il dépend de la volonté ou de l'attention du médecin de provoquer ou de prévenir, qu'il convient d'éviter dans la grande majorité des cas, qu'il peut être utile de rechercher dans un nombre de cas très limité. Nous devons ajouter, parmi les causes qui la déterminent le plus habituellement, les irrégularités des malades, soit dans leur régime, soit dans l'usage même qu'ils font des eaux, en dehors de la prescription médicale.

FILETTA (Toscane). Dans le val di Fiora.

Sulfatée calcique. Tempér., 33° centigr.

	Eau : 16 onces.		*Eau : un litre.*
	Grains.		Gram.
Sulfate de chaux	9,599	=	1,018
Chlorure de sodium	4,268	=	0,450
— de magnésium	1,066	=	0,112
— de calcium	3,199	=	0,337
Carbonate de chaux	2,132	=	0,225
	20,260	=	2,142
	Pouc. cub.		Cent. cub.
Gaz acide carbonique	1,066	=	38,3

(GIULY.)

Ces eaux sont principalement employées dans les états névropathiques, les paralysies qui en dépendent, et les troubles de la menstruation.

FILEY (Angleterre, comté d'York). Village à 11 kilomètres de Scarborough. — *Bains de mer* fréquentés et source minérale.

Chlorurée sodique. Tempér. ?

	Eau : un gallon.		*Eau : un litre.*
	Grains.		Gram.
Chlorure de sodium	210,80	=	2,602
— de calcium	41,20	=	0,486
— de magnésium	36,40	=	0,428
Sulfate de magnésie	48,96	=	0,575
Carbonate de soude	58,08	=	0,682
	395,44	=	4,773

(WEST.)

Ces eaux n'ont pas encore de notoriété médicale, quoique la proximité de Scarborough permette de les utiliser comme complément d'une autre cure [voy. SCARBOROUGH].

FITERO (Espagne, prov. de Navarre). Bourg sur les confins de l'Aragon et de la Vieille-Castille.

Chlorurée calcique. Tempér., 47° centigr.

	Eau : 100 parties.		*Eau : un litre.*
	Grains.		Gram.
Chlorure de calcium	0,33	=	0,174
— de sodium	0,04	=	0,020
Carbonate de chaux	0,15	=	0,078
Sulfate de chaux	0,09	=	0,045
— de magnésie	0,07	=	0,035
— d'alumine	0,05	=	0,025
Sel ferrique ?	0,17	=	0,088
	0,90	=	0,465

(OLIVA, 1848.)

On distingue près de cette localité deux établissements, l'un appelé *Bains anciens*, et fréquenté de longue date, et l'autre *Bains nouveaux*. La composition de ces deux sources est sensiblement la même; elles ne diffèrent que par la température, qui est un peu moins élevée dans la dernière.

On emploie ces eaux en boisson, bains, douches et étuves. Installation de médiocre importance. Spécialisation : rhumatismes et affections paralytiques.

FLÄSCH (Suisse, canton des Grisons). Village près duquel on trouve une source, très anciennement connue. Osann la range parmi les eaux terreuses-alcalines (*bicarbonatées calciques*).

Elle est employée en boisson et en bains dans les affections goutteuses, rhumatismales, hémorrhoïdaires. Il y a un établissement.

FLINSBERG (Prusse, Silésie). Ville, dans une vallée élevée. Plusieurs sources sortant du granit; la principale est le *Trinkbrunnen*.

Ferrugineuse bicarbonatée. Tempér., 9° centigr.

	Eau : 16 onces.		*Eau : un litre.*
	Grains.		Gram.
Carbonate de soude..........	0,33	=	0,033
— de magnésie.......	0,27	=	0,027
— de chaux...........	0,71	=	0,074
— de fer............	0,17	=	0,017
— de manganèse......	0,02	=	0,002
Sulfate de soude............	0,05	=	0,005
Chlorure de sodium..........	0,05	=	0,005
Matière organique...........	0,06	=	0,006
Silice......................	0,48	=	0,048
	2,14	=	0,217
	Pouc. cub.		Cent. cub.
Gaz acide carbonique.........	27,56	=	992

(FISCHER.)

Ces eaux, peu minéralisées, mais suffisamment chargées en gaz acide carbonique, conviennent aux états névropathiques, et dans les cas où les troubles de l'innervation s'associent à une altération du sang, chlorose, anémie, etc. C'est sans doute à titre de médication sédative qu'elles interviennent dans le traitement de la phthisie pulmonaire, comme on le conseille. Mais les conditions de climat, dans cette localité ouverte aux vents du nord, sont loin de répondre à la même indication. On joint l'emploi du petit-lait à celui des eaux.

FLINT (Angleterre, pays de Galles). Ville, à 17 kilomètres de Chester. *Bains de mer* fréquentés.

FLORINS-SAINT-ANDRÉ (France, Hautes-Alpes). Près d'Embrun.

Sulfurée calcique? Tempér., 13°.

Nous rangeons cette eau minérale, comme l'*Annuaire des eaux de la France*, dans la classe des eaux sulfurées calciques; cependant, si l'on considère qu'elle ne contient pas plus de 9 millilitres d'acide sulfhydrique par litre, on est tenté de la ranger parmi les eaux douces de sources qui empruntent leur principe sulfuré aux matières organiques et aux sulfates. Son débit, du reste, est peu important, et elle jaillit de roches calcaires.

	Eau : un litre.
	Lit.
Azote	0,00708
Acide carbonique	0,01221
— sulfhydrique libre et combiné	0,00937
	Gram.
Carbonate de chaux	0,227
— de magnésie	0,019
— de fer	traces
Sulfate de soude	0,031
— de chaux	0,027
— de magnésie	traces
Chlorure de sodium	0,329
— de calcium	0,017
— de magnésium	0,011
— d'aluminium	traces
Iode	indices
Silicate d'alumine	0,031
Matières organiques	indét.
	0,692

(NIEPCE.)

FLUE (Suisse, canton de Soleure). Village à 1670 pieds au-dessus du niveau de la mer, dans un ravin du Blauen, à 10 kilomètres de Bâle.

Carbonatée calcique (ferrugineuse). Tempér., 20° centigr. Bains fréquentés.

FLUORHYDRIQUE (Acide). Voy. FLUORURES.

FLUORURES. La présence du fluor, ou mieux des fluorures, soupçonnée depuis longtemps dans les eaux minérales, n'a été bien établie expérimentalement que par Berzelius. Cet illustre savant, traitant la pierre du Sprudel (Karlsbad) telle qu'elle se dépose dans les chaudières pendant la concentration de l'eau minérale, par l'acide sulfurique concentré, obtint des vapeurs d'acide fluorhydrique qui corrodaient fortement une lame de verre. Depuis cette époque, plusieurs autres chimistes se sont livrés à la recherche des fluorures dans les eaux minérales, et souvent leurs efforts ont été couronnés de succès.

L'existence des fluorures dans les eaux, longtemps passée inaperçue, a été, dans ces dernières années, l'objet d'études particulières de la part de M. Nicklès, et de ses analyses sont sorties des données très dignes d'intérêt.

Pour M. Nicklès, certaines eaux minérales, dont la composition chimique ne dénote rien de particulier et qui cependant sont reconnues comme très actives, devraient en partie leurs propriétés thérapeutiques aux fluorures : telles sont celles de Plombières et de Contréxeville. Ce chimiste, par un procédé que nous indiquerons plus loin, a signalé d'une manière évidente la présence de fluorures dans l'eau des sources de Vichy, d'Antogast et de Chatenois (Bas-Rhin); l'un de nous est arrivé au même résultat avec l'eau de Néris. Il y a donc tout lieu de croire que les fluorures, comme les iodures et les bromures, sont contenus dans un grand nombre de sources minérales.

Le fluor est représenté par les analystes en combinaison avec le calcium, le sodium et quelquefois le potassium.

La proportion des fluorures dans les eaux est généralement si minime, le dosage du fluor, ou mieux de l'acide fluorhydrique, est entouré de si grandes difficultés, que l'on n'est pas encore arrivé à apprécier, si ce n'est approximativement, la quantité de fluor qu'un litre d'eau peut renfermer.

Pour reconnaître cet élément, on faisait autrefois évaporer un certain nombre de litres d'eau jusqu'à siccité, et le résidu, placé dans un creuset de platine que recouvrait une lame de verre, était arrosé d'acide sulfurique concentré. La corrosion de la lame de verre était considérée comme un indice de la présence du gaz fluorhydrique, et partant d'un fluorure dans l'eau minérale.

M. Nicklès a montré depuis que ce mode opératoire devait conduire à des chances d'erreurs nombreuses, dont la première dépend de l'impureté de l'acide sulfurique employé; aussi indique-t-il de purifier cet acide de la manière suivante :

« Dans une capsule de porcelaine, ou dans la panse d'une cornue brisée, on introduit l'acide sulfurique à purifier, et on l'étend de deux fois son volume d'eau. On le place dans un bain de sable, ou mieux encore dans un bain composé soit de battitures, soit de limaille de fer et de fonte ou de copeaux; on chauffe jusqu'à ce qu'on remarque un léger mouvement dans l'intérieur du liquide, ou encore jusqu'à ce que la main ne puisse plus supporter le contact de la partie du vase qui émerge du bain. On remplace l'eau à mesure qu'elle s'évapore, et on ne laisse le liquide se concentrer que quand on juge que l'opération est terminée, ce qui peut être le cas au bout d'une quinzaine de minutes. »

Lorsqu'on s'est assuré, par une analyse préalable, que l'acide sulfurique ne contient pas d'acide fluorhydrique, on procède ensuite à la recherche de celui-ci dans l'eau soumise en expérience.

L'eau est évaporée presqu'à siccité, et le résidu est traité par l'acide chlorhydrique *exempt* d'acide fluorhydrique. Par ce moyen, on isole la silice qui s'opposerait à la formation de l'acide fluorhydrique, en donnant naissance à de l'acide silici-fluorhydrique. La solution est additionnée d'eau et ensuite d'ammoniaque, qui précipite, entre autres sels, le fluorure de calcium. Comme le dépôt peut ne pas retenir tout ce sel à l'état insoluble, on ajoute avec l'alcali un peu de carbonate d'ammoniaque.

Le précipité qui en résulte est recueilli avec soin, et mis dans un creuset de platine spacieux; on l'arrose de quelques gouttes d'eau et d'acide sulfurique, jusqu'à ce que tout l'acide carbonique soit éliminé. L'acide sulfurique ne doit être versé qu'en petite quantité à la fois, afin d'éviter la projection de la matière au dehors du creuset.

D'une autre part, on prépare une lame de cristal de roche, en l'enduisant sur une de ses faces d'une couche mince de cire blanche; on trace sur elle, avec une plume ou une pointe de porc-épic, quelques figures géométriques ou des lettres; on ajoute à la matière du creuset de platine quelques grammes d'acide sulfurique, et l'on ferme aussitôt le vase avec la lame de cristal de roche, que l'on maintient constamment à une basse température au moyen d'une éponge imbibée d'eau froide, ou mieux encore d'un morceau de glace. On chauffe peu à peu le creuset de platine au bain de sable jusqu'à la température de 80° à 100°. Après un quart d'heure ou une demi-heure, on enlève la lame de cristal de roche; on la chauffe légèrement pour en détacher la cire; on l'essuie, et alors, si l'eau contenait un fluorure, on aperçoit les figures préalablement tracées. La corrosion de la lame de cristal de roche peut, si le fluorure existait seulement en proportion très minime, n'être pas visible à l'œil par transparence; on en ternit la surface en l'exposant à l'haleine, et alors, pour peu qu'il y ait eu attaque, les figures apparaissent et persistent tant que dure la rosée de vapeur produite par la condensation de l'haleine.

M. Nicklès, auquel nous empruntons ces détails, pense que l'on peut découvrir ainsi un quatre-vingt-seize millionième de gramme de fluor.

Le succès de cette opération réside d'abord dans la pureté des acides sulfurique et chlorhydrique employés, et dans la séparation exacte de la silice; pour peu que le résidu de l'eau minérale renferme de l'acide silicique, il se produit de l'acide silici-fluorhydrique, qui est sans action sur le cristal de roche.

FÖHR (Ile de) (duché de Schleswig). Dans la mer du Nord, près de la côte. *Bains de mer.*

FOIE (Maladies du). Il est incontestable que les eaux minérales appropriées exercent une action très rapprochée sur les phénomènes de circulation et de sécrétion dont le foie est le siége, et particulièrement les eaux bicarbonatées sodiques, sulfatées sodiques et chlorurées sodiques.

Deux circonstances de physiologie thérapeutique permettent de se rendre compte de l'affinité de la médication thermale relativement à l'appareil hépatique : le passage immédiat dans le foie des principes minéralisateurs introduits dans la circulation, et l'action des eaux que nous venons de nommer sur les phénomènes de la circulation abdominale, dont la connexion avec l'organisation de l'appareil sécréteur de la bile est si intime.

Aussi est-il banal de voir mentionner les maladies du foie, et en particulier les engorgements de cet organe, dans les études dont un grand nombre de stations thermales ont été l'objet. Mais nous devons faire remarquer que la plupart des auteurs de ces études se sont généralement bornés à de simples mentions, qui ne nous éclairent que très imparfaitement sur cette partie intéressante de la médication thermale. Les troubles fonctionnels, en particulier, de l'appareil hépatique auxquels les pathologistes ont fait allusion sous les dénominations de *polycholie* et d'*oligocholie*, ont été à peu près passés sous silence, et nous ne possédons guère de renseignements un peu explicites que sur les engorgements du foie. Cette étude devra donc se borner à peu près à la considération des engorgements du foie, seul sujet sur lequel nous puissions formuler des indications sanctionnées par l'expérience. Nous avons parlé ailleurs des calculs biliaires [voy. BILIAIRES (CALCULS)]; nous renverrons également à l'article CIRRHOSE, et aux articles CANCER, TUBERCULES, sujets sur lesquels nous n'avons rien à ajouter ici.

Engorgements du foie. — Nous croyons pouvoir avancer que tous les engorgements du foie susceptibles de résolution rentrent dans l'indication des eaux minérales. Quant aux distinctions à établir entre eux, ce n'est pas l'anatomie pathologique qui nous les fournira, car elle a encore peu éclairé ce sujet : c'est leur pathogénie. Nous énumérerons, d'après cette dernière considération, les diverses sortes d'engorgements du foie que l'on trouve à traiter aux eaux minérales, en empruntant à l'un de nous des distinctions que l'on ne rencontre guère ailleurs : 1° engorgements consécutifs à une hépatite aiguë ; 2° liés à l'existence de coliques hépatiques; 3° consécutifs à des accidents dyspeptiques ; 4° chroniques dès le début, ou en apparence tout à fait idiopathiques ; 5° consécutifs à la fièvre intermittente, à la cachexie paludéenne, chez des Africains, chez des Indiens ; 6° liés à l'existence d'une maladie du cœur. (Durand-Fardel, *Traité thérapeutique des eaux minérales*, 1857.)

Voici les circonstances variées dans lesquelles se rencontrent habituellement les engorgements du foie. Nous ne voulons pas dire pour cela qu'ils soient toujours, dans ces différents cas, de nature différente; nous voulons dire seulement qu'il faut tenir compte des conditions qui ont présidé à leur développement, et celles qui paraissent devoir surtout être prises en considération, dans la direction du traitement, sont les suivantes : maladies du cœur, fièvres intermittentes, coliques hépatiques; enfin, engorgement simple, consécutif ou non à une hépatite aiguë.

C'est de ce dernier type que nous nous occuperons d'abord. Deux stations thermales, l'une en France (*Vichy*), l'autre en Allemagne (*Karlsbad*), sont particulièrement et légitimement réputées dans le traitement des maladies du foie; mais les eaux minérales analogues (*Vals*, *Marienbad*, etc.), et les eaux chlorurées sodiques, peuvent être également employées contre ce genre d'affections.

Les eaux de *Vichy* offrent cet avantage, que la multiplicité de ses sources, avec les nuances qui les distinguent, permettent d'accommoder leur usage à toutes les sortes d'engorgements que nous avons mentionnées. Leur action résolutive ne se manifeste pas toujours d'une manière immédiate. C'est après le traitement que les effets en sont le plus souvent appréciables. En l'absence de toute complication, on administre habituellement l'eau de la *Grande-Grille*, des bains aussi prolongés que possible et des douches. Les douches ascendantes sont employées pour activer la circulation intestinale. L'époque la plus favorable aux résultats du traitement nous a paru comprise entre dix-huit mois et quatre ans de durée de la maladie. Nous pensons encore que les engorgements primitivement chroniques guérissent plus facilement que ceux qui succèdent à une hépatite aiguë. L'anasarque et l'ascite sans anasarque ne contre-indiquent pas le traitement d'une manière absolue. Mais quand l'hydropisie tend à se généraliser, il faut écarter tout traitement thermal.

Il est difficile d'assigner les limites de la puissance résolutive des eaux de Vichy et des eaux analogues. Les engorgements les plus volumineux, bien que d'une date assez ancienne, peuvent entièrement disparaître. Il est probable que ces engorgements, qui se présentent à nous sous des apparences si semblables, ne reconnaissent pas toujours des conditions identiques de structure. Les eaux de *Vals* et de *Monte Catini* peuvent, avec les précédentes, être rangées au nombre des plus notables dans cette médication.

Ce que nous savons des eaux de *Karlsbad* ne nous permet pas d'établir de distinction entre leur mode d'action et celui des eaux de Vichy. La pratique de ces deux localités thermales paraît se rapprocher beaucoup sur le terrain qui nous occupe. La différence la plus essentielle que nous puissions saisir provient des propriétés purgatives des premières, lesquelles doivent certainement trouver ici d'utiles applications.

Les eaux chlorurées les plus usitées dans les engorgements du foie sont celles de *Niederbronn*, de *Hombourg*, de *Kissingen*, de *Wiesbaden*. Dans les cas où il existe des signes de pléthore abdominale, empâtement général de l'abdomen, hémorrhoïdes, digestions languissantes, ou bien lorsque l'état lymphatique domine, elles doivent peut-être être préférées aux eaux bicarbonatées sodiques, tandis que celles-ci prévaudront certainement contre les constitutions sèches et nerveuses.

Dans les engorgements consécutifs aux fièvres intermittentes, bien que ces eaux aient été très préconisées, nous croyons les eaux de *Karlsbad* et celles de *Vichy* mieux indiquées. Les sources ferrugineuses de cette dernière station trouvent surtout ici de précieuses applications. Nous croyons, du reste, qu'il convient de se méfier un peu des résultats considérables attribués à certaines sources, telles que Karlsbad, Hombourg, Monte Catini, dans le traitement des engorgements dépendants de la cachexie des pays chauds. Si les cas de ce genre sont souvent propres à témoigner des ressources que la médication thermale présente à la thérapeutique, il faut savoir que c'est parmi eux que l'on rencontre le plus d'insuccès, les altérations qui accompagnent ces cachexies se trouvant souvent au-dessus des ressources de l'art.

Lorsqu'il existe une maladie du cœur concomitante, et l'engorgement hépatique n'en est souvent qu'une conséquence, les eaux bicarbonatées sodiques seront préférées sans hésitation. Elles constituent une médication fort précieuse alors, non pas sans doute dans un sens curatif, et il suffit de les administrer avec discernement pour qu'elles soient facilement tolérées [voy. CŒUR (MALADIES DU)].

S'il existe des coliques hépatiques et des calculs biliaires, la direction du traitement devra être subordonnée à cette dernière circonstance [voy. BILIAIRES (CALCULS)].

Les *congestions hépatiques* caractérisées par l'invasion réitérée d'accidents passagers de douleur et gonflement hépatique, avec ictère plus ou moins prononcé, céderont plutôt aux eaux chlorurées sodiques (*Hombourg*, *Kissingen*, par exemple) qu'aux eaux bicarbonatées. Nous en dirons autant de l'atonie du foie, avec anorexie, dyspepsie, constipation, selles peu colorées, bien que l'on voie également les eaux de *Vichy* réussir en pareil cas. Le docteur Spengler vante beaucoup les eaux d'*Ems* dans ce qu'on a appelé *état bilieux*, *polycholie*, *flux biliaire*. Nous croyons que les eaux de *Vichy*, et surtout celles de *Hombourg*, mieux encore peut-être celles de *Karlsbad*, sont plutôt indiquées alors.

FOMENTATIONS. Cette expression est admise dans les pratiques du traitement thermal pour désigner l'application de l'eau minérale sur quelque partie du corps, au moyen d'une éponge, d'un morceau de flanelle ou d'un linge trempé dans ce liquide. On réserve les fomentations pour les cas où il y a à redouter le rappel d'un état aigu ou phlegmasique dans les tissus d'une région déterminée. Elles ne constituent pas, à elles seules, un mode de traitement. Les fomentations sont souvent pratiquées au moyen des matières organiques, *conferves*, *mousses*, *boues*, etc.

FONCAUDE ou **FONT-CAOUADA** (France, Hérault, arrond. de Montpellier). A 3 kilomètres de cette ville.

Bicarbonatée calcique. Tempér., 25° à 26° centigr.

	Eau : un litre.
	Gram.
Carbonate de chaux	0,1880
— de magnésie	0,0163
— de fer et d'alumine	0,0067
Chlorure de magnésium	0,0589
— de sodium	0,0162
Sulfate de chaux	quant. indét.
Matière organique	id.
	0,2861

(BÉRARD.)

Quoique l'analyse de M. Bérard ne fasse pas mention d'acide carbonique libre dans cette eau minérale, il est probable cependant que les carbonates de chaux, de magnésie et de fer sont à l'état de bicarbonates. Du reste, la surface de la source est couverte de bulles gazeuses.

L'établissement thermal comprend trente baignoires recevant chacune l'eau directement de la source, qu'on réchauffe au moyen d'un robinet fournissant de l'eau bouillante. Des piscines primitives, une seule a été conservée, pouvant admettre sept ou huit personnes, et contenant l'eau minérale à sa température normale. Des douches de toutes sortes sont annexées à des baignoires spéciales, de grande dimension. Des douches vaginales sont alimentées directement par l'eau de la source, mais fournissent plutôt de simples irrigations que de véritables douches, ce qui rend leur emploi plus sûr et certainement plus souvent utile.

Les eaux de Foncaude appartiennent à une classe d'eaux minérales fort intéressantes, et qui n'ont pas encore été suffisamment étudiées. On peut les appeler eaux *sédatives*, eu égard surtout aux propriétés excitantes qui appartiennent à la généralité des eaux minérales. Cependant cette expression de *sédatives* n'est elle-même que relative. Elle est d'ailleurs subordonnée à la question de la température, qui, naturelle ou articielle, n'en vient pas moins dénaturer complétement, alors qu'elle devient prédominante, le caractère de la médication elle-même.

M. Bertin a publié au sujet des eaux de Foncaude un travail fort bien fait, qui permet d'apprécier les principaux caractères de cette médication. (*Des eaux minérales acidules thermales de Foncaude, etc.*, 1855.)

Les bains étaient pris autrefois, et le sont quelquefois encore aujourd'hui, dans les piscines, à la température normale. Ils sont généralement alors assez courts, et ne sont supportés pendant une durée un peu prolongée que grâce à l'exercice que l'on peut y faire. Le bain ordinaire est pris à une température de 32° à 34° : sa durée est d'environ une heure.

Le premier effet du bain est sédatif. Le second est un mouvement de réaction. Celle-ci s'opère difficilement si le bain est prolongé; et cette dernière pratique, lorsqu'elle est habituelle, peut amener un affaiblissement notable. Mais lorsque le double effet *sédatif* ou de *réaction* est habilement ménagé, suivant les convenances du sujet, il en résulte une sédation des affections douloureuses ou éréthiques, et en même temps une action tonique. Or telle est la véritable spécialité des eaux de Foncaude.

On voit quelquefois des manifestations cutanées, névralgiques, rhumatismales, reparaître, ou des transpirations générales ou partielles supprimées, se montrer de nouveau. Il y a donc là un élément thérapeutique important. C'est, du reste, surtout un traitement externe, et M. Bertin attribue très spécialement à l'action des bains sur la peau les effets thérapeutiques des eaux de Foncaude. A l'intérieur celles-ci déterminent quelques effets diurétiques : mais leur usage ne paraît pas en réalité très significatif.

Ces eaux ont été employées avec avantage dans des cas de névralgies, de sciatique en particulier, de rhumatisme, nerveux surtout, de gastralgie. Dans les affections utérines, avec excitabilité congestive ou névropathique, elles procurent de précieux résultats, sans doute fort comparables à ceux qu'on obtient à Ussat, et qui ne sont pas assez recherchés des praticiens. Les propriétés des eaux de Foncaude sont utilisées dans les affections eczémateuses, dans bien des cas où les eaux sulfureuses seraient moins applicables. Nous pensons qu'elles conviennent surtout alors que la maladie est accidentelle, locale, plutôt que lorsqu'elle est la manifestation d'une diathèse particulière. Lorsqu'il ne faut que modifier la peau elle-même dans sa constitution et dans ses habitudes par une médication douce, graduelle, qui doive la ramener par une action substitutive, sagement ménagée, à son fonctionnement normal, cette médication a sa véritable raison d'être, bien plus alors que les eaux sulfureuses, dont l'action, plus vive et plus profonde à la fois, est souvent difficile à diriger et à maîtriser.

FONCIRGUE (France, Ariége, arrond. de Pamiers). Altitude, 304 mètres.

Bicarbonatée calcique. Tempér., 20° centigr.

	Eau : un litre.
	Lit.
Acide carbonique	0,027
Azote	0,019
Oxygène	0,004
	Gram.
Carbonate de chaux	1,1897
— de magnésie	0,0115
Sulfate de magnésie	0,0127
— de soude	0,0012
— de chaux	0,0333
Chlorure de magnésium	0,0017
— de calcium	0,0036
Magnésie combinée avec la matière organique	0,0070
Matière organique ressemblant à l'ulmine	0,0352
Oxyde de fer et phosphate de chaux	0,0077
Silice	0,0024
Perte	0,0071
	0,3131

(FAU.)

La source de Foncirgue jaillit à la base d'une montagne calcaire, et son débit est très abondant. Il existe un établissement dans lequel on administre des bains après avoir chauffé artificiellement l'eau minérale. Il est fréquenté exclusivement par les gens du département et par ceux des départements voisins.

Les eaux de Foncirgue paraissent devoir s'appliquer spécialement aux dérangements fonctionnels des organes digestifs ou de l'appareil de la génération, surtout chez les individus névropathiques. Il nous paraît difficile de leur attribuer une grande efficacité dans le traitement des maladies cutanées, des diarrhées opiniâtres, des fistules avec carie, comme on le trouve indiqué dans le *Manuel des eaux minérales* de M. Patissier.

FONGA (Toscane). Près d'Empoli, dans le val di Elsa.

Bicarbonatée calcique. Tempér., 17° centigr.

	Eau : 16 onces.		*Eau : un litre.*
	Grains.		Gram.
Carbonate de chaux	3,199	=	0,337
— de soude	0,799	=	0,083
Chlorure de calcium	0,266	=	0,027
— de sodium	0,533	=	0,056
Sulfate de chaux	1,066	=	0,112
— de soude	1,599	=	0,168
	7,463	=	0,783
	Pouc. cub.		Cent. cub.
Gaz acide carbonique	1,614	=	58,1

(GIULY.)

FONSANCHE (France, Gard; arrond. du Vigan).

Sulfurée? Tempér., 20° à 25° centigr.

Une analyse déjà ancienne (1818), faite par Demorcy-Delettre, assigne à cette eau minérale de la silice, du carbonate de soude, du chlorure de sodium, des sulfates de soude et de magnésie, de la matière organique et une grande quantité d'acide sulfhydrique. Le travail de ce chimiste mériterait d'être refait au point de vue de la proportion des sels dissous dans l'eau, d'autant plus que cette station est assez fréquentée par les malades.

Il existe à Fonsanche un établissement thermal composé de seize baignoires et d'un appareil à douches (1850). Les maladies que l'on y traite sont les névralgies rhumatismales, les affections catarrhales chroniques et cutanées.

La source de Fonsanche est intermittente [voy. INTERMITTENCE DES SOURCES].

FONTAINES ARDENTES ou **DE FEU.** Voy. HYDROGÈNES CARBONÉS.

FONTAINE-BONNELEAU ou **FONTAINE-SOUS-CATEAU** (France, Oise, arrond. de Clermont.) Près de Crèvecœur.

Ferrugineuse bicarbonatée. Froide. (9° à 10° centigr.)

Trois sources, *Lapostelle*, *Vallot* et *Lavenot*, peu différentes entre elles par la somme de leurs principes minéralisateurs.

Voici la composition de l'eau de la première :

	Eau : un litre.
	Gram.
Bicarbonate de chaux	0,357
— de magnésie	0,140
Chlorures de sodium et de magnésium	0,011
Sulfates de soude et de chaux	ind. légers
Crénate et apocrénate de fer	0,063
— — de manganèse	très sensibl.
Silice, alumine, évalués	0,005
Sels de potasse et d'ammoniaque }	
Phosphate }	0,040
Acides carbonique et sulfurique }	
Matière organique }	
Arsenic	traces
	0,616

(O. HENRY, 1858.)

Le débit des trois sources est estimé à 400 000 ou 450 000 litres par jour.

Ces eaux sont utilisées seulement en boisson, et dans la plupart des cas qui réclament l'emploi des ferrugineux. On en transporte un certain nombre de bouteilles.

FONTAINE-MARIN. Voy. SAINT-DIZIER.

FONTANES (Cantal, arrond. de Saint-Flour).

Ferrugineuse bicarbonatée. Froide?

Une source jaillissant sur la rive gauche du ruisseau de Pierrefort, près de Paulhenc, et fréquentée par un certain nombre de malades contre les dyspepsies, la chlorose, l'anémie. Pas d'analyse, que nous sachions.

FONTANEYRE (France, Cantal, arrond. de Mauriac). Non loin du hameau de Fontaneyre, on trouve une source *ferrugineuse bicarbonatée* froide peu employée, et dont l'analyse n'a pas été faite jusqu'à ce jour.

FONTARABIE (Espagne). A 35 kilomètres de Bayonne, à l'embouchure de la Bidassoa.

Bains de mer.

FONTENELLE (France, Vendée). A 4 kilomètres de Napoléonville.

Plusieurs auteurs anciens signalent vis-à-vis de l'abbaye de Fontenelle une source ferrugineuse très fréquentée par les habitants de la localité. D'après un examen très superficiel fait par Cadet, l'eau minérale aurait la plus grande analogie avec celle de Forges.

FONTENELLES (France, Vienne, arrond. de Loudun).

Sulfurée calcique. Tempér.?

	Eau : un litre.
	Gram.
Sulfure de calcium	0,0068
Chlorure de calcium	0,0632
Nitrate de potasse	0,0300
Sulfate de soude	0,0850
— de chaux	0,0150
Carbonate de chaux	0,0620
— de magnésie	0,0160
Silice	0,0150
Matières organiques	0,0050
Perte	0,0020
	0,3000

(POIRIER.)

M. Poirier, ayant exécuté son analyse avec de l'eau transportée, n'a pu déterminer les proportions et la nature des gaz spontanés, ni la température de la source.

FONT SANTA DE SAN PEDRO DE TORELLO (Espagne, province de Barcelone).

Sulfureuse. Tempér., 17° à 19° centigr.

L'analyse qualitative de ces eaux a seule été publiée. — On les administre en bains et en boisson dans un établissement construit depuis 1827. Il s'en transporte dans les provinces avoisinantes.

FORAGE. Synonyme de *sondage;* mais moins généralement employé pour exprimer l'opération par laquelle on traverse à la sonde les couches ou les massifs des formations souterraines pour recherches d'eaux minérales, d'eaux artésiennes, ou de métaux et de combustibles minéraux. Aussi nous renverrons au mot plus générique de SONDAGE tous les détails qui sont relatifs à cette opération appliquée soit à la recherche, soit au captage et à l'aménagement des eaux minérales.

FORBACH (France, Moselle, arrond. de Sarreguemines). A un kilom. de Forbach).

Chlorurée sodique. Tempér., 17°,5.

	Eau : un litre.
	Gram.
Carbonate de chaux / — de magnésie	0,320
Sulfate de soude	0,300
— de chaux	0,150
Chlorure de sodium	5,420
— de potassium	traces
— de magnésium	0,160
Alumine, fer et matière organique	0,130
	6,480

(HENRY.)

A ces principes il convient de joindre l'acide sulfhydrique que l'eau minérale dégage. Le débit de la source est très considérable; mais elle paraît peu fréquentée par les malades.

FORCERAL (Pyrénées-Orientales, arrond. de Perpignan). A 12 kilom. de cette ville.

Ferrugineuse bicarbonatée. Tempér., 18°,12 centigr.

L'analyse quantitative de l'eau de cette source est encore à faire. Anglada, qui s'est livré seulement à un examen qualitatif, la considère comme notablement ferrugineuse et gazeuse. Son volume est peu considérable.

FORDONGIANUS (États sardes, divis. du cap de Cagliari). Village à 18 kilomètres d'Oristano.

Sulfatée calcique. Tempér., 66° centigr.

Quatre sources. L'analyse qualitative publiée par M. Cantù y signale des sulfates de chaux, de soude, de magnésie; des chlorures de calcium, de magnésium. On manque de renseignements précis sur l'action thérapeutique de ces eaux, que les habitants de la localité emploient surtout dans les maladies de peau. Connues et exploitées par les Romains sous la dénomination d'*Aquæ Lesitanæ* ou *Hypsitanæ*, elles doivent leur délaissement au défaut d'installation convenable et à l'insalubrité de leurs environs.

FORGES ou **FORGES-LES-EAUX** (France, Seine-Inférieure, arrond. de Neufchâtel en Bray). A 25 kilomètres de cette ville et à 114 kilomètres de Paris.

Ferrugineuse bicarbonatée. Froide. (7° centigr.)

Eau : un litre.

	Source CARDINALE	Source ROYALE.	Source REINETTE.	Source NOUVELLE
	lit.	lit.	lit.	lit.
Acide carbonique libre	0,225	0,250	0,166	0,040
Azote avec oxygène	traces	traces	traces	»
	gr.	gr.	gr.	gr.
Bicarbonate de magnésie	0,0761	0,0934	0,1005	»
Carbonate de chaux	»	»	»	0,0189
— de fer	»	»	»	0,0580
Protoxyde de fer (crénaté)	0,0980	0,0670	0,0220	»
— de manganèse	traces	traces	traces	»
Sulfate de chaux	0,0400	0,0240	0,0100	0,0140
— de soude	0,0060	0,0100	0,0060	»
— de magnésie	»	»	»	0,0043
Chlorure de sodium	0,0120	0,0170	0,0540	0,0158
— de magnésium	0,0030	0,0080	0,0300	0,0043
— de calcium	«	»	»	0,0250
Azotate de magnésie	»	indices	»	»
Crénate alcalin (potasse)	0,0020	0,0020	traces	»
Acide silicique	»	»	»	0,0130
Alumine	0,0330	0,0340	0,0380	»
Sel ammoniacal (carbonate?)	traces	traces	traces	»
Matière organique, bitume	»	»	»	0,0047
	0,2701	0,2554	0,2605	0,1580

(GIRARDIN et MORIN.)

Il y a à Forges un établissement thermal où l'eau minérale, échauffée artificiellement, alimente quinze ou seize baignoires et deux douches.

Le débit des sources est très abondant : ainsi la *Reinette* donne 21 600 litres par vingt-quatre heures; la *Royale* 10 800, et la *Cardinale*, 4320. Elles sont situées les unes à côté des autres. On les regarde néanmoins comme diversement minéralisées et devant être administrées par gradation, en commençant par la *Reinette*, pour aboutir à la *Cardinale*, la *Royale* étant intermédiaire.

Des conferves ont été signalées dans les bassins de chacune des trois sources. Les canaux qu'elles parcourent sont incrustés d'un dépôt à la fois calcaire et ferro-manganésique.

Ces eaux ne se conservent pas longtemps; toutefois on en transporte.

Leur spécialisation est formelle à titre de médication tonique et fortifiante. La chlorose et l'anémie en relèvent principalement. On leur a attribué des succès dans la stérilité, et cette réputation remonte au séjour célèbre que fit la reine Anne d'Autriche à Forges, en 1633, et à la naissance de Louis XIV. Depuis lors la vogue délaissa ces sources, qui ont beaucoup d'analogues, et qui, malgré leur minéralisation active, ne semblent même pas recherchées sur place.

FORGES ou **LA CHAPELLE-SUR-ERDRE** (France, Loire-Inférieure, arrond. de Nantes). A un kilomètre du bourg de la Chapelle-sur-Erdre.

Ferrugineuse bicarbonatée. Froide.

	Eau : un litre.
Carbonate de chaux	0,0033
— de magnésie	0,0166
Oxyde de fer	0,0199
Sulfate de chaux	traces
Chlorure de calcium	0,0017
— de magnésium	0,0315
Acide silicique	0,0100
Matière grasse	0,0050
— extractive	0,0033
Perte	0,0050
	0,0963

(PRÉVEL et LESANT, 1821.)

Cette eau est remarquable par sa faible minéralisation ; nous croyons cependant qu'elle gagnerait à être soumise à un nouvel examen. Elle est utilisée par un certain nombre de malades contre la chlorose, les engorgements des viscères abdominaux, et dans la plupart des affections qui dépendent de l'atonie des organes de la digestion.

FORGES-SUR-BRIIS (France, Seine-et-Oise). A 38 kilom. de Paris.

Bicarbonatée mixte. Froide.

Eau : un litre.

	Source FROMANT.	Source VUITEL.	Source VITTOZ.
Carbonate de soude / — de magnésie	0gr,120	0gr,185	0gr,105
Sulfate de chaux / — de magnésie	0,065	0,075	0,080
Chlorure de sodium / — de magnésium	0,130	0,140	0,115
Matière organique	indét.	indét.	indét.
	0,315	0,400	0,300

(O. HENRY, 1842.)

Ces eaux, dont la constitution ne porte en elle-même aucune signification thérapeutique, et ne permet de les rattacher que très arbitrairement à une classe quelconque, sont depuis longtemps réputées comme propres au traitement des scrofules. Cette notoriété a déterminé l'administration de l'assistance publique à Paris à y envoyer, depuis quelques années, un certain nombre d'enfants scrofuleux, et des résultats satisfaisants y ont été obtenus, au témoignage de MM. Gillette et Sée.

Cependant l'Académie de médecine, consultée officiellement au sujet de cette station, a récemment refusé, sur la considération de l'analyse chimique, de lui attribuer un caractère véritablement thérapeutique, c'est-à-dire d'admettre les eaux de Forges-sur-Briis au nombre des eaux minérales, ou, pour nous servir d'une dénomination plus usitée autrefois, des eaux *médicinales*.

Il est vrai que les traitements suivis par les enfants de l'Assistance, les seuls qu'il ait été possible de contrôler, ont offert cette particularité, qu'ils ont été prolongés pendant plusieurs mois, circonstance peu commune en thérapeutique thermale ; de sorte qu'on peut se demander si, chez des enfants recueillis dans d'aussi mauvaises conditions, un long séjour dans une campagne reconnue par sa salubrité, des soins assidus de propreté, des pratiques hydrothérapiques, n'ont pu suffire pour déterminer des effets excellents, sans qu'il soit nécessaire d'attribuer à ces eaux elles-mêmes des propriétés à proprement parler médicamenteuses.

Quoi qu'il en soit, en présence d'une notoriété que des observations sérieuses tendraient plutôt à confirmer qu'à démentir, nous pensons qu'il ne convient pas de se prononcer sur les résultats négatifs d'une analyse, et il est à souhaiter que des observateurs plus rapprochés viennent nous édifier définitivement sur le véritable caractère de résultats qui demeureraient encore intéressants au point de vue de l'hygiène.

FORMIATES. L'acide formique en combinaison avec la soude a été annoncé dans l'eau de Bruckenau (Bavière) par M. Scherer, et dans l'eau de Weilbach (duché de Nassau) par M. Frésénius.

Comme ces chimistes sont arrivés à ce résultat en traitant le résidu d'un grand nombre de litres d'eau minérale par l'acide sulfurique, nous avons quelque lieu de supposer que l'acide formique est un produit de la réaction de l'acide minéral sur la matière organique [voy. ACÉTIQUE, BUTYRIQUE et PROPIONIQUE] (ACIDES).

FORMIQUE (Acide). Voy. FORMIATES.

FORTES (Eaux minérales). On désigne sous le nom d'*eaux minérales fortes*, en opposition avec les eaux *faibles*, des eaux minérales dans lesquelles la minéralisation en général, et le principe prédominant en particulier, existent en proportion assez notable pour leur assurer des propriétés très spéciales et très actives : ainsi *Vichy*, *Vals*, *Karslbad*, *Balaruc*, *Kissingen*, etc. Ce n'est qu'à propos des eaux BICARBONATÉES SODIQUES, CHLORURÉES SODIQUES et SULFATÉES SODIQUES [voy. ces mots], que l'on trouve à opposer des eaux fortes aux eaux faibles. Le caractère des eaux minérales fortes étant de posséder des spécialisations de constitution et d'applications fort tranchées, on comprend qu'il n'y ait pas de généralités à présenter à leur sujet. Nous ferons seulement remarquer que, constituant des eaux très médicamenteuses, l'usage externe est auprès d'elles assez généralement subordonné à l'usage interne, ce qui est l'inverse pour les eaux *faibles* [voy. FAIBLES (EAUX MINÉRALES)].

FORTUNA (Espagne, prov. de Murcie). Ville à 19 kilomètres de Murcie. — Source à 2 kilomètres.

Chlorurée sodique. Tempér., 53° centigr.

Nous ne connaissons que la composition qualitative de ces eaux, remarquables par leur thermalité. Elles contiennent, d'après l'analyse de M. Lopez Esteve (1847), du gaz acide carbonique, des chlorures de sodium, de magnésium, des sulfates de soude, de chaux et d'alumine. Elles ont une réputation d'efficacité contre la stérilité des femmes; mais leur spécialisation les rattache au traitement des rhumatismes et des paralysies. On en use en boisson, en bains et en étuves. L'installation en est médiocre. Il paraîtrait que l'existence de ces thermes est très antérieure à la fondation de la ville du même nom.

FORTYOGO (États autrichiens, Transylvanie).

Sulfurée calcique. Tempér.?

	Eau : 16 onces.		*Eau : un litre.*
	Grains.		Gram.
Sulfate de chaux............	4,800	=	0,508
Chlorure de sodium.........	3,600	=	0,381
— de magnésium......	2,000	=	0,212
Carbonate de fer...........	0,240	=	0,024
Matière extractive...........	2,800	=	0,296
	13,44	=	1,421
	Pouc. cub.		Cent. cub.
Gaz acide carbonique....... } Hydrogène sulfuré......... }	34,40	=	1238,5

(PATAKI.)

Ces eaux sont employées en bains dans les affections rhumatismales et les maladies de la peau.

FOUILLOUX (France, Cantal, arrond. de Murat). A 5 kilomètres du village de Cheylade.

Une source *ferrugineuse bicarbonatée* froide, fréquentée par quelques malades appartenant aux localités voisines. M. Raynal-Tissonnière recommande cette eau minérale aux personnes affectées d'anémie, de chlorose, de dyspepsie et de faiblesse, suite de fièvre intermittente. Pas d'analyse; on sait seulement qu'elle renferme beaucoup d'acide carbonique et de bicarbonate de fer.

FRACTURES. Voy. CAL.

FRAILES (Espagne, prov. de Jaen). Bourg à 32 kilomètres de Jaen, près duquel jaillissent cinq sources. Trois seulement sont utilisées.

Sulfatée magnésique. Tempér., de 17° à 19° centigr.

Eau : un litre.	SOURCE N° 2.	SOURCE N° 3.
	Gram.	Gram.
Chlorure de magnésium..........	0,053	0,045
Sulfate de magnésie.............	0,136	0,114
— de chaux...............	0,106	0,088
Carbonate de magnésie..........	0,090	0,073
— de chaux............	0,131	0,111
Acide silicique..................	0,005	0,005
Matière extractive..............	0,010	0,008
Acide carbonique...............	0,066	0,045
— sulfhydrique..............	0,333	0,281
	0,930	0,770

(RODRIGUEZ, 1831.)

La source n° 1 contient les mêmes principes que les précédentes en proportion moindre.

Ces eaux s'emploient en boisson, bains et douches. Leur aménagement est très restreint. Elles s'approprient particulièrement au traitement des affections cutanées.

FRAIS-VALLON. Voy. OÏOUN-SEKHAKHNA.

FRANCE. La France est certainement une des contrées le plus heureusement dotées, sous le rapport des eaux minérales, moins encore peut-être pour leur nombre absolu que pour leur variété, qui nous offre les types les plus remarquables de toutes les minéralisations, combinées avec les températures les plus diverses.

Nous ne pouvons mieux faire, pour exposer la distribution géographique des eaux de cette contrée, que d'emprunter à l'*Annuaire des eaux de la France* les considérations suivantes, que nous reproduirons textuellement.

« On conçoit *à priori* que la composition des sources minérales d'une contrée ne peut être indépendante de sa structure minéralogique et géologique. Si l'on peut penser, en effet, que certains éléments des eaux minérales résultent de phénomènes étrangers aux roches immédiatement sous-jacentes, on ne peut se refuser à admettre que d'autres de ces matériaux existent dans le sol qu'elles traversent, soit qu'ils s'y trouvent sous la forme même qu'ils revêtent dans les eaux, soit qu'ils aient subi préalablement une transformation qui a facilité leur entraînement.

» Mais, indépendamment de ces considérations qui pourraient, jusqu'à un certain point, sembler le résultat d'idées préconçues, un simple coup d'œil jeté sur la carte des eaux minérales suffira pour se convaincre que ces sources sont loin d'être distribuées partout uniformément. Sur un millier environ de sources minérales qu'on a signalées en France, huit cents au moins appartiennent aux régions montagneuses, et sortent de roches d'origine ignée, ou de terrains sédimentaires qui portent plus ou moins profondément l'empreinte de leur action.

» Si l'on va plus loin, et qu'on examine avec quelque soin la nature prédominante des eaux de telle ou telle contrée montagneuse, on ne tarde pas à s'apercevoir que là encore il y a des préférences, et il ne sera pas difficile de voir, par exemple, que les eaux *acidules* sont aussi abondantes dans le massif central de la France que les sources dites *sulfureuses* le sont dans la chaîne des Pyrénées.

» Les pays de plaine, à l'abri des influences anormales, ne présentent au contraire, en général, que des sources qui, par leur température peu élevée et la nature des éléments qu'elles dissolvent, peuvent le plus souvent être considérées comme le résultat des infiltrations d'eau pluviale, chargées peut-être d'une certaine quantité d'acide carbonique, au travers des roches superficielles.

» L'étude de la distribution géographique et géognostique des sources minérales devra donc offrir un double intérêt au point de vue du fait même de leur inégale répartition, et de la prépondérance de tel ou tel élément dans les eaux de telle ou telle région particulière.

» De ce double point de vue il résulte que, pour diviser un territoire comme celui de la France en un certain nombre de régions caractérisées par leur hydrologie minérale, on devra non-seulement tenir compte des principales conditions orographiques et géognostiques de chaque contrée, mais aussi s'éclairer, pour le but spécial qu'on veut atteindre, des résultats fournis par la chimie sur la nature même de ces sources minérales. Ainsi la carte qui résumerait ces données, bien que basée sur la géologie, pourra, dans ses grandes circonscriptions, différer notablement des limites qui seraient posées au point de vue purement géologique.

» C'est dans cet esprit qu'ont été tracées, sur la carte des eaux minérales, les huit grandes divisions, que l'on peut caractériser par les noms suivants :

» PREMIÈRE RÉGION. — *Massif central de la France.* — Il faut entendre, par la dénomination de massif central de la France, la vaste protubérance à base granitique, percée par des porphyres secondaires et des roches volcaniques, et parsemée, surtout vers ses bords, de lambeaux de terrains sédimentaires, particulièrement de terrain houiller, qui s'étend du nord au sud, d'Avallon au Vigan, ou plutôt à Lodève, et de l'est à l'ouest, entre le Rhône et Montrond ou Confolens. Cette grande gibbosité, dont le pied disparaît de tous côtés sous des terrains plus modernes, joue un rôle important dans l'hydrographie de la France, et doit à sa position remarquable de partager ses eaux entre les trois mers qui baignent nos côtes. Elle n'est pas moins bien caractérisée par ses sources minérales. Elle comprend les départements suivants : *Allier*, *Ardèche*, *Aveyron*, *Cantal*, *Corrèze*, *Creuse*, *Gard*, *Loire*, *Haute-Loire*, *Lozère*, *Nièvre*, *Puy-de-Dôme*, *Rhône*.

» DEUXIÈME RÉGION.—*Groupe des Pyrénées.*—Le groupe des Pyrénées, qui forme, avec le précédent, les deux principaux gisements des sources minérales de la France, est aussi nettement caractérisé. Il se compose : 1° de la chaîne des Pyrénées, dont l'axe est formé de roches cristallines et de terrains anciens, tandis que les formations sédimentaires plus modernes en garnissent les flancs; 2° de deux appendices qui, des deux extrémités de la chaîne, s'avancent vers le nord-est. Il comprend les départements suivants : *Ariège*, *Aude*, *Haute-Garonne*, *Gers*, *Hérault*, *Landes*, *Basses-Pyrénées*, *Hautes-Pyrénées*, *Pyrénées Orientales*.

» TROISIÈME RÉGION.—*Groupe des Alpes et de la Corse.*—Les Alpes, moins fécondes que les Pyrénées en sources minérales, en présentent néanmoins de très importantes, soit dans l'intérieur de notre territoire, soit à peu de distance en dehors de ses limites. En effet, la Savoie et la Suisse se rattachent naturellement à cette région. Dans les Alpes, le gisement des sources minérales paraît, au premier abord, présenter des circonstances fort différentes de celles qui appartiennent aux deux premiers groupes. A peine si l'on en pourrait citer quelques-unes dans les vastes massifs de roches primitives qui, parallèlement à deux directions principales, forment l'axe des chaînes alpines. Toutes ou presque toutes sortent de terrains stratifiés, depuis le lias jusqu'au terrain tertiaire. Il n'en est qu'un petit nombre, situées à peu de distance des limites entre les terrains sédimentaires et les roches ignées (Allevard, Loesche), ou dans le voisinage des anhydrites et des gypses provenant de l'altération des calcaires (Saint-Servan), à l'origine desquelles l'action des roches plutoniques ne semble pas étrangère. Quant à la Corse, cette influence est plus manifeste encore, car toutes les eaux minérales de cette île sourdent des granits ou des schistes talqueux dans leur voisinage. Cette région comprend les départements suivants : *Basses-Alpes*, *Hautes-Alpes*, *Bouches-du-Rhône*, *Corse*, *Drôme*, *Isère*, *Vaucluse*.

» QUATRIÈME RÉGION.—*Jura, collines de la Haute-Saône et Vosges.*—Ce groupe renferme trois régions très distinctes par leur orographie comme par la nature des terrains qui les composent. Le trait dominant est le double relief des Vosges et de la forêt Noire, placé symétriquement des deux côtés de la grande vallée du Rhin, et formé d'un axe granitique sur lequel s'appuient successivement les diverses formations du trias. Ce massif, terminé par les collines de la Haute-Saône, se sépare assez nettement des terrains oolithiques qui l'entourent à l'ouest et au sud, et vont former dans cette dernière direction la chaîne recourbée du Jura, bordant comme un amphithéâtre la plaine suisse; enfin, entre cette chaîne et le Rhône, s'étend la Bresse, qui, de Gray à Valence, forme un plan légèrement incliné. C'est encore à cette région que doivent se rattacher les eaux minérales qui jaillissent de l'autre côté du Rhin, sur les flancs du Taunus, dans le duché de Nassau, la Hesse électorale, etc. Départements compris dans ce groupe : *Ain*, *Côte-d'Or*, *Doubs*, *Jura*, *Haute-Marne*, *Meurthe*, *Moselle*, *Haut-Rhin*, *Bas-Rhin*, *Haute-Saône*, *Saône-et-Loire*, *Vosges*.

» CINQUIÈME RÉGION. — *Ardennes et Hainaut*. — La presque totalité des sources comprises dans ce groupe sont étrangères à la France. Plusieurs sources célèbres, *Seltz*, *Spa*, *Aix-la-Chapelle*, font partie de ce groupe; elles sourdent toutes du terrain de transition et du terrain houiller. Cette région ne comprend qu'un département : *Ardennes*.

» SIXIÈME RÉGION. — *Massif du Nord-Ouest*. — Ce groupe occupe tout le nord-ouest de la France, c'est-à-dire la région accidentée qui comprend la Bretagne, la Vendée et une partie de la Normandie. Sa surface est limitée, du côté de la mer, par la ligne des côtes, des Sables-d'Olonne à l'embouchure de la Loire, et, du côté du continent, par une ligne peu accidentée qui court de l'est à l'ouest, des Sables-d'Olonne à Parthenay; du nord au sud, de ce dernier point à Angers; du sud-ouest au nord-est, d'Angers à Alençon; enfin, du sud-est au nord-ouest, d'Alençon à Isigny. Sa constitution géologique est extrêmement remarquable, car elle est uniquement composée de roches cristallines, auxquelles on donne vulgairement le nom de primitives, granits, syénites, diorites, schistes talqueux ou micacés, et des terrains sédimentaires les plus anciens. Ceux-ci forment, en général, le centre du massif, tandis que les formations cristallines occupent plutôt les deux bords extérieurs et se rapprochent de la baie de Douarnenez, en resserrant de plus en plus les terrains de transition, de manière à leur donner la forme d'un coin. Départements compris dans cette région : *Côtes-du-Nord*, *Loire-Inférieure*, *Maine-et-Loire*, *Mayenne*, *Orne*.

» SEPTIÈME ET HUITIÈME RÉGIONS. — *Région des plaines*. — Sous ce nom, se trouve comprise toute la partie de notre territoire qui ne présente pour accident orographique que de simples collines, dont la hauteur atteint rarement 300 mètres d'élévation, et qui ne renferme pas de terrains plus anciens que le lias. Cette grande étendue enchâsse réellement plus de la moitié de la superficie de la France; nous n'en indiquerons pas les limites : il suffit de dire qu'elles suivent le pied de tous les massifs plus ou moins élevés que nous avons décrits séparément; mais une circonstance très intéressante dans sa disposition, c'est qu'elle se divise naturellement en deux régions placées l'une au nord, l'autre au sud du plateau central, et séparées entre elles par une sorte de col, formé de terrains jurassiques, qui relie les deux points avancés des massifs granitiques de la Vendée et du Limousin. Au nord-est de ce petit bombement s'étendent les plaines arrosées par la Loire moyenne, la Seine, la Somme, l'Escaut; au sud et au sud-ouest, les bassins de la Charente, de la Gironde et de l'Adour. Départements compris dans les plaines du *Nord : Aisne, Aube, Loir-et-Cher, Loiret, Marne, Nord, Oise, Orne, Pas-de-Calais, Sarthe, Seine, Seine-Inférieure, Seine-et-Oise, Seine-et-Marne, Deux-Sèvres, Vienne;* dans les plaines du *Midi : Dordogne, Gironde, Lot, Lot-et-Garonne, Tarn.* »

Le tableau suivant, emprunté à l'un de nous, montre comment les différentes classes d'eaux minérales se distribuent dans chacune de ces régions.

	EAUX							
			Bicarbonatées					
Région.	Sulfurées.	Chlorurées.	Sodiques.	Calciques.	Sulfatées.	Ferrugineuses.	Total.	Tempér. moyenne.
1re	3	6	35	18	3	12	77	32°,4
2e	33	10	»	5	11	12	71	38°,4
3e	36	3	»	5	2	5	51	37°,8
4e	2	17	»	2	5	9	35	33°,8
5e	»	»	»	»	»	1	1	froide.
6e	»	»	»	»	1	12	13	id.
7e	7	1	»	»	7	19	34	id.
8e	2	»	»	»	3	3	8	id.
	83	37	35	30	32	73	290	

(*Traité thérapeutique des eaux minérales*, 1857.)

De nombreux vestiges attestent de quelle importance ont joui les eaux minérales de la France à des époques reculées, particulièrement au temps de l'occupation des Gaules par les Romains. On ne saurait douter que ce peuple intelligent n'ait visité, fréquenté et embelli nos établissements thermaux les plus célèbres. Vichy, Néris, Bagnères-de-Bigorre, Luchon, le Mont-Dore, Balaruc, Uriage, etc., offrent des preuves irrécusables d'une fondation qui remonte au règne des Césars. Dax est cité par Pline; Aix, en Provence, a été colonisée par un proconsul, sous le nom d'*Aquæ Sextiæ*. Les fouilles ont mis à découvert des restes d'aqueducs et de piscines, des tronçons de pilastres, des chapiteaux de colonnes, des autels votifs. Dans beaucoup de stations, d'anciens captages sont retrouvés, ainsi que de nombreuses médailles dans les puits qu'ils entourent. M. Léon Marchant (*Rech. sur l'action thérap. des eaux min.*) fait remarquer que si des médailles et des bas-reliefs ont transmis à la postérité la reconnaissance des peuples, les siècles de barbarie ou d'ignorance n'ont pas empêché la postérité elle-même de recueillir cet héritage. L'impulsion donnée aujourd'hui de toutes parts à l'hydrologie médicale, et l'émulation croissante dans cette matière d'intérêt public, accrue encore par la facilité des communications, promettent aux sources salutaires de notre pays un avenir de plus en plus brillant et digne de leurs mérites.

FRANCFORT-SUR-LE-MEIN (Confédération germanique). Près de cette ville, source appelée encore *Grindbrunnen* (source des galeux), à cause de son emploi dans les affections cutanées.

Chlorurée sodique. Tempér. ?

	Eau : 16 onces.		*Eau : un litre.*
	Grains.		Gram.
Chlorure de sodium	14,760	=	1,566
— de magnésium	2,158	=	0,232
Carbonate de soude	2,481	=	0,260
— de chaux	1,384	=	0,144
— de magnésie	1,036	=	0,109
— de fer	0,046	=	0,004
Silice	0,092	=	0,009
	21,96	=	2,324

(METTENHEIMER.)

FRANCFORT-SUR-L'ODER (Prusse, prov. de Brandebourg).

Ferrugineuse bicarbonatée? Tempér. ?

	Eau : 16 onces.		*Eau : un litre,*
	Grains.		Gram.
Sulfate de chaux	0,843	=	0,105
Chlorure de sodium — de magnésium — de calcium	0,328	=	0,032
Carbonate de chaux	0,187	=	0,018
— de fer	0,375	=	0,037
	1,730	=	0,192

(JOHN.)

Cette source n'est pas considérée comme importante.

Quoique, dans cette analyse, ce soit le sulfate de chaux qui prédomine, nous plaçons l'eau minérale de Francfort-sur-l'Oder parmi les ferrugineuses bicarbonatées. Le travail de M. John nous semble tout à fait incomplet, et il y a lieu de croire que les carbonates de fer et de chaux sont à l'état de bicarbonates avec excès d'acide carbonique.

FRANÇOIS Ier (Eau de). Voy. ISCHIA.

FRANKENHAUSEN (Allemagne, princip. de Schwarzbourg-Rudolstadt).

Chlorurée sodique. Tempér., 13° centigr.

	Eau : 16 onces.		*Eau : un litre.*
	Grains.		Gram.
Sulfate de chaux	15,000	=	1,593
Chlorure de sodium	153,200	=	16,248
— de magnésium	1,000	=	0,106
— de calcium	1,000	=	0,106
	170,200	=	18,053

(HOFFMANN.)

On l'emploie surtout en bains, dans les affections de la peau et du système nerveux. La forte proportion de chlorure de sodium qu'elle contient la rapproche un peu de l'eau de mer; il est probable qu'elle renferme d'autres principes minéralisateurs que ceux indiqués dans l'analyse.

FRANZENSBAD ou **FRANZENSBRUNN** (États autrichiens, Bohême). Petite ville à 6 kilomètres d'Eger; altitude, 613 mètres.

Sulfatée sodique (ferrugineuse). Tempér., de 8°,5 à 12° centigr.

On compte six sources dans cette station; elles sont toutes froides, quoique issues d'un sol qui porte d'anciennes traces volcaniques. Leur composition les distingue peu entre elles.

Le *Franzensquelle* (source François) et le *Salzquelle* (source Salée), marquant, la première 8°,5 et la seconde 11° centigr., ont pour composition :

	Eau : un litre.	
	Source François.	Source salée.
	Cent. cub.	Cent. cub.
Acide carbonique libre	1102,68	725,6
	Gram.	Gram.
Sulfate de soude	2,850	2,450
Chlorure de sodium	0,930	0,925
Carbonate de soude	0,805	0,570
— de chaux	0,165	0,160
— de magnésie	0,075	0,090
— de lithine	0,030	0,003
— de strontiane	0,015	»
— de protoxyde de fer	0,070	0,008
— de manganèse	0,005	0,001
Phosphate de chaux	0,025	0,002
— de magnésie	0,010	»
Silice	0,040	0,055
	5,020	4,264

(BERZELIUS, 1822.)

Les sources de Louis (*Luisenquelle*) et du Bouillonnement froid (*Kaltersprudel*) marquent, l'une 10°,5, et l'autre 9° centigr. En voici la constitution :

	Eau : un litre.	
	Source de Louis.	Source du Bouillonnement froid.
	Cent. cub.	Cent. cub.
Acide carbonique libre.........	877,5	1058,8
	Gram.	Gram.
Sulfate de soude..............	2,250	2,975
Chlorure de sodium...........	0,710	0,950
Carbonate de soude..........	0,580	0,800
— de protoxyde de fer...	0,035	0,025
— de chaux...........	0,170	0,180
— d'alumine..........	»	0,002
Phosphate de chaux...........	»	0,003
Silice......................	0,025	0,005
	3,770	4,940

(Trommsdorff, 1819 et 1828.)

Le *Wiesenquelle* (source de la Prairie), qui marque 11°, analysé par Zembesch en 1838, a donné :

	Eau : un litre.
	Cent. cub.
Acide carbonique libre..................	826,2
	Gram.
Sulfate de soude.......................	2,700
Chlorure de sodium.....................	1,000
Carbonate de soude.....................	0,915
— de protoxyde de fer.............	0,015
— de chaux.....................	0,150
— d'alumine....................	0,070
— de lithine....................	0,003
Carbonate de manganèse.................	0,004
Phosphate de chaux.....................	0,003
Silice.................................	0,052
Crénate de fer.........................	0,005
	4,917

L'eau de cette source répand au griffon une odeur très sensible d'hydrogène sulfuré.

Le *Neuquelle* (source Nouvelle) dégage aussi une odeur manifeste d'hydrogène sulfuré. En voici la composition :

	Eau : un litre.
	Cent. cub.
Acide carbonique libre et combiné..........	2,2441
Hydrogène sulfuré......................	traces
	Gram.
Sulfate de soude.......................	2,8477
— de potasse...................	0,2093
Chlorure de sodium.....................	1,1314
Carbonate de soude.....................	0,7275
— de chaux....................	0,1824
— de magnésie.................	0,0699
— de protoxyde de fer...........	0,0370
Phosphate d'alumine....................	0,0247
Silice.................................	0,0642
Fluor, lithine, strontiane, manganèse, arsenic acides crénique et apocrénique..........	traces
	5,2941

(Cartellieri, 1852.)

Ces différentes sources sont disséminées dans la localité. On regarde le *Franzensquelle* comme la plus importante; c'est du moins celle où l'on a disposé les meilleurs aménagements, et qui jouit de plus de vogue.

L'installation des établissements de Franzensbad, parmi lesquels se remarquent ceux du *Franzensquelle* et du docteur *Loimann*, comprend des bains et des douches d'eau chauffée, des bains et des douches de gaz acide carbonique et des bains de boues. Outre le *Franzensquelle*, le *Neuquelle* et le *Luisenquelle* servent encore à peu près exclusivement à l'usage externe. L'eau du *Wiesenquelle* et du *Salzquelle* est employée en boisson. Ces dernières sources, ainsi que celle du *Sprudel*, par la proportion notable d'acide carbonique qu'elles renferment, fournissent à la médication du *Gasbad* (bain gazeux).

La cure interne est le moyen thérapeutique de beaucoup le plus usité à la station de Franzensbad (Rotureau). A la dose de deux à six verres, le matin, à jeun, ces eaux agissent comme laxatives. La présence du carbonate de fer dans leur composition et celle du gaz acide carbonique en quantité notable, légitiment les propriétés d'action reconstituante et d'influence légèrement excitante qu'on leur attribue. Il semble plus difficile d'admettre que les indications varient pour chacune des trois sources principales usitées en boisson. Les données chimiques n'expliquent pas du moins comment le *Franzensquelle* serait plus ou moins dissolvant, laxatif ou tonique, que ses deux congénères, le *Salzquelle* et le *Wiesenquelle*. Nous pensons, d'une manière générale, que dans tous les états pathologiques où l'anémie prédomine, quelle que soit d'ailleurs la cause de cette altération humorale, il y a avantage à s'adresser à des eaux suffisamment sulfatées et ferrugineuses pour faciliter, d'une part, les fonctions digestives, et de l'autre, finalement favoriser la nutrition tout entière. Il va sans dire qu'une graduation, même légère, dans cette minéralisation, permet d'approprier les diverses sources à certaines idiosyncrasies plus ou moins impressionnables.

La méthode qui consiste à utiliser le gaz *acide carbonique* à l'extérieur et en inhalations a été appréciée ailleurs (voy. CARBONIQUE (ACIDE)]. L'organisation de ces bains est citée comme très remarquable à Franzensbad.

Nous avons traité également de la médication franchement excitante empruntée aux *boues minérales* [voy. BOUES MINÉRALES]. On trouvera en particulier, dans ce même article, la composition des *boues* de Franzensbad, qui passent pour les bains les plus importants en ce genre de toute l'Allemagne. On administre, dit-on, en cette station, environ quatre mille bains de boue chaque année, et ce moyen constituerait la médication principale du lieu. M. Rotureau les signale comme un simple adjuvant de la cure interne, méritant d'être prescrit toutes les fois qu'on veut obtenir une stimulation énergique à la peau, et produire des effets puissants de révulsion. Ainsi en est-il dans les affections rhumatismales, dans les paralysies consécutives au rhumatisme lui-même et dans certaines névralgies rebelles. En d'autres cas, on recourra au même moyen à titre de tonifiant.

La station thermale de Franzensbad ne remonte qu'à une date récente dans ses constructions. Dépendant de la municipalité d'*Eger* ou Egra, elle est parfois confondue, à tort, avec cette ville, assez distante d'elle.

FREIENWALDE (Prusse, prov. de Brandebourg). Ville, sur l'Oder, à 60 kilomètres de Berlin.

Ferrugineuse bicarbonatée. Tempér., 9° centigr.

Plusieurs sources, dont deux principales.

	Eau : un litre.	
	KÖNIGSBRUNNEN.	KUCHENQU.
	Gram.	Gram.
Carbonate de chaux............	0,220	0,010
— de magnésie.........	0,006	0,010
— de fer..............	0,017	0,027
Sulfate de chaux..............	0,220	0,048
— de magnésie...........	0,016	0,016
Chlorure de sodium............	0,079	0,024
Silice........................	0,004	0,005
Matière extractive............	0,008	0,016
	0,570	0,156
Acide carbonique..............	quant. ind.	quant. ind.

(ROSE.)

Ces eaux sont principalement employées en bains, plus rarement en boisson, pour le traitement des maladies asthéniques. L'établissement des bains est situé dans une belle vallée entourée de collines boisées. On trouve dans un faubourg de la ville trois sources également exploitées.

FRERA (la) (États sardes, prov. de Cérès).

Source prétendue *sulfureuse*, et qu'on a conseillée dans diverses affections, particulièrement contre les fièvres intermittentes rebelles. L'analyse n'y a reconnu que les propriétés des eaux potables.

FREUDENTHAL. Voy. HINNEWIEDER.

FREYERSBACH (Allemagne, grand-duché de Bade). Dans la vallée de la Rench et près du village de Petersthal.

Ferrugineuse bicarbonatée. Tempér. ?

Quatre sources, dont une, d'après le professeur Schneider, serait sulfureuse ; ce que conteste M. Bunsen,

Nous donnons la composition de trois d'entre elles :

Eau : un litre.

	Source SULFUREUSE.	Source D'EN BAS.	Source GAZEUSE.
	Gram.	Gram.	Gram.
Acide carbonique libre..	1,86100	2,33578	1,97896
Azote................	»	0,00058	0,00054
Bicarbonate de chaux...	0,55940	0,85398	1,36548
— de magnésie.	0,20649	0,47322	0,57549
— ferreux	0,10117	0,03826	0,05160
— de soude ...	0,09931	0,17164	0,20636
Chlorure de sodium.....	0,02464	0,04338	0,06507
Sulfate de soude.......	0,28119	0,56517	0,75653
— de potasse......	0,02882	0,04668	0,06201
Silice...............	0,05374	0,07507	0,07956
Carbon. de manganèse. Alumine et matière organique	traces	traces	traces
	3,21576	4,60376	5,14160

(BUNSEN.)

Il existe à Freyersbach un établissement admirablement situé et très bien installé, qui contient, au rez-de-chaussée, une buvette (Trinkhalle), vingt cabinets de bains avec bains de vapeurs simples et de bourgeons de sapin, et enfin des appareils de douches de toute nature. On y administre en outre des bains de gaz carbonique et des bains de boue.

L'eau de Freyersbach s'emploie à l'intérieur, en bains et en douches, sans spécialisation notable.

FRIEDRICHSHALL (Allemagne, duché de Saxe-Meiningen). Sources dans la vallée de la Greck, à 12 kilomètres de Cobourg et 20 kilomètres de Hildeburghausen.

Sulfatée mixte. Froide. Tempér., 8°,1 centigr.

Eau : un litre.

	Gram.
Acide carbonique libre.....................	0,4020
Sulfate de soude..........................	6,0560
— de potasse........................	0,1982
— de magnésie........................	5,1502
— de chaux..........................	1,3465
Chlorure de sodium.......................	7,9560
— de magnésium...................	3,9390
Bromure de magnésium..................	0,1140
Carbonate de magnésie..................	0,5198
— de chaux.........................	0,0147
Peroxyde de fer, alumine, silice, sels ammoniacaux........................	traces
	25,6964

(LIEBIG, 1847.)

Cette eau, considérée et employée comme *eau amère*, renferme aussi un peu de fer qui se dépose par le transport. Elle provient de couches de terrains secondaires, traversées par des masses plus ou moins considérables de basalte. On la recueille dans deux puits éloignés de trois cents pas l'un de l'autre. Longtemps les sources de cette localité n'ont été exploitées que pour la saunerie. Depuis le siècle dernier, on en a retiré des sels médicinaux, et l'emploi thérapeutique de l'eau minérale elle-même ne date que de quelques années. Un établissement existe pour la filtration et l'expédition des eaux. Leur usage a pris une grande extension outre-Rhin, vraisemblablement par ce qu'étant moins purgatives que les eaux amères de la Bohême, par exemple [voy. PULLNA, SAIDSCHUTZ, SEDLITZ], dont elles diffèrent d'ailleurs par leur composition, elles irritent moins l'estomac et permettent un emploi plus prolongé. On les recommande avec raison dans les dyspepsies dépendant plutôt de l'inertie des fonctions que d'un état organique, et contre la constipation reliée, soit à quelque défaut de sécrétion de la muqueuse intestinale, soit à la lenteur des digestions. Toutes les fois qu'il s'agit d'obtenir un effet dérivatif et de combattre une tendance aux congestions viscérales, les propriétés laxatives de l'eau de Friedrichsthall peuvent être utilisées, et à ce titre, on comprend leur introduction comme adjuvant dans beaucoup de cures près des bains d'Allemagne.

FRIGIDARIUM. Bains d'eau froide, dont l'usage entrait dans les divers actes du bain chez les Romains. C'était, en général, une pièce spacieuse, le plus souvent se terminant en hémicycle, décorée de pilastres et de statues dans son pourtour, et avec un grand bassin où l'on se baignait à couvert quand on ne voulait pas se baigner en commun dans le *baptisterium*.

FROTTEUR. Nom par lequel on désigne dans certaines localités thermales, à Aix en Savoie par exemple, les gens de service chargés du massage et des frictions pendant l'administration de la douche ou à la sortie du bain. On les appelait *tractatores* chez les Romains.

FUEN-CALIENTE (Espagne, prov. de Ciudad-Real). Ville, au penchant septentrional de la Sierra-Morena, à 52 kilom. de Ciudad-Real.

Ferrugineuse bicarbonatée. Tempér., 40° centigr.

	Eau : 8 livres.		*Eau : un litre.*
	Grains.		Gram.
Sulfate de chaux............	31,35	=	0,411
Chlorure de sodium.........	23,47	=	0,309
Carbonate de fer...........	27,50	=	0,358
Sulfate d'alumine..........	15,31	=	0,200
Acide silicique............	3,13	=	0,039
Perte......................	2,84	=	0,034
	26,10	=	0,993

(C. MAESTRE.)

Ces eaux, très abondantes au griffon, s'emploient en bains et à l'intérieur; toutefois leur usage en boisson est assez restreint. Les malades qui s'y rendent sont pour la plupart des rhumatisants et des paralytiques. Il y a plusieurs piscines à leur disposition. On utilise également le dépôt fangeux des sources en applications topiques. Cette localité, dans une situation pittoresque, présente de bonnes conditions d'installation et d'existence; aussi les bains, propriété de l'État, sont-ils fréquentés de tous les points de l'Espagne.

FUENTÉ-ALAMO (Espagne, prov. de Jaen).

Sulfurée. Tempér., 18° centigr.

L'analyse quantitative de ces sources, au nombre de deux, d'après MM. Gomez et Maestre (1822), les donne comme composées de gaz hydrogène sulfuré et acide carbonique, de sulfates de chaux, de magnésie, de carbonates de chaux, de magnésie, et d'acide silicique. Leur spécialisation paraît être celle des maladies cutanées. Peu de ressources d'installation.

FUMADES (les). Nom sous lequel sont connues dans le pays les eaux minérales d'Auzon [voy. AUZON].

FÜRED ou **BALATON-FÜRED** (Hongrie, comitat de Szalad). Village sur le lac Platten, près de Tapolcza, dans une situation très pittoresque. Altitude, 180 mètres.

Bicarbonatée calcique. Tempér., 10° à 12° centigr.

SOURCE DE LA BUVETTE.	*Eau : un litre.*
	Cent. cub.
Acide carbonique libre	2,079
	Gram.
Sulfate de soude	0,879
Chlorure de sodium	0,099
Carbonate de soude	0,117
— de chaux	0,924
— de magnésie	0,043
— de fer et de manganèse	0,007
Alumine	0,001
Silice	0,021
Matière organique	0,428
	2,519

(HELLER, 1854.)

On compte trois sources à Füred; l'une d'elles *Franz-Josefsquelle* (source de François-Joseph), est réservée pour l'usage de la boisson : c'est celle dont nous donnons ici l'analyse. Les deux autres alimentent l'établissement de bains, propriété de religieux bénédictins. Toutes sortent d'un terrain calcaire et basaltique, et leur composition est sensiblement la même.

Cette station comprend dans ses ressources médicales le lac de Balaton (*Plattensee*), vaste étendue d'eau d'une superficie de 26 kilomètres carrés, utilisée en bains, pour lesquels on a disposé une installation confortable. L'eau de ce lac présente une saveur astringente, et ressemble davantage à de l'eau minérale qu'à de l'eau douce (Rotureau). Sa température ne varie jamais que de 21°,3 à 25° centigr. M. le professeur Sigmund en a donné la composition suivante, en 1837 :

	Eau : 1000 grammes.
Sulfate de soude	0,245
Chlorure de sodium	0,020
Carbonate de chaux	0,470
— de magnésie	traces
— de fer	0,010
Alumine	0,090
Matières végétales et animales	0,450
	1,285

En outre, on recueille les boues du lac pour les faire servir à des bains entiers, et plus souvent à des frictions, auxquelles M. Rotureau reconnaît une action révulsive des plus énergiques.

Analyse du dépôt des eaux du lac :

	Substance : 1000 grammes.
Sulfate de chaux	80,000
— de soude	2,500
Carbonate de chaux	280,000
— de fer	40,220
Bitume et substances organiques	120,000
	522,720

(HELLER, 1854.)

Enfin la cure par le petit-lait de brebis se pratique à Füred, concurremment avec l'emploi des eaux minérales et les bains simples ou de pleine eau du lac.

Ces divers modes thérapeutiques, pour lesquels on multiplie les aménagements dans cette localité avec une certaine intelligence, et qui jouissent, pour ces motifs, de grande vogue en Hongrie, ne prêtent à aucune considération spéciale. Leurs attributions appartiennent aux médications reconstituantes et toniques. M. Rotureau insiste sur les qualités notablement ferrugineuses et sur le goût frais et piquant de l'eau du Franz-Josefsquelle, conditions qui la recommandent dans les cas de gastralgie et de chloro-anémie. L'exercice de la natation dans le lac Platten, aussi bien que les bains froids que l'on y prend à part, rentrent dans es données de l'hydrothérapie. Quant à l'emploi de la boue, il reste acquis, d'après l'avis du docteur Orzovensky, cité par M. Rotureau, que l'abondance de cristaux de silicate de chaux au milieu de ce dépôt rend compte de l'action toute mécanique qu'on exerce en frictionnant la peau de la sorte.

A Füred, comme cela se voit près de quelques stations thermales de France, l'application des ventouses scarifiées est adoptée, de temps immémorial, par les classes inférieures, pendant leur saison de bains.

FURONCLES. Les furoncles, à l'état le plus simple, ne passent pas pour une affection importante ; mais, comme l'a fait remarquer M. Bazin (*Leçons théor. et pratiq. sur la scrofule, etc.*, 1858), il est des circonstances où l'éruption furonculeuse se reproduit avec ténacité, tend à se généraliser, et constitue dès lors une véritable manifestation diathésique. Quoique les caractères anatomiques ne soient pas les mêmes ; que, dans un cas, il y ait altération des follicules sébacés, et dans l'autre inflammation profonde de l'aréole dermique, on peut admettre, à bien des égards, une grande parenté entre l'acné et le furoncle [voy. ACNÉ]. Les eaux *sulfurées* et les eaux *chlorurées sodiques* seront parfaitement indiquées pour le traitement des furoncles chez les sujets, soit entachés du vice herpétique, soit soumis à la prédominance du lymphatisme [voy. PEAU (MALADIES DE LA)]. Les exemples de ces interventions du furoncle dans l'une des deux diathèses en question sont familiers à la pratique thermale. Il est à regretter que les observateurs aient négligé l'occasion d'en tirer des conclusions intéressantes. Toutefois nous trouvons un fait cité par M. Noël Gueneau de Mussy (*Traité de l'angine glanduleuse*, 1857), et dans lequel la disparition de furoncles, provoquée par des bains de vapeur sulfureuse (*loc. cit.*, p. 197), fut suivie de l'aggravation d'accidents du côté de la gorge et de la poitrine. Il est, du reste, à signaler que, chez ce malade, des éruptions furonculeuses opiniâtres, répétées, avaient coïncidé avec des phénomènes rhumatoïdes et des lésions dermiques, connexité sur laquelle M. Bazin (*loc. cit.*) a insisté particulièrement, et qui trace la ligne de conduite en pareil cas.

Si les furoncles deviennent volumineux et revêtent la forme de l'anthrax bénin, deux exemples, recueillis par l'un de nous à *Uriage*, témoignent que l'action résolutive et détersive à la fois de ces eaux arrête promptement les symptômes locaux et favorise la guérison.

Il n'est pas rare de voir se développer des furoncles dans le cours ou à la suite du traitement hydrominéral, sans qu'il soit toujours nécessaire de rattacher cette apparition à quelque disposition constitutionnelle [voy. POUSSÉE].

FIN DU TOME PREMIER.

Paris. — Imprimerie de L. MARTINET, rue Mignon, 2.